人間の運動学
ヒューマン・キネシオロジー

宮本省三／八坂一彦／平谷尚大／田渕充勇／園田義顕 著

協同医書出版社

はじめに

　『人間の運動学 ヒューマン・キネシオロジー』は、リハビリテーション医学の中でも理学療法、作業療法、言語聴覚療法の基礎を勉強する学生たちを対象とするテキストとして企画したものであるが、臨床で働く医師や理学療法士、作業療法士、言語聴覚士、義肢装具士、看護師、介護福祉士、柔道整復師、体育、スポーツ科学やロボット工学の関係者など、人間の運動とその病態を理解しようとする人々の参考になれば幸いである。

　本書は、序章『人間の運動の誕生―サルからヒトへの奇跡』から始まっている。運動学のテキストを、サルからヒトへの進化の過程から始めるのは、その人類学上の感動的な物語を学生たちに伝えたいからである。今、この瞬間に存在している自分自身のルーツを知ることによって、運動学への興味が喚起されるはずである。

　第Ⅰ部『人間の身体』では解剖学、運動学、神経学、生理学などの基本的な知識をまとめた。第Ⅱ部『運動する人間』では上肢、下肢、体幹の関節運動や筋作用のメカニズムについて説明した。第Ⅲ部『動作する人間』では子どもの運動発達と認知発達、成人の姿勢、動作、歩行などの臨床的な知見を説明した。第Ⅳ部『行為する人間』では行為のニューラルネットワーク、運動学習、システムの基礎を説明した。第Ⅴ部『身体化された心』では脳、空間、コミュニケーション、意識などをめぐる学際的な知の領域との関連性を考察した。

　そして、終章『ヒューマン・パフォーマンス』では「身体化された心」という視点から行為（身体、物語、人生）の意味を捉えるために、世界、歴史、社会、文化の中で他者と共に生きる人間の営みの実例をいくつかの写真と言葉で表現した。

　だが、まだ本書は人間の運動の秘密を解き明かしてはいない。しかし、21世紀の運動学は「狭義の運動学（科学としての運動学）」から「広義の運動学（科学と心の融合した運動学）」へと、新しい歩みを始めている。それは「運動学」から「人間の運動学」への歩みであり、それこそが我々の希望である。

　読者諸氏の御批判、御教示をお願いしたい。運動学の進歩に貢献した研究者たちに感謝する。数多くの遺産や貴重な知見を参考にさせていただいた。また、協同医書出版社の中村三夫社長、編集部の宮本裕介氏、そして制作およびイラストを担当していただいた方々のご尽力に感謝する。

2016年8月

宮本省三、八坂一彦、平谷尚大、田渕充勇、園田義顕

目 次

はじめに　iii

序章　「人間の運動」の誕生
～サルからヒトへの奇跡　………（宮本省三）1
- [1] 人類の誕生　3
- [2] 人間の運動の進化　7
- [3] 第1の運動革命～樹上生活での移動と手の使用　10
- [4] 第2の運動革命～サバンナ生活による直立二足歩行と手の対立運動の発達　19
- [5] 手の進化　28
- [6] 人間の営みとしての行為　33

第Ⅰ部　人間の身体　39

第1章　身体の解剖学　………（宮本省三）41
- [1] 解剖学は「運動器」という概念を誕生させた　42
- [2] 身体は左右対称形だが、「運動器」の変化によってさまざまな「姿勢」がつくられる　45
- [3] 骨は支持器官であり、運動の可動性を決める　47
- [4] 関節は連結器官であり、運動の空間性をもたらす　54
- [5] 靭帯は保護器官であり、運動の安定性を与える　56
- [6] 筋は実行器官であり、運動の出現を可能にする　58
- [7] 「人間機械論」の誕生　66

第2章　身体の運動学　………（宮本省三）67
- [1] 運動学は運動、動作、行為の「観察」から始まる　68
- [2] 運動学には「キネマティクス」と「キネティクス」がある　72
- [3] キネマティクスの基本　73
- [4] キネティクスの基本　88
- [5] 立位における重心、重心線、アライメント、基底面、体重、抗重力筋　98
- [6] 運動連鎖と筋収縮シークエンスを観察する　101
- [7] 基本姿勢、日常生活動作、随意運動、代償運動を観察する　105
- [8] 19世紀の整形外科医と神経科医たちが運動学を進歩させた　109

第3章　身体の神経学　………（宮本省三）113
- [1] 随意運動のメカニズム　114
- [2] 大脳皮質の機能局在　121
- [3] 大脳皮質の運動制御機構　126
- [4] 運動制御のための下行路　140
- [5] 運動制御の感覚調節機構　144
- [6] 大脳皮質の可塑性　150
- [7] 皮質下の運動調節機構　153
- [8] 脊髄の運動制御　158
- [9] 発達と学習　161
- [10] 社会脳としての心の器官　164

第4章　身体の生理学　………（八坂一彦）169
- [1] 筋収縮のメカニズム　170
- [2] 運動の感覚調節機構　174
- [3] 運動時の内部環境を調整する呼吸・循環　192
- [4] 体力トレーニング　206

第Ⅱ部　運動する人間　211

第5章　肩関節の運動学　………（平谷尚大）213
- [1] 肩関節の基本事項　214
- [2] 肩関節における運動学のポイント　224
- [3] 肩関節の進化と機能の変遷　233

第6章　肘関節と前腕の運動学　………（平谷尚大）237
- [1] 肘関節と前腕の基本事項　238
- [2] 肘関節と前腕における運動学のポイント　243
- [3] 肘関節と前腕の進化と機能の変遷　247

第7章　手関節の運動学　………（平谷尚大）251
- [1] 手関節の基本事項　252
- [2] 手関節における運動学のポイント　257
- [3] 手関節の進化と機能の変遷　260

第8章　手指の運動学　………（平谷尚大）263
- [1] 手指の基本事項　264
- [2] 手指における運動学のポイント　275
- [3] 手指の進化と機能の変遷　283

第9章　股関節の運動学　………（平谷尚大）287
- [1] 股関節の基本事項　288
- [2] 股関節における運動学のポイント　294
- [3] 股関節の進化と機能の変遷　299

第10章　膝関節の運動学　………（平谷尚大）303
- [1] 膝関節の基本事項　304
- [2] 膝関節における運動学のポイント　312
- [3] 膝関節の進化と機能の変遷　319

第11章　足関節と足部の運動学　………（平谷尚大）323
- [1] 足関節と足部の基本事項　324
- [2] 足関節と足部における運動学のポイント　331
- [3] 足関節と足部の進化と機能の変遷　336

第12章　脊柱と頭部の運動学　………（平谷尚大）339
- [1] 脊柱の基本事項　340
- [2] 脊柱における運動学のポイント　350
- [3] 頭部の基本事項と運動学のポイント　356
- [4] 脊柱と頭部の進化と機能の変遷　362

第Ⅲ部 動作する人間　365

第13章 発達の運動学 ……………………（宮本省三）367
- [1] 子どもの反射と反応　368
- [2] 子どもの運動発達　378
- [3] 運動発達と反射・反応の関連性　385
- [4] 手の運動発達　386
- [5] 感覚運動統合　388
- [6] 子どもの発達理論　390
- [7] 自己意識の誕生　399

第14章 姿勢と動作の運動学 ……………（田渕充勇）405
- [1] 姿勢　406
- [2] 上肢の動作　411
- [3] 寝返り動作　417
- [4] 起き上がり動作　420
- [5] 座位　423
- [6] 立ち上がり動作　426
- [7] 立位　431

第15章 歩行の運動学 ……………………（田渕充勇）443
- [1] 人間の歩行は巧緻運動である　444
- [2] 歩行周期　446
- [3] パッセンジャーとロコモーター　450
- [4] 関節運動と筋活動　452
- [5] 重心移動　455
- [6] 床反力　456
- [7] ロッカー機能と足圧の変化　458
- [8] 歩行の開始・停止・方向転換　462
- [9] 歩行分析　465
- [10] 歩行の決定要因　489
- [11] 歩行調節における3つのポイント　492
- [12] 歩行調節における各関節の機能　495
- [13] 歩行の障害　500
- [14] ヒトの二足移動の特徴　506

第Ⅳ部 行為する人間　511

第16章 行為のニューラルネットワーク ……（園田義顕）513
- [1] 行為に向けられた観察者のまなざし　514
- [2] 行為を生み出す神経システムの基礎　516
- [3] 末梢神経系のニューラルネットワーク　522
- [4] 中枢神経各部のニューラルネットワーク　532
- [5] 脊髄反射のサーキット　547
- [6] ヒトの行為と脳機能システム　552

第17章 行為の運動学習 …………………（八坂一彦）567
- [1] 運動学習が運動行動を生み出す　568
- [2] 運動学習理論　572
- [3] 運動学習における知覚の役割　577
- [4] 運動学習における注意の役割　579
- [5] 運動学習における記憶の役割　582
- [6] 運動学習における感覚フィードバックの役割　585
- [7] 運動学習における言語の役割　588
- [8] 運動学習の転移と発達の最近接領域　589

第18章 行為システム ……………………（宮本省三）593
- [1] 行為はシステムによって制御されている　594
- [2] "認知する行為" という捉え方　599
- [3] 行為システムの階層性　602
- [4] 上肢、体幹、下肢の行為システム　605
- [5] 情報性の運動学へ　615

第Ⅴ部 身体化された心　619

第19章 運動の鍵盤支配型モデルを超えて
……………………………………（宮本省三）621
- [1] 運動の鍵盤支配型モデルの誕生　622
- [2] 頭のないカエル　625
- [3] 反射から脳へ　627
- [4] 生命の演ずる人形劇　630
- [5] ベルンシュタインの「運動制御理論」　632
- [6] アノーキンによる機能システムの概念　636
- [7] 遠心性インパルスだけでは運動を制御することは不可能である　640
- [8] "美しい音楽" を奏でる「運動野のピアノ」には音符と和音がある　642
- [9] 人間は "無限の意図の自由度" を奏でる　644

第20章 空間を生きる ……………………（宮本省三）647
- [1] 空間の誕生　648
- [2] 身体表象　650
- [3] 空間表象　653
- [4] 身体空間　657
- [5] 身体周辺空間　666
- [6] 身体外空間　679
- [7] 「私」というイメージ　682

第21章 コミュニケーション行為 ………（宮本省三）689
- [1] 世界と対話するための行為　690
- [2] "指差し" という行為　695
- [3] 身振りとしての行為　706
- [4] 道具使用という行為　714

第22章 人間は "意識" を動かして行為する
……………………………………（宮本省三）729
- [1] 意識とは何だろうか？　730
- [2] "意識の志向性" と "志向的な関係性"　740
- [3] 意識による行為の制御　749
- [4] 行為の発達、学習、回復のために　753
- [5] 身体を生きる　758
- [6] 身体化された心　762

終章 ヒューマン・パフォーマンス
………………（宮本省三／編集協力　中村三夫）767

索引　782

序章

「人間の運動」の誕生
―― サルからヒトへの奇跡 ――

今からおよそ138億年前、「ビッグバン」によって放射状の宇宙が誕生したと言われている。

宇宙の誕生 …「始まり」という大きな奇跡

　「ビッグバン」からおよそ38万年後、電子の充満した不透明な状態の宇宙の温度が下がって電子と原子核が結合し、原子が生まれるようになった。光は原子と原子との間に生まれた広い空間を初めてまっすぐに進めるようになった。宇宙論ではこの時期を「宇宙の晴れ上がり」と呼んでいる。こうして宇宙は光に満たされた。

　それ以来、宇宙は今も放射状に膨張を続け、そこで生まれた重力をはじめとするエネルギーによって物質を生み出し、物質どうしが相互作用し、星々を生み出し続けている。

　こうして人類がこの宇宙に誕生するはるか以前に、「運動」は宇宙の星々の誕生を生み出すエネルギーという形ですでに誕生していた。しかし、科学の粋を集めた探索にもかかわらず、そのエネルギーの実体の大半はまだ謎のままである。

　そうして生まれた無数の銀河の一つの片隅に、地球が生まれた。

「人間の運動」の誕生　…宇宙の中ではちっぽけな、でも、私たちにとっては大きな奇跡

[1] 人類の誕生

サルからヒトへの進化

　今から138億年前、「ビッグバン」によって宇宙が誕生した。それを現代科学は"宇宙の晴れ上がり"と呼んでいる。宇宙空間が光に満たされたのである。そして、45億年前に無数の星々が拡散し、銀河系の片隅に地球が誕生した。

　一方、生命の起源は38億年前であり、海中の無生物質から生物が誕生したことに始まる。また、種の起源は5億年前であり、「カンブリア爆発」と呼ばれる"生物の多様性"が起こったことに始まる。この時、海で生息していた脊椎動物の魚類や両生類の一部が陸に上がり、爬虫類や哺乳類などの動物へと進化した。

　やがて巨大化した恐竜が世界に君臨した。だが、6500万年前の地球への隕石の衝突によって恐竜は忽然と姿を消した。種の進化は絶滅の歴史でもある。

　しかし、小さな哺乳類の一種である霊長類は絶滅しなかった。そうして霊長類のなかの「サル科」はテナガザル、オランウータン、ゴリラ、チンパンジー、ヒトへと系統分化していった。

　つまり、ヒトは「サル」の一種である。今から約700万年前に「類人猿（apes）」と呼ばれる祖先から進化したとされている[1]。

　だが、サルからヒトへの進化には中間的な類人猿の種が数多く存在しており、人類学者が「ミッシングリンク（鎖の失われた環）」と呼ぶように、その変化の痕跡を残した骨の化石の謎は完全には解明されていない[2]。

　すなわち、いつ、どこで、なぜ、どのようにしてサルからヒトになったかは謎のままである。一般的には森林からサバンナ（草原）に進出した時が「ヒトがサルと別れた日」だとされている。しかし、それは想像に過ぎない可能性もある。サバンナでサルとして何十万年も生きていたかもしれないからだ。

　たとえば、遥か昔、サルが他の動物と変わらない生活を送っていた頃を描いたSF映画『2001年宇宙の旅』は、サルの群れが、死んだ動物を食い漁っている時に、一匹のサルが死骸の大腿骨を手で握って他のサルを殴り殺し、歓びのあまり叫び声を上げて二足で立ち上がり、狂喜するシーンから始まっている。

　これこそが「人類の誕生（ヒト科の夜明け）」を意味するといえるかもしれない。なぜなら、このサルはヒトと呼べる身体と精神の特性をすでに備えている。

　宇宙、地球、生命、種、類人猿の歴史の時計からすれば、「人間（ホモ・サピエンス）」の誕生はごく最近のことである。

サルから
アウストラロピテクス（ルーシー）へ

　約700万年前に類人猿から枝分かれした私たちの祖先は「ヒト科」と呼ばれる。そして、サルではなくヒトである証拠は骨の化石からなる人類学の発見に基づいている。
　ヒト科が出現した理由を説明する有力な仮説は「新しいタイプの類人猿が森林からサバンナへと進出した後に直立二足歩行した」とするものであり、サバンナに進出したことよりも四足歩行から直立二足歩行への進化を重要視する。
　それは東アフリカで起こったので「イーストサイド・ストーリー」と呼ばれる。熱帯雨林だった豊かな森林が大規模な地殻変動と気候変動により乾燥化し、サバンナで生活する類人猿が直立二足歩行して手を使うようになった。
　当時のヒトを「アウストラロピテクス」という。約450万年～250万年前の間に生きていた化石の証拠がある。つまり、ヒトの誕生が直立二足歩行に由来すると仮説づけると、サバンナに進出してから約300万年経過してサルからヒトへと進化したことになる。
　最も有名なのが「ルーシー（Lucy）」と呼ばれる女性の化石である。1974年にエチオピアで発見された時にビートルズの「ルーシー・イン・ザ・スカイ・ウィズ・ダイヤモンズ」が流れていたことからこの名がついた。
　ルーシーは身長が約1メートルで、全身の40%の骨が残っていた（図1）[3]。彼女は腕の長さがサルより短く、膝関節の形態が人間に近く、外反足で、腰椎の前弯が認められることから、318万年前に直立二足歩行していたと推定されている[4]。国立科学博物館で展示されている彼女の復元模型では、手が何かを指差し、口を開いて発声しようとしている（図2）。

アウストラロピテクスから
ホモ・サピエンスへ

　サルからアウストラロピテクスへと枝分かれしたヒトは、その後の約250万年～170万年前の間にさらに進化し、手を使う「ホモ・ハビリス（器用なヒト）」となった。
　また、約170万年～30万年前の間に「ホモ・エレクトゥス（直立するヒト）」に進化した。ホモ・エレクトゥスは最初の明らかに人類と呼べる種である。
　アウストラロピテクスやホモ・ハビリスも二足歩行していたが、完全な直立二足歩行ではなく、前屈姿勢での膝屈曲歩行であったようである。また、アウストラロピテクスは手で物を道具として使っておらず、ホモ・ハビリスは手で物を道具として使っていたようだ。
　一方、ホモ・エレクトゥスは大きな脳をもっていた。人類は

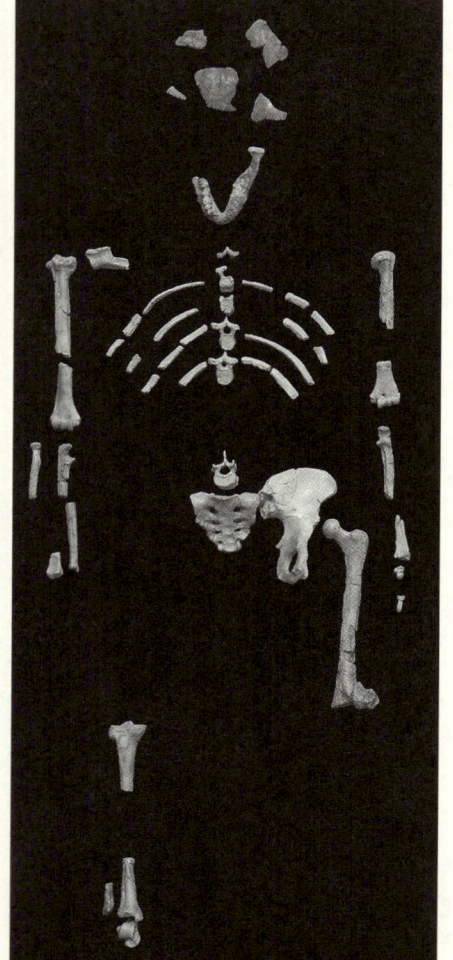

図1　ルーシーの化石 (Johanson, 1981)
318万年前に直立二足歩行していたと推定されている。

脳の発達により直立二足歩行したのではなく、直立二足歩行により脳が発達したと考えられる。また、ホモ・エレクトゥスは手で物を使うのみならず、道具としての「石器」をつくっていた。道具を製作するには脳の発達が必要であった。さらに、ホモ・エレクトゥスは「火」を利用し、肉食化していたと考えられる。

そして、いわゆる社会や文化を形成する「人間＝ホモ・サピエンス（知恵あるヒト）」が出現するのは約20万年前である（図3）[5]。

ホモ・サピエンスは自己意識をもち、集団で狩りをし、家族の住居をもち、笑ったり、泣いたり、一定の概念やルールをもち、何かを思考し、大切なことを記憶し、死を意識して、「社会や文化の兆し」と呼べる生活を営んでいたと思われる。

また、その解剖学的な特徴として喉頭が喉の下の方にある。それによって気道と食道がつながった。これが「息止め」を可能にして発声の制御能力を高めて「言語の起源」となる。狭義の意味でのホモ・サピエンスとは「ホモ・ロクエンス（言葉を操る人間）」のことである。

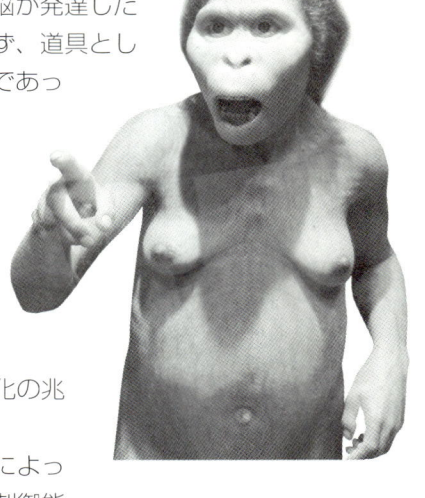

図2　ルーシーの復元模型
（国立科学博物館）

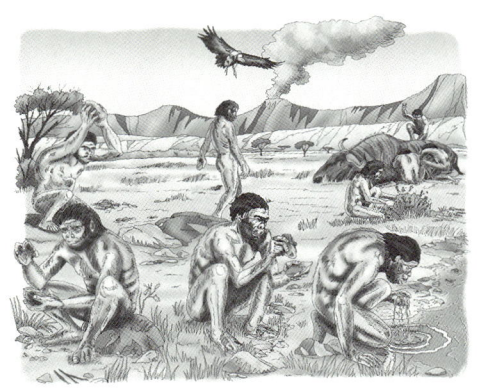

図3　ホモ・サピエンスの想像図（Timeline, 2013）

ヒトから人間への進化
● アウストラロピテクス（二足歩行するヒト）
● ホモ・ハビリス（器用なヒト）
● ホモ・エレクトゥス（直立するヒト）
● ホモ・サピエンス（知恵あるヒト）
● ホモ・ロクエンス（言葉を操る人間）
● ホモ・ファーベル（物をつくる人間）
● ホモ・ソシアリス（社会文化的な人間）

やがて、人間はサルと遺伝子の98％は同じであるにもかかわらず、爆発的に脳の前頭葉を発達させ、約4万年〜1万5千年前にはラスコー洞窟に壁画を描くようになる。絵画を描くことは芸術の始まりであると同時に、記号を操作する「脳の表象能力（イメージ）の発達」を意味する。そうした知性の発達により「象形文字」も出現してくる。

さらに、4500年前の紀元前2500年頃にはエジプトに「ピラミッド」がつくられた。人間は「ホモ・ファーベル（物をつくる人間）」になっていた。また、世界各地で文明が発祥し、人間は急速に「ホモ・ソシアリス（社会文化的な人間）」になっていった。

アウストラロピテクスからホモ・サピエンスへの長い旅路は、サルからヒトへの訣別の歴史であると同時に、ヒトから人間への夜明けの歴史である。ヒトは自らの意志で大地に立ち、悠久の困難な日々を生き続け、世界を支配する勝者になっていった。

人類はサルからヒトへ、ヒトから人間へと進化したのである（図4）。

人間（ホモ・サピエンス）の6大特徴

「人間（ホモ・サピエンス）」とは何だろうか？　人間は他の霊長類と何が違うのだろうか？　あるいは類人猿と人間とは何が決定的に違うのだろうか？

人間とは、大地で、①「直立二足歩行」し、②知性に優れた「大きな脳」をもち、③手で「道

具」を製作して使用し、④「火」を利用し、⑤「言語」で他者とコミュニケーションし、⑥独自の「文化」を形成する動物である[6]。

つまり、人間はこの6大特徴を有しているからホモ・サピエンスなのであり、それらのすべてが他の動物との決定的な違いである。そして、それは人間が700万年間滅びずに生き抜いてきた奇跡の証である。

人間の6大特徴
❶ 直立二足歩行
❷ 大きな脳
❸ 道具
❹ 火
❺ 言語
❻ 文化

人間は進化の産物である

人間は進化の産物である。進化（evolution）とは「生物の形質が世代を経るなかで変化してゆく現象」と定義されている[7]。生物には生死を除いて不変なものなどない。すべての生物は大自然の悠久の時の流れとともに変化してゆく。

この人間の進化は遺伝子のレベルでも確実に起こってきた事実である。それは身体の構造（骨、関節、筋、皮膚レベル）にも変化をもたらした。たとえば、サルと人間の骨格では手の親指の関節、脊柱、骨盤、大腿骨、足の親指などの形態が微妙に違っている。また、サルと人間の皮膚では全身の体毛の分布が微妙に違っている。特に、人間の手掌や足裏には毛がまったくない。進化の逆は退化と呼ばれるが、この手掌や足裏の体毛の消失は退化ではなく皮膚感覚の進化である。

進化においては、小さな違いが大きな違いを生み出す。こうした微妙な差異が直立二足歩行や道具使用をもたらした。

人間の運動は進化の産物である

人間の運動も進化の産物である。人間への進化に寄り添うように人間の運動も変化した。ここでは、人間の運動の進化を「運動の形質が世代を経るなかで変化してゆく現象」と定義しておこう。

人間の運動は、長大な年月を経て、ゆっくりと次第に変化を続け、複雑で多様な運動による「行為（action）」を生み出してきた。骨の形態だけでなく、運動機能も進化するということだ。

また、感覚機能も進化する。感覚機能は運動機能の進化を導く鍵だ。哺乳類は五感を使うが動物により感覚機能は特殊化している。霊長類以外の哺乳類は嗅覚や聴覚を主に使うが、霊長類では主に視覚と触覚を使う。

特に、サルや人間で特殊化している視覚と触覚は互いに補い合う感覚である。物体を単に目で見るだけでは不十分であり、物体の表面の肌理、形、温度、重さなどを精密に判断するには手足で触れる必要がある。運動機能と感覚機能は連動して進化してきた。

人間の心は進化の産物である

さらに、人間の心もまた進化の産物である。骨の形態や運動の機能だけでなく「心（mind）」も長大な時間をかけて進化してきた。機能の進化に伴って精神としての脳も進化したのである。

その典型が言語の出現であろう。人間は言語によって他者とコミュニケーションするに留まらず、シンボル（記号）によって思考し、自己意識を生み出し、思考を組織化し、世界に複数の意味や価値を与え、世界を「表象（representation）」するようになった。

人間の脳は思考や言語だけでなく、記憶やイメージを想起し、世界や自己を心的操作する知性のレベルへと進化した。

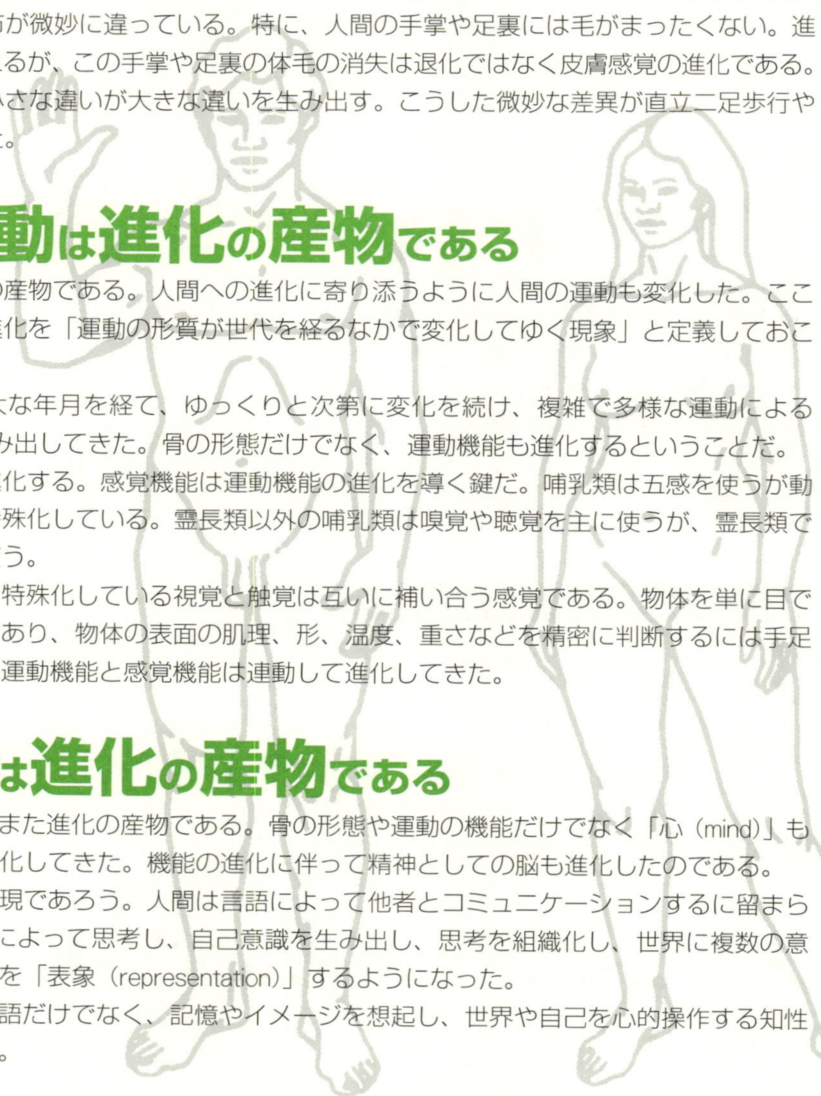

図4　サルからヒトへ、ヒトから人間への進化
宇宙探査機パイオニア11号に搭載されたヒトの両性の画像

[2] 人間の運動の進化

人間の運動はどのように進化したのか

「人間の運動 (human movement)」とは何だろうか？　そして、ヒトの運動はどのように進化したのだろうか？　この謎は人類学の分野で研究されている。だが、人間の運動の進化をめぐる謎は多い。その秘密はどこまで解き明かされているのだろうか？

たとえば、どの時点で身体の構造と機能は変化したのだろうか？　運動の仕組みと働きの変化は何によってもたらされたのだろうか？　どんな理由で新しい人間の運動が生まれたのだろうか？　そうした運動の特徴とは何だろうか？　ヒトはいかにして人間らしい運動を獲得したのだろうか？　どのようにしてヒトの運動は人間の運動になったのか？

ここではまず、そんな人間の運動の誕生をめぐる問いを発しながら、霊長類（サル科やヒト科）の運動の進化について考えてゆこう。

霊長類は視覚と手足の運動が進化し、嗅覚が退化した

ダーウィンの進化論によれば、最初に単純で原始的な生命が生まれ、より複雑な生命へと変化することが繰り返され、さらに自然淘汰を経て系統分化してゆく。この系統分化の一つの大きな枝が脊椎動物としての哺乳類である。

そして、哺乳類の小さな枝の一つが霊長類であり、その延長線上に人間がいる。つまり、人間は霊長類のサル科の仲間である。霊長類は学術的には14科、約180種に分類されるが、そのなかの「サピエンス種」が人間である。

霊長類のサル科は犬や馬などの他の哺乳類とは異なり、両目の視野が重複しており立体視ができる（**図5**)[8]。地上では嗅覚が有効だが、樹上では視覚が特別に有効である。そのため犬や馬などは鼻の位置が前方突出しているが、霊長類では前方突出していない。

したがって、霊長類は顔の前方

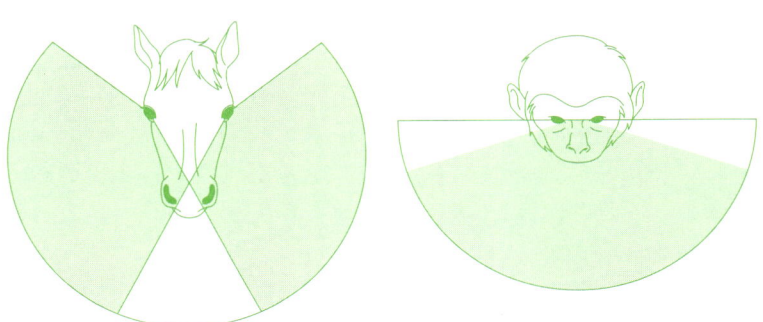

図5　霊長類は立体視ができる (Gourhan, 1964)

にある食物をまず視覚的に見て、前足で捉え、5本の手指を使って口に運ぶことができる。臭いを嗅ぐのは口の近くに食物を持ってきてからである。

人間も嗅覚は退化しているが、両目の視野が重複して立体視ができる。特に、手の母指は他の4本の手指と向かい合って物体をつかんだりつまむことができる。また、頭部と体幹を地面に対して垂直位に保持して直立二足歩行する。

霊長類は熱帯雨林の環境に適応して進化したとされ、人間はサルよりも脳が発達している。特に、大脳皮質の前頭葉が発達しており、運動を心的に制御する。つまり、自己の「意志（will）」や「意図（intention）」に由来する「随意運動（voluntary movement）」が著しく発達し、複雑で多様な「目的ある行為（action）」を自由に営むことができる。

個体発生は系統発生を繰り返す

人間の進化は個人的な産物であると同時に歴史的な産物でもある。ヘッケル（Haeckel）は「個体発生は系統発生を繰り返す」と述べている（ヘッケルの法則）。正確には「個体発生は系統発生の短縮された、かつ急速な反復であり、この反復は遺伝および適応の生理的機能により条件付けられている」としている。

個体発生とは「一つの個体が卵から完全な成体に成長し死亡するまでの過程」である。系統発生とは「ある生物種属が進化とともに形態を変え、家系のような一つの発展系統をつくりだすこと」である。つまり、ある動物の個体発生の過程は、その動物の系統発生的な進化の過程を繰り返すということである（反復説）。

だとすれば、人間の運動もまた個人的な産物であると同時に歴史的な産物でもあるといえるだろう。

人間の運動は乳幼児期から成人期へと至る個体発生の発達過程とみることができる。また、成人期からの老化は個体発生の退化過程とみることができる。しかしながら、個体発生の過程とは異なり系統発生の過程は実際に見ることはできない。人類学は、骨の化石から系統発生の過程を推察しているのであり、その形質上の進化は部分的に確認できても機能の進化にはまだ謎が残っている。

進化は環境適応に根ざしている

こうした個体発生と系統発生の反復によって、霊長類としての人間は直立二足歩行し、手を使うようになったわけだが、ここで着目しておきたいのは人間の顔の形態についてである。もし、人間が四足歩行のままであったなら、その顔はどんな顔になっていたのだろうか。

この点についてルロワ＝グーラン（Gourhan）[8]は約1600年前に書かれたグレゴリウスの『人間創造論』のなかに次のような一説があることを紹介している。

> 自然がわれわれの身体に手をつけ加えたのは、何よりもまず言語活動のためである。もし、人間が手をもっていなかったなら、顔の諸部分は四足獣におけるように、人間が自身を養えるように形づくられたことであろう。草を引き抜くために、顔は細長い形をとり、突き出して、角化した硬く厚い唇をもち、鼻孔の辺で細くなったことであろう。

つまり、ウマやライオンの顔が前方に突き出ているのは、逆にサルや人間が「平たい顔」をしているのは、生きるためにどの顔面の部位（鼻や口や舌）をどのように活用するかに根ざしている

のである。したがって、人間の運動の進化が生じたのは四肢のみではない。顔の形態もまた進化の反映であり、それはすべての運動の進化が環境変化への適応であることを物語っている。

環境変化への適応として起こった2つの運動革命

　さらに、人間の運動の進化を個体発生と系統発生の過程としてみるうえでの前提条件として、ヒトが生息してきた「環境世界の変化」についても考慮しておく必要がある。なぜなら、「環境世界の変化が人間の運動を進化させる可能性がある」からである。あるいは、「人間の運動の進化が環境世界を変化させる可能性がある」からである。

　すべての動物には「ニッチ（niche）」と呼ばれるエコロジカルなポジション（生態学的地位）がある。それは「一つの種が生存のために利用する、あるまとまった範囲の環境要因」のことである。そうしたニッチは自然界の環境変化（地殻変動や気候変動）やそれに伴う動物間の関係性（生存競争や生存場所の移動）により、大きく変わってしまうことがある。

　たとえば、ヒトは地殻変動に伴う熱帯雨林の乾燥化によりサバンナに進出したとされているが、それはヒトがサルに樹上生活の支配力で敗れたことに起因している可能性もある。もし、サルに敗れなかったらヒトはサバンナには進出せずに、残存する熱帯雨林での生活を続けていたかもしれない。

　したがって、人間の運動の進化は厳密には環境への適応ではなく「環境世界の変化への適応」なのであり、種が生き残るための戦略上の変化であった。大自然の変化と他の種と闘う力関係の変化の両方が人間の運動の進化の契機であったと考えられる。

　そして、その時、人間は環境世界や他の種を変えるのではなく、自らを変えるという選択をする。これがダーウィンの提唱する「自然選択説（自然淘汰説）」であり、すべての種の進化の誘因である。自らを変えることでしか人間は種を保存することができなかったのであろう。

　この「自らを変える」という意味での進化は、人間の運動の大規模な変化という点で、人類史上において二度あったというのが通説である。それは第1の運動革命、第2の運動革命と呼ばれている。

　第1の運動革命は約700万年前のサルの仲間であった時代の「樹上生活」での「移動と手の使用」によって起こった。一方、第2の運動革命は約450万年〜250万年前のアウストラロピテクスの時代の「サバンナ（草原）生活」での「直立二足歩行と手の対立運動」によって起こった[9]。

[3] 第1の運動革命
―樹上生活での移動と手の使用

ヒトの運動は樹上で大きく変化した

　太古の時代、約700万年前の、まだサルとヒトがそれほど違っていなかった遥か昔の時代、ヒトがまだ直立二足歩行していなかった時代、サルの一種であるヒト（アウストラロピテクスの祖先）はどのような「環境世界」で生きていたのだろうか。

　ヒトは空を飛ばないし、水の中では生活できない。生息環境という点では地上で生活してきた。地上とは陸上のことであり、ヒトは「陸上動物」だといえる。つまり、ヒトの運動は陸上動物の「移動（locomotion）」として進化してきた。

　陸上動物の移動には、「地下」「地面（地表面）」「地面より上」の3つがある。ヒトはモグラのように地面に穴を掘って地下で生活することは選択しなかった。したがって、人間の運動は「地上」と「樹上」で進化してきた。

　霊長類の祖先が明確ではないため、太古のヒトが地上または樹上のどちらで多く生活していたかはわかっていないが、当初は森林の中の地上で生活していたと考えられている。しかしながら、何らかの理由で太古の人間の祖先は熱帯雨林の「樹上」で生活するようになる。

　その最大の理由は食物摂取の可能性を高めるためだと思われる。森林の中では、植物の芽、葉、花、実、果実などを簡単に食べることができる。それらを求めてやってくる昆虫なども食べることができる。

　熱帯雨林の樹上ではこうした食物がより楽に手に入る。太い幹や枝には多くの虫がおり、細い枝の先には多くの果実がある。樹上は絶好の捕虫場であり、採食場であった。

　すでに熱帯雨林の樹上には鳥や昆虫など多くの動物が住んでいたが、遅れてきた地上で住んでいた霊長類（サル）が果敢にも樹上に登って生活を始めた。

　熱帯雨林の樹上は他の動物の攻撃から身を隠しやすく（安全）、雨風をしのげ（体温調節）、水分が豊富で（水分摂取）、食物が多い（栄養摂取）場所であった。

　こうしてサルを祖先とするヒトは、樹上という生息環境の中で、特殊な運動を進化させてゆくことになる。

　特に、樹上生活では地上とは異なる移動と食物摂取の方法が必要となった。樹上生活はさまざまな移動と食物摂取の方法を生み出す学習の場となった。

樹上の数多くの枝が密生している場所で移動する必要性と効率的に食物摂取する方法を獲得する生存上の必要性から、ヒトの運動は大きく変化し始めた。

ヒトの運動としての樹上での移動

　この樹上生活によって「移動と手の使用」が大きく変化することが「第1の運動革命」である。

　なぜなら、樹上生活するためには"木登り"ができなければならない。幹や枝の上を移動しなければならない。隣の木（樹）に渡らなければならない。

　そして、最も重要なのは、地上生活から樹上生活に変わることによって、生活空間が地面の2次元から樹上の3次元になる。樹上の3次元は特殊であり、前後、左右、上下いずれへも移動することが可能な不連続空間である。これは地上生活をしていたヒトにとっては画期的な変化である。空中も水中も3次元だが、その空間性は連続している。しかしながら、樹上は枝があっても不連続で、隣の木とも不連続である。

　ヒトは、この不連続な3次元空間を連続的な空間のように移動するための運動様式に変える難題に直面した。他のサルと同様にヒトも、この3次元不連続空間に適応する移動能力を身につける必要に迫られた。

　また、樹上生活での移動のためには、四足歩行のように手を体重支持のために使用するのではなく、手を樹上での移動のために使用したり、手を食物摂取のために使用する必要が生じた。この運動の再組織化が人間の第1の運動革命を誘発することになる。

　ここでは、ネイピア（Napier）[10]の『霊長類にみられる樹上での移動の仕方』（1967）を参考に、その4つの分類と特徴を説明する。

霊長類にみられる樹上での移動の仕方
❶ 垂直しがみつきと跳躍
❷ 四足移動
❸ ブラキエーション（腕渡り）
❹ 二足移動

1）垂直しがみつきと跳躍

　「垂直しがみつきと跳躍」（図6）とは"木登り"の前提として、まず両手両足で幹をつかんで垂直にしがみつき、その状態から他の幹に跳躍（はね飛ぶ、ジャンプ）することである。それによって頭と体幹（体軸）を垂直に保つことになるが、手足の強い筋力も必要である。垂直しがみつきができなければ木登りはできない。そして、幹に垂直にしがみつくことができるなら、跳躍して隣の幹や枝に移動できる可能性が生まれる。これをネイピアは次のように説明している[10]。

　　休息の際に垂直しがみつきをするサルは、体幹を垂直に保つ。その時、彼らの長い後足は腰と膝でひどく折れ曲がり、足の指で若い木の幹や木の垂直な枝をしっかりと握る。休む時、体の腹側の面は木にぴったりと押しつけられる。移動は、カエルと同じように後足を力いっぱい蹴り伸ばし、次につかまえるものがあるところまで体を勢いよく投げだす方法でおこなわれる。はね飛びは前方や後方への動きに用いられる。

　　メガネザルでは、頭骨と首の骨が連結するところの関節が自由に動くので、頭を180度回転させることができる。だから、「後方へ」の跳躍も、目で見ながらできる。そして、跳躍した直後に、首から下の部分が体軸にそって回転し、あたかも首が回転してもとに戻ったかのように、正常な状態に戻る。それから後足を前方に振り出すから、「着地」は後足からになる。その後に前足が着く。地上では、危険が迫っている時は二本足ではね飛ぶが、そうでない時は、ウ

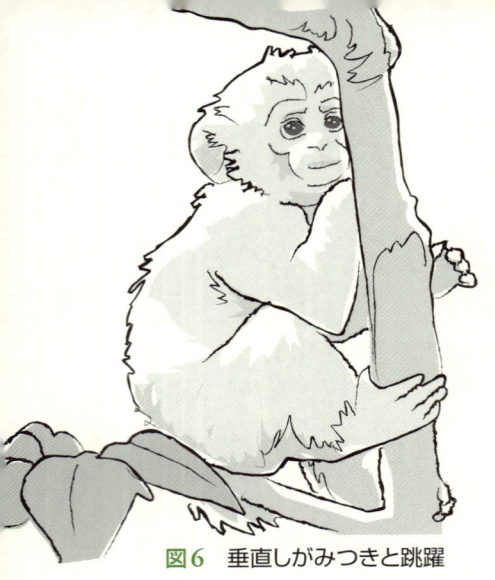

図6　垂直しがみつきと跳躍

サギが草を食べながら歩く時のような、よたよたした歩きかたをする。

　垂直しがみつきと跳躍は、他のライオンのような肉食動物に襲われた時に逃げる手段として始まったのかもしれない。地上で四足歩行している霊長類が木にしがみつくことは生死に関わっていたはずだ。地面で後足を使って高く跳躍し、可能な限り木の上方に垂直にしがみついて難を逃れたのであろう。あるいは、木にしがみついた状態で襲ってきた動物が諦めてどこかへ去ってゆくまで、長時間にわたってしがみついていることも多かったはずである。

　木にしがみつくことができなければ木登りできない。幹の上で身を守って地面を見ることができない。また、隣の木との距離を目線で計る時、姿勢を静止させておく必要もある。そうして隣の木への跳躍が可能かどうか考えたはずである。

　一方、跳躍は地上で下肢を深く曲げて重心を落とした状態から、前方や上方に向かって「ジャンプ」する動きと似ている。この移動の特徴は下肢を伸ばす時に、体軸が垂直方向に動くことである。これは登攀（とはん）姿勢であり、体軸は垂直位を保持する必要がある。隣の木に移動する時も体軸を垂直にして後足で跳びはねる。

　重要なのは、垂直しがみつきと跳躍が地上での移動とは「空間性」が違うことである。特に顔と体軸が垂直位となっている点に決定的な違いがある。

　したがって、この移動は視覚空間の大きな変容を促すとともに、未来の直立二足歩行における頭と体幹の垂直性という脊柱運動を伴う立位姿勢のための準備だといえるだろう。

　その進化の兆しは、すでに地上での座位姿勢に現れてはいるが、サルの座位姿勢が骨盤後傾位でのうずくまった円背状態であるように、当時のヒトの座位姿勢もまた脊柱全体を曲げた状態であった。それが垂直しがみつきと跳躍が上手になるにしたがって背柱を伸ばす筋力がつき、次第に体軸の全体的な垂直姿勢の発達をもたらしたのだろう。

　ヒトは木への垂直しがみつきと跳躍という運動を契機として、「体幹の直立性」を獲得するに至った可能性がある。

　また、その背後には木と接触する手足の形態の進化が連動している。木に垂直にしがみつくためには落下しないように摩擦力を高めなければならない。そのために手掌や指腹に「指紋」が広がった。さらに、多数の汗腺が開口して湿り気をもたらすようになった。それに伴って触覚や圧覚も発達し、木や幹と手の接触状態を感じ取る機能が向上した。垂直しがみつきによって、手は物体との滑りやすさを調節できるように進化した。もちろん、それに伴って上下肢の筋力も発達したことだろう。

2）四足移動

　ネイピアは霊長類の樹上での移動としての「四足移動（四足歩行）」を4つのタイプに分けたうえで次のように説明している[10]。

四足移動（四足歩行）の4つのタイプ
a）木登り
b）枝つたい歩き
c）枝上での歩き
d）セミブラキエーション

　四足移動（四足歩行）をする霊長類は、歩いたり走ったりする時、その名のとおり前足と後足の両方を使うが、そうする時のスピードや、どういうところでそうするかで、いろいろ違うからだ。たとえば、水平のところをごく普通の四足で歩く時

は、どのサルも、右手と左足がいっしょに動き、つづいて左手と右足がいっしょに動くというように、対角線上の手足が対になって動く。このような動きの時、前足と後足はほぼ同じ動きをする。

　ところが、はねとんだり、走ったり、よじのぼったりする時、セミブラキエーションをするサルの後足は別の働きをする。すなわち、後足が推進力になり、前足はその際の支えの働きしかしない。ただ、はねとびの後の着地の際には、前足は後足より先、あるいは同時に着地点の植物をしっかり握るという重要な働きをする。この点が垂直しがみつき型と違う。

　ここで説明されているのは霊長類の樹上での「四足移動（四足歩行）」（図7）の特徴である。ただ、四足移動といっても地面を歩いている時のような四肢の反復パターンではない。それは四肢を使って山で岩登りすることに似ているが、それとも空間性が違う。ここで強調している四足移動とは、四肢を使って木に登ったり、幹や枝の上を移動したり、隣の木に移動したりする時に、4つの手足を動かして移動を成功させるさまざまな型の運動パターン（上肢や下肢の運動様式）のことである。

a) 木登り

　木登りとは「手足で樹をつかんでのゆっくりとしたよじ登り」である。木登りできなければ樹上での生活はできない。垂直で丸い幹の上方を両手で抱きしめるようにつかみ、滑りやすい幹の下方を両足で踏ん張って上方へとよじ登ることである。それは注意深いゆっくりとした這い登りである。両手の同時的な運動と、両足の同時的な運動を繰り返す運動パターンである。体軸を垂直に保つことになるが、手足の強い筋力も必要である。

　サルやヒトは片手、片足を組み合わせて使う木登りの運動パターンも獲得したはずである。片手で上方の枝をつかんで身体を引き上げることもあるだろう。同時に片足を幹に接触させたまま伸ばして身体を押し上げることもあるだろう。

図7　四足移動

b) 枝つたい歩き

　「枝つたい歩き」とは、「手で枝を握っての移動」のことである。これは木登りと跳躍、枝上での四足移動、枝から枝への移動などに応用される移動動作である。体軸は垂直位をとっており、一見すると二足歩行に見えるが、両手は枝をつかんでおり、両足は枝の上に置いているため、その移動は四足歩行に近い。

　樹上生活では、ゆっくりと安全に移動しなければ転落してしまう。枝が折れる可能性もある。それは生命に関わる。そのためには手足でしっかりと枝をつかんで身体の安定を保たなければならない。その時に手足が握っている枝は1本とは限らない。上下左右の空間内に存在する複数の枝をつかんだり、踏んだり、ぶら下がったりというふうに、四肢のすべてを使って移動する。右手が枝の先の果実を採取する時は、残りの左手、右後足、左後足は枝との接触を維持して姿勢を安定させておかなければならない。

　また、体軸も垂直位をとり、1本の枝の上に両足を載せて支持し、両手は異なる上側方の枝を握って移動する場合もある。要するに、これは樹上での「四肢の運動を分離して使った移動」

である。

　ヒトは、この「枝つたい歩き」を樹上生活の初期段階に獲得したはずである。具体的には、2つの足が枝と接触して体重を支えている状態で、2つの上肢が腕を伸ばして周辺（多くは上方や側方）の枝をそれぞれ手で把持して立位姿勢を安定させる。そして、片方の手を枝から離して前方に移動し、次にもう片方の手を枝から離して前方に移動する。つまり、上肢の交互運動が必要な運動である。両手で枝をつかんでいる状態から一方の片手を離し、枝の先に手を伸ばし、その上肢の移動距離に対応して下肢の2つの足を移動させてゆく。

　この移動方法の獲得によって、樹上での食物摂取の可能性は著しく拡大したことだろう。だが、もし移動に失敗すれば高い樹上から転落してしまう。したがって、枝をつかむ手の把持の仕方は視覚の遠近感と連動して精密化した。同時に、枝に載せたりつかんだりする足を滑らすと転落してしまう。したがって、足の把持の仕方も精密化したことだろう。さらに、体幹のバランス能力も高い樹上での安定した姿勢保持に不可欠である。それによって、手と足の中間に位置する体幹も運動の巧緻性を獲得したと考えられる。

　この「枝つたい歩き」はリハビリテーション医療の臨床でよく使われている「平行棒内歩行」を想像すればよいだろう。下肢の筋力が弱かったり、立位での姿勢バランス能力が低下している患者たちが、上肢で平行棒を持ちながら歩行練習している姿に似ている。だとすれば、この移動方法は未来の直立二足歩行への準備だといえるかもしれない。

c）枝上での歩き

　霊長類のもう一つの樹上での移動方法として特徴的なのは「枝上での歩き」である。木へのよじ登り、岩へのよじ登り、地上での歩きや走りに連動した四足歩行で、それを枝の上で遂行する。つまり、「1本の丸い横に伸びた枝の上での四足歩行」である。

　その特徴は、体軸は垂直位をとらず、水平方向に伸びる1本の大きな枝に手足の4点のすべてを接触させて移動する方法である。うまくなればその丸い枝の上を両手を離して移動できるようになるかもしれない。バランスを失って転落しそうになれば、すぐに近くの枝を左右どちらかの手でつかめばよいだろう。

　おそらく、これは身体周辺の枝を手で握っての四足歩行としての枝つたい歩きと連動して出現したものと思われる。特に、直径の大きな枝の上を移動する際に使われたはずである。その移動方法はすでに地上での四足歩行で獲得していた運動パターンであるが、支持基底面の狭い枝の上での四足歩行という点で、この移動方法の難易度はきわめて高い。しかし、一度獲得すると樹上での移動のバリエーションが増し、移動スピードも速くなる。

　ネイピアによれば、この「枝上での歩き」には身体の大きさが関係する。身体の小さな動物では比較的簡単で、身体の大きな動物では難易度は高い。

　その理由は、身体の小さな動物では相対的に上肢が短くなるため、身体の大きさに対して枝の太さ（直径の大きさ）との割合が高ければ、樹上での四足歩行における重心の位置は低くなる。その場合、小さな動物では手指で枝を握ったり爪を立てたりすれば、樹上での平衡バランスは比較的容易に保持できる。

　一方、大きな動物では、大きさが増大すると相対的に上肢が長くなり、樹上での四足歩行における重心の位置は高くなる。つまり、身体の大きさが増大すると次第に不安定な状態になり、枝の太さ（直径の大きさ）としての基底面の範囲から重心が外に出るとすぐに平衡バランスが失われる（**図8**）[10]。

　したがって、この平衡バランスを維持するためには、体幹の精密な重心移動制御と手足の強い把持力が必要となる。そうでなければ、細い枝の上でバランスをとって、その枝の先端に実っている果実を取ることはできないだろう。

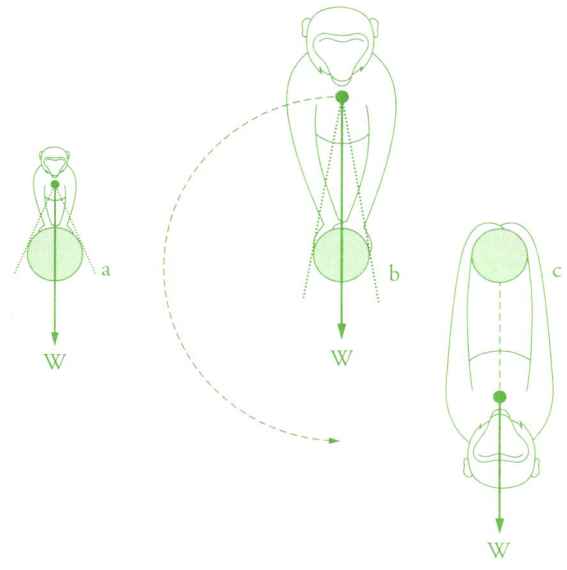

図8　枝を両手で握っての四足移動
身体の大きさや体重（W）に対して枝が十分に太ければ、バランスは保持される。身体の大きさが増すと次第にきわどい状態となり、やがてバランスは失われる。そうした時、"ぶらさがり"は一つの解決法だ。
（Napier, 1985）

　また、枝を両手で握っての四足歩行は支持面の広さが地面と枝で大きく違うものの「子どもの四つ這い動作」と運動パターンは似ている。その移動時には四肢を1つ1つ運動して移動させる必要があるからだ。前方に進むためには、1つの手または足を枝から離さなければならない。その時、身体の体重と重心位置は3つの手足で制御する必然性が生じる。

　したがって、その姿勢制御は1つの手を自由にする移動方法だという点で未来の「上肢の自由化」への準備だったといえる。

d) セミブラキエーション

　サルは「ブラキエーション（腕ふり、腕渡り＝枝を握った手を支点にして、振子のように身体全体や下肢を動かす）」に類似した、樹上での四足移動をする場合がある。それは上方の枝を握った手の位置を支点として使って後足を移動させる「セミブラキエーション」と呼ばれる方法で、いわば上肢の腕ふりと下肢の二足歩行とを組み合わせた移動方法である。長い尾をもつサルでは、この移動方法の安全性のために尾を枝に巻きつける場合もあるが、ヒトの尾はすでに退化していた。

　このように樹上での四足移動には4つのタイプがあるのだが、ヒトにおいて最も使用頻度が高かったのは「a) 木登り」と「b) 枝つたい歩き」だと思われる。「c) 枝上での歩き」と「d) セミブラキエーション」は重心制御の難易度が高く転落の恐れがあり、尾もないため、使用頻度は低かったと思われる。一方、サルはこれらすべてが可能である。

3）ブラキエーション（腕渡り）

　樹上での四足移動が上達してくると、両足を枝から遊離させて上肢で枝にぶら下がって移動する「ブラキエーション（brachiation＝腕渡り、腕ふり）」が出現してくる（図9）。これによって肩甲骨と肩関節の可動範囲が拡大し、前腕の回旋が生じ、上肢のリーチング機能と手の把持機能が向上する。そして、結果的に1本の枝から別の枝へと瞬時に空間移動することが可能になった。ネイピアはブラキエーションについて次のように説明している[10]。

　　樹上での移動の仕方で最も重要なのは、腕をふる動作だ。ブラキエーションをするサルは、垂直しがみつきとはねとび移動をするサルと同じく、前足と後足がその働きに合った変化をしている。一連のブラキエーションによる移動は、二足歩行の際の一連のゆったりした大股での歩行（ストライド歩行）とよく似ていて、右、左、右、左と順に使う。ブラキエーションの際、体は腕ふりの手が変わるたびに180度回転する。すなわち、右腕を前方に伸ばす時に体が回転して左を向き、左腕を伸ばす時にはその逆になる。

　　ブラキエーションをする類人猿の体は、片手の摑まっている一点を軸としてみると、振子そ

っくりの動きをする。動力学的なエネルギーは振子が上へ振れるとき失われるが、彼らはその際に後足を折り曲げ、体全体の重心を調整して埋め合わせる。

この「ブラキエーション（腕渡り）」という特殊な移動方法の出現は、太古の人間の祖先に大きな運動の進化を要求したはずである。

なぜなら、ブラキエーションにおいては、両手、あるいは片手の枝を把持する肩のリーチング、肘の距離感覚、手の巧緻性や体重を保持する筋力、体幹や下肢の運動の協調性などが必要だが、一度獲得すれば樹上生活の3次元空間は一挙に拡大する。横の枝に移ったり、下の枝に飛び移ったりすることができる。隣の木に移動することも簡単にできるようになる。

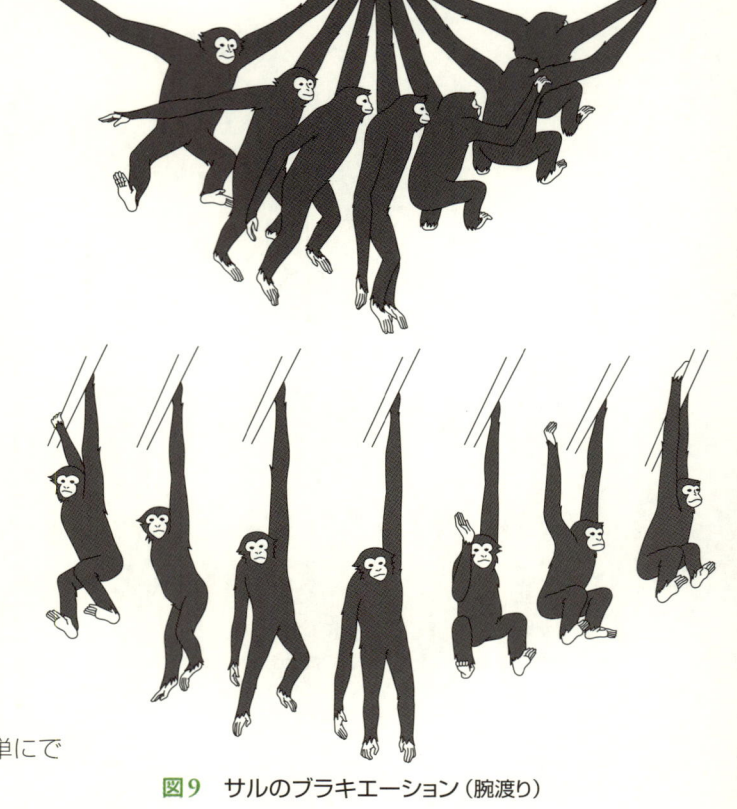

図9　サルのブラキエーション（腕渡り）

おそらく、ブラキエーションによって樹上世界の行動範囲は拡大し、手による枝の把持機能が飛躍的に向上し、食物摂取がより多様化したと考えられる。また、ブラキエーションは「目と手の協調性」が不可欠な移動方法だという点で、未来の「道具使用」への準備だったといえるかもしれない。

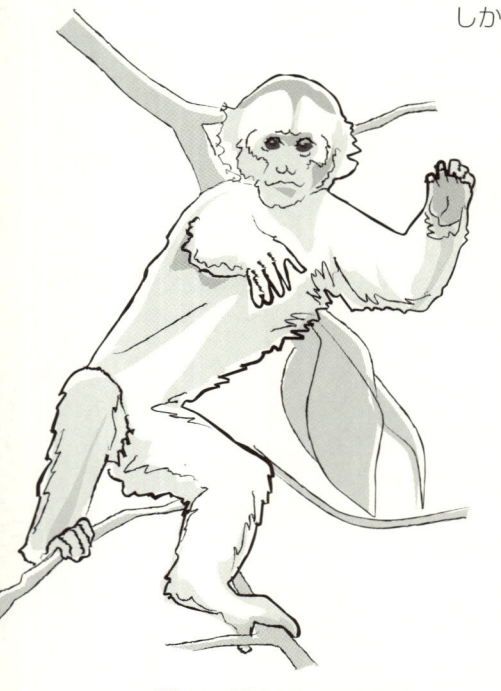

図10　樹上での二足移動

しかしながら、サルのブラキエーションの場合、枝をつかむのは母指以外の4本の手指であり、母指はあまり使わない。ところが、ヒトはサルに比べて解剖学的に腕や手指が短くブラキエーションの習得は不利であった。したがって、ヒトは難易度の高いブラキエーションをあまり使えなかったはずである。ヒトにはサルのようなブラキエーションは無理であった。

4）二足移動

樹上での「二足移動（二足歩行）」（図10）は四足移動の延長にあると考えられるが、二足移動は重心が高く不安定である。つまり、枝と足との接触を失うと瞬時に滑って落下の危険性がある。また、大型で体重が重いと枝が折れて落下してしまう危険性もある。

したがって、樹上での二足移動を獲得するためには足の母指と他の足指がしっかりと枝をつかむように対立しなければならない。また、枝をつかむための足指の強い筋力や、全身の姿勢のバランス反応の向上も不可欠であろう。

このように枝の上に2本の足で立ったり、二足歩行することはとても難しい。しかし、この樹上で両手を離しての二足移動

をサルは獲得した。一方、ヒトはそれが苦手で獲得できなかった。そして、この差異がサルとヒトの進化の分岐点となる。

なぜ、ヒトは樹上から降りたのか？

樹上での移動としての、1) 垂直しがみつきと跳躍、2) 四足移動、3) ブラキエーション、4) 二足移動は、霊長類にさまざまな運動特性をもたらした。枝の上を巧妙に素早く移動するリスやサルの運動能力がその典型である。

一方、人間も樹上での移動をそれなりに獲得して生活するようになる。しかしながら、樹上で最も高度な移動能力を獲得したのは、残念ながらヒトではなくサルであった。特に、ヒトは樹上でのブラキエーションと二足移動を獲得できなかった。

ここで最も重要なのは、「サルは樹上生活に適応し、ヒトは樹上生活に適応できなかった」という点である。サルに比べてヒトは樹上の3次元空間を自由自在に移動できなかった。おそらく、その結果として樹上での食物摂取能力もサルの方が優れていたはずである。ヒトはサルに敗れたのであろう。

そのため樹上はサルが支配する空間になってゆく。サルは樹上生活を謳歌し、隣の枝にもブラキエーションによって軽々と移動し、生息場所を拡大し、多様な食物を摂取し、群れをつくり、ボス猿を頂点とするヒエラルキーのある集団社会を形成していった。

このサルの樹上生活への適応をもたらしたのは手と足の進化である。手はブラキエーション機能の獲得へと進化した。そのためサルの手は「母指を除く他の4指が長く」なった。また、足は枝をうまくつかむようになり、母指が外側に開き「足の対立運動」ができるようになった。

その結果、サルは樹上で柔軟に二足移動する方向に進化した。サルとヒトの手足を比較すると、その差異は明らかである（図11）[8]。

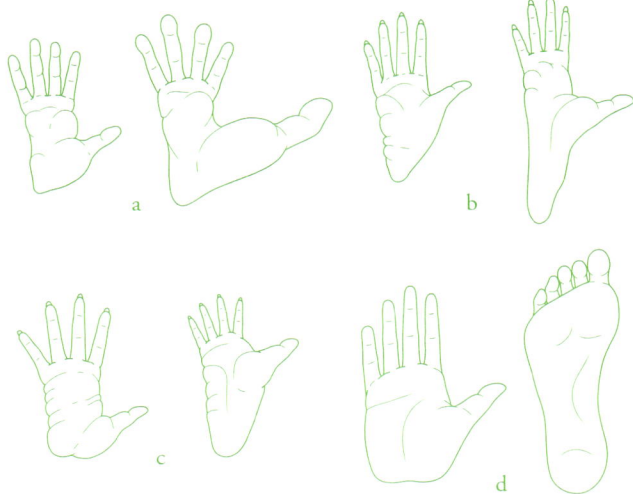

図11 サルと人間の手足の比較 (Gourhan, 1964)
a：キツネザル、b：オナガザル、c：チンパンジー、d：人間

「サルの進化の袋小路」と「人間万事塞翁が馬」

だが、これを人類学では「サルの進化の袋小路」と呼ぶ。つまり、サルは樹上生活に適応したがゆえに樹上から降りず、地上での直立二足歩行は獲得できなかったのである。

一方、ヒトは樹上でのブラキエーションが獲得できなかったが、枝つたい歩きや食物摂取などによって手の対立運動は発達した。また、枝上での二足歩行が獲得できなかったがゆえに、足の母指は外側に開かなかった。ヒトの足指は他の足指と平行しており、サルなどの足指と比べて枝をつかむようには進化していない。

つまり、サルは手の非対立、足の対立へと、ヒトは手の対立、足の非対立へと、まったく異な

る進化をした。サルの手の非対立とは、枝を母指以外の4本の指で引っかけてつかむフック機能への進化のことであり、ヒトの手の対立とは母指を使う他指との対立のことである。

　この手と足の機能の違いによって、ヒトは樹上空間を支配できず、サルに敗れて樹上から降りたのであろう。言い換えると、サルは樹上で柔軟にブラキエーションしたり二足歩行する方向に進化したが、ヒトはその能力を獲得する前に樹上から降りたということである。

　特に、足の母指の進化の違いは決定的であった。それがサルを樹上での二足歩行へと進化させ、ヒトを地面での二足歩行へと進化させた可能性がある。この運動の進化の差異こそが、サルとヒトとの進化の分岐点になったのではないだろうか。

　「人間万事塞翁が馬」といわれるように、何が幸運をもたらすかは後にならないとわからない。樹上の争いでサルに敗れたことが、後に動物で唯一の直立二足歩行と手の対立による物体操作という奇跡的な能力を誕生させることになる。

　それが真実であるかどうかの謎は残るが、ヒトは約700万年前にサルから枝分かれし、約450万年～250万年前に樹上から降りてサバンナに自らの足で立った。

樹上生活は直立二足歩行の前適応であった

　第1の運動革命である樹上生活による「移動と手の使用」は、その後の直立二足歩行や上肢の自由化による手の道具使用の「前適応」あるいは「準備段階（readiness）」と捉えることができる。この第1の運動革命で生じた変化を列挙しておこう。

　そして、やがて第2の運動革命が始まる。

第1の運動革命で生じた変化

- 視野における立体視
- 体幹の地面に対する垂直性
- 骨盤の後傾
- 手の触覚の細分化
  （手の指紋や汗腺の形成による接触圧の調整）
- 手の把持機能の発達
  （母指の対立運動）
- 肩甲骨と肩の可動範囲の拡大
- 前腕の回旋
- 上肢のリーチング機能の発達
- 下肢の抗重力筋活動
- 足の母指の触覚と筋力の発達
- 足の母指の非対立化
- 身体姿勢のバランス能力の向上
- 嗅覚の退化

[4]
第2の運動革命
──サバンナ生活による直立二足歩行と手の対立運動の発達

人間の直立二足歩行（ストライド歩行）

　第2の運動革命はサバンナ（草原）生活による「直立二足歩行と手の対立運動の発達」である。特に、人間以外にも二足歩行する霊長類はいるが、人間の直立二足歩行は他の霊長類には見られない最高度に特殊化した移動方法である。

　人間の祖先は約450万年～250万年前にサバンナ生活に適応して直立二足歩行を始めたとされている。しかし、それは推察の域を出ない。なぜなら、ルーシーの化石から直立二足歩行していたことが確実視されているアウストラロピテクスが、約450万年～250万年前に生存していたことはわかっているものの、それ以前のことは不明だからである。

　アウストラロピテクスはホモ・ハビリスのように石器を使っていないが、上肢の自由化に伴う手の解放により、前肢を移動とは異なる別の目的で使うようになっていた。なお、チンパンジー、オランウータン、ゴリラなども二足歩行するが、それは「ナックル歩行」と呼ばれるもので、前肢を前方にダラリと下げ、手の甲を地面につけながらの二足歩行である。人間がサバンナで移動する初期段階では、このナックル歩行を行っていた可能性はあるが、それは直立二足歩行ではない。

　直立二足歩行は体幹を地面と垂直に位置させ、二本の足で立ち、左右の下肢を交互に踏み出す「ストライド歩行（大股歩行）」でなければならない。ネイピアは、人間の直立二足歩行の特徴について次のように述べている[10]。

　　ヒトの歩行に独特なのは、ゆったりした大股での歩行（ストライド歩行）である。ストライド歩行は踵と足指による歩行で、踵が最初に着地し、足で地面を蹴って体重を前方に移す。最初の蹴りも踵である。

　　ヒトの正常な歩行では、地面を蹴る際、踵の外側が使われる。体重が前方に移るにつれ、踵は持ち上げられ、地面と接触する面は次第に前方、足指の方に移る。

　　体がちょうど足の上にくるまでに、接触面は外側から内側へ移り、体重のほとんどは親指の

すぐ後ろにある"ふくらみ"で支えられる。

この時、踵はすでに地面から離れている。ストライド歩行の最後に、巨大になった親指が働く。体重を支える点を、親指のつけ根の"ふくらみ"から親指のつま先へと連続して移すことで、体は前に進む。

この全体を称してストライド歩行という。ストライド歩行の際の、残りの小さい指の働きは、親指とはまったく違う、それらの指は前方に進むことに何ら関与していない。働きは体を安定させるだけで、親指で蹴る際、足が後方にすべらないようにする。だから、体重を支える点が親指のつま先を離れるまで、これら小さい指は曲げられている。

ストライド歩行を足の裏の働きだけで説明するのは、タイヤの底のすりへり方から自動車の走行を説明しようとするのに似ている。実際には、体全体が直立姿勢と二足歩行に関係する。直立姿勢ができるのは、基本的には、並んで置かれた両足という土台に、体重がバランスよく保たれるよう、体のつくりが変型しているからだ。そして、垂直に立てた姿勢が崩れそうになると、胴体や下肢全体の前と後ろにある対立する筋肉が働いて正される。

霊長類で直立二足歩行できるのは人間だけである。地上のサルは不安定な前屈姿勢で膝を屈曲したままの「よちよち歩き（モンキー歩行）」をする。また、ヒトに最も近いとされるチンパンジーは手背部を地面に接触させる「ナックル歩行」をする。

一方、人間の歩行は体幹を直立させた完全な二足歩行であり、そのストライド歩行は一側の下肢で体重を支え、もう一側の下肢を前方に振り出すという動きを交互に行う。つまり、前方に進む時、体重を左右どちらかの下肢で支持する。したがって、片方の狭い足底の面積で前方への体重移動を制御しなければならない。

特に、ネイピアが強調しているように「足部と地面の接触関係」と「足底圧としての体重移動の軌跡」が重要である（図12）[10]。人間は足底部の踵⇒小指球⇒母指球⇒母指を連続的に接地して歩行する。一側の下肢が前方に振り出され地面に接地する時、人間は足底を同時に全面接地するのではなく、前足部を浮かせて後足部の踵から接地する。そのためサルに比べて後足部の踵骨が大きくなっている。

次に、足底に体重を吸収するための足アーチ（土踏まず）が縦と横に形成されており、体重は踵接地から足底の外側方向へ移動し、前足部の小指球や母指球で体重を支持してゆく。そして、前方への推進力は足関節を使って地面を蹴る下腿三頭筋の運動力や母指で地面を蹴る運動力で行われる。

この踵から外側に向かい小指球、母指球、母指へと至る連続的な接地、その足裏のアーチによるショック吸収、足底圧としての体重移動の軌跡、足関節と母指の運動による前方への推進力などが、人間のストライド歩行の特徴である。

そして、忘れてならないのが足の母指の非対立化である。人間の足の母指と他の足指は前方に向かって平行に並んでいる。足の母指の対立化は片足で地面と接する時の支持基底面を広げるはずだが、人間の足の形態は逆に片足での支持基底面を狭くする方向に進化している。

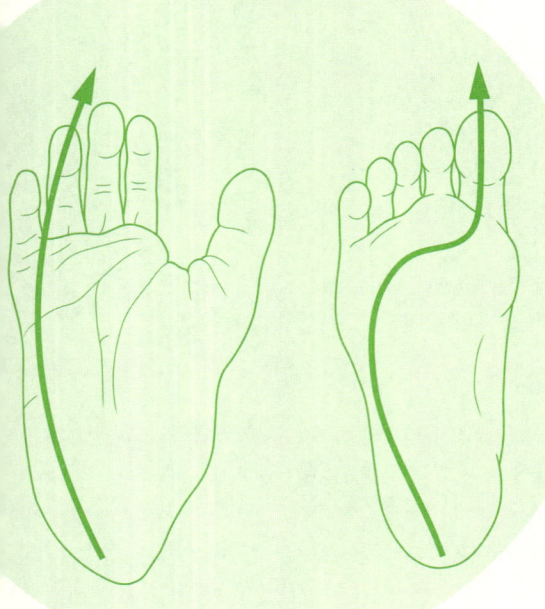

図12　サルとヒトの足の形と体重移動の軌跡の違い（Napier, 1985）

360万年前の「ラエトリの足跡」

　人間が、こうした直立二足歩行をいつから始めたのかは人類学上の最大の謎であった。しかし、1970年代にリーキー（Leakey）[11]が、タンザニアのラエトリで、火山灰の層の下に残る約360万年前の人類の足跡を発見した（図13）。それはアウストラロピテクスが残した足跡であった。

　この「ラエトリの足跡」は十数メートルにわたって残っていた。通常、足跡は風化してすぐに消え去ってしまうが、たまたま湿地帯を歩いていたために地面に足形が残り、その直後に火山の爆発による高熱の火山灰が降り注ぎ、足跡を固めたものと推定される。

　アフリカの大地の下に360万年も眠っていたラエトリの足跡は、おそらく3人の家族が歩いた痕跡と考えられている。前方に向かって直進する足跡と、やや右前方向に進む足跡とがある。そして、前方に向かって直進する足跡の中には、子どもの小さな足跡があった。おそらく、湿地帯であるため、子どもは父親が踏んだ地面の上を同じように歩いたのだろう。

　そして、この足跡には大きな特徴がある。つまり、足のアーチ（土踏まず）があり、大きな親指と他の足指が平行に並び、手をついて歩いた痕跡がない。彼らは、現代の人間と同じ直立二足歩行をしていた。

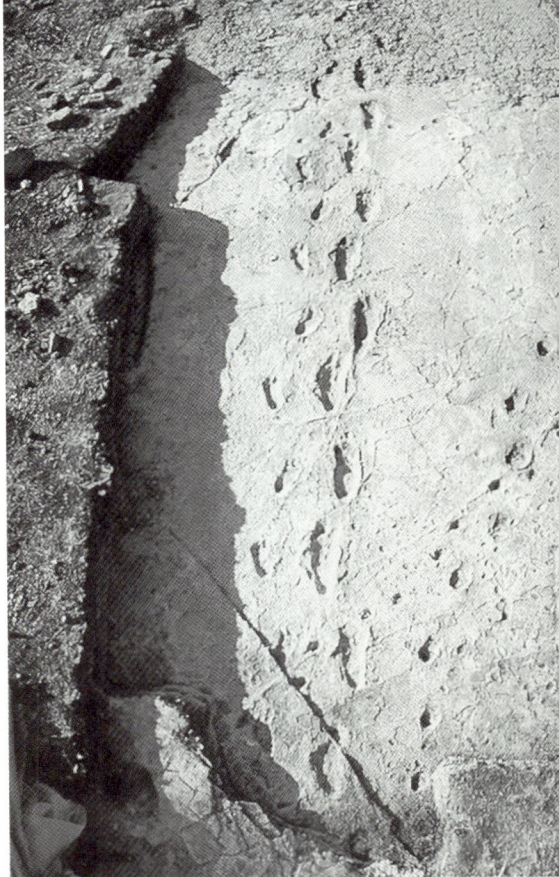

図13　360万年前のラエトリの足跡（Leakey, 1982）
（Encarta Encyclopedia, Photo Researchers, Inc/John Reader）

なぜ、人間は直立二足歩行したのか？

　なぜ、人間は歩いたのだろうか。どうして人間はアウストラロピテクスの時代に直立二足歩行するようになったのだろうか。この理由にはさまざまな仮説がある[12]。

　「①樹上生活からの前適応説」は樹上での移動の必要性が地上での二足歩行を生み出したとする前適応説である。

　「②食料欠乏説（サバンナ進出説）」は、熱帯雨林が気候変動によって乾燥し、食料不足に陥ったためにサバンナに進出したという説である。これはヒトがサルに樹上生活で敗れたことによる。

　「③食料運搬説」は最も有力な説で、男性が狩りをした後に食料を女性や子どもに持ち帰るために両手で食料を持って運んだという説である。また、女性は食料を多く確実に持ち帰る男と性的関係をもつという説と連動している。

　「④道具の把持による攻撃説」は、手で動物の死骸の長骨をつかみ、それが武器として狩りで利用されたとする説である。道具を使用して肉を食用とするためには直

直立二足歩行の理由

① 樹上生活からの前適応説
② 食料欠乏説（サバンナ進出説）
③ 食料運搬説
④ 道具の把持による攻撃説
⑤ 体温調節説
⑥ 長距離移動のエネルギーコスト説
⑦ 水辺での進化説（アクア説）
⑧ 夜の住居防御柵説（安眠説）

立二足歩行の方が有利であったと考えられる。

「⑤体温調節説」は、熱帯雨林よりもサバンナは高温であるため、四足歩行で長距離移動すると、体毛に覆われた体表全体が直射日光を受けて体温が上昇するため狩りができなくなるので、それを防ぐために歩いたとする説である。

「⑥長距離移動のエネルギーコスト説」は、四足歩行よりも二足歩行の方が長距離移動時の心肺系の酸素消費量のエネルギーコストが低いという説である。

「⑦水辺での進化説（アクア説）」は、サバンナではなく、川の水辺で魚を手で捕獲することによって立つようになり、歩くようになったという説である。

いずれにせよ、おそらく歩いた理由は１つではない。この７つの仮説が複雑に組み合わさって歩いたのかもしれない。ただ、それが上肢の自由化による手の解放と関係していることは間違いないが、サルを見てもわかるように直立二足歩行以前に手の使用は始まっている。四足の前肢の使用方法の変化が後肢で歩くことを生み出した唯一の理由である。

さまざまな仮説のなかで最も有力な説は「食料運搬説」であろう。食料を運搬する時、口にくわえるのでなく、両手で持つとより多く運べる。前肢が移動とは異なる機能を有することは革命的な変化である。この手の物体の運搬機能の獲得により、口は食物の採取や運搬機能から解放され、言語機能をもつことになる。そうした手の解放による生存上の利点から後肢が地上での不安定な移動を引き受けたのであろう。手が勝手なことをして、足が手の機能を引き受けたというより、手足が協力して生きる知恵を生み出したのであろう。

また、あまり強調されないが「食料運搬説」とは異なる物体の運搬説もある。たとえば、サバンナの木の下や洞窟で家族が眠る時、夜行性の肉食獣に襲われる可能性がある。その時、どのようにして身を守ればよいだろうか。おそらく、木のまわりや洞窟の入り口に枯れ木や石を集めて高く積み上げて囲いをつくったはずである。そうしなければヒトは安眠できなかったはずだ。家族を守れなかったはずだ。そのために、手で枯れ木や石を拾い集めて運んだはずだ。それはかなり知的な作業であり、脳の発達なくしてはできない労働である。

このサバンナや洞窟で「家族が安心して眠るための手の労働によって歩くようになった」という「⑧夜の住居防御柵説（安眠説）」は、他の７つの説に比して一般的ではないが、一つの可能性として追加してよいだろう。

なお、人間はサバンナに進出した直後に、いきなり直立二足歩行したわけではない。骨の化石の研究によれば、サルからヒトへと移行する時期に数多くの「サルとヒトの中間種」が存在したことが明らかにされている。初期の直立二足歩行への移行は必ずしも生存に有利に作用したわけではなかった。直立二足歩行は中間種にとって種を絶滅させるほどの失敗を繰り返している。直立二足歩行は単なる環境変化への適応ではなく、何らかの突然変異の産物なのかもしれない。

直立立位姿勢と直立二足歩行による解剖学的な変化

アウストラロピテクスの直立二足歩行は、人間の運動の誕生を意味する。それをネイピアは次のように表現している[10]。

> 時どき立位姿勢をとりながらいくらかのよろめき二足歩行を交える尾なしザルの拙劣な四足歩行から、優美な二足歩行への間には途方もない進化的前進があった。

しかしながら、約360万年前のヒトの直立二足歩行を意味する「ラエトリの足跡」は、当時のアウストラロピテクスがすでに「支えなしに"立位（standing position）"を保つことのできる能力」をもっていたことを推定させる。

　直立二足歩行のためには「立つ」という能力を先行的に獲得する必要がある。立つことができるようになったので二足で歩けるのであり、けっしてその逆ではない。ヒトは歩くために「直立立位姿勢」をとる必要があった。そのために脊柱も進化する必要があった。

　ヒトの脊柱は母親の胎内にいる時には全体が後弯しており、その状態で子どもは出産される。したがって、新生児の脊柱は全体が後弯している。だが、生後3か月頃の乳児期に頭部を支え始めると、脊柱の上部（頸椎）に二次的な前弯が出現する。やがて、6〜8か月で座れるようになると、脊柱の下部（腰椎）にも二次的な前弯が出現する。そして、9〜12か月に立って、15か月に歩くようになる頃には、脊柱は頸椎前弯、胸椎後弯、腰椎前弯という「S字カーブ」を描くようになる。また、骨盤も後傾して、立位での内臓の重力作用としての下降を腹腔内に納めることができるようになる。

　そして、この脊柱のS字カーブが出現する理由は立位の力学的な不安定性に起因している。四足歩行より直立二足歩行は圧倒的に不安定で転倒する危険性がある。そこで直立姿勢を安定させるために、身体各部の空間的位置関係（アライメント）で決まる骨性の垂直線と重心線とを一致させる必要が生じた。

　もし、骨性の垂直線と重心線とが離れれば、各関節に体重による関節の回転力が自然に生じ、その回転力に対抗する筋出力が常に必要となる。それではエネルギーコストが過度になり、たとえ立つことができてもすぐに疲れてしまう。直立二足歩行で長時間移動するためには、最小の筋力で直立姿勢を維持することができなければならない。

　たとえば、オランウータンやゴリラは前屈姿勢で膝を屈曲した二足歩行をする。しかし、体幹が直立していないため骨性の垂直線と重心線は不一致状態となる。そのため重心線は足部の前方に落ち、膝を曲げた状態で全体重を支えて歩くため、エネルギーコストが悪く長距離移動には不向きである。

　一方、人間の場合、立位で身体各部（足−膝−股−肩）の骨性の垂直線と重心線とを一致させるために、まず頭の重心線と体幹や下肢の重心線とを一致させることになる。特に、頭蓋骨と脊柱とが連結する「大後頭孔」の位置が頭蓋骨の中央（真下）に来る。身体各部の位置の変化で動く頭部を脊柱の弯曲で支え、常に顔面（目）を前方正面に向けることができるようになる。また、体幹の直立化に伴って骨盤を後傾させ、骨盤と大腿骨とのなす角度を大きく変え、膝をまっすぐに伸ばし、重心線を足底の中央付近に落とした直立姿勢をとるようになる。これによって重心の高位化（第2仙椎レベル）が生じている。

　こうして、身体を側面から見ると、頭部と脊柱との接点（大後頭孔の位置＝耳の位置）、肩、股関節、膝関節、足関節のアライメントとして、地面に対して垂直な「重心線」が形成される。脊柱のS字カーブの出現と腰椎骨盤リズム（腰椎前弯・骨盤後傾）によって、力学的に安定した「直立立位姿勢」を保持できるようになったのである。また、下肢では骨盤の変化（横径拡大・後傾）に伴う大腿骨の頸体角の出現、体重を支える踵骨の拡大化、足のアーチの出現（土

立位と歩行による解剖学的な変化

- 大後頭孔の位置の変化（下向き・中央へ）
- 脊柱のS字カーブの出現（頸椎前弯・胸椎後弯・腰椎前弯）
- 肩、股、膝、足のアライメントの垂直性
- 腰椎骨盤リズム（腰椎前弯・骨盤後傾）
- 重心の高位化（第2仙椎レベル）
- 骨盤の変化（横径拡大・後傾）
- 大腿骨の頸体角の出現
- 体重を支える踵骨の拡大化
- 足のアーチの出現（土踏まずの形成）
- 足の母指の平行化（対立性の退化）

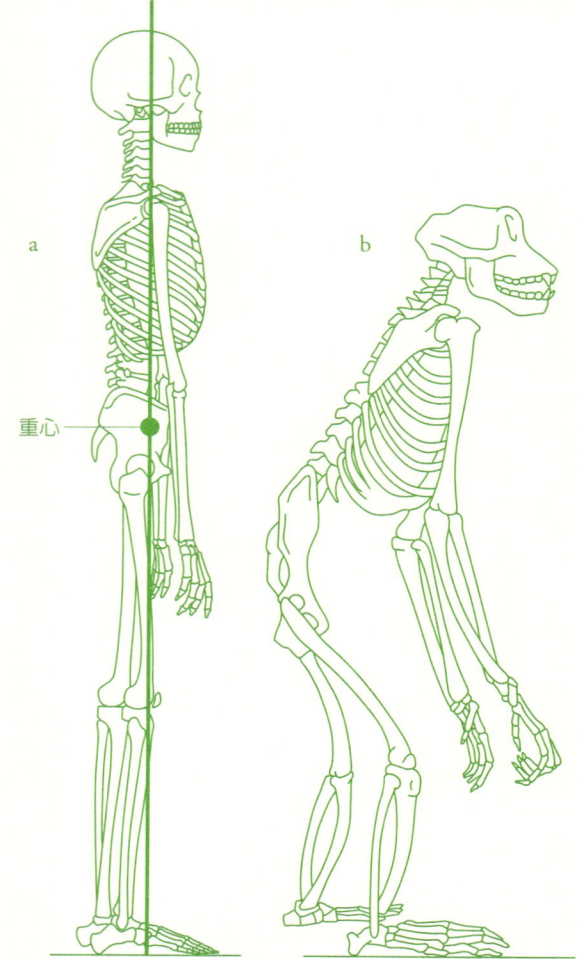

図14 ヒトの直立立位姿勢(a)とサルの立位姿勢(b)の違い

ヒトの骨では、大後頭孔の位置の変化（下向き・中央へ）、脊柱のS字カーブ（頸椎前弯・胸椎後弯・腰椎前弯）、肩、股、膝、足のアライメントの垂直性、重心の高位化（第2仙椎レベル）、骨盤の変化（横径拡大・後傾）、腰椎骨盤リズム（腰椎前弯・骨盤後傾）、体重を支える踵骨の拡大、足のアーチの出現（土踏まず形成）、足の母指の平行化（対立性の退化）などが、直立立位姿勢と直立二足歩行によって生じている。
(Martin, 1994)

踏まず形成）、足の母指の平行化（対立性の退化）などが生じている。

まとめると、直立立位姿勢と直立二足歩行によって、人間の骨には次のような解剖学的な変化が生じている（図14）[13)]。

直立二足歩行により股関節の機能も変化した

直立立位姿勢と直立二足歩行によって下肢の構造と機能は大きく変わった[14)]。特に「股関節」は骨盤と大腿骨から形成されるが、まず骨性の変化として骨盤の横径がサルよりも広がった。

人間の骨盤の横径が広がった理由は母親の子宮の中で育つ胎生期の期間が長くなり、その結果として頭部が大きい状態で産道を通過しなければならないからである。これによって股関節の位置は従来より外側に位置することになるが、身体を正面から見た場合に大腿骨と下腿骨は直線ではなくなってしまう。そのために大腿骨の「頸体角」が出現する。その角度は125°にも及ぶが、その角度の大きさは人間の股関節の進化の特徴の一つである。

また、直立二足歩行により、股関節は体重を支持する負担が一挙に増してくる。歩くたびに股関節に強い衝撃が加わる。これによって大腿骨の力学的な強度にも特徴的な変化が生じてくる。

四肢を形成する長管骨は、骨の表面を「緻密質」、骨の中を「海綿質」といい、中央に造血器官である「骨髄」がある。そして、骨の硬さは「骨梁」と呼ばれる海綿質の密度の配列で決まる。たとえば、大腿骨上部における骨梁の配列は、常に上下方向から加わる強い衝撃（体重と床反力）に対して耐えうるように「弓状束」と「支持束」を形成している（図15）。

この骨梁の強度は直立二足歩行時の衝撃に適応するように形成されている。したがって、その骨梁の力学的な流れを見れば、ある動物が直立二足歩行していたかどうかが化石からでもわかる。現代人の骨梁の力学的な流れと一致するかどうかを比較すればよいのである。この力学的な骨梁の形成パターンも人間の股関節の進化の特徴の一つである。

さらに、直立二足歩行によって股関節周囲筋にも大きな機能的変化が起こった。四足歩行と二足歩行では骨盤と股関節のなす角度が大きく違う。四つ這い位から立位になると、股関節は骨盤を垂直に支えなくてはならない。また、上半身の体重のすべてが股関節に荷重されることになる。

この股関節の変化に伴って、股関節周囲筋には新しい機能が要求されることになる。四足歩行における股関節の運動機能は主に前方への推進力を発揮することであった。四足獣はその筋力を

向上させており、速いスピードで走ることができる。ところが、人間は直立立位姿勢をとるために、股関節周囲筋は「立位バランス機能」を求められた。立位の平衡状態を維持するためには、足関節周囲筋と股関節周囲筋の立位バランス機能が不可欠となる。体幹（骨盤）と下肢とをつなぐ股関節は3次元空間のどの方向にも動くため、巧緻的な股関節周囲筋の運動制御機構が求められる。

　四足歩行と直立二足歩行を比較してみよう。四足歩行における後肢の推進力は股関節が90°に曲がった位置から下肢（大腿骨）を伸ばす力であり、主に大腿後面のハムストリングスと呼ばれる股関節と膝関節を同時に伸ばす筋によって遂行されている。

　一方、直立二足歩行の推進力は股関節が0°の位置から下肢（大腿骨）を伸ばす力となり、主に骨盤後面（尻）の大殿筋と呼ばれる股関節を伸ばす筋によって遂行されることになる。

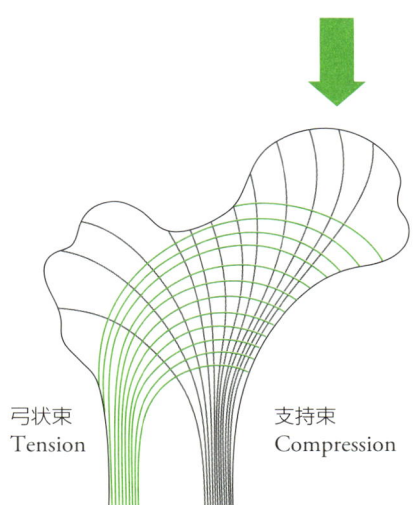

図15　大腿骨の頸体角と骨梁の配列
（骨梁の流れは力学的な強度を示している）

　また、四足歩行における下肢の前方への振り出しは、主に股関節を曲げて足部を前方に振り出すことによって遂行されている。一方、直立二足歩行の下肢の振り出しは股関節の運動によって空間的な方向が決まる。したがって、この下肢の方向づけは股関節の機能特性である。しかし、直立二足歩行の振り出しは対側の股関節上での骨盤の前方回旋によっても遂行される。人間は股関節上の骨盤をうまく使って歩く。つまり、サルは「下肢で歩く」が人間は「下肢と骨盤（回旋と傾斜）で歩く」のである（**図16・上**）[15]。

　このように直立二足歩行は股関節周囲筋にまったく新しい機能を要求しており、その運動機能は人間の股関節周囲筋において特殊化している。そのために股関節周囲には手と同様に小さな筋が多数存在する。

直立二足歩行により膝関節の機能も変化した

　直立二足歩行の特徴は膝関節の運動にも出現する。サルは常に膝を曲げて歩く。これを「モンキー歩行」という。ところが、人間は一度のストライド歩行において2回ほど膝を屈伸して歩行する。これを人間に特有な歩行時の「二重膝作用（double knee action）」という（**図16・下**）[15]。

　直立二足歩行時に膝関節を完全に伸展するのは、地面に踵を接地する瞬間と、地面を蹴って踏み切る瞬間である。また、膝関節を屈曲するのは足部を前方に運ぶ時と、体重を支持する時である。

　この特徴によって膝関節の機能が身体の重心の上下移動を制御していることがわかる。つまり、二重膝作用は直立二足歩行時の重心の上下移動が最小になるように機能している。この二重膝作用がなければ、床反力のショック吸収ができずに下肢の各関節は損傷してしまう。また、歩行時に頭部（視線）の位置が上下移動してしまい、前方の目標物を正確に捉えながら歩行したり走ることができない。

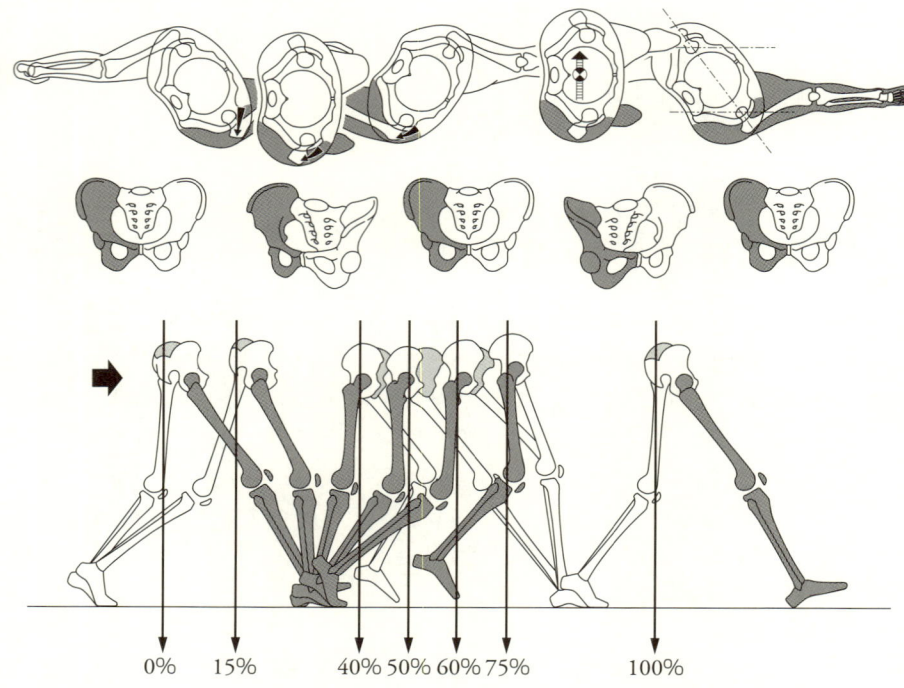

図16 人間は「下肢と骨盤（回旋と傾斜）」で歩き、二重膝作用を有している (Viel, 1985)

直立二足歩行により足関節の機能も変化した

　さらに、直立二足歩行の前方への推進力は、足関節のアキレス腱と呼ばれる下腿三頭筋（腓腹筋・ヒラメ筋）の地面を蹴る作用と連動している。下腿三頭筋の筋腹が大きいのは、その筋力が歩行や走るスピードに相関するからである。

　また、直立二足歩行においては足関節を介して足底が地面とさまざまに接触する。歩行時には踵接地、全面接地、前足部接地（母指球と小指球）、母指球接地、母指のみの接地という順に変化してゆく。人間は足底と地面の接触面を変化させながら歩くのである。これに伴って足底の地面を捉える感覚が発達した（図17）。

直立二足歩行により母指の機能も変化した

　同時に、足の母指の力により前方への推進力を発揮するという歩行の特殊化も出現する。下腿三頭筋の深部にある長母指屈筋は大きな筋腹をもっている。これは直立二足歩行の前方への推進力が下腿三頭筋と長母指屈筋の合力だからである。

　これは歩行の踏み切り時に母指が地面を強く押すことによって前方に進むことを意味している。単に母指が地面を押すだけなら母指の力は上方へのジャンプ力となってしまうが、踏み切り時には足の前足部を地面に接触させたまま中足指節関節（MPJ）を伸展して後足部の踵を持ち上

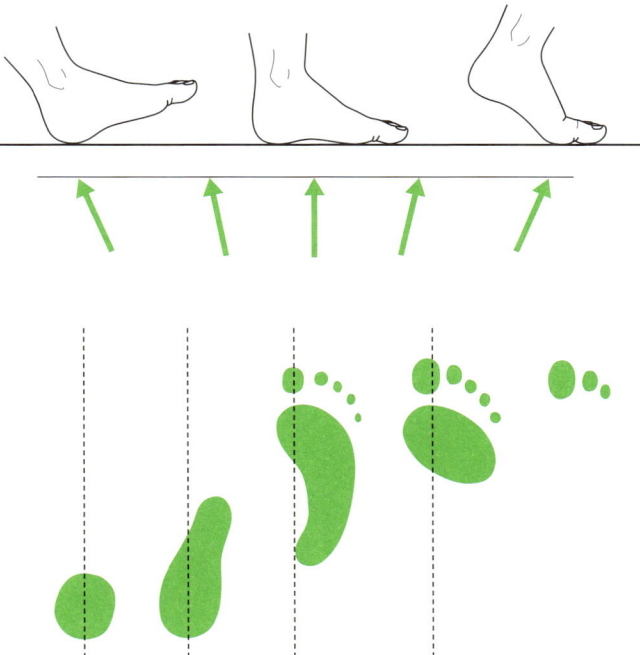

図17　人間は足底と地面の接触面を変化させながら歩く

げる。そこから母指球と小指球で床反力を生じさせ、そして最後に母指の指腹で地面を強く押すことによって強い推進力を発揮する。

　この母指の中足指節関節（MPJ）の屈曲運動によって生じる歩行の推進力はサルにはなく、人間に特殊化した母指の新しい機能である。そして、この歩行時の母指の機能は立位バランス能力の発達によってもたらされたものと考えられる。母指は立位バランス時の重心の安定性にも寄与している。つまり、立位バランスが崩れても転倒しないという姿勢調節作用と連動して直立二足歩行は発達する。

　このように、サバンナ（草原）生活での直立二足歩行は下肢の機能にさまざまな難易度の高い機能を要求した。しかし、ヒトはそれを達成し、上肢の自由化による手の対立運動の発達というさらに大きな飛躍へと向かった。それによってヒトはより人間らしい運動を誕生させてゆく[16]。

[5] 手の進化

サルの母指は退化し、人間の母指は進化した

　サルの手には5本の指がある。サルは、この5本の手指を使って、樹上生活でも、地上で座っていても、常に手で物体を把握する。したがって、前足と後足は移動の手段ではあるが、前足の手の運動は物体を把握するという技術的な性格をもっている。

　サル以外の他の樹上の哺乳動物も、枝を把握したり、食物を把握しているように見える。しかし、それは爪による把握である。また、サルの場合は枝や食物を爪で引っかけるのではなく、主に母指以外の4指を使って把握する。ネイピアによれば、サルの母指は退化して短く、運動の自由度や巧緻性が低い（**図18**）[17]。

　同様に、人間の手にも5本の指がある。人間の場合は母指と他の4指を使って枝や食物を把握する。人間の手には物を手で把握するという特殊化した巧緻性の高い機能がある。人間は直立二足歩行する以前に手の巧緻性を発達させていた。また、脳を発達させてゆく背後には手の機能的な進化があった。手の機能の進化が思考の発達を導いたと考えられる。

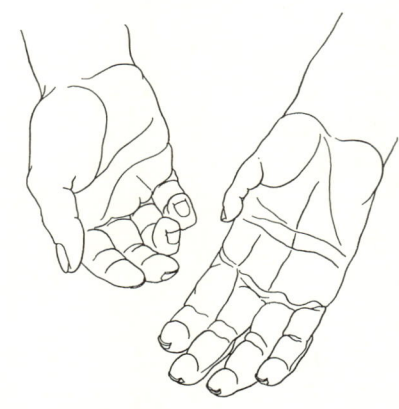

図18　サルの手（右）と人間の手（左）（Napier, 1980）

手の対立運動の出現

　人間の手の進化において最も重要なのは母指の運動である。この母指の運動は人間らしさの象徴である。そして、その鍵は「対立（opposition）」と呼ばれる運動である（**図19**）。
　ネイピアは、手の「対立運動」を次のように定義している[17]。

> 対立とは、親指の内側にあるやわらかいふくらみの表面を、残りの指の一本ないしすべての指先の内側にあるふくらみにぴったり接触させる（ふくらみを向かい合わせる）運動である。

　やわらかいふくらみの表面とは、指紋のある「指腹」のことであり、言い換えると「対立とは、母指の指腹を他の手指の指腹にぴったり接触させる運動」だといえる。

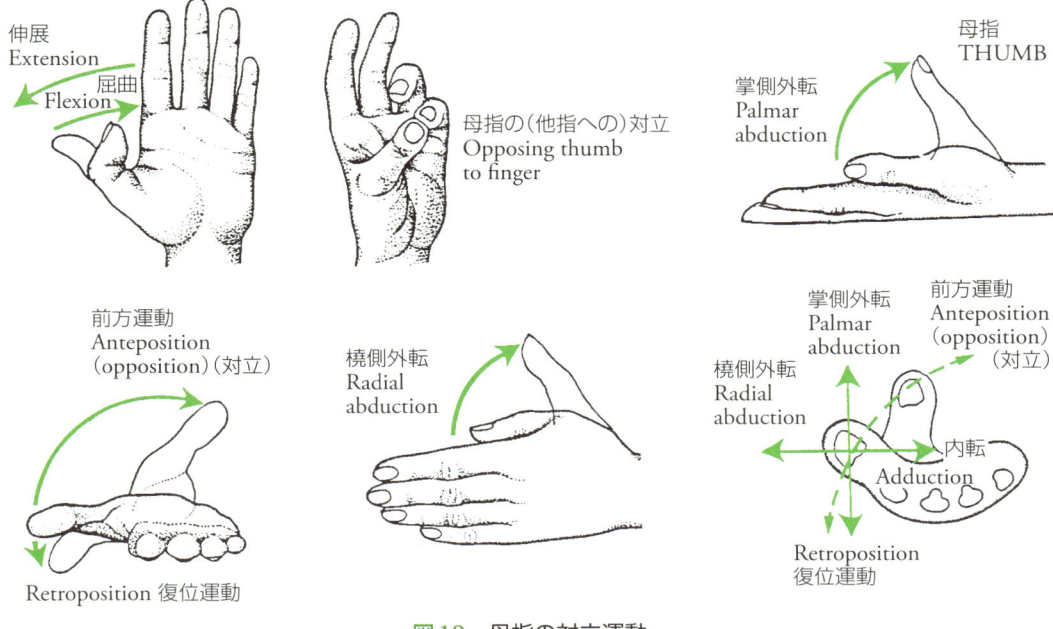

図19　母指の対立運動

　母指の対立運動は、人間の手の巧緻性を示す品質証明であり、人間の母指は他の4本のすべての指と完全に対立できる。一方、サルは母指と示指や中指との対立はできるが、母指と環指や小指との対立はできない。
　その理由は母指の手根中手関節（手根骨と中手骨とで形成される関節）の形態の違いによる。完全な対立運動のためには、母指の中手骨を長軸まわりに回転させる十分な関節可動域が必要である。
　人間とサルの母指を比較すると、人間の方が手根中手関節（CMJ）の長軸回旋（菱形骨に対する基節骨の回旋）の可動域が大きいという特徴がある。

対立運動を可能にする母指の筋群

　さらに、驚くべきことに、こうした母指の回旋を特徴とする人間の手の対立運動の進化は母指筋群の解剖学的な変化をもたらしている。
　人間の母指の中手指節関節（MPJ）に作用する筋には母指対立筋、長母指屈筋、短母指屈筋、短母指外転筋、母指内転筋の5つの筋があるが、そのうちの短母指屈筋と母指内転筋はそれぞれ2つに分化しており、実際には7つの筋群で中手指節関節を複雑に動かせるようになっている。これに対してサルの場合は深指屈筋、短母指屈筋、短母指外転筋、母指内転筋の4つの筋しかない（図20）[18]。
　それは母指の対立運動を生み出す手根中手関節と中手指節関節の組み合わせによって、母指筋の分化という解剖学的変化をもたらすほどの強力な進化圧が加わったことを物語っている。

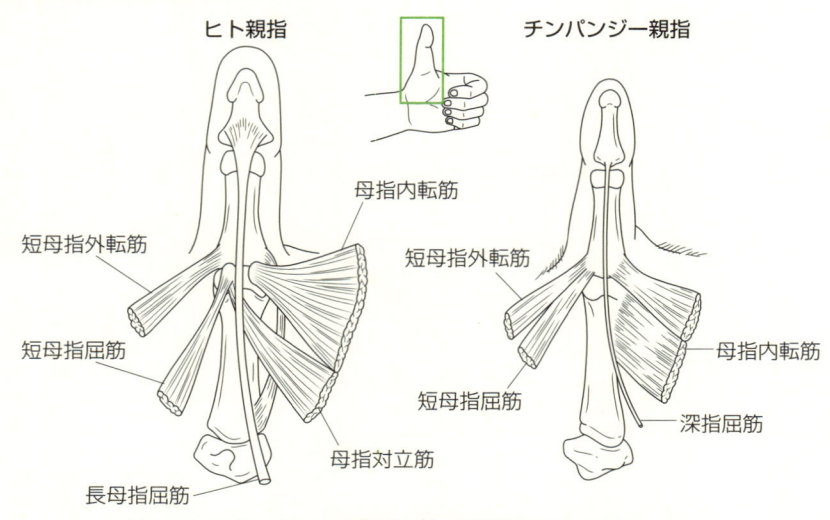

図20 人間とサルの母指筋の解剖学的な差異 (NHK, 1995)

手の「つかみ(グラスプ)」と「つまみ(ピンチ)」

　人間の手の動きの最大の特徴は、四足歩行における「体重支持する手」から直立二足歩行によって「物体をつかむことができる手」へと進化したことである。サルや人間の手は物体を「つかむ（grasp）」ことができる。つかみは「把握」や「把持」ともいう（図21）。
　その起源は樹上生活での移動時に枝をつかんだことに由来する。つかむことは大きな物体を把握する運動であり、手掌や指腹が物体と接触する。
　また、それは「物体をつまむことができる手」へと進化してゆく。サルや人間の手は小さな物体を「つまむ（pinch）」こともできる（図22）。

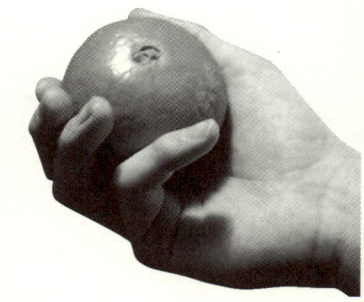

図21 手のつかみ

　その起源は樹上生活での食糧採取時に木の実をつまむことに由来する。つまむことは小さな物体を拾い上げるような運動であり、母指の指腹と示指の指腹の間に物体を挟んで圧縮できなければならない。この時の物体との接触面は指先の尖端に限定される。
　手の「つかみ」と「つまみ」は母指の対立運動の獲得によってもたらされた産物である。

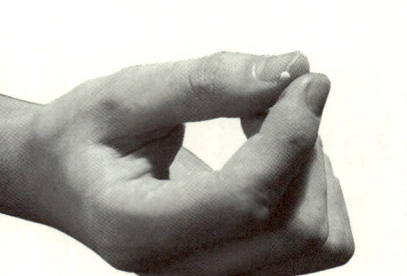

図22 手のつまみ

手の「握力把持」と「精密把持」

　手の物体の把握機能は、ネイピアによって「握力把持（power grip）」と「精密把持（precision grip）」とに大別されている（図23）[17]。そして、握力把持の補助的なタイプとして「フック握り（物体を手指に引っかけて握る）」がある。また、精密把持の補助的なタイプとして「つまみ＝挟みつけ」がある。
　おそらく、樹上で大きな枝を手で「握力把持」するつかみがブラキエーションなどの手指の

「フック握り」へと進化し、樹上で小さな枝を「精密把持」するつかみが先端の木の実を採る手指の「つまみ」へと進化したと考えられる。

握力把持と精密把持の進化

- 手の握力把持 ⇒ 手指のフック握り
- 手の精密把持 ⇒ 手指のつまみ

手がどのような物体のつかみ方をするかは目的とする行為の性質によって違う。握力把持は石器の使用、手指のフック握りは物体の運搬に有効である。一方、精密把持は石器の製作に、手指のつまみは物体の操作に有効である。

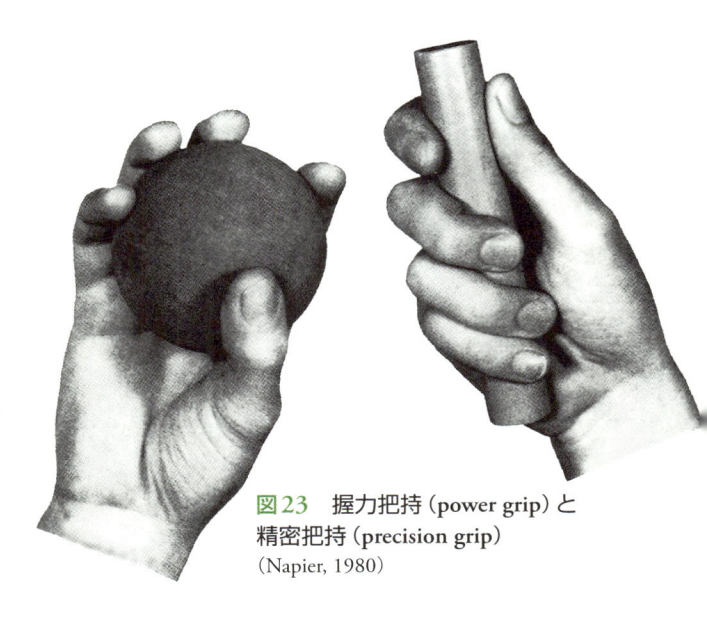

図23 握力把持（power grip）と精密把持（precision grip）（Napier, 1980）

把握（把持）のパターン

把握は物体の把持を意味し、その基本様式（パターン）は6つある[19]。しかしながら、それらすべてのパターンは把握における3つの対立運動の原型の組み合わせからなると考えられている（図24）[20]。

A) pad opposition －指腹間で起こる対立運動。対立軸は手掌に平行。
B) palm opposition －手掌と指が物を取り巻く対立運動。対立軸は手掌に直交。
C) side opposition －指の側面が関与する対立運動。対立軸は手掌に直交。

把握（把持）のパターン

1. 鉤握り（hook grasp）
2. 筒握り（cylindrical grasp）
3. 球握り（spherical grasp）
4. 指尖つまみ（tip prehension）
5. 指腹つまみ（pulp prehension）
6. 側面つまみ（lateral prehension）

A pad opposition
B palm opposition
C side opposition

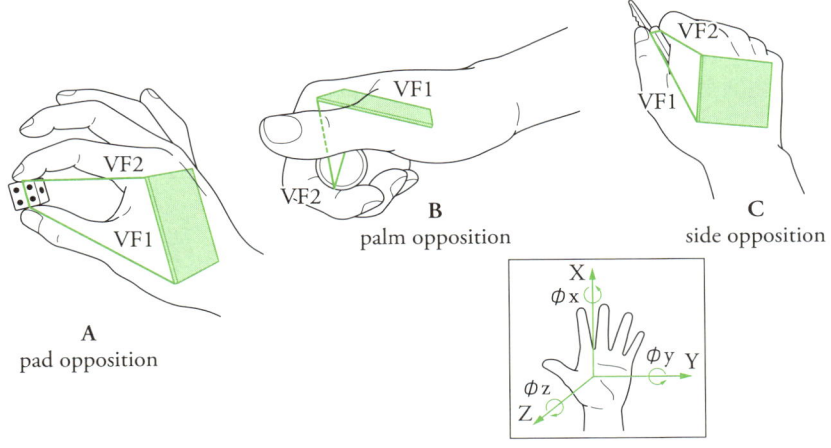

図24 把握における3つの対立運動の原型（Mackenzie, 1994）

手の感覚の発達

　手の運動の巧緻性は感覚の精密化と比例する。特に、手指のつまみ運動には繊細さと正確さが要求されるため、精密把持から手指のつまみへの進化は手の感覚の発達を促したはずである。

　つまり、手のつかみ方の多様化とともに手の感覚も細分化した。示指の指腹は「第二の目」と呼ばれるほど触覚の精密化が進んでいるが、母指の指腹の触覚も同様に精密である。

　両方の指腹は、物体を圧縮できるように、あるいは物体の形に表面に沿えるように、接触面が柔らかく広くなっている。また、指紋の出現によって物体の表面の肌理を細やかに識別できる。

　人間は手指の感覚機能を向上させることで、小さなものや壊れやすいものをつまみ取ることができるようになっていった。木の実を食べる前に手指で圧して潰してはならないからである。

　樹上で木の実を視覚的に発見し、それに手を伸ばし、手指でそっとつまんで取り、口に運び、食べるという行為を繰り返し、「目と手の協調性（eye-hand coordination）」が向上した。

　また、唇や口腔内の感覚機能も発達しており、たとえ小さな木の実であっても、目で見たもの、手で触れたもの、口で触れたものが一致するようになっていった。

「上肢の自由化」に伴う「手の解放」、そして「道具の使用」へ

　人間の手の機能は直立二足歩行による「上肢の自由化」によって飛躍的に多様化してゆく。これがいわゆる「手の解放」に伴う「道具使用」である。

　四足動物の時には、手と足は身体の移動に使い、食物は口にくわえていただろう。しかし、立ったことで手が自由に使えるようになった。身体の移動は足に任された。忘れてならないのは、口は摂食器官という点では変わらないものの、食物を運搬する必要がなくなって発声器官へと進化したことである。

　それらはやがて手の「身振り」による「シンボル（記号）」を生み出すとともに、「道具」の使用や製作へと続いてゆくことになる。人間は「表情」を豊かにし、他者と「言語」を介して会話し、「思考する脳」を発達させ、さまざまな「社会や文化」を形成していった。

　すべては樹上生活を捨ててサバンナ生活に挑んだ偶然と勇気と知性がもたらしたものである。しかし、その決定的要因は第1の運動革命である樹上生活での「移動と手の使用」と、第2の運動革命であるサバンナ生活での「直立二足歩行と手の対立運動の発達」に他ならない。

　この二度の運動革命によって人間の運動は誕生したのである[9]。

[6] 人間の営みとしての行為

人間らしさの普遍的特性

　ヒトが「人間の営みとしての行為」を獲得するためには「自己意識をもつ脳への発達」が必要であった。それゆえ、アウストラロピテクスからホモ・サピエンスへと進化する過程で、物体や他者とのコミュニケーションを豊かにし、脳の神経ネットワークを複雑化させていった。

　やがて、人間はラスコーの洞窟に代表されるような壁画を描き、自らの手の刻印を押すようになる。手は象形文字をつくり、生きるために狩りをしながら大陸を移動し、農耕を始めて定住し、同じ人間と争いながらも社会を形成し、文明を形成し、文化を生み出していった。その人間の営みは圧倒的に多様であり、人間は無数の生活上の行為や各種の道具操作を行うまでに進化した。しかしながら、その運動は社会文化の状況や文脈のなかに埋め込まれており、何が「人間の営みとしての行為」であるかを分類するのは困難である。

　文化人類学者のブラウン（Brown）[21]は、「人間の普遍的特性（ヒューマン・ユニヴァーサルズ）」として128項目を挙げている（**表1**）。その具体的なリストを見ると、人間がいかに文化的に複雑な動物であるかが理解できる[6]。つまり、人間は多様な人間の普遍的特性を有しているから人間なのであり、それらすべてが他の動物との決定的な違いである。

　そして、そうした人間の普遍的特性は、次のような特殊性に根ざした「運動の巧緻性（skill）」を驚異的に発達させた。つまり、目、顔面、口、舌、咽頭、体幹、下肢、上肢の運動の巧緻性の発達こそが「人間の営みとしての行為」を表出するのである。

　そして、興味深いのは、それが大脳皮質の運動野や感覚野の「ホムンクルス（身体部位再現）」として、ニューロンレベルで表現されている点である。「脳のなかの小人」と呼ばれるホムンクルスのニューロンは、顔面、口唇、舌、手、足などが広い領域を占めている。人間の脳のニューロンには「人間らしさ」が反映されているということである。

　また、人間の脳は、目を閉じていても、サバンナの風景をイメージし、そのイメージのなかで山や川や道を空間的に配置し、さまざまな動物の姿を描き、自分自身が狩りをする動きも想起できる。

　これは脳の表象能力の進化を物語っている。「脳表象（brain representation）」とは「世界をイメージに変えて再現する」という意味である。

　人間は、脳の「仮想世界を表象す

人間の運動の巧緻性
● 頭部の目、顔面、口、舌の動き………表情の巧緻性
● 咽頭の発声………言葉の巧緻性
● 体幹の直立性………姿勢の巧緻性
● 直立二足歩行………移動の巧緻性
● 手の対立運動………道具使用の巧緻性

表1　ヒトの特性（Brown, 1991. 鈴木, 2013）

6大特徴
・大きな脳　　・言語と言語能力　　・火の使用 ・直立二足歩行　・道具の製作と使用　・文化

人間の普遍的特性（ヒューマン・ユニヴァーサルズ）

- アイコンタクト
- あいさつ
- 愛の概念
- 遊び
  隠れんぼ
  ごっこ遊び
  鬼ごっこ、etc.
- 争い（それに対処するための協議方法、仲裁のしかた）
- 医術
- 遺体の埋葬
- 一夫一妻（か一夫多妻）
- いないいないばあ
- 衣服
- インセスト（近親相姦）の禁止
- 嘘
- 歌
- 占い
- 絵
- 贈り物
- おとぎ話、昔話
- 踊り
- 思いやり、憐れみ
- おもちゃ
- 飼いイヌ
- 快楽のためのセックス
- 顔による個人識別
- 核家族を単位とした家族形態
- 賭けごと
- （ものや恩義の）貸し借り
- 過去の思い出
- 過去・現在・未来の認識
- 楽器
- 髪型（ヘアスタイル）
- 神や超自然的存在への信念
- 感情の豊かさ（6つの基本感情）
- 感情を隠す
- 決まった食事時間
- 教育システム（学校）
- 競技スポーツ（走る、跳ぶ、投げる、闘う、団体競技、etc.）
- 口笛
- 経済活動（交換）
- 芸術、造形
- 毛が少ない
- 結婚式
- 言語
  擬音語や擬態語（オノマトペ）
  固有名詞
  比喩（メタファー）
  反義語
  数詞
  代名詞、etc.
- 後悔
- 幸福の概念
- ゴシップ
- ことわざ
- 暦（カレンダー）
- 娯楽
- 財産
- 殺人
- 三者関係の認識
- 詩歌
- 自意識、自我
- 時間の概念、時間の単位や区分
- 自己犠牲
- 自殺
- 自然環境の改変
- 嫉妬
- 死の認識
- 使命感
- 社会規範
- 謝罪
- 宗教
- 祝宴
- 呪術
- 常識
- 植物の栽培
- 冗談
- 親族体系
- 身体装飾
- 真理の追究
- 神話
- 数概念と計算
- 正常と異常の区別
- 性的覚醒
- 性的慎み
- 性的魅力
- 世界観
- 善悪の概念
- 先生と生徒（師と弟子）
- 先祖に対する礼、畏敬
- 葬式
- 相続の規則
- （食物やことばの）タブー
- 通過儀礼
- 地位と役割
- 抽象模様
- 彫刻
- 作り笑い
- 手先の器用さ
- 伝統
- 時を計るもの（時計）
- 道具
  切る道具
  握る道具
  叩く道具
  容器
  てこ、etc.
- 動物（家畜）の飼育
- 内集団と外集団（われわれとよそ者）
- 長い成長期
- 名前
- 涙（泣く）
- 日課
- 二分法
- 人形
- 墓
- 恥、恥ずかしさ
- 花を愛でる
- 美的感覚
- 皮肉
- フィクション（虚構）
- 武器
- 侮辱
- プライバシー
- 文化の伝達
- 分業（性や年齢による分業、職業）
- 分類、分類体系
- 右利き
- 目標
- 未来（未来に対する期待や不安）
- もてなし
- 物語
- 模倣（まね）
- 約束や誓い
- 指差し（指示）
- 夢、夢の解釈
- 流行
- 料理
- ルール（法や掟）
- 礼儀作法
- 歴史
- 笑い

る認知能力」の進化によって、行為を予測的に脳内シミュレーションできるようになり、現実世界での行為の成功度を驚異的に増して、サバンナという厳しい環境での生存効率を高めた。

脳の鏡

人間の運動とは、こうした脳の表象によって生み出される「行為（action）」のことである。そして、その行為が「認知（cognition）」の反映である限りにおいて、行為には「心的操作（mental operation）」されるという特殊性がある。

つまり、19世紀にガル（Gall）が想像したように、人間は自らの脳で想像したことを身体を使って実現しようとする動物である。ネイピアの言葉を借りれば、人間の運動は「脳の鏡（mirror of brain）」である。

したがって、「人間の営みとしての行為」は、身体と精神に根ざした「私（自己）の表現」なのである（図25）。

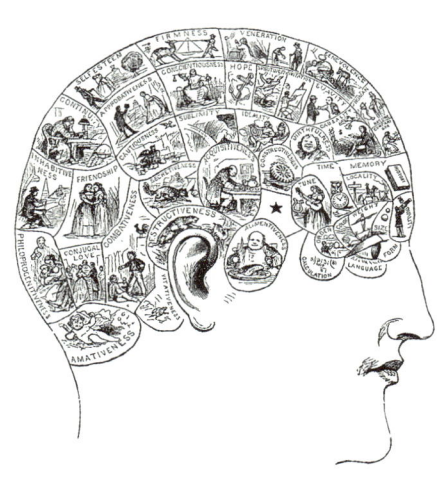

図25 人間の運動は私（自己）の表現である
（Gall, 1810）

文　献

1) Leakey R：Human origins. Rainbird Publishing Group Ltd, 1982.（岩本光雄・訳：人類の起源．新潮文庫，1987）
2) Dart R：Adventures with the missing link. Harper & Brothers, 1959.（山口敏・訳：ミッシング・リンクの謎．みすず書房，1960）
3) Johanson D：Lucy；The beginnings of humankind. Sterling Lord Agency Inc, 1981.（渡辺毅・訳：ルーシー　謎の女性と人類の進化．どうぶつ社，1986）
4) Coppens Y：Le Genou de Lucy. Odile Jacob, 1999.（馬場悠男・訳：ルーシーの膝．紀伊國屋書店，2002）
5) 馬場悠男：人類の起源　イミダス特別編集．集英社，1997．
6) 鈴木光太郎：ヒトの心はどう進化したのか；狩猟採集生活が生んだもの．ちくま新書，2013．
7) 今西錦司：進化とは何か．講談社，1976．
8) Gourhan A：Le geste et parole. Albin Michel, 1964.（荒木亨・訳：身振りと言語．新潮社，1973）
9) 葉山杉夫：ヒトの誕生；二つの運動革命が生んだ奇跡の生物種．PHP新書，1999．
10) Napier J：The natural history of the primat. British Museum, 1985.（伊沢紘生・訳：世界の霊長類．どうぶつ社，1987）
11) Leaky R：The origin of humankind. Basic Books, 1996.（馬場悠男・訳：ヒトはいつから人間になったか．草思社，1996）
12) 三井誠：人類進化の700万年；書き換えられるヒトの起源．講談社現代新書，2005．
13) Martin J：The cambridge encyclopedia of human evolution. Cambridge University Press, 1994.
14) Staford C：Upright；the evolutionary key to becoming human. Baror International Inc, 2003.（長野敬・訳：直立歩行．青土社，2004）
15) Viel E：Biomecanique des fonctions majeures du pied humain. Ann kine 1：35-45, 1985.
16) 河合雅雄：動物たちの地球；サルからヒトへ．朝日新聞社，1994．
17) Napier J：Hand. Princeton University Press, 1980.
18) NHK：生命40億年はるかな旅；ヒトがサルと別れた日／ヒトは何処へいくのか．日本放送出版協会，1995．
19) 鎌倉矩子：手の運動の基本パターン．神経進歩 42：7-17, 1998．
20) Mackenzie C：The grasping hand. In Advances in Psychology 104. Stelmach Vroon, 1994.
21) Brown D：Human universals. McGraw Hill, 1991.（鈴木光太郎・訳：ヒューマン・ユニヴァーサルズ．新曜社，2002）

立ち上がる

後足で直立して、前足に「手」という新しい役割の発明をうながした…

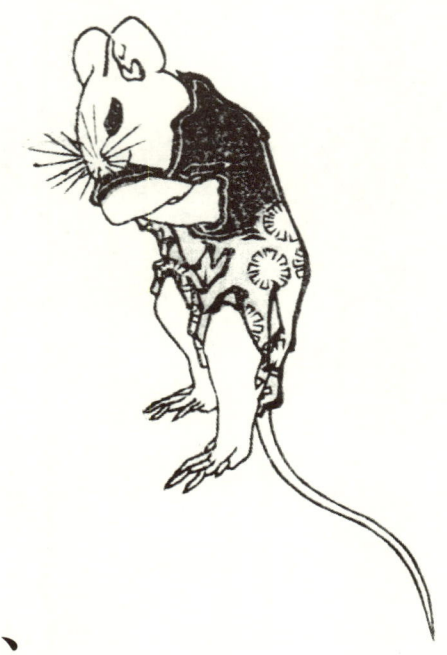

つかむ

手は足や体幹と協力して新しい機能を分化させた。世界を自分とつなぎ、それに触れることによって質感を確かめ、つかむことによってそれを動かす、というように…

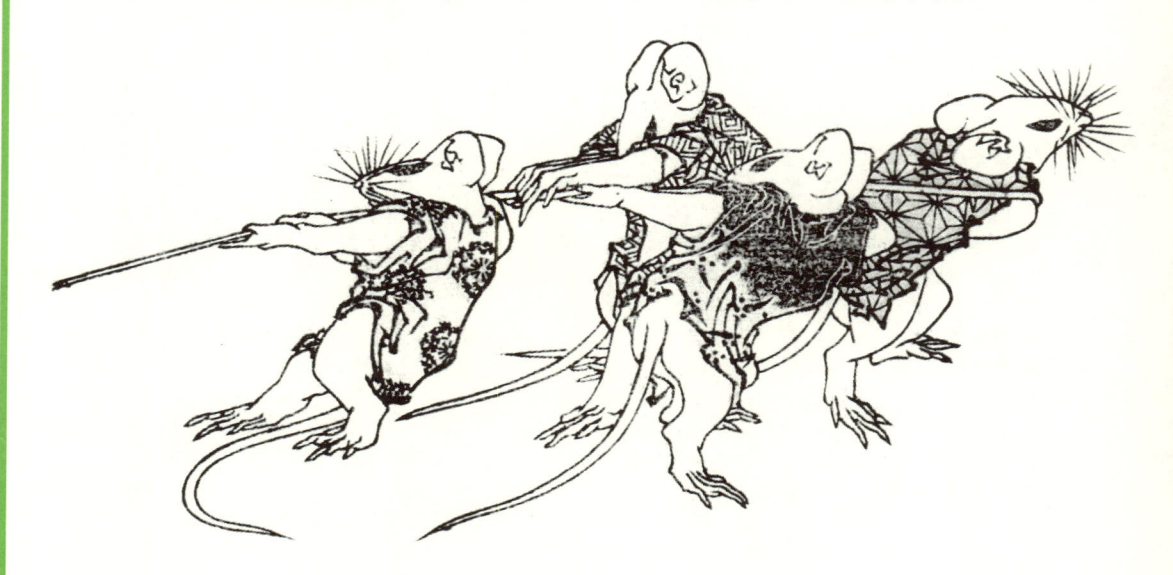

[6] 人間の営みとしての行為 ● 37

座る
体幹を休め、いっそう精密な操作に手を向かわせる…

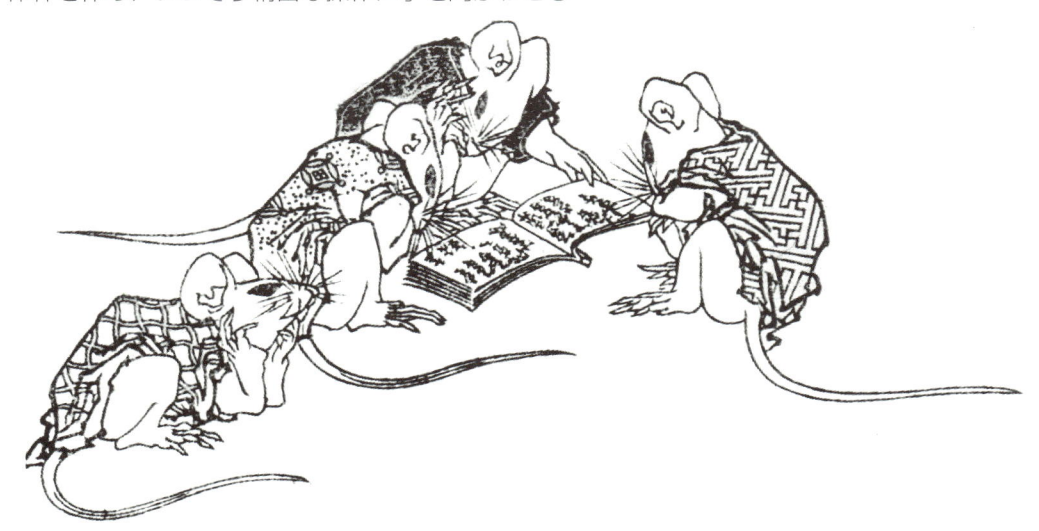

歩く
移動して、自分や物、そして文化を運ぶ…

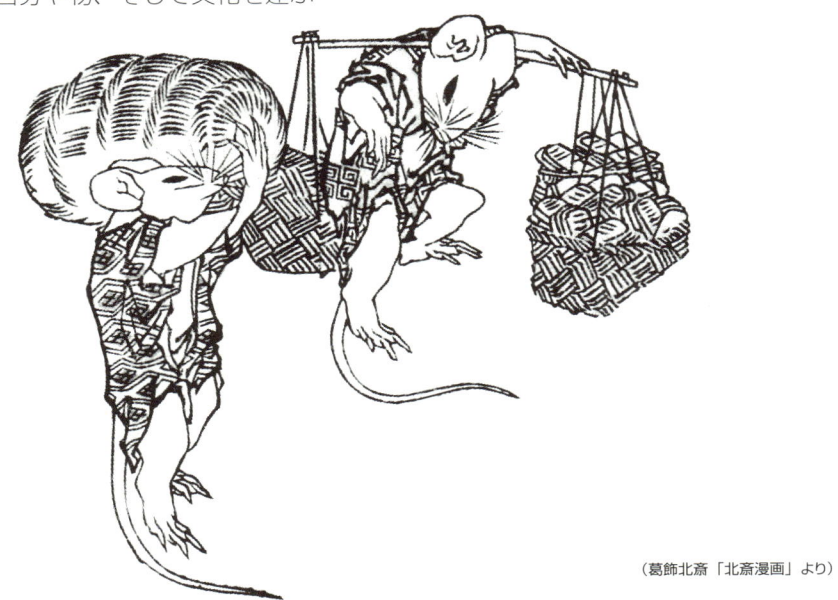

（葛飾北斎「北斎漫画」より）

身体は、その機能の配分と組み合わせを発明することによって、飛躍的な活動能力を獲得する…この地上でこうしたことが起こったのは、「人間」の他に例がない。

第Ⅰ部
人間の身体

解剖学の対象は死者であった。
レンブラントは、解剖される中心人物の顔の上半分を人物の陰の中に描いた。死者とは「死の陰の谷を歩む者（旧約聖書、詩編）」だったからだ。その陰を脱した光の中に、当時脚光を浴びていた解剖学という「科学」の姿が描かれている。

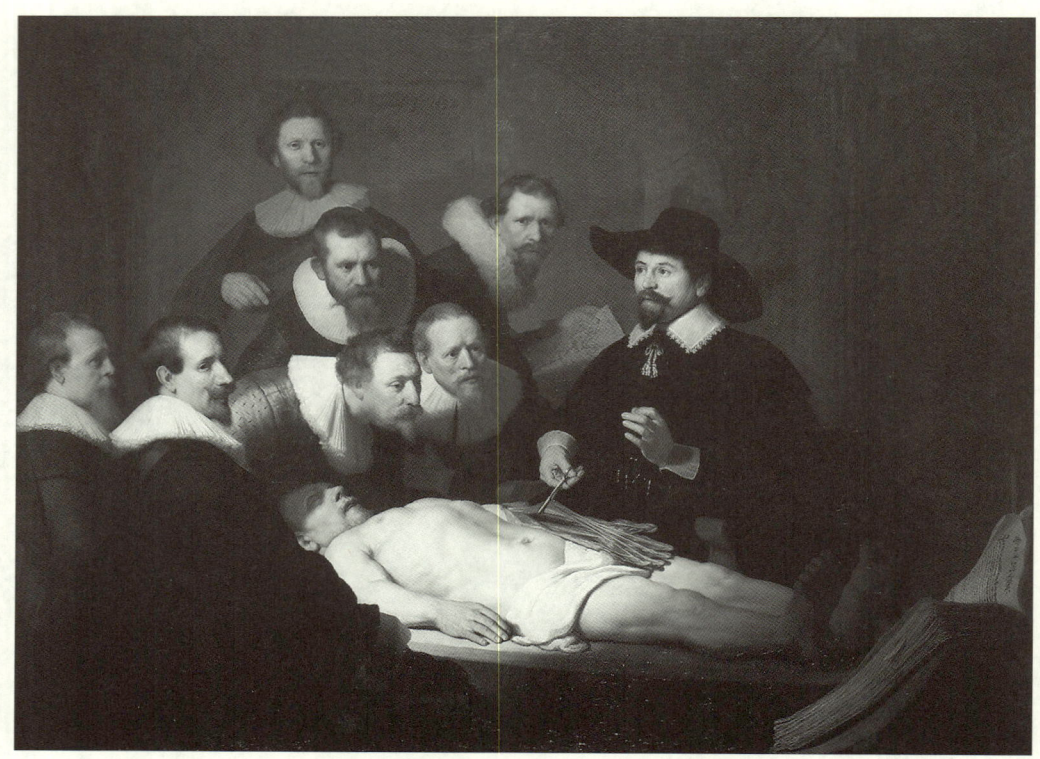

（レンブラント「ニコラース・テュルプの解剖学講義」1632年）

解剖学は、物理的な骨—関節—筋を「運動」という概念でつなぐ思想の誕生でもあった。それは「見る」ことの正確さと万能さとを、人々が信じることによって生まれ、支えられた。

絵の右端に描かれている書籍は、ヴェサリウスの『ファブリカ』であるといわれている。人々は、そこに描かれた図譜と実際の死者の身体の構造とを丹念に"見比べて"いる。
解剖学は、主に視線の学問であったし、今もそうあり続けている。

第1章

身体の解剖学

[1] 解剖学は「運動器」という概念を誕生させた

運動器とは骨、関節、靭帯、筋のことである

　人間の運動を理解するには「**解剖学（anatomy）**」を学ぶ必要がある。解剖学とは身体の形態と構造を研究する学問である。

　身体は複数の「器官（organ）」が集まった一つの全体である。器官とは生体を構成する「組織（tissue）＝細胞集団」の単位が組み合わさった一つの「臓器」である。各器官には「消化器」「循環器」「呼吸器」「泌尿器」「生殖器」「内分泌器」「感覚器」「神経器」「運動器」などがある。

　これらすべてをマクロからミクロへと解明するのが解剖学であるが、ここでは運動器の解剖学に限定して説明する。なぜなら、運動器は運動、動作、行為の実行器官だからである。

　人間が自分の身体を自由に動かせる前提条件として運動器は存在している。運動器は運動を可能にする形態と構造を有している。そして、**運動器とは物理的な意味での骨（bone）、関節（joint）、靭帯（ligament）、筋（muscle）**のことである。

　ここではまず、解剖学の歴史に"まなざし"を向けてみよう。医学としての解剖学は16世紀のルネサンス期のボローニャ大学に始まる。そして、1543年にヴェサリウスが『人体の構造（ファブリカ）』を出版した（**図1**）。ファブリカには脳や内臓とともに、寓話的な「思考するポーズ」をとった骨格をはじめとする数多くの運動器が描かれている（**図2**）[1]。

　また、その時代にレオナルド・ダ・ヴィンチによって描かれた『人体解剖のスケッチ』も有名である。彼は運動器の形態と構造を理解したうえで

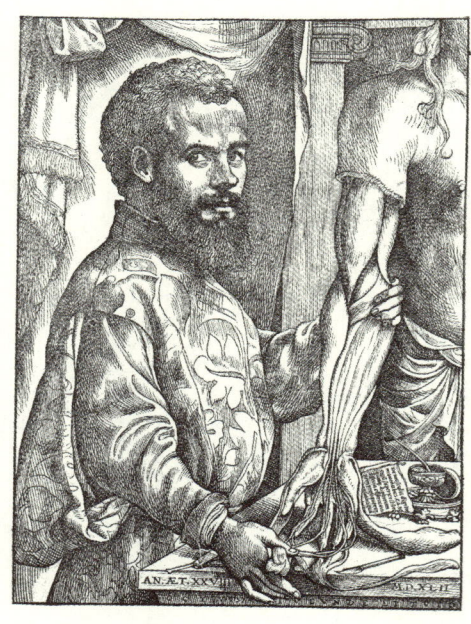

図1 解剖学の創始者アンドレアス・ヴェサリウス

[1] 解剖学は「運動器」という概念を誕生させた

絵画を描こうとした。

その一枚に前腕の骨運動をスケッチしたものがある（図3）。手掌を上に向けると前腕の2本の骨が平行になり、手掌を下に向けると2本の骨が交叉する仕組みが描かれている。この動きは橈骨と尺骨による前腕の回旋運動と呼ばれるが、これによって手掌をさまざまな空間に置くことができる。これは人間に特有な前腕の形態と構造であり、彼がその秘密を解き明かしたことを示している[2]。

さらに、1632年にレンブラントが描いた「テュルプ博士の解剖学講義」を見てみよう（図4）。テュルプ博士が前腕部の2つの筋をハサミの先端でつまみ上げている。1つは長母指屈筋と呼ばれ、手の母指を曲げる作用がある。もう1つは4本の腱からなる深指屈筋と呼ばれる筋で、他の4指を曲げる作用がある。つまり、これは筋の骨への付着部（起始と停止）を確認したうえで、筋が手のどのような関節運動に作用するかを確認している場面である。

注目すべきは、テュルプ博士の左手が母指を曲げて示指との「対立運動」をしている点であろう。長母指屈筋や深指屈筋の解剖上の所見と、筋収縮によって生じる現実の対立運動とが比較されている。また、ハサミを持つ右手も対立しており、そうした道具使用に長母指屈筋と深指屈筋の筋作用が不可欠であることをレンブラントが強調していると解釈できる。

18世紀になるとベルナルド・アルビヌスが身体を皮膚の表層から深層へと描いた立体的な解剖

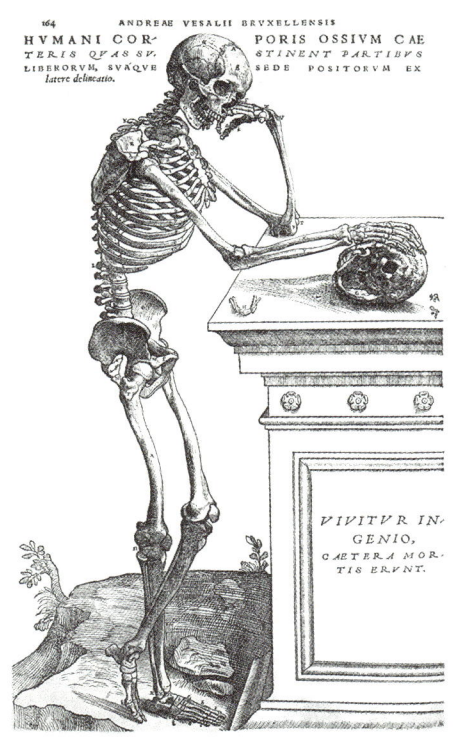

図2　『ファブリカ』の挿絵

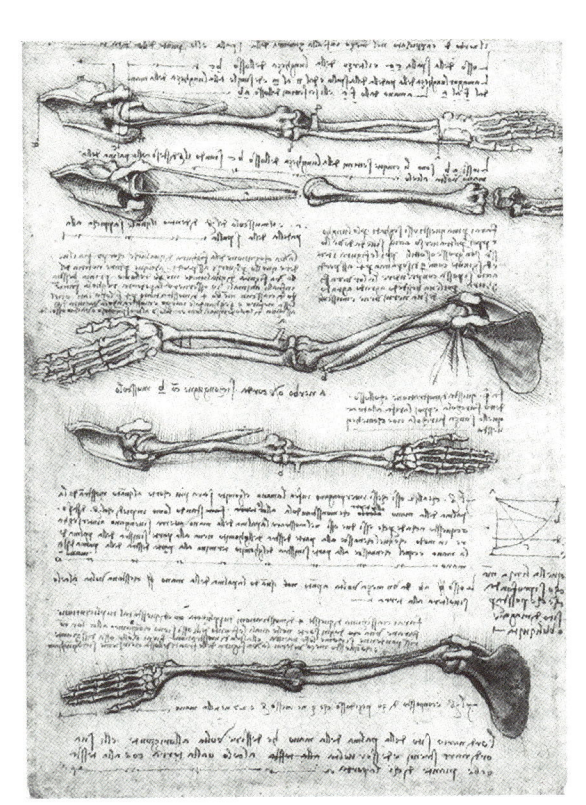

図3　レオナルド・ダ・ヴィンチによる「前腕の骨運動のスケッチ」

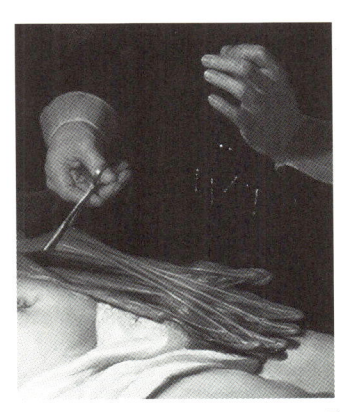

図4　レンブラント・ファン・ラインによる「テュルプ博士の解剖学講義（部分）」

図の本を出版した[3]。

19世紀初頭の1804年にはスカルパが詳細な解剖図の本を出版した。その一枚である頸部と上腕の図には靱帯、腱、筋、動脈、皮膚の層などが精密に描かれている（**図5**）[4]。そして、1858年にカーターとグレイの共著で『グレイの解剖学』が出版される。この本は医学における権威ある教科書となり、驚くべきことに現在でも世界標準の参考書としての地位を保っている。つまり、19世紀中期に運動器の解剖学は確立されたのである。

運動器の解剖学は骨、関節、靱帯、筋の形態と構造を精密化する点に特徴がある。それによって、ある1つの筋が収縮した場合にどのような関節運動が生じるのかもわかる。

当時の解剖学者たちは皮膚で区切られた身体の内と外とをつなぐ"まなざし"をもっていた。物理的な骨―関節―筋を「運動」という概念でつなぐ思想の誕生である。その思想は脳の神経系のメカニズムが解明されていないため人間機械論的な"まなざし"となってしまうが、それが人間の運動の秘密を解き明かす出発点となった。

以下、身体の外形と部位を示したうえで、骨、関節、靱帯、筋の形態と構造を図示し、それぞれのポイントと各部の名称（日本語；ラテン語；英語）を記してゆく。ただし、ラテン語と英語が同一の場合はラテン語のみの表記とする[5,6]。

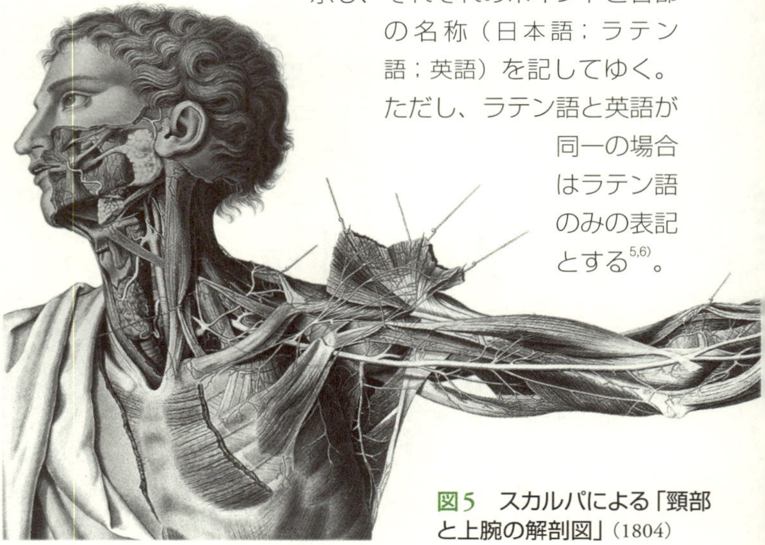

図5 スカルパによる「頸部と上腕の解剖図」（1804）

[2] 身体は左右対称形だが、「運動器」の変化によってさまざまな「姿勢」がつくられる

身体の外形と部位

「身体（corpus；body）」の運動器は「体幹（truncus；trunk）」と「四肢（membrum；limb）」で構成されており、他の脊椎動物と同様に「左右対称形」である。

この左右対称性が変化することでさまざまな「姿勢（posture；pose）」がつくられる。ルネサンス期のミケランジェロのダビデ像もその一つであり、体幹と四肢のプロポーションが石の身体に生命を吹き込んでいる（図6）。

また、体幹の内部には生命維持に必要な各種の内臓と中枢神経系が収められている。一方、四肢は骨、関節、靭帯、筋、血管、神経、皮膚、爪などから構成されている。

そして、身体の表面は肉眼で見ることができる地図のようなものであり、各部位には名称がついている（図7）。

図6　ミケランジェロの「ダビデ像」（1504）

体幹は、「頭（caput；head）」「頸（collum；neck）」「胸（thorax；chest）」「腹（abdomen；bauch）」に大別される。

頭の前面は「顔面（facies；face）」、頸の後面は「項（うなじ）（nucha；nape）」、胸と腹を合わせて「胴体（torso；trunk、狭義の体幹）」、体幹の背面は「背中（dorsum；back）」、下方は「骨盤（coxae；hip）」、骨盤の後面は「腰（lumbus；loin）」と呼ばれる。

四肢は、「上肢（membrum superius；upper limb）」と「下肢（membrum inferius；lower limb）」に大別される（動物の四肢は前肢と後肢と呼ぶ）。

上肢は「上腕（brachium；upper arm）」「前腕（antebrachium；forearm）」「手（manus；hand）」の3つに区分される。

体幹と上肢の移行部は「肩（umerus；shoulder）」、胸壁と上肢の間は「腋窩（axilla；armpit）」、上腕と前腕の移行部は「肘（cubitus；elbow）」、肘の前面は「肘窩（fossa cubitalis；cubital fossa）」、前腕と手の境界は「手根（carpus；wrist）」や「手首」と呼ばれる。また、「手（manus；hand）」の前面は「手掌（palma manus；palm）」、後面は「手背（dorsum manus；back of the hand）」、先は「中手（metacarpus；mittelhand）」や「手指（digiti；finger）」と呼ばれる。

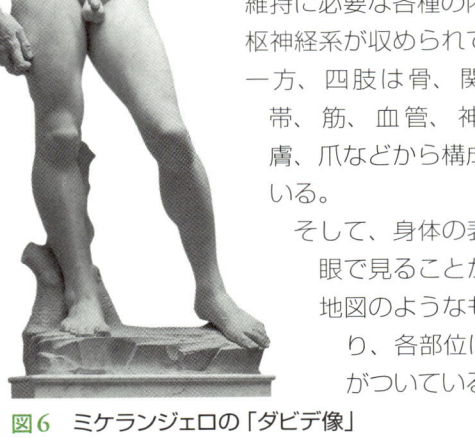

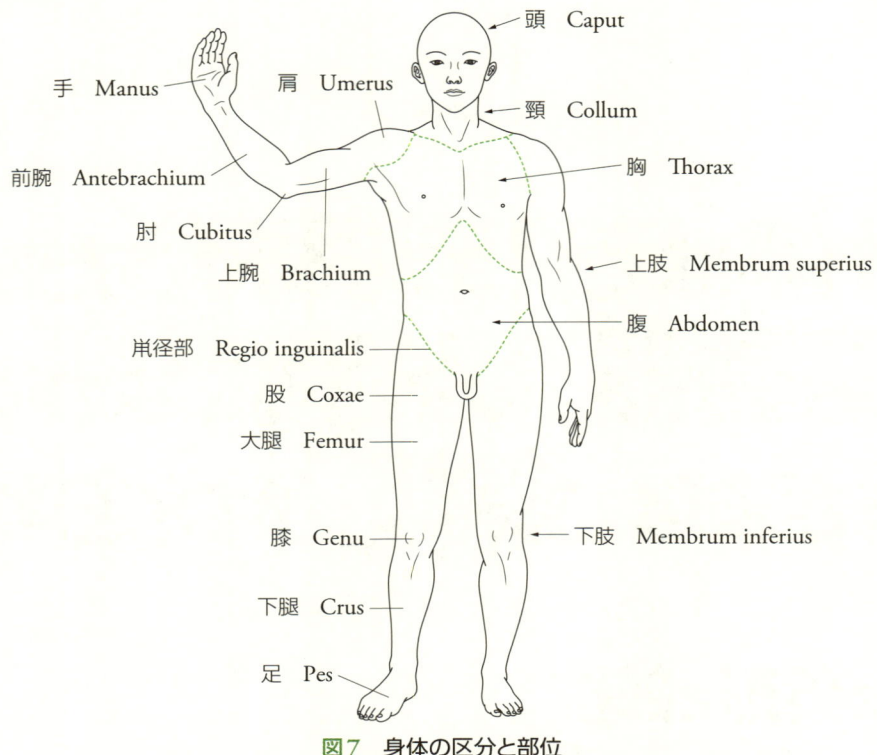

図中ラベル:
- 頭 Caput
- 頸 Collum
- 手 Manus
- 肩 Umerus
- 前腕 Antebrachium
- 肘 Cubitus
- 上腕 Brachium
- 胸 Thorax
- 上肢 Membrum superius
- 腹 Abdomen
- 鼡径部 Regio inguinalis
- 股 Coxae
- 大腿 Femur
- 膝 Genu
- 下肢 Membrum inferius
- 下腿 Crus
- 足 Pes

図7 身体の区分と部位

　下肢は「**大腿（femur；thigh）**」「**下腿（crus；leg）**」「**足（pes；foot）**」の3つに区分される。

　体幹と下肢の移行部は「**鼡径部（regio inguinalis；groin）**」、腰の後面の膨らんだ部位は「**殿部（clunes；buttocks）**」、骨盤と大腿の連結部は「**股（coxae；hip）**」、大腿と下腿の移行部は「**膝（genu；knee）**」、膝の後面は「**膝窩（poples；popliteal fossa）**」、下腿と足の移行部は「**足根（tarsus；instep）**」または「**足首（ankle；foot）**」と呼ばれる。また、足の上面は「**足背（dorsum pedis；dorsum of the foot）**」、下面は「**足底（planta；sole）**」、先は「**足指（digiti；toe）**」と呼ばれる。

[3] 骨は支持器官であり、運動の可動性を決める

骨の形態と構造

「骨（os；bone）」は骨格（skeleton）を形成する。骨格とは関節で結合した複数の骨および軟骨によって構成される構造のことをさす。また、骨格には昆虫や甲殻類のような「**外骨格**」と脊椎動物や人間のような「**内骨格**」とがある。

骨は身体の支持器官であり、骨の連結構造が運動の可動性を決める。また、骨がなければ重力に対抗した座位や立位が保持できない。骨には筋が付着しており、筋が収縮すると骨に物理的な力が加わって「**関節運動（joint movement）**」や抗重力的な「**身体の移動（locomotion）**」が生じる。骨がなければ軟体動物のような地面に貼りついた動きになってしまう。

骨の形は千差万別だが、一般的には「**長骨**」「**短骨**」「**扁平骨**」「**不規則形骨**」といった形状で分類する。四肢の骨には長骨が多く、細長い管状の形をしている。その中央部を「**骨幹**」、両端を「**骨端**」という。この骨端部が他の骨と関節を形成する。骨端部は「**関節軟骨**」となっている。

骨の表面は「**骨膜**」で包まれており、内部に「**骨質**」と「**髄腔**」がある。骨質は骨の硬さを保ち、髄腔は造血作用を営んでいる。また、骨膜と骨質はシャーピー線維という結合組織によって強く結合している。骨質は骨組織であり、表層部の「**緻密質**」と深部の「**海綿質**」とに区別できる。そして、海綿質の力学的な密度の配列を「**骨梁**」という。

人間の骨格は約200個の骨から形成されており、代表的なものだけでも次のような種類がある。

[頭蓋 (cranium；skull)]

頭蓋骨 (cranium；skull)

前頭骨（os frontale；frontal bone）、頭頂骨（os parietale；parietal bone）、側頭骨（os temporale；temporal bone）、蝶形骨（os sphenoidale；sphenoid bone）、後頭骨（os occipitale；occipital bone）、篩骨（os ethmoidale；ethmoid bone）

顔面骨 (ossa faciei；facial bone)

上顎骨（maxilla；oberkiefer）、頬骨（os zygomaticum；malar bone）、口蓋骨（os palatinum；palate bone）、下顎骨（mandibula；unterkiefer）、舌骨（os hyoideum；hyoid bone）

[脊柱 (columna vertebralis；vertebral column)]

椎骨 (vertebrae)

頸椎（vertebrae cervicales、第1頸椎は「環椎 atlas」、第2頸椎は「軸椎（axis）」）、胸椎（vertebrae thoracicae）、腰椎（vertebrae lumbales）、仙椎（os sacrum；vertebrae sacrales）、尾骨（os coccygis；vertebrae coccygeae）

[胸郭 (thorax)]

肋骨（costae；ribs）、胸骨（sternum；breast bone）

[上肢帯 (membrum superius ; upper limb)]

鎖骨 (clavicula ; clavicle)、肩甲骨 (scapulae ; scapula)
上腕骨 (humerus)、尺骨 (ulna ; elbow bone)、橈骨 (radius ; radial bone)
手骨 (ossa manus ; bones of hand)/手根骨 (ossa carpi ; carpal bones)：舟状骨 (os scaphoideum)・月状骨 (os lunatum)・三角骨 (os triquetrum)、豆状骨 (os pisiforme)・大菱形骨 (os trapezium)・小菱形骨 (os trapezoideum)・有頭骨 (os capitatum)・有鉤骨 (os hamatum)、中手骨 (ossa metacarpalia ; metacarpal bones)、手の指骨 (ossa digitorum manus ; phalanx, finger bones of hands)：基節骨 (phalanx proximalis)、中節骨 (phalanx media)、末節骨 (phalanx distalis)

[下肢帯 (membrum inferius ; lower limb)]

骨盤 (pelvis ; Pelvic girdle)：寛骨 (os coxae ; hip bone)・腸骨 (os ilium)・坐骨 (os ischii)・恥骨 (os pubis)
大腿骨 (femur ; thigh bone)、膝蓋骨 (patella ; kneecap)、脛骨 (tibia ; shin bone)、腓骨 (fibula ; calf bone)
足骨 (ossa pedis ; bone of foot)：距骨 (talus ; ankle bone)・踵骨 (calcaneus ; heel bone)・舟状骨 (os naviculare)・立方骨 (os cuboideum)、第1・2・3楔状骨 (os cuneiforme mediale ; intermedium, laterale)、中足骨 (ossa metatarsalia)、足の指骨 (ossa digitorum pedis ; phalanx)：基節骨 (phalanx proximalis)、中節骨 (phalanx media)、末節骨 (phalanx distalis)

人間の骨格を形成する頭蓋、脊柱、胸部、上肢帯、下肢帯の主要な骨のみを挙げておく (図8)。

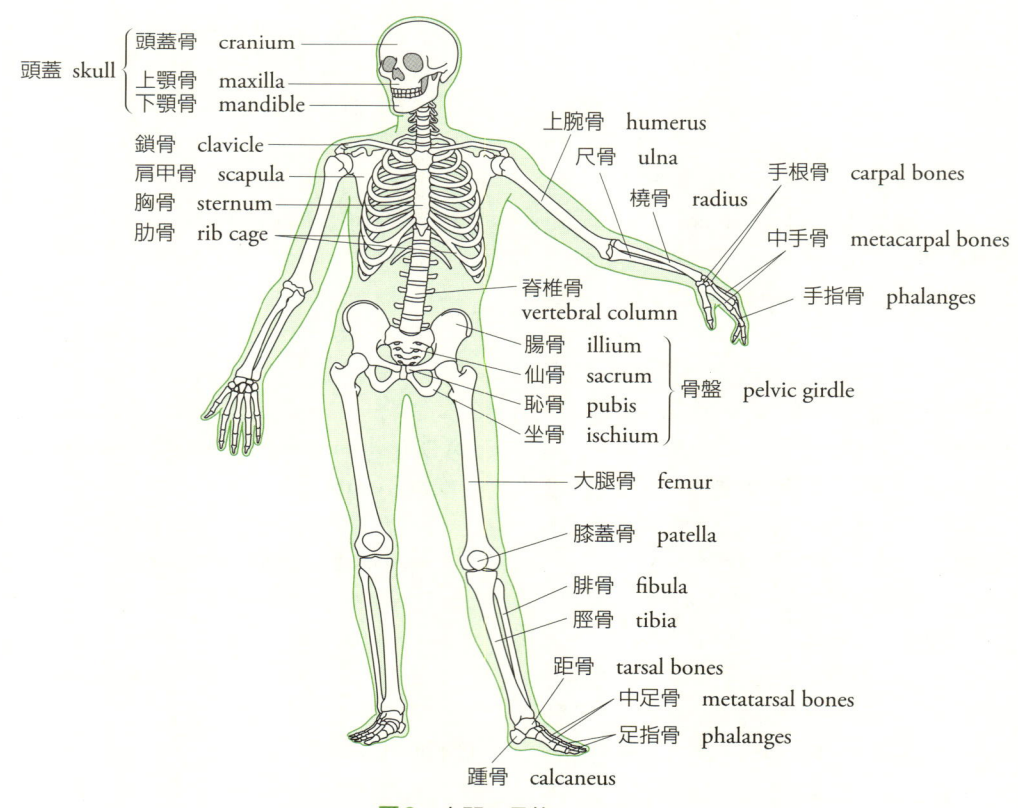

図8 人間の骨格 (skeleton)

また、骨の各部位には形態の特徴に応じて一定の名称が与えられている。それは4つの特徴に区分できる。

形態に関する名称として**体**（corpus；body）、**頭**（caput；head）、**頸**（collum；neck）、**底**（basis；base）、**尖**（apex）、**面**（facies；surface）、**縁**（margo；edge）がある。たとえば、大腿骨体（corpus femoris）、大腿骨頭（caput femoris）、大腿骨頸（collum femoris）、頭蓋底（basis cranii）、恥骨結合面（facies symphysialis）、脛骨の前縁（margo anterior）などである。

凸部に関する名称として**突起**（processus；process）、**顆**（果・condylus；condyle）、**結節**（tuberculum；tubercle）、**隆起**（protuberantia；protuberance）、**粗面**（tuberositas；tuberosity）、**棘**（spina；spine）、**稜**（crista；crest、先端は峰）、**転子**（trochanter）がある。たとえば、肩甲骨の烏口突起（prosessus coracoideus）、上腕骨の内側上顆（epicondylus medialis）、脛骨の外果（malleolus lateralis）、上腕骨の大結節（tuberculum major）、脛骨粗面（tuberositas tibiae）、肩甲棘（spina scapulae）、腸骨稜（crista iliaca）、肩甲骨の肩峰（acromion）、大腿骨の大転子（trochanter major）などである。

凹部に関する名称として**窩**（fossa；pit）、**切痕**（incisura；cut）、**裂**（fissure；fissure）、**溝**（sulcus；groove）、**孔**（foramen；hole）がある。たとえば、肩甲骨の関節窩（fossa cavitas glenoidalis）、尺骨の肘頭窩（fossa olecranon）、尺骨の滑車切痕（incisura trochlearis）、上腕骨の結節間溝（sulcus intertubercularis）、骨盤の閉鎖孔（foramen obturatum）などである。

線に関する名称として**線**（linea；line）、**弓**（arcus；arc）、**角**（angulus；corner）がある。たとえば、大腿骨の粗線（linea aspera）、椎体の椎弓（arcus vertebrae）、肩甲骨下角（angulus inferior）などである。

ここでは18世紀のベルナルド・アルビヌスによる解剖図[注]（正面と側面）に対応した骨の名称を示しておく（**図9、図10**）[3]。

注）図9、図10、図22、図23の美しい解剖図譜は、ベルナルド・ジークフリート・アルビヌス（1697-1770）の『Tabulae Sceleti et Musculorum Corporis Humani』（1747）による。アルビヌスはオランダの医師、解剖学者で、その若さにもかかわらずヨーロッパにおける最も著名な解剖学の教授の一人として活躍した。本書の図譜は画家ヤン・ワンダラーによって制作され、木枠と紐でつくったグリッド・パターンを使って標本を正確に写生するという、当時としては新しい手法が使われた。ワンダラーによって描き添えられたその風変わりな背景は物議をかもしたが、解剖学図譜としては記念碑的な作品であるといわれている。

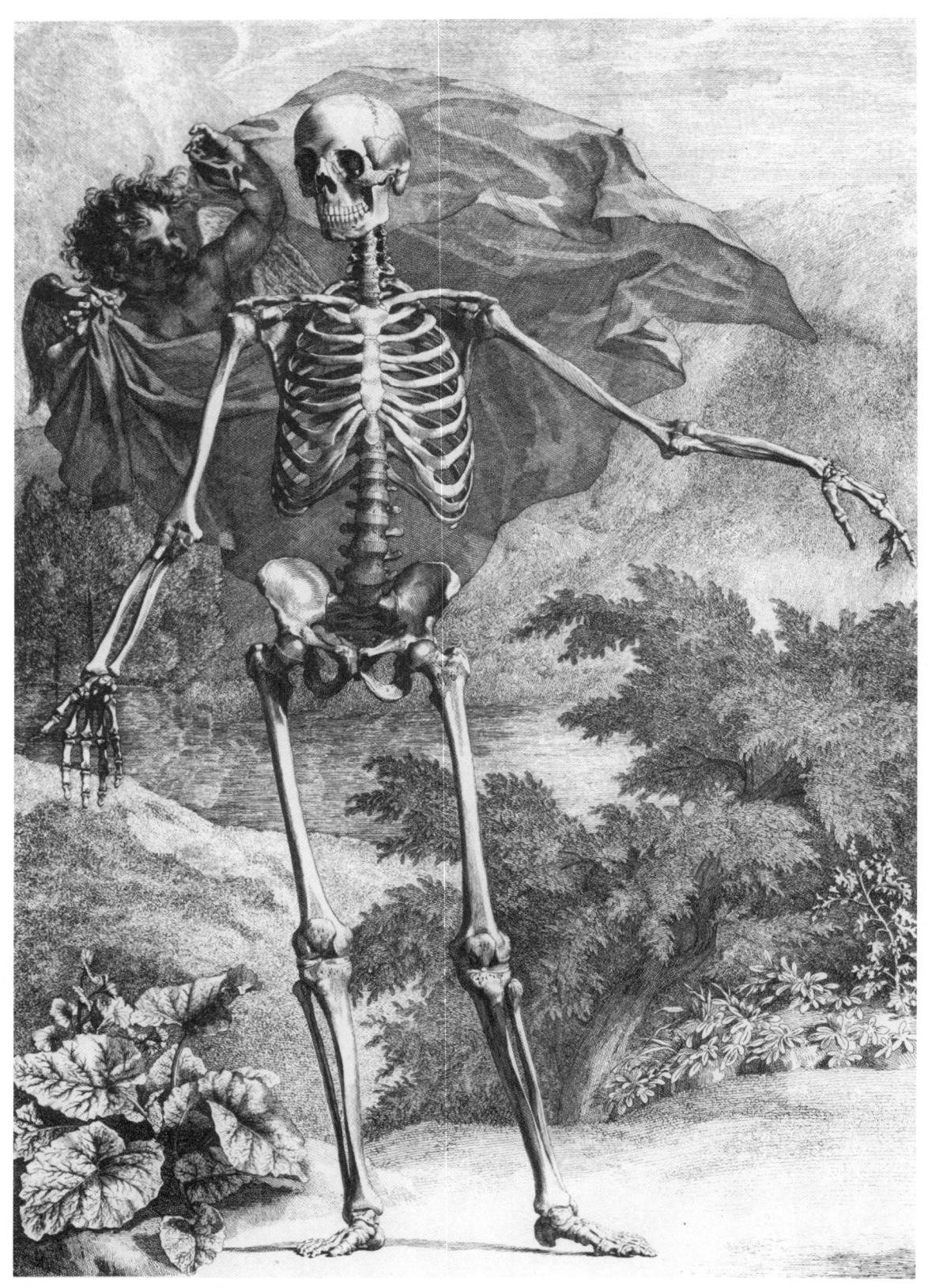

図9　アルビヌスによる骨格図（正面）(Albinus, 1747. Hale, 1989)

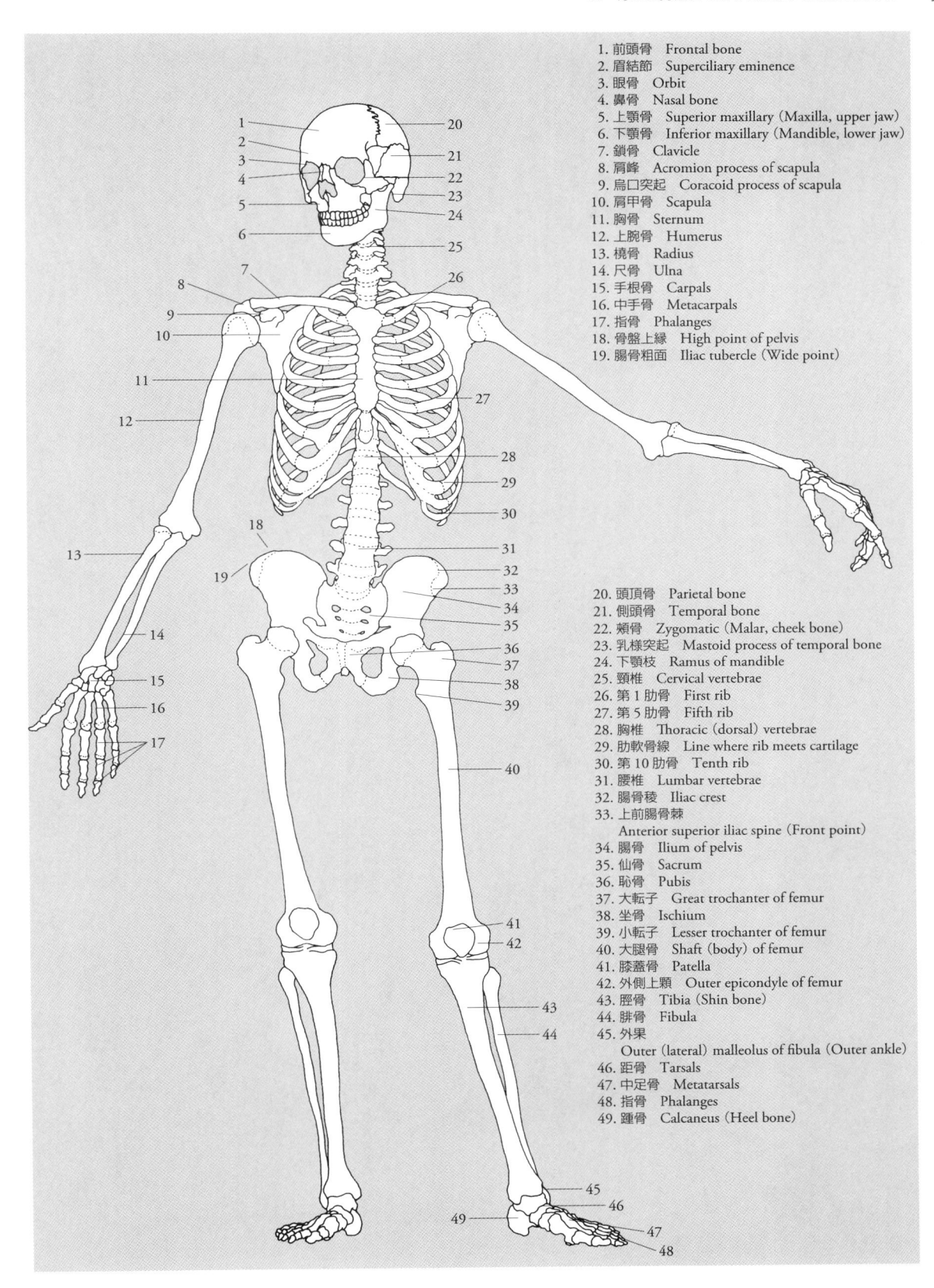

[3] 骨は支持器官であり、運動の可動性を決める ● 51

1. 前頭骨　Frontal bone
2. 眉結節　Superciliary eminence
3. 眼窩　Orbit
4. 鼻骨　Nasal bone
5. 上顎骨　Superior maxillary (Maxilla, upper jaw)
6. 下顎骨　Inferior maxillary (Mandible, lower jaw)
7. 鎖骨　Clavicle
8. 肩峰　Acromion process of scapula
9. 烏口突起　Coracoid process of scapula
10. 肩甲骨　Scapula
11. 胸骨　Sternum
12. 上腕骨　Humerus
13. 橈骨　Radius
14. 尺骨　Ulna
15. 手根骨　Carpals
16. 中手骨　Metacarpals
17. 指骨　Phalanges
18. 骨盤上縁　High point of pelvis
19. 腸骨粗面　Iliac tubercle (Wide point)

20. 頭頂骨　Parietal bone
21. 側頭骨　Temporal bone
22. 頬骨　Zygomatic (Malar, cheek bone)
23. 乳様突起　Mastoid process of temporal bone
24. 下顎枝　Ramus of mandible
25. 頸椎　Cervical vertebrae
26. 第1肋骨　First rib
27. 第5肋骨　Fifth rib
28. 胸椎　Thoracic (dorsal) vertebrae
29. 肋軟骨線　Line where rib meets cartilage
30. 第10肋骨　Tenth rib
31. 腰椎　Lumbar vertebrae
32. 腸骨稜　Iliac crest
33. 上前腸骨棘
　　Anterior superior iliac spine (Front point)
34. 腸骨　Ilium of pelvis
35. 仙骨　Sacrum
36. 恥骨　Pubis
37. 大転子　Great trochanter of femur
38. 坐骨　Ischium
39. 小転子　Lesser trochanter of femur
40. 大腿骨　Shaft (body) of femur
41. 膝蓋骨　Patella
42. 外側上顆　Outer epicondyle of femur
43. 脛骨　Tibia (Shin bone)
44. 腓骨　Fibula
45. 外果
　　Outer (lateral) malleolus of fibula (Outer ankle)
46. 距骨　Tarsals
47. 中足骨　Metatarsals
48. 指骨　Phalanges
49. 踵骨　Calcaneus (Heel bone)

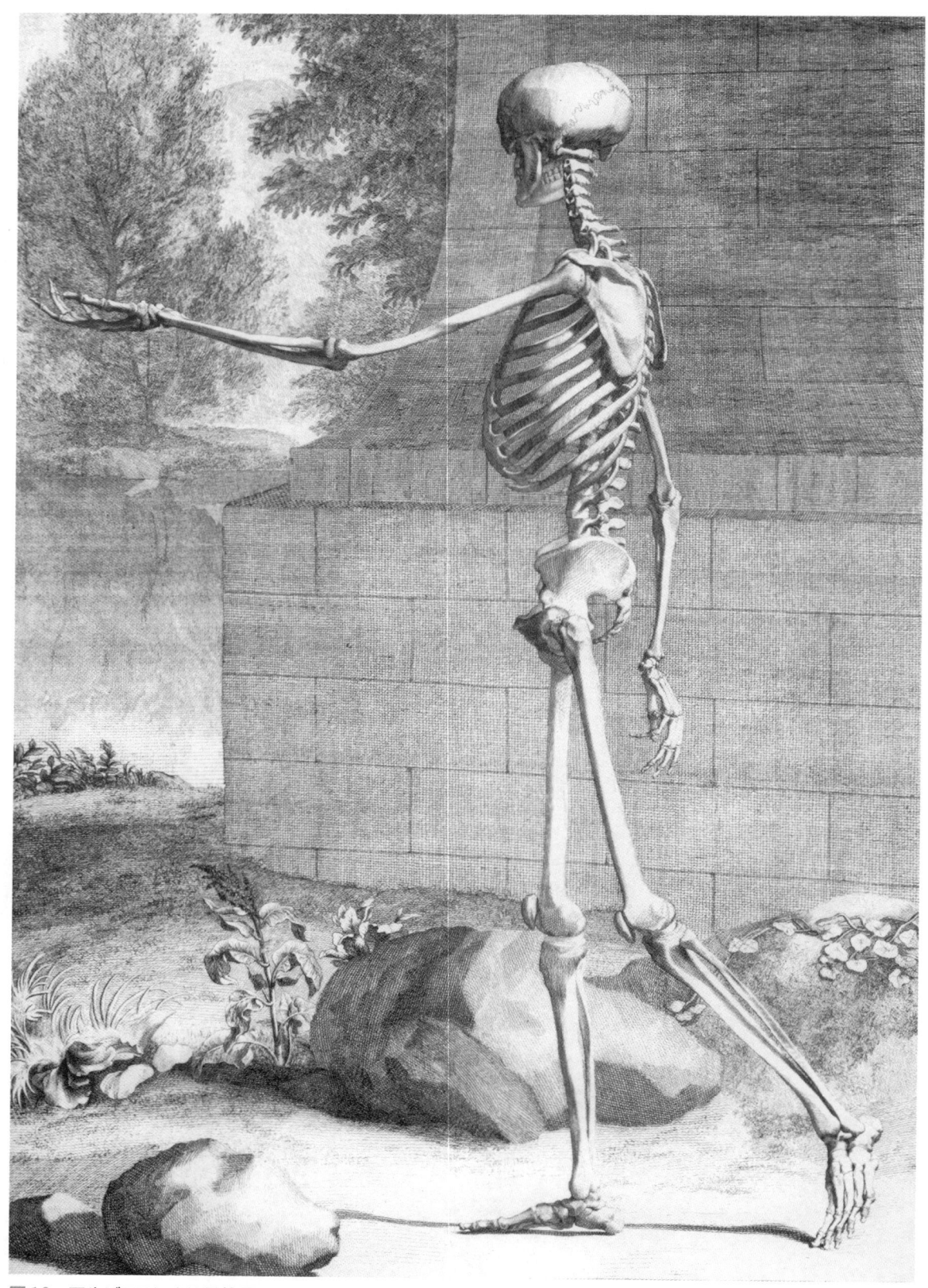

図10　アルビヌスによる骨格図（側面）（Albinus, 1747. Hale, 1989）

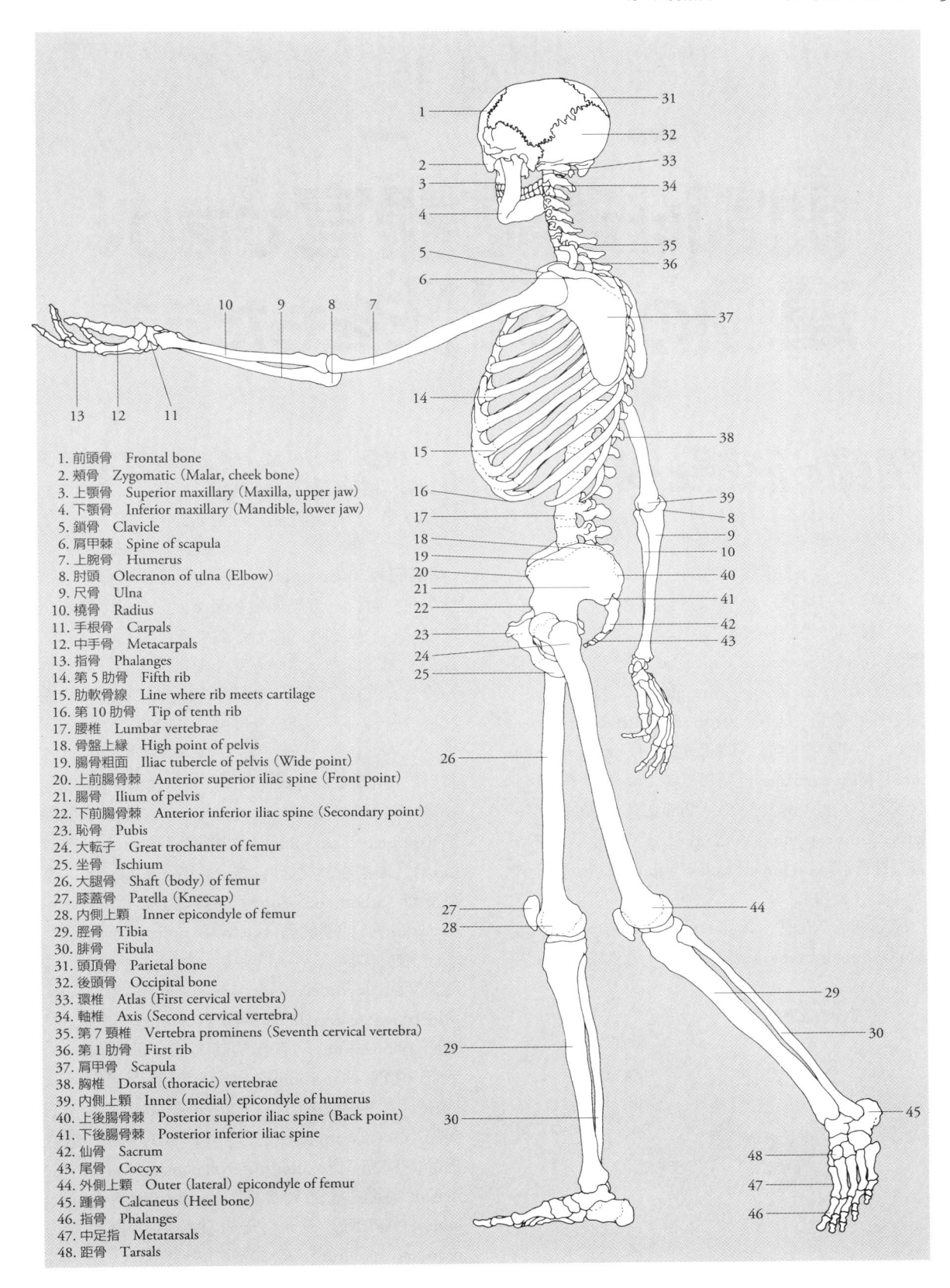

[3] 骨は支持器官であり、運動の可動性を決める ● 53

1. 前頭骨　Frontal bone
2. 頬骨　Zygomatic (Malar, cheek bone)
3. 上顎骨　Superior maxillary (Maxilla, upper jaw)
4. 下顎骨　Inferior maxillary (Mandible, lower jaw)
5. 鎖骨　Clavicle
6. 肩甲棘　Spine of scapula
7. 上腕骨　Humerus
8. 肘頭　Olecranon of ulna (Elbow)
9. 尺骨　Ulna
10. 橈骨　Radius
11. 手根骨　Carpals
12. 中手骨　Metacarpals
13. 指骨　Phalanges
14. 第5肋骨　Fifth rib
15. 肋軟骨線　Line where rib meets cartilage
16. 第10肋骨　Tip of tenth rib
17. 腰椎　Lumbar vertebrae
18. 骨盤上縁　High point of pelvis
19. 腸骨粗面　Iliac tubercle of pelvis (Wide point)
20. 上前腸骨棘　Anterior superior iliac spine (Front point)
21. 腸骨　Ilium of pelvis
22. 下前腸骨棘　Anterior inferior iliac spine (Secondary point)
23. 恥骨　Pubis
24. 大転子　Great trochanter of femur
25. 坐骨　Ischium
26. 大腿骨　Shaft (body) of femur
27. 膝蓋骨　Patella (Kneecap)
28. 内側上顆　Inner epicondyle of femur
29. 脛骨　Tibia
30. 腓骨　Fibula
31. 頭頂骨　Parietal bone
32. 後頭骨　Occipital bone
33. 環椎　Atlas (First cervical vertebra)
34. 軸椎　Axis (Second cervical vertebra)
35. 第7頸椎　Vertebra prominens (Seventh cervical vertebra)
36. 第1肋骨　First rib
37. 肩甲骨　Scapula
38. 胸椎　Dorsal (thoracic) vertebrae
39. 内側上顆　Inner (medial) epicondyle of humerus
40. 上後腸骨棘　Posterior superior iliac spine (Back point)
41. 下後腸骨棘　Posterior inferior iliac spine
42. 仙骨　Sacrum
43. 尾骨　Coccyx
44. 外側上顆　Outer (lateral) epicondyle of femur
45. 踵骨　Calcaneus (Heel bone)
46. 指骨　Phalanges
47. 中足指　Metatarsals
48. 距骨　Tarsals

[4]
関節は連結器官であり、運動の空間性をもたらす

関節の形態と構造

「関節（articulare；joint）」は骨の連結器官であり、運動の空間性をもたらす。つまり、関節の形態と構造によって運動の方向性と可動域が決まる。

通常、一方の骨の骨端部が凸面をなし、もう一方の骨端部が凹面をなしている。この凸面を「関節頭（caput articulare；joint head）」、凹面を「関節窩（fossa articularis；joint glove）」といい、その間を「関節面（facies articularis；surface of joint）」という。関節面は「関節軟骨（cartilage articularis；joint cartilage）」で覆われて滑りやすい。

また、関節を線維性の「関節包（capsula articularis；joint capsule）」が取り巻いており、その内部に「関節腔（cavum articulare；joint cavity）」を形成する（図11）。

関節包の内面は「滑膜（membrana synovialis；synovial membrane）」で覆われ、「滑液（synovial）」を分泌する。滑液は潤滑油のようなもので関節運動時の摩擦を軽減する。関節包の外面には感覚受容器があり、関節運動の位置を脳に伝達する。

関節腔の関節面には「関節半月（meniscus）」や「関節円板（discus）」と呼ばれる線維軟骨性の輪状のヒダが介在する場合もある。関節腔のすき間を満たし、関節面の微妙な動きを誘導し、関節に加わる力をショック吸収する働きがある。

また、関節の周囲には関節包以外にも靱帯や筋が取り巻いて骨の連結を補強している。

そして、体幹、上肢帯、下肢帯の各関節にはそれぞれ解剖学的な名称がつけられている（図12）。

「体幹の関節（joint of the trunk）」には、**胸肋関節**（thoraco-costo joint）、**肋椎関節**（costovertebral joint）、**環椎後頭関節**（atlanto-occipital joint）、**環軸関節**（atlantoaxial joint）、**椎間関節**（intervertebral joint）、**仙腸関節**（sacroiliac joint）がある。

「**上肢の関節**（joint of the upper extremity）」には**胸鎖関節**（sternoclavicular joint）、**肩鎖関節**（acromioclavicular joint）、**肩関節**（shoulder joint）、**肘関節**（elbow joint）、**前腕関節**（radio-ulnar joint）、**手の関節**（hand joint）として**手関節**（wrist joint）、**手根間関節**（intercarpal joint）、**中手指節関節**（metacarpophalangeal joint：MP関節）、**近位指節間関節**（proximal interphalangeal joint：PIP関節）、**遠位指節間関節**（distal interphalangeal joint：DIP関節）、および**母指の手根中手関節**（carpometacarpal joint：CM関節）がある。

「**下肢の関節**（joint of the lower extremity）」に

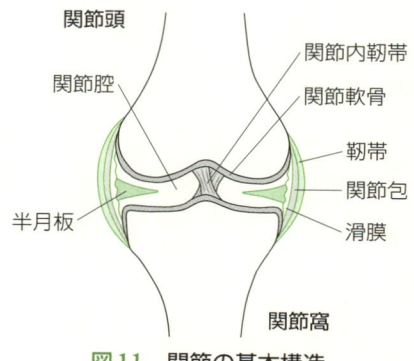

図11　関節の基本構造

関節頭／関節腔／関節内靱帯／関節軟骨／靱帯／関節包／半月板／滑膜／関節窩

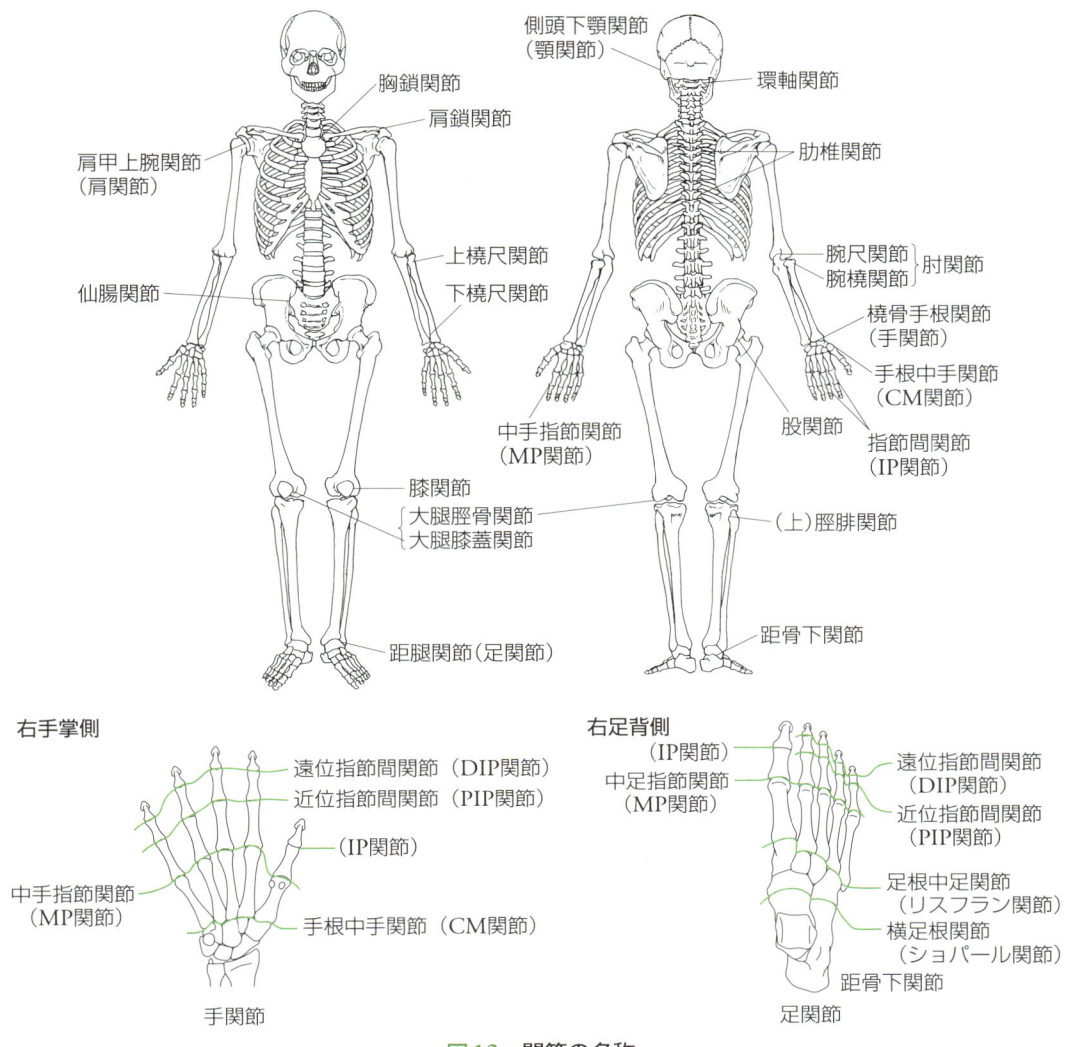

[4] 関節は連結器官であり、運動の空間性をもたらす ● 55

図12 関節の名称

は、股関節（hip joint）、膝関節（knee joint）、大腿膝蓋関節（patellofemoral joint）、脛腓関節（tibiofibular joint）、足の関節（foot joint）として足関節（ankle joint）、距骨下関節（subtalar joint）、横足根関節（transverse tarsal joint＝ショパール関節、Chopart's joint）、足根中足関節（tarsometatarsal joint＝リスフラン関節、Lisfranc's joint）、中足間関節（intermetatarsal joint）、中足指節関節（metatarsophalangeal joint：MP関節）、指節間関節（interphalangeal joint：IP関節）がある。

こうした身体の複数の関節運動の組み合わせによって3次元空間内で姿勢をダイナミックに変化させ、四肢を目的に応じてさまざまな方向に動かすことができる。

また、関節は運動器であると同時に空間を探索する感覚器としての役割を有している。それは関節包に存在する感覚受容器（mechanoreceptor：機械受容器）が関節運動の位置や動く方向性を情報として脳に伝達するからに他ならない。

それによって、目を閉じていても、自己の身体がどのような姿勢をとっているか、四肢がどのような位置にあるのかがわかる。また、手足で物体に触れると身体周辺のどこにあるかもわかる。人間は関節運動を介して、自己の身体空間と身体周辺空間の両方を知ることができる。

[5] 靭帯は保護器官であり、運動の安定性を与える

靭帯の形態と構造

「靭帯 (ligament)」はラテン語の"ligare＝縛る"に由来する。靭帯は関節の保護器官で運動の安定性を与える。すなわち、関節運動における「自動安全装置」のようなものである。ただし、靭帯の緊張は意識的にコントロールできない。

靭帯は関節に密着して存在しており、通常は関節包の外にあるが（関節包外靭帯）、関節包の内にあるものもある（関節包内靭帯）。

たとえば、膝関節には関節包外靭帯として**内側側副靭帯**（medial collateral ligament；MCL）と**外側側副靭帯**（lateral collateral ligament；LCL）が、関節包内靭帯として**前十字靭帯**（anterior cruciate ligament；ACL）と**後十字靭帯**（posterior cruciate ligament；PCL）がある。側副靭帯は左右の安定性を高め（膝関節の側副靭帯は伸展位で緊張し、屈曲時に弛緩する）、十字靭帯は前後の安定性を高める（図13）。

このようにすべての靭帯が、関節運動の可動性が過度に生じても関節窩から骨頭が「脱臼」しないように、骨運動に急ブレーキをかける役割を果たしている。

特に、急ブレーキであって、段階的なブレーキでないことが重要である。靭帯が筋収縮による運動中の関節運動を妨害することはない。あくまでも正常な関節運動の可動域を超えた瞬間に強く緊張して関節を守る働きである。たとえば、走っていて転び、足首を捻挫しそうになる時、その過度で急激な動きを靭帯が限界で止める。しかしながら、衝撃が強ければ靭帯自体が切れてしまうこともある。これがスポーツ外傷に多い靭帯損傷（靭帯断裂）である。

靭帯にも筋と同様に起始と停止部がある。しかし、いつもは弛緩している。したがって、安静時の関節は比較的ルーズで固定されていない。他者が他動的に骨頭を動かすと、どの方向にも少し動く。これを**「関節の遊び (joint play)」**という。また、病的な関節拘縮の状態では靭帯が関節包に癒着して伸縮性を失い、関節の遊びもなくなり、運動の可動域に制限が生じる。

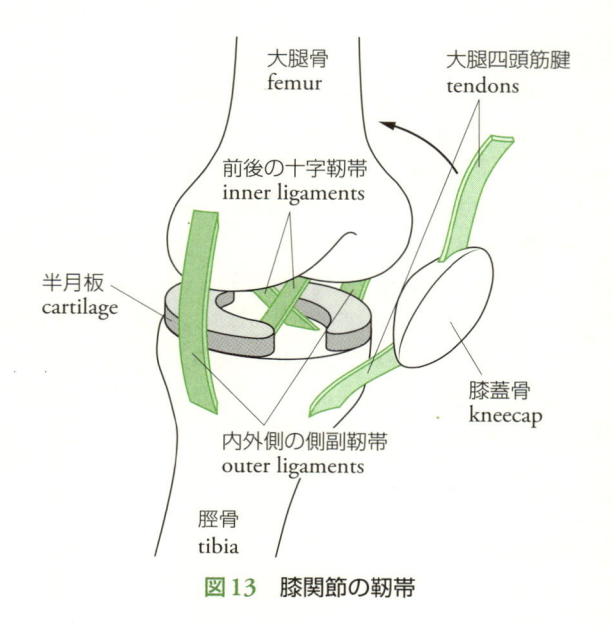

図13 膝関節の靭帯

靱帯の数は関節の構造によって違う。肩関節や股関節のような多方向に動くことができる関節には数多くの靱帯が存在し、運動の方向性が少ない関節では靱帯の数が少ない。通常は関節の前後と左右に存在している。しかしながら、斜め方向に走行する靱帯も多い。

たとえば、近位指節間関節（PIP関節）、遠位指節間関節（DIP関節）、中手指節関節（MP関節）の場合をみてみよう（図14）[7]。

近位指節間関節（PIP関節）と遠位指節間関節（DIP関節）には内側側副靱帯（medial collateral ligament：MCL）と外側側副靱帯（lateral collateral ligament：LCL）の2つがある。PIP関節とDIP関節は手指を曲げたり伸ばしたりする関節であり、左右方向には動かない。

この場合、内側側副靱帯と外側側副靱帯は手指が左右方向に可動範囲を超えて動いた時に緊張するが、手指を曲げても伸ばしても緊張しない。この靱帯が緊張するのは、本来の関節運動ではない左右への外力が生じた時だけである。

一方、中手指節関節（MP関節）には「内側側副靱帯」「外側側副靱帯」「掌側靱帯（palmar ligament）」の3つがある。内側側副靱帯と外側側副靱帯はMP関節の左右に存在しており、MP関節が左右方向に可動範囲を超えて過度に動いた時に緊張する。同時に、MP関節が曲がると、中手骨頭の曲率半径が前後と上下で異なるために起始部と停止部が遠ざかり、自動的に緊張して関節を固定するような仕組みになっている（MP関節の側副靱帯は伸展位で弛緩し、屈曲位で緊張する）。したがって、MP関節を曲げた時には手指は固定されて左

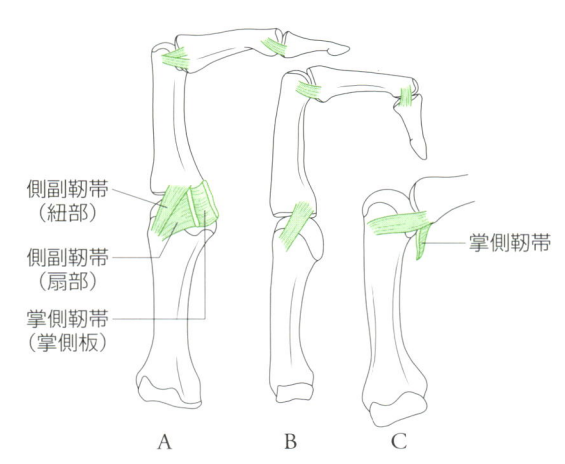

図14 A）手指の近位指節間関節（PIP関節）、B）遠位指節間関節（DIP関節）、C）中手指節関節（MP関節）の靱帯 (Grant, 1974)

右に動かない。この時、掌側靱帯は緩んでいる。掌側靱帯は手指が可動範囲を超えて過度に伸ばした時に緊張する。

つまり、靱帯には2つの作用がある。1つは正常な可動域を超える過度な運動に対して緊張して急ブレーキをかける保護作用である。もう1つは関節の構造として規定されている運動方向以外の運動が生じないようにする固定作用である。

この保護作用と固定作用によって、常に関節頭（骨頭）は関節窩の中心との接触関係を維持し、それぞれの関節の構築学的な特性に応じた多方向への骨運動を行うことができる。

本来、関節の連結性は不安定である。靱帯の緊張は関節の「**可動性（mobility）**」よりも「**安定性（stability）**」に大きく寄与している。

[6]
筋は実行器官であり、運動の出現を可能にする

筋の形態と構造

「筋肉（musculus, muscle）」には「骨格筋（skeletal muscle＝体幹や四肢の横紋筋）」と「内臓筋（visceral muscle＝舌、咽頭、横隔膜、食道などの横紋筋と消化器、血管、心臓などの平滑筋）」とがある。横紋筋は「随意筋」で、平滑筋は「不随意筋」である。随意筋とは意志によって筋収縮を起こせる筋という意味である。

身体には約400の骨格筋が存在する。骨格筋は筋線維の走行の特徴によって6つのタイプに区別される（図15）[8]。

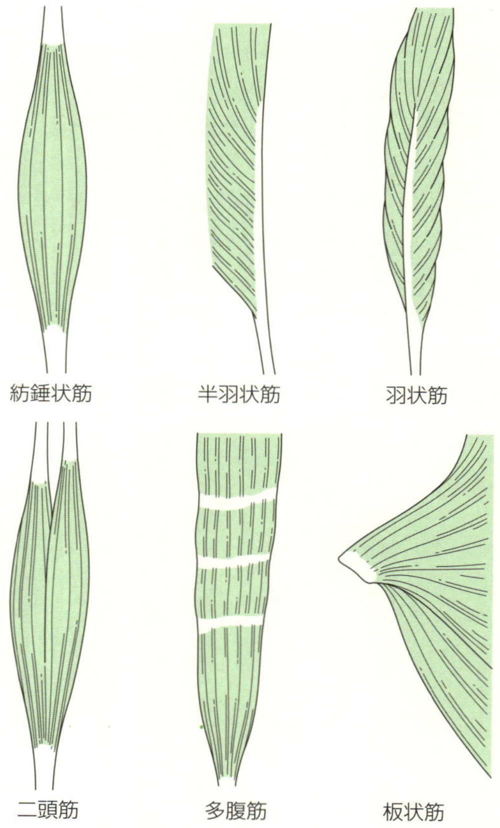

図15　骨格筋の6つのタイプ（Kahle, 1984）

紡錘状筋　半羽状筋　羽状筋
二頭筋　多腹筋　板状筋

骨格筋の筋線維の走行の特徴による区別

- **紡錘状筋（fusiform muscle）**
  長い筋線維からなる。収縮効率はよいが筋力の弱い運動となる。また、腱は短い。
- **半羽状筋（unipennate muscle）**
  一側が羽毛状になっている。長い貫通する腱を有し、その腱に筋線維が斜めに付着している。それによって大きな生理的横断面が得られるため強い筋力が発生する。
- **羽状筋（bipennate muscle）**
  両側が羽状になって腱に付着しており、より強い筋力が発生する。
- **二頭筋（biceps muscle）**
  複数の起始部をもつ筋である。三頭筋、四頭筋の場合もある。それらは1つの筋腹をつくり、1つの腱で終わる。
- **多腹筋（polygastric muscle）**
  直列につながる同じ大きさの筋区間をもつ。
- **板状筋（flat muscle）**
  板状の腱をもつ。三角形、四角形、方形などがあり、扁平なものが多い。

筋の全体の表面は筋膜（外筋周膜）に包まれている。筋は筋線維束の集まりであり、それを内筋周膜が包んでいる。そして、その中に複数の「**筋線維（muscle fiber）**」が存在する（図16）。この筋線維は運動神経に支配されている。

「**筋力（muscle power, muscle strength）**」は筋線維の走行、腱の長さ、生理的横断面、関節角度などによって変わるが、特に生理的横断面が重要である。筋の生理的横断面とは「全筋線維の横断面積の総和」である。それによって絶対筋力が決まる。

筋線維の横断面積が大きいと絶対筋力も強い。しかし、ヘッティンガー（Hettinger）[9]によれば筋の生理的横断面 $1cm^2$ あたりの筋力は $4kg/cm^2$ である（図17）。つまり、筋力は男女、あるいは個人により違うが、生理的横断面 $1cm^2$ あたりの筋力は誰もが同じである。

筋力増強は筋線維の直径が増して全筋線維の横断面積が増えることによる。筋力増強は筋線維の数が増すことではない。また、筋の生理的横断面の増加を「**筋肥大（hypertrophy）**」、減少を「**筋萎縮（atrophy）**」という。

骨格筋では「**起始（origin）**」と「**停止（insertion、または付着）**」を区別する。筋は必ず1つの骨に起始し、他の骨に停止する。四肢では起始は近位にあり、停止は遠位にある。筋の中央部を「**筋腹（belly）**」と呼び、筋の両端は「**腱（tendon）**」に移行している（図18）。

また、複数の関節を飛び越えて遠くの骨に付着することもある。つまり、「**一関節筋**」と「**二関節筋（多関節筋）**」とがある。一関節筋は1つの関節を動かし、二関節筋は2つの関節を動かす。

筋は安静時にも一定の「**筋緊張（muscle tone）**」をもっているが、「**筋収縮（muscle contraction）**」によって「**関節の回転力（torque：トルク）**」を発生させる。それによって骨と骨とが互いに接近する。これを筋収縮の「**接近の法則**」という。通常は一方の骨が固定され、他方の骨が動く。

そして、筋収縮の結果として起こる関節運動を「**筋作用（action）**」という。したがって、各筋は「**関節運動（joint movement）**」の作用に関連づけて次のように表現することができる。

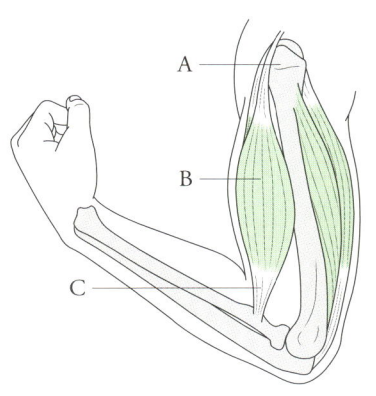

図18　骨（A）、筋（B）、腱（C）（起始と停止）

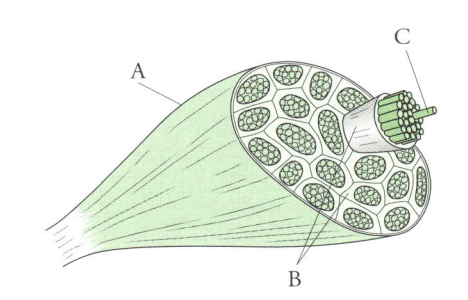

図16　筋膜（A）、筋線維束（B）、筋線維（C）

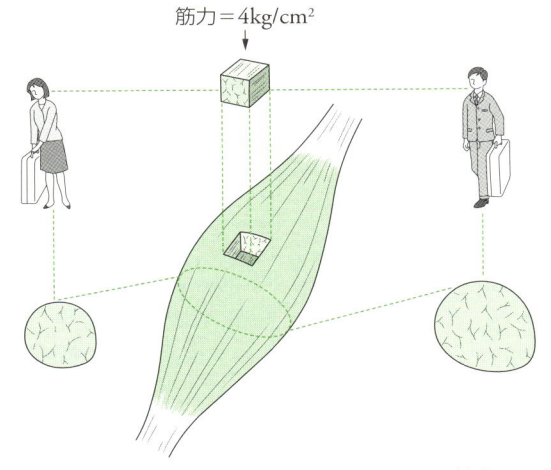

図17　筋線維の生理的横断面あたりの筋力
（Hettinger, 1961）

筋作用（関節運動）による表現
● 屈筋（flexor muscle）
● 伸筋（extensor muscle）
● 内転筋（adductor muscle）
● 外転筋（abductor muscle）
● 内旋筋（internal rotator muscle）
● 外旋筋（external rotator muscle）

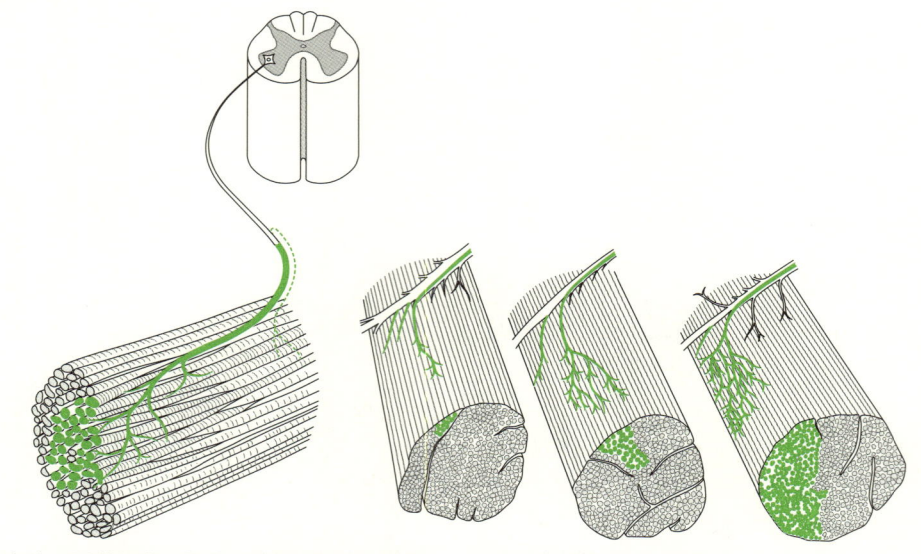

図19 脊髄の運動細胞は複数の筋線維を支配するが、その筋線維の数は各神経によって異なる (Close, 1964)

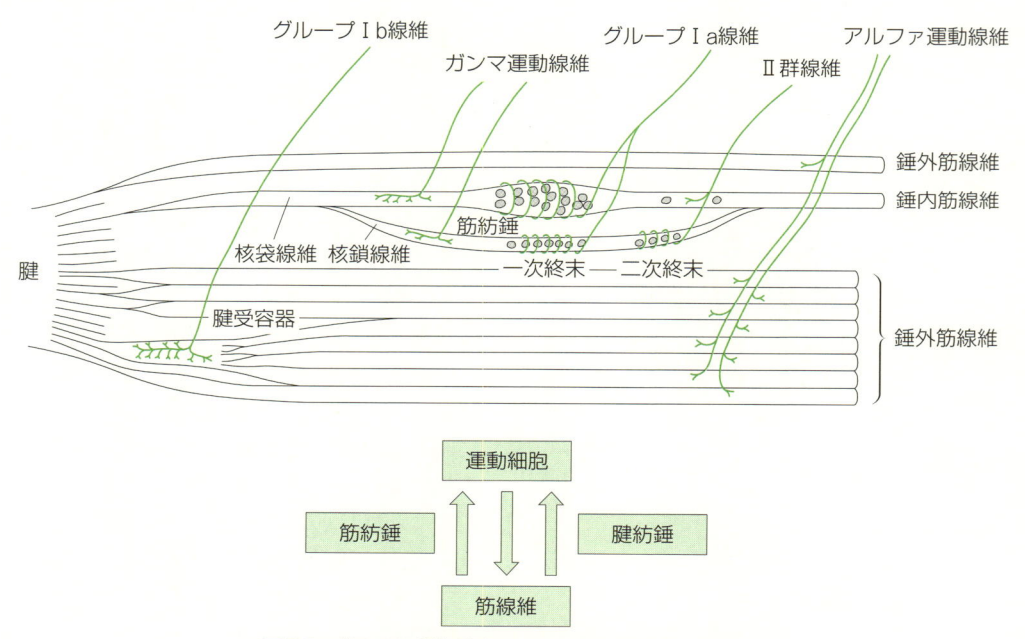

図20 筋には感覚受容器（筋紡錘や腱紡錘）がある

　たとえば、「上腕二頭筋（muscles biceps brachii）」は肘を曲げる作用を有しているために「肘関節の屈曲筋（flexor muscle of the elbow joint）」と呼ぶことができる。つまり、上腕二頭筋は肘関節の屈筋であり、肘関節の屈筋は上腕二頭筋なのである。ただし、肘関節の屈曲筋が上腕二頭筋のみとは限らない。他にも肘関節を屈曲する作用をもった筋は存在する。

　筋はどのような運動を行うにあたっても「**収縮（contraction）**」する。筋収縮の逆を「**弛緩（relaxation）**」という。そして、筋の収縮と弛緩は神経系によって制御されている。また、脊髄の運動細胞は複数の「筋線維（muscle fiber）」を支配するが、その筋線維の数は各神経で異なる（**図19**）[10]。したがって、筋が運動の実行器官であるのは、正確には運動の力源という意味に限定される。

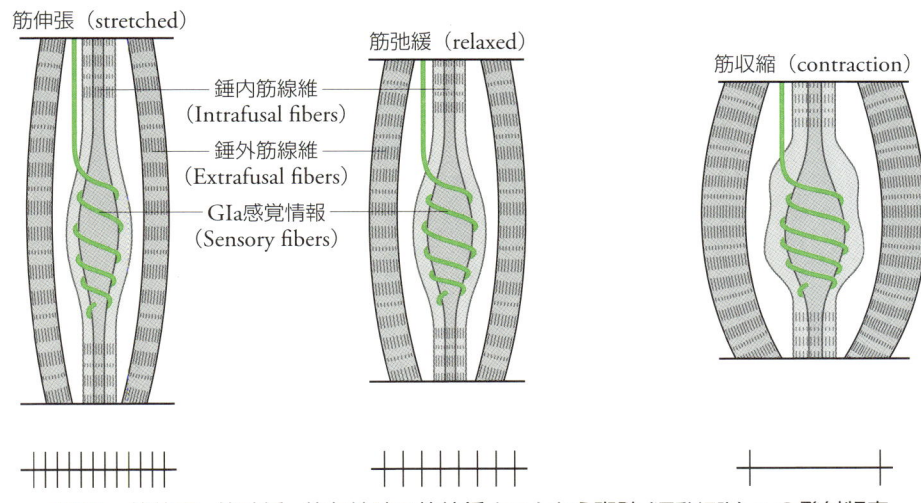

図21 筋伸張、筋弛緩、筋収縮時の筋紡錘（GIa）から脊髄（運動細胞）への発射頻度

　人間の意図的な運動を「**随意運動（voluntary movement）**」というが、神経系は複数の筋の収縮力を調節し、随意運動を空間的、時間的、強度的に制御して「**行為（action）**」を生み出す。筋は神経系の支配下で運動を表現するのである。

　そのため「**筋線維（muscle fiber）＝錘外筋線維**」には「**筋紡錘（muscle spindle）＝錘内筋線維**」と呼ばれる感覚受容器（sensory receptor）が付いている。また、腱にも「**腱紡錘（tendon spindle）＝ゴルジ腱器官（Golgi tendon organ）**」と呼ばれる感覚受容器が付いている（図20）。

　神経系である脊髄の運動細胞（前角細胞＝α-motor neuron）が活性化すると遠心性に筋線維が収縮するが、筋紡錘やゴルジ腱器官は筋線維の「**張力情報（tension）**」をＧＩa線維やＧＩb線維を介して求心性に脊髄にリアルタイムに送っている。たとえば、筋紡錘から脊髄の運動細胞へのＧＩa感覚情報の発射頻度は、筋伸張時に高く、筋収縮時に低い。つまり、筋紡錘は筋線維の伸張をキャッチする感覚受容器なのである（図21）。したがって、筋は運動器官であると同時に、運動制御に寄与する感覚器官としての役割も有している。

　筋は随意運動の実行器官であり、運動の出現を可能にする。そして、筋は「**運動形態（gestalt）**」をつくる。人間のすべての運動、動作、行為は複数の筋の組み合わせによる「**運動表現（performance）**」である。

　18世紀にベルナルド・アルビヌスが描いた人体の表層の骨格筋図（正面と後面）を示しておく（図22、図23）[3]。

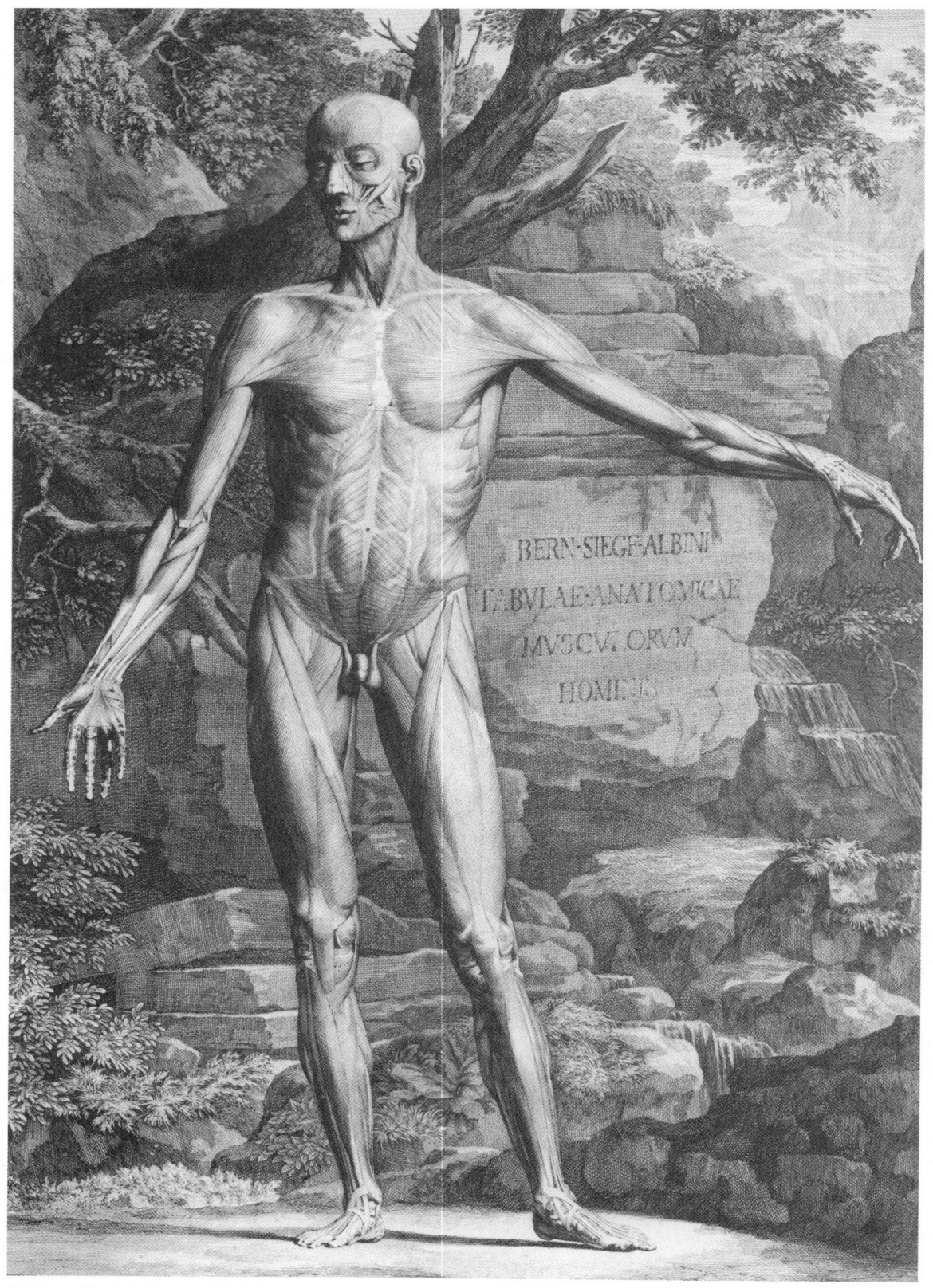

図22　アルビヌスによる骨格筋図（正面）(Albinus, 1747. Hale, 1989)

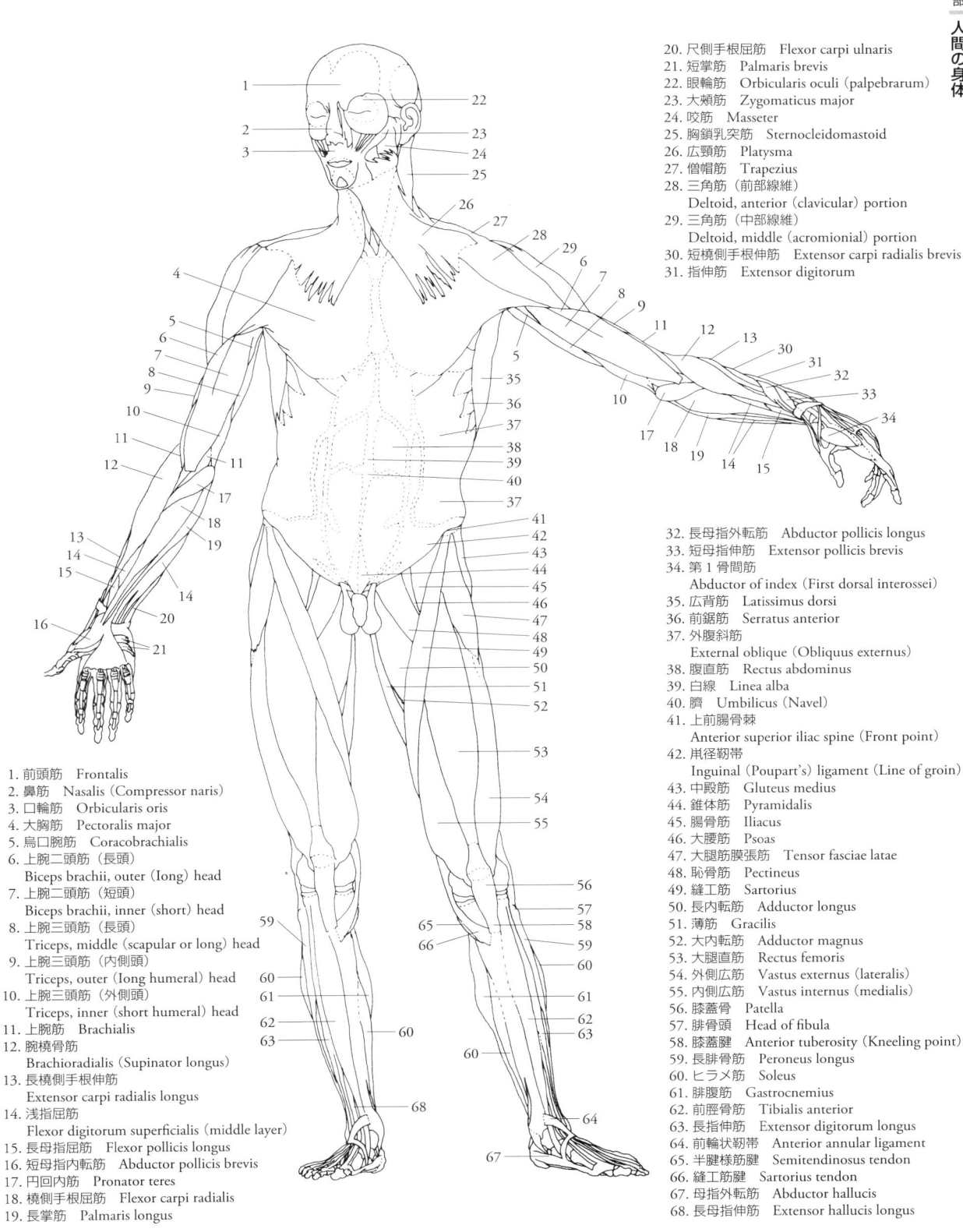

[6] 筋は実行器官であり、運動の出現を可能にする • 63

第Ⅰ部　人間の身体

20. 尺側手根屈筋　Flexor carpi ulnaris
21. 短掌筋　Palmaris brevis
22. 眼輪筋　Orbicularis oculi (palpebrarum)
23. 大頬筋　Zygomaticus major
24. 咬筋　Masseter
25. 胸鎖乳突筋　Sternocleidomastoid
26. 広頸筋　Platysma
27. 僧帽筋　Trapezius
28. 三角筋（前部線維）
　　Deltoid, anterior (clavicular) portion
29. 三角筋（中部線維）
　　Deltoid, middle (acromionial) portion
30. 短橈側手根伸筋　Extensor carpi radialis brevis
31. 指伸筋　Extensor digitorum
32. 長母指外転筋　Abductor pollicis longus
33. 短母指伸筋　Extensor pollicis brevis
34. 第1骨間筋
　　Abductor of index (First dorsal interossei)
35. 広背筋　Latissimus dorsi
36. 前鋸筋　Serratus anterior
37. 外腹斜筋
　　External oblique (Obliquus externus)
38. 腹直筋　Rectus abdominus
39. 白線　Linea alba
40. 臍　Umbilicus (Navel)
41. 上前腸骨棘
　　Anterior superior iliac spine (Front point)
42. 鼡径靭帯
　　Inguinal (Poupart's) ligament (Line of groin)
43. 中殿筋　Gluteus medius
44. 錐体筋　Pyramidalis
45. 腸骨筋　Iliacus
46. 大腰筋　Psoas
47. 大腿筋膜張筋　Tensor fasciae latae
48. 恥骨筋　Pectineus
49. 縫工筋　Sartorius
50. 長内転筋　Adductor longus
51. 薄筋　Gracilis
52. 大内転筋　Adductor magnus
53. 大腿直筋　Rectus femoris
54. 外側広筋　Vastus externus (lateralis)
55. 内側広筋　Vastus internus (medialis)
56. 膝蓋骨　Patella
57. 腓骨頭　Head of fibula
58. 膝蓋腱　Anterior tuberosity (Kneeling point)
59. 長腓骨筋　Peroneus longus
60. ヒラメ筋　Soleus
61. 腓腹筋　Gastrocnemius
62. 前脛骨筋　Tibialis anterior
63. 長指伸筋　Extensor digitorum longus
64. 前輪状靭帯　Anterior annular ligament
65. 半腱様筋腱　Semitendinosus tendon
66. 縫工筋腱　Sartorius tendon
67. 母指外転筋　Abductor hallucis
68. 長母指伸筋　Extensor hallucis longus

1. 前頭筋　Frontalis
2. 鼻筋　Nasalis (Compressor naris)
3. 口輪筋　Orbicularis oris
4. 大胸筋　Pectoralis major
5. 烏口腕筋　Coracobrachialis
6. 上腕二頭筋（長頭）
　　Biceps brachii, outer (long) head
7. 上腕二頭筋（短頭）
　　Biceps brachii, inner (short) head
8. 上腕三頭筋（長頭）
　　Triceps, middle (scapular or long) head
9. 上腕三頭筋（内側頭）
　　Triceps, outer (long humeral) head
10. 上腕三頭筋（外側頭）
　　Triceps, inner (short humeral) head
11. 上腕筋　Brachialis
12. 腕橈骨筋
　　Brachioradialis (Supinator longus)
13. 長橈側手根伸筋
　　Extensor carpi radialis longus
14. 浅指屈筋
　　Flexor digitorum superficialis (middle layer)
15. 長母指屈筋　Flexor pollicis longus
16. 短母指内転筋　Abductor pollicis brevis
17. 円回内筋　Pronator teres
18. 橈側手根屈筋　Flexor carpi radialis
19. 長掌筋　Palmaris longus

64　第1章　身体の解剖学

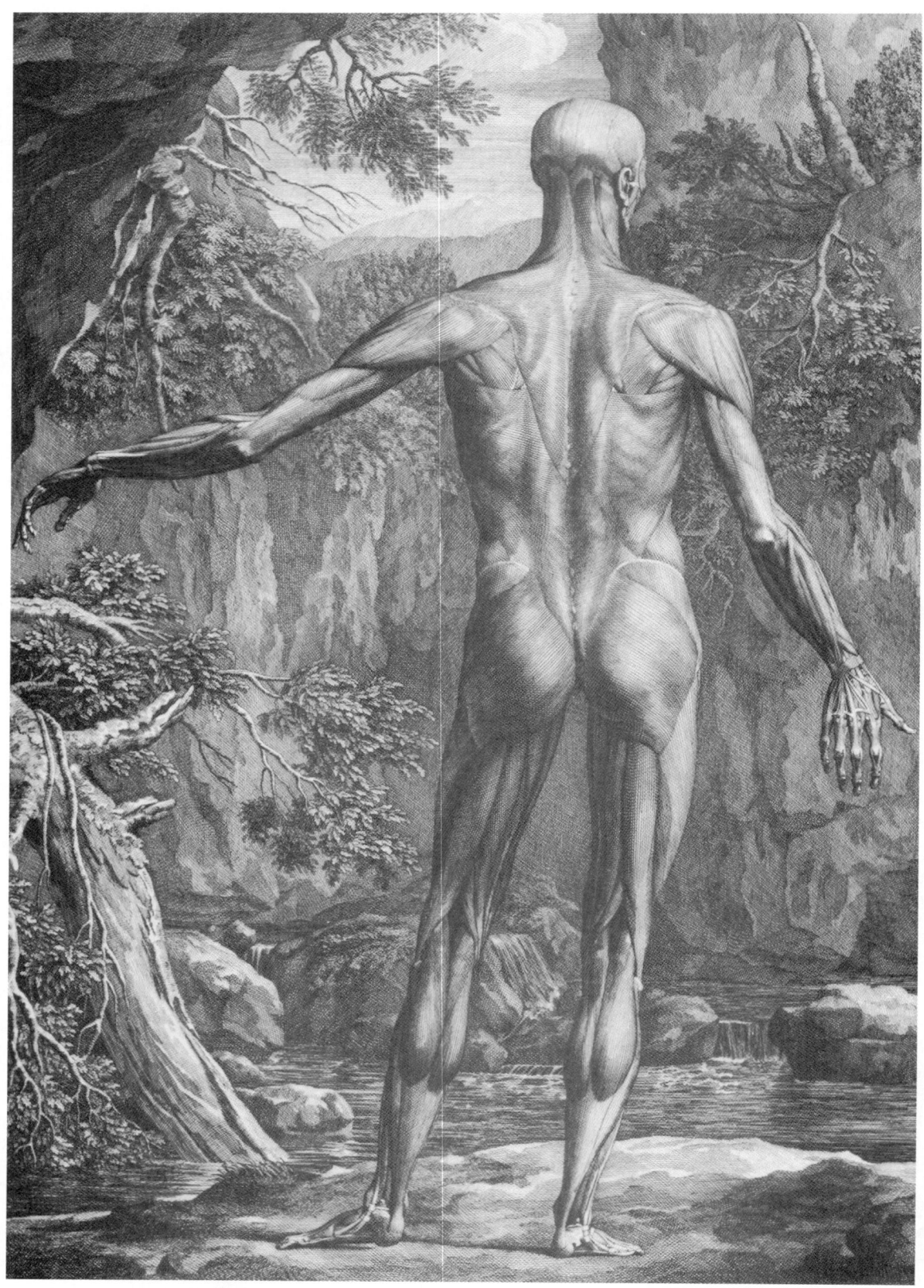

図23　アルビヌスによる骨格筋図（後面）(Albinus, 1747. Hale, 1989)

[6] 筋は実行器官であり、運動の出現を可能にする ● **65**

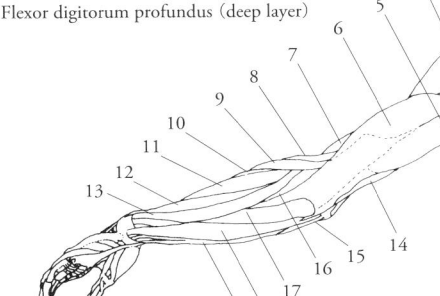

1. 後頭筋　Occipitalis
2. 胸鎖乳突筋　Sternocleidomastoid
3. 三角筋（後部線維）　Deltoid, posterior (scapular) portion
4. 三角筋（中部線維）　Deltoid, middle (acromionial) portion
5. 上腕三頭筋（長頭）　Triceps, middle (scapular or long) head
6. 上腕三頭筋（外側頭）　Triceps, outer (long humeral) head
7. 上腕筋　Brachialis
8. 腕橈骨筋　Brachioradialis (Supinator longus)
9. 長橈側手根伸筋　Extensor carpi radialis longus
10. 短橈側手根伸筋　Extensor carpi radialis brevis
11. 指伸筋　Extensor digitorum
12. 小指伸筋　Extensor digiti minimi
13. 尺側手根伸筋　Extensor carpi ulnaris
14. 上腕三頭筋（内側頭）
    Triceps, inner (short humeral) head
15. 長掌筋　Palmaris longus
16. 肘筋　Anconeus
17. 深指屈筋
    Flexor digitorum profundus (deep layer) 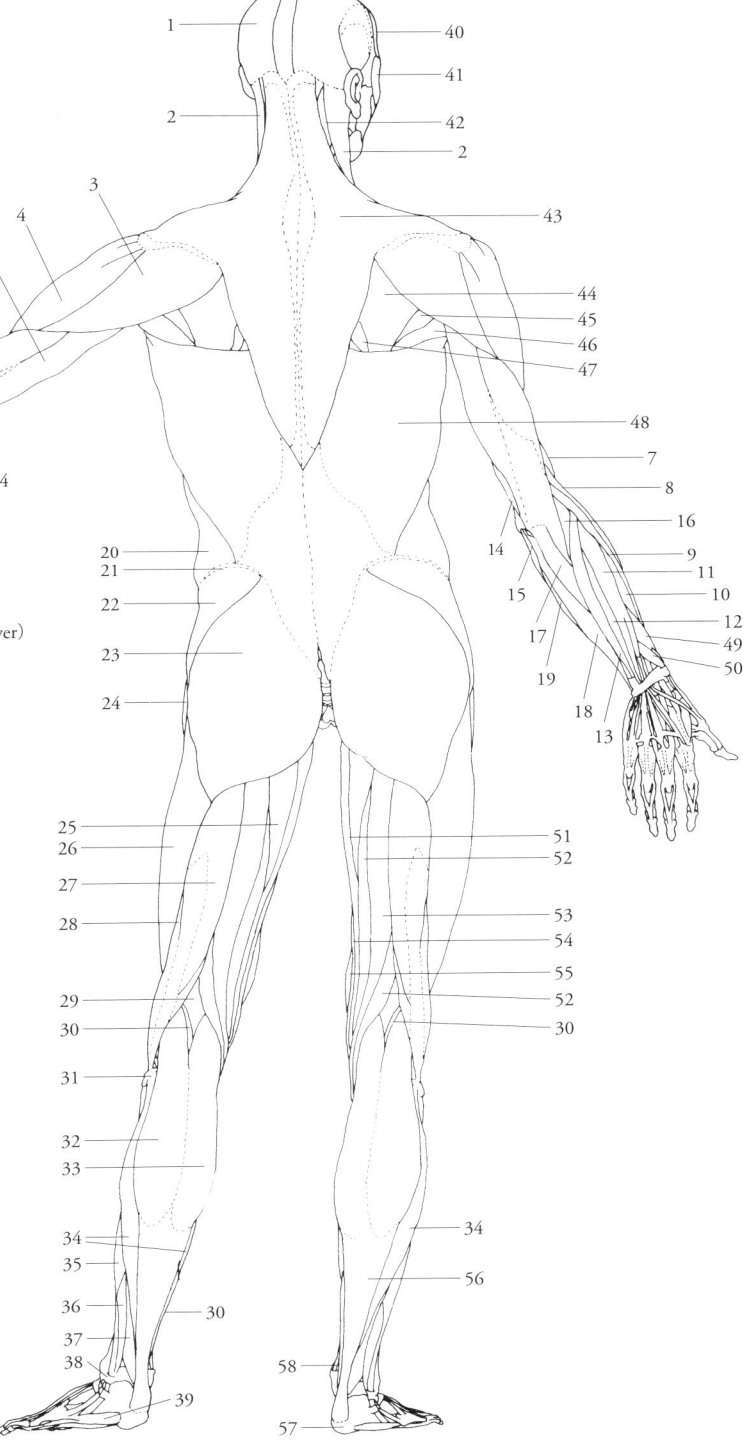
18. 尺側手根屈筋　Flexor carpi ulnaris
19. 浅指屈筋　Flexor digitorum superficialis (middle layer)
20. 外腹斜筋　External oblique
21. 腸骨稜　Iliac crest
22. 中殿筋　Gluteus medius
23. 大殿筋　Gluteus maximus
24. 大腿筋膜張筋　Tensor fasciae latae
25. 大内転筋　Adductor magnus
26. 外側広筋　Vastus externus (lateralis)
27. 大腿二頭筋（長頭）　Biceps femoris, long head
28. 大腿二頭筋（短頭）　Biceps femoris, short head
29. 膝窩筋　Popliteal space
30. 足底筋　Plantaris
31. 腓骨頭　Head of fibula
32. 腓腹筋（外側頭）　Gastrocnemius, outer head
33. 腓腹筋（内側頭）　Gastrocnemius, inner head
34. ヒラメ筋　Soleus
35. 長腓骨筋　Peroneus longus
36. 短腓骨筋　Peroneus brevis
37. 長母指屈筋　Flexor hallucis longus
38. 上伸筋支帯
    Superior extensor retinaculum (annular ligament)
39. 小指外転筋　Abductor digiti minimi
40. 前頭筋　Frontalis
41. 眼輪筋　Orbicularis oculi (palpebrarum)
42. 頭板状筋　Splenius capitis
43. 僧帽筋　Trapezius
44. 棘下筋　Infraspinatus
45. 小円筋　Teres minor
46. 大円筋　Teres major
47. 菱形筋　Rhomboid major
48. 広背筋　Latissimus dorsi
49. 長母指外転筋　Abductor pollicis longus
50. 短母指伸筋　Extensor pollicis brevis
51. 薄筋　Gracilis
52. 半膜様筋　Semimembranosus
53. 半腱様筋　Semitendinosus
54. 縫工筋　Sartorius
55. 内側広筋　Vastus internus (medialis)
56. アキレス腱　Achilles tendon
57. 踵骨　Calcaneus (Heel bone)
58. 後脛骨筋　Tibialis posterior

第Ⅰ部　人間の身体

[7] 「人間機械論」の誕生

人間の運動は機械のメタファーとなった

　16世紀の解剖学は「運動器」という概念を誕生させた。それは視覚的な観察に基づく「因果性」の発見に起因している。死体の骨に付着した筋を引っ張ると関節運動が生じる。それを肉眼で確認して「筋収縮が"原因"で、関節運動が"結果"だ」と見なした。

　こうして「筋収縮（muscle contraction）」と「関節運動（joint motion）」とが、原因と結果という客観的な因果性でつながった時、人間の運動は機械のメタファーとなった。運動器の解剖学は「人間機械論」という科学思想をもたらしたのである。

　18世紀にスイスの時計職人ジャケ・ドローがつくった「機械人形（Automaton：オートマトン＝自動人形、からくり人形）」が、その客観的な因果性を重視する科学の進歩を物語っている（図24）。しかし、その科学の進歩は、21世紀の現在に至っても、まだ人間の運動を実行する「ロボット」をつくりだしてはいない。

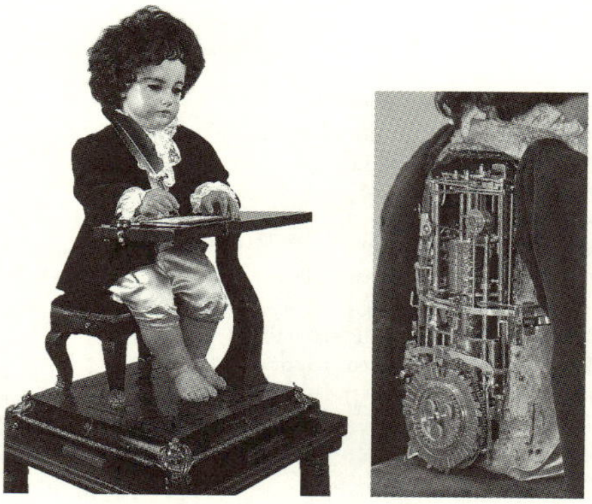

図24 ジャケ・ドローの「機械人間（1768）」

文　献

1) Williams H：Anatomy；The human body, its parts and the stories they tell. Hugh Aldersey Williams, 2013.（松井信彦・訳：人体の物語；解剖学から見たヒトの不思議. 早川書房, 2014）
2) Clayton M：Leonardo da Vinci；The anatomy of man；Drawings from the collection of Her Majesty Queen Elizabeth. Brown & Company Inc, 1992.（高橋彬・訳：レオナルド・ダ・ヴィンチ：人体解剖図；女王陛下のコレクションから. 同朋舎出版, 1995）
3) Hale R：Albinus on anatomy. Dover Publications, 1989.
4) Anderson J：The art of Medicine. The Ilex Press Limited, 2011.（矢野真千子・訳：アートで見る医学の歴史. 河出書房新社, 2012）
5) 金子丑之助：日本人体解剖学. 南山堂, 1956.
6) 藤田恒太郎：人体解剖学. 南山堂, 1964.
7) Grant B：Grant's ATLAS of Anatomy. Williams & Wilkins Co, 1972.
8) Kahle W：Taschenatlas der anotomie. Georg Thieme Verlag Stuttgart, 1986.（越智淳三・訳：解剖学アトラス［I］；運動器. 文光堂, 1984）
9) Hettinger T：Physiology of strength. Charles Thomas Pub, 1961.
10) Close J：Motor function in the lower extremity. Analyses by electronic instrumentation. Charles Thomas Springfield, 1964.

第2章

身体の運動学

[1] 運動学は運動、動作、行為の「観察」から始まる

運動器の解剖学から運動分析の学問へ

「運動学（kinesiology）」の"kine"は「動くこと」を、"ology"は「学問」を意味している。

その歴史は紀元前のアリストテレスの『動物運動論』にまで遡ることができる。しかし、運動器の解剖学をルーツとすれば15〜16世紀の解剖学者やルネサンス期のレオナルド・ダ・ヴィンチをはじめとする芸術家たちが出発点である。

17世紀にはデカルトが「心身二元論（mind-body dualism）」を唱えて身体と精神を分離した。また、ニュートンが物体の「力学（mechanics）」を確立した。力学とは物体や機械の運動と力と相互作用を研究する学問である。そして、物理学者のボレリ（Borelli）[1]が人間の身体の動きを数学的に解析して「生体力学（biomechanics）」を誕生させた。彼は身体の力学を構築したことから「バイオメカニクスの父」と呼ばれる（図1）。

18世紀にはラ・メトリが「身体は機械であって、物理的な法則に従って運動する」とする人間機械論を唱えた。それによって心身二元論的な思想が定着した。

18世紀後半にはハンターが「筋の機能は死体ではなく生体の観察から知ること」の重要性を提唱して運動学の基礎を築いた。筋の形態、起始と停止、収縮と弛緩、関節運動、一関節筋と二関節筋、動筋と拮抗筋、筋力、筋線維、筋肥大、他動運動、自動運動などの知見が確立した[2]。

19世紀には筋の神経支配についての研究が進歩した。ベル（Bell）は顔面筋の神経支配の詳細な研究を行った。デュシェンヌ（Duchenne）[3]は顔面筋や四肢筋への電気刺激によって生じる運動を研究した。また、当時の整形外科医や神経科医たちは臨床において各種疾患の運動麻痺との関係性を探求した。さらに、19世紀後半には神経生理学の領域で反射や随意運動のメカニズムの研究が開始された。

そして、20世紀には「運動学」と呼ばれる学問

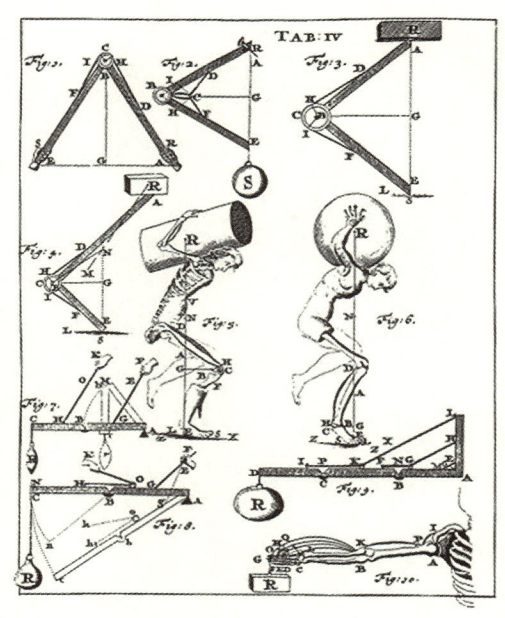

図1 ボレリの「生体力学（バイオメカニクス）」（1679）

が確立される。運動器の解剖学をルーツとしながらも、「力学」「生体力学」「筋収縮」「筋の作用と神経支配」「反射」「随意運動」「巧緻運動」「運動麻痺」などに関する基礎医学と臨床医学の知見を含んだ「運動分析の学問」が生まれた。

人間の運動を静的（static）な運動器の解剖学の知識から観察していた科学者たちの眼が、動的（dynamic）な運動分析の知識から観察する眼に変わった。近代的な運動学の"まなざし"が誕生したのである。

運動の ダイナミクスの分析

運動学の"まなざし"とは「運動のダイナミクス」を分析することである。運動のダイナミクスとは「生きている人間の身体の動き」という意味である。そして、それは「運動―動作―行為の観察」から始まる。

「**運動（movement）**」とは、身体各部の相対的位置関係の変化であり、関節運動の空間的、時間的、強度的な変化として表される。

「**動作（motion）**」とは、運動によって具体的に行われる課題（task）の遂行であり、姿勢変化を伴う一つの全体としての運動様式（パターン）や運動形態（フォーム）を形成する。

「**行為（action）**」とは、動作を個人の意味や目的との関連で捉えるものであり、意図（intention）の想起に始まり結果の確認で終わる。

たとえば、体幹の回旋は「運動」である。寝返りは「動作」である。そして、朝、ベッド上で、目覚まし時計の音を消そうと意図して体幹を回旋しながら寝返ることは「行為」である。行為は目的の実現であり何らかの意図がある。その行為は目覚まし時計の音を消すという目的が実現された時点で終わる。

また、行為が社会的な意味や価値を帯びている場合は「**行動（behavior）**」あるいは「**活動（activity）**」と呼ぶ。

さらに、行為によって他者に意味を伝達することを「**パフォーマンス（performance＝身体表現）**」という。その意味ではスポーツや芸術のみならず、表情や言語（対話）もパフォーマンスであり、身体を介した物体や他者とのコミュニケーションのすべてがパフォーマンスだといえる。そのため、運動学の範囲は運動、動作、行為に限定されることが多い。

運動分析によって 運動の観察は 客観的になる

ここで紹介しておきたいのは、19世紀末に活躍した写真家のマイブリッジ（Muybridge）[4]と医師のマレー（Marey）[5]についてである。19世紀後半にはすでに写真機が発明されていた。そして、20世紀の1908年にはリュミエール兄弟によって映画も誕生する。マイブリッジとマレーは、この写真機の発明から映画の誕生までの間に、運動学の本質である「観察（対象の動きを見ること）」の客観性と対峙していた。

人間が自らの眼で対象の動きを見ることには、その主観的な視覚印象をどこまで客観的に捉えることができるのかという問題が含まれている。この視覚的な観察は「**運動分析（motor analysis）**」によって客観的になる。人間の眼は写真のように一瞬を固定し、静止した対象を捉えるわけではない。実際には連続した「運動のダイナミクス」を

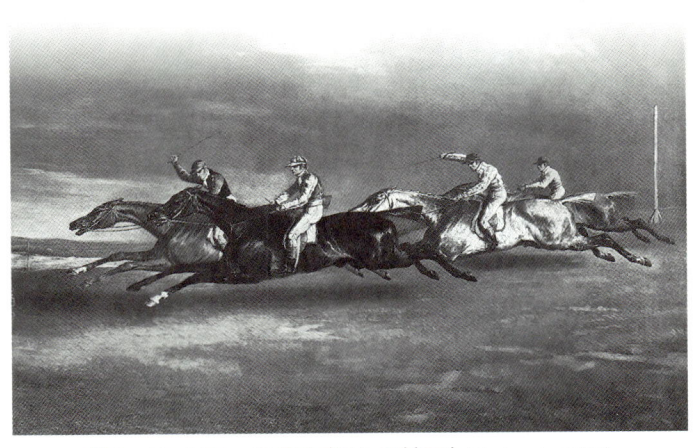

図2　ジェリコーの「エプサムの競馬」（Gericault, 1821）

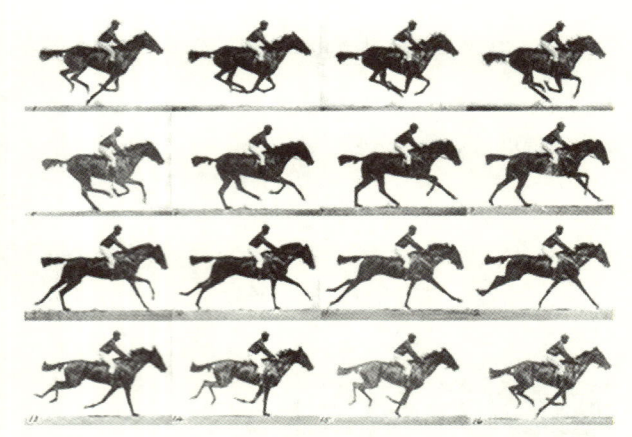

図3　マイブリッジの「動物の移動」(Muybridge, 1887)

主観的に見ているのであり、その客観性は事実と比較することによってのみ「確かな眼」となる。運動のダイナミクスは空間的変化と時間的持続を伴っている。物体、動物、人間の運動を見る場合、その対象の瞬間的な変化の連続を捉えることが観察である。

たとえば、1821年に画家のジェリコーは「エプサムの競馬」と題して、空中に浮いている馬の姿を描いている（図2）。2本の前脚は前方に、2本の後脚は後方に向かって水平に広がっている。その飛ぶように走る馬の姿は、ある一瞬を捉えているに過ぎないものの、まさにスピード感に溢れた走る馬らしい運動のダイナミクスである。

ところが、当時の人々は、マイブリッジの馬の走りを捉えた連続写真を見て驚くことになる。なぜなら、その連続写真のなかにはジェリコーの描いたような馬の姿勢の一瞬はどこにも存在しないからである。確かに、馬は空中に浮くが、それは前脚と後脚を体幹の下にたたんだ一瞬だけであった（図3）[4]。

ジェリコーは何を見ていたのだろうか？　画家と写真家のどちらが嘘をついていることになるのだろうか？　当時、論議が沸騰したそうだが、写真による観察が事実であることは明らかである。

しかし、それに反対して彫刻家のロダンは「芸術家こそが真実を告げているのであって、嘘をついているのは写真の方なのです。現実においては時間が止まることはないからです。ジェリコーが正しくて写真が間違っている」と述べた[6]。

この解釈の相違は、人間が運動のダイナミクスを観察する時の客観性とは何かという問題を投げかける。つまり、運動学が科学的であるためには運動のダイナミクスを客観的に見る必要があるが、人間の眼は運動のダイナミクスを主観的なイメージとして見ているという、もう一つの事実である。

そして、この客観性と主観性の乖離を医学の立場からつなぎ止めようとしたのが生理学者のマレーである。彼は血液循環の生理学研究で有名であったが、人生の後半を動物や人間の運動研究に費やした。それは運動を解剖学的に分析するのではなく、マイブリッジのように運動のダイナミクスを連続写真として表現するのでもなく、「クロノフォトグラフィ」という機械を開発して運動分析を行うことであった（図4）[5]。

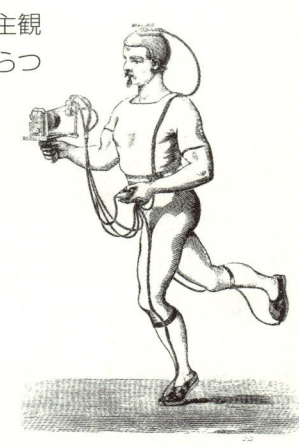

図4　マレーの「クロノフォトグラフィ」

マレーは、人間の眼の客観性も主観性も信じなかった。事実は、「動きの連続写真」とその「動きの変化を機械で捉えた数値」との関係性で証明できると考えた。

たとえば、馬の走行を、動きの連続写真とその変化に対応したクロノフォトグラフィの電気信号

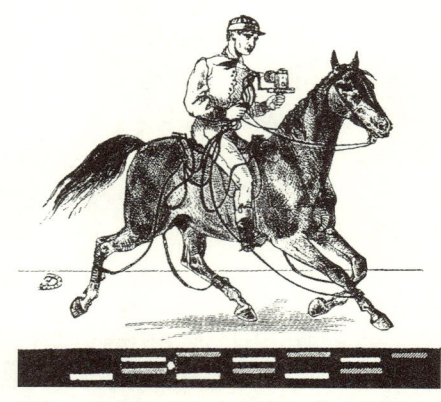

図5　マレーのクロノフォトグラフィによる馬の走行の研究
馬の4本の足に探査子が装着されており、その信号が騎手が手にしている装置に伝達され、クロノグラフとして記録される。下のグラフはアンブル、トロット、ギャロップなどの走行において、それぞれの足の動きがどのように異なるかを記録したもの。
(Marey, 1894)

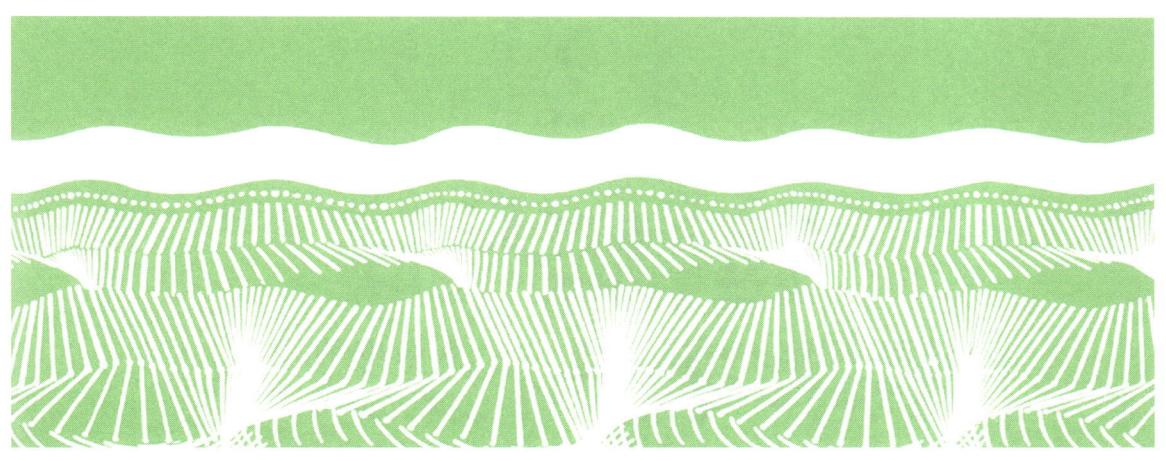

図6 マレーによる人間の歩行の「モーション・ピクチャー」(Marey, 1894)

から得られる数値とを比較した（**図5**）[5]。

　クロノフォトグラフィの電気信号はフットスイッチであり、足部の地面との接触時間が計測できる。それによって動きの連続写真の空間性と地面との接触時間との関係性が明らかになる。運動のダイナミクスにおける事実は、そうした客観的な関係性にあると考えたのであろう[7]。

　運動のダイナミクスを解析することは現代でも簡単ではないが、マレーによって「運動分析（motion analysis）」という人間の「新しい眼」が誕生したといえるだろう。

　運動分析によって、「運動ー動作ー行為の観察」は客観的になる。それをマイブリッジは連続写真で表現した。しかし、マレーは運動の観察において、身体各部の空間的、時間的、強度的な「関係性」を分析した。たとえば、人間の歩行を2次元空間の「モーション・ピクチャー」で観察した（**図6**）[5]。

　それによって歩行時の体幹、骨盤、下肢の関節可動域の変化が空間的、時間的に数値で計測された。また、歩行時の重心の上下移動を示す正弦曲線が規則的に並んでおり、その上下5cmの幅を保つように下肢の各関節が協調的に動いているのが見えた。

　それは人間の眼に映し出される客観性（＝知覚）や主観性（＝イメージ）ではなく、20世紀の新しい運動学の"まなざし"の誕生を意味していた。

　そして、20世紀の前半には、ベルンシュタイン（Bernstein）[8]が「人間の運動科学（human movement science）」の研究を開始した。

[2] 運動学には「キネマティクス」と「キネティクス」がある

運動の空間的な変化と力の変化

運動学には狭義の「**運動学（kinematics）**」と「**運動力学（kinetics）**」という2つの観点がある[9]。

キネマティクスは物体の動きだけを幾何学的に分析する。つまり、運動の空間性の変化のみを観察し、質量、重心、力、エネルギーなどを考慮しない。

たとえば、人間の運動を写真機やビデオで撮影したり、その変化を電気角度計で測定したり、動作を視覚的に分析するのはキネマティクスである。

一方、キネティクスは物体の動きを力の原理によって分析する。つまり、運動の質量、重心、力、エネルギーの変化のみを観察し、運動の空間的な変化を考慮しない。

たとえば、人間の運動を重心動揺計、筋力測定装置、筋電図、床反力計などで分析するのはキネティクスである。

キネマティクスもキネティクスも、運動を「計測」し、「数値（データ）」で表すという点では共通している。それは運動を客観的に捉えようとする考え方に根ざしているが、それぞれのデータ間を比較し、その意味を解釈する必要がある。

なぜなら、運動時の空間的な姿勢と力学的な原理は時系列的に変化する。その変化は姿勢の形態のみならず重心の位置や重心線を変化させる。また、身体に加わる力は体重や筋収縮力といった内的要因のみならず、環境変化や加えられる外力などの外的要因によっても大きく変化する。

したがって、それらの変化要因のすべてを計測してデータ化することは不可能である。また、通常の運動分析は脳活動や神経伝達系のデータは考慮しておらず、人間の運動を一定の運動学的な視点から分析するに留まる。

しかしながら、そうした限界はあるにせよ、運動分析という観察なくして人間の運動を理解することはできない。特に、人間の運動を視覚的に観察する場合には運動分析の知識が不可欠である。

人間の眼は客観的かつ主観的に運動を捉えることができる。それに運動学的な"まなざし"を加味することで、通常では見えない運動のダイナミクスが見えてくる。

以下、そのために必要なキネマティクスとキネティクスの基本について述べてゆく。

[3] キネマティクスの基本

基本肢位

基本肢位には「**自然立位（fundamental standing position）**」と「**解剖学的立位（anatomical standing position）**」とがある（図7）。

自然立位は、いわゆる"気をつけ"の姿勢であり、立位で顔と体幹を正面に向け、両上肢を下垂し、手掌を体側に向け、下肢を平行にし、踵を密着させてつま先を少し開いた直立位である。

解剖学的立位は、自然立位で、前腕を開いて、手掌を前方に向けた直立位である。医学では、この解剖学的立位を基準とする。

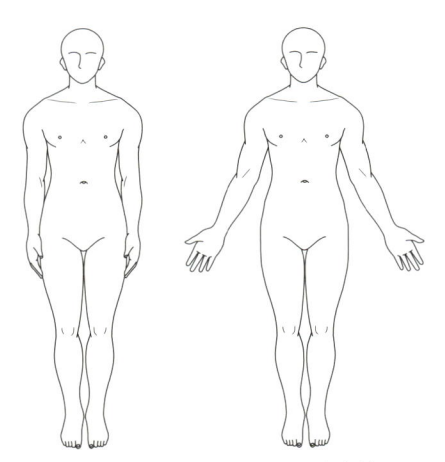

図7 自然立位、解剖学的立位

身体の方向性

身体における空間的な方向性を示す用語には次のような表現がある（図8）。

身体の方向性を示す用語

前 (anterior)	―	後 (posterior)
頭側 (cranial)	―	尾側・足底側 (caudal・planter)
垂直 (vertical)	―	水平 (horizontal)
腹側 (ventral)	―	背側 (dorsal)
上 (superior)	―	下 (inferior)
左 (left)	―	右 (right)
内 (internal)	―	外 (external)
外側 (lateral)	―	内側 (medial)
中枢 (center)	―	末梢 (peripheral)
近位 (proximal)	―	遠位 (distal)
浅 (superficial)	―	深 (profundus)
橈側 (radial)	―	尺側 (ulnar)
掌側 (palmar)	―	背側 (dorsal)
正中 (median)	―	中心 (central)

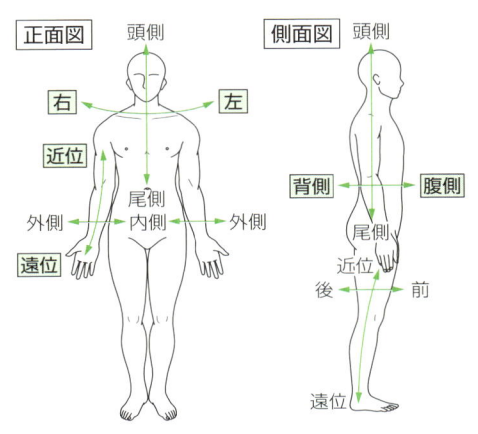

図8 身体の方向性

身体の運動軸と基本面

身体の基本肢位における3次元空間内の3つの「**運動軸（axis）**」は次のように表現される。

身体の運動軸

- **垂直軸（vertical axis）**
  身体を上下に走る線である。縦軸（longitudinal axis）あるいは長軸（long axis）ともいう。
- **水平軸（horizontal axis）**
  垂直軸に対して直角で、身体を左右に走る線である。横軸（transverse axis）ともいう。
- **矢状軸（sagittal axis）**
  縦軸と横軸に直交し、身体を前後に走る線である。前後軸（anterior-posterior axis）ともいう。

身体の基本肢位を3次元空間で区分する3つの「**基本面（plane）**」は次のように表現される（図9）。

身体の基本面

- **矢状面（sagittal plane）**
  垂直軸と矢状軸からなる平面で、身体を左右に区分する面である。この左右対称性に2分割する面を正中矢状面という。
- **前額面（frontal plane）**
  垂直軸と前額軸からなる平面で、身体を前後に区分する。
- **水平面（horizontal plane）**
  矢状軸と水平軸よりなる平面で、身体を横断的に上下に区分する。

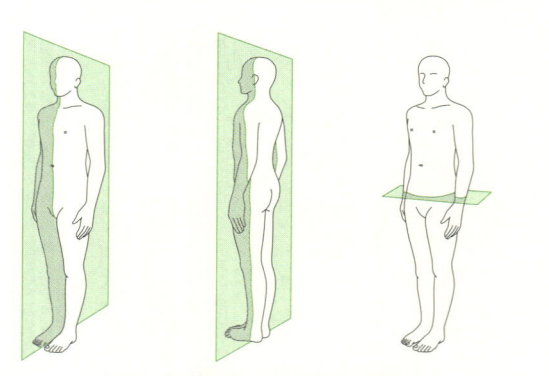

図9　矢状面、前額面、水平面

関節運動の軸と面と表現

身体の関節には1軸性、2軸性、多軸性のものがある。1つの運動軸は3次元空間内の矢状面、前額面、水平面上において2方向に運動ができる。

この1つの運動軸と1つの面上で2方向に運動できることを「運動の自由度」が1度と表現する。

したがって、運動の自由度は、1軸性の関節で1度、2軸性の関節で2度、多軸性の関節で3度となる。

そのため多軸性の関節では「屈曲－伸展」「外転－内転」「外旋－内旋」の合計6方向への運動を行うことができる。

関節運動の表現

「**屈曲（flexion）**」と「**伸展（extension）**」は前額水平軸における矢状面での運動である。屈曲とは関節を曲げる運動であり、伸展とは伸ばす運動である。運動方向は「前後」の動きである（図10）。

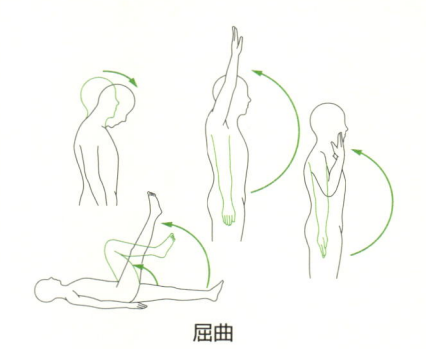

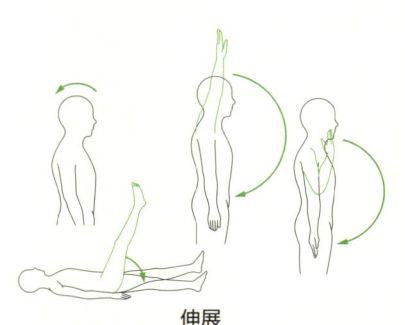

屈曲

伸展

図10　前額水平軸における矢状面での運動

「**外転（abduction）**」と「**内転（adduction）**」は矢状水平軸における前額面での運動である。外転とは体幹から遠ざかる運動で、内転とは体幹に近づく運動である。運動方向は「左右」の動きである（図11）。

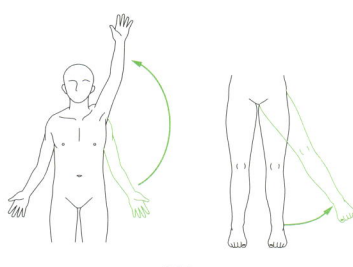

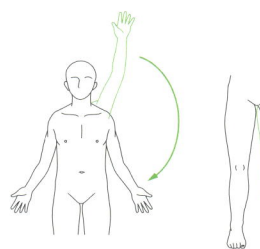

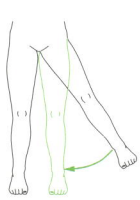

図11 矢状水平軸における前額面での運動

「**外旋（external rotation）**」と「**内旋（internal rotation）**」は垂直軸における水平面での運動である。外旋とは長軸の内方へ回転する運動、内旋とは外方へ回転する運動である。運動方向は「回旋」の動きである（図12）。

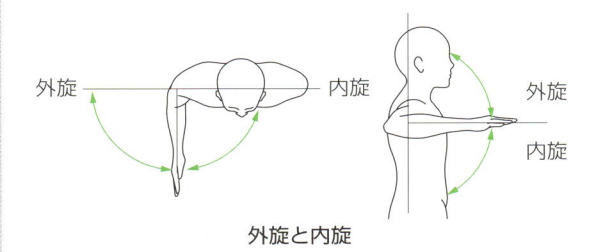

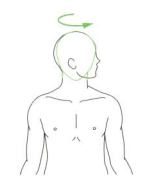

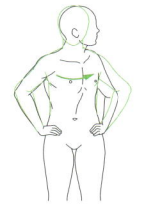

図12 垂直軸における水平面での運動

なお、2軸性と多軸性の関節では運動の自由度が2度以上あるため「**分廻し運動（circumduction）**」が可能である。末端部の手指などで楕円形や円形を描く運動ができる（図13）。

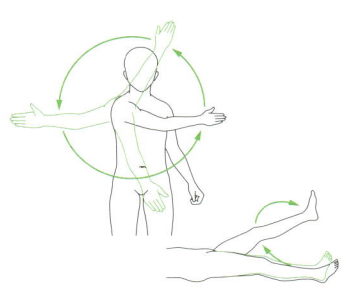

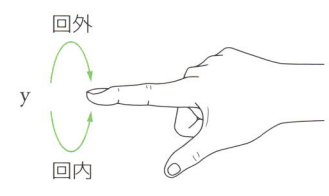

図13 分廻し運動

また、この関節運動の軸と面を解剖学的立位で定めたら、どのような身体の姿勢や肢位で関節運動を行っても同じ用語を使用して運動表現する。たとえば、手指の屈曲はどのような姿勢でも、体幹、肩、肘、前腕、手関節がどのような肢位をとっていても、つまり実際の3次元空間での運動の面がどう変化しても、常に手指の屈曲と運動表現する。

したがって、関節運動は基本的に「屈曲ー伸展」「外転ー内転」「外旋ー内旋」の組み合わせで表現される。

関節運動の特殊な表現

関節運動では頸と体幹、肩甲骨、肩関節、前腕関節、手関節、母指手根中手関節、骨盤、足関節、距骨下関節などにおいて特殊な表現が使われる。

頸と体幹の運動は「前屈（forward bending＝flexion）」「後屈（backward bending＝extension）」「側屈（lateral bending）」「回旋（rotation）」と表現される（図14）。

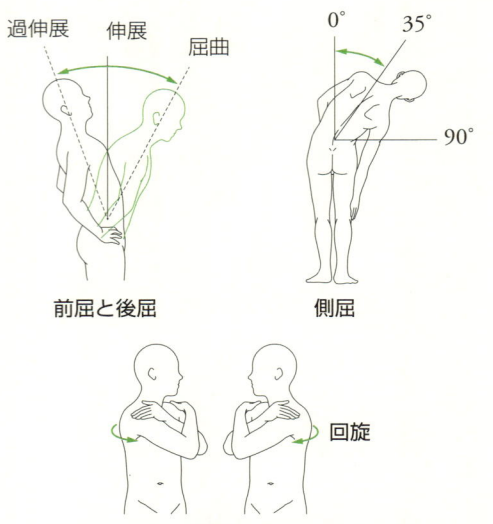

図14 体幹の前屈、後屈、側屈、回旋

肩甲骨の運動は「挙上（elevation）」「下制（depression）」「外転（abduction）」「内転（adduction）」「上方回旋（upward rotation）」「下方回旋（downward rotation）」と表現される。また、挙上－外転－上方回旋の複合運動を「前方突出（protraction）」、下制－内転－下方回旋の複合運動を「後方牽引（retraction）」という（図15）。

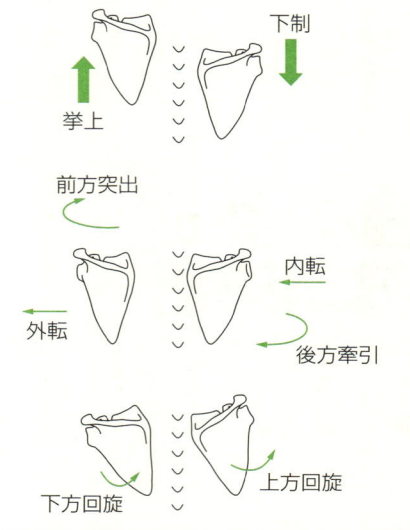

図15 肩甲骨の挙上、下制、外転、内転、上方回旋、下方回旋

肩関節（肩甲上腕関節）の運動は屈曲を「前方挙上（forward elevation）」、伸展を「後方挙上（backward elevation）」、外転を「外方挙上（lateral elevation）」、体幹の前方での内転を「相対的内転（relative adduction）」と呼ぶことがある。また、複合運動として屈曲位での外転を「水平外転（horizontal abduction）」、屈曲位での内転を「水平内転（horizontal adduction）」と表現する（図16）。

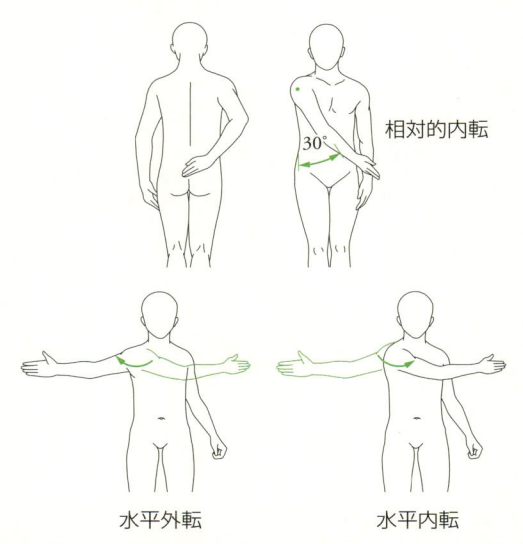

図16 肩関節（肩甲上腕関節）の相対的内転、水平外転、水平内転

前腕関節（橈尺関節）の運動は自然立位における前腕の位置が「中間位（neutral position）」で、「回外（supination）」と「回内（pronation）」と表現する（図17）。

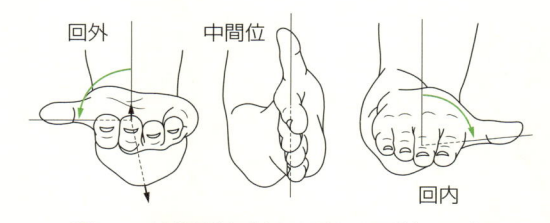

図17 前腕関節（橈尺関節）の回外、回内

手関節（橈骨手根関節）の運動は「**掌屈（palmar flexion）**」「**背屈（dorsi-flexion）**」「**橈側偏位（radial deviation＝橈屈）**」「**尺側偏位（ulnar deviation＝尺屈）**」と表現される（図18）。

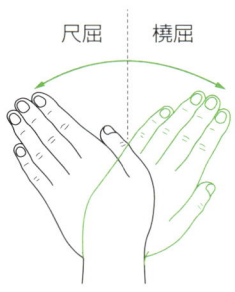

図18 手関節（橈骨手根関節）の橈屈偏位、尺屈偏位

母指の手根中指関節の運動は「**対立運動（opposition）**」、反対を「**復位運動（retroposition）**」と表現する（図19）。

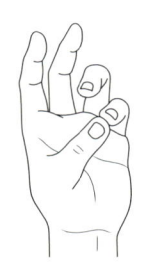

図19 母指（手根中指関節）の対立運動

母指の手根中手関節の運動は「**掌側外転（palmar abduction）**」や「**橈側外転（radial abduction）**」と表現する（図20）。

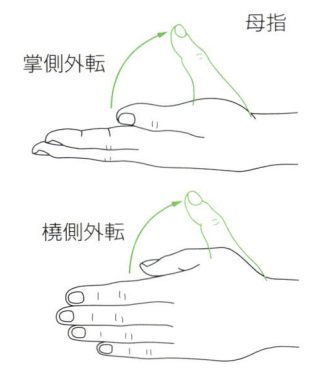

図20 母指（手根中手関節）の掌側外転、橈側外転

骨盤の運動は「**前傾（forward tilt）**」「**後傾（backward tilt）**」「**傾斜（inclination）**」「**回旋（rotation）**」と表現される（図21）。

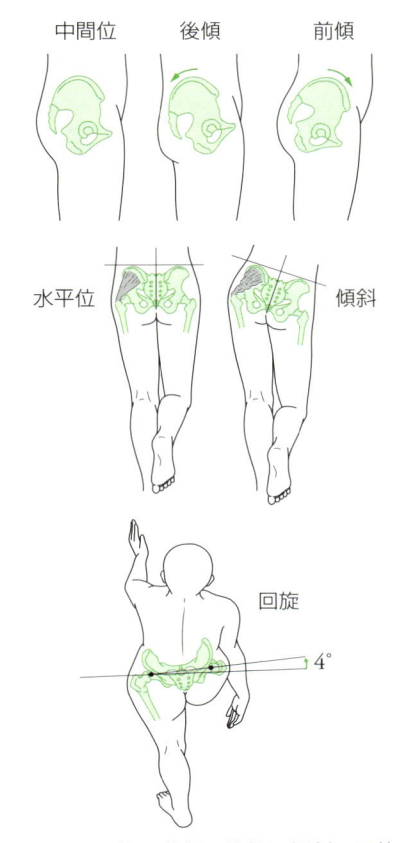

図21 骨盤の前傾、後傾、傾斜、回旋

足関節（距腿関節）の運動は「**背屈（dorsi flexion）**」「**底屈（plantar flexion）**」と表現する（図22）。

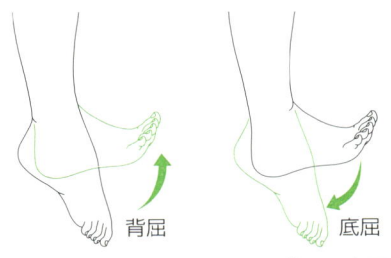

図22 足関節（距腿関節）の背屈、底屈

足の距骨下関節の運動は「内返し（inversion＝内反）」「外返し（eversion＝外反）」と表現する（図23）。

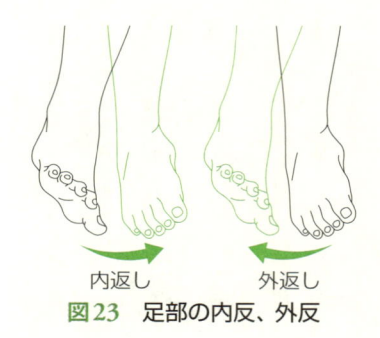

図23　足部の内反、外反

関節の運動学的分類

身体の各関節は関節面の形状に基づいて運動の軸と運動の方向性が異なっており、次のような運動学的名称に分類できる（図24）[10]。

[1軸性関節]
　蝶番関節（hinge joint）
　　（屈曲－伸展：肘関節、膝関節、足関節など）
　車軸関節（pivot joint）
　　（内旋－外旋または回内－回外：上橈尺関節、環軸関節など）

[2軸性関節]
　顆状関節（condyloid joint）
　　（屈曲－伸展と外転－内転：手関節、中手指節関節など）
　鞍関節（saddle joint）
　　（屈曲－伸展と外転－内転：手根中手関節、胸鎖関節など）

[多軸性関節]
　球関節（bone and socket joint）
　　（屈曲－伸展と外転－内転と外旋－内旋：肩関節、股関節など）
　平面関節（plane joint）
　　（屈曲－伸展と外転－内転と外旋－内旋：足根間関節、椎間関節など）

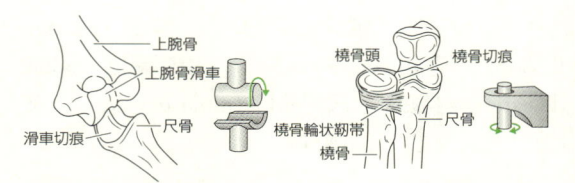

蝶番関節：肘関節（腕尺関節）　　車軸関節：上橈尺関節

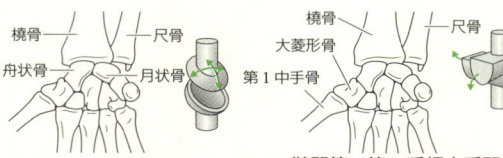

顆状関節：橈骨手根関節　　鞍関節：第1手根中手関節

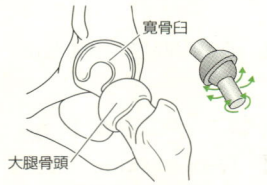

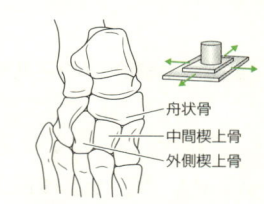

球関節：股関節　　平面関節：足根間関節

図24　関節の運動学的分類（1軸性関節、2軸性関節、多軸性関節）に対応する解剖学的関節の例

関節可動域（ROM）

身体の各関節には運動方向における正常可動範囲が存在する。それを「**関節可動域（range of motion：ROM）**」という。

関節可動域は四肢および体幹の関節を他動的に運動させた場合の可動範囲の測定値である。

角度計（goniometry）で計測して「角度」で表現する。正常な関節可動域を超える場合を「過伸展（hyperextension）」、非生理的な方向に過剰に動く状態を「関節弛緩（joint laxity）」という。

関節可動域は日本整形外科学会とリハビリテーション医学会の定めた方法で測定するのが一般的である（表1）。

良肢位（機能的肢位）

良肢位とは、関節可動域制限が生じたり、骨折後の治療のために関節をギプス固定しても日常生活動作での支障が少ない肢位である。肩関節外転60°、股関節屈曲90°、前腕中間位、手関節背屈20°、手指軽度屈曲位、股関節屈曲15°、外転10°、外旋10度、膝関節屈曲15°、足関節0°である。

[3] キネマティクスの基本

表1 関節可動域測定法の基準(日本リハビリテーション医学会評価基準委員会)

I. 上肢測定

部位名	運動方向	参考可動域角度	基本軸	移動軸	測定肢位および注意点	参考図
肩甲帯 (shoulder girdle)	屈曲 flexion	20	両側の肩峰を結ぶ線	頭頂と肩峰を結ぶ線		
	伸展 extension	20	両側の肩峰を結ぶ線	頭頂と肩峰を結ぶ線		
	挙上 elevation	20	両側の肩峰を結ぶ線	肩峰と胸骨上線を結ぶ線	前面から測定する。	
	引き下げ(下制) depression	10				
肩 shoulder (肩甲帯の動きを含む)	屈曲(前方挙上) flexion (forward elevation)	180	肩峰を通る床への垂直線(立位または座位)	上腕骨	前腕は中間位とする。体幹が動かないように固定する。脊柱が前後屈しないように注意する。	
	伸展(後方挙上) extension (backward elevation)	50				
	外転(側方挙上) abduction (lateral elevation)	180	肩峰を通る床への垂直線(立位または座位)	上腕骨	体幹の側屈が起こらないように90°以上になったら前腕を回外することを原則とする。⇒[VI. その他の検査法]参照	
	内転 adduction	0				
	外旋 external rotation	60	肘を通る前額面への垂直線	尺骨	上体を体幹に接して、肘関節を前方90°に屈曲した位置で行う。前腕は中間位とする。⇒[VI. その他の検査法]参照	
	内旋 internal rotation	80				
	水平屈曲(水平内転) horizontal flexion (horizontal adduction)	135	肩峰を通る矢状面への垂直線	上腕骨	肩関節を90°外転位とする。	
	水平伸展(水平外転) horizontal extension (horizontal abduction)	30				
肘 elbow	屈曲 flexion	145	上腕骨	橈骨	前腕は回外位とする。	
	伸展 extension	5				

部位名	運動方向	参考可動域角度	基本軸	移動軸	測定肢位および注意点	参考図
前腕 forearm	回内 pronation	90	上腕骨	手指を伸展した手掌面	肩の回旋が入らないように肘を90°に屈曲する。	
	回外 supination	90				
手 wrist	屈曲(掌屈) flexion (palmarflexion)	90	橈骨	第2中手骨	前腕は中間位とする。	
	伸展(背屈) extension (dorsiflexion)	70				
	橈屈 radial deviation	25	前腕の中央線	第3中手骨	前腕を回内位で行う。	
	尺屈 ulnar deviation	55				

III. 手指測定

部位名	運動方向	参考可動域角度	基本軸	移動軸	測定肢位および注意点	参考図
母指 thumb	橈側外転 radial abduction	60	示指(橈骨の延長上)	母指	運動は手掌面とする。以下の手指の運動は、原則として手指の背側にあてる。	
	尺側内転 ulnar adduction	0				
	掌側外転 palmar abduction	90			運動は手掌面に直角な面とする。	
	掌側内転 palmar adduction	0				
	屈曲(MCP) flexion	60	第1中手骨	第1基節骨		
	伸展(MCP) extension	10				
	屈曲(IP) flexion	80	第1基節骨	第1末節骨		
	伸展(IP) extension	10				

表1 関節可動域測定法の基準（日本リハビリテーション医学会評価基準委員会）（続き1）

部位名	運動方向	参考可動域角度	基本軸	移動軸	測定肢位および注意点	参考図
指 fingers	屈曲 (MCP) flexion	90	第2-5中手骨	第2-5基節骨		
	伸展 (MCP) extension	45				
	屈曲 (PIP) flexion	100	第2-5基節骨	第2-5中節骨		
	伸展 (PIP) extension	0				
	屈曲 (DIP) flexion	80	第2-5中節骨	第2-5末節骨	DIPは10°の過伸展をとりうる。	
	伸展 (DIP) extension	0				
	外転 abduction		第3中手骨延長線	第2、4、5指軸	中指の運動は橈側外転、尺側外転とする。[VI.その他の検査法]参照	
	内転 adduction					

IV. 下肢測定

部位名	運動方向	参考可動域角度	基本軸	移動軸	測定肢位および注意点	参考図
股 hip	屈曲 flexion	125	体幹と平行な線	大腿骨（大転子と大腿骨外顆の中心を結ぶ線）	骨盤と脊柱を十分に固定する。屈曲は背臥位、膝屈曲位で行う。伸展は腹臥位、膝伸展位で行う。	
	伸展 extension	15				
	外転 abduction	45	両側の上前腸骨棘を結ぶ線への垂直線	大腿中央線（上前腸骨棘より膝蓋骨中心を結ぶ線）	背臥位で骨盤を固定する。下肢は外旋しないようにする。内転の場合は、反対側の下肢を屈曲挙上してその下を通して内転させる。	
	内転 adduction	20				
	外旋 external rotation	45	膝蓋骨より下ろした垂直線	下腿中央線（膝蓋骨中心より足関節内外果中央を結ぶ線）	背臥位で、股関節と膝関節を90°屈曲位にして行う。骨盤の代償を少なくする。	
	内旋 internal rotation	45				

部位名	運動方向	参考可動域角度	基本軸	移動軸	測定肢位および注意点	参考図
膝 knee	屈曲 flexion	130	大腿骨	腓骨（腓骨頭と外果を結ぶ線）	屈曲は股関節を屈曲位で行う。	
	伸展 extension	0				
足 ankle	屈曲（底屈）(plantar flexion)	45	腓骨への垂直線	第5中足骨	膝関節を屈曲位で行う。	
	伸展（背屈）(dorsiflexion)	20			膝関節を屈曲位で行う。	
足部 foot	外がえし eversion	20	下腿軸への垂直線	足底面		
	内がえし inversion	30				
	外転 abduction	10	第1、第2中足骨の間の中央線	同左	足底で足の外縁または内縁で行うこともある。	
	内転 adduction	20				
母指（趾）great toe	屈曲 (MTP) flexion	35	第1中足骨	第1基節骨		
	伸展 (MTP) extension	60				
	屈曲 (IP) flexion	60	第1基節骨	第1末節骨		
	伸展 (IP) extension	0				
足指 toes	屈曲 (MTP) flexion	35	第2-5中足骨	第2-5基節骨		
	伸展 (MTP) extension	40				
	屈曲 (PIP) flexion	35	第2-5基節骨	第2-5中節骨		
	伸展 (PIP) extension	0				
	屈曲 (DIP) flexion	50	第2-5中節骨	第2-5末節骨		
	伸展 (DIP) extension	0				

[3] キネマティクスの基本

表1 関節可動域測定法の基準（日本リハビリテーション医学会評価基準委員会）(続き2)

V. 体幹測定

部位名	運動方向	参考可動域角度	基本軸	移動軸	測定肢位および注意点	参考図
頸部 cervical spines	屈曲（前屈）flexion	60	肩峰を通る床への垂直線	外耳孔と頭頂を結ぶ線	頭部体幹の側面で行う。原則として腰かけ座位とする。	屈曲/伸展
	伸展（後屈）extension	50				
	回旋 rotation	左回旋 60	両側の肩峰を結ぶ線への垂直線	鼻梁と後頭結節を結ぶ線	腰かけ座位で行う。	右回旋/左回旋
		右回旋 60				
	側屈 lateral bending	左側屈 50	第7頸椎棘突起と第1仙椎の棘突起を結ぶ線	頭頂と第7頸椎棘突起を結ぶ線	体幹の背面で行う。腰かけ座位とする。	右側屈/左側屈
		右側屈 50				
胸腰部 thoracic and lumbar spines	屈曲（前屈）flexion	45	仙骨後面	第1胸椎棘突起と第5腰椎棘突起を結ぶ線	体幹側面より行う。立位、腰かけ座位または側臥位で行う。股関節の運動が入らないようにする。⇨[VI. その他の検査法]参照	屈曲/伸展
	伸展（後屈）extension	30				
	回旋 rotation	左回旋 40	両側の後上腸骨棘を結ぶ線	両側の肩峰を結ぶ線	座位で骨盤を固定して行う。	右回旋/左回旋
		右回旋 40				
	側屈 lateral bending	左側屈 50	ヤコビー（Jacoby）線の中点にたてた垂直線	第1胸椎棘突起と第5腰椎棘突起を結ぶ線	体幹の背面で行う。腰かけ座位または立位で行う。	右側屈/左側屈
		右側屈 50				

VI. その他の検査法

部位名	運動方向	参考可動域角度	基本軸	移動軸	測定肢位および注意点	参考図
肩 shoulder（肩甲骨の動きを含む）	外旋 external rotation	90	肘を通る前額面への垂直線	尺骨	前腕は中間位とする。肩関節は90°外転し、かつ肘関節は90°屈曲した肢位で行う。	外旋/内旋
	内旋 internal rotation	70			20°または45°肩関節屈曲位で行う。立位で行う。	
	内転 adduction	75	肩峰を通る床への垂直線	上腕骨		
母指 thumb	対立 opposition				母指先端と小指基部（または先端）との距離（cm）で表示する。	
指 fingers	外転 abduction		第3中手骨延長線	2, 4, 5指軸	中指先端と2, 4, 5指先端との距離（cm）で表示する。	
	内転 adduction					
	屈曲 flexion				指尖と近位手掌皮線（proximal palmar crease）または遠位手掌皮線（distal palmar crease）との距離（cm）で表示する。	
胸腰部 thoracic and lumbar spines	屈曲 flexion				最大屈曲は、指先と床との間の距離（cm）で表示する。	

VII. 顎関節計測

部位名		
顎関節 temporomandibular joint	開口位で上顎と下顎の間（cm）で表示する。左右偏位（lateral deviation）は上顎の正中線を基準として下顎列の動きの距離を左右とも cm で表示する。参考値は上下第1切歯列対向線間の距離5.0cm、左右偏位1.0cmである。	

正常な関節可動域の条件

運動時に正常な関節可動域が維持されるためには、次の5因子が必要である。

正常な関節可動域の条件
● 関節の骨に構築学的な欠陥が存在しないこと。 ● 関節周囲の関節包、靭帯、筋などの軟部組織に「癒着（adhesion）」や「短縮（tightness）」が存在しないこと。 ● 関節運動を行う筋が収縮し、筋力を発揮できること。 ● 関節運動によって引き伸ばされる筋が弛緩し、十分な「伸展性（extensibility）」を有していること。 ● 関節運動によって「疼痛（pain）」が誘発されないこと。

関節拘縮

正常な関節可動域に制限をきたしている状態を「関節可動域制限（limitation of ROM）」、その病的状態を「**関節強直（ankylosis）**」または「**関節拘縮（contracture）**」という。

関節強直は「運動制限の原因が関節包内の骨にある場合（骨性の制限）」をいう。関節拘縮は「運動制限の原因が関節包外の軟部組織である皮膚、皮下の結合組織、靭帯、腱、筋、神経などにある場合（軟部組織性の制限）」をいう。

関節拘縮には先天性関節拘縮と後天性関節拘縮とがある。先天性関節拘縮としては先天性多発性関節拘縮症（arthrogryposis multiplex congenital）や先天性内反足が有名である。後天性関節拘縮は「ホッファ（Hoffa）の分類」として知られており、次の5つに分類する。

関節拘縮の分類
● 皮膚性拘縮 ● 結合織性拘縮 ● 筋性拘縮 ● 神経性拘縮 ● 関節性拘縮

[Hoffaの分類]

皮膚性拘縮（dermatogenic contracture）（図25）

皮膚が伸縮性を失うことによる。たとえば、火傷（burn injury）の後には皮膚の瘢痕化が生じる。瘢痕とは潰瘍、創傷、挫滅に起因する壊死によって生じた皮膚組織の欠損が、肉芽組織の形成を経て、緻密な膠原線維や結合組織に置き換わり修復された状態である。

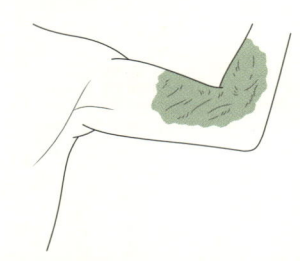

図25　皮膚性拘縮（火傷による肘関節の伸展制限）

結合織性拘縮（desmogenic contracture）（図26）

関節周囲の皮下組織であるコラーゲンなどの結合織、靭帯、腱、腱膜などが伸縮性を失うことによる。たとえば、炎症による手掌腱膜の特発性瘢痕による手のDupuytren拘縮がある。

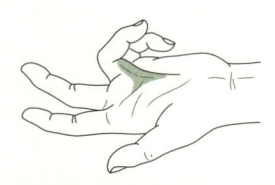

図26　結合織性拘縮（Dupuytren拘縮）

筋性拘縮（myogenic contraction）（図27）

筋肉が伸展性（extensibility）や柔軟性（flexibility）を失うことによる。たとえば、不動による筋短縮（tightness）、骨折後の長期固定による廃用性の筋萎縮（atrophy）、外傷後の筋挫滅後の瘢痕化、前腕動脈の阻血によって筋肉が壊死する手のVolkmann拘縮（ischemic contracture）などである。

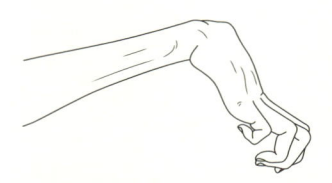

図27　筋性拘縮（Volkmann拘縮）

神経性拘縮 (neurogenic contracture)（図28）

中枢神経や末梢神経の障害による拘縮である。反射性拘縮、痙性拘縮、麻痺性拘縮の3つのタイプがある。

反射性拘縮は疼痛に対する逃避反射により筋緊張が生じ、疼痛を避ける肢位をとり続けるために起こる。痙性拘縮は中枢神経損傷後の異常な筋緊張の持続によって起こる。麻痺性拘縮は脊髄前角の運動ニューロンや末梢神経損傷後に筋の弛緩性麻痺をきたし、拮抗筋が収縮して起こる。

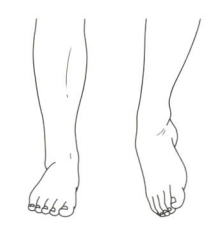

図28　神経性拘縮（痙性による内反尖足拘縮）

関節性拘縮 (arthrogenic contracture)（図29）

関節包、滑膜、靭帯などの損傷や炎症による拘縮である。特に、骨折後の長期の関節固定により関節包や靭帯が伸縮性を失う。関節リウマチや変形性関節症などによるものもある。

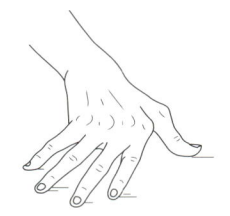

図29　関節性拘縮（リウマチによる手の尺側偏位拘縮）

変形と脱臼

骨や関節は骨折、関節拘縮、筋力低下、神経損傷などさまざまな原因によって「**変形（deformity）**」をきたすことがある。

関節脱臼は変形とは異なり、関節窩と骨頭とが離れることである。骨頭が関節包から出ている場合を「**脱臼（dislocation）**」、関節包から出ていない場合を「**亜脱臼（subdislocation）**」という。

ここでは脊柱と肩甲帯、上肢、下肢の代表的な変形を記載しておく。

▶脊柱と肩甲骨

脊柱側弯 (scoliosis)（図30）

思春期に発症する特発性側弯症が多い。一次カーブと二次カーブとがある。レントゲン上でCobb法やFerguson法によってカーブを計測する。

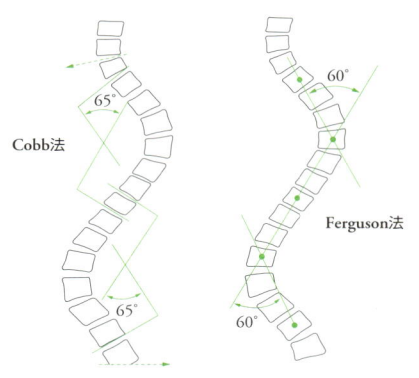

図30　脊柱側弯

翼状肩甲 (wing scapula)（図31）

前鋸筋の麻痺によって肩甲骨の内側縁が浮き上がる。

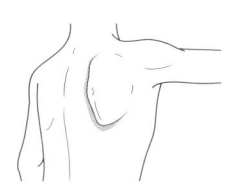

図31　翼状肩甲

▶上肢

外反肘 (cubitus valgus)・内反肘 (cubitus varus)（図32）

正常な上腕骨と尺骨のなす角度は直線ではなく170°の「生理的外反（運搬角＝carrying angle）」を有している。この角度を基準に外反肘と内反肘を計測する。

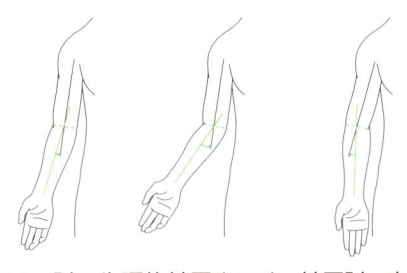

図32　肘の生理的外反（170°）、外反肘、内反肘

下垂手 (drop hand)（図33）
橈骨神経麻痺によって生じる。手関節伸展筋の筋力低下により屈曲位となる。

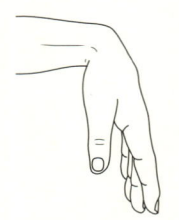

図33　下垂手

猿手 (ape hand)（図34）
正中神経麻痺により生じる。母指球の筋萎縮により手掌が平坦化する。

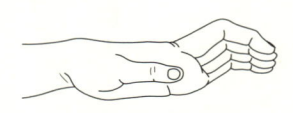

図34　猿手

鷲手 (claw hand)［鉤爪指（鉤指）］（図35）
尺骨神経麻痺により生じる。手の環指と小指のMP関節が過伸展しIP関節が屈曲する。

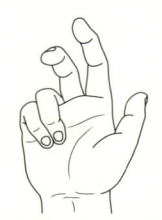

図35　鷲手［鉤爪指（鉤指）］

スワンネック変形 (swan-neck deformity)（図36）
手指の中手指節間関節（MPJ）の屈曲、近位指節間関節（PIPJ）の伸展、遠位指節間関節（DIPJ）の屈曲が生じる。

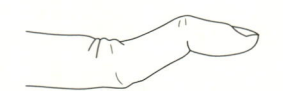

図36　スワンネック（白鳥の頸）変形

ボタン穴変形 (buttonhole deformity)（図37）
近位指節間関節（PIPJ）の屈曲、遠位指節間関節（DIPJ）の伸展が生じる。

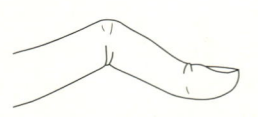

図37　ボタン穴変形

槌指 (mallet finger)（図38）
遠位指節間関節（DIPJ）の屈曲が生じる。

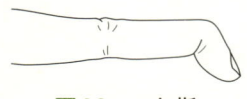

図38　つち指

▶下肢

外反股 (coxa valga)・内反股 (coxa vara)（図39）
大腿骨の頸体角が正常の125°より大きい場合が外反股、小さい場合が内反股である。

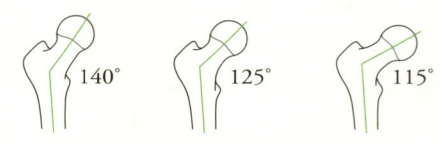

図39　外反股、正常、内反股

外反膝・内反膝（図40）
「大腿骨長軸と脛骨のなす角度（femoral-tibia angle：FTA）」が正常の174°より小さい場合が外反膝、大きい場合が内反膝である。両側の外反膝を「X脚」、両側の内反膝を「O脚」という。

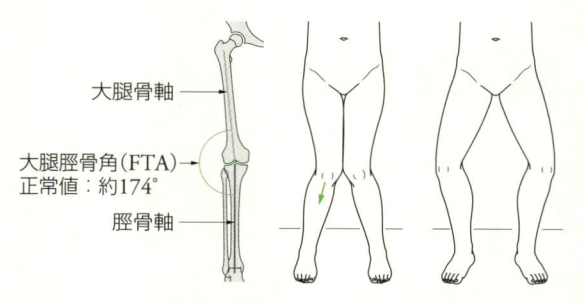

大腿骨軸
大腿脛骨角（FTA）
正常値：約174°
脛骨軸

図40　FTA　外反膝（X脚）、内反膝（O脚）

反張膝（back knee, Genu recurvatum）（図41）

膝関節の「過伸展（hyperextension）」を反張膝という。大腿四頭筋の筋力低下や足関節の底屈位拘縮によって生じる。

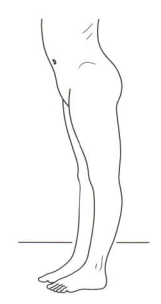

図41　反張膝

下垂足（drop foot）（図42）

深腓骨神経麻痺により生じる。足関節の背屈筋（前脛骨筋）の筋力低下により歩行の遊脚期に底屈位となる。

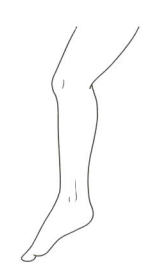

図42　下垂足

尖足（pes equines）・踵足（pes calcaneus）（図43）

足関節の底屈位拘縮を尖足変形、背屈位拘縮を踵足変形という。

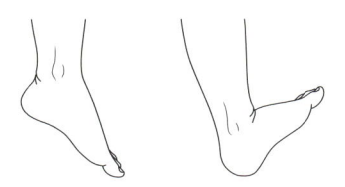

図43　尖足、踵足

内反足（pes varus）・外反足（pes valgus）（図44）

足部の距骨下関節の内反位拘縮を内反足変形、外反位拘縮を外反足変形という。内反足変形には尖足を伴うことが多く、「内反尖足（club foot）」と呼ぶ。

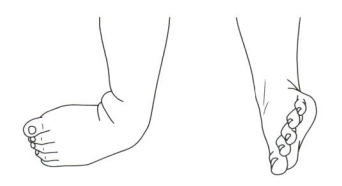

図44　内反変形、外反変形

扁平足（flat foot）（図45）

正常では足底に「土踏まず（アーチ）」が形成されているが、その平坦化を扁平足という。

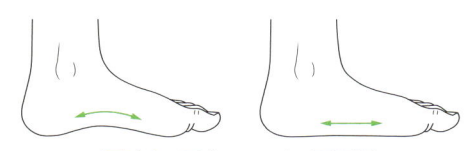

図45　足底アーチ、扁平足

外反母指（hallux valgus）（図46）

足の母指の中足指節間関節（MPJ）の変形である。

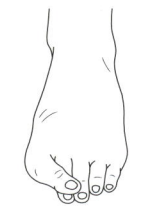

図46　外反母指

筋作用の関節運動による表現

筋肉の骨への付着には起始と停止があり、関節の運動方向によって「筋作用（action）」が分類される。つまり、筋作用は関節運動で表現することができる。

したがって、各筋は各関節の「屈筋（flexor muscles）」「伸筋（extensor muscles）」「内転筋（adductor muscles）」「外転筋（abductor muscles）」「内旋筋（internal rotator muscles）」「外旋筋（external rotator muscles）」に区分される。

なお、前腕の筋は「回内筋（pronator muscles）」と「回外筋（supinator muscles）」と表現する。

また、手関節の筋は「背屈筋（dorsiflexion muscles）」と「掌屈筋（palmar flexion muscles）」、足関節の筋は「背屈筋（dorsiflexion muscles）」と「底屈筋（plantar flexion muscles）」と表現する。

たとえば、下腿三頭筋（腓腹筋・ヒラメ筋）は足関節の底屈筋と表現できるし、足関節の底屈筋は下腿三頭筋とも表現できる（図47）。

その他、身体には「挙筋（levator）」「下制筋（depressor）」「括約筋（sphincter）」「散大筋（dilatators）」と呼ばれる筋もある。

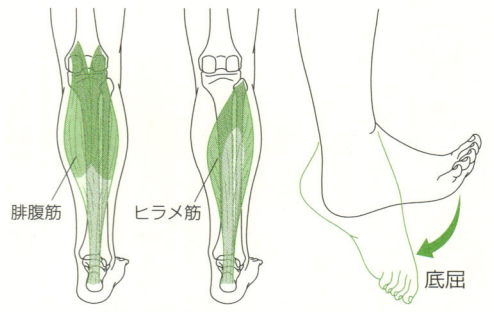

図47　筋作用の関節運動による表現
下腿三頭筋は足関節の底屈筋と表現できるし、足関節の底屈筋は下腿三頭筋とも表現できる。

筋の短縮

筋に「短縮（tightness）」が生じると関節可動域制限（筋性拘縮や神経性拘縮）が発生する。筋短縮とは筋線維が伸縮性を失うことである。この場合、筋の短縮テストによって筋短縮の有無を確認する必要がある。特に、二関節筋の短縮の鑑別がポイントである。ここでは代表的な筋の短縮テストを記しておく。

トーマス・テスト（Thomas test）……腸腰筋の短縮（図48）

背臥位で健側の股関節を他動的に屈曲させて、骨盤を後傾し、腰椎を前弯する。股関節の屈曲筋である腸腰筋に短縮があれば患側の股関節がベッドから浮き上がって屈曲する。腸腰筋の短縮により股関節の屈曲拘縮が出現する。

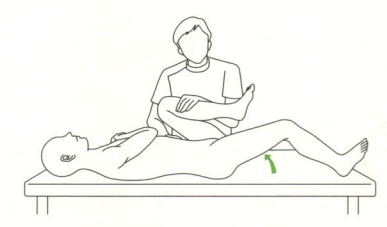

図48　トーマス・テスト

開排制限……股関節内転筋群と薄筋の短縮（図49）

背臥位で股関節を開排（外転）する。膝関節伸展位での外転で開排制限があり、膝関節屈曲位での外転で開排制限がなければ、二関節筋である薄筋のみの短縮が鑑別できる。

股関節内転筋群と薄筋の両方に短縮がある場合は、膝関節屈曲位と伸展位の両方で開排制限が出現する。

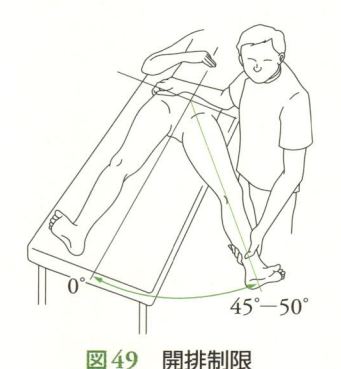

図49　開排制限

オーベル・テスト（Ober test）……大腿筋膜張筋の短縮（図50）

患側下肢を上にした側臥位で膝関節を軽度屈曲し、股関節伸展、外転、内旋位から内転、外旋させる。股関節の外転、内旋筋である大腿筋膜張筋に短縮があれば下肢（膝部）が床に接地しない。

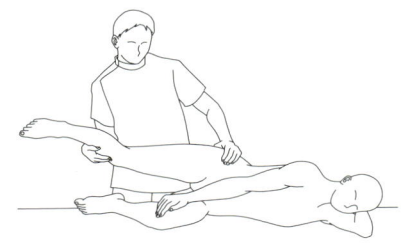

図50　オーベル・テスト

尻上がり現象（hip-up現象、Ely sign）……大腿直筋の短縮（図51）

第1の方法として腹臥位で膝関節を屈曲する。二関節筋の大腿直筋（膝関節伸筋、股関節屈筋）に短縮があると股関節が屈曲して殿部が持ち上がる。

あるいは、第2の方法として背臥位で両下腿をベッドの端から垂らし、健側の股関節を最大屈曲すると患側の膝関節が伸展する。

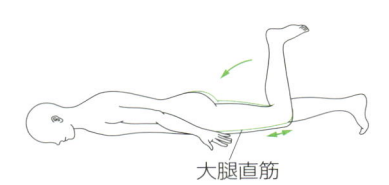

大腿直筋

図51　尻上がり現象

下肢伸展挙上（straight leg raising：SLR）……ハムストリングスの短縮（図52）

背臥位の膝伸展位で股関節を屈曲する。二関節筋のハムストリングス（膝関節屈筋、股関節伸筋）に短縮があれば、股関節屈曲に制限が出現する。

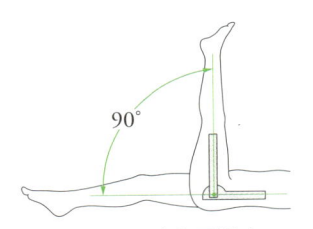

図52　下肢伸展挙上

足関節の背屈テスト……腓腹筋とヒラメ筋の鑑別（図53）

背臥位の膝伸展位と膝屈曲位で足関節を背屈する。膝屈曲位で背屈できれば二関節筋である腓腹筋に短縮があることが鑑別できる。腓腹筋とヒラメ筋に短縮がある場合は両方とも背屈制限が出現する。

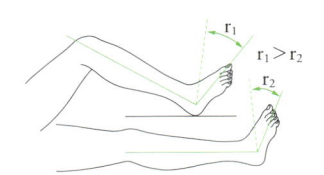

$r_1 > r_2$

図53　足関節の背屈テスト

手関節の背屈テスト……手関節屈筋と手指屈筋の短縮

手関節を背屈する。手関節屈筋に短縮がなく手指屈筋に短縮があれば、手指屈曲位で手関節背屈ができる。手関節屈筋と手指屈筋の両方に短縮があれば、手指の屈曲位に関係なく手関節の背屈制限が出現する。

筋のストレッチ・エクササイズ

筋を「伸張（stretch）」すれば短縮の改善が期待できる。いわゆる「筋のストレッチ・エクササイズ（伸張訓練）」と呼ばれる他動的伸張や自動的伸張を行う。筋のストレッチ・エクササイズは関節可動域を拡大させる効果がある。基本的には筋作用の反対方向に関節を動かして、筋を痛みのない範囲で持続的に引き伸ばす。

[4] キネティクスの基本

ニュートンの法則

　身体は質量をもつ物体であり、静止したり運動したりする。それを決定するのは「力」である。この力の要素には外的要素として重力、荷重、抵抗、摩擦、外力と、内的要素としての筋収縮力がある。そうした力が身体に加わることによって運動が発生し、速度や加速度を引き起こす。

　ニュートンの法則とは、こうした物体の運動における力、速度、加速度についての3つの根本原理である[1]。

　ニュートンの第1法則（＝慣性の法則）は「物体にまったく力が働かなければ、物体はいつまでも静止しており、運動しているものは永久に等速運動を続ける」というものである。この物体が現状に留まろうとする傾向を「慣性」という。

　ニュートンの第2法則（＝加速度の法則）は、「物体の受ける加速度と質量との積はこれに働く力に等しい」というものである。力は加速度を発生させる。仮に、物体の質量をm、その加速度をa、これに働く力をFとすると、「F＝am」となり、これを「運動方程式」という。物体に力が作用した結果として起こる速度の変化は、その力に正比例し、質量に反比例する。つまり、一定の重さの物体は作用する力が大きいほど速く動き、作用する力が一定の場合は重量が重いほどその物体の加速度は小さくなる。

　ニュートンの第3法則（＝作用・反作用の法則）は、「2つの物体がある時、物体Aが物体Bに及ぼす力と、物体Bが物体Aに及ぼす力とは大きさが等しく、方向が反対で、両者の力は同一線上にある」というものである。これを「力の作用・反作用」という。つまり、一定の垂直な力が上方から水平面に作用した場合、その等しい力が垂直線上の上方に向かって反作用する。後方上部から斜めの角度で力が水平面に作用した場合には、その等しい力が前方上部へ斜めの角度で反作用する。

筋の関節運動の数

　関節運動は筋収縮を力源として発生するが、筋の関節運動の数からみた場合、「一関節筋」「二関節筋」「多関節筋」に区別できる。単純に一関節筋と二関節筋（多関節筋を含む）に区別することもある。

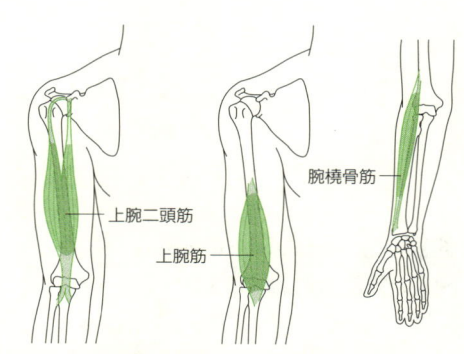

図54　二関節筋（上腕二頭筋）と一関節筋（上腕筋、腕橈骨筋）

　一関節筋は起始と停止の間に1つの関節が介在して単関節運動を行う。二関節筋は起始と停止の間に2つの関節が介在し二関節運動を行う。多関節筋は起始と停止の間に3つ以上の関節が介在して多関節運動を行う。

　たとえば、肘関節を屈曲する筋には上腕二頭筋、上腕筋、腕橈骨筋がある。上腕二頭筋は肩関

節、腕尺関節、上橈尺関節に作用する二関節筋（多関節筋）であるが、上腕筋と腕橈骨筋は腕尺関節のみに作用する一関節筋である（図54）。

このように筋収縮力の作用する関節運動の数は各筋によって異なっている。

運動の力源による分類

運動は力の発生源が外力によるものか筋収縮力によるものかによって4つに分類される。また、その運動（movement）が治療的な意味をもつ場合は「練習あるいは訓練（exercise）」と表現する。

他動運動（passive movement, passive exercise）（図55）

他者の全介助（外力）によって生じる関節運動である。自分の一方の手で全介助した場合は「自己他動運動」という。筋収縮は生じていない。

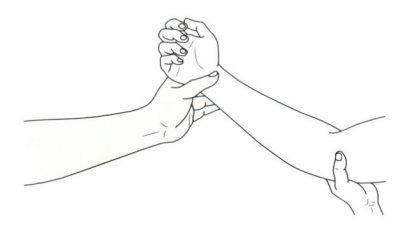

図55　他動運動

自動介助運動（active assistive movement, active assistive exercise）（図56）

他者の部分介助によって生じる関節運動である。随意運動は行っているが、他者の介助とともに行う。自分の一方の手で部分介助した場合は「自己介助運動」という。筋収縮は弱いが出現している。

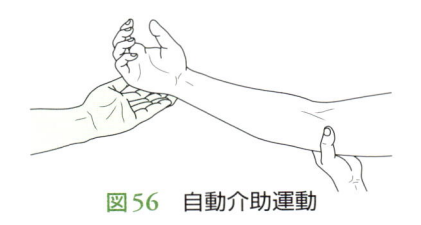

図56　自動介助運動

自動運動（active movement）（図57）

随意運動のみによって生じる関節運動である。重力を除いた自動運動と重力に抗した自動運動がある。いずれも関節運動を十分に発揮できる筋力が必要となる。

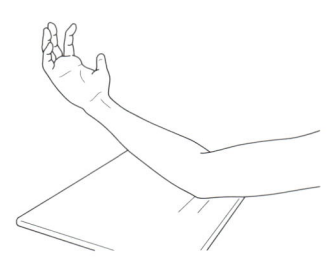

図57　自動運動

抵抗運動（resistive movement）（図58）

随意運動によって生じる関節運動だが、外力や抵抗に拮抗できる強い筋力が必要である。抵抗運動によって最大筋力を発揮することができる。

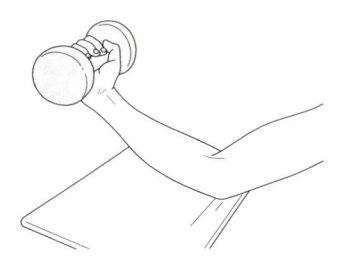

図58　抵抗運動

これらは理学療法や作業療法における「運動療法（therapeutic exercise）」の基本手技である。

運動療法の基本手技
● 他動運動
● 自動介助運動
● 自動運動
● 抵抗運動

筋作用の運動学的分類

筋作用は、その役割に応じて運動学的に分類される。

筋作用の運動学的分類
●動筋（agonist） 　主動筋（prime mover muscle） 　補助筋（assistant mover muscle） ●拮抗筋（antagonist） ●共同筋（synergist） 　安定筋（stabilizer muscle） 　中和筋（neutralizer muscle） 　協同筋（synergy muscle） ●筋弛緩（relaxation） ●筋の反作用（reverse action） ●同時収縮（co-contraction）

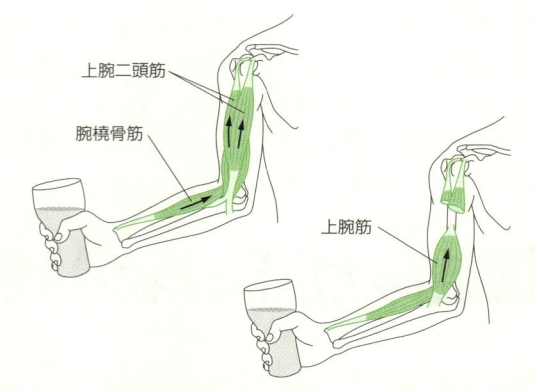

図59　肘関節の屈曲の主動筋（上腕二頭筋、腕橈骨筋、上腕筋）

[動筋]

ある筋が収縮して関節運動が生じる時、この筋をその関節運動の「動筋（mover muscle, agonist：働筋）」という。動筋には「**主動筋（prime mover muscle）**」と「**補助筋（assistant mover muscle）**」がある。

たとえば、肘関節屈曲の主動筋は上腕二頭筋、上腕筋、腕橈骨筋である（図59）。上腕二頭筋は前腕の回外位、上腕筋は回内位、腕橈骨筋は中間位で強く収縮する。また、肘関節屈曲の補助筋は円回内筋、尺側手根屈筋、橈側手根屈筋などである。

二関節筋（多関節筋）の場合、複数の異なる関節運動の主動筋や補助筋となることがある。

通常、各筋の筋作用を表現する場合は、主動作筋としての役割に準じて表現されている。

[拮抗筋]

動筋と反対の関節運動の作用をもつ筋を「**拮抗筋（antagonist）**」という。屈筋と伸筋、外転筋と内転筋、外旋筋と内旋筋は互いに拮抗作用をもつ。

たとえば、肘関節を屈曲する上腕二頭筋の拮抗筋は肘関節を伸展する上腕三頭筋である。同時に、肘関節を伸展する上腕三頭筋の拮抗筋は肘関節を屈曲する上腕二頭筋である。

[共同筋]

広い意味で1つの関節運動に参加するすべての筋を「共同筋（synergist）」という。しかし、その表現には考慮しておくべきいくつかの筋作用がある。

第1は「**安定筋（stabilizer muscle）**」という表現である。たとえば、上腕二頭筋による肘関節の屈曲は肩関節のさまざまな位置で行うことができる。その肩関節の位置を安定させている筋は肘関節の屈曲筋ではないが、その肢位で肘関節の屈曲運動を行うためには必要である。この場合、肩関節の筋を肘関節の屈曲のための安定筋と呼ぶ。

第2は「**中和筋（neutralizer muscle）**」という表現である。たとえば、左右の腹筋は一側のみ収縮すると体幹を屈曲・回旋するが、両方同時に収縮すると左右への回旋運動は力が拮抗し合って起こらず屈曲運動のみが生じる。この場合、左右の腹筋は回旋運動を互いの回旋運動を抑制し合う中和筋と呼ぶ。あるいは、上腕二頭筋による肘関節の屈曲は前腕の回内位、中間位、回外位で行うことができる。上腕二頭筋は前腕の回外運動にも働く

ため、肘関節の屈曲と前腕の回外が同時に生じやすい。この時、前腕の回内筋が適度に働いて、前腕をある位置に定めて肘関節を屈曲させる。この場合、上腕二頭筋の回外運動に拮抗する回内筋を中和筋と呼ぶ。

第3は、「**共同筋（synergy muscle）**」という表現である。これは二関節筋が収縮する時、中間の関節運動を防止するために他の筋が働くものをいう。たとえば、二関節筋である浅指屈筋や深指屈筋による手指の屈曲に際しては、手関節を伸展位に保持することによって手指の屈曲は効率よく行われる（tenodesis action）。この場合、手指の屈筋の働きを共同的に助ける手関節の伸展筋群を共同筋と呼ぶ。

[筋弛緩]

「**筋弛緩（relaxation）**」とは収縮していない状態である。ただし、筋は外見上は弛緩していても、筋自体に弾性があり、わずかに筋緊張を維持している。これを安静時の筋緊張（tonus, muscle tone）と呼ぶ。通常、働筋が収縮する時には拮抗筋は弛緩している。

[筋の反作用]

筋は関節をまたいで中枢部と末梢部で腱を介して骨に付着している。中枢部の付着を起始（origin）、末梢部の付着を停止（insertion）という。通常の筋作用による関節運動では中枢部の骨が固定され、末梢部の骨が運動する。しかしながら、末梢部の骨を固定して動かないようにすると、中枢部の骨が動く場合がある。これを「**筋の反作用（reverse action＝逆作用）**」（図60）という。

たとえば、足部が固定された状態で下腿三頭筋が働くと、本来の足関節底屈ではなく膝関節の伸展作用が生じるが、これは下腿三頭筋のリバース・アクションであり、「**機能的膝伸展（functional extension of the knee）**」と呼ばれる。機能的膝伸展には大殿筋（股関節伸展筋）も作用する。

また、座位で椅子から立ち上がる時には大腿四頭筋の膝伸展力が必要だが、同時に踵を床面に接地した状態で脛骨を前方に引き出す足関節背屈力も必要である。この足関節背屈力は前脛骨筋のリバース・アクションである。

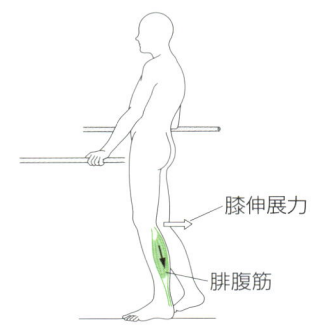

図60 下腿三頭筋の反作用としての機能的膝伸展

[同時収縮]

動筋と拮抗筋が同時に働いた場合を「**同時収縮（co-contraction）**」という。動筋と拮抗筋の力が均衡すれば関節は動かない。しかし、関節が動く場合もある。たとえば、椅子から立ち上がる時、股関節は伸展、膝関節も伸展する。この時、股関節を伸展し膝を屈曲するハムストリングス（二関節筋）と股関節を屈曲し膝関節を伸展する大腿直筋（二関節筋）は同時収縮して、股関節と膝関節を伸展させる。

筋収縮の運動学的分類 （図61）

筋収縮によって筋の「張力（tention）」が発生する。そして、筋収縮の運動学的分類には次のようなタイプがある。

筋収縮の運動学的分類
● 等張性収縮（isotonic contraction） 　……求心性収縮（concentric contraction） 　……遠心性収縮（eccentric contraction） ● 等尺性収縮（isometric contraction）

「**等張性収縮（アイソトニック・コントラクション）**」では筋の張力が発生して関節運動が生じる。上腕二頭筋による肘関節の運動で説明すると、筋収縮力が抵抗に打ち勝って肘関節の屈曲運動が生じる場合を求心性収縮という。逆に、筋収縮力が抵抗よりも弱いことによって肘関節の伸展運動が生じる場合を遠心性収縮という。求心性収

縮の場合は筋が短縮し、遠心性収縮の場合は筋収縮しているにもかかわらず筋が延長される。

「等尺性収縮（アイソメトリック・コントラクション）」では筋の張力が発生しているが関節運動は生じない。上腕二頭筋の筋収縮力と抵抗とが合致しており、肘関節の運動は一定の角度で保持されており動かない。重い物体を支えて静止している時などに起こり、筋の伸縮度は変化しない。

図61　上腕二頭筋の等張性収縮（求心性収縮、遠心性収縮）と等尺性収縮

テコの原理

テコの原理には、第1、第2、第3のテコの3種類がある（図62）。ここでは、力学メカニズム、日常物品の例、解剖学的関節との対応に区分して説明する。

[力学メカニズム]

筋収縮によって関節を動かす時には「テコの原理」が働いている。テコの原理では関節を「支点＝軸（axis）」、筋の付着部を「力点（force）」、骨への作用部位を「荷重点（load）」あるいは「作用点」と見なす。そして、骨の支点と力点との距離を「力の腕（arm of force）」、支点と荷重点との距離を「荷重の腕（arm of load）」と見なす。筋作用において、この「力の腕」が長くなるか「荷重の腕」が短くなることを「力学的有利性（advantage of force）」という。

第1のテコは「バランスのテコ」と呼ばれる。関節運動は力点と荷重点に生じる力量の比率で決まる。力点と荷重点の間に支点があるが、力点と荷重点は同じ方向に働く。

第2のテコは「力のテコ」と呼ばれる。関節運動の力では有利、スピードでは不利である。力点と支点との間に荷重点があり、力点と荷重点は反対の方向に働く。

第3のテコは「スピードのテコ」と呼ばれる。関節運動のスピードでは有利、力では不利である。支点と荷重点との間に力点があるが、力点と荷重点は反対の方向に働く。人体の関節運動では最も多いタイプである。

テコの分類
- 第1のテコ→バランスのテコ
- 第2のテコ→力のテコ
- 第3のテコ→スピードのテコ

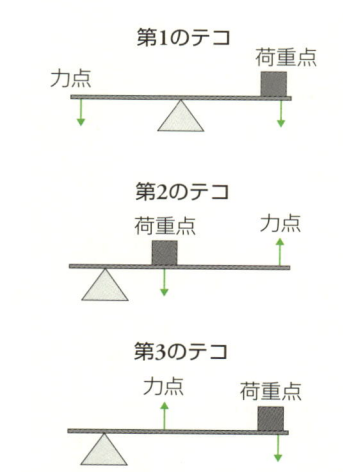

図62　テコの力学メカニズム（第1、第2、第3のテコ）

テコの力学メカニズム
支点（A）：axis
力点（F）：force
荷重点（w）：load（W＝重量 weight、抵抗 resistance）
力の腕（arm of force）
荷重の腕（arm of load）

[日常物品の例]（図63）

第1のテコはシーソー、手漕ぎボートのオール、靴べら、ハサミ、第2のテコはビンの蓋を開ける栓抜き、手押し車、バール、第3のテコは釣り竿、ピンセット、ホッチキスなどの日常物品の力学的メカニズムに応用されている[12]。

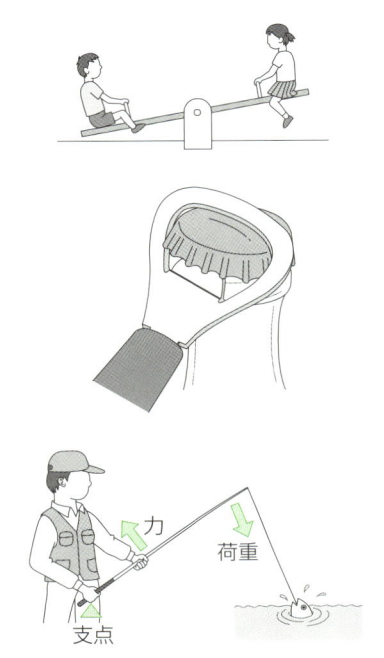

図63　日常物品の例（第1のテコ、第2のテコ、第3のテコ）

[解剖学的関節]

第1のテコは「バランスのテコ」と呼ばれ、環椎後頭関節における頭蓋骨の屈伸運動や片脚立位における中殿筋による骨盤水平位保持が典型である。ただし、中殿筋が股関節を外転する場合には第3のテコとして働く。また、立位で前方の重い物体を手で保持する時は、その物体の重量が荷重点、脊柱の椎間関節が支点、力点が脊柱起立筋となり、第1のテコ作用として働く（図64）。

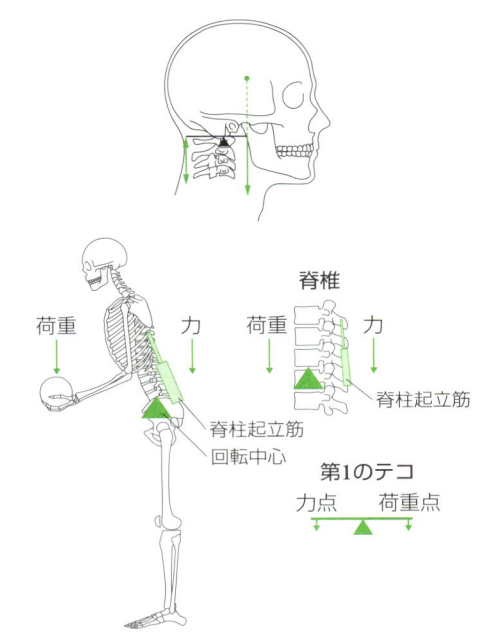

図64　解剖学的関節（環椎後頭関節）と立位の脊椎（椎間関節）における第1のテコ作用

第2のテコは「力のテコ（関節運動の力では有利、スピードでは不利）」と呼ばれ、力点と支点との間に荷重点があり、力点と荷重点は反対の方向に働く。解剖学的関節との対応として第2のテコは立位での「つま先立ち」における中足指節関節の伸展運動が典型である。この運動は足関節の底屈運動を伴うが、支点が中足指節関節、荷重点が体重、力点が下腿三頭筋であり第2のテコとして働く（図65・左）[13]。また、腕橈骨筋における肘関節の屈曲運動において前腕部に荷重が負荷された場合も第2のテコである。

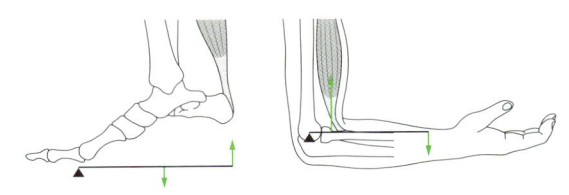

図65　解剖学的関節（中足指節関節）とつま先立ちの第2のテコ作用（左）および解剖学的関節（肘関節）と肘屈曲における第3のテコ作用（右）

第3のテコは「スピードのテコ（関節運動のスピードでは有利、力では不利）」と呼ばれ、支点と荷重点との間に力点があるが、力点と荷重点は反対の方向に働く。

解剖学的関節として第3のテコは上腕二頭筋による肘関節の屈曲運動（図65・右）、三角筋による肩関節の外転運動、棘下筋と大円筋による肩の外旋運動、大殿筋による股関節の伸展運動、大腿四頭筋の膝関節の伸展運動などが典型である。身体の多くの筋は第3のテコ（スピードのテコ）である。

しかしながら、筋のテコ作用は手で物体を把握する時などでは大きく変化する。たとえば、中手指節関節（MPJ）を支点とする浅指屈筋による近位指節間関節（PIPJ）の屈曲運動においては、物体の力把握（power grip）、開放把握（open grip）、つまみ把握（pinch grip）によって3つのテコ作用として働くことになる（図66）。

18kgwとなる（図67）。

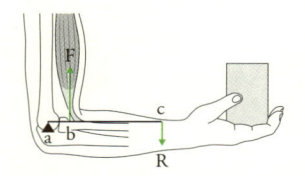

図67 上腕二頭筋の力（F）の計算

次に、テコの原理に基づいて「片足立ち（片脚立位）」で体重支持している状態を生体力学的に計算してみよう。

片足立ちでは一側の股関節に全体重がかかっている。しかし、大腿骨の骨頭にはもっと大きな力が加わる。また、それには「第1のテコ作用（バランスのテコ）」による股関節外転筋（中殿筋）の力と体重との関係性が影響する（図68）。

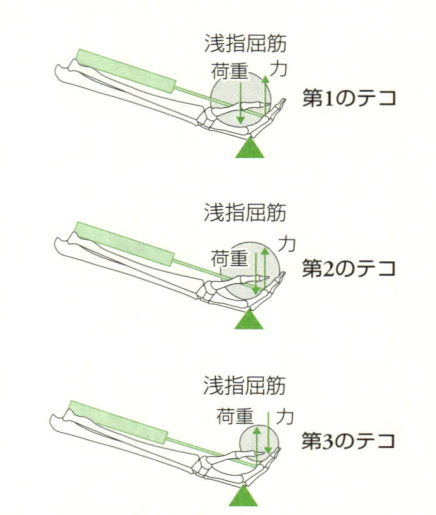

図66 浅指屈筋のテコ作用の変化（支点が近位指節間関節［PIPJ］の場合は第3のテコ作用である）
上）物体の力把握（power grip）、中）開放把握（open grip）、下）つまみ把握（pinch grip）

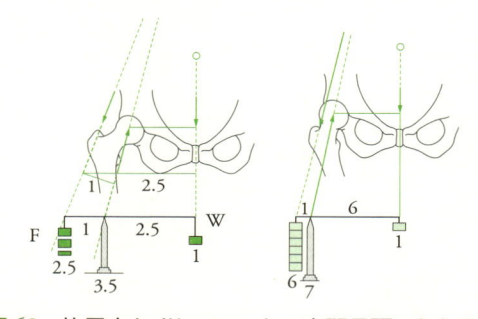

図68 片足立ち（第1のテコ）で大腿骨頭にかかる力
左）正常、右）外反股

片足立ちで骨盤を水平保持する場合、支点（A）は大腿骨骨頭、荷重点（W）は身体正中線（重力線）を落ちる体重、力点（F）は中殿筋（反作用）である。そして、支点から荷重点までの距離と支点から力点までの距離の比率は2.5：1である。

この場合、骨盤を水平保持するためには、「支点から力点までの距離と中殿筋の力の積」と「支点から荷重点までの距離と体重の積」が一致して釣り合う必要がある。仮に体重を60kgとすると、2.5×60kg＝1×（F）kgwとなり、中殿筋の力（F）は150kgwが必要になる。つまり、体重の2.5倍の力で中殿筋が収縮し、大腿骨骨頭（A）には体重（W=60kg）と外転筋（F=150kg）の合計が負荷されるため、210kgwという「体重の3.5倍」もの力が加わることになる[14]。

また、大腿骨の「外反股（頚体角の増大）」や股

テコの
バイオメカニクス

ここではテコの原理に基づいて「肘屈曲時の上腕二頭筋の力（第3のテコ作用）」を生体力学的に計算してみよう。たとえば、手に物体を持って肘関節の屈曲90°位を保持して釣り合っている時、上腕二頭筋の力（F）はどれだけ必要だろうか。仮に、荷重点cにかかる重さ（R）は2.4kgw、支点aと力点bの距離と力点bと荷重点cの距離との比は2：13とすると、上腕二頭筋の力（F）は

関節脱臼や変形性股関節症などによって「大転子高位」が生じた場合は、支点から荷重点までの距離と支点から力点までの距離の比率は大きく変わり、6：1というような比率になる。

この場合、仮に体重を60kgとすると、6×60kg＝1×（F）kgwとなり、中殿筋の力（F）は360kgが必要になる。つまり、体重の6倍の力で中殿筋が収縮し、大腿骨骨頭（A）には体重（W＝60kg）と外転筋（F＝360kg）の合計が負荷されるため、420kgwという「体重の7倍」もの力が加わることになる。

そして、外反股や大転子高位では中殿筋は力学的に不利な状態になり、片足立ちでの骨盤の水平保持は困難となる。これが「トレンデレンブルグ現象」と呼ばれる歩行時の弱化した中殿筋（患側）とは反対側（健側）への骨盤傾斜である。

このような場合、手で荷物を持つ時は、患側の手で持つことが中殿筋の力を補助することになる。また、健側の手で「一本杖」をつくことによって、杖先の床を押す力が上方に反作用して、中殿筋の力を補助する。「荷物は患側、杖は健側で持つ」と覚えておくとよいだろう（図69）。

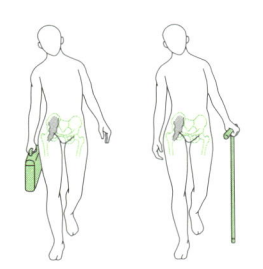

図69　荷物は患側、杖は健側で持つ

筋収縮力の回転分力と安定分力

筋収縮によって関節を回転させる力（force）が発生する。この関節を回転させる力を関節トルク（torque）または回転モーメント（moment）という。たとえば、肘関節を曲げる力を「屈曲トルク」、伸ばす力を「伸展トルク」という。しかしながら、その関節トルクは筋収縮力の総力量ではない。

関節トルクは「関節トルク＝筋力×支点から力点までの距離」であり、物理的な単位は「Nm（ニュートンメートル）」である。関節トルクは筋力によって生み出される力ではあるが、それは筋が発揮しているすべての力ではなく作用点に発生している力をさしている。

そして、この関節トルクの値は関節運動の可動範囲において常に一定ではない。なぜなら、関節運動中に筋（腱）の骨への付着角度が変化するからである。関節トルクは骨の長軸に対する筋の付着角度が少ない時よりも、骨の長軸に対して90°に近づくほど大きくなる。一般的には関節運動の可動範囲の中間域で関節トルクは大きくなる。

また、骨に作用する筋収縮力のすべてが関節トルクとして発揮されるわけではない。

筋が骨に付着して、ある方向に力（F）が作用する時、その「力（F）」は「垂直分力（回転分力）＝fv」と「水平分力（安定分力）＝fh」とにベクトル分解される（図70）[15]。回転分力とは関節を回転させる「運動力」で、安定分力とは関節の中心に向かう「関節圧迫力」である。関節圧迫力は骨頭中心に向かう力で、関節窩に関節頭を保持させる作用がある。

つまり、力学的に、関節の運動中の垂直分力と水平分力の比率は変化している。また、外部から筋力を関節運動力として測定する場合、その抵抗力は関節の垂直分力としての回転力のみを計測していることになる。

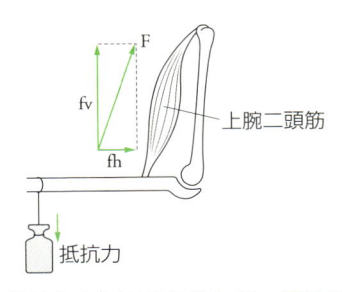

図70　筋収縮力（F）は垂直分力（fv＝回転分力）と水平分力（fh＝安定分力＝関節への圧迫力）とにベクトル分解される

筋力の測定

「筋力（muscle strength）」は運動機能の一つの要素である。運動機能には「可動性（mobility）」「筋出力（power）」「瞬発力（speed）」「持久力（endurance）」「協調性（coordination）」などがある。

筋の運動機能
● 可動性
● 筋出力
● 瞬発力
● 持久力
● 協調性

また、筋力は筋収縮によって生じる筋張力（muscle tension）の積ではなく、関節を回転させる力（関節トルク量）である。

筋力は握力計、背筋力計、抵抗力を測定する力量計（ダイナモメーター）、関節トルクを計測する特殊機器（サイベックス・マシーン、キンコムなど）によって定量的に測定できるが、最も使用頻度が高いのが「ダニエルの徒手筋力検査（MMT）」である[16]。徒手筋力検査において筋力は6段階に区分されている。

ダニエルの徒手筋力検査の段階づけ
● 正常（normal）……抗重力位で強い抵抗に抗して関節運動ができる
● 優（good）………抗重力位で抵抗に抗して関節運動ができる
● 良（fair）………抗重力位で重力に抗して関節運動ができる
● 可（poor）………重力を除けば関節運動ができる
● 不可（trace）……筋収縮はあるが関節運動は生じない
● ゼロ（zero）……筋収縮はない

たとえば、膝関節の伸展筋である「大腿四頭筋」の場合は、次のような肢位で測定する（図71）。

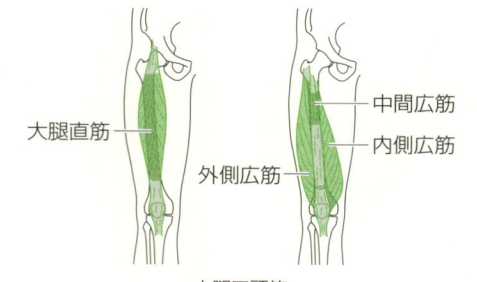

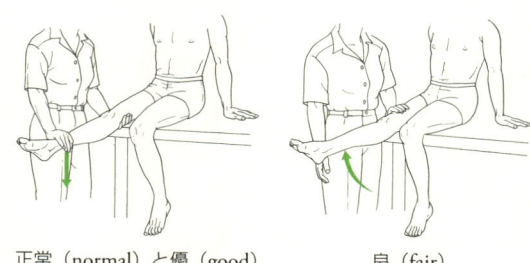

図71 大腿四頭筋の筋力の段階づけ (Daniels, 1946)

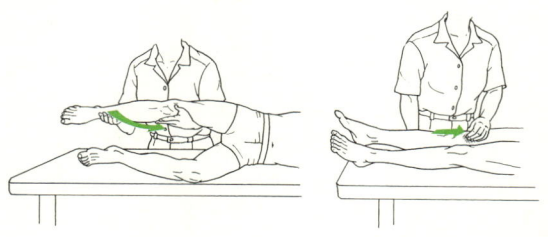

一方、筋力は筋電計（electromyography：EMG）と呼ばれる機器を使って計測できる。特に、表面筋電図は筋線維の収縮により発生した複合活動電位を加算したもので、筋収縮力を量と時間の積として測定することができる。しかしながら、表面筋電図は筋力と同等ではない。それは筋収縮時の筋線維の活動電位であり、間接的に「運動単位（motor unit＝1個の脊髄運動細胞とそれが支配する筋線維群）」の活動状態を表現している（図72）。

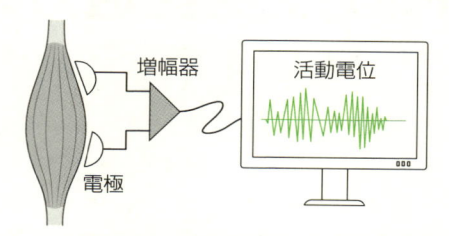

図72 表面筋電図による運動単位（MU）の活動電位の測定

たとえば、筋収縮力が増加すると筋電図の波形も大きくなってくる（図73）。縦軸は振幅、横軸は時間経過であり、高い振幅が長く続くと強い筋力が発揮されていることがわかる。筋電図で測定する活動電位と筋力とは一定の相関が認められる。強い筋力の場合は収縮する筋線維の数が多く、参加する運動単位の数も多くなる。一方、弱い筋力の場合は参加する筋線維の数が少なく、参加する運動単位の数は少なくなる。

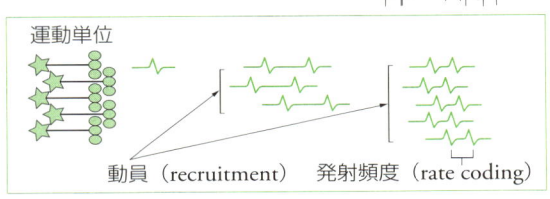

図73　運動単位の動員と発射頻度による筋力発揮

神経系による筋収縮力の調節

中枢神経系は脊髄の運動単位（MU）の活動状態を変化させて筋収縮力を調節する。

筋収縮調節に参加する運動単位の総数の増加を「**動員（recruitment：リクルートメント）**」、運動単位の単位時間あたりの放電数の増加を「**発射頻度（rate coding：レイトコーディング）**」という。筋収縮力は脊髄運動細胞の動員と発射頻度により決まり、それがほぼ筋力と相関する。筋力の調節は、主に運動単位の動員と発射頻度から成り立っており、筋の張力を増大させると活動に参加する運動単位の動員が増加してくる。また、筋の張力の増大に伴って発射頻度も増加してくる。最大筋力の30％以下の筋力では、運動単位の動員により調節を行っており、それ以上では発射頻度の方が優位に調節している。また、複数の脊髄運動細胞間の活動のタイミング調整を「**同期化（synchronization：シンクロナイゼーション）**」というが、これは筋力よりも協調性や運動学習に関わっている。

神経系の筋活動調節
- 動員（recruitment）
- 発射頻度（rate coding）
- 同期化（synchronization）

なお、表面筋電計による筋力測定は、電極を皮膚に貼って、筋腹から間接的に筋線維の収縮によって発生する電気的な活動電位を捉えるものであり、直接的に脊髄運動細胞の活動電位を捉えているわけではない。

[5] 立位における重心、重心線、アライメント、基底面、体重、抗重力筋

立位姿勢のキネティクスとしては、重心、重心線、アライメント、基底面、体重、抗重力筋が重要である。

重心

身体は外形とともに質量（mass）がある。「**重心（center of gravity）**」とは質量の中心点のことである。正確には「物体の各質点に働く重力の合力が作用する点」である。姿勢の変化によって質量は変わらないが質量の中心は変化する。同時に、体重も変わらないが体重の配分や体重の落ちる位置も変化する。このため、重心点の移動は身体の平衡（バランス）に大きな影響を与える。

立位姿勢の重心点の高さは「第2仙椎」のレベルにある（図74）。第2仙椎は骨盤の後上腸骨棘の高さで、地面から身長の55％の高さにある。この高さで身体を輪切りにすると、そこは両股関節を結ぶ線の約5cm後方である。また、立位だから常に重心は同じ高さとは限らない。たとえば、片足を床から離すだけで重心の高さは地面から62％の位置に来て支持脚側に移動する。また、膝関節を屈曲すると重心はかなり下がる。歩行中は上下左右に変動しながら前方に移動する。

また、椅子座位での重心は「胸骨（第7胸椎）」のレベルにくる（図75）。興味深いのは椅子座位から立ち上がって立位になる時の重心の移動である。この時、頭部（目線）は一挙に高くなるが、重心はやや上前方に移動するだけで高さは大きく変化しない。なぜなら、椅子座位での重心の高さ（胸骨レベル）と立位での重心の高さ（第2仙椎レベル）はほぼ同じだからである。

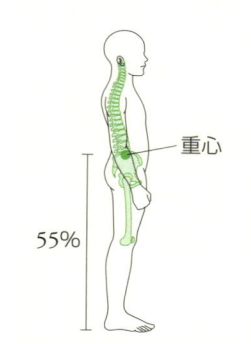

図74 立位の重心の高さ

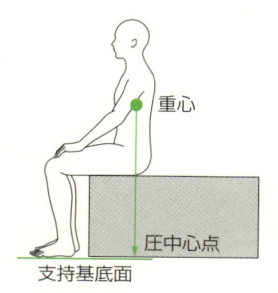

図75 椅子座位の重心の高さ
重心が支持基底面にあり、座位が安定している。

身体は3次元空間のどの方向にも移動する。それに伴う姿勢の移動や四肢の関節運動によって重心点は3次元方向に移動する。また、一定の姿勢を維持する時、重心点は完全に静止しているわけではない。静的な立位でも重心はわずかに揺れている。こうした重心の揺れを「重心動揺」という。重心動揺計（グラビコーダー）で、基底面内の動揺方向と動揺距離を測定することができる。座位や立位で重心は常に微妙に揺れ続けている。抗重力肢位の安定には重心の位置、方向、距離の知覚が不可欠である。

重心線

　そして、この重心が地面に対して垂直に落ちる線を「**重心線（line of gravity）**」という（図76）。
　この重心線を立位の後面から観察すると、重心線は身体を左右対称に区分する正中矢状面を次のように通過する。

> **立位の重心線（後面）**
> - 後頭隆起
> - 椎骨棘突起
> - 殿裂
> - 両膝関節内側の中心
> - 両内果の中心

　また、この重心線を立位の側面から観察すると、重心線は身体を前後に区分する前額面を次のように通過する。

> **立位の重心線（側面）**
> - 耳垂（乳様突起）
> - 肩関節
> - 大転子（股関節の後方）
> - 膝関節の前方（膝蓋骨の後方）
> - 足関節の外果の2.5cm前方

　つまり、立位での前額面では、股関節の真上に肩関節が位置し、重心線は股関節の後方、膝関節の前方を通過し、足関節の前方に落ちる。

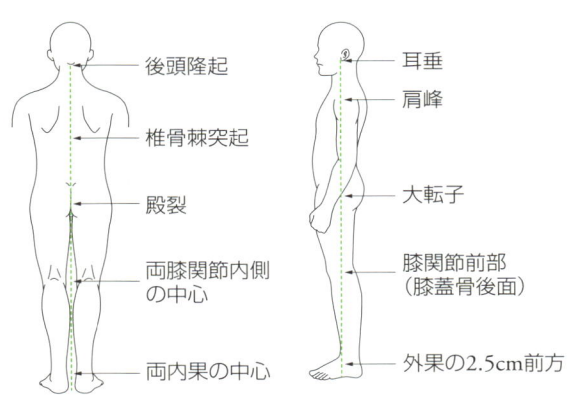

図76　立位の重心線

アライメント

　こうした身体各部の位置の関係性を「**アライメント（alignment：空間配列）**」という。アライメントはキネマティクス的な用語であるが、重心線が関節の前後左右に落ちると体重による関節トルクが発生するため、その姿勢を維持するための筋収縮力が必要となる。
　特に、下肢の側面から見たアライメントとしては「TKAライン」と憶えておくとよい。Tは大腿骨の大転子、Kは膝関節、Aは足関節である。

基底面

　立位姿勢の安定性は「**支持基底面（base of support）**」によっても変化する。通常の自然立位では両足が床に接している面積が基底面である。重心が基底面の内に落ちる場合は安定している。外に出れば不安定で姿勢制御できなければ転倒してしまう。片脚起立では基底面は狭くなる。松葉杖や一本杖をつければ基底面は広くなる。手で周辺の固定部を持つと基底面は広くなる（図77）。

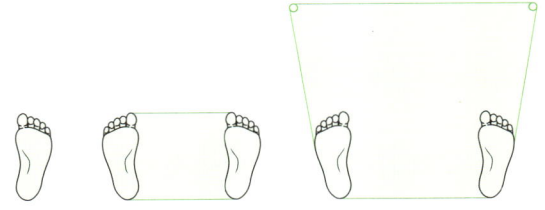

図77　立位の支持基底面（片脚立位、自然立位、両側松葉杖立位）

体重

身体の体重（weight）も立位の安定と不安定に影響する。立位時の足底への「**体重の荷重量（weight-bearing）**」は踵、小指球、母指球の3点支持となるが、その比率は体重を踵で40％（左20％、右20％）、小指球で26％（左13％、右13％）、母指球で34％（左17％、右17％）である。前後に区分すると後足部（踵）で40％、前足部（小指球と母指球の合計）で60％である（図78）。

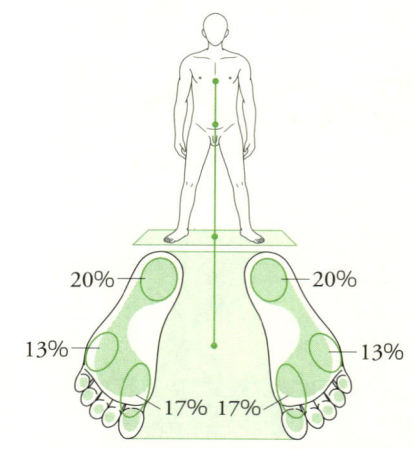

図78　立位時の足底への体重荷重量の比率

また、水中では浮力によって体重が減少する。水面の高さが膝関節レベルで10％、股関節レベルで30％、臍レベルで50％、胸骨レベルで70％、頸部レベルで90％ほど免荷される（図79）。下肢骨折後は松葉杖を使って部分免荷歩行（partial weight-bearing：P/W）し、骨融合の状態を確認しながら全荷重歩行（full weight-bearing：F/W）へと移行する。

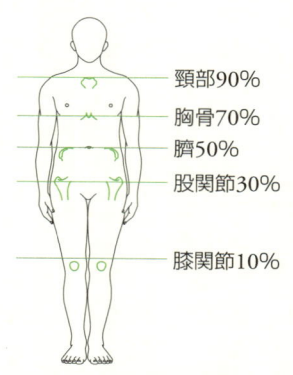

図79　水中での体重の免荷

抗重力筋

立位姿勢のバランスは重心の高さ、重心線、アライメント、基底面、荷重量以外にも、外力の影響を受ける。筋はそれらの内的一外的な力学的変化に対応して収縮するが、その多様な適応性は中枢神経系の機能である。

特に、人間の立位姿勢は直立姿勢であり、重力に抗して起立した姿勢を維持する必要がある。そして、その立位姿勢の維持に働く筋を「**抗重力筋（antigravity muscles）**」という。また、「姿勢筋」と呼ぶこともある。足部から頭部に向かって下腿三頭筋、前脛骨筋、大腿四頭筋、ハムストリングス、大殿筋、脊柱起立筋、腹直筋、頸伸筋、頸屈筋などである（図80）。

こうした抗重力筋の働きは、基本的に身体の重量を支えて下肢の伸展位と体幹の垂直位を保持することである。しかし、身体が前方に傾くと後方の筋群が、後方に傾くと前方の筋群が収縮して直立姿勢を保持する。また、すべての動作における姿勢バランス制御（頭部と体幹の立ち直り反応や四肢の平衡反応）も抗重力筋の働きである。こうした抗重力筋の働きを基礎に、手足を使ったさまざまな行為が遂行される。

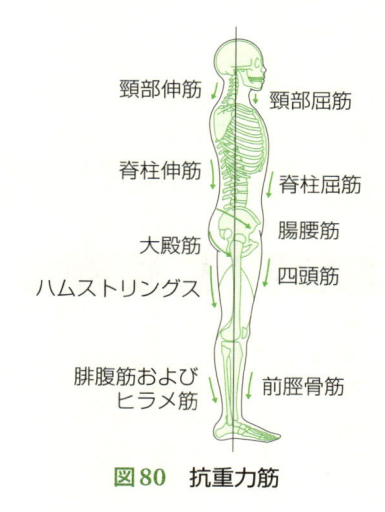

図80　抗重力筋

[6] 運動連鎖と筋収縮シークエンスを観察する

オープン・キネティク・ムーブメントとクローズド・キネティク・ムーブメント

　運動、動作、行為は複数の関節が連結された動きであり、この関節運動の動的な連結性を「**運動連鎖（kinetic chain：キネティックチェーン）**」という。そして、運動連鎖はキネマティクスとキネティクスの両面から観察する必要がある。

　運動連鎖は「**開放運動連鎖（open kinetic chain：OKC）**」と「**閉鎖運動連鎖（closed kinetic chain：CKC）**」に大別される（図81）。オープン・カイネティク・ムーブメントとクローズド・カイネティク・ムーブメントとも呼ばれる。

　OKCは整形外科疾患に対する大腿四頭筋の筋力増強訓練として1942年にデ・ローム（De Lome）[17]が提唱した方法に代表される。

　一方、CKCは運動学の領域で1955年にスタインドラー（Steindler）[18]によって使用された言葉である。それは「荷重位での多関節運動」を意味する。また、基本的には四肢の遠位部が固定された運動だが、不安定板（unstable board）の上に立つような末梢固定が不安定な状態で行う運動もある。それらは姿勢制御のバランストレーニング（postural balance training）などに活用され、「**半閉鎖運動連鎖（semi-closed kinetic chain）**」と呼ばれる。

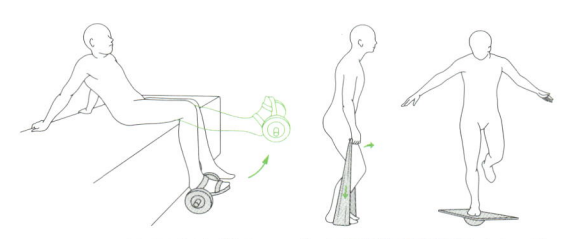

図81 開放運動連鎖（OKC）と閉鎖運動連鎖（CKC）
（De Lome, 1942. Kisner, 1990）

　OKCは上肢を空中で自由に動かすような運動である。あるいは、座位で膝関節を伸展するような運動である。一方、CKCは上肢の腕立てふせや下肢で立位バランスを維持したり歩行するといった運動である。したがって、OKCでは単関節運動も可能だがCKCでは多関節運動となる。

　また、運動学的に重要な点として身体の固定部位が中枢部か末梢部かという違いがある。座位での膝関節の伸展では骨盤の固定が必要である。一方、下肢で立位をとる時には足部の固定が必要であり、歩行においてはその固定性を動的に変化させてゆく必要がある。

　特に、CKCでは重心線の床反力が移動する。た

とえば、立位で膝関節を軽度屈曲位にすると、重心線の床反力はTKA（大転子ー膝関節ー足関節）ラインに対して足関節の前方、膝関節の後方、股関節の前方を上昇する。この時、足関節、膝関節、股関節には屈曲力の回転モーメントが発生する。したがって、足関節を伸展する下腿三頭筋、膝関節を伸展する大腿四頭筋、股関節を伸展する大殿筋などが作用して伸展力の回転モーメントを発生させる。しかしながら、各関節の屈曲力の回転モーメントは、各関節の中心と重心線の床反力との距離によって大きく変わってくる。それによって伸展力の回転モーメントを調整しなければならない（図82）。

興味深いのは膝屈筋のハムストリングスの作用である。ハムストリングスは二関節筋で股関節伸筋も有している。脛骨が固定されているとハムストリングスは反作用によって股関節の伸展力の回転モーメントを発生させる。つまり、立位の膝関節屈曲位では、膝関節の伸筋である大腿四頭筋と膝関節の屈筋であるハムストリングスは同時収縮（co-contraction）している。

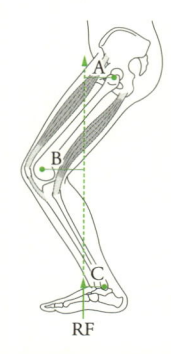

図82　CKCにおける重心線の床反力と各関節の中心との距離

こうしたOKCとCKCの区別は便宜的なものではあるが、その力学的な変化は筋作用のコントロールに大きく影響するため運動分析には欠かせない。特に、すべての身体運動は水中運動や宇宙遊泳でない限り、地面などの外部物体と必ずどこかを接触して行われる。CKCで末梢部の固定が不十分なら姿勢は不安定となってしまう。

つまり、筋作用の運動学的分類における動筋、拮抗筋の関係は変わらないが、OKCでは安定筋は中枢部、CKCでは安定筋は末梢部となる。そのため、CKCにおける下肢筋の筋収縮はすべて反作用（reverse action：リバース・アクション）となる。

CKCにおけるテコ作用の逆転

また、それによって下肢筋の「テコ作用」が変わってくる。たとえば、中殿筋はOKCでは第3のテコ作用（スピードのテコ）によって股関節を外転する。これは中枢部の骨盤を固定した状態での末梢部の大腿骨の運動である。一方、中殿筋のCKCでは第1のテコ作用（バランスのテコ）によって立位での骨盤を水平位に保持する。これは末梢部の大腿骨を固定した状態での中枢部の骨盤の運動である。

同様なテコ作用の逆転は大腿四頭筋でも生じる。たとえば、大腿四頭筋はOKCでは第3のテコ作用によって膝関節を伸展する。これは中枢部の大腿骨を固定した状態での末梢部の脛骨の運動である。一方、大腿四頭筋のCKCでは第1のテコ作用によって立位での膝関節の角度を保持する。これは末梢部の脛骨を固定した状態での中枢部の大腿骨の運動である。したがって、立位での大腿四頭筋の作用は膝が伸展すれば求心性収縮、膝が屈曲すれば遠心性収縮となる（図83）。

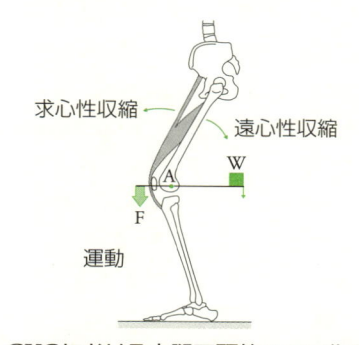

図83　CKCにおける大腿四頭筋のテコ作用の変化

同様なテコ作用の逆転は前脛骨筋でも生じる。たとえば、前脛骨筋はOKCでは第3のテコ作用によって足関節を背屈する。これは中枢部の脛骨を固定した状態での末梢部の足骨の運動である。一方、前脛骨筋のCKCでは床反力を介した第1のテ

コ作用によって立位での足関節の角度を保持する。これは末梢部の足骨を固定した状態での中枢部の脛骨の運動である。

また、体幹の運動においては中枢部と末梢部の関係が変化する。たとえば、座位で体幹を固定して上肢を挙上する場合、これは中枢部の体幹を安定筋（stabilizer muscle）にした状態での末梢部の上肢の運動である。一方、座位で体幹を前方や側方に傾斜する場合、これは中枢部の骨盤周囲筋（殿部と床との接触）や下肢を安定筋とした状態での末梢部の体幹の運動である。

日常生活動作はOKCとCKCが複雑に組み合わさった動きである。特に、CKCの運動分析においては、体重と重心線の変化による各関節トルクの変化とともに「床反力（ニュートンの作用・反作用の法則）」の方向性が、筋作用の役割とその筋出力に大きな影響を及ぼすことを理解しておく必要がある。

歩行の運動連鎖と筋収縮シークエンス

すべての運動、動作、行為には開始と終了がある。したがって、連続的な運動連鎖を観察する場合には、どの時点を開始とし、どの時点を終了として観察するかが一定していなければならない。たとえば、歩行の場合には一側の足の踵が床に接地し、再びその足の踵が床に接地するまでを「一歩行周期（one gait cycle）」として運動分析する。

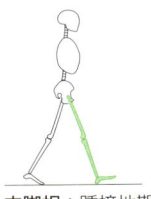

一歩行周期は、一側の足が地面に着いている時期の「**立脚相（stance phase）**」である「**踵接地期（heel contact）**」「**足底接地期（foot flat）**」「**立脚中期（mid-stance）**」「**踏み切り期（push off）**」と、地面から離れて足を前方に運んでいる時期の「**遊脚相（swing phase）**」である「**加速期（acceleration）**」「**遊脚中期（mid-swing）**」「**減速期（deceleration）**」とに区分される（図84）[19]。

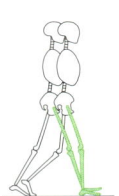

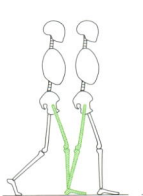

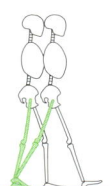

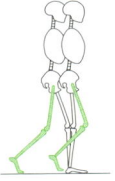

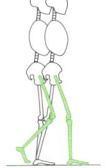

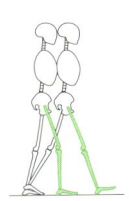

そして、一つの課題遂行の開始から終了までの運動の変化を「**運動シークエンス（運動系列：motor sequence）**」という。この運動シークエンスはキネマティクスとキネティクスの両面から観察する必要があるが、一つの運動シークエンスには関節運動の空間的かつ時間的な変化の多様性がある。

また、それを実現しているのは身体の数多くの筋肉の時系列的な「**筋収縮シークエンス（muscles sequence）**」である。たとえば、歩行時の筋収縮シークエンスを筋電図で解析すれば、一歩行周期の立脚相や遊脚相にどの筋活動が生じているかがわかる。

しかし、歩行時の数多くの関節運動と筋活動を連動させて分析機器で解析するのは容易ではない。また、床反力や足底圧のデータを連動させる必要もある。そのため運動連鎖と筋収縮シークエンスとの関係性の運動分析は簡単ではなく、高価な歩行分析機器を使ってもすべてを客観的に計測することはできず、限界がある。

図84 一歩行周期：立脚相と遊脚相（Parry, 1958）

立脚相：踵接地期　足底接地期　立脚中期　踏み切り期
遊脚相：加速期　遊脚中期　減速期

人間の眼による運動分析

一方、人間の眼による運動分析には単に見るだけでよいという簡便さがあり、いつでもどこでも観察できる利点に勝るものはない。

したがって、臨床での運動分析においては、キネマティクスとキネティクスの研究によって得られた「観察者の知識」に基づいた、人間の眼による推察を含んだ観察力こそが「運動分析の"眼"」となる。

たとえば、ジャコメッティの彫刻『歩く人』を

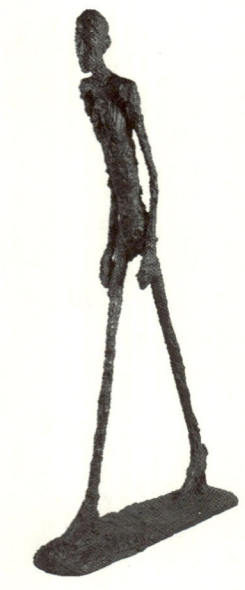

図85 ジャコメッティの彫刻『歩く人』

見てみよう（**図85**）。この歩行時の姿勢が次の瞬間にどのような姿勢へと変化するのだろうか。そのためには踏み切り期から遊脚初期への運動連鎖を理解しておく必要があるだろう。あるいは、そのためには何筋を収縮させる必要があるだろうか。観察者は歩行時の時系列的な筋収縮シークエンスを理解しておく必要があるだろう。そうした「運動分析の"眼"」を有していればキネマティクスとキネティクスの変化を想像できるはずである。

運動分析の"眼"としての共時的観察と通時的観察

そして、その「運動分析の"眼"」とは、運動、動作、行為を「共時的（synchronic）」かつ「通時的（diachronic）」に運動分析することである。これを**共時的観察**と**通時的観察**という。

共時的観察とは、「運動シークエンスのある一瞬を静止した構造として観察すること」である。つまり、運動の継時的変化を考慮に入れない見方である。一方、通時的観察とは、「運動シークエンスを時間の継起に沿って観察すること」である。つまり、運動の構造の前後の関係性を考慮する見方である。

ここには運動シークエンスを観察する時に、人間の眼が何の「差異」を見るかというポイントがある。

通常、共時的観察では、ある一瞬の運動の空間的な形態を「正常な動きとの差異」によって分析する。たとえば、歩行時のある一瞬の各関節の位置の相互関係を見る。運動学的な知識があれば、その力学的な原因もある程度は推察できる。

一方、通時的観察では、共時的観察によって得られた2つの運動の空間的な形態、すなわち「前後の動きの差異」によって分析する。これによって運動シークエンスが空間的変化としてどのように継時的に生じているのか、あるいはその力学的な結果が推察できる。また、正常な動きとは異なる病的な運動の動きの特徴を全体的に推察できる。

運動分析の"眼"としての模倣の観察

もう一つ、「運動分析の"眼"」として重要なのが「模倣（imitation）」の観察である。子どもの発達や運動学習は模倣によって獲得される。模倣は「物真似」であり、他者の運動シークエンスを見て、それと同じ運動シークエンスを行うことである。人間の模倣能力はきわめて高く、それは運動、動作、行為のすべての運動技能に及ぶ。また、言語も模倣なくして獲得できない。

したがって、運動分析においては、他者の運動シークエンスをどの程度まで正確に再現（照合）したり比較（差異）できるか、その模倣能力を観察することが重要である。「猿真似」では社会的に意味ある運動技能の発達や運動学習は生じない。模倣の観察は体育（スポーツ）やリハビリテーションの臨床場面での運動分析の"眼"として不可欠である。

[7] 基本姿勢、日常生活動作、随意運動、代償運動を観察する

基本姿勢と姿勢変換

運動分析においては、その体位や姿勢を観察する必要がある。体位や姿勢は身体各部の相対的位置関係のアライメントによって決まる。そして、日常生活上の「**休息肢位（rest position）**」や姿勢変換における「**出発肢位（starting position）**」が、動作のための基本姿勢となる。

基本姿勢には、「**背臥位（lying）**」「**腹臥位（prone lying）**」「**側臥位（side lying）**」「**四つ這い位（all fours）**」「**長座位（long sitting）**」「**胡坐（あぐら）**」「**椅座位（sitting）**」「**横座り座位（side sitting）**」「**膝立ち位（kneeling）**」「**片膝立ち位（half kneeling）**」「**立位（standing）**」などがある。

基本姿勢
● 臥位：背臥位・腹臥位・側臥位
● 座位：胡坐・椅座位・横座り
● 膝立ち：膝立ち位・片膝立ち位
● 立位：立位

また、姿勢変換（体位移動）には「**寝返り**」「**起き上がり**」「**這い這い**」「**椅子からの立ち上がり（起立）**」「**片脚起立**」「**歩行**」「**走行**」といった「**姿勢移動（postural transfer）**」がある。

これらは「起居移動動作（トランスファー）」であり、その運動分析では正常運動パターン（様式）と異常運動パターンを比較する。

日常生活動作

日常生活動作（ADL）は「目的ある行為」であり、「**起居移動動作（transfer）**」と「**身のまわり動作（self care activity）**」に区分する。

日常生活動作
● 起居移動動作
● 身のまわり動作

身のまわり動作には、「**食事動作（eating activity）**」「**更衣動作（dressing activity）**」「**整容動作（grooming activity）**」「**トイレ動作（toilet activity）**」「**入浴動作（bathing activity）**」がある。

身のまわり動作
● 食事動作
● 更衣動作
● 整容動作
● トイレ動作
● 入浴動作

生活関連動作

生活関連動作には、屋内のさまざまな「各種生活関連動作（電灯のスイッチ、カーテンの開閉、靴の脱着など）」「家事動作（料理や洗濯）」「育児動作」や、屋外の「買い物動作」「自動車の乗り降り」、その他がある。

随意運動の巧緻性と調節性

意図による自発的な運動を随意運動（voluntary movement）という。随意運動の「巧緻性（skill）＝スキル」は協調性（coordination）の反映であり、それは運動発達（motor development）や「運動学習（motor learning）」の結果である。

その運動分析においては、「姿勢の型（form）」「正確さ（accuracy）」「速度（speed）」「適応度（adaptability）」「表現力や美しさ」などを観察する。

また、随意運動の調節性（regulation, modulation）は感覚系を介した運動制御（motor control）によって行われる。随意運動の調節には、「体性感覚調節（somatic sensory regulation）」「視覚調節（visual regulation）」「言語調節（verbal regulation）」「前庭迷路系調節（regulation of vestibular labyrinthine systems）」「情動調節（emotional regulation）」などがある。

体性感覚調節によって随意運動を意識的に変更したり、物体との接触関係を修正することができる。視覚的調節によって物体との空間関係を修正したり、他者の行為を模倣することができる。言語調節によって物体の操作方法を修正したり、自己や他者の言葉の意味に対応した随意運動を遂行できるようになる。前庭迷路調節によって回転や加速度の変化に対応した視覚性（開眼）と迷路性（閉眼）の全身姿勢反応が獲得される。また、情動調節も重要で随意運動のパフォーマンスに変動性を与える。

随意運動の調節

- 体性感覚調節（somatic sensory regulation）
- 視覚調節（visual regulation）
- 言語調節（verbal regulation）
- 前庭迷路調節（regulation of vestibular labyrinthine systems）
- 情動調節（emotional regulation）

代償運動と代償動作

随意運動では、正常とは異なる運動様式で関節運動（筋作用）や動作を行うものの結果的に運動課題は成功させるという現象が認められる。これを代償運動や代償動作と呼ぶが、特に運動麻痺が生じている場合に顕著に出現する。

「**代償運動（trick motion）**」とは、末梢神経麻痺などによってある筋が麻痺した場合に、他の筋が作用を代行する現象をいう。パリー（Parry）[15]は代償運動を次の6つの要因に分類している。これらは徒手筋力検査（MMT）において考慮すべきである。トリック・モーションは「ごまかし動作」とも呼ばれるが、検者は騙されないように注意し、その出現メカニズムを運動分析しなければならない[20]。

代償運動

- 解剖学的に好都合な位置にある筋の直接の代償
- 副次停止
- 腱作用
- 反発現象
- 重力作用
- 変則神経反応

[解剖学的に好都合な位置にある筋の直接の代償]

- 腋窩神経麻痺時に三角筋の作用を上腕二頭筋の肩外転・外施運動で代償する（図86）。

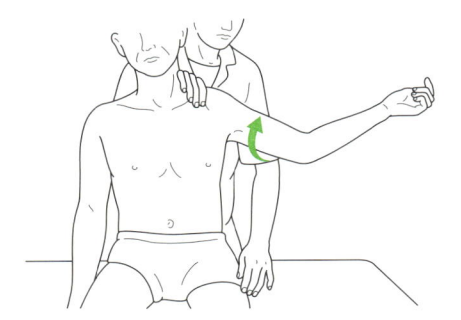

図86　上腕二頭筋による肩関節の外転・外施運動

- 肘関節屈曲の主動作筋（上腕二頭筋、上腕筋、腕橈骨筋）が弱化した場合、補助筋である手関節屈筋が代償する。これをスタインドラー効果（Steindler effect）という（図87）。

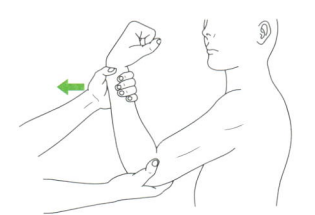

図87　スタインドラー効果

- 尺骨神経麻痺の母指内転筋の作用（横つまみ）を、長母指屈筋による母指の指節間関節（IPJ）の屈曲で代償する。これをフローマン徴候（Froment sign）という（図88）。

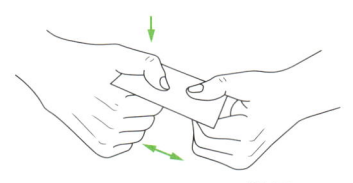

図88　フローマン徴候

- 腸腰筋の股関節屈曲を縫工筋の股関節屈曲、外転、外旋作用で代償する（図89）。
- その他、補助筋の代償は数多くある。

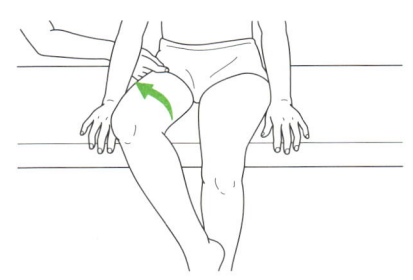

図89　縫工筋による股関節の屈曲・外転・外施運動

[副次停止（accessory insertion）]

- 長母指伸筋麻痺時における母指の伸展機構を介した短母指外転筋によるIPJの伸展など。

[腱作用（テノデーシス作用：tenodesis action）]（図90）

- 手指屈筋麻痺時の手関節伸展による手指の屈曲など。

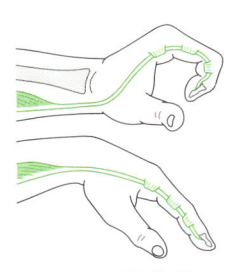

図90　腱作用

[反発現象（rebound phenomenon）]

- 長母指屈筋麻痺時の長母指伸筋の強い収縮後の反動など。

［重力作用 (action of gravity)］

- 円回内筋麻痺時の肩外転による前腕回内の見せかけなど（図91）。

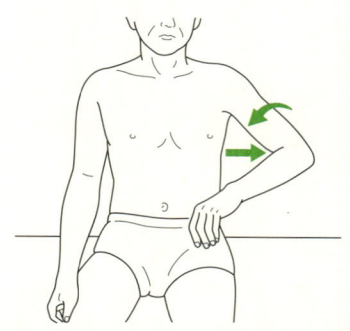

図91 肩外転で生じる前腕の重力による回内運動

［変則神経支配 (anomalous innervations)］

- 手の神経の破格や過誤支配によるものなど。

　一方、**代償動作（substitution）**とは、動作や行為における代行であり、必ずしも運動形態は外見的に同様とは限らないが、目的は達成される点に特徴がある。

　たとえば、各種の異常歩行は正常歩行とは異なるが、歩行による移動という目的は達成する。あるいは、右手が麻痺していても左手を用いて各種の日常生活動作が可能となる場合なども含めることができる。代償動作は動作指導と深く関連しているといえる。

　人間が以前は可能であった動作が遂行できなくなった場合、それを埋め合わせるために主体が見出す運動手段が代償である。

[8] 19世紀の整形外科医と神経科医たちが運動学を進歩させた

医学の領域では、運動器疾患や神経疾患の病態運動学が必要であった

　近代における身体の運動学の重要性は、仕事や労働のためというよりも、オリンピックの発祥をルーツとするスポーツ分野で求められた。しかし、それは主に筋力強化や運動技能の向上をめざすためであった。

　一方、医学の領域では、運動器の病気の治療の必要性があった。医師の目の前には足部や脊柱の変形をはじめとするさまざまな骨、関節、筋系の患者たちがいた。彼らは、運動器の解剖学の知識を有しており、さまざまな外科的治療や保存的治療を試みた。

　特に、18世紀にアンドリーが「整形外科（orthopedie）」という言葉をつくったことは有名

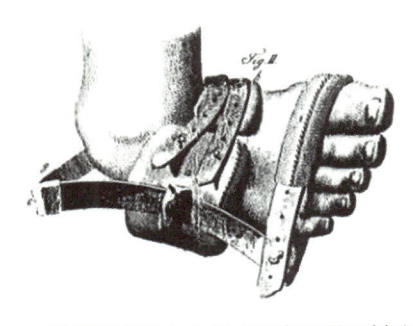

図93　18世紀のパスカルによる内反足に対する矯正治療

である。その整形外科の象徴は変形した脊柱をまっすぐに矯正するイメージとして現在でも使われている（図92）。すでに18世紀の中頃にはパスカルが「内反足」を矯正する治療を試みている（図93）。また、19世紀には「脊柱側弯症（scoliosis）」を矯正する治療が試みられている（図94）。

　つまり、運動学の進歩は19世紀後半に活躍した整形外科医たちの手によってもたらされたといえる。彼らは、正常な運動器の解剖学を基準に、病的な身体の変形や拘縮を外力や補装具によって矯正しようとした。

　さらに、「神経学（neurology）」の領域では神経筋疾患の治療の必要性もあった。神経筋疾患患者では運動麻痺や筋萎縮が生じる。そのため神経科医たちも運動分析を試みている。

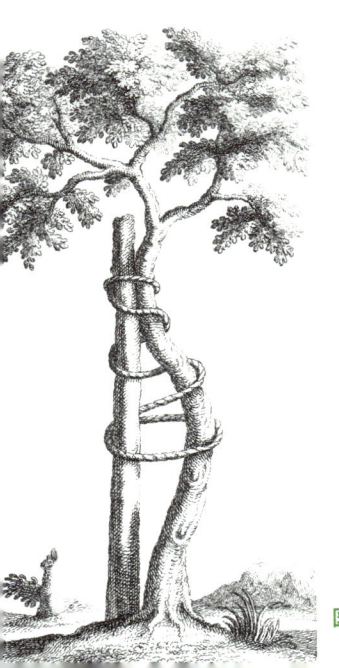

図92　18世紀のNicolas Andryによる『L'orthopedie』の挿絵

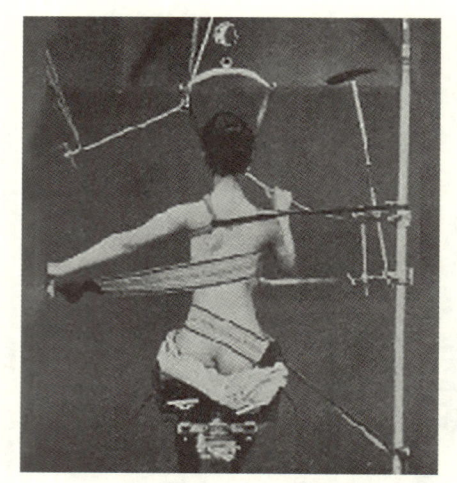

図94 19世紀の脊柱側弯症に対する矯正治療
脊柱の右凸の側弯に3箇所から外力を加えて矯正している。

図96 中殿筋麻痺による
トレンデレンブルグ徴候
(Trendelenburg, 19世紀後半)

　その一つに19世紀後半のガワーズ(Gowers)[21]による進行性筋ジストロフィー症（PMD）患者の「床からの立ち上がり動作」を運動分析した絵が残っている（図95）。この「登攀(とはん)性起立(Gowers' sign, climb own body)」と呼ばれる動作は「山を登るように立つ」という意味である。両手を使って自分の膝を押しながら立っていることから、膝関節を伸展する大腿四頭筋や股関節を伸展する大殿筋が弱化していることがわかる。

　また、トレンデレンブルグ(Trendelenburg)[22]は立位や歩行の一側下肢での支持期に反対側の骨盤が下降することを観察し（トレンデレンブルグ徴候）、それが中殿筋の弱化によることを明らかにした（図96）。さらに骨盤傾斜側と反対方向に体幹を傾斜させることはデュシェンヌが報告した（デュシェンヌ徴候）。この2つを合わせて「トレンデレンブルグ歩行(Trendelenburg gait)」という。

　同時に、進行性筋ジストロフィー症では体幹を後傾させた状態で体幹を左右に傾斜させながら歩くという特徴がある。股関節の後方に重心線を落とした歩行であり、その原因は大殿筋の弱化である。したがって、骨盤を左右両側に振りながら（両側性のトレンデレンブルグ歩行）、さらに体幹を後傾させて歩く（デュシェンヌ歩行）。

　19世紀末の整形外科医や神経科医たちは運動、動作、行為の運動シークエンスと筋収縮シークエンスとの関係性を運動分析することが、より効果的な治療につながると考えていたはずである。それはマイブリッジやマレーが活躍した時代と重なる。写真機はあったが筋電図や重心動揺計はなかった時代に、彼らは「病態運動学(pathological kinesiology)」の領域に踏み込んでいた。

　19世紀後半の整形外科医と神経科医たちの、日々の臨床における運動分析と治療の必要性こそが、運動学の"まなざし"を確立させたといえる

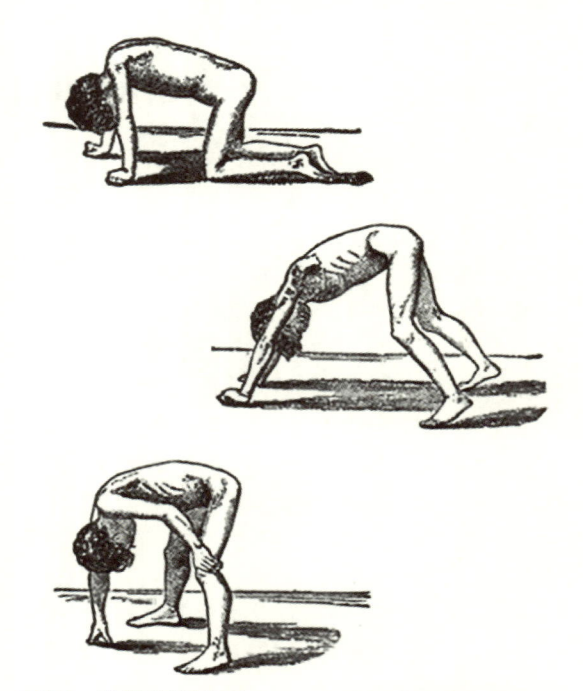

図95 進行性筋ジストロフィー症の「登攀性起立（ガワーズ徴候）」(Gowers, 19世紀後半)

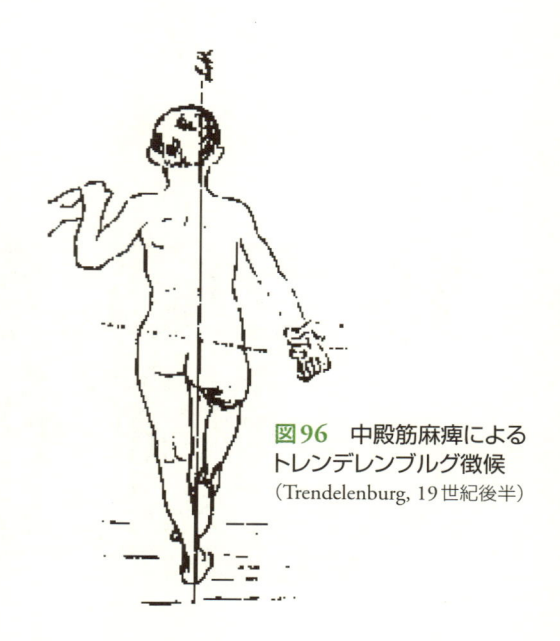

だろう。

20世紀になると整形外科医や神経科医たちは自らの学問的基盤の一つとして運動学を位置づけてゆく。また、こうした先人たちの研究を糧に、運動学は体育学やリハビリテーション医学の学問的基盤となって進歩してゆく。

文　献

1) Maquet P：Iatrophysics to biomechanics. From Borelli (1608-1679) to Pauwels (1885-1980). J Bone Joint Surg 74：335-339, 1992.
2) 中村隆一：基礎運動学．医歯薬出版，1976．
3) Duchenne A (Translated by Kaplan)：Pysiology of motion demonstration by means of electrical stimulation and clinical observation and applied to study of palalysis and deformities. J B Lippincott Co, 1919 (原著1866).
4) Muybridge E：The Human and Animal Locomotion Photographs. Taschen America Llc, 2010.
5) Frizot M：Etienne-Jules Marey；Chronophotographe. Nathan, 2001.
6) 谷川渥：形象と時間；クロノポリスの美学．白水社，1986．
7) 松浦寿輝：表象と倒錯；エティエンヌ＝ジュール・マレー．筑摩書房，2001．
8) Bernstein N：The coordination and regulation of Movement. Pergamon Press, 1967.
9) Barham J：Structural kinesiology. Macmillan Publishing Co, Inc, 1969.
10) Wells K：Kinesiology；scientific basis of human motion. W.B.Saunders Company, 1976.（宮畑虎彦：キネシオロジー；身体運動の基礎原理．ベースボール・マガジン社，1979）
11) 齋藤宏，松村秩，矢谷令子：姿勢と動作．メヂカルフレンド社，1977．
12) Krause J, Barhan J：The mechanical foundations of human motion. Mosby Company, 1975.（島田孝・訳：プログラム学習による人体運動の基礎力学．協同医書出版社，1981）
13) Brunnstrom S：Clinical kinesiology. F A Davis Co, 1972.（田口順子・訳：臨床運動学．医歯薬出版，1973）
14) 明石謙：運動学．医歯薬出版，1973．
15) 和才嘉昭・嶋田智明：測定と評価．医歯薬出版，1975．
16) Hislop H, Avers D, Brown M：Daniels and Worthinghan's Muscle Testing；Techniques of manual examination and performance testing. Elsevier Ins, 2014.（津山直一・訳：新・徒手筋力検査法．協同医書出版社，2014）
17) DeLome T, Watkins A：Technics of progressive resistance exercise. Arch Phys Med 29：263-273, 1948.
18) Kisner C, Colby L：Therapeutic exercise；Foundation and techniques. Davis company, 2012.
19) Parry W：Rehabilitation of the hand. Butterworths, 1958.
20) 宮本省三：代償運動と代償動作．PTジャーナル 35：918-919, 2001.
21) Gowers W：Pseudo-hypertrophic muscular paralysis. A Clinical Lecture, 1879.
22) Trendelenburg F：Über den Gang bei angeborener Huftluxation. In：Deutsche Medizinische Wochenschrift 2：21-24, 1895.

第3章

身体の神経学

[1] 随意運動のメカニズム

脳は運動をどのように制御するのか?

デカルト(Descartes)[1]は17世紀に「人間は精神と身体の合一であり、精神は身体を制御する」と考えた。人間の「随意運動（voluntary movement）」には生命活動を営む主体としての「脳（brain）」、あるいは「精神（mind）」と「身体（body）」をめぐる神秘性がある。

随意運動とは「意志（will）により制御されている運動」である。運動には随意運動と不随意運動がある。随意運動は意識的で、不随意運動は無意識的である。その相違は行為（action）の目的があるか否かによる。したがって、随意運動とは「目的ある行為」のことである。

人間が生きるためには何らかの「目的」が存在する。目的の達成には「手段」が必要である。つまり、行為は目的を達成する手段であり、手段の意識的な想起が「意志＝意図（intention）」である。

そして、この目的や意図があるがゆえに行為する主体はさまざまな「問題」に直面する。ベルンシュタイン[2]は「あらゆる知的な目的をもった随意運動は、ある問題の答えとして遂行される」と述べている。人間が経験することのすべては、日々を生きるうえで直面するさまざまな問題をどのように解決するかという脳の働きによって決定される。つまり、随意運動とは「生きてゆくために問題を解決しようとする手段」に他ならない。

人間の随意運動を理解するためには脳（中枢神経系）についての知識が不可欠である。ここでは「脳は運動をどのように制御するのか？」という観点から、中枢神経系の神経生理学的な基本事項を解説する。また、中枢神経系の各領域の損傷によって発生する症状についても簡単に説明する。随意運動のメカニズムは中枢神経系の機能と損傷後の機能障害の両面から理解すべきである。

生きる営みと脳の統合系

脳は進化の産物である。時実[3]は脳を脊椎動物の系統発生に対応させて次の3つのレベルに区分している。

脳の系統発生レベル

- 脊髄・脳幹レベル
- 大脳辺縁系レベル（古皮質）
- 大脳皮質レベル（新皮質）

脊髄・脳幹レベルの動物は反射に支配されて「生きている」という段階である。大脳辺縁系レベルの動物は本能や情動に支配されて「たくましく生きている」段階である。大脳皮質レベルの動物は適応的かつ創造的に「うまく（よく）生きる」段階である（表1）。

すべての脊椎動物には反射的な筋収縮を生み出す脊髄や姿勢反射の中枢である脳幹が存在し、古皮質と呼ばれる大脳辺縁系がある。ネコやイヌといった高等な動物になるにつれ新皮質と呼ばれる大脳皮質が発達してくる。

サルや人間は大脳皮質を最高度に発達させた動物であるが、その生きる営みは脊髄・脳幹レベル

表1　生きる営みと脳の統合系 (時実, 1969)

	行動	例	神経レベル
生きている	反射	筋の伸張反射・姿勢反射	脊髄・脳幹
たくましく生きている	本能行動	食欲・睡眠欲・性欲・集団欲	大脳辺縁系（古皮質）
	情動行動	快不快・怒り・恐れ・感情	
うまく生きる よく生きる	適応行動	条件反射・発達・学習・認知	大脳皮質（新皮質）
	創造行動	想像・言語・道具・芸術・精神	

や大脳辺縁系レベルを基盤とした大脳皮質レベルの統合作用である。

ワーキング・ブレイン

脳の進化は意識を生み出した。意識は心（mind）の基盤である。ルリア（Luria）[4]は人間の「心的活動（mental activity）」に必要な「脳の働き（working brain）」を次の3つの基本的な「機能単位（functional units）」に区分している。この機能単位は神経心理学的なフレームワークである（図1）。

脳の3つの機能単位

- 大脳皮質の興奮状態を制御する機能単位
  ……脳幹網様体、大脳辺縁系
- 外界から情報を得て、処理、加工、保持する機能単位
  ……頭頂葉、後頭葉、側頭葉
- 心的活動を計画し、調整し、監視する機能単位
  ……前頭葉

脳は意識の覚醒を前提として心的活動を営む一群の脳領域から構成されている。脳の各機能単位の解剖学的構造は異なるが、それらは神経システムとして連結しており、柔軟でダイナミックな変容性を有している。

「大脳皮質の興奮状態を制御する機能単位」は脳幹網様体賦活系や大脳辺縁系の機能であり、意識の覚醒状態を生み出し、大脳皮質を起動させる。また、筋緊張を発現させる。

「外界から情報を得て、処理、加工、保持する機能単位」は大脳皮質の頭頂葉、後頭葉、側頭葉の機能であり、外部世界を体性感覚、視覚、聴覚などによって知覚し、その情報を認知的に組織化、変換、記憶して、随意運動の準備状態をつくる。また、運動状態への感覚フィードバックを提供する。

「心的活動を計画し、調整し、監視する機能単位」は前頭葉の機能であり、情報に基づいて思考し、目的指向型の運動プログラムを形成し、意識的に随意運動を遂行して、その結果を確認する。この前頭葉が最も発達しているのが人間である。

ルリア[5]は「人間の心的活動は3つの機能単位が常に統合されて生起しており、それらは意識的に随意運動を管理し、認識や言語表現を含めたすべての行動（behavior）の遂行機能の実行に寄与している」と述べている。

行動の「遂行機能（executive function）」とは、自ら未来の目標を定め、その目標を実現させるための情報を収集し、具体的な手続きを計画し、実

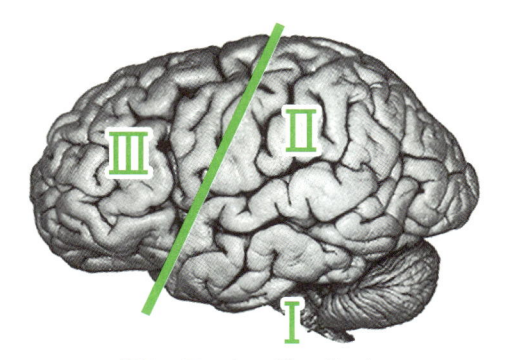

図1　ワーキング・ブレイン
Ⅰ：脳幹網様体、大脳辺縁系
Ⅱ：頭頂葉、後頭葉、側頭葉
Ⅲ：前頭葉
(Luria, 1966)

際に行動を開始、継続、調節し、目標が達成できたかどうかを確認する一連の心的活動である。

したがって、人間の随意運動を生み出す脳の機能局在というものは存在しない。随意運動は意識が覚醒した状態で、大脳皮質の後方2/3の頭頂葉、後頭葉、側頭葉が外部世界の情報を収集し、その情報を前方1/3の前頭葉に送って「運動メロディ（Luria）」を実行する[6]。それは「脳の働き（ワーキング・ブレイン）」の統合機能である。

中枢神経系の階層性

人間の随意運動の研究史において19世紀末に提出されたジャクソン（Jackson）[7]の「中枢神経系の階層説」は、単純から複雑へと向かう随意運動の進化を理解するうえで重要な役割を果たしてきた。その階層性（ヒエラルキー）は、脊髄・脳幹・中脳・大脳皮質レベルにおける神経系の成熟に準拠して「反射」「反応」「粗大運動」「巧緻運動」の順で運動統合レベルが発達していくという考え方を起源としている（表2）。

また、シェリントン（Sherrington）[8]は20世紀前半に中枢神経系の階層レベルの存在を前提としたうえで、各要素間の協調機構を神経系の統合作用と名づけ、こうした生物特有の組織化過程を当時の反射学の知見に基づいて整理した。

そして、パブロフ（Pavlov）[9]は20世紀前半に条件反射の研究によって環境への行動適応が大脳皮質の学習過程によるものであることを明らかにした。

彼らの偉大な業績は現在でも随意運動の神経生理学的な基礎として位置づけられている。

随意運動の進化

人間の随意運動は進化の産物である。特に、サルからヒトへの進化を無視することはできない。その最大の特徴は「直立二足歩行」「言語と表情の豊かさ」「手の道具使用」の3つである。

足、顔、手の進化
- 直立二足歩行
- 言語と表情の豊かさ
- 手の道具使用

本来、四足動物である哺乳類にとって口は食物の摂取器官であると同時に食物の運搬器官でもあった。また、手（前肢）は体重支持器官であった。ところが、霊長類の一部であるサルやヒトは樹上生活で手を食物の摂取器官として使い始めた。

さらに、人間はサバンナでの「直立二足歩行」によって上肢を自由化し、手を体重支持器官から食物の運搬器官へと進化させた。これによって口は食物の運搬器官から解放されて「言語器官」へと進化した。その間の集団生活のコミュニケーションによって顔面の「表情の豊かさ」も増したことだろう。

その後、手は食物の運搬器官から「道具使用」へと飛躍的な進化を遂げる。手で道具を使って狩りをすることは、直立二足歩行の姿勢制御と歩行能力の向上をもたらし、足の機能を驚異的に進化させた。

表2　中枢神経系の階層性と運動統合レベル

	[運動統合レベル]		[神経構造レベル]	
随意性 Voluntarily	巧緻運動 平衡反応	Skill movement Equilibrium reaction	大脳皮質 大脳基底核 小脳	Cerebral cortex Basal ganglia Cerebellum
自動性 Automaticity	立ち直り反応 姿勢反射	Righting reaction Postural reflex	中脳 延髄	Midbrain Medulla
	共同運動 伸張反射	Synergy Stretch reflex	脊髄	Spinal cord

随意運動の進化という視点から眺めると、人間は「足」「顔」「手」といった分散する3つの身体部位を高頻度に使用する動物である。

随意運動の複雑性

随意運動の複雑性についてはリープマン（Liepmann）[10]が20世紀初頭に提案した考え方が興味深い。それによれば随意運動の複雑性には3つのレベルが存在する。

随意運動の複雑性
●複合された行為……言語制御
●複雑な運動…………視覚制御
●単純な運動…………体性感覚制御

「複合された行為」とは、たとえばコップに水を注ぐ、ローソクに火を灯す、バラの花をつまむといった行為である。

「複雑な運動」とは、複合された行為の下位の構成要素である。たとえば、「コップに水を注ぐ」という複合された行為であれば、手で水差しのふたを取る、水差しの首の部分をつかむ、水差しを傾けると同時に、もう一方の手でコップを把持する、コップを適切な位置に持ってゆくといった運動からなる。

「単純な運動」とは、複雑な運動の下位の機能単位である。たとえば、コップを持つという複雑な運動は、手指を伸展して指腹を接触する、適度な強さで手指を屈曲する、テーブルの上からコップを持ったまま肩の屈曲で持ち上げるといった運動からなる。

そして、それぞれの運動制御のための感覚情報が異なっている。どのレベルにおいても運動が正確に遂行されたかどうかを確認する必要があるが、「単純な運動」の場合は体性感覚情報が、「複雑な運動」では視覚情報が、「複合された行為」では内言語情報が重要になる。

リープマンは、こうした3つの随意運動のレベルの組織化を「運動エングラム（運動記憶構造）」と呼んでいる。

それによって、人間は身体の体性感覚によって随意運動できるし、他者の動きを視覚的に見ながら随意運動できるし、他者からの言語指示によっても随意運動することができる。

人間の運動エングラムの最大の特徴は自らの言葉によっても組織化されている点である。あなたは頭の中で自分に「万歳しろ」と運動指令して実際に両手を上に挙げることができるはずだ。つまり、リープマンによると最も高次で複雑な随意運動は「内言語」による運動制御だということになる。

運動のストラテジー、シナジー、反射

中枢神経系の階層性制御は大脳皮質の前頭葉連合野を中心とする高位機構〔ストラテジー（strategy）に関与〕、大脳皮質の運動野と中脳や脳幹を中心とした中位機構〔シナジー（synergy）に関与〕、脊髄を中心とした下位機構〔反射（reflex）に関与〕に区分されている[11]。

「ストラテジー」とは環境に適応するための戦略を意味し、目的を達成するために運動の自由度を制御する複雑な随意運動のプランやプログラムに相当する。「シナジー」とは、自動性を前提とする定性的な複数の筋収縮パターンであり、機能的意義を有する場合（平衡反応や立ち直り反応）と有さない場合（姿勢反射）とがある。運動の自由度はきわめて限定されており、環境変化に対応した文脈的な運動調節機能はほとんど有していない。「反射」とは、脊髄における筋の伸張反射に相当する（図2）。

こうした運動のストラテジー、シナジー、反射

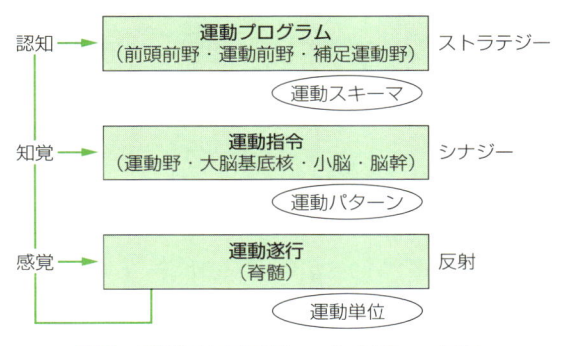

図2 運動ストラテジー、シナジー、反射

という区分は非常に単純化されたものであるが、それぞれの機構への入力系を認知、知覚、感覚に対応させると、随意運動のメカニズムに関する概略を理解しやすい。随意運動の制御は、これらの運動系と感覚系の階層性を前提とした機能的な神経回路の働きによって遂行されるが、その脳の統合システムは環境への適応という目的に対して可変的に発達していく。

運動の自由度

ベルンシュタイン[12]によれば、随意運動は身体の多くの関節と筋の組み合わせによって実現される無限の「運動の自由度（degrees of freedom）」をもった複雑な行為である。運動の自由度はどのようにして制御されているのかという問いは「ベルンシュタイン問題」と呼ばれている。これは随意運動が脳の内部の運動記憶に依存するとする、古典的な運動野の鍵盤支配型の中枢運動制御モデルに疑問を投げかけた。

身体には約100の関節と約400の筋が存在し、その組み合わせは無数にある（図3）。運動時には身体の位置、速度、力が3次元空間内で常に変化しているし、自己の意志のままにならない環境からの外力や反作用が身体の動きに大きな影響を与える。

また、運動の自由度を減少したり増加するためには、ある目的を達成するために関与する複数の関節運動の内の1つの関節運動を固定したり、新たに関与する関節運動を加えたりする必要がある。これは運動の自由度の減少や増加には複数の関節の運動の組み合わせ方が最も影響することを示している。

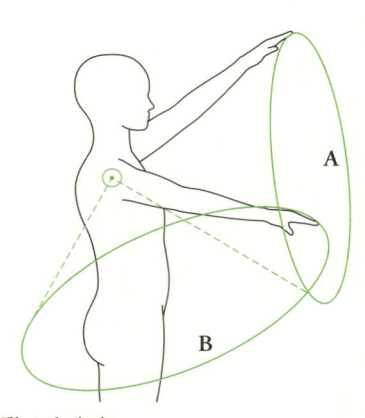

ベルンシュタイン[12]は「運動野からの遠心性インパルスだけでは、随意運動を制御することは不可能である」とし、随意運動の成立には知覚調節が不可欠であることを強調した。

脳の運動学習過程

アノーキン（Anokhin）[13]は随意運動の学習過程を「脳の機能システム（functional systems）」という観点から研究し、その神経生理学的基盤を明らかにしている。

それは1961年に発表された「条件反射の生理学的構築理論」と呼ばれるもので、人間の運動学習がどのような仕組みで獲得されるかを焦点化している。その神経生理学的メカニズムは次のような順序で運動学習が成立するというものである。

脳の運動学習過程
●第1段階：求心性情報の統合 　　　　（afferent synthesis） 　　　　視覚野、聴覚野、体性感覚野などで求心性情報が加工される段階
●第2段階：行為受納器の完成 　　　　（acceptor of action） 　　　　運動のプランやプログラムが運動前野や補足運動野で想定される段階
●第3段階：遠心性効果器の形成 　　　　（formation of the effector apparatus） 　　　　運動野から脊髄への遠心性の運動指令が試みられる段階
●第4段階：求心性情報の回帰 　　　　（return afferentation） 　　　　運動に伴う感覚のフィードバック情報が運動のプランやプログラムと比較照合される段階

図3　運動の自由度
手で円（A・B）や図形を描く時の上腕の関節や筋の組み合わせは無数にある。

閉ループ系と開ループ系

随意運動における情報の出入力機構を閉ループ系と開ループ系に区分する考え方がある。

閉ループ系（closed-loop system）は、出力-フィードバック-誤差検出-誤差修正からなる自己調節回路であり、運動は常に末梢の感覚受容器からの「感覚フィードバック（sensory feedback）」によって調整される。これを随意運動の感覚フィードバック制御という。

開ループ系（open-loop system）は、中枢の運動プログラムによる制御を重視しており、運動は末梢からの感覚フィードバックの影響を受けずに実行されるとされ、「弾道運動（ballistic movement）」のような速い運動の説明に用いられる。これを随意運動のフィードフォワード制御という。

随意運動の感覚フィードバック制御とフィードフォワード制御の区別は、1950年代のウィーナー（Wiener）[14]による「サイバネティクス」の考え方に由来する機械工学的な運動制御の考え方を生体に応用したものである。しかし、まだ運動プログラムや運動記憶の問題が十分解明されておらず、運動の自由度を説明することはできない。

運動プログラムとしてのスキーマ理論

随意運動の運動プログラムは脳で記憶されている。ベルクソン（Bergson）[15]は『物質と記憶』という本で「運動スキーマ（図式）」が記憶なのかイメージなのかという謎を探求している。また、ピアジェ（Piaget）[16]は乳児の感覚運動期（0〜2歳）に「随意運動の認知スキーマ（運動についての知識の基本概念）」が形成されるとしている。この運動スキーマや認知スキーマは「経験によって記憶された運動プログラム」に他ならない。

それをポランニー（Polanyi）[17]は無意識的に記憶される「暗黙知（tacit knowing）」と呼んでいる。たとえば、自転車に乗る運動技術は一度獲得すると忘れない。それは言葉で明示的に説明することができない「身体知」として記憶されている。

運動プログラムとは何だろうか？ 運動プログラムの最大の特徴は「汎用性」である。汎用性とはさまざまな状況でも幅広く応用的に使えるという意味である。すべての随意運動がすべて異なる運動プログラムに準じているなら、運動プログラムの数は無限になってしまう。

そのため随意運動には異なる運動によって同じ目的を達成できる能力を学習するという特性がある。宮本が指摘しているように、書字は右手でも、左手でも、口にペンをくわえても、足にペンを挟んでも実行できる。また、それらの文字はほぼ同じ筆跡を示す。たとえば、「PERFETTI」と書いた文字の筆跡はすべて似ている。つまり、書字における身体各部の異なる運動は、一つの汎用性のある運動プログラムによって制御されていると考えられる（図4）。

こうした書字が異なる身体部位の運動パターンで遂行されても同じ結果になる現象を「運動の等価性（motor equivalence）」という。そして、これは目的を達成するための運動が脳内で関節運動や筋収縮の組み合わせとして抽象的に再現されていることを示している。

この点についてシュミット（Schmidt）[19]は、運動学習の「スキーマ理論（schema theory）」を提唱している（図5）。スキーマとは情報の記憶が組織化された一種の記憶であり、類似した運動全般に適用できる汎用性に富んだ運動プランや運動プログラムを意味する。そして、その運動プログラムとは運動や筋収縮そのものではなく「認知的な知識の基本構造（スキーマ）」のことである。

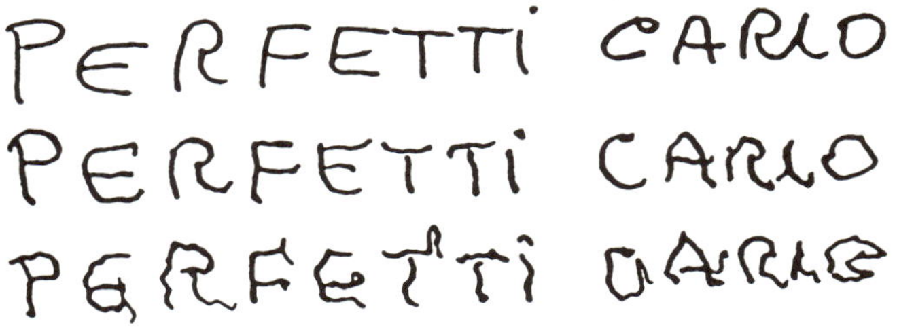

図4 異なる身体部位での書字でも筆跡は似ている
上）右手での書字、中：左手での書字、下：口にペンでの書字
（宮本, 2001）

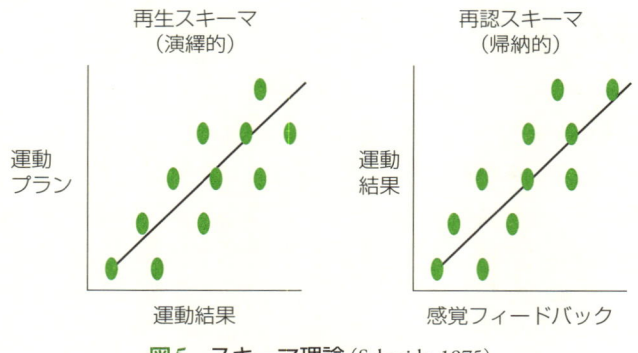

図5　スキーマ理論（Schmidt, 1975）

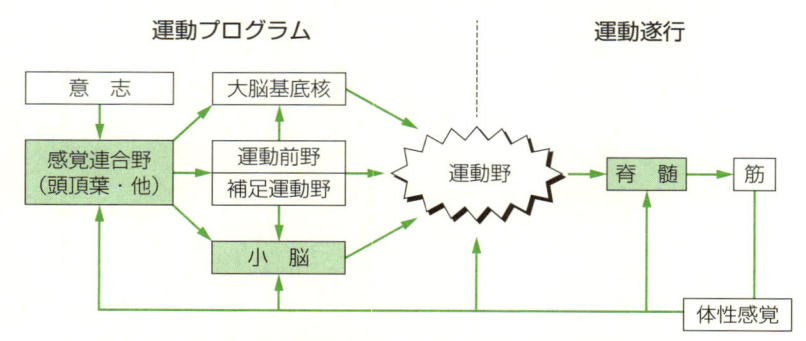

図6　随意運動における神経情報の流れ（Allenと塚原, 1974）

　具体的には予測的な運動プランと運動結果との因果関係である「再生スキーマ」と、実際の運動と感覚フィードバックとの因果関係である「再認スキーマ」が想定されており、運動学習は運動課題の多様な経験に対するスキーマ（運動プログラム）の再組織化や改変によって達成される。シュミットは、なぜ練習していない左手やペンを口にくわえても文字が書けるのかという謎に対して、スキーマ理論を導入することで運動の長期記憶の理論化に一定の成功を収めた。

脳の運動制御モデル

　20世紀後半の脳科学の進歩を集積してつくられたアレン（Allen）と塚原[20]による「脳の運動制御モデル」によれば、随意運動を発現するための頭頂葉の感覚情報が前頭葉の補足運動野や運動前野に入力され、そこで運動のプランとプログラムが大脳基底核と小脳の調節を経て形成され、運動野に伝達された後、運動野が脊髄の前角細胞に運動指令（motor command）を出して筋収縮が発現するとされている（図6）。

　つまり、ある目的を達成する随意運動の脳内の神経情報（neural information）流れには、運動のプランやプログラムを構築する「認知過程」と実際に運動を実行する「行為過程」が存在している。

　この観点に立てば、随意運動の最高中枢とされてきた運動野は単に運動を遂行する出口にすぎない。随意運動の最高中枢は補足運動野と運動前野であり、そこでは具体的な運動のプログラムが決定されている。脳の運動制御モデルは、随意運動のメカニズムを理解するうえできわめて重要である。

[2] 大脳皮質の機能局在

大脳皮質の脳地図

[局在論と全体論]

　大脳（cerebrum）は心の源であり、意識されるすべての感覚、運動、記憶、意志、創造性などの座である。大脳は大脳縦裂によって左右の大脳半球（cerebral hemisphere）に分けられ、深部は左右に走る脳梁（corpus callosum）でつながっている。大脳皮質は百億を超える神経細胞（neuron）からなる灰白質であり、皮質下の白質は神経線維の情報連絡網である。

　行為の目的に対応して大脳皮質では特有の神経活動のパターンが発生している。そして、運動や感覚に関する情報は大脳皮質に再現（representation）されている。

　大脳皮質のニューロンはあらゆる刺激に対して反応するわけではなく、特定の感覚モダリティや特定の属性に対して特異的に反応する。これを刺激選択性（stimulus selectivity）という。また、ニューロン群はこの刺激選択性の結果として特徴的な空間分布を示す。そして、この空間分布を大脳皮質の「脳地図（brain map）」と呼ぶ。

　大脳皮質は中心溝（ローランド溝）と外側溝（シルビウス溝）を境として前頭葉（frontal lobe）、頭頂葉（parietal lobe）、側頭葉（temporal lobe）、後頭葉（occipital lobe）に区分される（図7）。

　そして、大脳皮質の特定の領域で特定の機能が営まれているとする考え方を「機能局在論」といい、これに対して機能が大脳皮質の全体の反応であると見なす立場を「全体論」という。

　19世紀後半のブローカ（Broca）による前頭葉（area44, 45）の運動性言語中枢の発見以来、機能局在論と全体論の論争は続いている。人間の精神活動や随意運動は必ずしも大脳皮質の各領域に機能局在しているわけではないが、脳損傷の神経心理学的な研究によって一定の機能特性が分散して個別化していることが明らかにされている。

　特に、運動機能や感覚機能（視覚、聴覚、味覚、体性感覚）は大脳皮質の一定の領野（area）に局在しているが、高次な言語、行動、認識、記憶、イメージなどの局在については論争が続いている。これは帰属すべき機能の定義自体が厳密に規定できないことに由来している。また、大脳皮質間をつなぐ皮質下の神経線維の損傷によってさまざまな機能障害が発生するが、それを総称して「離断症候群」という。

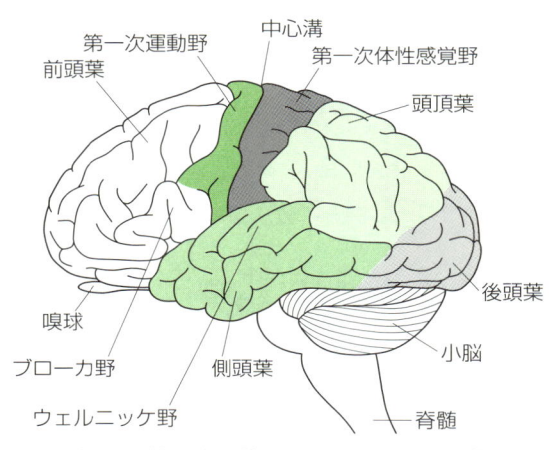

図7　大脳皮質の前頭葉（frontal lobe）、頭頂葉（parietal lobe）、側頭葉（temporal lobe）、後頭葉（occipital lobe）

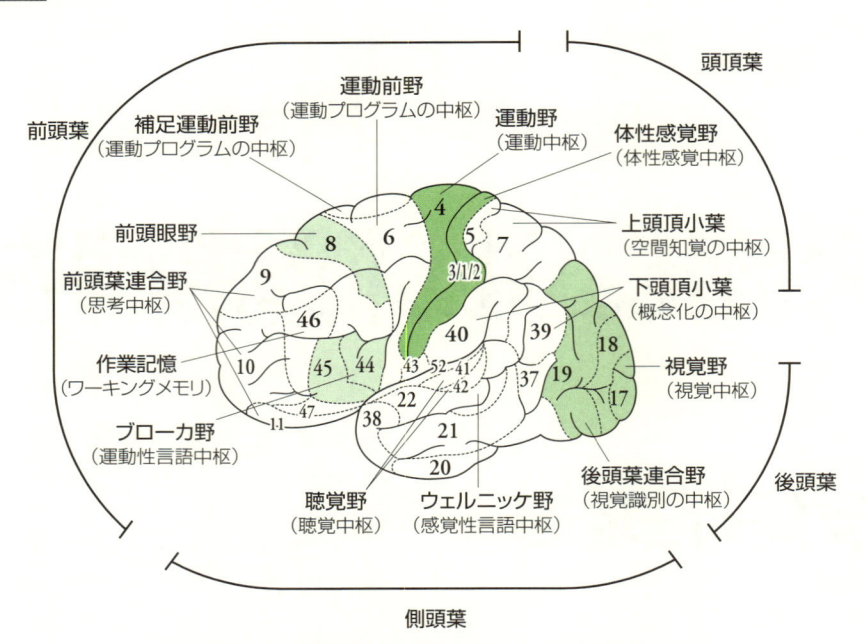

図8 大脳皮質の機能局在とBrodmann area

[大脳皮質の機能局在とブロードマン領野]

　一般的な大脳皮質の脳地図（Brodmann area）では、前頭葉の前頭葉連合野である前頭前野（ブロードマンの9野・10野・11野・12野）は思考中枢、第一次運動野（4野）は運動中枢、補足運動野（6野）と運動前野（6野）は運動のプランやプログラムの中枢、8野が眼球運動中枢、ブローカ野（44野・45野）は運動性言語中枢、46野はワーキングメモリ（短期作業記憶）中枢とされている。

　また、頭頂葉の第一次感覚野（3野・1野・2野）と第二次感覚野（43野）は体性感覚中枢、上頭頂小葉（5野・7野）は空間知覚の中枢、下頭頂小葉（39野・40野）は異種感覚情報変換による概念化の中枢、側頭葉の聴覚野（41野・42野）は聴覚中枢、ウェルニッケ野（22野）は感覚性言語中枢、深部の海馬は記憶中枢、後頭葉の視覚野（17野・18野・19野）は視覚中枢とされている（図8）。

大脳皮質の働き

　ここでは大脳皮質（後頭葉、頭頂葉、側頭葉、前頭葉）の働きを「レストランでの食事」を例に説明しておく。

[後頭葉の働き]

　後頭葉は視覚中枢である。あなたは友人と一緒にレストランに入り、左右の目で明るい店内を見渡す。そして、奥の席に着き、コース料理を注文すると、やがてテーブルに食事が運ばれてくる。その食器や料理を見るのは後頭葉である。一側の眼球の網膜からの視覚情報の半側視野が視交叉して反対側の後頭葉に入力される。テーブルの上の食器や料理はさまざまな物体であり、光の明暗、陰影、直線、曲線、辺縁（エッジ）、輪郭、裂け目などがあり、品々は重なり合って見える[21]。後頭葉はそうした物理的な光の特性の情報を見るのだが、それらはまだ視覚のスケッチ段階である。

　次に、後頭葉の視覚情報は頭頂葉と側頭葉に送られる。それによって運ばれてきた食器や料理がどこにあり、それが何であるかがわかる。頭頂葉は「どこの空間（where space；where system）＝視覚情報の背側路」で物体の方向や位置を知覚する。側頭葉は「何の空間（what space；what system）＝視覚情報の腹側路」で物体の形態や色彩といった属性を知覚する（図9）[22]。

[頭頂葉の働き]

　このように頭頂葉には後頭葉からの視覚情報が送られるが、それは椅子に座っている位置から見

た物体の視覚情報である（網膜中心座標）。したがって、それは一つの視点からの眺めである。頭頂葉はこの物体の見える角度が一点に限定されている状態で、それがどこにあるのかを3次元空間内に定位する。それによってスープ皿が身体の中央の前方20cmの所に置かれており、左側にはグラスが、右側にはスプーンが置いてあることが認知できる。この空間認知によってスプーンを手にしてスープ皿の中の料理を食べるという上肢の行為を始めることができる。

　この空間認知に準じた行為は後頭葉から送られてくる一つの視点からの眺めだけで制御されているわけではない。実際には物体をさまざまな視点から見て行為する必要がある。しかし、椅子に座っている限り視線は一つである。この時、頭頂葉は実際に見ている角度とは無関係に物体を全体的に認知している。つまり、頭頂葉は物体の裏側も含めた3次元空間をイメージしている。後頭葉は物体を一つの視点からしか見ていないのだが、その視覚情報から物体をどの角度から見ているかを頭頂葉は判断し、見えていない部分も含めて物体全体の空間性をイメージ上で想起している。それは高次な視覚の統合機能である。

　また、頭頂葉には視覚的な3次元空間座標だけでなく、自己の身体に由来する体性感覚的な3次元空間座標があり、常に視覚空間と体性感覚空間を比較しながら、物体をさまざまな視点から見ているかのように認知している。したがって、頭頂葉が損傷されるとある角度から写した一枚の物体の写真を見ても、その物体全体の空間性が認知できないことがある。

　こうした頭頂葉の高次な空間認知能力によって、スープ皿とスプーンとの距離や方向が見積もられ、手の運動軌道やスープ皿へのスプーンの接触角度が決定されて上肢のリーチングが始まる。

　また、グラスの水が飲みたくなれば、上肢をリーチングして手で把持し、グラスの位置や重さを感じながら口まで運び、前腕の回内運動で水面の角度を傾斜させて水を喉の中に流し込む必要が

図9　頭頂葉の「どこの空間」と側頭葉の「何の空間」
（Mishkin, 1982）

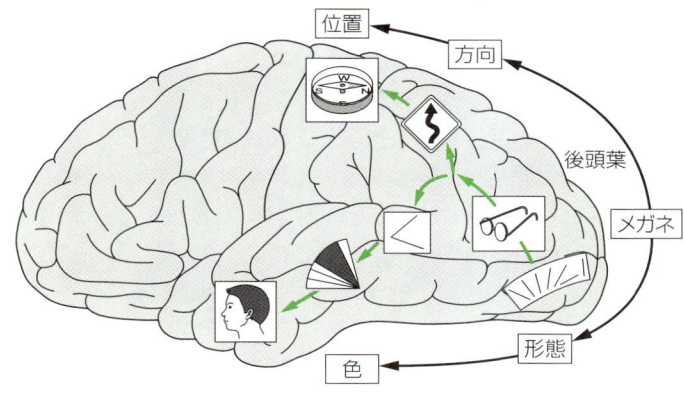

あるが、この時は体性感覚情報によってグラスの空間性を認知することが優位になっている。したがって、頭頂葉損傷では上肢のリーチングや手の空間制御が困難になる。

　さらに、頭頂葉は食事をしている自分自身の姿勢をリアルタイムに認知している。足がどこに位置しているのか、体幹が直立しているか、手がどこにあるかといった空間的な身体図式や身体イメージを想起している。

　同時に、椅子上での殿部の触感や圧の移動、スプーンの手触りや重さなどの接触的な知覚も頭頂葉の役割である。これは頭頂葉の体性感覚情報処理による重要な空間認知機能である。

　また、友人の食事中の仕草を見て自分の行為と比較できるのも頭頂葉の機能である。これは他者と自己の行為の比較という模倣能力の基盤である。

[側頭葉の働き]
　一方、側頭葉はスープ皿の正確な形や、皿の中に野菜が刻まれて入っているといったような、物体が何であるかについての高次な認知を行っている。そうした事物の具体化には色彩のコントラストも関与してくる。人間の顔や道具の認知も含めて、側頭葉は後頭葉が見たものがどのような具体的な事物であるかを判断している。

　つまり、側頭葉は事物の認知と相貌認知を担当している。したがって、側頭葉が損傷されると物体の構成失行や相貌失認が生じることがある。物

体を組み合わせて使用することができなくなったり、人の顔は見えるのだが、それが誰だかがわからなくなる。声を聞くと誰だかわかる。

また、側頭葉は記憶と関係している。側頭葉の奥底には海馬と呼ばれるエピソード記憶の中枢がある。料理が間違って運ばれて来た時にはそれに気づかなければならない。あるいは料理の名前を憶えていなければならない。そうした過去の経験や知識を状況に応じて想起するのは側頭葉の機能である。人間は過去の経験を記憶するだけでなく、それを想起できる能力を有している。スープの味はどうなのか。具の食感、塩加減、風味は記憶と比較される。そんな味覚や嗅覚の記憶に関わる中枢も側頭葉にある。それによって今食べている料理と同じものを過去に別のレストランで食べたことがあるのか、どちらが美味しいのかといったことを話すことができるし、友人の意見に耳を傾けることもできる。

こうした他者の言語を理解する機能も側頭葉にある。側頭葉が損傷されると誰の声なのかがわからなくなったり、店内に響く他人の声と目の前で話している友人の声とが区別できなくなる。

あるいは、相手の言葉の意味の理解が困難となり、友人との楽しい会話ができなくなる。さらに、店内で流れている音楽を音楽として認知できなくなることもある。音楽が単なる音の連続に聞こえてしまう。また、メニューを見て読む場合には、ウェルニッケ野の機能が不可欠である。

[前頭葉の働き]

前頭葉は行為の遂行機能を担当する。それは後頭葉、頭頂葉、側頭葉などの情報分析に基づいて実行される。たとえば、メインの肉料理が運ばれて来ると、ナイフとフォークを使ってそれを取り分けて食べる複雑な運動を遂行しなければならない。肉を切る時、その方法はさまざまである。どのような姿勢を維持して、どのように手でナイフとフォークを使うかを選択しなければならない。その運動プログラムを立案し、筋収縮シークエンスを決定し、実際に運動の空間性、時間性、強度を調整しながら実行しなければならない。その運動が途中で途切れたり、エラーしていないかを常に監視していなければならない。

こうした目的ある行為の手段を計画し、実行するのが前頭葉の機能である。つまり、前頭葉には随意運動の運動プログラム野と運動指令の中枢が存在する。

しかしながら、忘れてならないのは、人間はこうした行為を言語によっても遂行する点である。前頭葉にはブローカ野があり、言語を表出する。だから、両手を使いながら、会話しながら、食事という行為を遂行することができる。もちろん、この前頭葉が働いている時、後頭葉は料理や友人の顔を見ている。頭頂葉は姿勢や動きをチェックしている。側頭葉は音楽や友人の声を聞いている。食事の間、すべての大脳皮質の各領域が働き続けている。

さらに重要なのは、前頭葉が思考中枢だということである。こうしてレストランで食事していること自体が前頭葉の産物である。なぜ、今、食事しているのか。それには何かの理由があるだろう。それを意志決定したのは前頭葉である。

そして、前頭葉は基本的に問題解決型である。特に未来を予期するように働く。食後のデザートやコーヒーは何を選択するのか。食事が終わると支払いも必要である。そして、食事の後はどうするのか。どこに行って何をするのか。何時にどのような交通機関で帰宅するのか。その間、どのような出来事が発生する可能性があるのか。その予期によって経験が変わる。価値も変わる。さまざまなドラマや感情が生まれるだろう。レストランを出る時、前頭葉はすでに未来を想像しているのである。

生きることは時間と空間の流れであり、未来は次々とやって来る。さまざまな欲求や希望を満たすために、自己の未来を予期し、計画を立案し、内容を構成し、行為を遂行する必要がある。そうした最高度の思考の座が前頭葉の前頭前野であり、人間が最も発達させている創造力の源である。

以下に、ホーランド（Holland）[23]が作成した大脳皮質（左半球、右半球）の地図を示しておく（図10）。

[2] 大脳皮質の機能局在 ● 125

Left Brain

Frontal Lobe (action)

- **Premotor Sequential thinking** — Takes ideas, actions and words, and puts them into **linear sequence**
- **Imagination, Creativity, "Yes"** — Creates new patterns of ideas and language Writer, Philosopher… **Impulsive talking**
- **Inhibitions, "No"** — What NOT to SAY Worrying (talking to yourself about what not to do)
- **Motor** controls muscles on Right side — Right Hand, Fingers, Face, Lips, Tongue
- **Emotional memory** — Emotions and language

Parietal Lobe (spatial)

- Foot, Leg, Trunk, Arm / Genitals, Foot, Leg, Trunk, Arm
- **Body Senses** on right side — Fingers, Face, Lips
- **Symbols** — Math symbols $+ / - = x^2$ Match body to "left" "right" words, Reading clocks
- **Grammar** — spatial arrangement of language
- **Spelling Phonics Reading** — Matching vision of letters with sounds of words
- III Recognize Word sounds ch th ing
- II Phonemes
- I (from ear) Frequencies
- **Sounds of Language**
- Language memory, stories
- **Memory** — Face Names

Occipital Lobe (vision)

- **Vision of Alphabet**
- III Recognizing letters and groups
- II Perceive Letter shapes d b p q
- I (from eye) Lines, Angles ○└⌐

Temporal Lobe (memory)

Cerebellum — **Muscle Coordination**, **Speed** of Repetitive action, **Balance**

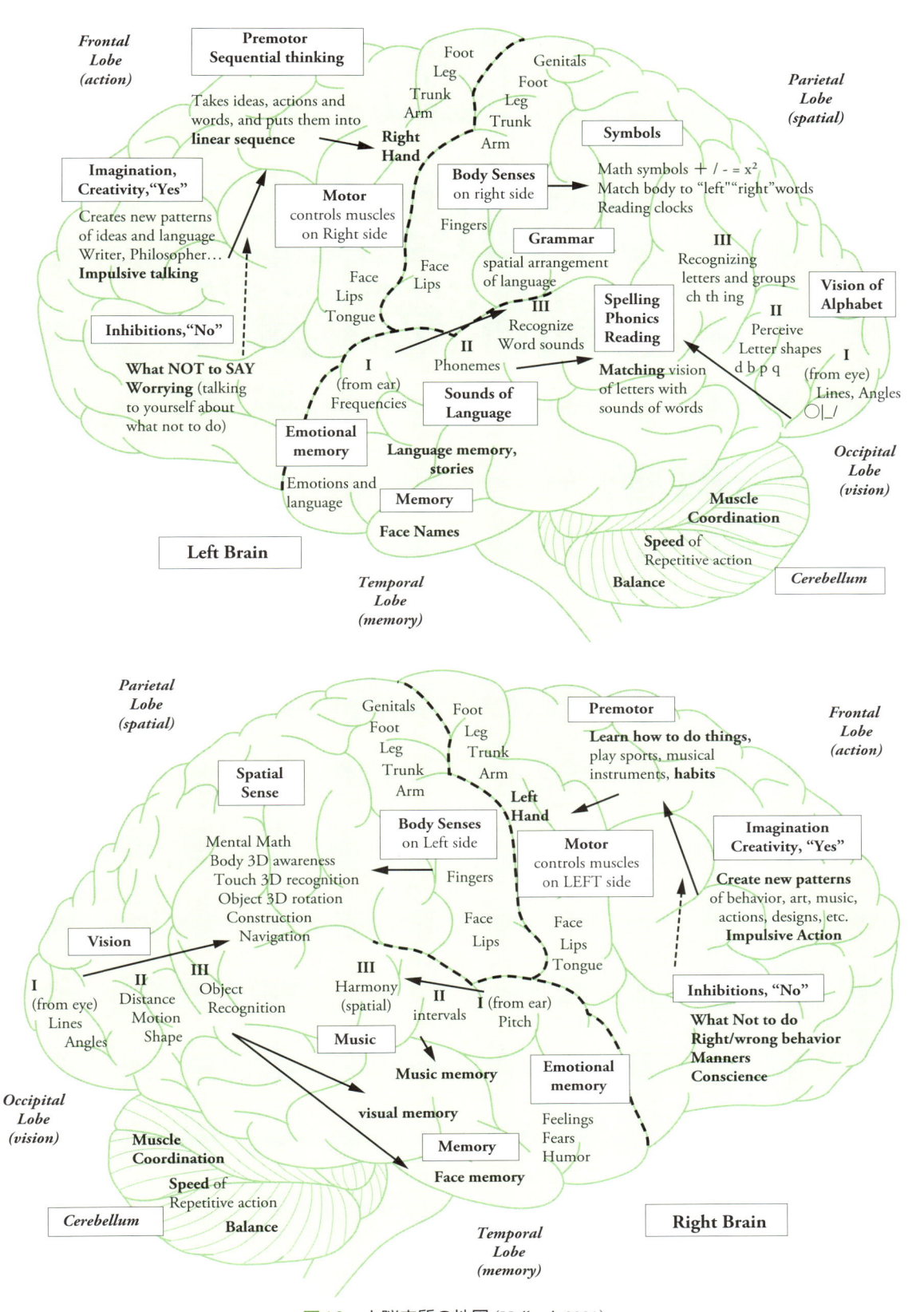

Right Brain

Parietal Lobe (spatial)

- Genitals, Foot, Leg, Trunk, Arm / Foot, Leg, Trunk, Arm
- **Spatial Sense** — Mental Math, Body 3D awareness, Touch 3D recognition, Object 3D rotation, Construction, Navigation
- **Body Senses** on Left side — Fingers, Face, Lips

Frontal Lobe (action)

- **Premotor** — **Learn how to do things**, play sports, musical instruments, **habits**
- **Motor** controls muscles on LEFT side — Left Hand, Face, Lips, Tongue
- **Imagination Creativity, "Yes"** — **Create new patterns** of behavior, art, music, actions, designs, etc. **Impulsive Action**
- **Inhibitions, "No"** — What Not to do, Right/wrong behavior, Manners, Conscience

Occipital Lobe (vision)

- **Vision**
- I (from eye) Lines Angles
- II Distance Motion Shape
- III Object Recognition

Temporal Lobe (memory)

- III Harmony (spatial)
- II intervals
- I (from ear) Pitch
- **Music** — Music memory, visual memory
- **Emotional memory** — Feelings, Fears, Humor
- **Memory** — Face memory

Cerebellum — **Muscle Coordination**, **Speed** of Repetitive action, **Balance**

図10　大脳皮質の地図（Holland, 2001）

[3] 大脳皮質の運動制御機構

第一次運動野

[運動野のホムンクルス]

「第一次運動野（primary motor cortex：M1）」は中心前回の4野に位置し、「運動指令（motor command）」を生成する。

運動野の科学的な実証研究は19世紀末にフリッチ（Fritsch）[24]がイヌの大脳皮質を電気刺激することによって手足の筋収縮を誘発させたことに始まる。この知見は、20世紀前半にペンフィールド（Penfield）とラスムッセン（Rasmussen）[25]が人間の運動野への電気刺激で確認し、運動野に「筋肉」が再現されているとする考え方を生んだ。これが「筋再現説（muscle representation theory）」である。

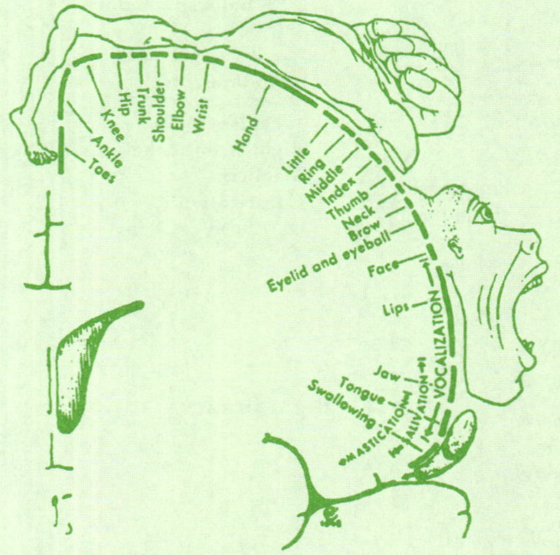

それ以来、運動野には物理的な筋肉の表象としての「体部位局在性（somatotopical localization）」があり、それは一定の解剖学的配列に従って、順序立って「身体部位再現（body representation）」されていると考えられてきた。

運動野には一定の対応配列が認められ、中心前回の内側から外側にかけて下肢、体幹、上肢、頭部の順に並んでいる。また、運動野に占める身体各部位の割合は異なっており、たとえば手の領域や言語に関連する唇と舌の領域が相対的に広く、それは運動の巧緻度に比例している。その特徴がデフォルメされたのが運動野の「ホムンクルス（homunculus）」である（図11）。ホムンクルスは「脳の中の小人」という意味で、運動野の中の小人が身体の動きを制御するところの仮説的なメタファーとして使われる。

近年、この古典的な運動野のホムンクルスは単純化されすぎていることが明らかになっている。運動野における身体部位再現は重複しており、二重に再現されている（double representation）、手の筋の収縮を引き起こす部位は、運動野内で吻側と尾側に離れて二重に再現されている。さらに、最近の研究では、身体部位再現はより多重再現であることが判明している。

古典的な運動野のホムンクルスは否定された。また、筋再現説も否定され、運動野には複数の筋収縮パターンとしての「運動再現説（movement representation theory）」が有力となっている。運

図11 運動野の身体部位再現（ホムンクルス）
(Penfield, 1950)

動野の錐体路細胞と脊髄運動ニューロンの関係は1対1の関係ではない。運動野の微小電極刺激で複数の筋が同時に収縮することが判明している。

[運動野の錐体路細胞]

運動野の第5層にあるニューロンを錐体細胞または錐体路細胞という。錐体路細胞は長い軸索（錐体路）をもち、反対側の脊髄運動細胞を支配する（図12）[26]。錐体路細胞が発火すると、そのインパルスは内包（internal capsule）の後脚や中脳の大脳脚を下行して延髄の錐体で交叉し、反対側の脊髄運動ニューロンを興奮させ、支配下の複数の筋の収縮が起こる。そのなかでもBez（ベッツ）細胞と呼ばれる巨大な錐体路細胞からの軸索は大きいが、錐体路線維に占める割合は3%程度とわずかであり、錐体路のほとんどは運動野の錐体路細胞に起始している。

錐体路細胞は軸索の直径の大きさに基づく興奮伝導速度の違いによって、20m/秒を境に大型の速錐体路細胞（fast pyramidal tract）と遅錐体路細胞（slow pyramidal tract）に大別される。機能分化として、速錐体路細胞は速くて強い筋収縮を伴う動作時に、遅錐体路細胞は緩徐な微細調節を必要とする動作時に活動するとされており、それぞれ脊髄の相同性運動ニューロンと緊張性運動ニューロンに接続している。

また、篠田[27]の神経解剖学研究によって、運動野に起始する皮質脊髄路（corticospinal tract）の末端が脊髄内で異なる複数の脊髄運動ニューロンに分枝して投射することが証明されている。つまり、運動野の錐体細胞（単一ニューロン）は複数の脊髄運動ニューロンを支配しているということになる（図13）。

[運動野への情報入力]

運動野の錐体路細胞へは、末梢の体性感覚が入力されている。吻側（rostral）の運動野には主に筋と関節からの入力があり、尾側（caudal）の運動野へは皮膚からの入力がある。

運動野への体性感覚入力の差異は、この両者が異なる運動制御機構を有していることを示唆している。吻側は筋出力調節などの場合に深部感覚情報を利用し、尾側は巧緻運動の場合に皮膚の触圧覚情報を利用していると考えられる。運動野は視

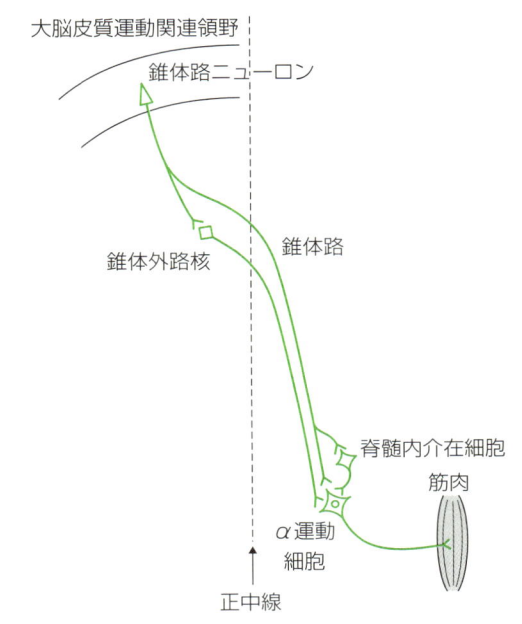

図12　錐体路細胞は反対側の脊髄運動細胞を支配する（蔵田，1997）

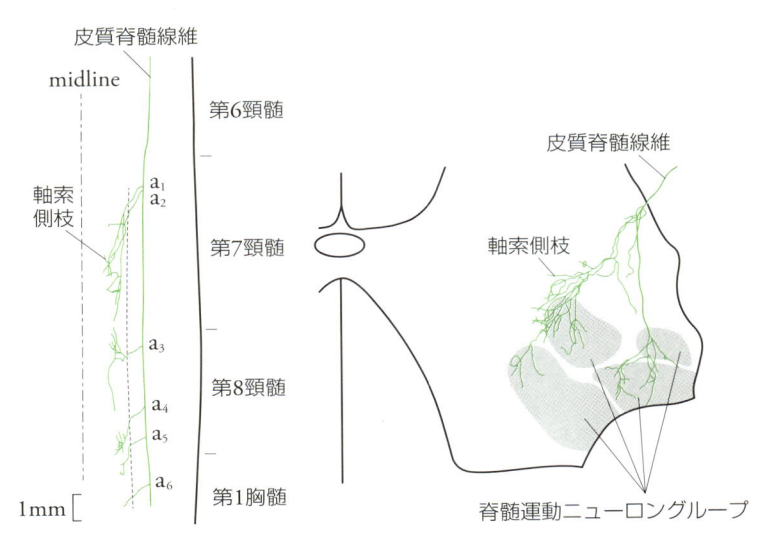

図13　運動野に起始する皮質脊髄路の脊髄への投射
皮質脊髄路の一本の軸索は脊髄の複数の髄節レベルに投射している（左）
また、一本の軸索側枝は脊髄の複数の運動ニューロンへ投射している（右）
（篠田，1984）

床から直接、感覚野からは間接的にこれらの体性感覚情報を受け取る。視床は末梢の感覚入力のみならず、小脳からも投射入力を受けているので、結果的に運動野には小脳からの情報も入力されている。感覚野からの顕著な入力系としてはarea2からの手足の触覚情報が、area5からは姿勢の空間情報が入力される。運動野への直接の視覚入力や聴覚入力はない。

また、運動野には補足運動野、運動前野、帯状回皮質からの強い入力がある。これらの入力は運動のプログラムを筋収縮指令として伝達するために必要な情報である。

一方、運動野には筋紡錘からの情報が直接入力し、「大脳皮質経由反射（transcortical reflex）」によって筋収縮を発現する神経回路が存在すると主張する研究者もいる。

[運動野のニューロン活動]

運動野のニューロンが活動すれば脊髄前角細胞を経由して反対側の手足の筋収縮が発現する。運動野のニューロン活動は筋収縮に先行し、運動の開始を指令している。したがって、運動野は運動指令の中枢である。

運動野で随意運動の遂行に必要な筋の組み合わせが多数再現されているという点を考慮すれば、運動野は筋収縮力の調節以外の複雑な機能を有していることは間違いない。その一つに筋の伸張反射や皮膚反射を調節する機能が考えられる。随意運動において反射の制御はきわめて重要なメカニズムである。しかし、運動野は具体的な課題（task）や動作（activity）に対応した高次な運動プログラムに関する機能は有していない。

また、運動野のニューロンの発射頻度と筋の張力はほぼ相関することが判明している。これは運動野の主な機能と特性が発生させる筋収縮力の強度調節にあることを示している。

[運動野の障害]

運動野の限局的な損傷によって錐体細胞が死滅すると弛緩性の手足の運動麻痺を生じる。また、運動野は古くから痙攣発作の震源地としても知られている。脳卒中により運動野への血行路である前大脳動脈が閉塞すると、下肢の遷延性弛緩麻痺が発生する。

運動野のホムンクルスの謎

ここでは、運動野のホムンクルスの謎をめぐって、その「筋再現説」、「運動再現説」、「運動ストラテジー再現説」について説明を加えておく。

[運動野の筋再現説（単一身体部位再現説）]

運動野のホムンクルスを人間で確認したのはペンフィールドとラスムッセン[25]である。彼らは生きた人間の脳外科手術中に大脳皮質のさまざまな領域を電気刺激し、人間の運動野に筋肉の投影としての体部位局在性があり、それは一定の解剖学的配列に従って、順序立って身体部位再現がなされているとした（単一身体部位再現）。そして、その「脳の中の小人（ホムンクルス）」の存在は身体の動きを制御する想像上の人間のメタファーとして使われる。

このホムンクルスの絵を描いたのはカントリーと呼ばれる人物である。運動野と感覚野のホムンクルスの絵は科学雑誌「ブレイン（Brain）」に発表された。その絵は動物実験で確認されていたように手と足、顔と舌の領域が相対的に大きく描かれている。ホムンクルスの視覚化は運動野に「脳の中の小人」がいるというイメージを後世に決定づけた。ペンフィールドのホムンクルス説はどこかユーモア感のある絵の印象とともに生理学や神経学の教科書に掲載されて一挙に世界中に広まった（図14）[25]。

このホムンクルス説は基本的に身体の「筋再現説（muscle representation theory）」であり、運動野は個々の筋肉を再現するモザイク様の集合と見なされた。一方、運動野の各部には複数の運動パターンの組み合わせが再現されていると考える「運動再現説（movement representation theory）」もある。この場合、運動野のニューロンと脊髄運動ニューロンの関係は1対1の関係とはならない。

1967年に浅沼と酒田[28]は新しく開発された微小電極を皮質内に挿入し、微弱電流を限局した運動野の各部位に流して筋を収縮させることに成功

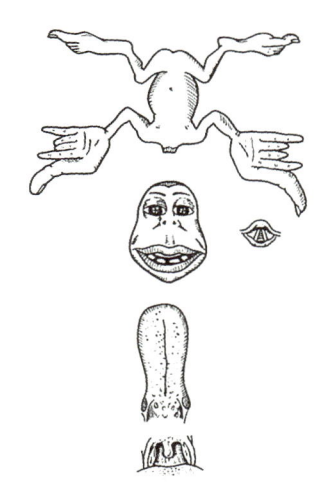

図14　ホムンクルス (Penfield, 1950)

した。
　この微小電極挿入法の開発によりホムンクルス研究は新しい時代を迎えることになる。なぜなら、歴史的な運動野の刺激実験は浅い麻酔下での皮質の表面刺激であり、使った刺激電流は強く刺激効果の及ぶ範囲が広かったからである。つまり、過去の研究報告は厳密には運動野の単一ニューロン刺激ではないという問題があった。この問題が微小電極挿入法により解決したのである。
　1968年に、エバーツ（Evarts）[29]はサルの運動野のニューロンの発射頻度が筋収縮量と相関すると報告した。これが事実であれば、運動野のニューロンと筋肉は1対1の関係にある。
　1972年にローゼン（Rosen）と浅沼[30]はこの皮質内微小電極挿入法により、サルの運動野のニューロンをさまざまな深さで刺激して母指筋が収縮する分布を調べた。そして逆に他動的に母指の屈曲、伸展、内転、外転方向に動かしても、それに対応して同じ母指筋の運動野のニューロンが活性化するという知見を発表した。そして、運動野に個々の筋を再現する領域が機能単位（efferent zone）として存在する可能性を指摘した。しかし、その後に機能単位は不整形であるという実験結果も発表され、筋再現か運動パターン再現かの最終結論は出なかった。

[運動野の運動再現説（多重身体部位再現説）]
　1982年にストリック（Strick）とプレストン（Preston）[31]による運動野に関する衝撃的な研究が発表される。彼らは手指や手首の運動を引き起こす部位が2箇所に離れて二重に運動野に再現されていることを発見した。そして、前方は深部感覚（筋・関節）から、後方は表在感覚（触覚）からの感覚入力を受けていると報告した。
　さらに、1986年にグールド（Gould）[32]は運動野における身体部位再現が想像以上に多重再現であることを明確にした。これは上肢、体幹、下肢といった身体各部のすべてにおいてである。運動野には身体各部がさまざまな組み合わせで再現されている。その地図はさまざまな身体部位がさまざまな組み合わせで混在しているような運動再現を示唆する地図である（図15）。
　近年では、運動野には筋肉と運動パターンの両方が再現されているとする考え方も提出されている。1999年に筧とストリックら[33]は、運動野で筋肉再現に関与する運動ニューロンと運動パターン（関節運動の組み合わせ）に関与する運動ニューロンの活動とを分離して捉えたと報告している。それによれば手関節の運動において筋肉空間で活動する運動ニューロンと関節空間で活動する運動ニューロンの両方が運動野に存在する。つまり、この研究は運動野には筋再現と運動再現の両方を表現するニューロンが存在することを強く示唆している。
　このように運動野の多重身体部位再現が筋の再現なのか運動パターンの再現なのかの最終結論は出ていないが、少なくとも運動野における身体部位再現の対応領域は1箇所だけであるとするペンフィールドのホムンクルス説は明らかに矛盾を含んでいる。
　しかし、なぜ身体は運動野に多重再現されているのだろうか。この謎は神経生理学者にとって大きな疑問となった。これに対する仮説として、同じ身体部位の動きであっても、課題が違えば活性化する大脳皮質の領域が異なるのではないかという仮説が生まれた。運動学的には同じ動きや課題の遂行であっても、異なる領域が活性化されているのではないか。現時点では運動野は運動課題に応じて、それぞれ異なる領域が異なる情報処理を並列的に担当しているという考え方が有力である。
　また、運動覚や筋紡錘に由来する運動の空間情

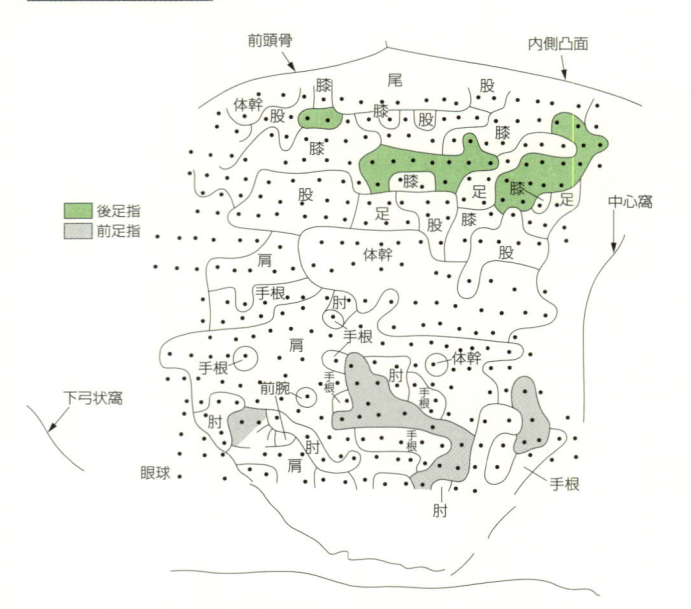

図15　運動野の多重身体部位再現(Gould, 1986)

報に基づいて組織化される運動野（4a野）と触覚や圧覚などの接触情報に基づいて組織化される運動野（4p野）とに区分することも提唱されている。

大島[34]は「運動野の機能単位を探求することはまったく無謀な試みに思えるほどである。しかし、複雑だとはいっても、どこかで進化圧による経済的な省略（情報圧縮）が生じていてなんらかの秩序を形成していることは間違いない」と述べている。

種に特有な、サルにはサルの、人間には人間の、生活環境下で必要な行為を生み出すための何らかの規則（ルール）が運動野に表象されていなければ、無数の運動の自由度を制御することはできない。経験の頻度に応じて、行為の要求度の高い身体部位（たとえば手）がよりニューロンレベルで細分化されている。

［運動野の運動ストラテジー再現説］

こうした多重身体部位再現説に対して、2002年にグラツィアーノ（Graziano）[35]らは、運動野の身体部位再現について画期的な研究成果を発表している。従来、運動野のニューロンの微小電極刺激では、ある筋の一つまたは複数の収縮や運動パターンといっても肘関節の屈曲や手首の伸展といった基本的な関節構造に準じた運動しか誘発されていなかった。多くの神経生理学者は、その誘発された運動を根拠に筋再現説や運動再現説を論じていた。

これに対してグラツィアーノらは、運動野で「上肢の位置がどこにあっても手を口に持っていく」ニューロン活動を発見した。つまり、上肢がどこにあろうとも、その運動野のニューロン群を刺激すると、手は口に向かって移動する（図16）。

ストリック[36]はこのグラツィアーノらの研究が運動野の機能特性についての新しい画期的な視点をもたらすと高く評価している。なぜなら、それは手でつかんだ食物を口に持ってくるような「運動機能（motor function）＝行為としての複数のリーチング機能」を再現しているからである。

この研究が事実であるなら、運動野は行為に近い高次な運動ストラテジーを有していることになるだろう。たとえば、口に手を持ってゆく運動軌道は無数にある。しかし、運動野はそれぞれ異なる関節運動と筋収縮の組み合わせで生じる複数の運動軌道が口へ向かうことを知っているのである。これが事実であれば、運動野には手の運動の開始肢位と最終肢位の両方が自己の運動空間として表象されている可能性がある。そうでなければ目標とする口に向かう手の運動軌道を正確に産出することはできないからである。

また、グラツィアーノら[37]は、自己の身体部位に一側の手を持ってゆく時、運動野が「身体下部（lower space）の反対側（A）、中央部（B）、同側（C）」、「身体中部の反対側（D）、中央部（E）、同側（F）」、「身体上部の反対側、中央部（G）、同側（H）」に区分されて運動ストラテジーが組織化されていることも明

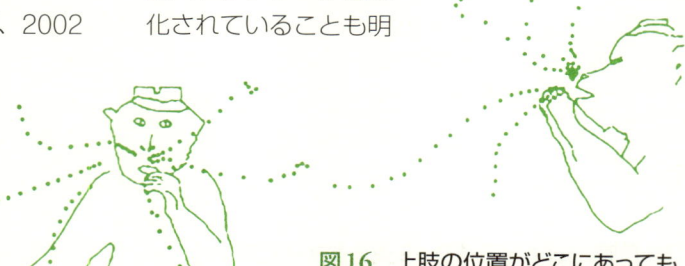

図16　上肢の位置がどこにあっても手を口に持っていく（Graziano, 2002）

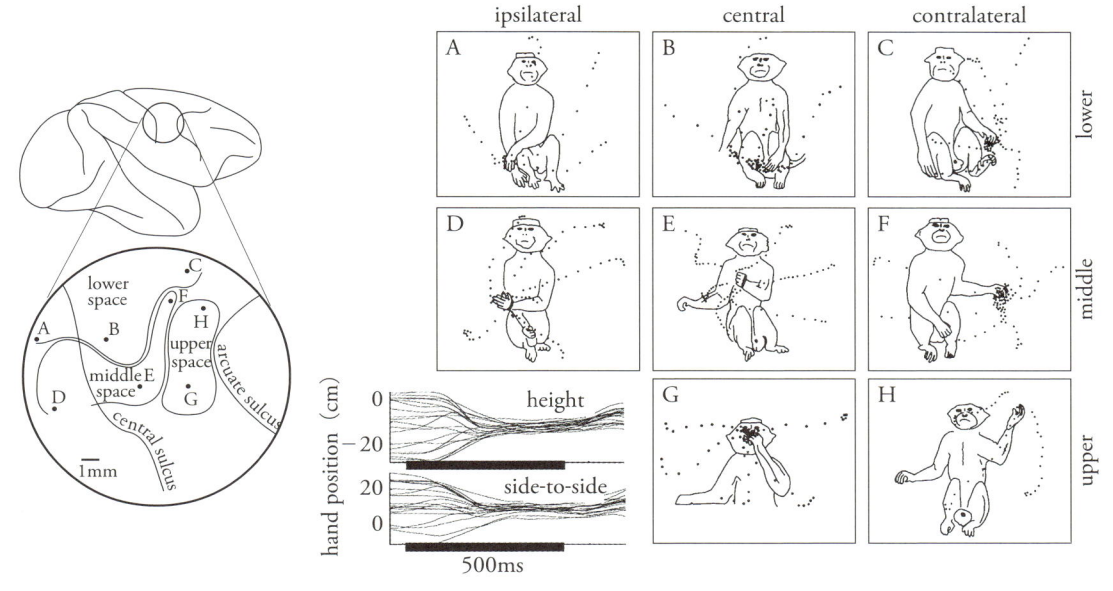

図17 運動野は「身体下部の反対側（A）、中央部（B）、同側（C）」、「身体中部の反対側（D）、中央部（E）、同側（F）」、「身体上部の反対側、中央部（G）、同側（H）」に区分されて運動ストラテジーが組織化されている (Graziano, 2002)

らかにしている（図17）。

つまり、運動野には肩、肘、前腕、手を動かして3次元空間内のある位置に持ってゆくという自己中心座標系の汎用性の高い「運動スキーマ (schema for movement)」が符号化（コーディング）されていると考えられる。

グラツィアーノ[37]は「運動野は明らかに高次で複雑な数多くのオーバーラップした運動ストラテジーの意味によって運動を制御している」と述べている。運動ストラテジーとは口に手を持ってゆくとか、身体各部に手をリーチングするとかいった行為的な運動機能のことである。運動野にはそうした複数の運動ストラテジーがオーバーラップして存在する。

運動野の「運動ストラテジー再現説」に基づくと、運動野には自己中心座標系に基づいて食物をつかんだ手を口へと運ぶといった「目的ある行為のレパートリー」の基本型が再現されている可能性が高い。

補足運動野

［補足運動野の機能特性］

高次運動関連領野は前頭葉の補足運動野と運動前野である（図18）。第一次運動野の前方に位置する随意運動の最高中枢であり、頭頂葉連合野からの体性感覚、視覚、聴覚情報を受けて運動プランや運動プログラムを組織化する領域である。第一次運動野は運動指令を生成するが、目的ある行為としての随意運動には補足運動野と運動前野が不可欠である（図19）。

「補足運動野（supplemental motor area：SMA）」は運動野の前方の前頭葉内側面の6野に位置する「高次運動関連領野（第二次運動野）」の一つである。補足運動野には身体部位再現があり、単純な運動よりも複雑な運動時に活動し、運動の自発性、予測機構、運動系列（関節運動や筋収縮シーク

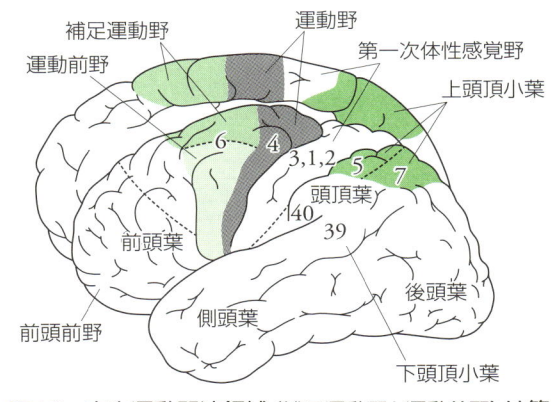

図18 高次運動関連領域（補足運動野と運動前野）は第一次運動野の前方に位置する

エンス）の形成、運動学習などに関わっている。

　随意運動には達成すべき目的があり、その目的を達成するためには運動発現前にあらかじめ運動のプランやプログラムを作成しておく必要がある。この運動の目的に対応する全体的な構成が運動プランである。運動プログラムは運動の組み立てや順序に関わる複数の運動シークエンスのまとまりで、複数のサブプログラムからなり、さらにサブプログラムは基本的な筋収縮パターンから構成される。

　たとえば、自動車を運転するという運動プランを実行するためには、走行状況に応じてハンドルを回したり、アクセルやブレーキを踏んだりする複数の運動プログラムが必要である。実際には両手でハンドルを回したり、片手で回したり、足でアクセルやブレーキを踏むタイミングや強さを調整するといったサブプログラムがあり、それらは要素的な筋収縮パターンの組み合わせで達成されている。

　随意運動の発現において補足運動野は運動野に先行して活動する。1961年にアノーキン[13]はネズミの行動時に前頭葉前部が運動野の活動に先行することを脳波で確認し、それを前頭葉の行為受容器による運動の予期（予測）であるとした。

　1980年にはローランド（Roland）[38]が脳血流解析装置（初期のPET）を使って複雑な順序の手の対立運動を遂行すると運動野と補足運動野が活動するが、同じ手の対立運動を「運動イメージ（motor imagery）」によって想起すると補足運動野が活動

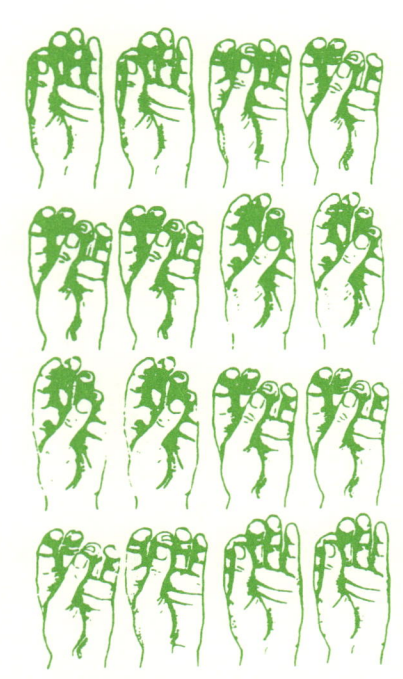

図20　補足運動野は手の複雑な運動イメージの想起時に活性化する（Roland, 1980）

することを明らかにした（図20）。

[補足運動野のニューロン活動]

　そして、1982年に丹治[39]はサルの補足運動野のニューロン活動を微小電極挿入法によって解析し、補足運動野のニューロンが運動の開始（運動野の脊髄への運動指令）に先行して活動することを実証した（運動の準備電位）。

　その後、数多くの脳科学者たちの研究によって、補足運動野が運動の準備（どこの関節運動から始めるか）、運動の予測的制御、運動イメージの想起、関節運動の組み合わせ、関節運動の順序、両手の使用、動作の協調性などにも深く関与していることが判明した。

　丹治[40]は補足運動野の機能特性として次のようなものを挙げている。

補足運動野の機能
- 動作の自発的開始
- 大脳皮質を介する反射の制御
- 運動の時系列の構成
- 左右の手の協調性
- 動作の遂行と姿勢調節
- 連続動作の企画と構成
- 複数動作の順序制御

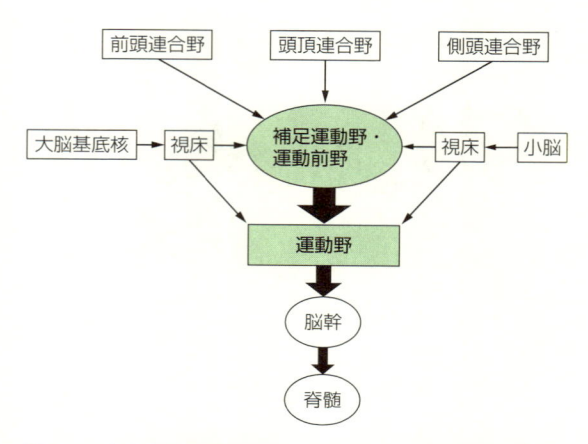

図19　高次運動関連領野（補足運動野、運動前野）を中心とする脳内の運動出力路（丹治, 1982）

重要なのは、補足運動野が主に「体性感覚に基づく運動制御」を実行している点である。触覚、運動覚、筋覚などの体性感覚情報を受け、その情報を運動プログラムに変換し、多様性のある運動シークエンスを運動野に送る。

　しかし、補足運動野には頭頂葉の上頭頂小葉（5野）からの体性感覚情報が入力しており、視覚情報とも無関係ではない。運動発現の契機が体性感覚入力か視覚入力か聴覚入力かによって、補足運動野のニューロン活動が選択的に変化することも確認されている。

　つまり、随意運動は筋収縮によって運動を生成するが、その運動プログラムは「感覚運動変換（sensorymotor transformation）」によって形成される。

　この感覚情報には自己の身体の体性感覚から得られる「内因性情報」と外部世界の視覚や聴覚から得られる「外因性情報」とがある。たとえば、運動を自発的に開始する時、内因性情報として自己の身体の位置がわからなければ運動プログラムは形成できないし、外因性情報としての目標物の空間内での位置がわからなければ運動プログラムは形成できない。

　したがって、補足運動野が主に体性感覚に基づく運動制御を実行しているという意味は、主に内因性情報に基づいた感覚運動変換によって「自己中心座標系」の運動プログラムを組織化するということである。

　しかしながら、この内因性情報の運動への変換は簡単ではない。体性感覚に由来する内因性情報には「キネマティクス情報（kinematic information）」と「キネティック情報（kinetic information）」がある。キネマティクス情報とは身体各部の位置、関節角度、速度、加速度、筋の長さなどのことである（関節運動のパラメータ）。キネティック情報とは身体が生成した力や運動後に発生する力のことである（筋出力や物体からの反力）。さらに、どちらの情報においても触覚や圧覚といった接触情報の変化も発生する。補足運動野は膨大な体性感覚を情報処理して運動プログラムを形成しているのである。

　また、補足運動野が運動野に先行して活動することは、実際に運動を遂行せずに運動イメージを想起していることを示している。これは補足運動野が運動学習の初期段階での行為の脳内シミュレーションに重要な役割を果たしているからである。

　そして、補足運動野は記憶とも関連している。ある過去の記憶を想起し、その選択された運動記憶から現在の運動シークエンスを生成するのであろう。

　さらに、補足運動野は大脳皮質経由反射（transcortical reflex）を抑制する（Wiesendanger, 1975）。つまり、補足運動野は末梢の感覚受容器からの感覚入力を受け、その体性感覚入力による反射活動を調節する機能を有している（Jones, 1978）。

　また、補足運動野は「筋弛緩（muscle relaxation）」にも関与している。1995年に寺田ら[41]は、手関節伸筋群の筋弛緩において補足運動野が活性化することを報告している。たとえば、運動野が活性化すると筋収縮が生じるが、筋を弛緩する場合には運動野は活性化しない。ところが、筋収縮を意識的に弛緩させる場合には補足運動野は活性化する（図21）。つまり、意識的に筋を弛緩させる時、逆に補足運動野は活性化する。それは筋弛緩という力を抜く現象にも運動プログラムが必要であることを示唆している。

　運動学習においては関節運動や筋収縮の巧緻性が問題とされることが多いが、巧緻性の獲得には不必要な筋収縮の抑制が不可欠であり、筋弛緩もまた運動学習によると考えるべきであろう。

[補足運動野の障害]

　補足運動野が障害されても明らかな運動麻痺は出現しないが、手掌が物体に触れると反射的に握って離せなくなる「強制把握現象（forced grasp）」が認められるとする報告が多い。田中[42]によれば、把握反射は補足運動野による第一次運動野の抑制ができなくなり出現する。また、連続的な動作の手順を誤ってしまうことが多く、複雑性が要求される課題の遂行や道具の使用が不能となる。特に、両手の協力が必要な動作に困難をきたす場合が多い。自己の意志とは無関係な動作が出現し、意図した動作を妨げてしまうというきわめて不可解な「他人の手徴候（alien hand sign）」の出

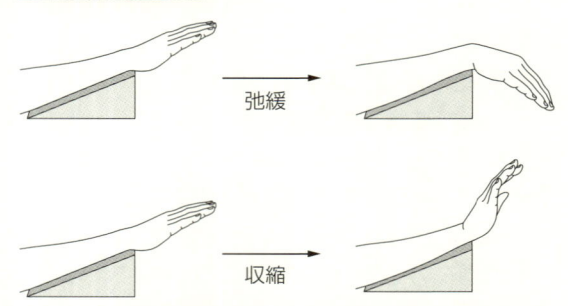

図21 筋弛緩時には補足運動野の活性化が起こる
(Terada, 1995)

現も報告されている。

運動前野

[運動前野の機能特性]

「運動前野（premotor area：PM）」は前頭葉外側の6野に位置する。この領域も運動プログラムの作成に関わっており、補足運動野と同様に高次運動関連領域として重要である。また、8野の眼球運動中枢とも連結している。

特に、運動前野は頭頂連合野（7野）から視覚情報を、側頭連合野から聴覚情報を受け取っている。したがって、運動前野は主に視覚情報や聴覚情報に誘導される運動に関与しており、外部世界に対応した運動プログラムの作成、すなわち目で対象を見ながら物体や道具を操作するといった随意運動に関与するとされている。

つまり、運動前野は主に「視覚に基づく運動制御」を実行している。外因性情報としての目標物の空間内での位置を「感覚運動変換（sensorymotor transformation）」した「物体中心座標系」の運動プログラムを組織化しているのであろう。

[運動前野のニューロン活動]

運動前野のニューロンも、視覚、聴覚、体性感覚という異なる種類の刺激に対し選択的な活動を示す。特に、視覚入力の情報内容の違いに依存するニューロン活動の特異性が顕著である。

運動前野のニューロンにおける視覚応答性には2つの特徴がある。1つは手の届く身体周辺空間の視覚情報に特異的に反応するというものである。これは、ある特定の範囲の視覚的な対象に対してはニューロン活動を示すが、遠くの視覚的対象には反応しないという特性を有しているということである。もう1つは、視覚応答としてのニューロン活動が網膜上の位置に依存して反応するのではなく、視線がどこにあっても特定の位置に対象が出現した時に応答するというものである。

そして、運動前野にも特定の運動の前に活動を開始するニューロンがある（運動の準備電位）。たとえば、光の点滅を手がかり刺激に反応するニューロン活動や、視覚的に対象を見つめながらの「運動の構え（用意）」の段階に反応するニューロン活動が認められる。

つまり、運動の準備段階で活性化するニューロンは補足運動野にも運動前野にも存在するが、光の手がかり刺激への反応や視覚的、聴覚的な運動の構えの運動プログラムには運動前野の方がより関わっている。また、運動前野は道具使用に伴う複雑な手指運動時やそのイメージ時にも活性化することも判明している。

しかし、近年、こうした運動プログラムを形成する運動前野の機能特性にパラダイム転換を迫る知見が報告されている。

本田[43]は、空間解像度の優れたfMRIを用いて、まず複雑な手指運動時に活性化する背外側運動前野の位置を確認した。そして、次に3種類の心的なイメージの操作課題として、1）算術的イメージ課題、2）空間的イメージ課題、3）言語的イメージ課題を遂行する時の背側運動前野の活動を調べた。

具体的には、1）算術的イメージ課題（スクリーン上に連続的に数字を呈示し、被験者はそれらを順次加算してゆく）、2）空間的イメージ課題（スクリーン上に3×3の升目とそのうちの1つに印をつけたものを呈示、この刺激が消えた後、上下左右いずれかの方向をもった矢印を次々にスクリーン上に呈示し、被験者には矢印に従って想像上の升目の中で印を移動するよう命じる）、3）言語的イメージ課題（被験者には日めくりカレンダーをめくるような要領で、呈示された数字に相当する日数だけ曜日を順次進めていくよう指示した。たとえば、「金」の3日後は「月」という具合）を実施して調べた。

その結果、複雑な手指運動時と同様にすべての課題において背外側運動前野が活性化した。また、すべての課題において両側の頭頂葉、算術と

言語課題において補足運動野と小脳の活性化が認められた。

これは運動前野が複雑な運動プログラムや運動イメージといった運動制御にのみ活性化するのではなく、運動とは直接関係のない算術、空間、言語課題といったイメージによる思考時にも活性化することを示している。つまり、運動前野は運動に限らず認知課題の解決が要求された時に活性化することが明らかになった。

本田[43]は、この実験結果から「運動と思考の関係性」について次のように述べている。

　これまでの脳科学では、運動と思考は、暗黙のうちに2つの対立する機能として扱われることが多かった。そこには17世紀にデカルトが提唱した「もの」と「こころ」に対する二元論的な捉え方が微妙な影をおとしている。つまり「もの」である身体を制御する機能が「運動」であり、「こころ」であるイメージを制御する機能が「思考」であるといった具合である。しかし、これまで運動制御装置と考えられてきた神経機構、たとえば小脳、大脳基底核、運動前野などの機能が、運動制御にとどまらず広く知的活動に関与する可能性が示されつつある。人間の脳を情報処理装置として捉える認知科学的視点から見ると、運動と思考の違いは多分に便宜上のものであり、実際には両者は多くの神経機構と作動原理を共有する情報処理過程である可能性が否定できない。脳の進化的歩みの中で、反射的な刺激―反応連合から感覚運動制御を経て、より抽象的なイメージを扱う力を連続的あるいは段階的に獲得してきた過程をおさえながら、運動と思考に共通する作動原理を明らかにしてゆくことが、今後重要であろうと考える。

脳の運動プログラム中枢である運動前野は運動以外の認知課題の解決が必要な時も活性化する。これは運動前野が「何らかの問題に直面した時」、つまり認知的な問題の解決を要求される状況に直面した時に活性化することを物語っている。なぜなら、その時には運動プログラムの改変が必要だからである。

かつて、ベルンシュタインは「あらゆる随意運動は問題への解答である」と述べている。運動プログラムの中枢とされる運動前野が複雑な手指運動の時も直接的に運動とは関係しない思考時にも働くということは、運動前野が運動と同時に認知的な機能を有しているということである。

[運動前野の障害]

運動前野は主として視覚情報に基づく運動の高次な情報処理領野であり、古くから失行症（apraxia）との関係が指摘されている。失行症とは個々の筋の運動麻痺がないにもかかわらず行為や道具の使用ができない状態をいう。

たとえば、クーパー（Kuypers）[44]によれば、運動前野が破壊されたサルでは運動麻痺がないにもかかわらず、透明なガラスの板の下に置かれたリンゴをガラス板に開けられた穴から手を入れて取ることができない。実際の患者では日常生活に使用する各種の道具がうまく使えない（図22）。

運動イメージの想起

[筋感覚イメージと視覚イメージ]

人間は、実際に身体を動かさずに、脳の中で自由に身体の動きを想像することができる。そして、この脳表象を「運動イメージ（motor imagery）」という。そして、近年、こうした運動イメージの想起に補足運動野と運動前野が関わっていることが明らかになっている。

運動イメージの想起は随意運動の発現前に生じる脳活動であり、行為を生み出すための脳内シミュレーションである。運動イメージの脳研究は1978年と1982年の丹治[39]による補足運動野の運動準備電位の発見に始まる。また、1980年にローランド[38]はPETを用いて、実際に手指を動かさない対立運動のイメージ想起時に、反対側大脳半球の補足運動野と運動前野の局所脳血流が増加することを報告している。

これによって補足運動野と運動前野は高次運動関連領域と呼ばれる運動プログラムを担当する随意運動の最高中枢であり、運動野にどのような運動を遂行すべきかの指令を送ると考えられるようになった。したがって、補足運動野と運動前野における運動プログラムの再編成が新しい動作や行

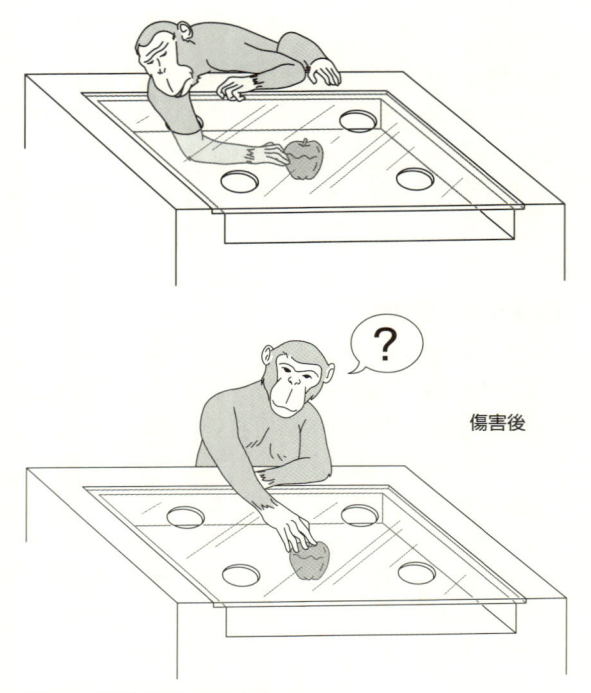

図22 運動前野の障害
透明なガラス板の下のリンゴを穴から手を入れて取ることができない。
(Kuypers, 1977)

為の創発には不可欠である。

運動イメージには、自分があたかも手足の関節を動かしているかのような「筋感覚イメージ（kinesthetic motor imagery：一人称による運動の筋感覚表象）」と、誰かが運動しているのを見ているような「視覚イメージ（visuomotor imagery：三人称による運動の視空間表象）」とがある。ジャンヌロー（Jeannerod）[45]は個人の一人称プロセスとしての筋感覚イメージを内的イメージ、三人称プロセスとしての視覚イメージを外的イメージと呼んでいる。そして、この運動イメージの区分に準拠すると、筋感覚イメージには補足運動野が、視覚イメージには運動前野がより関与していると解釈できる。

また、運動イメージは特定の行為の表象であり、脳の記憶の一つであるワーキングメモリ（作業記憶）のなかで内的に予行演習される運動出力のないダイナミックな状態と考えられている。人間は、そのような脳内シミュレーションを日常生活で経験する多くの状況下で無意識的あるいは意識的に遂行している。また、そのような想像力によって他者の行為を見たり、自己の行為の効果の予測、行為の知覚の予測、行為の意図や準備、行為の比較や記憶などを行う。

長い間、運動イメージは主観的なものであるために科学研究の対象ではなかった。しかし、近年こうした運動イメージが運動学習にきわめて重要であることが認識され、多くの脳科学者たちが運動イメージ研究に取り組み始めた。

[運動イメージと実際の運動遂行では同じ脳領域が活性化する]

運動イメージは行為の意図や計画をつくる特定の神経機構に含まれる行為の表象であり、その脳の活性化領域は実際に行為を遂行する場合と類似している。そして、近年の脳科学研究は運動イメージによって活性化する脳の領域と実際の運動遂行に関わる脳の領域はほぼ同一であるということを明らかにしている。

つまり、運動イメージの想起時にも実際の運動実行時にも運動前野、補足運動野、運動野、頭頂葉下部、帯状回、小脳などが活動する。運動イメージは現実の運動とはまったく違うが、脳活動として同じ大脳皮質領域が活性化するということである。想像世界のなかに身を投じたり、運動をイメージすると、あたかもそれが現実であるような印象を生じるのは、そうした脳の活性化領域が類似しているからである。

[運動イメージは知覚の予期である]

興味深いのは、運動イメージは運動表象なのか感覚表象なのかという点である。運動イメージという言葉を使うとそれは運動表象のことのように思えるが、実は運動イメージは感覚表象でもある。たとえば、ローランド[38]は、実際に手に末梢刺激が加えられていないにもかかわらず、手や唇に触覚刺激が与えられると予期して注意を集中させると、感覚野や運動前野の脳血流量の増加が生じることを報告している。これは触れられることを予期して手や唇に注意を集中している時の運動イメージが触覚的な感覚表象であることを示している。運動イメージは知覚の予期なのである。

[運動イメージは運動学習を促進する]

一方、運動イメージの想起が運動学習を促進す

ることも明らかになっている。たとえば、パスカル＝レオーネ（Pascual-Leone）[46]の手の巧緻運動の学習における運動イメージの有効性についての研究が有名である。

この実験では、ある音楽のメロディを5本の手指を使ってキーボードで演奏するという課題が採用されている。被験者は、1）実際に手指を動かして演奏を練習する群、2）演奏の運動イメージ訓練だけを行う群、3）何の練習も行わない群（対照群）のグループに分けられ、訓練群には毎日2時間、5日間のトレーニングが課せられた。この間、第一次運動野の手指の屈筋・伸筋に対応した領域の活動の広がりが毎日調べられた。その結果、何の練習も行わない対照群では何の変化も起こらなかったのに対し、演奏訓練群と運動イメージ訓練群とでは非常に類似した学習効果が出現した。

また、ユー（Yue）とコール（Cole）[47]は運動イメージが小指外転筋の筋力強化への影響について筋電図で研究し、五日間の訓練により抵抗訓練で30％、運動イメージ訓練で23％の効果があったと報告している。

［運動イメージは行為の脳内シミュレーションである］

一方、同じ環境であっても運動イメージの仕方が異なると、大脳皮質の活性化領域や中枢神経系の機構が異なるということも明らかにされている。特に、運動イメージに関するローランドの初期の研究とデセティ（Decety）が行った研究との差異が興味深い[38,48]。

どちらの場合でも被験者に手指を使った運動のイメージ想起を要請している。しかし、一方は手指の対立運動であり、他方はグラスをつかむという手指運動であった。この2つの実験における運動イメージでは大脳皮質の活性化領域が異なることが確認された。一方は補足運動野が、他方では運動前野が活性化したのである。要求された運動イメージはどちらも手指の運動であるのに大脳皮質の活性化領域は異なっている。

これは2つの手指運動の空間座標のパラメータが違うからであろう。手指の対立運動は身体の自己中心空間座標（補足運動野）に関わる運動であるのに対し、グラスをつかむ手指運動は外界の物体中心座標（運動前野）のどこに自分の手を置くかという課題になっている。

運動イメージを想起した時に、運動野が活動するかどうかについては研究者の解釈が分かれている。運動イメージの想起によって第一次運動野の興奮性が特異的に上昇したという報告もある。つまり、運動野は強い活性化ではないが運動イメージ想起時に働いている可能性がある。しかし、その時に筋収縮は生じていない。

これは運動野のニューロンが必ずしもすべて運動指令を出すニューロンではない可能性を示唆している。運動野から脊髄に下行するのではなく、運動野から感覚野に向けての随伴発射を生じさせ、予測と感覚フィードバックを比較するニューロンが存在しているのかもしれない。

ジャンヌロー[45]は運動イメージを「行為を実際に実行せずに脳内でシミュレートする非常にダイナミックな心的状態」と定義している。そして、運動イメージを次の5つに区分している。

運動イメージ
- 空間経路の表象
- 運動形態の表象
- 運動順序の表象
- 力量の表象
- 運動時間の表象

目を閉じて、脳の中で身体を動かしながら運動イメージを想起してみよう。その運動の時間、力加減、関節の動く順序、その姿勢、空間上の位置や運動軌道などに注意を集中すれば、運動イメージを実感できる。

また、デセティ[48]による運動イメージの想起についての日常的な喩え話を紹介しておこう。

> もし、朝、あなたの車のキーが見当たらず、時間ばかりたって会社に遅れそうになったとしよう。キーを見つける最も効果的な方法は、うろうろ探し回ることを止め、前の晩に自分が何をしたのか、家のどこにいたのか、誰と話をしたのかなどを、心の中でじっくりと思い出してみることだろう。

これが心的な行為の脳内シミュレーションである。運動イメージの想起はあなたが車のキーを発見するのを助けてくれるはずである。

行為の意図をつくる

人間が行為を遂行するためには、自己の欲求や意図に従って脳全体のシステムが働く必要がある。そのためには頭頂葉連合野での外部世界の空間形成、補足運動野や運動前野での運動プログラムの組織化、さらに、より複雑で社会的な行為を生み出す前頭前野（思考中枢）の知的機能が必要である。しかしながら、行為の「意図」がどこでつくられているかについては謎のままである。

その謎を解明する手がかりとして、グラツィアーノ[37]は、行為の意図に関わる運動前野の「危険を符号化するマルチモーダルなニューロン」の存在を挙げている。

この運動前野で発見されたニューロンは、サルの右顔面周辺の触覚刺激と右方向からの視覚刺激に反応するとともに、「頸をその刺激から遠ざかるように回転しつつ上肢をその方向に突き出す」という運動反応時にも活性化する。感覚入力にも運動出力にも活性化するこうしたマルチモーダルなニューロンが、なぜ運動前野に存在するのであろうか。

グラツィアーノ[37]によれば、それは危険から身を守る時の原始的な行為の意図を反映しているという。そして、その例として、ミケランジェロの天地創造に描かれたアダムとイブの描写を挙げている（図23）。

この絵画はアダムとイブが楽園から追放される時、天使が棒でアダムの頸をつついて追い払おうとしている。その刺激に対してアダムは「頸をその刺激から遠ざかるように回転しつつ上肢をその方向に突き出す」という運動反応を行っている。つまり、これは身体に何らかの危害が加わる状態から逃避するという行為である。そこには外的刺激から逃避しようとする意図が発生している。それは動物が外部世界で生きてゆくための行為の一つである。そして、この行為は原始的であっても運動野の機能ではなく、より高次な運動前野の機能である。運動前野にはこうした意図的な行為のプログラムが複数表象されているのであろう。

さらに、行為の意図に関与するニューロンとしては、リゾラッティ（Rizzolatti）[49]らが運動前野（サルのブローカ野に相当）で発見した「ミラーニューロン」に注目する必要がある。ミラーニューロンは実際に自分がリンゴを手で取るという行為をしていなくても、他人がリンゴを取るのを見た時も活性化する。これは模倣の基礎であると同時に、他者の意図理解、心の理論、言語の発生などに関与するとして世界的に注目されている。

運動野、補足運動野、運動前野、ブローカ野という運動制御の階層性を考えれば、意図が徐々に複雑化していることがわかる。言い換えると、運動野（関節運動と筋収縮）、補足運動野（運動プログラム）、運動前野（行為のプログラム）、ブローカ野（行為の社会性や言語化）という大脳皮質レベルでの随意運動の階層性が存在しているのであろう。

帯状回皮質
[報酬へのモチベーション]

随意運動する時、それによって何か報酬が与えられると「動機づけ（motivation）」が増す。逆に何も報酬が与えられないと「やる気」が低下する。こうした報酬という情報に基づいて運動を選択する課題を遂行する時には「帯状回皮質（cingulate gyrus）」のニューロンが特異的な活動を示すことがわかっている。帯状回皮質は報酬への価値判断に基づいて運動を選択するのであろう。内帯状回は内的欲求に基づく自発的な随意運動の発現や選択に関与すると考えられる。

帯状回は大脳皮質の内側面で脳梁の辺縁の前後方向を走る脳回領域に位置している。帯状回は本能や情動の中枢である大脳辺縁系と連絡するとともに、前頭葉連合野とも連絡しており、感情の形成や処理、学習や記憶の必要性、行為の遂行制御（促通）に関与している。

人間が何かをしたいと欲求する時、大脳辺縁系からの情報が帯状回に送られて、欲求を満たすための行為が計画される。この時、帯状回が活性化している。しかし、その行為を前頭葉連合野の知性が抑制するのであろう。

この行為の抑制ができなければ、子どもが「自

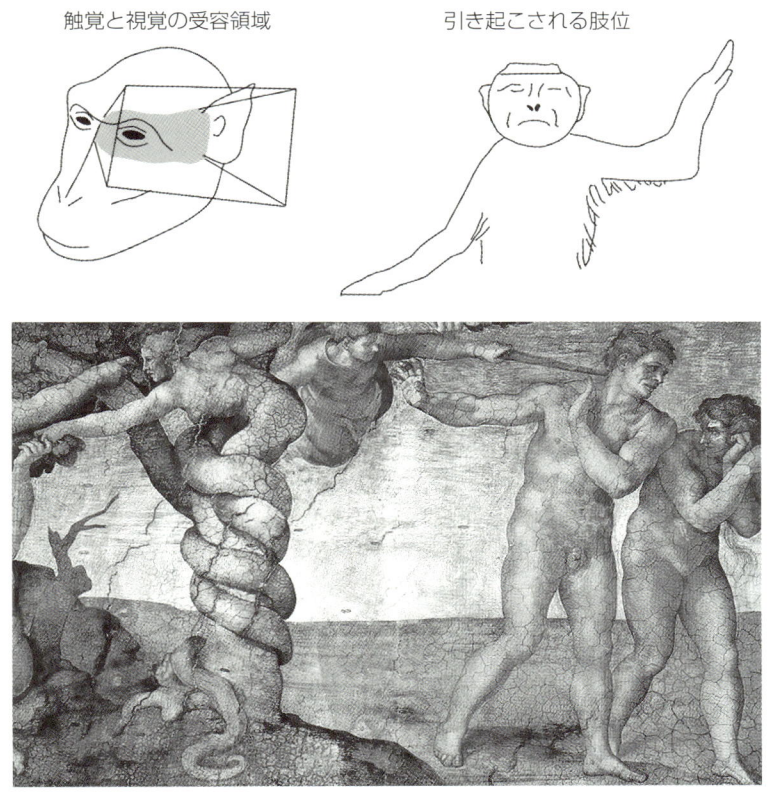

触覚と視覚の受容領域　　　引き起こされる肢位

図23　運動前野の刺激により誘発された防御姿勢反応とミケランジェロのエデン（Graziano, 2002）

分の意のままにならないことがあると泣き叫ぶ」といった状態になる。つまり、子どもの頃には前頭葉連合野が未発達である。また、大人でも大脳辺縁系の活動が優位になると抑制できないことも多い。しかし、一方で動機づけは行為の源である。

島皮質
［エモーショナル・ブレイン］

　島皮質（insular cortex）は頭頂葉と側頭葉を隔てるシルビウス溝（外側溝）の奥にある。島皮質は視床や扁桃体からの入力を受け、本能を司る大脳辺縁系ともつながっている。

　島皮質には嗅覚、味覚、内臓感覚、聴覚、体性感覚、運動感覚などの情報が収束している。また、食物への固執、薬物への依存、痛みの体験、性的欲求を満たすことへの渇望など、意識的な感情や社会的行動との関連が示唆されている。

　つまり、島皮質は快感、不快感、恐怖、痛み、喜怒哀楽、性体験など、さまざまな「情動（emotion）」の源である。

　島皮質は「エモーショナル・ブレイン」であり、身体的な感情体験をつくりだし、本能や情動と結びついた運動制御の調節に関わっている。

　また、側頭葉の内側の奥に位置するアーモンド状の神経細胞の集まりである「扁桃体（amygdala）」が、島皮質の情動反応を「記憶固定（memory consolidation）」している。衝撃的で感動的な体験は、「海馬（hippocampus）」のエピソード記憶とともに、自伝的な身体経験として扁桃体で長期記憶される。

[4] 運動制御のための下行路

大脳皮質からの下行路
[錐体路と錐体外路]

　脳から遠心性に脊髄運動ニューロンへ出力する「運動制御のための下行路」には次の5つの経路がある。

運動制御のための下行路
[錐体路] ● 皮質脊髄路 　①外側皮質脊髄路 　②前皮質脊髄路 [錐体外路] ● 前庭脊髄路 ● 被蓋脊髄路 ● 網様体脊髄路 ● 赤核脊髄路

　20世紀初頭には、大脳皮質から出力して脊髄運動ニューロンに至る下行路は、運動野に起始する錐体路系とそれ以外の錐体外路系の2つに区分されていた。錐体路系が直接の皮質脊髄路線維であるのに対して、錐体外路系は一群の中枢から起こる多シナプス性の下行路である。
　つまり、皮質脊髄路（①外側皮質脊髄路、②前皮質脊髄路）は錐体路で、それ以外の前庭脊髄路、被蓋脊髄路、網様体脊髄路、赤核脊髄路は錐体外路である（図24）。
　また、古典的に錐体路は随意運動系、錐体外路系は運動調節系として対比されてきたが、行為においてそれぞれが独立して働くわけではない。

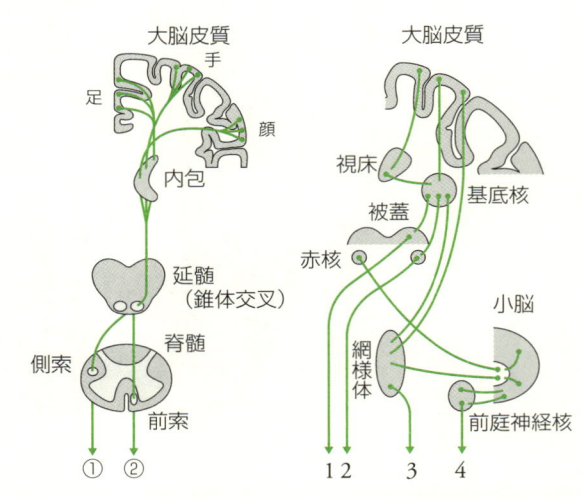

図24　錐体路（①外側皮質脊髄路、②前皮質脊髄路）と錐体外路（1. 前庭脊髄路、2. 被蓋脊髄路、3. 網様体脊髄路、4. 赤核脊髄路）

錐体路
[錐体路の機能特性]

　大脳皮質から脊髄運動ニューロンへの直接投射（皮質脊髄路）は人間で最も発達している。このうち、運動野、補足運動野、運動前野などから脊髄運動ニューロンに出力する皮質脊髄路は延髄錐体を通るため、「錐体路（pyramidal tract）」と呼ばれる。また、感覚野に起始する錐体路線維も一部存在する。
　錐体路は定義的には「延髄錐体を形成する下行性線維群」であり、皮質脊髄路と同義であると解釈してよい。錐体路の一部は、体性感覚野や頭頂葉などからも起こり、運動ニューロンの調整だけでなく感覚性入力の調整にも関わる。
　錐体路は約百万本の線維からなっており、軸索

には1m以上の長さに及ぶものもある。特に運動野のベッツ巨大細胞からの軸索は大きく、伝導速度が速い。しかしながら、その大きな軸索の錐体路に占める割合は3％程度とわずかであり、錐体路のほとんどは運動野の第5層にある錐体路細胞に起始している。錐体路の大多数は延髄で錐体交叉し、反対側の脊髄側索を下行する外側皮質脊髄路と、交叉せずに脊髄前索を下行する前皮質脊髄路とに区分されている。錐体交叉率は90％以上であり、特に手指の筋を支配する錐体路の交叉率は100％近いとされている。

錐体路は、個々の運動の個別性、分別性、分離性といった機能との関係がきわめて深く、手指の巧緻動作や道具使用の特殊性の視点から「最も人間的なものである（Pyramidal tract is such a human feature）」といわれている。

しかしながら、運動野に起始する錐体路（皮質脊髄路）は筋収縮を引き起こす脊髄前角の運動細胞にすべて直接投射しているわけではない。運動野からの下行性の神経線維は脊髄後索の「介在ニューロン（spinal interneuron）」にも接続して「予測的に末梢からの感覚入力を調節する機能」を有していると主張する研究者もいる。

したがって、運動野は脊髄後索の介在ニューロンを介して体性感覚入力によって引き起こされる反射を制御していると考えられる（図25)[50]。

人間の巧緻的な運動はこれらの脊髄介在ニューロンを含んだ神経回路のネットワークによって達成されている。その意味で錐体路は行為を予測的に制御する機能を有していると考えるべきであろう。

[錐体路障害]

錐体路障害では痙縮（spasticity）をきたす。臨床上、錐体路障害が顕著に出現するのは脳性麻痺の両麻痺（diplegia）、脳卒中片麻痺（hemiplegia）、脊髄損傷による対麻痺（paraplegia）などであり、痙性麻痺、深部反射（腱反射）亢進、バビンスキー反射陽性が錐体徴候とされている。

特徴的な異常姿勢としては、片麻痺におけるウェルニッケ・マン（Wernicke-Mann）肢位（図26）や脳性麻痺の鋏（ハサミ）状肢位（scissors position）が有名である（上肢屈筋、下肢伸筋優位)[51]。

また、痙性麻痺に認められる筋緊張の亢進（hypertone）、折りたたみナイフ現象（clasp-knife phenomenon）、クローヌス（clonus）、腱反射の亢進（hypertendon reflex）などは、錐体路損傷によって大脳皮質からの脊髄運動ニューロンへの抑制が弱まることで出現する解放現象と考えられている。

バビンスキー（Babinski）反射は正常な新生児でも出現するが、錐体路損傷の指標として信頼できるものである。足底を刺激すると母指が背屈し、他の指が扇状に広がる現象である。

なお、サルで錐体路を実験的に切断すると個々の手指の巧緻運動ができなくなるが、筋緊張の亢進や腱反射の亢進はほとんど認められないという。

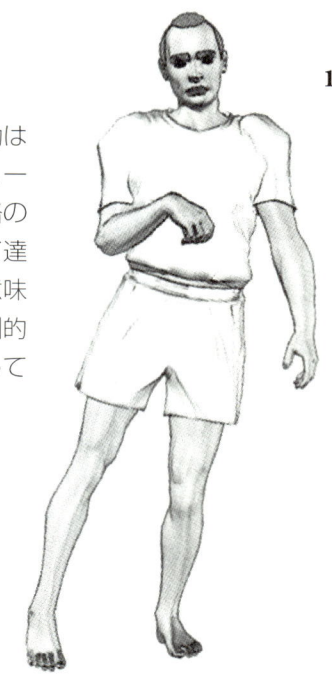

図26　片麻痺におけるウェルニッケ・マン肢位

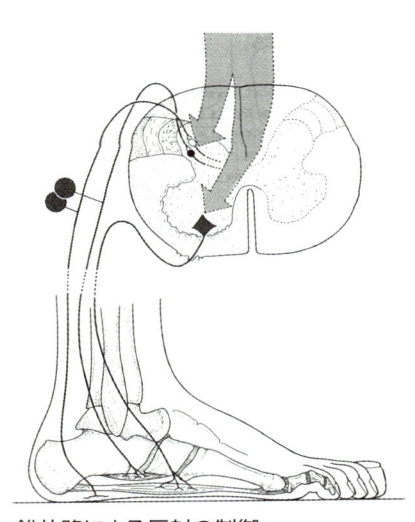

図25　錐体路による反射の制御
錐体路は前角の運動ニューロンだけでなく、同時に脊髄介在ニューロンを支配して感覚ニューロンを予測的に制御する。
（Perfetti, 1987）

錐体外路

[錐体外路の機能特性]

　大脳皮質から脊髄運動ニューロンへの間接投射系を「錐体外路（extrapyramidal tract）」という。しかし、錐体外路という名称は定義が曖昧である。一般的には、錐体路と小脳以外の運動制御に関わる下行性伝導路の総称として用いる。解剖学的には、大脳皮質の運動野、補足運動野、運動前野などから起始し、大脳基底核でシナプスを介し、脳幹に達して再度シナプスを形成した後に脊髄へ向かう下行性伝導路を一括して錐体外路系と呼ぶ。

　脳から脊髄運動ニューロンに出力する皮質脊髄路以外の下行性伝導路には、前庭脊髄路、被蓋脊髄路、網様体脊髄路、赤核脊髄路の4つがある。これらの下行性伝導路が皮質脊髄路と異なる点は、必ずシナプスを中継して脊髄へ至ることと、脳幹の錐体を通らずに下行することである。また、皮質下、大脳基底核、小脳、脳幹などと連結している。

[錐体外路障害]

　錐体外路系が障害されると「不随意運動（involuntary movement）」が出現する。不随意運動とは、意志によらない非合目的的な運動で、健常者では認められない運動をいう。これは意志による合目的的な運動としての随意運動や、意志にはよらないが生来獲得されている反射運動と区別される。また、運動失調症状にも不随意運動の要素が混在しているが、これも通常、不随意運動とは区別される。

　臨床神経学上、不随意運動は大脳基底核病変による振戦（tremor）、舞踏様運動（chorea）、バリズム（ballism）、アテトーゼ（athetosis）、ジストニア（dystonia）、ミオクローヌス（myoclonus）、チック（tic）などの異常運動をいう。

　また、パーキンソン病で認められる固縮（rigidity）

表3　上位運動ニューロン障害と下位運動ニューロン障害の鑑別

上位	下位
1. 筋緊張は亢進し、痙縮（spasticity）となる。腱反射は亢進	1. 筋緊張は低下し、弛緩性（flaccidity）となる。腱反射は減衰ないし消失
2. 筋萎縮（−）（あっても廃用性筋萎縮）	2. 筋萎縮（＋）
3. バビンスキー反射（＋）	3. バビンスキー反射（−）
4. 筋線維束性攣縮（−）	4. 筋線維束性攣縮（＋）
5. 侵される筋群はびまん性である。孤立した筋のみが侵されることはない	5. 孤立した筋のみが侵される

表4　錐体路障害と錐体外路障害の鑑別

	錐体路障害	錐体外路障害
筋緊張（muscle tone）	痙縮（spasticity）	固縮（rigidity）
特徴	折りたたみナイフ現象（clasp-knife phenomenon）	鉛管現象（lead-pipe phenomenon） 歯車現象（cog-wheel phenomenon）
分布	片麻痺 　上肢屈筋優位 　下肢伸筋優位	全身
不随意運動（dyskinesia）	（−）	（＋）
腱反射（tendon reflex）	亢進	正常または軽度亢進
病的反射（pathologic reflex）	（＋）	（−）

も古くから錐体外路徴候とされ、錐体路徴候である痙縮と区別されている。両者はともに、臨床的には関節の他動運動における抵抗の増大として発現する筋の抵抗感（硬さ）であり、神経生理学的には筋の伸張反射（stretch reflex）の亢進状態である。

痙縮は腱反射の亢進を伴う相動性伸張反射の亢進状態（速度依存性収縮）であるのに対し、固縮は持続性伸張反射の亢進状態（長さ依存性収縮）であるとされている。痙縮では素早い筋伸張直後に大きな反射性収縮を生じるが、引き続いて生じる腱紡錘（tendon spindle）からの自己抑制（Ⅰb抑制）により抵抗感は減弱する（折りたたみナイフ現象）。一方、固縮の場合は脊髄運動細胞の活動性増大による筋紡錘（muscle spindle）からの求心性発射（GⅠa発射）が連続的に生じており。筋伸張中も筋収縮が生じて抵抗感は持続する（鉛管現象または歯車現象）。

[運動麻痺の鑑別]

運動麻痺（motor paralysis）の鑑別診断においては、上位運動ニューロン障害と下位運動ニューロン障害の鑑別（**表3**）、そして、錐体路障害と錐体外路障害の鑑別（**表4**）、特に痙縮と固縮の筋反応の差異が重要となる（**図27**）。

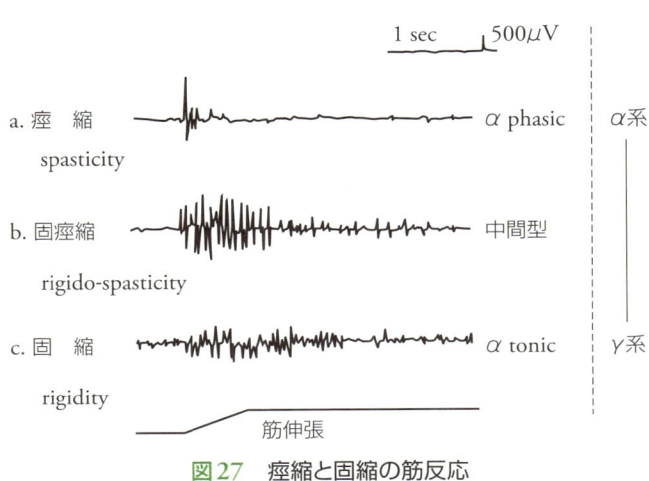

図27　痙縮と固縮の筋反応

a. 痙　縮　spasticity　α phasic　｜α系
b. 固痙縮　rigido-spasticity　中間型
c. 固　縮　rigidity　α tonic　｜γ系

1 sec　500μV　筋伸張

[5] 運動制御の感覚調節機構

第一次感覚野

[感覚野の機能特性]

　第一次感覚野は頭頂葉の中心後回3野、1野、2野にある。この部位は正式には体性感覚野（somatosensory area）という。身体の体性感覚は第一次感覚野に身体部位再現されており、それを感覚野のホムンクルスという（図28）。

　身体の皮膚、筋、腱、関節包、靭帯などには、表在感覚と深部感覚に区分される各種の感覚受容器が存在する。表在感覚は外界から与えられる機械的、温度的刺激によって興奮するもので触覚、圧覚、温覚、痛覚などがある。深部感覚は自己の運動によって刺激され興奮する固有感覚で、位置覚（四肢や各部位の相対的な位置関係）、運動覚（関節運動における方向や速度の変化）、重量覚（力や重さの感覚、努力感覚）などがある。

　これら末梢からの感覚情報は、上行性伝導路である脊髄視床路や後索路を通じて上行し、視床を経て第一次感覚野へ入力して身体部位再現されている。第一次感覚野の機能特性は、こうした外部環境と身体との直接的な接触状況を感知し、運動の発現や感覚フィードバック調節を行うことにある。

[感覚野のニューロン活動]

　第一次感覚野の身体部位再現（ホムンクルス）も運動野と同様に実際の身体部位の大きさに比例せず、手指や顔面の領域が広い。感覚野の3a野へは筋紡錘や関節など深部受容器からの、3b野へは皮膚の表在受容器からの入力がある。3野のニューロンは、末梢から入力される個々の感覚刺激に対して特異的に応答する。一方、1野と2野のニューロンは、複数の離れた部位の触刺激に応答したり、表在と深部の両方の刺激にも応答するものが混在するため、感覚情報の統合を反映しているものと解釈されている。特に、2野には単純な接触刺激よりも、触刺激時の動きの有無、方向、あるいは物体の特性としての角、形態、素材などに応答するニューロンがあり、これらは特徴抽出ニューロンと呼ばれている。

　また、岩村[52]によれば、手で物体や道具を操作

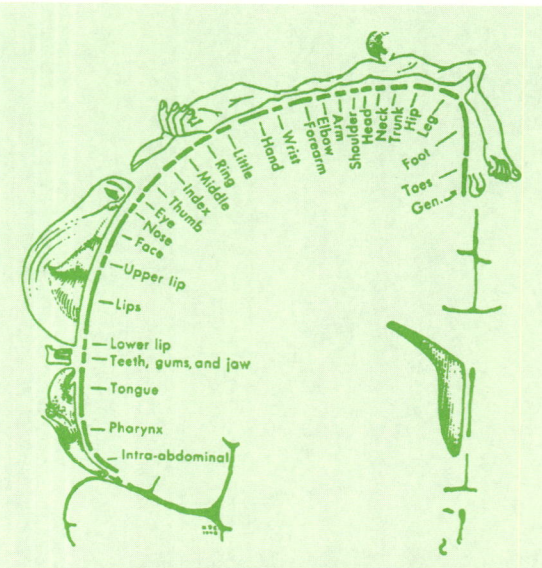

図28　感覚野の身体部位再現（ホムンクルス）
（Penfield, 1950）

する場合、手の形や使用方法により手と物体や道具との接触面が変化するが、この両者の接触状態に対応する面を「機能面（functional surface）」という。第一次感覚野にはこうした機能面が多数再現されており、「受動的触覚（passive touch）」のみならず、物体や道具の操作に必要な「能動的触覚（active touch）」の機能をも統合していると考えられている。

また、ボデガード（Bodegard）[53]は皮膚からの体性感覚情報処理過程を陽子放射型断層撮影法（positron emission tomography：PET）で調べた興味深い実験を行っている。まず、閉眼した人間に次の5つの認知課題が求められた。1）4本の手指の上に置かれた楕円状板の長さを弁別する。2）4本の手指の上でブラシが回転する速度を弁別する。3）示指で物体のエッジを手がかりに大きさを弁別する。4）示指で物体表面の粗さを弁別する。5）示指で4と同じ物体表面の曲率を弁別する。なお、すべての体性感覚刺激は被験者に受動的に与えられた。この結果、すべての体性感覚情報、すなわち長さ（1）、速度（2）、大きさ（3）、粗さ（4）の弁別時には反対側の3a野と1野が活性化する。物体表面の曲率（5）の弁別時には3a野、2野、1野が活性化することが示唆された。

[感覚野の障害]

感覚野が障害されると触識別障害が起こる。2点識別、接触部位の定位、物体の材質、形態、重さなどの識別ができなくなる。粗大な運動自体は可能であるが、熟練した手指の動きや道具の使用が著しく障害され、肢節運動失行を生じる。また、行為の構えの障害、すなわち運動遂行前に適切な肢位をとるという予測的な準備状態の設定が困難となる。

感覚野の ホムンクルスの謎

ここでは、感覚野のホムンクルスの謎をめぐって説明を加えておく。

[感覚野の身体部位再現]

近年、体性感覚野（中心後回の3野・1野・2野）の身体部位再現について画期的な発見がもたらされた。長い間、感覚野における身体部位再現も一度だけ再現されているとする考えが有力だった。たとえば、身体各部の触覚は、感覚野上に身体表面を再現する地図として描けるとされていた。

ウールジー（Woolsey）の動物実験における皮膚表面の刺激に対する感覚野の誘発電位を記録した実験でも、末梢の身体表面の「皮膚知覚帯（dermatome）」に準じた局在があるとされていた。マウントキャステル（Mountcastle）[54]の感覚野における異種感覚分別再現仮説では、皮膚の感覚受容器（マイスナー小体、メルケル触盤、ルフィニ終末、パチニ小体など）の分布に対応して触覚、圧覚、温覚などが個別に組織化されているとされていた。

しかし、そうした中枢と末梢との1対1の関係では、実際の身体表面の面積と感覚野のニューロン分布が一致する必要があり、手指のニューロンに関与する領域が広い点を説明できなかった。

しかし、近年、こうしたウールジーやマウントキャステルらの主張とは異なる画期的な知見が報告されている。

1979年にマーゼニッヒ（Merzenich）とカース（Kaas）[55]は、サルの感覚野における手の身体部位再現を詳細に分析し、手の再現が10箇所以上あることを発見した。彼らは手の再現が3次元空間的な秩序に準じているというよりも、外界や物体との相互作用の必要性に応じて機能的に組織化されていると解釈した。人間の手の対立運動による巧緻性や道具使用を考えれば、人間にはサルより多くの手の再現部位が存在することになる。

また、1982年に岩村[56]は、感覚野の単一ニューロン活動の記録によって、感覚野の手の領域は前腕より身体表面の面積は狭いが、感覚野においては広い領域を占めており、感覚野の面積は「機能」に依存するのであって、手の表面面積ではないと主張した。

それによれば3野には手指の末節、基節の腹側と背側といった皮膚ニューロンの区分があり、各手指に対応した触覚の身体部位再現（ホムンクルス）がある。しかし、1野と2野の2次元的に展開した感覚野の身体部位再現は多指複合型であると

いう。また、そのなかには特徴検出ニューロンと呼ばれる物体のエッジ、四角と球といった立体的特徴に個別に対応して活動するニューロンがある。

[感覚野における「機能面 (functional surface)」]

さらにサルの自発的な手の使用によって発火する感覚野のニューロン活動を記録すると、手の物体への接触状況に対応した手の「機能面 (functional surface)」の分布が描ける。それは手のつまみ、握り、撫で、引っ掻きなどの機能に対応した地図である。

これは感覚野の地図が外界と身体との相互作用の複雑性を階層的に再現していることを意味していた。物体の使用には複数の手の機能面を連続的に組み合わせて活性化することが必要である。それは物体にどのように手を接触して操作するかという経験によって感覚野が可変的に組織化されていることを示唆している。手は操作する物体により接触状態が変わる。感覚野には物体と手が接触することによって生じる要素的な触覚や圧覚のみでなく、外部から観察可能な手の機能面が感覚野には複数再現されている。

また、その機能面は3b野では1本の指の指腹、1野では片手のすべての指腹と手掌、2野では複数の指の指腹、5野では両手のすべての指腹という順序で再現されているようである（図29）。

こうした岩村[56]による手の身体部位再現の研究によって古典的な感覚野のホムンクルスの認識は大きく変わった。なぜなら、手の機能面の再現はそれまでの触覚、圧覚、運動覚といった受動的な体性感覚の捉え方ではなく、より能動的な、手が物体に対してどのように接触的かつ空間的に働きかけるかという「アクティブタッチ（能動的触覚）」を考慮する必然性が生じるからである。感覚野のニューロンは物体と手の相互作用の多様性に対応する複数の機能面の反映であると解釈された。

どうやら感覚野は多重身体部位再現というよりも、前部の感覚野から後部の頭頂葉連合野に向かって、階層的により高次で認知的な情報処理を再現しているようである。

しかしながら、感覚野の単一身体部位再現仮説（ホムンクルス説）は運動野のホムンクルス説のように完全に否定されているわけではない。その理由は、身体の表面には触覚の皮膚知覚帯があり、それは感覚野の3野に整然と表現されているとする考え方が否定されていない点にある。すべての動物は、身体の皮膚に外部の物体が触れた時、それが身体の「どこ」なのかを感じる必要がある。この接触部位の定位は感覚の「投射（Projection）」と呼ばれる。投射とは、「感覚は刺激部位で感じる」ということである。つまり、脳の感覚野が活性化しているのに、主体は脳から離れた身体のある場所を接触点として認識するという現象である。小さな蚊が身体のどこかに止まった時の経験を思い出してみよう。蚊に咬まれて痒いのは感覚野ではなく身体上の蚊の止まっている場所である。したがって、この身体空間の形成における接触部位の定位が感覚野の3野に存在するという考え方には生物学的な妥当性があり、それをホムンクルスと呼ぶなら感覚野に単一身体部位再現は存在する。

しかし、自己の身体空間は接触部位の定位のみで形成されるわけではない。身体と物体との接触感は触覚のみならず圧、温度、重さ、摩擦、痛みなどの他の表在感覚と一致する必要があ

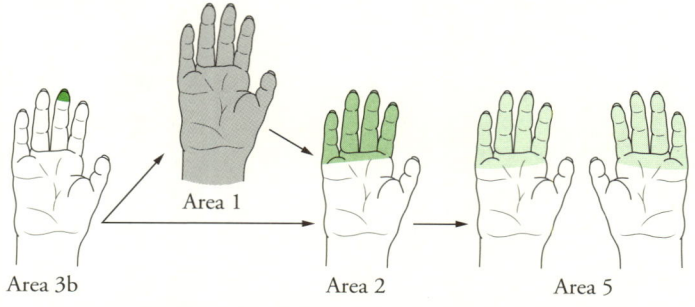

図29 感覚野における機能面（functional surface）の階層性
（岩村，1982）

る。また、深部感覚である関節の運動覚や筋覚による身体の空間的位置、方向、運動形態とも一致することで身体図式や身体イメージは形成されている。それは視覚や聴覚の空間的な定位とも一致する必要がある。そして、それらもまた認知的意識の組織化の産物である。

したがって、感覚野のホムンクルスの正体は、体性感覚情報に基づいて外部世界を認識する階層性であると想像するのが現時点で最も妥当な仮説である。感覚野は多重身体部位再現というよりも、第一次感覚野から上頭頂小葉、下頭頂小葉へと階層レベルを高次化する知覚情報処理を再現している。

つまり、身体の体性感覚が入力されると、その情報は触覚、運動覚、筋覚といった単一の情報として第一次感覚野で知覚され、それから複数の感覚の組み合わせを知覚情報処理する上頭頂小葉へ、さらに言語も含めた意味的な認知情報処理を扱う下頭頂小葉へと組織化されてゆく。

上頭頂小葉

[上頭頂小葉の機能特性]

上頭頂小葉は第一次感覚野（中心後回）の後方に位置し、古典的に知覚中枢とされてきた領域で、ブロードマン領野の5野と7野に相当する。なお、厳密には第二次体性感覚野は頭頂弁蓋部（43野）に位置し、第一次感覚野の後方の頭頂葉全体を頭頂葉連合野と呼ぶが、頭頂葉連合野（parietal association cortex）は頭頂間溝によって上頭頂小葉（superior parietal lobule＝5野・7野）と下頭頂小葉（inferior parietal lobule＝39野・40野）に区別できる。

上頭頂小葉の5野の機能特性としては、皮膚、関節、筋などからの感覚情報に基づいて3次元の立体空間における自己の身体の位置や運動に関する情報を知覚する働きがある。一方、7野は視覚的な感覚情報に基づいて外部の物体や自己の運動を知覚する働きがある。

第一次感覚野から上頭頂小葉に至る体性感覚の階層性の存在は、そうした体性感覚情報と視覚情報を統合する空間形成における複雑さの反映であり、体性感覚による自己の身体表面のニューロン配置から複数の体性感覚による外部空間の知覚へ、そして視覚や聴覚による外部空間の知覚との統合へと組織化されているのであろう。

つまり、上頭頂小葉は身体図式や身体イメージを形成し、体性感覚情報と外部世界の視覚情報とを関係づける高次な空間認知処理を行っている。

[上頭頂小葉のニューロン活動]

上頭頂小葉のニューロンは基本的に触覚と視覚の両方の受容野をもつバイモーダルニューロン（bimodal neuron）である。酒田[57]によれば、5野には複数の関節の組み合わせ、関節角度と皮膚刺激の組み合わせ、複数の皮膚刺激の組み合わせなどに反応するニューロンが存在する。これらは身体図式の基礎となる。7野では物体の注視、物体の立体視や奥行き、物体の傾き、物体の運動視、目標の追視、物体の心的回転（メンタル・ローテーション）、物体への上肢の到達運動、手の物体操作など、視覚認知や身体周辺空間に関連するさまざまなニューロンが発見されている。また、これらのニューロンには運動優位型、視覚・運動型、視覚優位型などがある[58]。

随意運動の遂行にはこうした空間情報の認知が不可欠である。3次元空間に存在する物体の位置、大きさ、形態といった情報と自己の身体の運動情報とが認識できなければ行為は成立しない。上頭頂小葉は「自分以外の物体を原点とする座標軸（allocentric reference frame）」の空間定位に視覚を介して、「自分の身体を基準とする座標軸（egocentric reference frame）」の空間定位に体性感覚を介して関わっており、その関係性を認知する中枢だといえる。

[上頭頂小葉の障害]

ジャンヌロー[59]によれば、上頭頂小葉の障害に起因する臨床症状は上肢のリーチングやポインティングの障害だが、多彩な高次脳機能障害の出現にも関与している。両側あるいは右側のみの障害で出現するものなど多岐にわたる。そのなかでも半側空間失認（unilateral spatial neglect：USN）、半側身体失認、病態失認、着衣失行などは右半球症状として出現頻度が高い（図30）。

体性感覚における「どこの空間」と「何の空間」

　視覚情報は後頭葉に入力したのち、頭頂葉の上頭頂小葉や下頭頂小葉で情報処理される。近年では、こうした随意運動の前提となる空間認知のメカニズムを「何の空間（what system：対象が何であるかの認知）」と「どこの空間（where system：対象がどこにあるかの認知）」に区分する考え方が提出されている。後頭葉の視覚野からの情報が側頭葉連合野に伝わって何の空間の認知（物体の形態や色や運動速度）が、頭頂葉連合野に伝わってどこの空間の認知（物体の方向や場所の位置づけ）が成立するというものである。

　したがって、体性感覚情報も「何の空間」と「どこの空間」に区別されており、第一次感覚野の感覚情報を上頭頂小葉が知覚情報へと組織化しているはずである。

　こうした上頭頂小葉の機能特性についての脳科学研究は数多くあり、非常に興味深い知見が得られている。基本的には身体周辺空間の空間認知に関わっている。

　たとえば、ローランドは手で物体の形状を識別する場合には頭頂葉連合野である頭頂間溝領域が活性化すると報告している。また、手指を使って知覚探索したり物体を識別する場合には体性感覚情報が一時記憶される必要があるが、コッホ（Koch）らは、上頭頂小葉（5野）で触覚識別の短期記憶に関係するニューロンを発見している。サルが物体に触れて形を記憶する。一定の遅延時間後に同じ形の物体を二者択一させると、遅延時期に対応して発火し続けるニューロンが確認されている。物体に触れることと差異を識別することは違うのである。

　また、マンゾーニ（Manzoni）[60]は、顔面、口腔、体幹などで身体の正中線を認知する第二次体性感覚野（頭頂弁蓋部、43野）には、身体の左右両側からの体性感覚情報を受けるニューロンがあることを報告している。これは脳梁を介した両手動作や体幹運動における正中線融合仮説として注目されている。体性感覚による「身体の正中線（midline）」は想像上の高次な認知であり、あらゆる行為における自己中心座標系の基本である。

　さらに、入來[61]は、サルに熊手を持たせて使わせ、手の届かない遠方の餌を取るように訓練し、道具使用に伴う身体図式の変化をコードするニューロンを頭頂間溝（intraparietal sulcus, IPS）の周辺で発見している。このニューロンは道具を持っているかいないかといった物理的要因に対応しているのではなく、道具を身体の一部あるいは延長として使用しようとするサルの意図を反映したことから、内的な身体図式の変化に対応するものと解釈されている[62]。また、これらのニューロンはサルが道具を使用する運動の最中には活動しないので、道具使用の運動制御的側面よりも、身体と周囲の環境の関係を理解し運動を計画する認知的側面に強く関与すると考えられている。

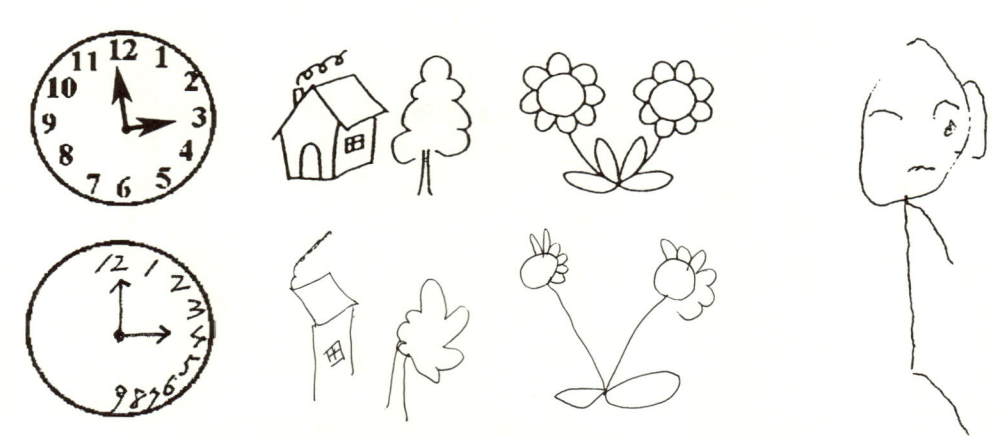

図30 半側空間無視患者による図形模写と半側身体失認患者の自画像

これらの結果は、上頭頂小葉や頭頂葉連合野が視覚情報と体性感覚情報を統合して「どこの空間」や「何の空間」のみならず、行為における「どのような空間（how system）」を組織化していることを示している。

頭頂葉連合野

[下頭頂小葉の機能特性]

「頭頂葉連合野（parietal association area）」は下頭頂下葉の角回（area39）と縁上回（area40、側頭葉上部）を含む。頭頂葉連合野は多感覚統合の最高中枢であり、体性感覚、視覚、聴覚間の異種感覚情報変換や人間に特異的な言語や意味の概念化がなされていると考えられている。

たとえば、空間には視覚空間、体性感覚空間、聴覚空間がある。しかし、現実世界の空間は一つであり感覚モダリティごとに独立しているのではない。空間の中では物体が存在し自己の身体が動いているが、そのためには多感覚情報が統合される必要がある。その多感覚統合によって身体と物体との相互関係が適切に制御できる。また、物体の認知ではなく出来事（現象）を概念化したり、言語化したり、意味として解釈できるからこそ行為が成立する。この高次な世界を抽象化する情報処理を頭頂連合野が行っている。

特に、行為においては体性感覚情報、視空間情報、聴覚情報、言語情報、平衡感覚情報などを変換（トランスフォーメーション）しなければならない。また、それらは常に空間的、時間的、強度的に一致（マッチング）していなければならない。情報のマッチングとは感覚運動マッチングであり、視覚、聴覚、体性感覚情報が互いに矛盾なく運動に合致することである。そして、それによって自己の身体の所有感覚が生まれる。

つまり、頭頂葉連合野では同種感覚情報と異種感覚情報の変換と連合が組織化されている。頭頂葉連合野で視覚情報、言語情報、体性感覚情報のマッチングが行われた結果、前頭葉のブローカ野（弓状束を介して）や運動プログラム野（運動前野と補足運動野・6野）と第一次運動野（4野）を経由して正しい運動指令が出される。

たとえば、人間がリンゴを目で見ても、言葉で聞いても、手で触れても、それがリンゴであることが理解できるのは、視覚、聴覚、体性感覚間の情報変換が矛盾なく行われているからである。つまり、人間の随意運動の前提条件は視覚、聴覚、体性感覚の一致とその規則的かつ推論的な認知システムの「概念の形成」なのである。

頭頂葉連合野は外部世界（物体）と内部世界（身体）との関係性を概念レベルで意味的に認知し、その情報を前頭葉の高次運動関連領域に送るとともに、運動野からの運動指令のコピーを受け取り、実際の運動の結果と比較照合する「比較装置」として機能している。また、頭頂葉連合野には、身体のメンタル・ローテーション、動作のイメージ、異種感覚間の形状マッチングの記憶、空間的ワーキングメモリーなど、より高次で抽象的なイメージ機能があるとされている。

さらに、人間の進化において、動く物体が人間なのか他の動物なのかを素早く認知することは生存に関わるが、暗闇で複数の点滅する光の動きを人間の動きと識別する「バイオロジカル・モーション（biological motion）」の認識機能は上側頭溝の「縁上回」の機能であるらしい。縁上回のニューロンは人間らしい視線、表情、歩行、走行などの視覚情報に選択的に応答する。

[下頭頂小葉の障害]

下頭頂小葉の障害として有名なのは、左半球の角回（39野）病変によるゲルストマン症候群（手指失認、左右失認、失算、失書）である。随意運動との関連では、空間認知に異常をきたした場合、適切な姿勢の保持や動作の遂行が困難となる。また、特異な症状として右半球の側頭頭頂接合部（tempo-parietal junction：TPJ）の刺激や損傷によって「幽体離脱（out of body experience：OBE）」が生じるという。幽体離脱とは、寝ている時に実際の自分の身体から自分が抜け出て、部屋の上方から寝ている自分の身体を見ているというメタ認知的な現象である。

ペルフェッティ（Perfetti）[63]は左半球の頭頂葉連合野の異種感覚情報の変換の機能不全が失行症の原因であることを指摘している。右半球の角回周辺の損傷は自己の身体意識の障害（半側身体失認・病態失認）を引き起こす。

[6] 大脳皮質の可塑性

進化論的解釈

　多くの脳科学者が主張しているように、大脳皮質には機能を反映した脳地図があるようだ。しかし、世界中の脳科学者が解明を試みているにもかかわらず、どうして運動野や感覚野の精密で最終的なホムンクルスの姿すら描けないのだろうか。その謎を解くために何が欠けているのだろうか。問題の立て方が誤っている可能性はないのか。問題がどうしても解けない場合には、新しい問いを立てる必要がある。

　その視点としてウールジー[64]の見解が興味深いと思われる。彼は、大脳皮質の運動野や感覚野を発電所に喩えて次のように述べている。

　なぜ、大脳皮質の運動野や感覚野が進化の過程で維持されてきたのだろう。ある発電所を見学した時に、古いメカニズムを捨て去らずに保持してきた理由の1つが私の頭に浮かんだ。

　その発電所はもう何十年も操業しており、発電機の制御システムがいくつもあった。まず、空気圧による制御装置がずらりと並んでいた。その装置では、たくさんのバルブがついた細い管が迷路のように複雑に入り組んでいた。真空管を使った制御装置もあった。コンピュータ制御の装置も何種類かあった。これらの制御装置のすべてが発電所での工程制御に用いられていた。

　なぜ古い制御装置がいぜんとして使われているのか、尋ねてみた。最新のコンピュータ制御装置に完全に鞍替えするとなると、発電をある期間止めなければならないが、電力の供給を止めるわけにはいかないからだという。そこで、少しずつ新しい制御装置を付け加えることになり、空気圧、真空管、コンピュータによる装置が統合されて1つの機能的装置になっている。

　私はこの発電所の制御装置と同じ方法で脳が進化していることに思い当たった。脳は発電所と同様、働きを止めたり、根本的に構造を変えることは、世代と世代の間でさえ決して認められないのである。古い制御装置はすべてその場にとどまらねばならず、新たな能力を備えた新しい装置は、全体として機能を高めるように、古い装置と統合される。

　生物の進化において、遺伝子の突然変異は発電所の新しい制御装置のような新しい皮質領域を生み出す。その一方で古い領域はその動物の生存に不可欠な根本的機能を果たし続ける。これは発電所で古い制御装置が基本的機能の一部を維持し続けているのと同じだ。

　この「過去からのものに新しいものを付け加えている」というアイデアは、大脳皮質のニューロンの可塑性（plasticity）の真理の一端を突いているように思える。

　つまり、大脳皮質の脳地図には古い経験に新しい経験が重ね描かれているのである。だからといって、古い過去の経験が消えたわけではない。大脳皮質には、新しい現在の経験のみが存在しているわけではないのである。それは進化論的解釈であると同時に、人間の経験、つまり人生に似ている。

ダイナミックに変化する脳地図

長い間、大脳皮質の組織化は遺伝的にあらかじめ決定されており、生後の経験や学習による変化はきわめて少ないと考えられてきた。その典型がペンフィールドによる運動野や感覚野のホムンクルスであった。しかし、神経生理学の進歩はそれを否定した。そして、さらに近年の脳科学は大脳皮質におけるダイナミックなニューロン・レベルの可塑的変化を実証している。そこには多重身体部位再現という概念を越えた「ダイナミックに変化する脳地図」がある。

感覚野の可塑性

1979年のマーゼニッヒとカース[65]の研究にその事実がよく現れている。彼らはサルの手指に対するトレーニングによって感覚野の身体部位再現が変化することを実証した。この研究では手指の3本の指（示指、中指、環指）が回転する円盤を触れるようにトレーニングしている。その経験によって、3本の手指に対応する体性感覚受容領域が拡大した（図31）。外部世界での手指の訓練が、内的世界である脳のニューロン・レベルの可塑性を引き起こしたのである。しかし、一度拡大した領野も、1か月触覚刺激をしないでおくと元に戻ってしまう。

また、マーゼニッヒやカースらの研究グループは、サルの感覚野で末梢神経損傷や手指切断後に身体部位再現が変化することも報告している。たとえば、第2指と第3指を切断すると、切断された手指の感覚野の領域は隣の手指や手掌に反応するようになる。さらにガザニガ（Gazzaniga）によれば、サルの手指の第3指と第4指を縫合して1本で動くようにしておくと、2本の指が投射する感覚野の3野には3指と4指のニューロンの境界線がなくなり、両方の指に反応するニューロンが出現するという。

人間の場合も同様である。ギターやヴァイオリン奏者は左手指の感覚野の表象が大きい。視覚障害者が点字を学習すると示指の領域は拡大する。人工内耳の装着や四肢切断後にも大規模な変化が生ずる。幻肢は切断後の病的な身体部位再現の結果ではないかという見解もある。

カースによれば、体性感覚野のニューロンの応答特性は動的に変更される。感覚野の身体部位再現の地図は定常的ではなく、使用頻度の高い身体部位ほど広い領域を占める。つまり、内部組織内で変化することができるという意味で可塑的である。それはあたかも、「入力刺激が絶えず情報処理のために大脳皮質の面積を巡って争っているかのようである」という。

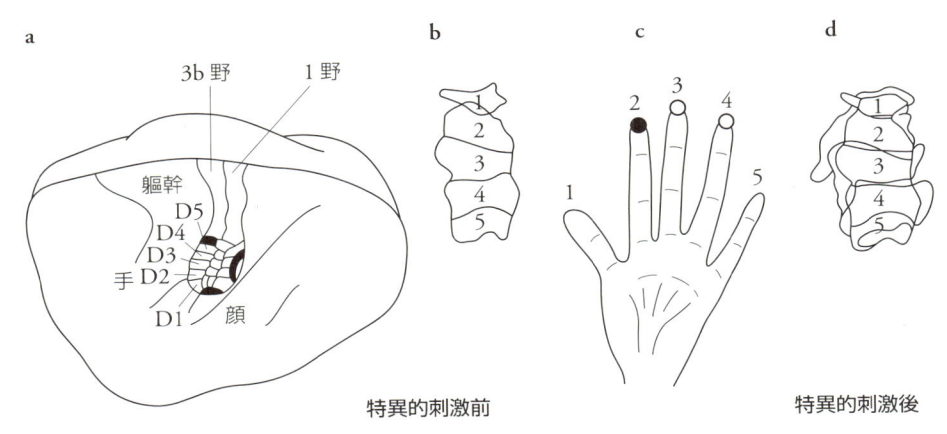

図31　感覚野における可塑性
ヨザルの手指はaのように体性感覚野の3b野と1野に再現されている。その領域における訓練前（b）と訓練後（d）の結果が示されている。ヨザルは一日に1時間、第2指、第3指、時々第4指を用いて回転する円盤に触れるように訓練する。3か月後、刺激された指を再現する領域が拡大した。
（Merzenich, Kaasら，1979）

運動野の可塑性

　一方、運動野の身体部位再現もかなりダイナミックに変化することが判明している。サネス（Sanes）[66]らはラットの筋肉に電気刺激を加え前肢の運動を数十分繰り返すと、以前には前肢運動の領域ではなかった運動野の領域の微小電気刺激によって前肢運動が誘発されることを明らかにしている。また、ラットの顔面神経を刺激すると、数時間後に運動野の顔面領域で微小電気刺激によって上肢の運動が誘発される。

　運動野の地図も固定化していない。状況に応じてダイナミックに変化している。機能的な再組織化は想像以上に短時間で生じている。

脳損傷後の可塑性

　こうした運動野や感覚野の可塑性のメカニズムは、脳損傷患者の運動機能回復の可能性を考えてゆくうえでも無視することはできない。たとえば、1996年にヌード（Nudo）[67]は人工的にサルの運動野に脳梗塞をつくり、手指の運動麻痺を発生させた後、手指を強制的に使用させると手指を支配する運動野の面積が広がることを報告している。そして、この理由として手指以外の筋を支配していた他の運動野のニューロンが可塑的なシナプス変化をきたし、手指の運動を発現させた可能性を指摘している。

経験によって自己組織化する脳

　脳は「可塑性（plasticity）」のある組織であり、大脳皮質の再組織化は身体と環境との相互作用によってつくりだされるもの、言い換えれば結果であって原因ではないと解釈されるようになった。脳は「経験によって変わる」のである。

　また、最近ではリカンゾーネ（Recanzone）[68]が単なる身体と環境との相互作用のみでは可塑性は生じにくく、それは何に注意を向けるかという認知過程の活性化によって決定されることを明らかにしている。つまり、脳は「感覚や運動の経験以上に、意識的な経験のあり方によって変わる」のである。

[7] 皮質下の運動調節機構

大脳基底核

[大脳基底核の神経回路]

　大脳基底核（basal ganglia）は、皮質下灰白質の尾状核（caudate nucleus）、被殻（putamen）、淡蒼球（globus pallidus）を総称する用語で、尾状核と被殻は合わせて線条体（striatum）とも呼ばれる。また、視床下核（subthalamic nucleus）またはルイ核（Luy's nucleus）と中脳の黒質（substantia nigra）も大脳基底核と神経回路を形成する。

　解剖学的に大脳基底核は大脳皮質と密接な神経回路網を有するとともに、複雑な核内神経環状路が存在する。運動野、補足運動野、運動前野、感覚野に発する運動回路は、大脳基底核から視床を経由して前頭葉に投射する。大脳基底核の入力部である線条体（尾状核、被殻）は大脳皮質からの入力を受ける。

　線条体から視床（thalamus）に至る経路には直接路と間接路がある。直接路は線条体から淡蒼球、黒質網様体部を経て視床に投射する。神経伝達物質はγ-アミノ酸（GABA）で抑制性の調節である。間接路は線条体から淡蒼球、視床下核、黒質網様体部を経て視床に投射する。神経伝達物質はグルタミン酸による促通性の調節である。

　また、大脳基底核の出力部である淡蒼球はGABA作動性の抑制ニューロンを視床腹外側（VL）核へ送る。黒質ではドーパミンが産出され、軸索内を経由して線条体へ運ばれている。直接路は最終的に視床や大脳皮質に脱抑制による促通効果をもたらし、間接路は抑制効果をもたらすという相反的な働きを2つの経路が並列に存在している。

　このように大脳基底核の神経回路網は非常に複雑であるが、神経伝達物質のバランス異常がパーキンソン病の運動障害の特徴である運動減少症状（hypokinetic disorder）とアテトーゼの運動障害の特徴である運動過剰症状（hyperkinetic disorder）を発現させると考えられている。筋緊張（muscle tone）の異常は前者では高緊張（hyper tone）、後者では低緊張（hypo tone）となる。

[大脳基底核の機能特性]

　大脳基底核は随意運動の調節に重要な役割を果たしている。特に、複数の運動プログラムの同時遂行時や学習された運動の自動的遂行時に重要な働きをしていると考えられている。しかし、大脳基底核が運動の発現や遂行をどのように調節しているかの明確な解答はまだ得られていない。

　それは一口に随意運動といっても、外界の事象や内的な記憶に基づいて、状況に適する運動をプログラムしたり選択したりする過程、運動の空間的・時間的・力量的パラメータを決定する過程、さらに感覚フィードバックにより運動を調節する過程などのさまざまな多面性があるため、大脳基底核がどの側面に関与しているかを知ることが困難だからである。

　一つの有力な仮説としては、大脳基底核が随意運動の空間的・時間的パターンの組み立てにおいて、運動の抑制制御のメカニズムに関わっているというものがある。たとえば、何らかの随意運動を遂行する際、身体の各部位は動的な部位と静的な部位に区分できる。椅子に座ってテーブル上のコップを取る時、上肢は動的だが、体幹や下肢は静的に安定させておく必要がある。体幹や下肢が不安定であったり、何か別の動的な行為をしよう

とすれば、コップを取るという上肢の行為はできなくなる。実際には意識されている手の動きに伴って体幹や下肢の動きは無意識的に抑制されている。こうした無意識的な運動の抑制制御は、重力下で姿勢を保持したり、全身的な身体パフォーマンスを遂行する時など、あらゆる随意運動の成立に不可欠な条件である。

大脳基底核は、大脳皮質から入力されるさまざまな神経インパルスから、身体各部の運動を組み合わせるために、大脳皮質運動関連領野への興奮性入力を必要な部分だけ脱抑制によって促進し、結果として脊髄の運動ニューロンの抑制と促通を内的かつ自動的にプログラム化することで、四肢の随意運動を全身的な姿勢調節を伴う行為へと導く。大脳基底核の機能は手指の巧緻運動ではなく、全身動作の協調性により関与していると考えられる。

[大脳基底核の障害]

大脳基底核の神経症状は、「運動減少高緊張症状（hypokinetic hypertension）」と「運動過剰低緊張症状（hyperkinetic hypotension）」に大別することができる[69]。

運動減少症状はパーキンソン病に代表される。パーキンソン病は特有の前傾前屈姿勢をとり（図32）、無動、固縮、静止時振戦を3主徴とする[70]。無動症状が出現すると動作の開始や変換が困難となり、自発運動も乏しく、動作速度が著しく低下する。歩行時にはすくみ足（frozen gait）や矛盾運動（kinesie paradoxale）といった特異な現象も認められる。固縮は筋緊張亢進の一つで、関節を他動的に動かした場合に終始一様の筋の抵抗があり、これを鉛管現象（lead pipe phenomenon）あるいは歯車現象（cogwheel phenomenon）という。振戦は静止時に主として手や口唇などにみられる5ヘルツ程度の、律動的で、主動筋と拮抗筋が相反的に収縮する交代性振戦である。

運動過剰症状は、不随意運動をきたす疾患に出現する非律動的な異常運動（dyskinesia）であり、さまざまな表現型がある。舞踏病では不規則で素早い滑らかな不随意運動が認められるが、筋緊張は低下している。バリズムは四肢を近位部から投げ出し、叩きつけるような激しい不随意運動である。アテトーゼは脳性麻痺に認められる場合が多く、手足をゆっくりとくねらせる奇妙な不随意運動だが、筋緊張は亢進している。その他、身体を捻るような力のこもった異常運動としてのジストニーや、口や舌をもぐもぐさせたり口唇をなめ回したりする口舌ジスキネジアなどがある。

小脳

[小脳の神経回路]

小脳（cerebellum）は脳幹の背側に位置し、中脳、橋、延髄とそれぞれ上・中・下小脳脚でつながっている。小脳は前葉（旧小脳）、後葉（新小脳）、片葉（古小脳）に区分され、後葉が虫部と左右の半球に分かれている。左右の半球間連絡はない。小脳皮質（灰白質）にはプルキンエ細胞があり、軸索を小脳核と前庭神経核へ送っている。小脳髄質（白質）には球状核、栓状核、歯状核、室頂核といった小脳核がある。

[小脳の機能特性]

小脳は運動の協調性（coordination）や運動学習（motor learning）に関与すると考えられており、特に身体の平衡機能、姿勢保持、歩行および四肢の随意運動などを調節している。この調節機能は、固有感覚、体性感覚、前庭覚、視覚、聴覚などの入力と、運動野を中心とする大脳皮質からの入力に基づき、大脳基底核とも協調しながら遂行されている。前葉は脊髄と関係が深く、脊髄小脳

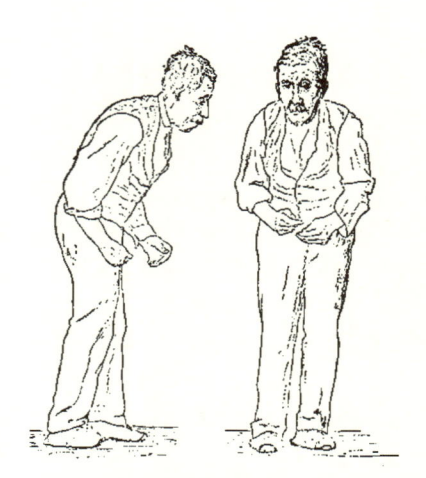

図32　パーキンソン病の姿勢（Parkinson, 1817）

路系の固有感覚情報を受け取るため、姿勢反射のような原始的な運動を調整する。また眼球運動の制御にも関与している。後葉は系統発生学的には新しく随意運動時の筋緊張を調節する。片葉は前庭系との関係が深く身体の空間における位置調節に作用する。

小脳は各運動要素を共同的に組み合わせ、行為の文脈に適合した一つの複合的な運動プログラムの作成と記憶を制御していると考えられている。また、小脳は反射の適応制御に関わっているとされている[71]。さらに、最近では種々の触覚課題[72]、注意[73]、複雑な運動の心的イメージ、計算、言語想起などでも小脳の活動が報告されており、小脳の高次な認知機能への関与が注目されつつある。

[小脳の障害]

小脳が障害されると運動の協調性が低下する。前葉の障害では主として下肢に失調症状（ataxia）が出現する傾向にあり、直線上での継ぎ足歩行（tandem gait）が困難で、酩酊歩行（drunken gait）をきたす。後葉、特に外側半球部の障害では四肢失調と筋緊張低下が認められ、共同運動不能（asynergy）、測定障害（dysmetria）、拮抗運動反復不能（adiadochokinesis）、企図振戦（intention tremor）などが出現する。

また、虫部が障害された場合は構音障害が顕著となり、声の高さ、大きさ、リズムが不規則で、一部の言語や音節が異常に強く発音される（断綴性言語）。片葉の虫部の障害により平衡障害、特に体幹失調や眼振が生じる。

これらの小脳症状が出現する理由として最も有力なのは、小脳が運動学習過程において必要な感覚情報を組織化しており、その異常が運動時の感覚入力への注意、識別、タイミングなどの不全を引き起こすために協調性が低下するという仮説である。

小脳病変をきたす疾患としては、脊髄小脳変性症としてのフリードリッヒ失調症、ルーシー・レビー症候群、マリー失調症、オリーブ橋小脳萎縮症などがある。深部感覚が消失する脊髄後索性運動失調との鑑別ではロンベルグ徴候（Romberg sign）が重要となる。

大脳辺縁系

[本能行動]

大脳辺縁系（limbic system）は扁桃体、帯状回、海馬、乳頭体、脳弓などからなる機能的な単位で、脳幹の神経核や脳梁を取り囲んでいる。この領域は個体の維持と種の存続に直接的に関わっており、ホメオスターシスの維持（内臓機能の活性化、下垂体ホルモンの分泌調節、摂食や摂水の開始）、闘争行動（防御と攻撃）、性行動（繁殖）など動物としての本能行動に結びついた領域である。人間が動物である限り、こうした本来的欲求が随意運動の目的に関わることは否定できない。

特に随意運動を発現させるためには、外界からの感覚入力のみならず内的な意志が必要であるが、その意志に関連する領域として帯状回が注目されている。帯状回は、辺縁系の情動回路の一つである「パペッツ（Papez）の回路」に組み込まれており、この海馬―乳頭体―視床―帯状回―海馬と循環する回路は感情の構造的要件であると推察されている。さらに海馬がエピソード記憶の座であることから考えると、帯状回が随意運動を発現させる感情や記憶といった内的な意志の源であるのかもしれない。

脳幹

[脳幹の機能特性]

脳幹（brain stem）は、中脳（midbrain）、橋（pons）、延髄（medulla）からなる。脳幹にある運動核の運動ニューロンは顔面や頸部の筋に出力する。また、咀嚼、呼吸、発声、嚥下など生命活動の根本に関わる運動のパターン発生機構として重要である。また、脳幹は身体運動の基礎にある眼球運動制御（oculomotor control）と姿勢の反射的調節（postural control）を制御している（図33）[74]。

これらは中脳―橋―延髄を通して被蓋を占める脳幹網様体の複雑な神経回路により調整されている。脳幹網様体は、脊髄と脳神経由来の感覚入力と、大脳皮質、大脳基底核、小脳からの下行性入力を受ける。脳幹網様体からの出力は脊髄や脳神経系の運動核に送られる。

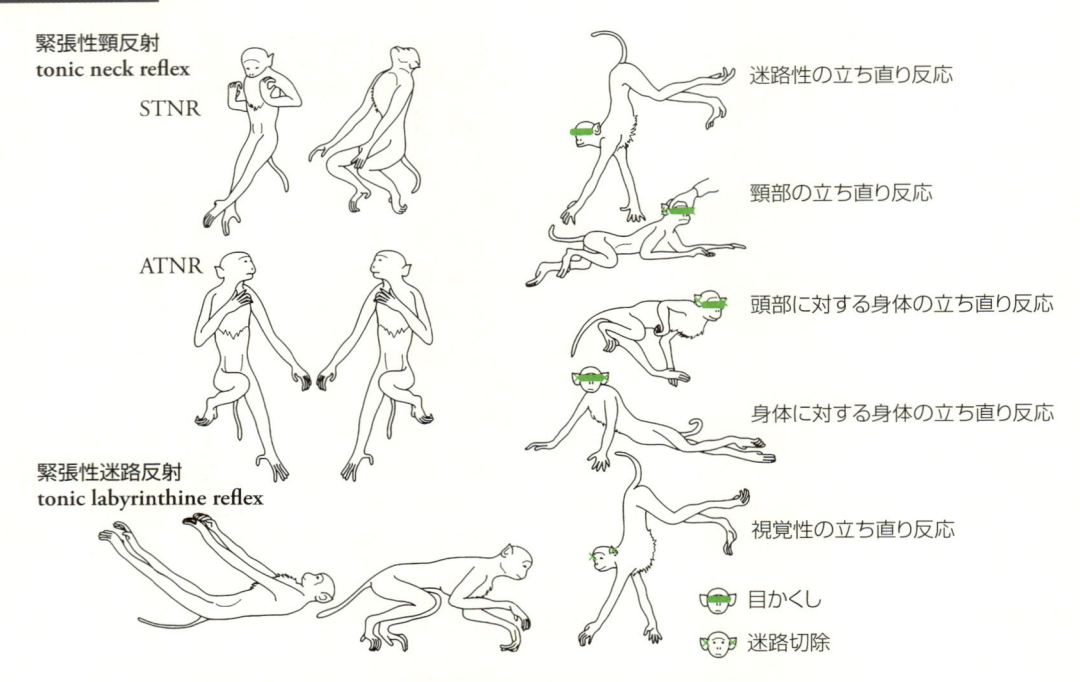

図33 脳幹レベルの姿勢反射と中脳レベルの立ち直り反応（Twitchell, 1965）

[眼球運動制御]

　頭部や頸部の変位に対して、注視対象を常に網膜の中心に据えるように眼球が動かなければ、物体を視野の中心に据えることができないし、身体の動揺を制御することが困難となる。

　この機構には前庭性眼球反射と視運動性眼球反射が関与する。眼球運動には急速運動、追跡、輻輳の3種類がある。眼球運動の速度成分に準じて、ある対象から別の対象へと素早く視点を移す運動と、一定の速度で比較的ゆっくりと対象を追う運動とに区別される場合もある。

　前庭性眼球反射は頭位が変化している時にも視点を合わせるために働く。視運動性眼球反射は頭位が比較的安定している状態で働き、視野に入った対象物に対する視覚的注意と対象物の追跡に関係している。脳幹にはこうした眼球共同運動の中枢がある。

[姿勢調節]

　脳幹には姿勢調節中枢がある。姿勢は機能的に運動と一体化しており、分離することはできない。シェリントンは「姿勢は影のように運動に寄り添う（Posture follows movement like a shadow）」と記している。

　随意運動の遂行には姿勢調節が絶え間なく必要である。身体は常に重力という不可避の力を受けているし、移動する場合には加速度が伴い、慣性力が働き不安定となる。

　また、動的な運動には必ず反作用が働く。こうした変化を前庭器官、体性感覚（頸部や四肢の固有受容器、皮膚の感覚器）、視覚などで捉え、随意運動のための安定した姿勢を保持することが、脳幹における姿勢調節作用である。

[前庭迷路反射]

　脳幹における姿勢調節作用は前庭迷路や姿勢反射と結びついている。前庭迷路器官である耳石器は直線運動の加速度を、半器官は回転運動の加速度を検出する。

　姿勢調節においては、頭部を地面に対して垂直に位置させる必要がある。前庭頸反射（vestibulocollic reflex）はこの頭部の調節に関わっており、頭部が前後左右に回転した時、頭部を逆方向に回転させる。この反射は前庭脊髄路により、脊髄の運動ニューロンに伝達されて起こる。前庭系の反射は視覚による反射調節よりも情報処理速度が速い。

[緊張性頸反射]

頭と頸の位置関係は、頸椎の関節、靭帯、頸筋の筋紡錘などの受容器によって検知され、この入力に脳幹網様体が反応して四肢の姿勢反射が生じる。

非対称性緊張性頸反射（ATNR）や対称性緊張性頸反射（STNR）がこれに相当する。前庭頸反射と緊張性頸反射は、頸の位置に対して協調的に働き、四肢の位置に対して拮抗的に働く。

[立ち直り反応]

座位や立位では、頭部や体幹の垂直性を保つ必要がある。これが反射性の運動として出現するものを立ち直り反応（righting reaction）という。

身体の重力方向に対する位置関係が前庭器官、頸部や体幹の固有受容器、視覚などにより検出され、一定のパターンとして垂直性が調節される。前庭迷路性の立ち直り反応、頸と体幹の固有受容性の立ち直り反応、視覚性の立ち直り反応に大別できるが、視覚性の場合は大脳皮質を必要とする。

精巧な姿勢調節には大脳皮質の機能である平衡反応が不可欠だが、頸や体幹の立ち直り反応と四肢の平衡反応は同時に発現する。つまり立位での平衡反応である背屈反応、踏み出し反応、跳躍反応などは、各種の立ち直り反応と連動して安定した抗重力姿勢を維持する。

[予測的姿勢調節]

さらに、反射的な姿勢調節は不意な外乱時に働くが、随意運動という自発的な運動を全身動作として遂行する場合には、予測的な姿勢調節が必要である。

筋収縮によって発生する反作用を見越して運動を調節する機構がなければ、姿勢は簡単に崩れてしまう。このためには予測的な姿勢調節が随意運動に先行して行われる必要がある。これは立位で上肢の運動を遂行する時、その上肢の筋収縮に先行して下肢の筋収縮が固定的に収縮する例や、歩行時の定性的な下肢の筋収縮パターンに床反力からの衝撃を見越した予測的筋活動（pre-activation）が内蔵されていることからも明らかである。脳幹網様体の神経機構は、こうした予測的な筋収縮調節にも関与する。また、中脳には歩行時の筋収縮パターンの発生機構がある。

[脳幹の障害]

脳幹が中脳レベルで強く障害されると、全身の緊張が著しく高まる後弓反張（opisthotonus）をきたして除脳硬直（decerebrate rigidity）となる。

脳性麻痺では緊張性頸反射の異常な亢進が認められる。脳幹出血などでは重度な全身の運動障害が発生し、抗重力姿勢を保持することができず歩行不能となる場合がある。

網様体

[意識の覚醒]

脳幹の前方には、間脳の視床に至るまで、すべての領域にわたって明確な境界なしに神経細胞が散在性に分布している領域がある。この上下に神経線維が網状に伸びる領域を網様体（reticular formation）という。

網様体は意識レベルや睡眠調節に重要な役割を果たしている。意識が完全に消失した状態は昏睡（coma）であり、睡眠は典型的な急速眼球運動（rapid eye movement：REM）によって特徴づけられるレム睡眠と眼球運動を伴わないノンレム睡眠の2つの相に区分される。意識障害のため覚醒が不十分であれば、当然、随意運動は制御できない。

脳卒中急性期の頭蓋内圧亢進によって意識障害が発生する。睡眠障害をきたせば休息が不十分となり健康に悪影響が出る。

[8] 脊髄の運動制御

脊髄

[脊髄の神経回路]

　脊髄（spinal）は外側の白質と内側の灰白質とに区分できる。白質には、下行性伝導路として側索を下行する錐体路や前索を下行する錐体外路と、上行性伝導路として前索を上行する脊髄視床路（痛覚、温度覚、触覚）や後索路（運動覚、触覚）が通っている。灰白質には骨格筋の筋線維（muscle fiber）を支配する前角細胞であるアルファ（α）運動ニューロンと、筋紡錘（muscle spindle）を支配するガンマ（γ）運動ニューロンとがある。

　脊髄の随意運動に果たす意義は、中枢神経系の伝導路としての役割と、末梢神経系の運動調節機構としての役割があり、区分する必要がある。

[脊髄の運動ニューロン]

　脊髄前角に存在する運動ニューロンは、四肢の近位筋か遠位筋か、伸筋か屈筋かにより、前角での占める位置が決まっている。たとえば、上肢の筋の運動ニューロンは、前角の内側から外側にかけて肩、上腕、前腕、手指の順で並んでいる。さらに伸筋群の運動ニューロンは前角の前部に、屈筋群は後部に集中している。

　また、運動ニューロンには相動性（phasic）と緊張性（tonic）のものがあり、相動性の運動ニューロンは筋伸張時に速さ依存性の反応を示し、巧緻的で速い運動に関与する。緊張性の運動ニューロンは長さ依存性の反応を示し、抗重力的な持続収縮、特に筋緊張（トーヌス）の保持に関与する。

　前角細胞には筋線維を支配する大型のα（アルファ）運動ニューロンと筋紡錘を支配する中型のγ（ガンマ）運動ニューロンがある。伸張反射時にはα運動ニューロンのみが活性化するが、随意運動時には両方の運動ニューロンが活動し、筋収縮中も筋紡錘からの求心性グループGⅠa入力によりα運動ニューロンの活動が制御されている。この機序を随意運動のα-γ連関という。

　運動ニューロンには、多数の中枢神経系の遠心性ニューロンが直接または介在ニューロンを介してシナプス接続するほか、皮膚や筋紡錘からの求心性ニューロンもシナプス接続する。1個の運動ニューロンには平均6000のシナプス接続があるといわれている。

　α運動ニューロンはすべての運動性インパルスの最終共通路（final common path）である。1個の運動ニューロンとその突起である1本の神経線維は複数の筋線維を支配しており、これを運動単位（motor unit）という。運動単位は筋張力を発生するための最小の機能単位である。また、1個の運動ニューロンが支配する筋線維の割合を、その運動単位の神経支配比（innervation rate）と呼ぶ。1個の運動ニューロンが手指では数本～数十本、上肢や下肢では数百本の筋線維を支配している。

[伸張反射と屈曲反射]

　伸張反射（stretch reflex）は単シナプス反射である。臨床的には腱反射（tendon reflex）と呼ぶ。たとえば大腿四頭筋の腱反射の場合、膝蓋腱をハンマーで叩打すると大腿四頭筋の伸張、筋紡錘の刺激、求心性のGⅠa発射、α運動ニューロンの活動、遠心性線維、錘外筋線維と伝達されて筋収縮が起こる。これが伸張反射（腱反射）の回路で

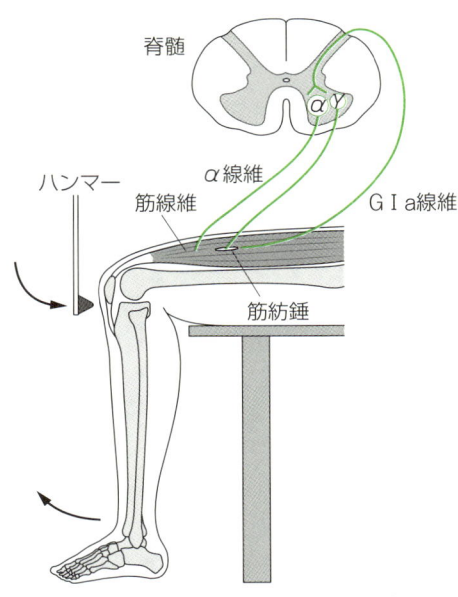

図34 伸張反射（腱反射）の回路

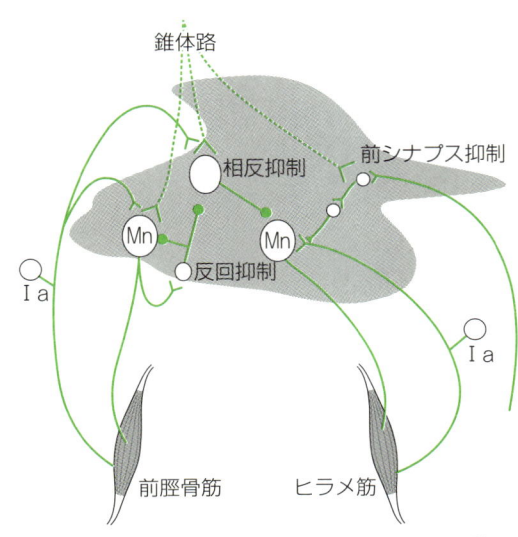

図35 錐体路による前脛骨筋への促通とヒラメ筋への抑制および脊髄レベルの介在ニューロンによる相反神経支配や反回抑制（レンショウ抑制）

ある（図34）。

屈曲反射は身体の皮膚に痛み刺激などの侵害刺激が加わった時、疼痛側の筋群を反射的に収縮して逃避する現象であり、生体の一種の防御反応である。通常、刺激側の筋群は屈曲して反対側の筋群は伸展する。これを交叉性伸展反射という。

[介在ニューロンによる調節]

脊髄運動ニューロンの適切な調節には末梢の体性感覚受容器からの上行性伝導路（求心性伝導路）を介した中枢神経系への入力も重要である。身体表面の感覚受容器は表在感覚としての触覚、圧覚、温覚、痛覚などを入力する。また、関節包、靭帯、筋などの感覚受容器は深部感覚として自己の身体の位置や動きに関する情報を入力する。たとえば関節の機械受容器（メカノレセプター）は関節の角度や方向を、固有受容器（プロプリオセプター）は筋の緊張度や重さを、平衡器（身体平衡に関連した内耳や前庭の中にある感覚器）は空間における身体の位置や加速度についての感覚情報を中枢神経系に知らせる。

脊髄のα運動ニューロンには上位中枢からのシナプス接続のみならず、運動によって生じる末梢の筋、関節、皮膚などの感覚受容器からの求心性線維が収束しており、それらは介在ニューロンを介してα運動ニューロンを制御する。

脊髄の介在ニューロンへの上位中枢からの下行性線維（皮質脊髄路）は、このような運動によって生じる多種類の求心性線維の入力を介在ニューロンレベルで修飾して脊髄反射を制御している。また、ここでは足関節の背屈筋である前脛骨筋と底屈筋であるヒラメ筋への接続を示すが、脊髄レベルにおける介在ニューロンによる抑制には種々のものがある（図35）[75]。

最も有名なのは相反神経支配（reciprocal innervation）のメカニズムである。相反神経支配は相反神経抑制（グループＩa抑制）とも呼ばれ、筋を伸張すると筋紡錘に起始するＧＩaが発射し、その筋の運動ニューロンを単シナプス性に興奮させるが、同時にＧＩa線維は拮抗筋の運動ニューロンを介在ニューロンを介して抑制する。これは２シナプス性の抑制である。これによって主動筋が収縮する時、常に拮抗筋は弛緩する。たとえば、足関節の背屈筋である前脛骨筋が収縮する時、拮抗筋であるヒラメ筋は弛緩することになる。反回抑制は運動ニューロンの軸索のインパルスが脊髄節内の反回側枝を通って抑制性の介在ニューロンを興奮させ、運動ニューロンを抑制する回路である。反回側枝によって賦活する介在ニューロンをレンショウ細胞といい、これをレンショウ抑制と呼ぶ場合もある。ゴルジ腱器官は筋の張力受容器であるが、これに発するグループＩb線維のイン

パルスも起始筋と共同筋の運動ニューロンに2シナプス性の抑制を引き起こす。この機構はグループⅠb抑制、あるいは自己抑制（autogenic inhibition）と呼ばれる。その他、シナプス前抑制、シナプス後抑制などがある。

［筋出力調節］

中枢神経系は多くの運動単位を使い分けることによって随意運動を達成するが、脊髄レベルでの筋出力調整は、1）リクルートメント（recruitment：動員する運動単位の種類と総数による調節）、2）レイトコーディング（rate coding：運動ニューロンの発火頻度）、3）シンクロナイゼーション（synchronization：運動単位の活動相による同期的調節）の3つの機序に基づいている。

運動ニューロンの興奮は細胞の大きさに従って、小さい細胞から順々に活動に参加していく傾向にあり、これをサイズ原理という[76]。この原理には機能的な利点が2つあり、1つは筋出力調節が負荷の大きさに応じて可能になること（弱い筋収縮の場合は運動単位の動員による増加が小刻みに、強い時は相応の動員が効率よく行われる）、もう1つは頻繁に活動する小さな運動ニューロンは疲労しにくく、疲労しやすい大きな運動ニューロンは稀にしか活動しないことである。

［脊髄前角細胞の障害］

脊髄の前角細胞が損傷されると弛緩型運動麻痺をきたす。筋緊張や腱反射が消失し、神経支配する筋群の筋萎縮（muscle atrophy）が顕著となる。

末梢神経

［脳神経と脊髄神経］

末梢神経系は脳神経と脊髄神経に区分される。脳神経は脳幹に神経核があり、Ⅰ）嗅神経（臭覚）、Ⅱ）視神経（視覚）、Ⅲ）動眼神経（眼球運動）、Ⅳ）滑車神経（眼球運動）、Ⅴ）三叉神経（顔面の感覚）、Ⅵ）外転神経（眼球運動）、Ⅶ）顔面神経（表情筋）、Ⅷ）内耳神経（聴覚・平衡覚）、Ⅸ）舌咽神経（嚥下）、Ⅹ）迷走神経（声門の開閉）、Ⅺ）副神経（頸と肩の運動）、Ⅻ）舌下神経（舌の運動）の12対の神経よりなる。

脊髄神経は前根（運動神経）と後根（感覚神経）が合流した混合性の神経である。頸神経叢はC1～C4レベルで構成され、横隔膜と頸部や肩の皮膚や筋を支配する。腕神経叢はC5～Th1レベルで構成され、腋下神経、筋皮神経、橈骨神経、尺骨神経、正中神経に分岐して上肢の皮膚や筋を支配する。腰神経叢はTh12～L4レベルで構成され、大腿神経と閉鎖神経に分岐して大腿前内側面の皮膚と筋を支配する。仙骨神経叢はL4～S5レベルで構成され、坐骨神経が脛骨神経と総腓骨神経に分岐して下肢の皮膚と筋を支配する。

［末梢神経の障害］

末梢神経損傷は①ニューロプラキシア（neurapraxia：圧迫による神経伝導の一時的停止）、②アクソノトメーシス（axonotmesis：神経線維の連続性は断たれるが神経内膜は残存）、③ニューロトメーシス（neurotmesis：神経線維も神経内膜も連続性を断たれる）の3種に分類されているが、末梢神経には再生能力もある。末梢神経損傷により皮膚知覚帯（dermatome）に沿った感覚麻痺と支配筋群の運動麻痺が生じる。運動麻痺は脊髄前角細胞の障害と同様に弛緩性麻痺（flaccid paralysis）であり、腱反射の低下または消失、筋緊張の低下、筋萎縮などが認められる。臨床検査では、各筋の支配髄節レベルと支配神経に準じた徒手筋力検査や筋電図検査による鑑別が重要となる。

随意運動時には個々の筋収縮が発現しないため、特徴的な動作や変形が観察される。たとえば、上肢の橈骨神経麻痺では下垂手（drop hand）となり、手の伸展が困難となる。尺骨神経麻痺では鷲手（claw hand）となり、環指と小指の屈曲や母指の内転が困難で、フローマン（Froment）徴候が出現する。正中神経麻痺では猿手（ape hand）となり、母指の対立運動が困難となる。下肢では各種の跛行が認められ、大殿筋歩行、中殿筋麻痺によるトレンデレンブルグ歩行、前脛骨筋麻痺による鶏歩などの異常歩行が出現する。これらは筋萎縮に伴う筋力低下が原因であるが、筋萎縮には神経原性筋萎縮（neurogenic muscular atrophy）と筋原性筋萎縮（myogenic atrophy）があり、ギランバレー症候群、シャルコー・マリーツース病、進行性筋ジストロフィー症などの鑑別が重要である。

[9] 発達と学習

条件反射と自発運動

人間の随意運動は進化の産物であると同時に、パブロフの「条件反射（conditional reflex）」が示唆しているように随意運動は発達や学習によって獲得される。

近年、プレヒトル（Prechtl）[77]は子宮内の胎児運動を超音波で観察し、受胎後8週頃から全身的な「自発運動（general movement）」が認められることを報告している。それは「四肢のいずれかの部分から始まり、次第に身体全体をスムーズに動かす。動きは優雅で流暢であり、手指を複雑に動かし、体幹のローテーションを伴う」という。やがて胎児は出生し、地球という環境下で成長していく。

そこには人間という文明がつくりあげた社会が成立しており、日常生活動作、道具の使用、スポーツ、芸術、あるいは各種疾病後の運動機能回復など、あらゆる側面に随意運動の発達と学習の問題が関わっている。

意味ある新しい運動の発現や習得は、正常であれ病的状態であれ、基本的には再学習や再組織化の可能性を有している[78]。つまり、塚原[79]が強調しているように、「脳の神経回路網は、その形成の過程において自己組織性をもち、環境との相互作用によって適応的に神経構成を変えていく能力をもっている」のである。

運動発達

小児の運動発達もまた随意運動の習得過程の連続であり、中枢神経系の成熟に対応する移動動作の発達には一定のパターンがある。新生児期から生後2か月頃には原始反射（primitive reflex）が認められ、4か月頃までは背臥位や腹臥位での運動に限定されているが、6か月頃になると寝返りや座位が可能となる。8か月頃には四つ這い移動を習得し、10か月頃につかまり立ちが、12か月で立位が可能となり、14か月頃に歩行を獲得する。片足立ちの獲得は3歳である（図36）[80]。

こうした運動発達における機能的な移動能力と反射の出現や消失にはある程度の相関関係があり、抗重力運動としての座位、立位、歩行などの獲得には、手指や足指の把握反射、屈筋収引、伸筋突張、交叉性伸展反射、非対称性頸反射、対称性頸反射、緊張性迷路反射、陽性支持反応、モロー反射など脊髄・脳幹レベルの反射の消失と、各種の立ち直り反応、パラシュート反応、平衡反応など中脳・大脳皮質レベルの反応の出現が必要

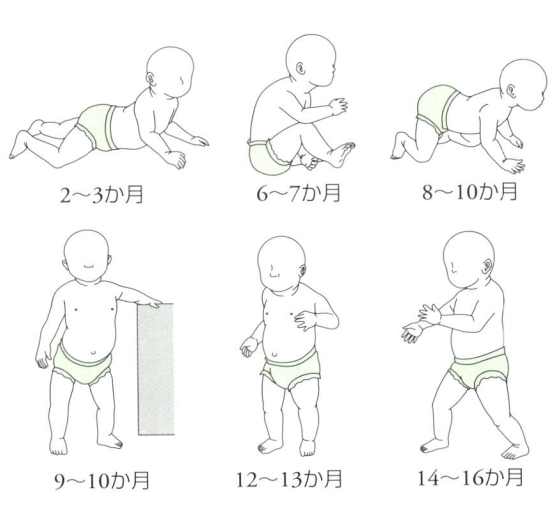

2～3か月　6～7か月　8～10か月

9～10か月　12～13か月　14～16か月

図36 小児の運動発達と月齢（Shumway, 1995）

である。こうした抗重力姿勢の習得により上肢の自由化が進み、物体へ手を伸ばすことや手指で道具を操作する能力も獲得されていく。また、運動発達の背景には体性感覚や視覚など感覚系の発達が連動している。

認知発達

随意運動の発達や学習は、人間が認知する個体として環境に対峙してきた証である。認知とは「知ること（knowing）」を意味するが、随意運動している自己を知っていること、すなわち行動と認知とに相関性があるがゆえに、個体は主体的な随意性を意識することができる。ピアジェ[81]は乳児の発達を「身体活動により発生する認知機能の組織化過程」と捉えているが、随意運動が人間の生きる営みの可能性を拡大しているとすれば、随意運動における認知過程の役割を無視することはできない。

認知過程
● 知覚
● 注意
● 記憶
● 判断
● 言語
● イメージ

最近では、他者の行為や意図を理解するミラーニューロンの発見により、運動認知、模倣、共同注意、心の理論などをキーワードとする間主観的な知的発達のメカニズムが解明されつつある。身体と環境との相互作用、自己と他者との相互関係は、脳に多種多様な意味を与える。

この意味的情報のうち、環境や物体が行為の可能性を提供する知覚情報を生態学的にはアフォーダンス（affordance）という。随意運動を本質的に創発させているのは、この身体と環境との相互作用や自己と他者との相互関係を解釈する認知機能に他ならない。そして、この随意運動を制御する思考中枢こそが、抽象的に「心」「精神」「自己意識」などと表現される前頭葉連合野の働きなのである。

意識と知能の発達

意識状態は行為の発達に影響する。意識（consciousness）は覚醒状態から自我意識まで含める幅広い概念だが、具体的には外部刺激への反応（reaction）、対象や出来事への注意（attention）、自分の現在の状況への見当識（orientation）、体験の印象づけや記銘（impression）、出来事や質問への理解（comprehension）、思考のまとまり（thinking）などを含む。覚醒状態の意識状態は意識混濁と呼ばれ、明識困難状態（ごく軽度）、傾眠（軽度）、嗜眠（中等度）、昏睡（重度）などがある。

自我意識は「内なる目（inner eye）」や「メタ認知（セルフ・コントロール）」と呼ばれ、自分自身の思考や行為を自己から離れて観察するという、人間だけが進化させた前頭葉連合野の英知だと言える（図37）[82]。

知能の発達は行動の発達に影響する。知能（intelligence）とは、見当識、問題解決能力、学習能力、計画能力、記憶能力、計算能力、空間能力、言語能力、判断能力、論理的思考能力、抽象的思考能力、行動能力など、多くの精神機能が統合された心の特性である。知能の障害は精神遅滞

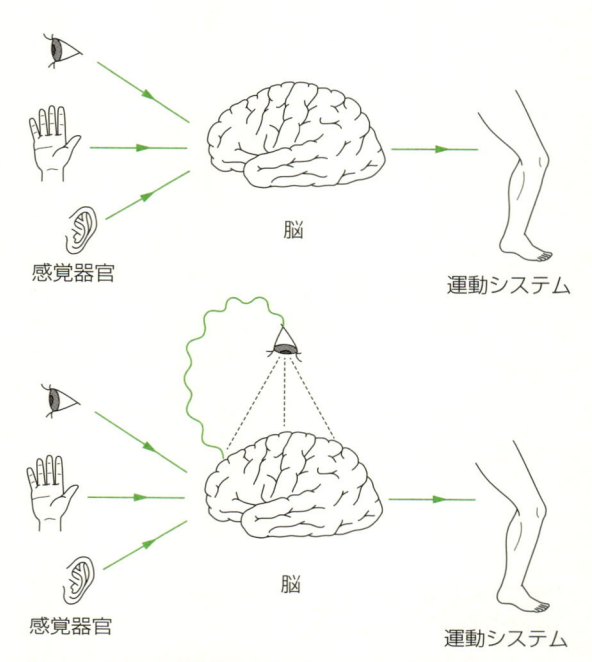

図37 意識の発達としての「内なる目」が自己を「メタ認知（セルフ・コントロール）」する（Humphrey, 1986）

と認知症に大別される。精神遅滞（mental retardation）は、先天性あるいは出生時の脳病変によって知能が正常域まで発達しない状態である。ダウン症などがその例である。認知症は痴呆（dementia）とも呼ばれ、正常に達した知能が脳病変により低下する状態である。アルツハイマー病や脳血管性認知症がその例であり、長谷川式認知症スケールなどで検査する（図38）。また、知能指数（intelligence quotient, IQ）はWAIS（Wechsler adult intelligence scale）や田中ビネー検査などの知能検査の結果として算出される知能の尺度の一つで「精神年齢÷生活年齢×100」として数値化される。平均値を100とし、90〜110が正常域である。知能もまた前頭葉連合野の英知の反映だと言える。

（検査日： 年 月 日）				（検査者： ）	
氏名：		生年月日：年 月 日		年齢：	歳
性別：男／女	教育年数（年数で記入）： 年		検査場所		
DIAG：		（備考）			

1	お歳はいくつですか？（2年までの誤差は正解）		0	1	
2	今日は何年の何月何日ですか？ 何曜日ですか？ （年月日、曜日が正解でそれぞれ1点ずつ）	年 月 日 曜日	0 0 0 0	1 1 1 1	
3	私たちがいまいるところはどこですか？ （自発的にでれば2点、5秒おいて家ですか？ 病院ですか？ 施設ですか？ のなかから正しい選択をすれば1点）		0	1	2
4	これから言う3つの言葉を言ってみてください。あとでまた聞きますのでよく覚えておいてください。 （以下の系列のいずれか1つで、採用した系列に○印をつけておく） 1：a) 桜　b) 猫　c) 電車　　2：a) 梅　b) 犬　c) 自動車		0 0 0	1 1 1	
5	100から7を順番に引いてください。（100−7は？、それからまた7を引くと？ と質問する。最初の答えが不正解の場合、打ち切る）	(93) (86)	0 0	1 1	
6	私がこれから言う数字を逆から言ってください。（6-8-2、3-5-2-9を逆に言ってもらう、3桁逆唱に失敗したら、打ち切る）	2-8-6 9-2-5-3	0 0	1 1	
7	先ほど覚えてもらった言葉をもう一度言ってみてください。 （自発的に回答があれば各2点、もし回答がない場合以下のヒントを与え正解であれば1点）　　a) 植物　b) 動物　c) 乗り物	a：0 b：0 c：0	1 1 1	2 2 2	
8	これから5つの品物を見せます。それを隠しますのでなにがあったか言ってください。 （時計、鍵、タバコ、ペン、硬貨など必ず相互に無関係なもの）		0 3	1 4	2 5
9	知っている野菜の名前をできるだけ多く言ってください。（答えた野菜の名前を右欄に記入する。途中で詰まり、約10秒間待ってもでない場合にはそこで打ち切る）0〜5＝0点、6＝1点、7＝2点、8＝3点、9＝4点、10＝5点		0 3	1 4	2 5
		合計得点			

[判定]
最高得点30点で、21点以上を非認知症、20点以下を認知症とする。重症度分類は行わないが、各重症度群間に有意差が認められており、20〜24点で軽度、11〜19点の場合は中等度、10点以下で高度と判定する。

図38　長谷川式簡易知能評価スケール（HDS-R）

[10] 社会脳としての心の器官

前頭葉連合野の働き

　理性を司る前頭葉連合野（frontal association area＝前頭前野）は「社会脳（social brain）」であり、ここには「心の器官」としての自己意識がある。そして、前頭葉連合野の損傷によって問題解決能力が低下し、「行為の遂行障害（executive dysfunction）」が発生する。

　近年、ベンソン（Benson）[83]らは、心の器官としての前頭葉連合野の認識機能を重視した新しい脳機能の階層モデルを提唱している。そのモデルでは下位機能として「注意、警戒心、情動、視空間、知覚、記憶、言語、運動、判断」の9つの単位が想定されている。それらは中位機能である「動機と文脈状況」により規定され、さらにそれらは上位機能である「予測、目標設定、計画、監視」により規定されている。この上位機能が「思考中枢」としての前頭前野の働きである。

　そして、この階層性の頂点に自己意識が反映されており、下位機能の外部にあらゆる人間行動が無数に広がっている。知性を含めた随意運動のメカニズムは「心とは何か」というきわめて人間的で普遍的な問題を抜きにして解明することはできない。

自己意識

　ジャクソンやシェリントンが唱えた中枢神経系の階層性と統合作用は、運動制御モデルの構築に向かった20世紀の膨大な数の神経生理学的研究を経て、随意運動を制御する「心（mind）」の解明に向かっている。しかし、その本質は依然として謎のままである。随意運動のメカニズムへの理解を「心とは何か」という問題にまで展開しようとすると、基礎医学や臨床医学のみならず、哲学、心理学、認知科学、生物学、教育学、社会学、人類学、工学など広範な分野を含んだ学際的な取り組みも必要となる。脳の運動制御をめぐる知見は、その解明に向けての一端にすぎない。

　神経生理学者のエックルス（Eccles）[84]は人間について次のようにいっている。

　　われわれの傷つきやすく繊細ではかない体験が、この果てしない空間と時間の恐怖ともいえる広漠さにさらされた時、まだ希望をもちうるのは、われわれ自身が意識している自己をもった唯一の存在であるという不思議さの由縁である。

　この自己意識が随意運動を制御している。しかし、心理学者のジェームス（James）[85]によれば「意識は物質ではなくプロセスである」。また、哲学者のメルロ＝ポンティ（Merleau-Ponty）[86]によれば「身体こそがあらゆる意味生成の根源である」。

　人間は生命の誕生から死に至るまで随意運動する[87]。そこには「脳」、あるいは「精神」と「身体」をめぐる神秘性が依然として存在している[88]。

文　献

1) Alain A：Etude sur Descartes. Paul Hartmann Editeurs, 1932.（桑原武夫・訳：デカルト．みすず書房，1971）
2) Bernstein N：The coordination and regulation of movement. Pergamon Press, 1967.
3) 時実利彦：脳と神経系．岩波新書，1976．
4) Luria A：Higher cortical functions in mann. Basic Books Inc, 1966.
5) Luria A（松野豊・訳）：人間の脳と心理過程．金子書房，1976．
6) Luria A（鹿島晴雄・訳）：神経心理学の基礎．医学書院，1978．
7) Taylor J：John Hughlings Jackson；Selected writings of John Hughlings Jackson. Basic Books, 1958.
8) Sherrington C：The integrative action of the nervous system. Yale University press, 1906（Reprinted 1961）．
9) 拓殖秀臣：条件反射とは何か；パブロフ学説入門．講談社，1974．
10) Liepmann H：Apraxia. Ergebn ges Med 1：516-543, 1920.
11) Brooks V：The neural basis of motor control. Oxford University Press, 1996.
12) Bernstein N：On dexterity and its development. Mark L.Latash, 1996.（工藤和俊・訳：デクステリティ；巧みさとその発達．金子書房，2003）
13) Anokhin P：Biology and neurophysiology of the conditioned reflex and its role in adaptive behavior. Pergamon Press, 1974.
14) Wiener：Cybernetics. MIT Press, 1961.（池原止戈夫・訳：サイバネティクス．岩波書店，2011）
15) Bergson H：Matiere Et Memoire. 1896.（合田正人・訳：物質と記憶．筑摩書房，2007）
16) Piaget J：LA PSYCHOLOGIE L'INTELLIGENCE. 1947.（波多野完治，滝沢武久・訳：知能の心理学．みすず書房，1960）
17) Polanyi M：The tacit dimension. Routledge & Kegan Paul Ltd,1966.（佐藤敬三・訳：暗黙知の次元；言語から非言語へ．紀伊国屋書店，1980）
18) 宮本省三：認知運動療法の理論と実際．理学療法学 21：160-167，1994．
19) Schmidt R：Motor learning and performance；from principles to practice. Human Kinetics Books, 1991.
20) Allen G, Tsukahara N：Cerebrocerebellar communication system. Physio Rev 54：957-1006, 1974.
21) Temple C：The Brain；An introduction to the psychology of the human brain and behavior. Penguin Book, 1993.
22) Ungerleider LG et al.：Two cortical visual systems. In：Ingle DJ, Goodale MA, Mansfield (eds.)：Analysis of visual behavior. Cambridge, The MIT Press, 1982, pp549-586.
23) Holland S：Hidden talents and brain maps. Hiddentalents org, 2001.
24) Fritsch G, Hitzig E：Uber die elektrische erregbarkeit des grosshirns. Arch Anat Physiol Wiss Med 37：300-332, 1870.
25) Penfield W, Rasmussen T：The cerebral cortex of man. Macmillan Company, 1950.（岩本隆茂・訳：脳の機能と構造．福村出版，1986）
26) 宮本省三・沖田一彦（選），蔵田潔：運動制御と運動学習；運動制御の情報処理機構．協同医書出版社，1997，pp3-22．
27) 篠田儀一：運動野の構造と機能．神経進歩 28：26-46，1984．
28) Asanuma H, Sakata H：Functional organization of a cortical efferent system examined with focal depth stimulation in cats. J Neurophysiol 30：35-54, 1967.
29) Evarts E：Relation of discharge frequency to conduction velocity in pyramidal tract neurons. J Neurophysiol 28：216-228, 1968.
30) Rosen I, Asanuma H：Peripheral afferent input to the forelimb area of the monkey motor cortex. Exp Brain Res 14：257-273, 1972.
31) Strick P, Preston J：Two representations of the hand in area 4 of a primate. J Neurophysiol 48：139, 1982.
32) Gould H：The relations of corpus callosum connections to electrical stimulation map of motor, supplementary motor and the frontal eye field in monkey. J Comp Neurol 247：297-325, 1986.
33) Kakei S, Hoffman D, Strick P：Muscle and movement representation in the primary motor cortex. Science 285：2136-2139, 1999.
34) 大島知一：随意運動の制御機構．脳神経 4：5-11，1992．
35) Graziano M, Taylor C, Moore T, Cooke D：The Cortical Control of Movement. Neuron 36：349-362, 2002.
36) Strick P：Stimulating research on motor cortex. Nature neuroscience 15：741-715, 2002.
37) Graziano M, Tylor C, Moore T：Complex Movements Evoked by Micro stimulation of Precentral Cortex. Neuron 3：841-851, 2002.
38) Roland P：Supplementary motor area and other cortical areas in organization of voluntary move-

ment in man. J Neurophysiol 43：118-136, 1980.
39) Tanji J：Comparison of movement-related activity in two cortical motor areas of primates. J Neurophysiol 48：633-653, 1982.
40) 丹治順：アクション；神経心理学コレクション. 医学書院, 2011.
41) Terada K, Ikeda A, Nagamine T, Shibasaki H：Movement-related cortical potentials associated with voluntary muscle relaxation. Electroencephalogr Clin Neurophysiol 95：335-345, 1995.
42) 田中康文：前頭葉内側面損傷と手の把握行動. 神経研究の進歩 42：164-178, 1998.
43) 本田学：心内表象の操作において高次運動領野の果たす役割. 神経進歩 43：484-490, 1999.
44) Moll L, Kuypers H：Premotor cortical ablations in monkeys；Contralateral changes in visually guided reaching behavior. Science 198：317-319, 1977.
45) Jeannerod M：The representing brain；neural correlates of motor intention and imagery. Behavioral and Brain Sciences 17：187-202, 1994.
46) Pascual-Leone A, Dang N et al.：Modulation of muscle responses evoked by transcranial magnetic stimulation during the acquisition of new fine motor skills. J Neurophysiol 74：1036-1045, 1995.
47) Yue G, Cole K J：Strength increases from the motor program：Comparison of training with maximal voluntary and imagined muscle contractions. J Neurophysiol 67：1114-1123, 1992.
48) Jackson P, Decety J：Motor cognition；a new paradigm to study self-other intractions. Current Opinion in Neurobiology 14：259-264, 2004.
49) Rizzolatti G, Fadiga L, Gallese V, Fogassi L：Premotor cortex and the recognition of motor action. Cogn Brain Res 3：131-141, 1996.
50) Perfetti C：Condotte terapeutiche per la reeducazion motoria dell emiplegico. Ghedini Editore, 1986.
51) 宮本省三：片麻痺；バビンスキーからペルフェッティへ. 協同医書出版社, 2014.
52) Iwamura Y：Postcentral neurons in hand region of area 2；Their possible role in the form discrimination of tactile objects. Brain Research 150：662-666, 1978.
53) Bodegard A, Geyer S, Grefkes C, Zilles K, and Roland P：Hierarchical Processing of Tactile Shape in the Human Brain. Neuron 31：317-328, 2001.
54) Mountcastle V：Posterior parietal association cortex of the monkey；command function for operation within extrapersonal space. J Neurophysiol 38：871-908, 1975.
55) Kaas J, Nelson R, Sur M, Lin C, Merzennich M：Multiple representation of the body within the primary somatosensory cortex primates. Science 204：521-523, 1979.
56) 岩村吉晃：触る；アクティブタッチの神経機構.（伊藤正男・編：脳と認識. 平凡社, 1982）
57) Sakata H：Somatic sensory responses of neurons in the parietal association area（area5）in monkeys. In：Kornhuber HH（ed.）：The somatosensory system. Thieme Stuttgart, 1975, pp250-261.
58) 酒田英夫：頭頂連合野と随意運動. 神経進歩 28：112-122, 1984.
59) Jeannerod M：The control of hand movements in a case of hemianaesthesia following a parietal lesion. Brain 107：899-920, 1984.
60) Manzoni T, Barbaresi P, Bellardinelli E：Callosal projections from the two body midlines. Exp Brain Res 39：1-19, 1980.
61) Iriki A, Tanaka M, Iwamura Y：Coding of modified body schema during tool use by macaque postcentral neurons. Neuroreport 7：2325-2330, 1996.
62) 入来篤史：サルの道具使用と身体像. 神経進歩 42：98-105, 1998.
63) Perfetti C, 宮本省三, 沖田一彦（小池美納・訳）：認知運動療法；運動機能回復の新しいパラダイム. 協同医書出版社, 1998.
64) Woolsey C：Organization of somatic sensory and motor area of the cerebral cortex. Biological and Biochemical Bases of behavior, 1958.
65) Kaas J：Plasticity of sensory and motor maps in adult mammals. Ann Rev Neurosci 14：137-150, 1991.
66) Sanes J, Donoghue J：Plasticity and primary motor cortex. annu Rev Neurosci 23：393-415, 2000.
67) Nudo R, Plautz E, Milliken G：Adaptive plasticity in primate motor cortex as a consequence of behavioral experience and neuronal injury. Seminars in Neuroscience 9：13-23, 1997.
68) Recanzone G, Guard D, Phan M：Frequency and intensity response properties of single neurons in the auditory cortex of the behaving macaque monkey. J neurophysiol 83：2315-2331, 2000.
69) DeLong M：Primate models of movement disorders of basal ganglia origin. Trends Neurosci 13：281-285, 1990.
70) Parkinson J：An essay on the shaking Palsy. Whittingham and Rowland, 1817.
71) Ito M：The cerebellum and neural control. Raven Press, 1984.
72) Bower J：The cerebellum as sensory acquisition controller. Brain Mapp 2：255-256, 1995.
73) Allen G：Attentional activation of the cerebellum independent of motor involvement. Science 275：1940-1943, 1997.
74) Twitchell T：Attitudal reflexes. J. Amer. Phys. Ther. Ass 45, 1965.
75) Jankowska E, Lundberg A（山下勝幸・訳）：脊髄の介

在ニューロン．神経進歩 26：614-622，1982．
76) Henneman E：Recruitment of motorneurons；the size principle. Clin Neurophysiol 9：26-60, 1981.
77) Prechtl H：Continuity of neural functions from prenatal to postnatal life. Clinics in developmental medicine. Oxford, Blackwell, 1984.
78) Goldberger M：Motor recovery after legions. Trend Neurosci 3：288-291, 1980.
79) 塚原仲晃：脳の可塑性と記憶．紀伊国屋書店，1987．
80) Shumway C：Motor control；Theory and practical application. Williams Wilkins, Baltimore, 1995.
81) Piaget J：La psychologie de intelligence. Librairie Armand Colin, 1952.（波多野完治・訳：知能の心理学．みすず書房，1998）
82) Humphrey N：The inner eye. Faber and Faber, 1986.（垂水雄二・訳：内なる目－意識の進化論－．紀伊國野書店，1993）
83) Stuss D, Benson D：The frontal lobe and language. In Goldberg E (ed.)：Contemporary neuropsychology and the legacy of Luria 29-46, Lawrence Erlbaum Associates Publishers, 1990.
84) Eccles J：The understanding of the brain. 1973.（大村裕・訳：脳；その構造と働き．共立出版，1977）
85) James W：Psychology, briefer course. 1892.（今田寛・訳：心理学．岩波文庫，1993）
86) Merleau-Ponty M：La structure du comportement. Presses Universitaires de France, 1942.（滝浦静雄，木田元・訳：行動の構造．みすず書房，1964）
87) 宮本省三，沖田一彦（選）：運動制御と運動学習．協同医書出版社，1997．
88) 吉尾雅春（編），宮本省三：運動療法学総論；随意運動のメカニズム．医学書院，2001．

第4章

身体の生理学

[1] 筋収縮のメカニズム

筋は骨格筋、平滑筋、心筋の3種類である

　筋細胞（myocyte）で構成される筋肉は、骨格筋（skeletal muscle）、平滑筋（smooth muscle）、心筋（cardiac muscle）の3つに分けられる。骨格筋は筋肉の大部分を占め、関節運動に関与する。平滑筋は主に血管、気管、腸管、尿管などの管状の臓器、胃や膀胱などの袋状の臓器に存在し、消化管等の運動などに関与する。心筋は心臓壁に位置し、血液循環における心臓のポンプ作用に関与する。

　また、筋細胞は組織学的に横紋筋と平滑筋に分けられ、横紋筋はさらに骨格筋と心筋に分けられる。一方、機能的な区分においては、自分の意志で収縮を起こすことができる随意筋と意志によって動かせない不随意筋に分けられる。随意筋は骨格筋であり、不随意筋は平滑筋と心筋である（表1）。

骨格筋は3つの膜で包まれている

　骨格筋を細かく見ていくと、骨格筋細胞である筋線維（muscle fiber）が集まってできており、それぞれの筋線維は筋内膜と呼ばれる膜によって包まれている。また、筋線維は数十本に束ねられて筋束を形成し、この周囲を筋周膜と呼ばれる膜が包んでいる。そして、筋束がひとかたまりになって1つの筋となる。この筋束の束、つまり骨格筋全体を包んでいる膜を筋上膜（筋膜）という（図1）[1]。

骨格筋の収縮を担う2つの筋フィラメント

　1本の筋線維（骨格筋細胞）には数百から数千本の筋原線維（myofibril）が含まれており、直径は1〜2μmで、長さは筋肉の全長に及ぶ。筋原線維は網目状の筋小胞体で取り囲まれており、筋小胞体の終末槽は筋原線維の長軸に対して垂直に存在する横行小管と接しており、三連構造を形成する。これらは筋原線維の収縮調節時に重要な役割

表1　筋細胞の比較

平滑筋	横紋筋	
	心筋	骨格筋
核は1個	核は1個	核は多数
	横紋	横紋
部位：血管・気管・腸管、胃・膀胱など	部位：心臓	部位：骨に付着
不随意筋		随意筋
自律神経支配		体性神経支配

を果たしている（図2）。

　筋原線維には直径が異なる2種類の筋フィラメント（糸状の構造）が配列している。太い筋フィラメントをミオシン（myosin）、細い筋フィラメントをアクチン（actin）といい、規則的に並んでいる（図3）。ミオシンは多数のミオシン分子が二重らせん状に結合し、球状の頭部と細長い尾部からなる。アクチンはアクチン分子とトロポミオシン、トロポニンの3つから構成されている。トロポミオシンは長い鎖状の構造をしており、アクチンとミオシンの結合を抑制している。トロポニンはトロポミオシンの位置を保持する役割がある。

　筋原線維を光学顕微鏡でみると、明暗の縞模様が見える。明るく見える部分をI帯（明帯）、暗く見える部分はA帯（暗帯）と呼ばれる。I帯の中央にはZ線（Z帯）と呼ばれる膜が存在し、アクチンの一端が固定されており、両方向に伸び出している。このZ帯から次のZ帯までを筋節と呼び、形態的かつ機能的単位となっている。また、A帯の中央にはH帯と呼ばれる範囲があり、さらにその中央にはM線と呼ばれるミオシンの一端が固定されている部分がある（図3）[2]。

筋線維は遅筋線維と速筋線維に分けられる

　筋線維の種類は、単収縮の速度によって遅筋線維（slow twitch fiber／タイプⅠ；S型）と速筋線維（fast twitch fiber／タイプⅡ；F型）に大別される（表2）[3,4]。また、単収縮を反復すると疲労のために収縮力は減弱していくが、この程度も筋線維の種類によって異なってくる。

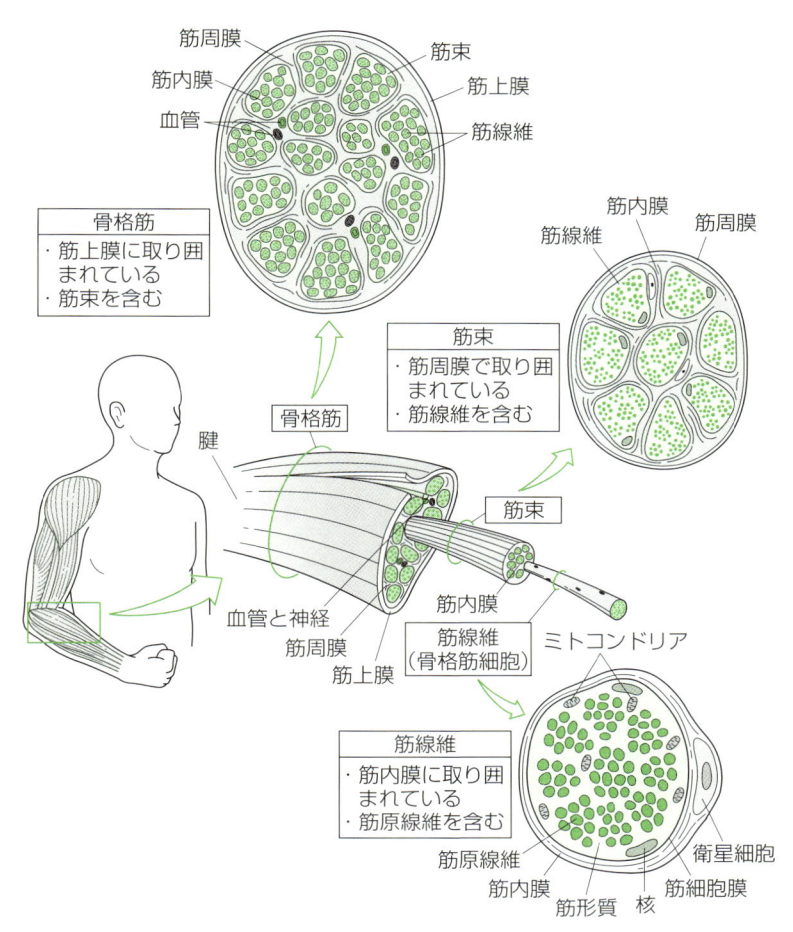

図1　骨格筋の構造（Martiniら，2000）

　遅筋線維はミトコンドリアやミオグロビンを多く含み、毛細血管の供給量が高いため非常に疲労しにくい。そのため遅筋線維は姿勢保持に重要な役割を果たす。

　一方、速筋線維は比較的疲労しにくいタイプⅡA（FR［fast fatigue resistant］型）と疲労が早いタイプⅡB（FF［fast fatigable］型）に分けられる。タイプⅡAはタイプⅠと同様にミトコンドリアやミオグロビンを多く含むため比較的筋疲労に強い。それに対して、タイプⅡBは血液供給が不十分で、ミトコンドリアは少なくミオグロビンはほとんど有していないため疲労を生じやすい。これらの筋線維は短距離走のような短時間の激しい運動時に役割を果たす。

　大部分の筋肉は遅筋線維と速筋線維が50％の比率（筋線維組成）で分布している。しかし、この比率はトップアスリートでは異なっている。

運動ニューロン、運動神経、神経筋接合部

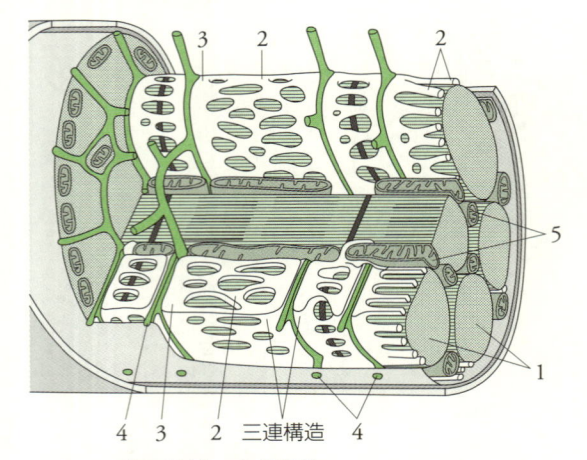

図2　筋原線維の内部構造
1：筋原線維　2：筋小包体　3：終末槽　4：横行小管
5：ミトコンドリア

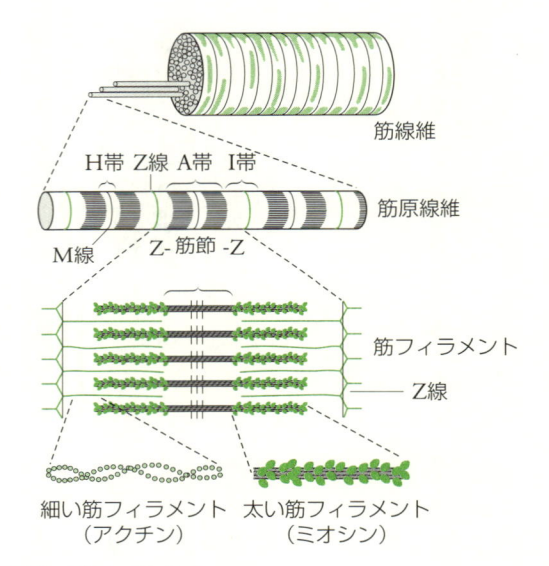

図3　筋フィラメント
I帯：アクチンとミオシンが重なっていない部分
A帯：ミオシンの全長の2倍にあたる部分
H帯：A帯の中央で、アクチンとミオシンが重なっていない部分
Z線：I帯の中央に位置する線
M線：H帯の中央に位置する線
(Pocock & Richards, 2006)

骨格筋を収縮させるためには、中枢神経から送られてきた活動電位（インパルス）を筋線維に伝える必要がある。筋線維の活動の制御には脊髄前角に位置する運動ニューロン（motor neuron）が直接的に関わっており、このニューロンから筋線維に向かって伸び出る神経線維または軸索（axon）を運動神経（motor nerve）と呼ぶ。運動神経は有髄線維で、骨格筋に到達するところで分岐し、複数の筋線維に接続する。

1個の運動ニューロンとそれが支配する筋線維の全体を運動単位（motor unit）といい、1個の運動ニューロンに支配されている筋線維の数を神経支配比（innervation ratio）という。この神経支配比は、筋の種類や機能によって幅があり、筋の張力や筋の制御の細やかさを表している。たとえば、外眼筋は1個の運動ニューロンが5本の筋線維を支配しており、精細な運動を引き起こす。一方、腓腹筋（内側）は1,800本の筋線維を支配しており、より高い張力を発揮することができ、粗大な運動を効率よく引き起こす。

また、運動神経の神経終末と筋線維との接続部を神経筋接合部（neuromuscular junction）または運動神経終板（motor endplate）という（**図4**）。この接合部は直接触れて結合しているわけではなく、シナプス間隙（synaptic cleft）と呼ばれる隙間を介して結合している。中枢神経系から送られてきた活動電位が運動神経の神経終末に到達すると、神経終末から神経伝達物質であるアセチルコリンがシナプス間隙に放出される。筋線維膜には多数のニコチン性アセチルコリン受容体が集まっており、この受容体に放出されたアセチルコリンが結合することで筋線維膜に活動電位が発生する。

表2　筋線維タイプとその特徴 (Brookeら, 1970. 藤原, 2010)

筋線維タイプ	特徴			
	収縮速度	易疲労性	有酸素的能力	無酸素的能力
I	遅い	−	高い	低い
IIA	速い	−	高い	高い
IIB	速い	＋	低い	高い

筋収縮のメカニズム

骨格筋の収縮に至る過程は興奮収縮連関（excitation-contraction coupling）と呼ばれ、次の順序で起こる（図5）[1]。

① 神経筋接合部で、神経終末から神経伝達物質であるアセチルコリン（ACh）が放出され、筋線維（骨格筋細胞）膜の受容体に結合する。
② 筋線維に活動電位が発生すると、その活動電位が筋線維表面全体から横行小管に広がる。
③ 三連構造において横行小管の活動電位が隣接する筋小胞体のCaイオン放出チャネルを開き、筋形質にCaイオンが放出され、筋形質内のCaイオン濃度が増加する。
④ Caイオンがトロポニンに結合することにより、トロポミオシンの立体構造が変化し、アクチンの活性部位が露出する。
⑤ ATPの加水分解によって、ミオシンとアクチンが結合（架橋結合）、ミオシン頭部の屈曲、解離が繰り返し起こり、その結果、アクチンが引き込まれ、筋線維が短縮する。

一方、骨格筋の収縮の終了に伴い、筋の弛緩、いわゆる筋が元の状態に戻る過程においては次の順序で起こる。

① 神経終末においてアセチルコリン（ACh）がアセチルコリンエステラーゼ（AChE）によって分解され、活動電位の発生が止まる。
② 筋形質内のCaイオンが筋小胞体に取り込まれ、筋形質内のCaイオン濃度が減少する。
③ Caイオン濃度が通常の静止期の値になると、トロポミオシンの立体構造が元の状態に戻り、アクチンとミオシンの結合が抑制される。
④ 架橋結合がなくなり、収縮が終わる。
⑤ 筋の弾性力や拮抗筋による牽引、重力などの影響を受けて、筋は受動的に静止期の長さに戻る。

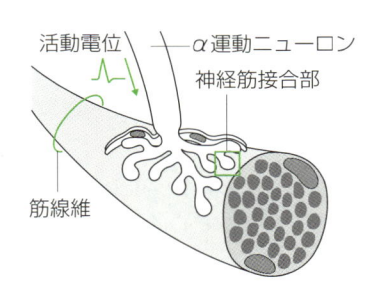

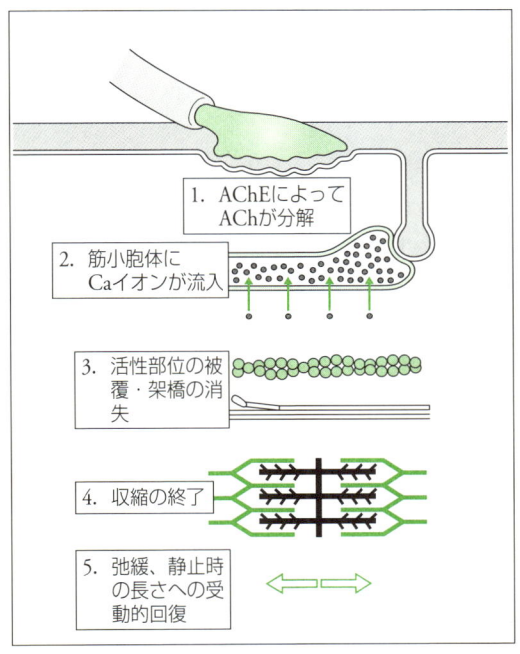

図4　神経筋接合部

図5　筋の収縮過程（Martiniら，2000）

収縮開始の各段階

収縮終了の各段階

[2] 運動の感覚調節機構

感覚は特殊感覚、体性感覚、内臓感覚の3つに大別される

　私たちは、外界の物理的・化学的情報や身体内部の情報の変化に対して、適切でより効率的な反応や運動を行い、環境に適応している。これらの情報は、すべて感覚器（sense organ）または受容器（receptor）を通して脳に伝達される。

　そして、感覚（sensation）は、特殊感覚、体性感覚、内臓感覚の3つに分類されている（**表3**）。

　特殊感覚は、ある特定の情報の受容に特化した感覚器官のことであり、視覚、聴覚、嗅覚、味覚、平衡感覚がこれにあたる（**図6**）。

　体性感覚とは、特殊感覚とは異なり、ある情報に特化した感覚器官を持たない感覚のことをいう。この感覚の受容器は全身に分布している。

　また、体性感覚は皮膚で感じ取る「皮膚感覚」と骨格筋や腱・関節で感じ取る「深部感覚（固有感覚）」に区別される。

　皮膚感覚はさらに触覚（微細・粗大）、圧覚、温覚、冷覚、痛覚に分けられ、深部感覚は運動感覚や位置感覚、重量感覚に分けられる。

　内臓感覚は、臓器感覚と内臓痛覚に分けられ、これらの受容器は自律神経によって支配されている。

　内臓感覚には、空腹感、満腹感、口渇感、悪心、便意、尿意などが含まれ、心臓反射や呼吸反射、嘔吐反射などの自律神経を介する反射にも関わる。内臓痛覚は、臓器自体の病的状態（急激な拡張または痙縮、炎症など）によって生じる痛みのことをいう。

外受容器と内受容器

　シェリントンは受容器を外受容器と内受容器の2つに分類した。外受容器は外界からの刺激を受容するもので、自ら外界に接触して情報を得る接触性受容器と、身体から離れた情報を得る遠隔受容器とに分けられる。一方、内受容器は身体内部の環境変化を受容するもので、骨格筋、腱、関節などの固有受容器と、臓器や血管に分布している内臓受容器とに分けられる。

　また、受容器は受容する環境情報の特性によって機械受容器、侵害受容器、光受容器、化学受容器、温度受容器に分類される。それぞれの受容器の種類（modality）を**表4**に示す[5]。

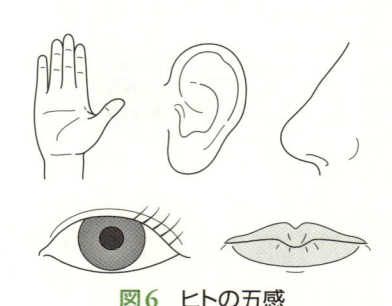

図6　ヒトの五感

表3 感覚の種類

感覚の種類		感覚受容器
特殊感覚	視覚	視細胞（杆体、錐体）
	聴覚	蝸牛有毛細胞
	嗅覚	嗅細胞
	味覚	味蕾（味細胞）
	平衡感覚	前庭系有毛細胞
体性感覚 皮膚感覚	触・圧覚	機械的受容器（マイスナー小体、パチニ小体、メルケル触盤、ルフィニ終末、毛包受容器）
	温覚	温受容器
	冷覚	冷受容器
	痛覚	侵害受容器（高閾値機械受容器、ポリモーダル受容器）
体性感覚 深部感覚	運動感覚	深部受容器（筋紡錘、ゴルジ腱器官、関節受容器）
	位置感覚	
	重量感覚	
内臓感覚	臓器感覚	機械受容器、化学受容器
	内臓痛覚	侵害受容器

表4 受容器の分類と感覚の種類 (小川, 2009)

	外受容器		内受容器	
	接触性受容器	遠隔受容器	固有受容器	内臓受容器
機械受容器	皮膚感覚 触覚/圧覚	聴覚	平衡感覚 深部感覚 運動覚/位置覚	臓器感覚
侵害受容器	皮膚感覚（痛覚）		深部痛覚	内臓痛覚
光受容器		視覚		
化学受容器	味覚	嗅覚		（頸動脈洞反射）
温度受容器	皮膚感覚 温覚/冷覚			（体温調節反射）

視覚

[眼球の解剖]

眼球はほぼ球形で、眼窩の骨性のくぼみに位置する。眼球の内部は、水晶体、硝子体、眼房よりなる。眼球壁は外層の眼球線維膜（眼球外膜）、中層の眼球血管層（眼球中膜）および内層の眼球神経膜（眼球内膜）の3層で構成されている。

外層の眼球線維膜は膠原線維を主体とした丈夫な膜で、前方（1/6）は透明な角膜から、後方（5/6）は不透明で白い「強膜」からなる。

中層の眼球血管層はぶどう膜とも呼ばれ、大部分は血管と色素細胞に富んでいる「脈絡膜」が占めている。脈絡膜は網膜の神経細胞に栄養を与え

るとともに、眼球内に入った光線の乱反射を防いでいる。この層の最前方には、網膜に届く光線量を調節している毛様体と虹彩が位置する。毛様体は平滑筋（輪状線維、縦走線維）であり、水晶体の厚さの制御や遠近の調節、いわゆる眼の焦点を調節している。虹彩は瞳孔括約筋（輪状筋ともいう、瞳孔を縮小）と瞳孔散大筋（放射状筋ともいう、瞳孔を散大）の2種類あり、瞳孔の大きさを制御し、網膜に届く光の量を調節している（図7）。

内層の眼球神経膜は、眼球中膜側から「色素上皮層」、「網膜」の順で構成されている。網膜は大きく3層に分かれており、視細胞である「杆体」と「錐体」、神経細胞である双極細胞、そして、神経節細胞が層状に存在し、非常に多くのシナプス伝達回路を形成している。光を受容する視細胞は眼球中膜側に位置し、光情報を中枢へ伝える神経細胞層は硝子体側に位置する。また、視細胞層と双極細胞層の間には水平細胞が、双極細胞層と神経節細胞層の間にはアマクリン細胞が横断方向の接続を担っている。

外界からの光情報は視細胞である杆体と錐体に含まれる色素に当たることで活動電位（インパルス）が発生する。杆体と錐体の相違として、杆体は円柱状の形をしており、光の感度は高く、暗い場所でも光を感じ取ることができる。一方、錐体は円錐状の形をしており、明るい場所で働き、色の区別ができる。杆体と錐体は網膜の大部分に分布しているが、網膜の中心部には網膜が薄く、他の部位よりくぼんだ部分があり、この部位を中心

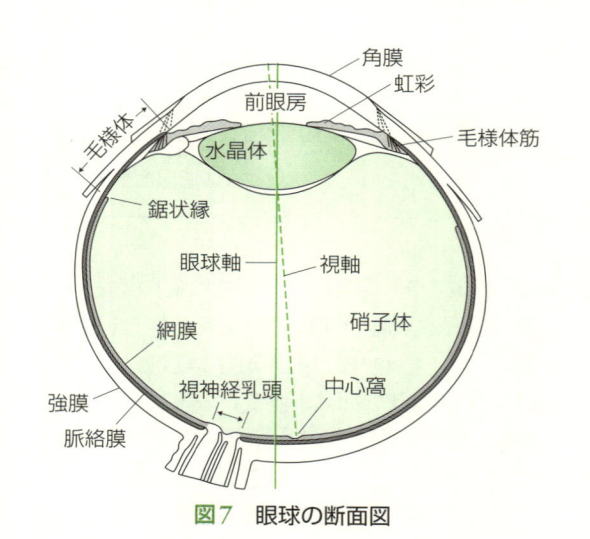

表5　視細胞：杆体と錐体

	形態	分布	光感受性	色覚
杆体	円柱状	中心窩には存在せず、周辺部に多い	高い	なし
錐体	円錐状	中心窩付近に多い	低い	色の区別が可能

窩という。中心窩には錐体が密に存在しており、神経細胞層と内顆粒層が側方に押しのけられているため、最も感受性が高い（視力がよい）部分となる（表5）。

神経細胞層から伸びる神経線維は、視神経乳頭（視神経円板）に集まり、眼球壁を貫いて眼球から外へ出て視神経となる。この部分には神経細胞が存在しないので、光が当たっても見えない（盲点、盲斑）。

以上、外界の視覚情報としての光の経路は、角膜⇒眼房水⇒水晶体⇒硝子体⇒網膜と進み、網膜内では神経細胞を通過して視細胞に達する。その後、光化学反応により網膜上の像を活動電位に変換し、神経細胞を介して視神経に伝達するという流れとなる（図8）[6]。

[視野・視覚経路]

左右の眼球から外に出た視神経（optic nerve）は、途中で視交叉（optic chiasm）をつくり、視索（optic tract）を経て視床の一部である外側膝状体（lateral geniculate body）に終わる。視交叉では内側（鼻側）の網膜から出た神経線維は反対側へ交叉し、外側（耳側）からの神経線維は交叉せずに同側の視索へと続く。

一部の視神経は外側膝状体の手前で視索から分岐し、中脳の視蓋前域と上丘へ至る。これらは対光反射や眼球運動に関与する。

外側膝状体から出た神経線維は大脳側脳室の横を巻くように視放線（optic radiation）を形成し、同側の大脳皮質後頭葉にある第一次視覚野（primary visual cortex：V1）に達する。ここの領域では網膜に投影された刺激のごく局所的な方位、色、運動、空間情報などが抽出される。

視野と網膜の投影の関係において、水晶体の像

図7　眼球の断面図

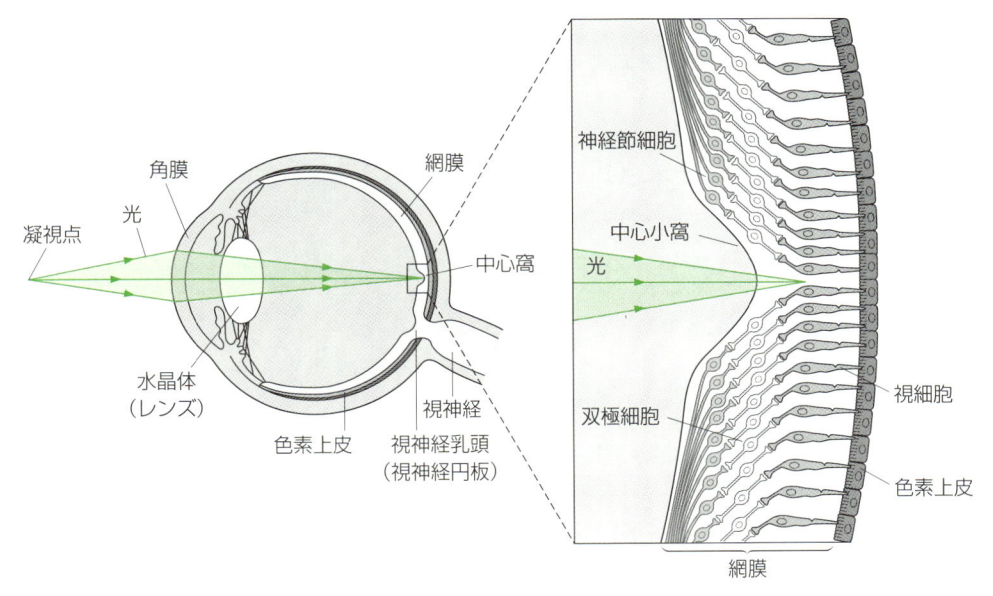

図8　網膜に像を結ぶまでの光の経路（Kandelら，2013）

逆転作用のために、右の視野は網膜のそれぞれ左側に投影され、その情報が左後頭葉へ伝達される。視野の左側についてはこの逆になる。もちろん、上下視野においても逆転作用が生じるため、上方視野は網膜の下半に、下方視野はその逆になる（図9）。

[大脳皮質での視覚情報は3つの経路で処理される]

網膜に投影された対象物の情報は、視神経、視索、外側膝状体、視放線を経由して、大脳皮質後頭葉の第一次視覚野（V1）に投射される。第一次視覚野で抽出された視覚情報はその周辺領域（V2、V3、V4、MTなど）での処理を経て、側頭連合野へ至る腹側経路（ventral pathway）と頭頂連合野へ至る背側経路（dorsal pathway）の大きく2つの経路に分かれていく。腹側経路は「Whatの経路」ともいわれ、色や形の処理、その物体の同定の処理に関与している。一方、背側経路は「Whereの経路」ともいわれ、物体の位置、動きやその物体に対する動作などの処理に関わっている。

この背側経路はさらに、背側（背背側経路）と腹側（腹背側経路）の2つに分かれている。背背側経路は、後頭頂葉（posterior parietal cortex：PPC）から頭頂間溝（intraparietal sulcus：IPS）や上頭頂

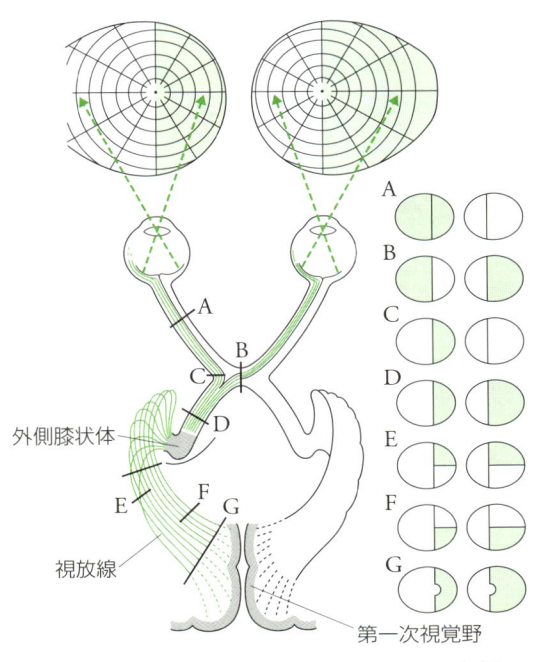

図9　視覚経路およびその障害による視野欠損

小葉（superior parietal lobule：SPL）へ至る経路で、対象物への到達や操作などの運動の制御に関与している。この経路が損傷された場合には対象物の位置はわかるのに、それに対して正しく手を持っていくことができないなどの現象がみられる。腹背側経路は、PPCから下頭頂小葉（inferior parietal lobule：IPL）へ至る経路で、IPLは空間知

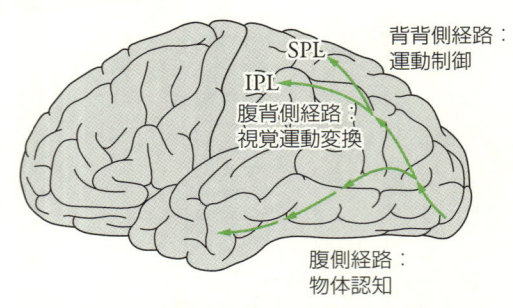

図10　視覚情報処理における3つの経路
（Rizzolatti & Sinigaglia, 2008）

覚をはじめ、物体との相互作用に必要な視覚運動変換にも関わっている（図10）[7]。

これらの3つの経路は別々に働いているわけではなく、それぞれの領域の間には多くの神経接続がなされており、密接に相互作用しあっている。

[網膜に入る光の量を調節する対光反射と外界の対象物を的確に捉える眼球運動]

①対光反射

対光反射とは、網膜に入る光の量を調節している反射のことであり、眼に光を入射させると両眼の瞳孔が縮小し、遮光すると瞳孔が散大する。また、片眼だけに光を照射された場合においても、その瞳孔は縮小する。この反応を直接対光反射（direct light reflex）という。その時、反対側の瞳孔も縮小する。これを間接対光反射（indirect light reflex）という。

この反射経路は図11に示すように、外側膝状体の手前で視索から分岐した神経線維が上丘腕を経て中脳に入り、視蓋前核と接続する。ここで二次ニューロンに変換され、両側のエディンガーウェストファル核（Edinger-Westphal nucleus、動眼神経副核）へ投射する。ここから出る三次ニューロンは動眼神経の副交感神経線維を介して毛様体神経節へ至り、この神経節の四次ニューロンが短毛様体神経を介して瞳孔括約筋と毛様体筋に至る。

一方、瞳孔を散大させる瞳孔散大筋は交感神経の支配を受け

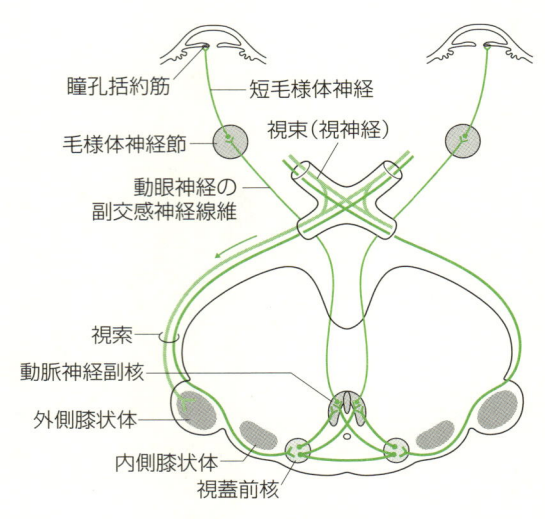

図11　対光反射

ており、精神的興奮や痛み刺激によって瞳孔が散大する。その反射経路は、視索から分岐した神経線維が毛様脊髄中枢である第1胸髄の中間外側部へ至る。ここから出る節前ニューロンは交感神経幹の上頸神経節で節後ニューロンに連絡し、長毛様体神経を介して瞳孔散大筋に至る。

②眼球運動

眼球運動の目的は、外界の対象物に対して視線を向けたり、その対象物に対して視線を一定に保ったりして、注視する対象物を網膜の中で最も感受性の高い中心窩に結像させることである。

この眼球運動は、両眼それぞれの6つの外眼筋（内側直筋、外側直筋、上斜筋、下斜筋、上直筋、下直筋）によって行われている（図12）。基本的な外眼筋の作用として、内側直筋と外側直筋は水平方向の動きを制御し、上斜筋と下斜筋は斜め方向の

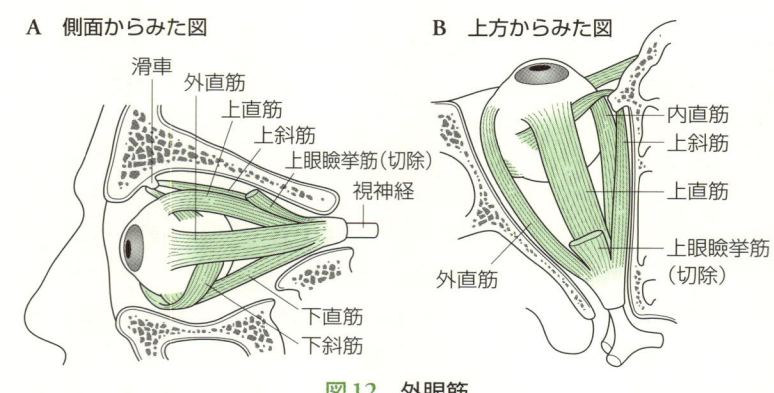

図12　外眼筋

動きを制御し、上直筋と下直筋は上下方向の動きを制御している。しかし、それぞれの筋がどの程度関与するかは眼位によって異なってくる。また、正面を注視している状態から右側の物体へ注視し直した場合に、右の眼球は外転し、左の眼球は内転するように、両眼の外眼筋は拮抗筋とペアとなって協調的に働く。このような運動を共同眼球運動（conjugate eye movement）という。

これら外眼筋は、動眼神経（第Ⅲ脳神経）、滑車神経（第Ⅳ脳神経）、外転神経（第Ⅵ脳神経）の3つの神経によって制御されており、以下の眼球運動を可能にしている（図13）[8]。

- **前庭（性）眼球運動**（vestibular movement）
  前庭性眼球運動（図13-A）は、頭部が動いた際に注視点を保持するように調節する運動である。これは頭部の回転運動（角速度）に半規管が反応することで生じる。いわゆる前庭動眼反射のことである。
- **視運動（性）眼振**（optokinetic nystagmus）
  視運動性眼振（図13-B）は、サッケード運動と追跡運動の眼球運動を組み合わせた運動である。たとえば、回転するスクリーンを見る時に、ある物体を注視し、その物体の移動に伴って追跡運動が起こるが、ある所までで眼球は急に反対方向へサッケード運動を起こし、新しい物体へと注視点を切り替える。このようにサッケード運動と追跡運動が反復して繰り返される眼球運動のことを視運動性眼振という。
- **サッケード運動**（saccade）
  サッケード運動（図13-C）は、まわりを素早く見渡したり、文字を読んだりする際に生じる運動で、ある注視点から他の注視点へ急激に移動する際に起こる速い眼球運動のことである。この運動によって、新たな注視点を急速に中心窩に結像させることができる。
- **円滑追跡運動**（smooth pursuit movement）
  円滑追跡運動（図13-D）は、動いている物体を注視したまま追跡する際に起こる眼球運動のこ

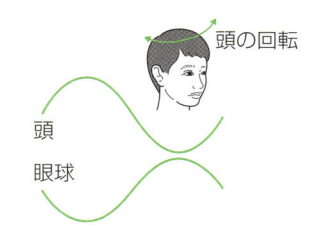

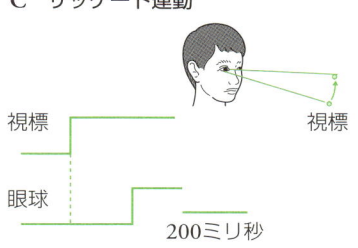

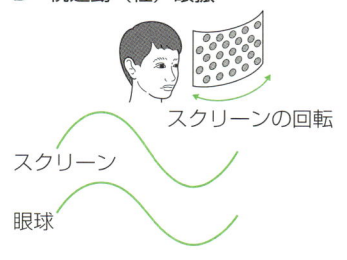

とである。この運動によって、動いている物体と眼球の動きが一致し、網膜上の結像を一定の位置に保つことができる。
- **輻輳・開散運動**（convergence・divergence movement）
  輻輳・開散運動は非共同性の眼球運動を生じさせる。近づいてくる物体を注視する場合に焦点を合わせるために両眼は内転し、遠のいていく物体を注視する場合には両眼は外転する。前者の運動を輻輳運動といい、後者の運動を開散運動という。

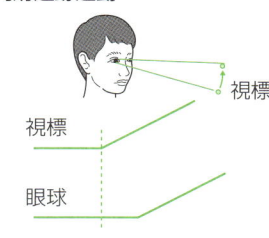

図13 眼球運動（永野, 2014）

平衡感覚

身体運動中に頭部や身体が動いたり、傾いたり、回転したりなど姿勢に変化が生じる。しかし、私たちはそれがどの方向に、どの程度変動したかを認知することができる。これらの情報は平衡感覚（sense of equilibrium）と呼ばれ、前庭感覚（vestibular sensation）をはじめ、視覚や体性感覚からの入力が統合された結果生じる感覚である。平衡感覚は明瞭な形で意識にのぼることは少なく、反射的に姿勢や眼球運動の制御に関与している。ここでは平衡感覚において重要な役割を果たす前庭感覚について述べていく。

[平衡感覚の受容器は半規管と耳石器である]

前庭感覚の受容器は、3つの半規管（semicircular canal）と2つの耳石器（otolithic organ）からなる（図14）。半規管は回転角速度を感知する受容器であり、頭部を左右に振った時のような頭部の回転運動を検出する。一方、耳石器はジェットコースターに乗った時に知覚するような直線加速度を感知する受容器であり、頭部の直線運動や重力に対する傾きなどを検出する。

これらの受容器は、側頭骨の錐体部にある骨迷路と呼ばれる複雑な空洞の中にある膜迷路に存在する。この膜迷路の中には前庭感覚の受容器だけではなく、聴覚を受容する蝸牛管も位置する。

この骨迷路や膜迷路の中にはリンパ液が満たされており、膜迷路内のリンパ液を内リンパ、膜迷路の周辺、いわゆる骨迷路と膜迷路の間にあるリンパ液を外リンパと呼ぶ。

▶頭部の回転を感知する半規管

半規管は、水平（外側）半規管（horizontal semicircular canal）、前半規管（anterior semicircular canal）、後半規管（posterior semicircular canal）の3つから構成されており、互いに直行する3つの平面上に位置している。

水平半規管は水平面に対して約25°後方に下がっており、前半規管と後半規管はほぼ垂直で矢状面から45°傾いている。また、左右の半規管は左右対称になっているので、6つの半規管のうち、同一平面上になっている左右の水平半規管、一側前半規管と反対側の後半規管の3つがペアとなり機能している。

各半規管はそれぞれ2脚をもって耳石器の卵形嚢に接続し、そのうちの一方の端に半球状に膨らんだ膨大部（ampulla）を形成する。前半規管の前端には前（膜）膨大部が、後半規管の下端には後（膜）膨大部が、外側半規管の前端には外側（膜）膨大部がみられる。その膨大部の中に膨大部稜（crista ampullaris）といわれる受容器がある。

膨大部稜は有毛細胞と支持細胞からなり、その上にクプラ（cupula）という膨大部を横断するゼラチン状の隔壁を形成している。有毛細胞の突起はクプラの中に埋まっている。頭部の回転運動に伴う角加速度が生じると、その運動方向に対応する半規管の中の内リンパは慣性のため頭部の回転方向とは逆方向に流れることになる。その結果、クプラをたわませることとなり、クプラに埋まっている有毛細胞の突起である感覚毛の偏位が生じ、有毛細胞に脱分極が生じる（図15）[6]。

有毛細胞で生じた活動電位は第Ⅷ脳神経（内耳神経）の一部である前庭神経（vestibular nerve）を介して中枢へ送られる。

▶重力を感知する耳石器

耳石器は、卵形嚢（utricle）と球形嚢（saccule）の2つから構成されている。それぞれの内壁に有毛細胞があり、この有毛細胞の感覚毛の上にはゼラチン状の耳石膜が覆っており、感覚毛はこの膜内に突出している。また、耳石膜の表面には炭酸カルシウムの結晶である耳石（otolith）が集積している。耳石は内リンパより比重が大きいため、重力や他の直線加速度によって、耳石膜は膜迷路に対してずり応力が生じ、その結果、感覚毛が偏位し有毛細胞の脱分極が起きる（図16）[9]。

また、耳石器の卵形嚢と球形嚢は空間的に配置が異なっている。卵形嚢は水平面に位置するのに対して、球形嚢は垂直面に位置する。

さらに、それぞれに有する有毛細胞の方向感受性も異なっている。そのため、頭部のあらゆる傾斜方向に対して運動反応を示すことができるようになっている。有毛細胞で生じた活動電位は膨大部稜からの神経線維と合流し、第Ⅷ脳神経の前庭神経となり中枢へ送られる。

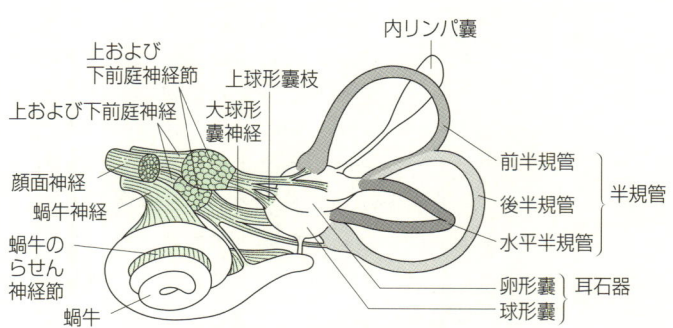

図14　前庭器官

[前庭感覚情報は脳幹の前庭神経核に投射される]

前庭器官で生じた活動電位は前庭神経（vestibular nerve）の求心性神経によって脳幹や小脳に接続する。前庭神経の主成分は脳幹内にある前庭神経核（vestibular nucleus）に同側性に投射する。一部の求心性線維は下小脳脚の傍索状体路を介して前庭小脳（vestibulo-cerebellum）に投射している。

前庭神経核は、上核、外側核、内側核、下核の4つの核に分けられる。前庭神経の求心性線維はすべての神経核に投射するが、上核と内側核は主に半規管からの神経線維の入力を受け、外側核と下核は主に耳石器からの神経線維の入力を受ける。また、前庭神経核は大脳皮質、小脳、視覚と体性感覚から入力を受けており、平衡感覚の情報を運動系やその他の感覚系の情報と統合している。前庭神経核への各部位からの入力が正常に機能している時は、平衡感覚として意識化されることはないが、入力感覚に不一致があったり、一部の機能に異常が生じれば、めまいや動揺病といった平衡感覚の異常として知覚される。

前庭神経核から出る神経線維は脊髄、小脳、脳幹との連絡が密になっており、平衡機能や眼球運動の制御に重要な役割を担っている。その他、前庭神経核は自律神経との間にも線維連絡があり、めまい、悪心、嘔吐などの自律神経症状に関与している。前庭神経核の出力は視床を介して大脳皮質のさまざまな領域に投射しており、視覚と体性感覚の統合が行われ、身体の回転感覚や傾斜感覚などの前庭感覚の知覚をはじめ、大脳皮質レベルの運動と姿勢制御の調節に関与している。

[平衡感覚は姿勢や眼球運動を制御している]
▶前庭脊髄反射（vestibulo-spinal reflex）

前庭脊髄反射は、姿勢バランスが崩れて身体が傾いた際に、身体を直立に戻しバランスを回復させる役割を担っている。

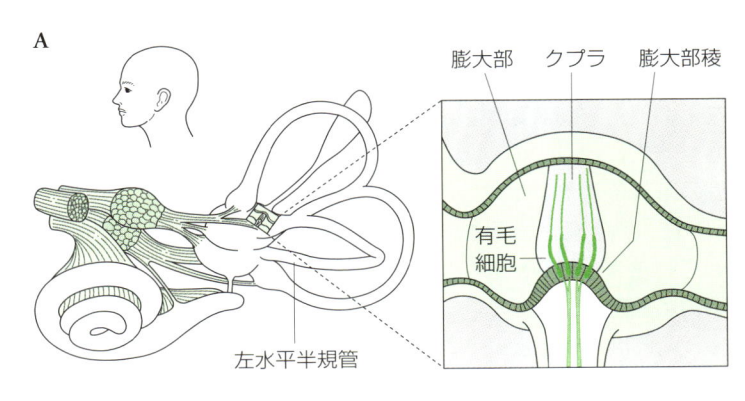

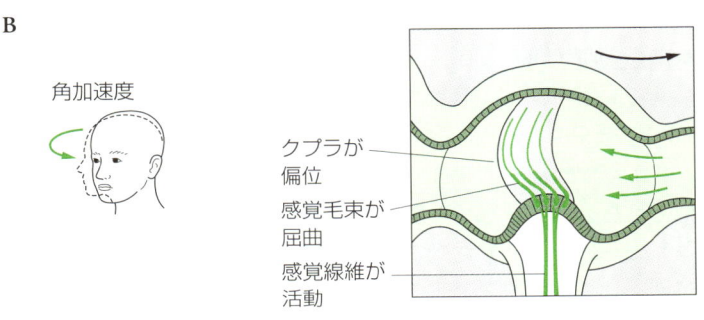

図15 半規管膨大部（Kandelら，2013）

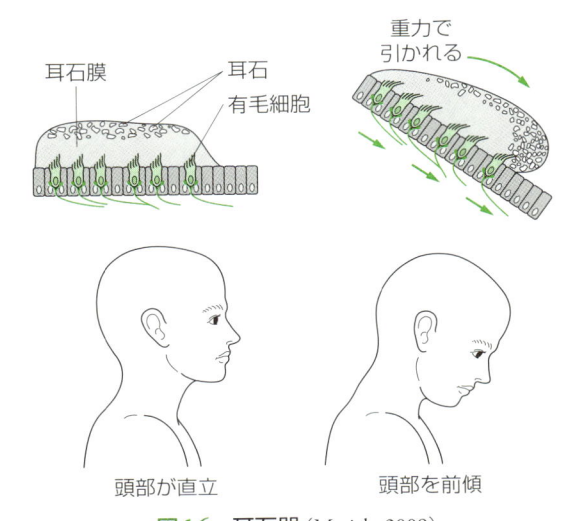

図16 耳石器（Marieb, 2009）

身体（頭部）の傾きに対して耳石器の受容器が興奮し、その活動電位が前庭神経核（特に外側核）に投射される。その後、前庭神経核から同側の外側前庭脊髄路を経由して四肢の運動ニューロンに投射し、伸筋の筋活動を促通する。この経路は、錐体外路の一部を担っている。

▶前庭頸反射（vestibulo-collic reflex）

前庭頸反射は、身体の傾きや回転に対して頭部をその反対方向に動かし、頭位を直立位に安定化させるのに役立っている。身体（頭部）の傾きや回転は半規管を興奮させ、前庭神経核（特に内側核）に投射する。その後、両側の内側縦束を経由して頸髄や上部胸髄の前角細胞へ投射し、頭位に関わる頸部や体幹の筋肉を制御している。これらの経路には興奮性と抑制性があり、それらが協調的に作用している。

▶前庭動眼反射（vestibulo-ocular reflex）

前庭動眼反射は、頭部の回転運動に対して両眼の視軸を一定の方向に保つ役割がある。

この反射経路を水平前庭動眼反射（図17）[6]を例にとった場合、頭部の左回転運動は左の水平半規管を興奮させ、その活動電位を左側の前庭神経核に送る。その後、前庭神経核（内側核）から右側の外転神経核に興奮性の活動電位を送り、そこから外転神経を介して右眼の外側直筋を興奮させる。また、外転神経核は左内側縦束を経由して左側の動眼神経核にも興奮性信号を投射しており、入力を受けた動眼神経核は動眼神経を介して左眼の内側直筋を興奮させる。また、これらの系を迅速に遂行するために、左側の前庭神経核（外側核）からダイテルス上行路を同側に上行し、左側の動眼神経核を興奮させ、動眼神経を介して左眼の内側直筋を興奮させる。

拮抗筋の外眼筋を抑制させる系として、左側の前庭神経核（内側核）は左側の外転神経核に抑制系の信号を投射する。そこから外転神経を介して左眼の外側直筋を抑制し、さらに、右側の動眼神経核を中継し、動眼神経を介して右眼の内側直筋を抑制させる。これらの系はその他の半規管と外眼筋との間にも存在する。

前庭動眼反射は小脳からも調整を受けており、頭部とともに視線を移動させる場合に、前庭動眼反射が出現しないように抑制されている。

体性感覚

[皮膚の受容器]

皮膚は人体最大の臓器であり、外臓とも呼ばれる。成人の皮膚の場合、平均面積が1.6m^2、重量は皮下組織を除いて平均3kgあるとされている。皮膚は、無毛部と有毛部の2つに分けられており、無毛部は手指や手掌、足底などの部分で、有毛部は毛穴が存在する部分をさす。

皮膚に存在する受容器は、表皮、真皮、皮下組織に分布しており、受容器自体にカプセルなどの特殊構造をもつものと、自由神経終末のように神経の末端が髄鞘をなくして露出しているものとに分けられる。特殊構造をもつ受容器はすべて機械受容器である。自由神経終末には、機械受容器、温度受容器、侵害受容器、ポリモーダル受容器のすべての種類が存在する。

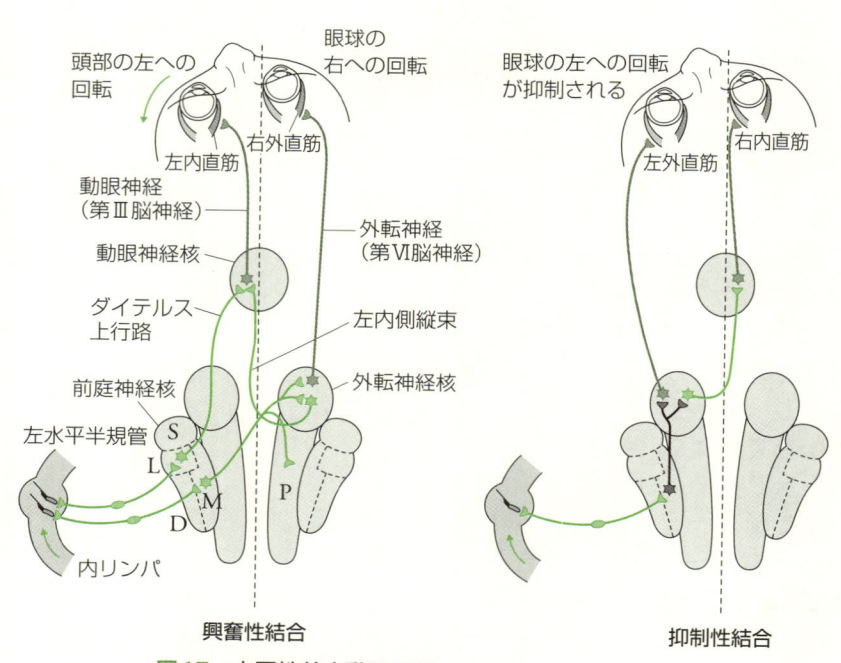

図17 水平性前庭動眼反射
S：前庭神経上核、L：前庭神経外側核、M：前庭神経内側核
D：前庭神経下核、P：舌下神経前位核
（Kandelら，2013）

▶機械受容器

機械受容器は触覚受容器とも呼ばれ、微細触覚と粗大触覚のすべての触覚に関係しており、物体との接触時に生じる皮膚の機械的変形に応じて活動をする。微細触覚は触刺激の局在がはっきりしている感覚をさし、粗大触覚は触刺激の局在がはっきりせず、物が触れたかどうかを識別する感覚をさす。

この機械受容器には、マイスナー小体、パチニ小体、メルケル触盤、ルフィニ終末、毛包受容器の5種類が存在し、皮膚の無毛部にはマイスナー小体、パチニ小体、メルケル触盤、ルフィニ終末の4種類が分布し、皮膚の有毛部にはマイスナー小体はなく、有毛部のメルケル触盤が集合してドーム状の触覚盤を形成している（図18）。

これらの受容器のうち特殊構造をもつ受容器は有髄神経のAβ線維に接続し、普段私たちが意識できる触覚の知覚に関わっている。一方、自由神経終末の受容器は無髄神経のC線維に接続しており、触覚刺激の快不快の情動的知覚や母子の絆のような他者との社会的相互作用の強化に関わっている。

▶機械受容器と神経線維で一つのユニット

機械受容器（特殊構造をもつ受容器）とそれに接続する神経線維は一つの単位（unit）と考え、機械受容単位（機械受容ユニット）と呼ばれる。機械受容単位は1対1で結合しているのではなく、多対1、多対多の関係性になっている。

機械受容単位は機械的刺激への神経発射特性と受容野の形態から4種類［速順応Ⅰ型単位（fast adapting Ⅰ unit：FAⅠ）、速順応Ⅱ型単位（fast adapting Ⅱ unit：FAⅡ）、遅順応Ⅰ型単位（slowly adapting Ⅰ unit：SAⅠ）、遅順応Ⅱ型単位（slowly adapting Ⅱ unit：SAⅡ）］に分類されている（図19）[10]。

速順応型は触覚の刺激強度の変化時にのみ応答し、遅順応型はその変化時のみならず刺激強度が一定の際にも常時応答がみられる。また、受容野の形態の特徴として、FAⅠとSAⅠの受容野の面積は直径数mm程度と狭く、受容野の境界ははっきりしているのに対して、FAⅡとSAⅡの面積は広く、受容野の境界は不鮮明となっている。

SAⅠの受容器はメルケル触盤が対応しており、他の受容器と比べて非常に高い空間分解能を有しており、皮膚上のわずか0.5mmの空間的な距離の違いをも弁別することができるほどである。それゆえ、点字のようなドットパターンを忠実に表現することができる。それ以外にも触刺激のエッジや角、曲率に対しても選択的な感受性をもっており、物体の表面や形状の感知に適した受容器となっている。

FAⅠの受容器はマイスナー小体が対応しており、物体に触れたり、撫でたり

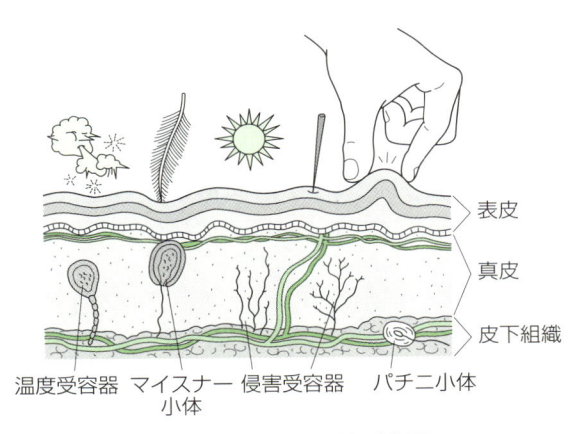

図18 皮膚の機械的受容器

図19 皮膚機械受容単位受容野の特徴と神経発射特性
(Johansson & Westling, 1991)

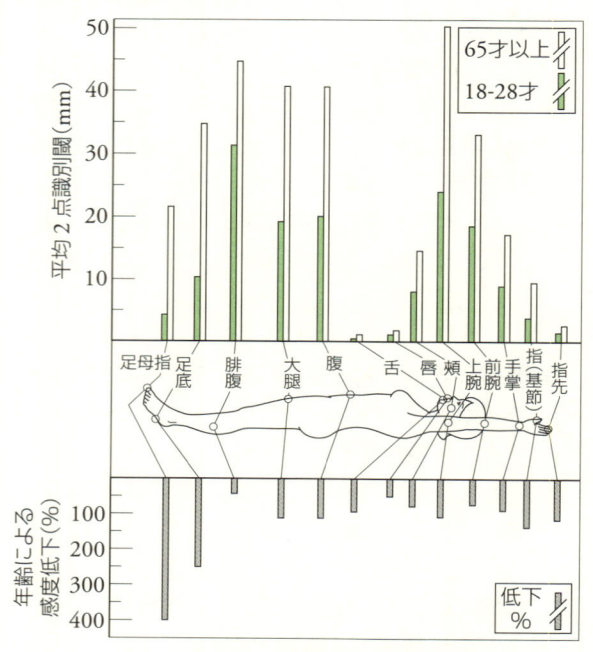

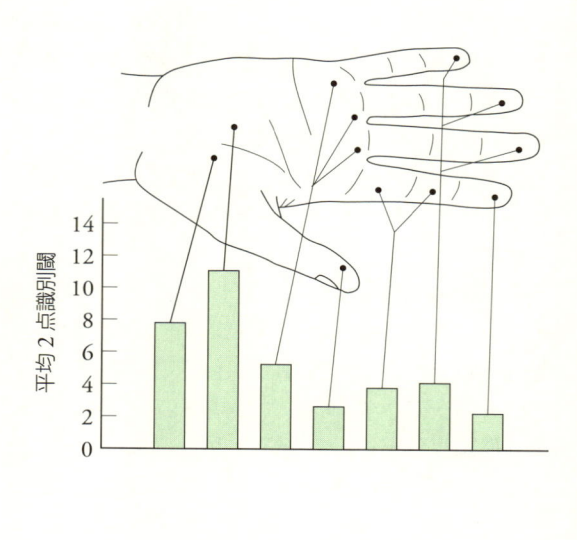

図20　触覚の2点識別閾（左：Stevens & Choo, 1996. 右：Jones & Lederman, 2006）

する際に生じる皮膚上の振動（低周波、低振幅）によく応答する。点字などの空間パターンの感知においてもSA Iほどの正確さはないが、FA Iも点字の識別などに関わっている。また、皮膚のわずかな動きを感知することができるため、物体を指で把持し、持ち上げた際に生じる皮膚のわずかなずれを感知し、物体の把持力の調整にも寄与している。

　SA IIの受容器はルフィニ終末が対応しており、無毛部よりも有毛部や関節周辺に多く存在する。SA IIは関節運動に伴う皮膚の伸張感に対する感受性をもっており、関節覚の感知に関わっている。

　FA IIの受容器はパチニ小体が対応しており、皮膚深層に分布している。他の受容器と比べて10～100倍ほど大きい受容器である。触刺激に対する感受性が最も高く、特に高い振動周波数（30～500Hz）に反応を示す。この受容器は皮膚への圧迫や振動を感知するとともに道具使用時の触知覚、たとえばペンを使用している時に、ペンを介して紙面や机上の状態を感じる際にも関わっている。

▶**触覚感受性は2点識別閾によって表現される**

　2点識別閾（two-point discrimination）とはコンパスやノギスを使用して、皮膚上に2点の触刺激を与え、それが2点として感じ取れる最小距離のことである。指先や口唇は触覚の感受性が高く、2点識別閾が2～3mmとなる。一方、背部や大腿などは触覚の感受性が低く、15～30mmと大きい。

　2点識別閾は年齢によっても異なってくる。2点識別閾は加齢とともに広がっていき、高齢者（平均74歳）と若年者（平均23歳）の2点識別閾の差は最大で4倍（足母指）にも達する（**図20**）[11,12]。

　また、2点識別閾は大脳皮質の中心後回にある体性感覚野の受容野面積と強く関係している。触覚の感受性が高い指先や口唇においては、そこからの情報を処理する面積は広く、感受性が低い背部や大腿部では処理する面積は狭くなっている。

[温度受容器]

　温・冷受容器は、皮膚の温度の変化に応じて活動電位の発射頻度を調整している。温受容器は40℃付近で高頻度に発射するのに対し、冷受容器は25～30℃付近で高頻度に発射する。温度受容器の終末には温度感受性TRP（transient receptor

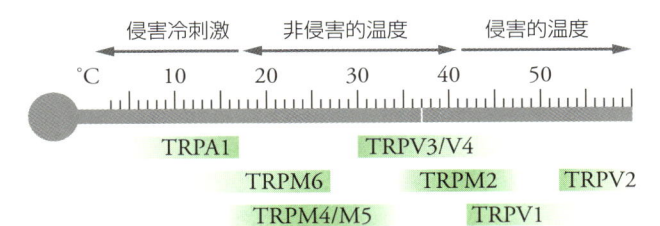

図21 温度感受性TPRチャネルの活性化温度閾値
(富永，2011)

potential) チャネルと総称されるセンサーを有しており、各センサーの活性化温度閾値は異なる（図21）[13]。

[侵害受容器]

痛みは、一般的に急性痛 (acute pain) と慢性痛 (chronic pain) に分けられる。急性痛と慢性痛は時間的経過のなかで区切られた分類ではなく、痛みの訴えに対して組織の損傷が実際に伴っているかどうかで分類される。また、痛みの原因により①侵害受容性疼痛 (nociceptive pain)、②神経因性疼痛 (neurogenic pain)、③心因性疼痛 (psychogenic pain) の3つに大別される。

侵害受容性疼痛は、侵害性のある機械的、熱、化学的刺激、さらに、組織損傷時に放出されるブラジキニンなどの炎症メディエーターが侵害受容器を刺激することで生じる痛みのことであり、急性痛に該当する。神経因性疼痛は、受容器や周辺組織の損傷とは無関係で、末梢神経系や中枢神経系の一時的変化または機能異常によって引き起こされる痛みのことである。心因性疼痛は、器質的・機能的に病変がなく、もしくは痛みの訴えに合致するだけの病変が見出せない痛みで、心理社会的要因に大きく影響される。後者2つの疼痛は慢性痛に該当する。

ここでは、侵害受容性疼痛と皮膚の受容器との関わりについて述べる。

侵害受容器は、組織の損傷を伴う刺激に応じる受容器で、高閾値機械受容器とポリモーダル受容器に分かれる。高閾値機械受容器は、侵害性機械刺激のみに応答する受容器で、主に有髄神経のAδ線維に接続する。この線維は、瞬時に侵害刺激情報を中枢部へ伝え、刺激の局在が明瞭で、鋭利かつ刺すような痛みである一次痛に関与してい

る。ポリモーダル受容器は侵害性機械刺激のみならず、43℃以上の熱刺激や15℃以下の冷刺激、そして、炎症反応時に出現する化学刺激（ブラジキニンなど）に応答する多様式の受容器である。ポリモーダル受容器は主に無髄神経のC線維に接続する。この線維は、中枢部への伝達は遅く、刺激の局在が不明瞭で、鈍痛あるいは灼熱痛のような、やや遅れて発生し持続的な痛みである二次痛に関与している。

[深部（筋、腱、関節）の受容器]

私たちは閉眼した状態でも自身の手足の位置や運動方向などを認識できる。この感覚を固有感覚、もしくは運動感覚といい、位置感覚、運動感覚、重量感覚の3種類に区分される。また、固有感覚は、顕在的に感覚を意識できる意識型深部感覚と、顕在的に感覚を意識できない非意識型深部感覚の2つがある。これらの感覚は主として筋、腱、関節に存在する深部受容器が興奮することで惹起される感覚である。深部受容器には筋紡錘、ゴルジ腱器官、関節受容器の3つの機械受容器がある。

筋紡錘は骨格筋の錘内筋線維に位置し、核袋線維と核鎖線維の2種類の受容器が存在し、筋の伸張に応答する。これらの受容器はIa群とII群の2種類と接続しており、Ia群線維は核袋線維、核鎖線維の両方に（一次終末）、II群線維は核鎖線維（二次終末）が巻きついている。また、筋紡錘は、指など巧緻的な動作に関わる筋に多く、体幹に位置する粗大な動作に関わる筋では少ない。

ゴルジ腱器官は骨格筋の両端に位置する腱（特に筋腱移行部に多く分布）と絡み合って存在する受容器で、筋の収縮時や受動的な筋の伸張時に腱が伸張され興奮する。すなわち、ゴルジ腱器官は筋の張力受容器として筋の収縮によって生じる力を測定し、その情報をIb線維を介して中枢部に情報を伝える。

関節受容器は、関節を包む関節嚢、関節靱帯、半月板などの関節内腔の構造物に位置する受容器である。関節受容器には、皮膚の機械受容器で説明したルフィニ終末やパチニ小体、そして、パチニ小体に似たゴルジ・マッツォーニ小体などがあ

る。ルフィニ終末やパチニ小体は関節嚢に、ゴルジ・マッツォーニ終末は靱帯に存在する。関節受容器は関節角度や運動を検出する受容器であるが、関節角度の位置感覚においては関節の極端な屈曲または伸展位において興奮が起こるため、直接的に位置覚に寄与してないと考えられている。

[体性感覚情報は4つの経路を通じて中枢部へ送られる]

▶後索−内側毛帯路

後索−内側毛帯路は、皮膚からの微細な触圧覚情報や関節からの固有感覚情報を大脳皮質へ伝達する経路である（図22）[14]。

まず、皮膚もしくは関節から入力された情報は、脊髄後根を経由して脊髄背側に位置する同側の後索を上行する。尾側から第7胸髄までの後索は薄束と呼ばれ、第7胸髄より吻側の後索では楔状束と呼ばれる2つ目のコラムが薄束の外側に形成される。それぞれの神経束は、延髄下部の後索核（薄束核、楔状束核）でシナプスを形成する。後索核で形成された二次ニューロンは延髄で正中線を横断（毛帯交叉）し、反対側で顔面の知覚経路である三叉神経主知覚核からの神経線維と合流し内側毛帯を形成し上行する。その後、後索核からの神経線維は視床後外側腹側核に、三叉神経主知覚核からの神経線維は視床後内側腹側核に入力しシナプスを形成する。視床からの三次ニューロンは大脳皮質の体性感覚野に入力する。

▶前脊髄視床路

前脊髄視床路は、皮膚からの粗大な触覚情報を大脳皮質へ伝達する経路である。この神経線維の経路は微細な触覚情報とは異なり、脊髄後根から2つの経路を経て大脳皮質へ接続される（図22）[14]。

1つは後根からすぐに前交連を経て交叉し対側の前索内を上行する経路と、もう1つに脊髄後根から同側の後索内を2〜3髄節ほど上行した後、対側に交叉し前索内を上行する経路がある。その後、内側毛帯および外側脊髄視床路と一緒になり、視床の後外側腹側核を経由して体性感覚野に入力する。

▶脊髄小脳路

脊髄小脳路は、固有感覚のうち、非意識型深部感覚を小脳へ伝達する経路であり、筋緊張の調節や姿勢の保持に寄与している。また、この経路は、主に後脊髄小脳路、前脊髄小脳路、楔状束小脳路の3つの経路を介して小脳に接続する（図22）[14]。

後脊髄小脳路の経路は、脊髄後角基部にあるクラーク核（L3〜Th8）から同側の側索後部を上行し、延髄上部の外背側に位置する下小脳脚を経由して同側の小脳皮質に至る。

前脊髄小脳路の経路は、脊髄の前角と後角の基部から前交連を経て対側の側索前部へ交叉し上行する。その後、橋上部外背側に位置する上小脳脚を経由して小脳に入り、再度交叉して同側の小脳虫部へ至る。これらの経路は下肢の非意識型深部感覚に関与している。

楔状束小脳路は、脊髄後根から同側の楔状束を上行し、延髄の副楔状束核でシナプスを形成し、

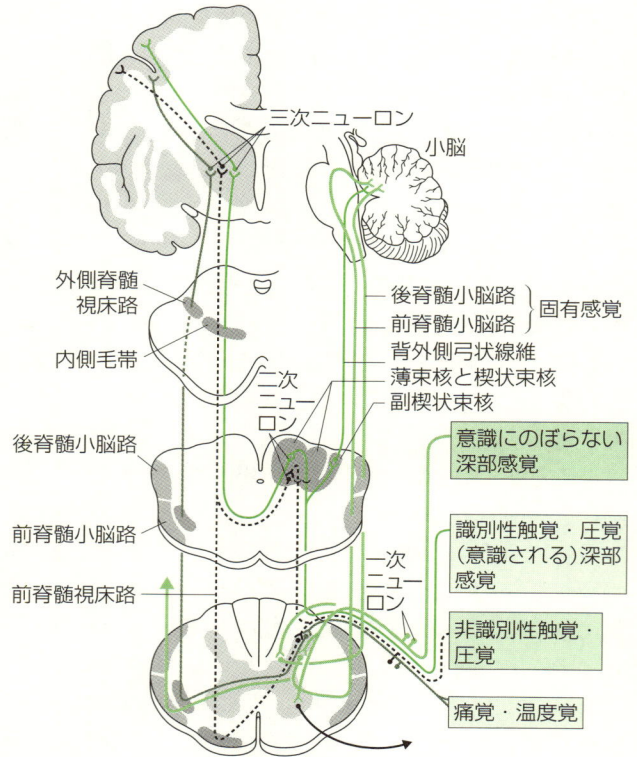

図22 上行性の脊髄伝導路（Bähr & Frotscher, 2010）

その後、下小脳脚を経て同側の小脳皮質に至る。この経路は上肢の非意識型深部感覚に関与する。

▶外側脊髄視床路

外側脊髄視床路は皮膚からの温度情報や侵害刺激情報を大脳皮質などに伝える経路である（**図22**）[14]。この経路は外側系（lateral system）と内側系（medial system）の2種類がある。

外側系は外側脊髄視床路もしくは新脊髄視床路と呼ばれ、感覚の局在部位や強度、質などの識別が明瞭な感覚伝導路である。皮膚の受容器からの神経線維は脊髄後根から脊髄に入り、ここで1～2髄節の間で縦に側枝を出した後に脊髄後角のⅠ、Ⅴ層の起始ニューロンに接続する。このニューロンから出る軸索はただちに前交連で交叉し、対側の前側索を上行する。そして、視床の外側核群の後外側腹側や後内側腹側核を経て、大脳皮質の体性感覚野に至る。

一方、内側系は内側脊髄視床路もしくは旧脊髄視床路と呼ばれ、感覚の情動的側面を伝える伝導路である。内側系の経路は外側系と同様に脊髄後角のⅦ層の起始ニューロンに接続した後、ニューロンの軸索が反対側の前側索へ交叉し上行する（外側系より内側）。内側系の軸索は延髄や橋レベルで脳幹網様体と多くのシナプスを形成しながら、脊髄網様体視床路とともに視床内側核群に至る。視床からの神経線維は島皮質、前帯状回、扁桃体を含む脳の広汎な領域に投射される。

▶ブラウン・セカール症候群

ブラウン・セカール症候群（Brown-séquard syndrome）は、脊髄半側障害症候群とも呼ばれ、知覚解離と運動麻痺を呈する特徴をもつ。この一側半分の脊髄の損傷でみられる症状はこれまでの脊髄伝導路を理解するうえで役に立つ（**図23**）[15]。

損傷レベルの症状は、損傷側の全感覚麻痺と運動麻痺を呈するのに対して、非損傷側では感覚障害は出現しない。この非損傷側に感覚障害が生じない理由は、微細な触覚、圧覚、深部感覚の神経線維は同側（非損傷側）を上行し、粗大な触覚や温痛覚はいくつかの髄節上行した後に反対側（損傷側）に交叉し上行するためである。

損傷レベル以下の症状では、損傷側は微細な触覚、深部感覚の障害ならびに運動麻痺を呈するのに対して、非損傷側は温痛覚のみ障害を呈する。これは、微細な触覚と深部感覚の神経線維は同側（損傷側）を上行し、温痛覚は反対側（損傷側）に交叉し上行するためである。粗大な触覚も温痛覚と同じ経路をたどるが、非損傷側の微細な触覚が正常に働いているため、症状は自覚されにくい。

大脳皮質の体性感覚野

[第一次体性感覚野]

大脳皮質には中心溝（central sulcus）とその後方に平行に走る中心後溝（postcentral sulcus）があり、その間の隆起した部分を中心後回（postcentral gyrus）と呼ぶ。ここに第一次体性感覚野（primary somatosensory area：SI）が存在する（**図24**）。SIは細胞構築学的にブロードマン3a、3b、1、2野と4つの領域から構成されている。

3a野は中心溝の深部に位置し、前方には第一次運動野（4野）が位置する。3b野は3a野の隣に位置し、中心後回の前壁に存在する。1野は中心後回の冠部付近から後壁にかけて存在し、2野は中心後回の後壁に位置する。

体性感覚情報は視床を経由してそれぞれの領域に投射されているが、特に、皮膚受容器からの情報は3b野と1野に、筋肉や関節からの情報は3a野と2野に入力される。さらに1野と2野には末梢からの情報の入力だけではなく、3a野と3b野で処理された情報も入力されている。このように、SIの4つの領域は互いに神経連絡をもっている[16-18]。

ニューロンの受容野に関して、3a、3b野の領域では指先などの限局した狭い範囲の受容野をもつニューロンが多いのに対し、1野、2野に行くにつれて複数の指先や手掌全体などと多指型の受容野をもつニューロンが増えてくる（**図25**）[19,20]。この1、2野でみられる多指型の受容野は、物体を把持もしくは操作する際の物体と皮膚との接触面を表現しており、触覚による物体の認知に寄与していると考えられている。この体性感覚ニューロンの受容野の主なものを岩村ら[17]は機能面（functional

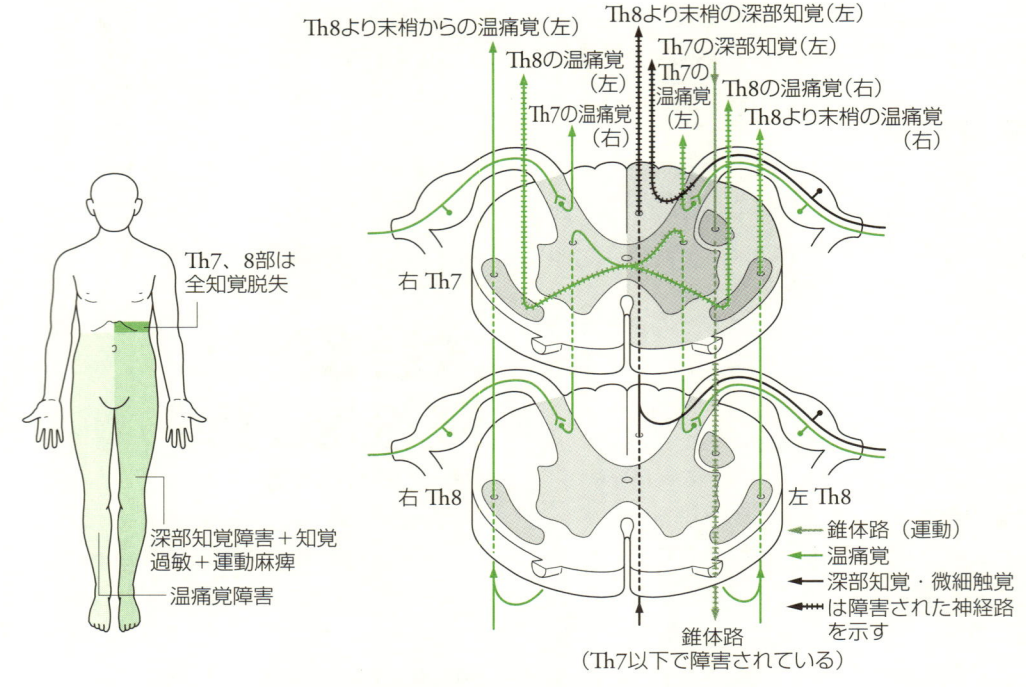

図23　ブラウン・セカール症候群（馬場，2001）

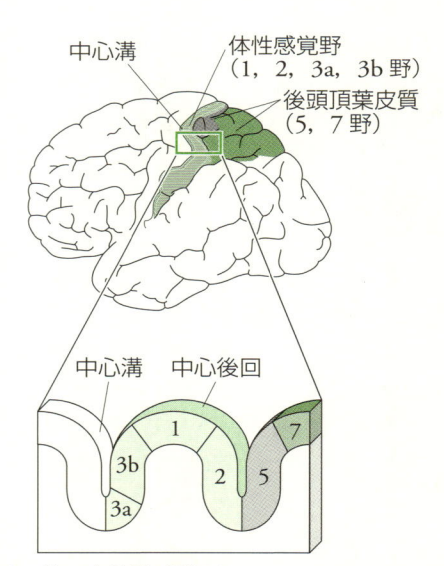

図24　第一次体性感覚野（Iwamura, 1998. Bearら, 2007）

surface）と呼んでいる。

　また、3野では皮膚感覚や深部感覚からの単純な刺激に応答するものが多いのに対し、1野、2野では皮膚感覚と深部感覚の両方に応じるニューロンが存在し、異なる情報の統合を行っていると考えられている。さらに、岩村[16]によれば物体の特徴である表面素材や物体形状のエッジや曲率など

に応答するニューロンが存在するなど、より刺激選択性の増大がみられる。これらのことから3野から2野にかけて階層的に低次から高次な処理を行っていると考えられる。

[第二次体性感覚野]

　大脳皮質の外側溝の中に弁蓋部と島と呼ばれる皮質があり、第二次体性感覚野（secondary somatosensory area：SⅡ）は中心後回の直下の弁蓋部に位置する（図26）。SⅡもSⅠと同様、細胞構築学的に4つの領域に分けられ、SⅠより複雑な身体部位再現性をそれぞれにもっている。

　SⅡは両半球間の結合が強く、一側の触覚刺激においても両側の活動がみられる。また、SⅡとの神経連絡は多岐にわたっており、SⅠをはじめ、運動野、外側前頭前野や島、そして、後頭頂皮質とさまざまな領域と神経連絡をもっている（図27）[21]。これらの解剖学的な構造から、SⅡはさまざまな役割を担っていることがうかがえる。

　SⅡの役割は詳細に解明されているわけではないが、表面の粗い素材に触れる際や振動刺激を与えた際に、島皮質とともにSⅡに著明な活動が観察される。また、触刺激の弁別課題を行った場合

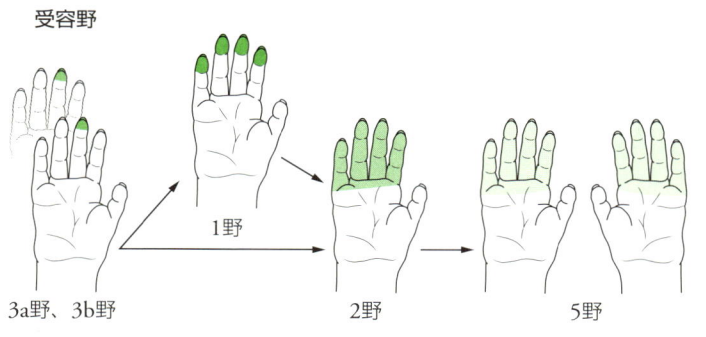

図25 体性感覚ニューロン受容野 (Gardner, 1988. Iwamuraら, 1994)

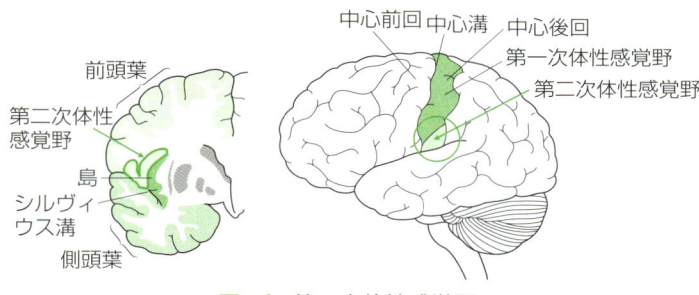

図26 第二次体性感覚野

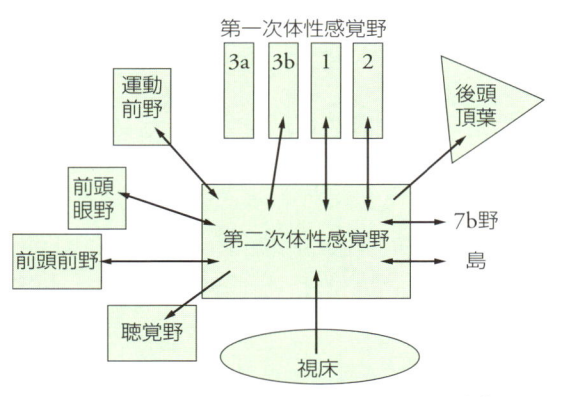

図27 第二次体性感覚野と他の脳領域の結合図
(Disbrowら, 2003)

に、触覚に注意を向けたり、弁別するために触刺激を記憶する際、SⅡの活動が観察される。

体性感覚野以降の3つの触覚情報処理過程

体性感覚野以降の処理過程においては、触覚情報の内容によって処理される経路が変わってくる。ここでは、ヒトが対象物を把持・操作する時に生じる①物体の場所の同定、②物体の形状認知、③物体の素材認知に関する3つの処理過程について述べる。

①物体の場所の同定

物体の場所の同定とは、接触もしくは操作している対象物が自己身体に対してどこにあるのかという認知過程のことである。この処理過程においては、SⅠで処理された情報が両側の上頭頂小葉（superior parietal lobule：SPL；5野、7野）に送られ、空間的な処理がなされる。SPLは中心後溝を挟んで中心後回の後方に位置し、2野からSPLにかけて両側半球間の結合が強くなっている。SPLは多関節や関節と皮膚の刺激に応答するニューロンが存在し、物体の接触時の各関節の関係性や運動と触覚との関係性に関わる体性感覚情報の統合が行われ、四肢の肢位の認識に役立つとされている。また、視覚と触覚の両方に応答するバイモーダルニューロンが存在し、視覚情報処理の背側経路の情報である身体に近接した空間情報と統合が行われる[22]。その結果、接触している物体が自己に対してどこにあるのかという場所の同定が達成されるのである。

②物体の形状認知

物体の形状認知とは、その物体の大きさや形、曲率、方位（向き）などの物体の形状を認知する過程のことである。この処理過程においては、SⅠで処理された後、外側後頭複合体（lateral occipital complex：LOC）や紡錘状回（fusiform gyrus：FG）、そして、頭頂間溝前方部（anterior intraparietal sulcus：aIPS）で処理がなされる[23]。LOCは後頭葉の腹外側に、FGは下側頭葉に位置し、これらは視覚情報の色や形などを処理する腹側経路に関連した領域ではあるが、触覚での物体の形状認知においてもこれらの領域の活動が関与している。また、右のLOCにおいては触知覚中の視覚イメージの形成にも関与しており、右LOCの活動の割合は、視覚イメージの鮮明度の割合にも相関してい

る。aIPSは方位の弁別に関わりをもつ領域ではあるが、この領域は腹側運動前野との相互関係が強いことから、ここの活動は対象物へのリーチングや手の構え、接触などの識別時の触行為のプランニングの役割を担っている。

③物体の素材認知

物体の素材認知とは、その物体の表面材質の粗さ（粗い－滑らか）や硬さ（硬い－柔らかい）、滑り（べとべと－すべすべ）といった物体の表面材質の認知する過程のことである。この処理過程においては、SⅠで処理された情報は、SⅡを含む頭頂弁蓋部（parietal operculum：PO）、後部島皮質で処理がなされ、その後、視覚の情報処理の初期に関与する内側後頭皮質（medial occipital cortex：MOC）で処理がなされる[24]。また、材質の強度を測定するような認知的処理が必要な場合、右外側前頭前野の関与が加わる。さらに物体の表面素材の特徴（硬さや粗さなど）の統合やその物体の命名においては異種感覚統合の場である下頭頂小葉（inferior parietal lobule：IPL；39野、40野）にて処理がなされる。

以上のように、体性感覚情報による物体の形状や素材の処理過程は、頭頂葉だけでなく視覚情報処理に関わる後頭葉や下側頭葉の領域にも広がっており、さまざまな領域が関連しあっている。

痛みの情報処理過程

17世紀にデカルトは痛みの経路を想定した（図28）。痛み情報である侵害刺激情報は外側脊髄視床路の内側系と外側系の2つの経路を経て、複数の領域に情報が送られ、それぞれの領域がネットワークを形成している。このネットワークは、侵害受容性疼痛だけでなく神経因性疼痛や心因性疼痛の発現にも関与している。この痛みに関連する脳領域およびネットワークの総体のことを「ペインマトリックス（pain matrix）」と呼び、SⅠ、SⅡ、島皮質、前帯状回、前頭前野などが含まれる（図29）[25]。

また、痛みはさまざまな観点から分類されている（表6）。メルザック（Melzack）[26]は、痛みの多面性について①感覚－識別的側面、②意欲－情動的側面、③認知－評価的側面の3つの側面に分類

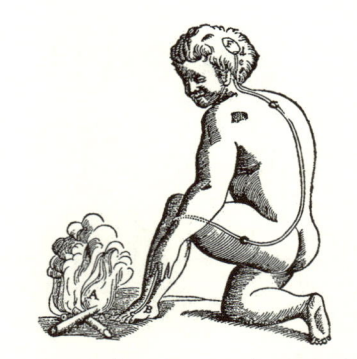

図28 デカルトによる痛みの経路

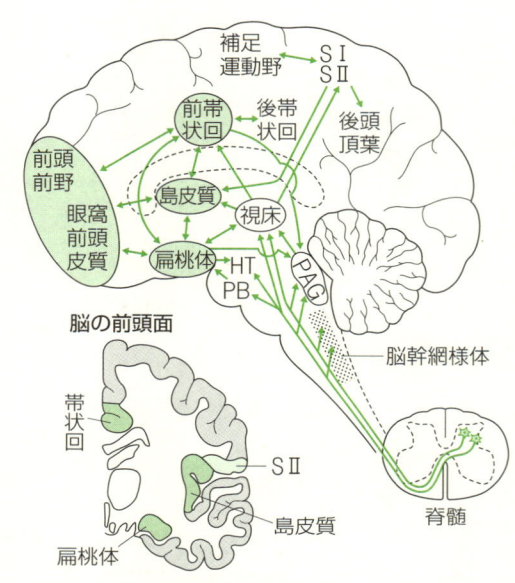

図29 痛みに関する脳領域（ペインマトリックス）
（Apkarianら，2005）

している。ここではこの痛みの多面性におけるニューロマトリックス理論とその情報処理過程について述べる（図30）。

①感覚－識別（sensory-discriminative）的側面

感覚－識別的側面は、侵害刺激を受けた場所やその強度の認識をすることである。この側面にはSⅠ、SⅡの領域が関与する。これらの領域には外側系の外側脊髄視床路を通じて侵害刺激情報が投射され、SⅠの身体部位再現にしたがって痛みの部位の同定がなされる。その後、その情報は両側のSⅡに送られ、痛みの強度の認識がなされる。これは急性時の痛みに関与している側面である。

表6 痛みの分類

急性痛			術後疼痛、外傷
慢性痛	侵害受容性		骨関節炎、リウマチ性関節炎
	神経因性	中枢性	脳卒中後疼痛、多発性硬化症、脊髄損傷後疼痛、片頭痛、幻肢痛
		末梢性	帯状疱疹後神経痛、糖尿病性神経炎、HIV関連神経炎
	混合性		肩関節周囲炎、腰痛、線維筋痛症、がん
	内臓性		内臓痛、膵炎、炎症性腸症候群

身体ニューロマトリックスへの入力

認知−評価的側面
- 経験的側面（文化、学習、過去の経験、性格）
- 一過的側面（注意、予期、不安、抑うつ）

感覚−識別的側面
- 一過的あるいは持続的な体性感覚（皮膚・深部感覚）入力
- 内臓感覚入力
- 視覚、前庭迷路覚やその他の感覚入力

意欲−情動的側面
- 視床下部−脳下垂体−副腎系システム作動
- ノルアドレナリン−交感神経系システム作動
- サイトカイン−免疫系システム作動
- 内因性オピオイド−大脳辺縁系システム作動

身体ニューロマトリックス：認知・感覚・情動

身体ニューロマトリックスからの入力

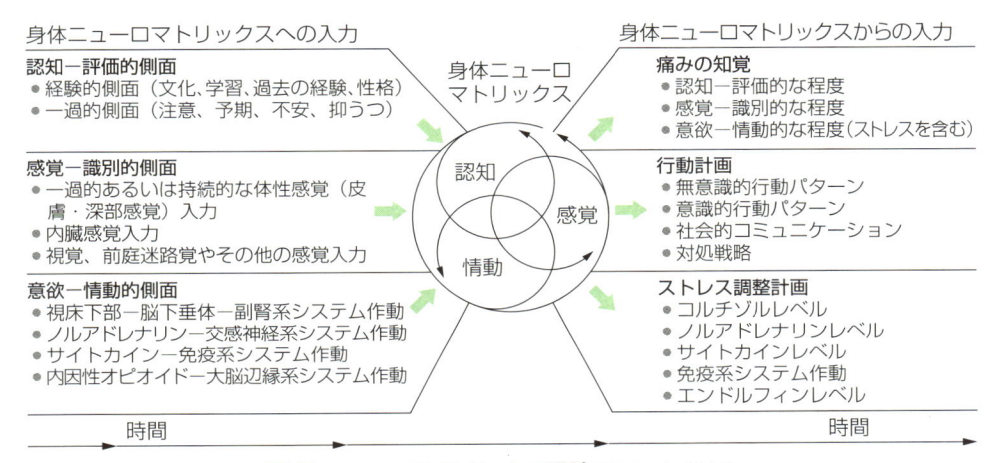

痛みの知覚
- 認知−評価的な程度
- 感覚−識別的な程度
- 意欲−情動的な程度（ストレスを含む）

行動計画
- 無意識的行動パターン
- 意識的行動パターン
- 社会的コミュニケーション
- 対処戦略

ストレス調整計画
- コルチゾルレベル
- ノルアドレナリンレベル
- サイトカインレベル
- 免疫系システム作動
- エンドルフィンレベル

時間 →

図30 ニューロマトリックス理論（Melzack, 2001）

②意欲−情動（motivational-affective）的側面

意欲−情動的側面は、侵害刺激によって生じる不快、嫌悪感などの否定的な感情の変化、情動的体験のことを表している。この側面においては、前帯状回や扁桃体を含む大脳辺縁系、島皮質、前頭前野などが関与する。大脳辺縁系や島皮質の一部は恐怖や嫌悪のような負の情動体験を引き起こす領域であり、事実、慢性疼痛を有するアロデニアの症例は、これらの領域に有意な活動が認められている。また、前頭前野は大脳辺縁系と双方向性の線維連絡があり、前頭前野の活動は不快な情動の抑制や制御を行っている。慢性疼痛患者は前頭前野の活動の低下が生じ、それに伴って扁桃体や島皮質の過活動が生じ、不快な情動体験が生じるのである。

③認知−評価（cognitive-evaluative）的側面

認知−評価的側面は、今現在経験している痛みと過去に経験した痛みの記憶とを比較照合しながら、痛みの性質の認識や痛みの予期に関わっている。この側面には頭頂葉をはじめ、前帯状回などが関与している。頭頂葉における上頭頂小葉では体感覚情報と視覚情報の統合によって身体図式の形成がなされ、下頭頂小葉では他の異なる感覚情報との統合がなされる。末梢神経系もしくは中枢神経系に損傷がある場合、情報統合のための情報源に変質をきたし、その情報と他の情報とで不整合が生じると、中枢神経系は変質をきたした情報を信頼できないものと判断し、消去してしまう。その結果、痛みのある身体部位を正しく表出できなくなるような身体イメージの変質が生じたり、身体所有感の喪失が生じたりする。また、痛みを予期する際には前帯状回の活動が起こることから、前帯状回は情動的な側面だけではなく認知的な側面にも関与する。

[3] 運動時の内部環境を調整する呼吸・循環

呼吸器系

　呼吸機能の役割は、あらゆる生命維持活動や身体運動のエネルギーを生成するために必要な酸素を摂取し、代謝によって生成された二酸化炭素を排出することである（**図31**）。

　肺の主な生理学的な機能はガス交換、すなわち酸素を体内へ取り込むことと、二酸化炭素を体外へ排出することである。この肺胞と血液との間で行われるガス交換を外呼吸（external respiration）という。また体内において、血液に取り込まれた酸素は、心臓などの循環系を通して全身の組織に送り届けられ、そこで細胞が酸素を利用し、代謝産物である二酸化炭素を産生する。ここでの細胞と血液との間で行われるガス交換を内呼吸（internal respiration）という（**図32**）[27]。

呼吸器系の解剖

　呼吸器系は、鼻腔、咽頭、喉頭、気管、気管支、肺で構成される（**図33**、**図34**）。これらは、空気の通り道となる導管部とガス交換が行われる呼吸部に区分される。導管部は鼻腔から終末細気管支までのことをいう。一方、呼吸部は呼吸細気管支、肺胞管、肺胞嚢からなる。

　肺は、胸椎、肋骨、胸骨で形成している胸郭内に心臓を挟んで左右に位置し、全体として先が鈍い円錐状をしている。上方の尖端部は肺尖と呼ばれ、鎖骨内側より上方に突出する。肺の下面は肺底と呼ばれ、およそ第6肋骨の高さで横隔膜の上面に載る。肺の表面には明瞭な隙間（葉間裂）があり、この隙間によって葉に分けられる。右肺は上葉、中葉、下葉の3葉からなり、上・中葉の隙間を水平裂、中・下葉の隙間を斜裂という。左肺

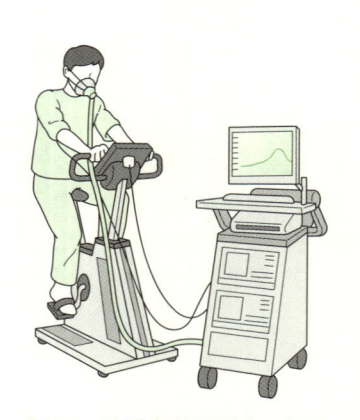

図31 運動負荷試験中の場面

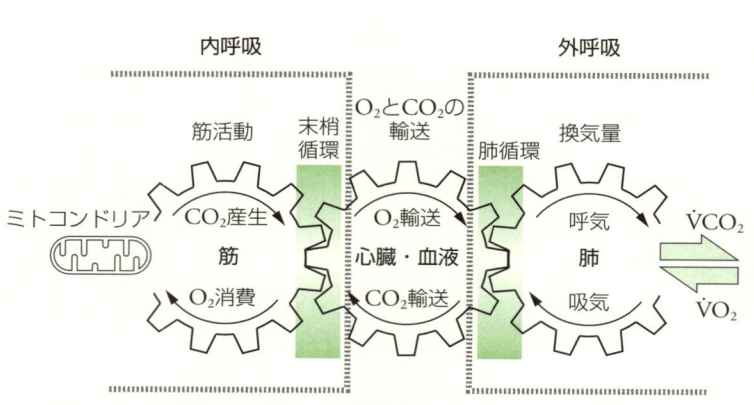

図32 外呼吸と内呼吸（Wasserman, 1978）

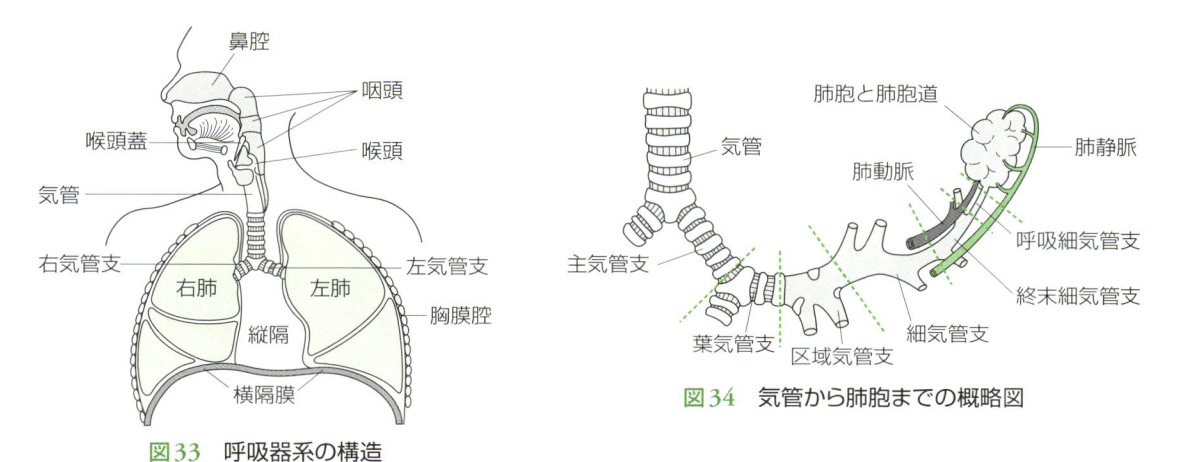

[3] 運動時の内部環境を調整する呼吸・循環

図33 呼吸器系の構造

図34 気管から肺胞までの概略図

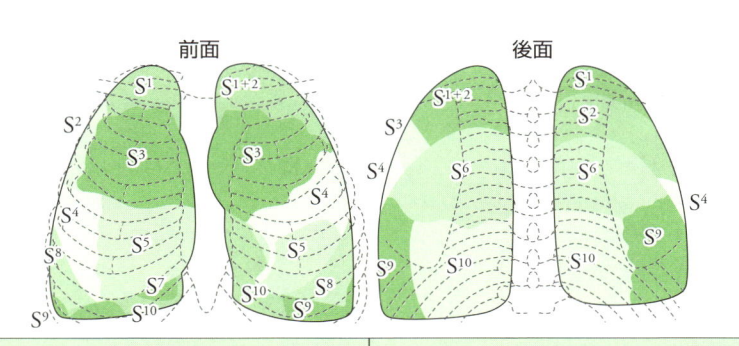

図35 肺区域

	右肺				左肺		
S¹	肺尖区	S⁶	上-下葉区	S^(1+2)	肺尖後区	S⁶	上-下葉区
S²	後上葉区	S⁷	内側肺底区				
S³	前上葉区	S⁸	前肺底区	S³	前上葉区	S⁸	前肺底区
S⁴	外側中葉区	S⁹	外側肺底区	S⁴	上舌区	S⁹	外側肺底区
S⁵	内側中葉区	S¹⁰	後肺底区	S⁵	下舌区	S¹⁰	後肺底区

は上葉、下葉の2葉からなり、斜裂によって区切られている。また、肺の各葉は、肺区域というさらに小さな単位に分けられる。右の肺は10個の区域（上葉は3、中葉は2、下葉は5）に、左の肺は8個の区域（上葉は4、下葉は4）に分けられている（図35）。

呼吸運動は肺を拡張・縮小させる

　肺自体には能動的に拡張、収縮して外界の空気を肺に取り込んだり、排出したりする能力がない。そのため、胸郭に付着している横隔膜などの呼吸筋の働きによって胸郭を拡大および縮小させることで胸腔の内圧が変化し、それに伴って肺自体の拡張、収縮が生じ、呼吸運動が起こる（図36）[28]。

[吸息]

　安静吸息時は、横隔膜と外肋間筋、内肋間筋前部線維が収縮する（図37、表7）。横隔膜はドーム状の形状をしており、収縮すると横隔膜の凸部が下降し平坦化する。また、外肋間筋と内肋間筋前部線維の収縮によって肋骨が挙上する。これらの作用によって胸郭が拡大し、それに伴って胸腔内圧がさらに低下するため、肺内に空気が取り込まれる。また努力吸気時には胸鎖乳突筋や僧帽筋、斜角筋、大胸筋などが補助的に働く。

[呼息]

　安静呼息時では横隔膜と外肋間筋、内肋間筋前部線維が弛緩するとともに、肺と胸郭の弾性収縮力で元に戻ることで呼息が生じる（図37、表7）。そのため、呼息に要する時間は吸息時間よりも長く、吸息相の1.2〜1.5倍となる。努力呼気時には内肋間筋横・後部線維や腹筋群が補助的に働く。

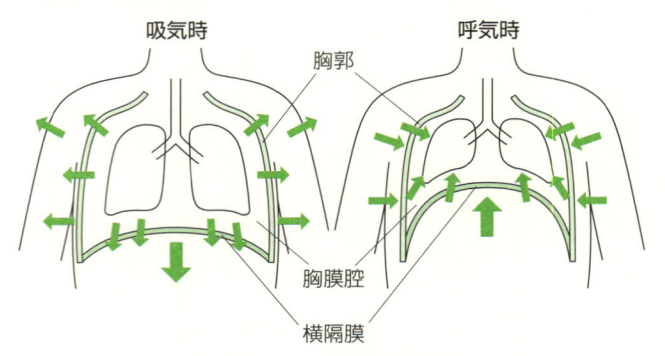

図36 呼吸運動の仕組み

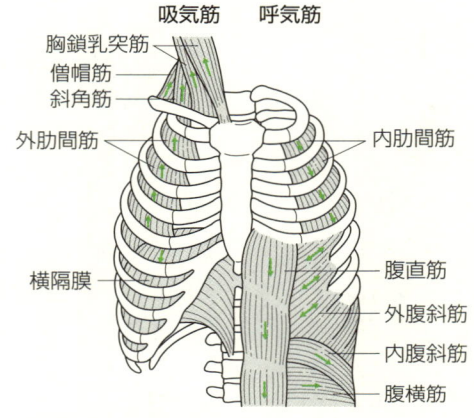

図37 呼吸筋（Luce & Culver, 1982）

表7 呼吸運動に関わる呼吸筋

吸気に関わる筋肉	
呼吸筋	横隔膜 外肋間筋 内肋間筋前部
補助呼吸筋	肋骨挙筋 上後鋸筋 胸鎖乳突筋 斜角筋群 大・小胸筋 僧帽筋 肩甲挙筋 脊柱起立筋

呼気に関わる筋肉	
補助呼吸筋	内肋間筋横・後部 腹筋群 腹横筋 胸横筋 下後鋸筋 肋下筋

呼吸の能力を測定するスパイロメトリー

　スパイロメトリーは、スパイロメーターという機械を用いて呼吸器系に関わる換気能力の評価を行う生理検査のことである。スパイロメトリーには、緩徐に呼吸をさせて肺気量分画（図38a）を測定する方法と、最大吸気位から最大努力の呼気をさせて努力呼気曲線（図38b）を測定する方法の2種類がある。肺気量分画においては、残気量（RV）と機能的残気量（FRC）、全肺気量（TLC）を測定することはできないが、1回換気量、予備呼気量、予備吸気量、肺活量を求めることができる。また、努力呼気曲線においては、努力肺活量（FVC）、1秒量（FEV_1）、1秒率（FEV_1%）を求めることができる。

[肺気量分画に関わる指標]

- **1回換気量（tidal volume：TV or Vt）**
安静時の1回の呼吸で吸入あるいは呼出される空気量（基準値：500ml）。

- **予備吸気量（inspiratory reserve volume：IRV）**
安静吸気位より最大に吸入しうる空気量（基準値：3,000ml）。

- **予備呼気量（expiratory reserve volume：ERV）**
安静呼気位より最大に呼出しうる空気量（基準値：1,200ml）。

- **残気量（residual volume：RV）**
最大限に呼出しても肺内に残っている空気量（基準値：1,200ml）。

- **全肺気量（total lung capacity：TLC）**
最大限に吸入した時の肺内の空気量（RV+VC）（基準値：5,900ml）。

- **肺活量（vital capacity：VC）**
1回の吸息あるいは呼息により肺に出入りする最大の空気量（ERV+TV+IRV）（基準値：

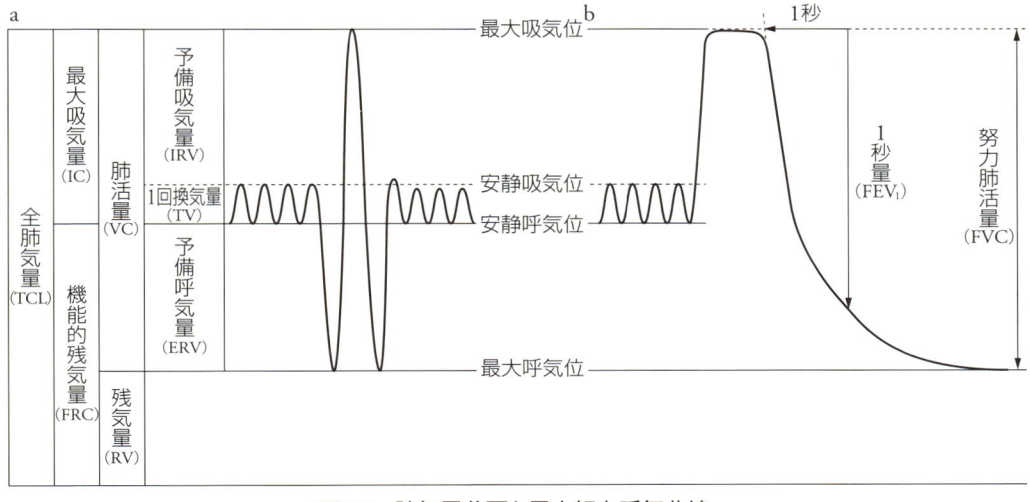

図38 肺気量分画と最大努力呼気曲線

4,700ml)。
肺活量は、実測値とともに予測肺活量に対する比率で表した％肺活量（％VC）として使用される。
％VC＝（実測VC／予測VC）×100（％）
※予測VCの求め方（18歳以上）
　男性：0.045×身長(cm)－
　　　　0.023×年齢－2.258
　女性：0.032×身長(cm)－
　　　　0.018×年齢－1.178

- 最大吸気量（inspiratory capacity：IC）
  安静呼気位より最大限に吸入しうる空気量（TV+IRV）（基準値：3,500ml）。
- 機能的残気量（functional residual capacity：FRC）
  安静呼気位における肺内に残っている空気量（RV+ERV）（基準値：2,400ml）。

[努力呼気曲線に関わる指標]

- 努力肺活量（forced vital capacity：FVC）
  最大吸気位から最大努力呼気で一気に呼出した最大空気量。健常人の測定値は緩徐な呼吸で求めた肺活量（VC）とほぼ同じ値。
- 1秒量（forced expiratory volume 1：FEV$_1$）
  最大吸気時から努力呼気を開始した最初の1秒間に呼出される肺気量。
- 1秒率（forced expiratory volume 1％：FEV$_1$％）

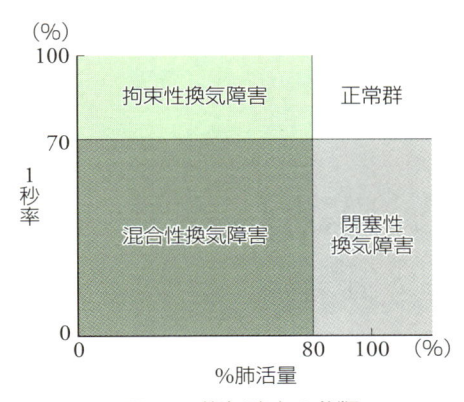

図39 換気障害の分類

FVCに対するFEV$_1$の比率。基準値70％以上。
FEV$_1$％＝（FEV$_1$／FVC）×100（％）

[閉塞性換気障害と拘束性換気障害]

スパイロメトリーによって測定された1秒率（FEV$_1$％）と％肺活量（％VC）から、閉塞性換気障害、拘束性換気障害に分類することができる（図39）。

閉塞性換気障害は、FEV$_1$％が70％未満で％VCが80％以上の場合で、気道の閉塞などにより気道抵抗が高くなる状態（気管支喘息、慢性気管支炎など）や、肺の弾性収縮力が低下する状態（肺気腫など）が考えられる。

拘束性換気障害は、FEV$_1$％が70％以上で％VCが80％未満の場合で、肺実質が硬くなる状態（間質性肺炎、肺線維症など）や、胸郭が硬くなる状態

表8　呼吸器系疾患の生理学的分類

閉塞性換気障害	1. 呼吸器の病変 ・気管支喘息 ・慢性気管支炎 など 2. 慢性閉塞性肺疾患（COPD） ・肺気腫 など
拘束性換気障害	1. 肺実質が硬くなる状態 ・間質性肺炎 ・肺線維症 など 2. 胸郭が硬くなる状態 ・側弯症 ・神経・筋疾患（重症筋無力症） など

（側弯症、重症筋無力症など）などが考えられる（表8）。

呼吸中枢と呼吸調節

[呼吸中枢は延髄にある]

呼吸運動は心臓の拍動と同様に自動的に絶えず反復されている。しかし、呼吸運動の自動性は心臓とは異なり、呼吸筋自身が周期的にリズムを発して収縮しているのではない。延髄の呼吸中枢が呼吸のリズムを生成している（図40）[5]。

呼吸中枢には背側呼吸ニューロン群（dorsal respiratory group；DRG）と腹側呼吸ニューロン群（ventral respiratory group；VRG）の2種類がある。DRGには吸息運動に関わる横隔膜や外肋間筋に神経連絡をもつ吸息性ニューロンが多く存在する。一方、VRGは内肋間筋や腹筋に神経連絡をもつ吸息性ニューロンと呼息性ニューロンを併せもつ。吸息性ニューロンが興奮すると横隔膜などの吸息筋の収縮が起こる。呼息性ニューロンが興奮すると吸息筋は弛緩し、さらに興奮すると呼息筋の収縮が起こる。また、VRGは迷走神経や舌咽神経を介して咽頭や喉頭部の上気道筋の制御を行っ

ており、呼吸運動に伴う気道の開大に関与している。

また、橋の結合腕傍核などに橋呼吸ニューロン群（pontine respiratory group；呼吸調節中枢［pneumotaxic center］）が存在する。このニューロン群の役割は未だ不明な点が多いが、嚥下時に一時的に呼吸を止めるなど呼吸リズムとの調和を図る役割があると考えられている。

[呼吸は3つの調節機構で制御されている]

呼吸の調節は、刺激の種類や関与する神経系によって、行動性調節、化学調節、神経性調節の3つに分けられる（図41）[2]。

①行動性調節

普段の呼吸は延髄の呼吸中枢により無意識に行われているが、私たちは意識的に呼吸の回数や深さを変えることもできる。この調節機構には大脳皮質による呼吸制御が関与している。これらの機構により、会話や意識的な息こらえや深呼吸などを行えることになる。

②化学調節

呼吸調節のなかで最も重要な機構である。血液中のガス（酸素や二酸化炭素）に変化が生じると、その情報が化学受容器から延髄の呼吸中枢へ伝わり、呼吸パターンを変えることで換気量を増減させ、血液ガスを生理的範囲に維持する。この化学受容器は、末梢化学受容器と中枢化学受容器の2種類ある。

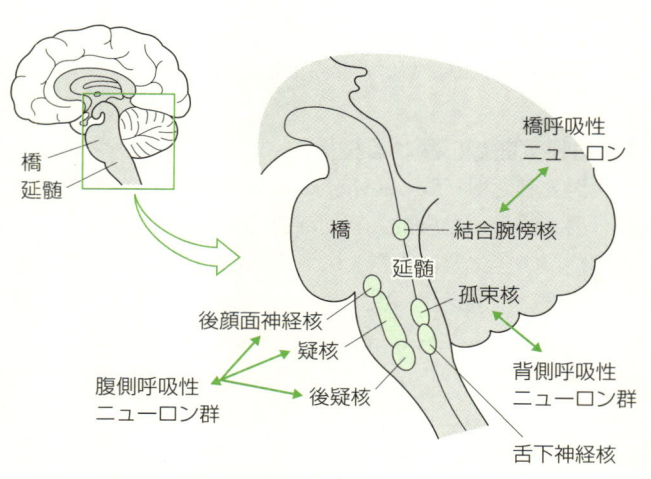

図40　呼吸中枢のニューロン群（有田, 2009）

- **末梢化学受容器**

  末梢化学受容器は総頸動脈分岐部にある頸動脈小体、大動脈弓にある大動脈小体の2つである。これらは主に動脈血酸素分圧の変化を感知しており、動脈血酸素分圧が低下すると活動電位（インパルス）を発射する。頸動脈小体は舌咽神経を介して、大動脈小体は迷走神経を介して求心性インパルスを延髄の呼吸中枢に送り呼吸を促進させる。

- **中枢化学受容器**

  中枢化学受容器は延髄腹側表層に存在し、周囲は脳脊髄液に囲まれており、血液に直接触れることはない。そのため中枢化学受容器は、動脈血二酸化炭素分圧の上昇に伴い、血液脳関門を通過した脳脊髄液中の二酸化炭素分圧とHイオンの濃度の上昇に反応し、呼吸を促進させる。

③神経性調節

気道や肺、肺毛細血管、筋紡錘などの固有受容器から発する求心性インパルスは迷走神経などを介して延髄の呼吸中枢（特にDRG）に達し、呼吸の調節に関与している。

- **肺伸展受容器**

  肺や下気道の平滑筋には肺伸展受容器が存在する。吸息に際して空気が体内に取り込まれ、肺や下気道が拡張すると、この伸展受容器が興奮する。その後、迷走神経を介して求心性インパルスを呼吸中枢へ伝え、吸息中枢を抑制し、呼息中枢を促進する。この肺伸展受容体を介して吸息から呼息に切り替える機構をヘリング・ブロイエル（Hering-Breuer）反射という。

- **イリタント受容器**

  イリタント受容器は、中枢気道の粘膜内あるいは粘膜下に位置し、咳嗽やくしゃみなどの呼吸反射に関わる受容体である。この受容器は異物などの機械的刺激や煙やアンモニアなどの化学的刺激を感知し、迷走神経を介して呼吸中枢へインパルスを送る。その後、迷走神経の運動神経を介して咳嗽やくしゃみが誘発される。

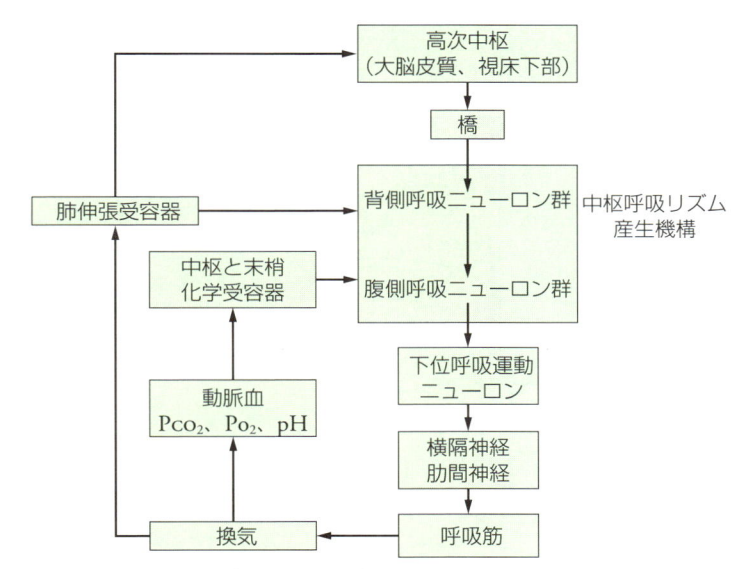

図41 呼吸調節の概略 (Pocock & Richards, 2006)

- **肺無髄C線維終末**

  肺無髄C線維終末は、肺毛細血管の付近や気管支内に存在する機械的受容器である。肺水腫や肺うっ血などで肺毛細血管圧ならびに透過性の亢進やヒスタミンなどの化学物質の刺激に興奮する。その後、迷走神経を介して呼吸中枢にインパルスを送り、浅くて速い呼吸が生じるとともに上位中枢にもその情報が伝えられ呼吸困難感を誘発する。

- **固有受容器**

  胸郭系の関節や筋、靭帯に存在する筋紡錘やゴルジ腱器官の固有受容器は、呼吸運動時呼吸筋の張力の調整に関与しており、換気条件を一定に保つような役割を担っている。

運動時の換気動態の変化

運動を行うと呼吸が速くなったり、深くなったりなどの換気の亢進が起こる。これは身体運動に伴ってエネルギー需要量が増加し、呼吸器系や循環器系がこの需要量に見合うように調節されるためである。

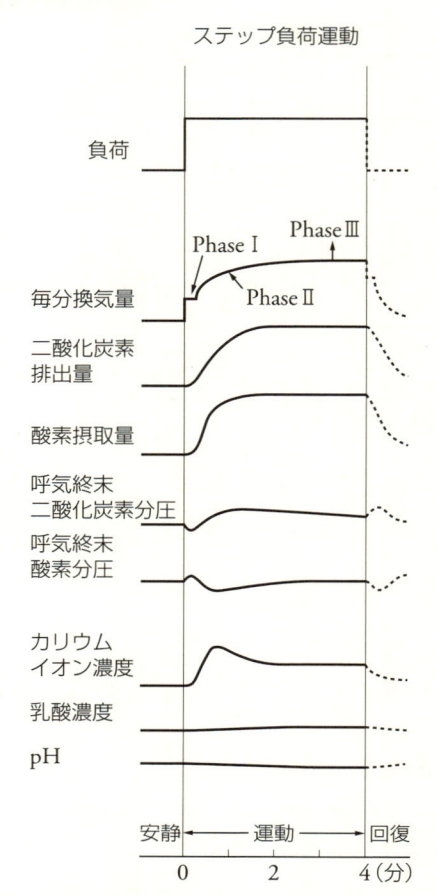

図42 運動負荷時の呼吸関係パラメータの変化
（石田，2001）

　安静状態から中程度までの強度（嫌気性代謝性閾値（AT）以下の強度）のステップ負荷運動を開始すると、運動開始直後から毎分換気量（minute ventilation：VE）が急増し、すぐに（10秒以内）プラトーに達する。その後、約15～20秒後から指数関数的に増加し、3～5分で定常状態に達する変化を示す（図42）[24]。
　これらVEの変化を3相に分け、運動開始後のVEの急増部分をphase Ⅰ、換気量が指数関数的に徐々に増加する部分をphase Ⅱ、定常状態に達した部分をphase Ⅲと呼んでいる。

[Phase I]

　Phase Ⅰは、随意運動時や受動的動作時だけでなく、電気刺激による他動的な筋活動においても出現し、VEの増加の程度は、その運動に関わる筋量や筋収縮強度に依存しないといわれている。こ

のphaseの換気の調節因子には神経性調節が関与しており、①上位中枢からの入力、②末梢からの入力、③中枢と末梢からの両入力の3つの要素が関わっている。

①上位中枢からの入力（central command説）

　上位中枢には大脳皮質運動野などが関わっており、そこの部位から発した運動指令（インパルス）は運動に関わる筋肉に伝わるだけではなく、延髄の呼吸中枢にも放散（irradiation）し、換気を増加させる。しかしながら、上位中枢からのインパルスが運動時の換気亢進に関与するという考えを支持する研究報告は多数存在するものの、解剖学的な神経回路は未だ特定されていないのが現状である。

②末梢からの入力

　換気亢進は、随意運動のみならず受動的動作時や電気刺激による他動的な運動時でも生じる。一方、脊髄損傷患者のように求心性神経が切断されている場合では換気亢進が認められないとの報告がなされている。これらの現象から、運動時の換気亢進は、末梢からの求心性情報（インパルス）が呼吸中枢を反射的に興奮させる可能性が考えられる。
　換気亢進に関わる末梢からの求心性の情報には、①筋・関節からの情報、②末梢血管からの情報、③前庭器官からの情報、④肺・心臓からの情報などが考えられている。

- **筋・関節からの情報（peripheral reflex説）**
  感覚神経のⅠ群からⅣ群のうち運動時の筋の収縮や伸張、痛み、Naイオン・Kイオン濃度などの情報伝達に関わるⅢ群とⅣ群が想定されている。

- **末梢血管からの情報（血管拡張説）**
  このⅢ群とⅣ群の感覚神経は骨格筋だけではなく末梢血管からの求心性情報にも関与していることから、末梢血管内における血流量増減の情報（インパルス）も換気亢進に関与すると考えられている。

- **前庭器官からの情報（前庭呼吸反射）**
  前庭器官と呼吸との関わりとして、運動に伴う頭部の空間的位置の変化を前庭器官が感知し、その情報（インパルス）が呼吸中枢に伝達

され換気の亢進が起こる前庭呼吸反射が知られている。事実、回転を伴う運動において、開始時から換気量が急増することが報告されている。

- 肺・心臓からの情報（cardiodynamic説）

心臓や肺に圧受容器が存在すると仮定して、運動開始時にみられる循環動態（心拍出量）の変化を感知し、その二次的な反応として換気が亢進するという考えである。しかしながら、圧を感知する受容器が解剖学的に特定されていないこと、換気量の急増と心換気量の増加とは必ずしも一致しないことなど、否定的な意見が多い。

③中枢と末梢からの両入力

上述したように呼吸中枢に対して上位中枢や末梢からいくつもの情報の入力がなされる。これらの入力されたインパルスすべてが呼吸中枢に作用を及ぼすと、換気亢進が過大になってしまう可能性がある。そのため生体内では換気が亢進しすぎるのを防ぐために、それぞれのインパルスが加算して呼吸中枢に入力するのではなく、呼吸中枢に入力する前に神経閉塞（neural occlusion）あるいはシナプス前抑制（presynaptic inhibition）が起こると考えられている。このことから、上位中枢と末梢からの情報は促進と抑制の2つの相反する刺激が統合されて呼吸中枢に入力されていると考えられている。

[PhaseⅡ、Ⅲ]

以上のようにphaseⅠは上位中枢および末梢器官からの情報による神経性調節が関与しているのに対して、phaseⅡ、Ⅲはこの神経性調節に加えて液性調節が関与していると考えられている。

この液性調節には、筋活動の代謝産物である二酸化炭素、Hイオン濃度（pH）などが関わっている。運動時の換気調節には特に末梢化学受容器の頸動脈小体が関わるとされている。また、運動時に、化学調節因子の変動を瞬時に感知するために頸動脈小体の感受性を増大させている可能性がある。その結果、Hイオン濃度の微小な変動に頸動脈小体が瞬時に反応し、換気を増大させることで、Hイオン濃度を表すpHを安静時の時とほぼ同じレベルで維持することができる（図42）。さらに、頸動脈小体は二酸化炭素分圧だけではなく、Kイオン濃度の変化にも反応を示し、運動中の筋細胞から放出されるKイオンに反応し、換気の増加を促している。

循環系

循環系は心臓血管系とも呼ばれ、心臓と血管で構成されている。循環系の主な役割は輸送機能であり、血流によって身体の各器官・組織・細胞の活動に必要な酸素や栄養物質を輸送し、また末梢組織で産生された代謝産物を運び去る。

血管系は体循環（大循環）と肺循環（小循環）に分けられる。大循環は左心室⇒大動脈⇒全身の毛細血管⇒大静脈⇒右心房の経路で循環し、体組織に血流を与え、肺循環は右心室⇒肺動脈⇒肺の毛細血管⇒肺動脈⇒左心房の経路で循環し、ガス交換のため肺組織に血流を与える（図43）。心臓のポンプ作用により拍出された血液は血管系を一巡した後、再び心臓に戻ってくる。成人では、血液が循環回路を一巡するのに1分間ほどかかる。

[心臓は全身に血液を送るポンプである]

心臓はおおよそヒトの握り拳ほどの大きさで円錐形の形をとる。平均的な重さは体重の約0.5％（男性で約290g、女性で約230g）である。胸腔内

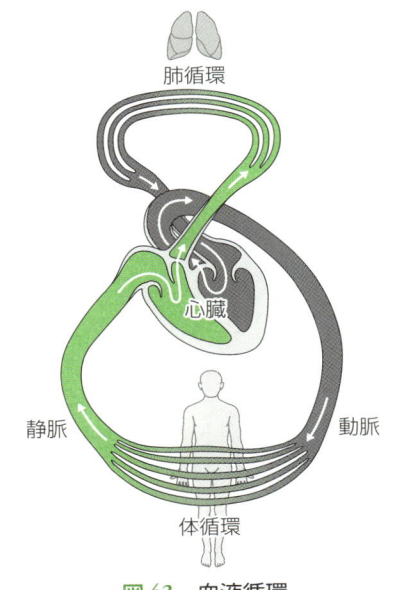

図43　血液循環

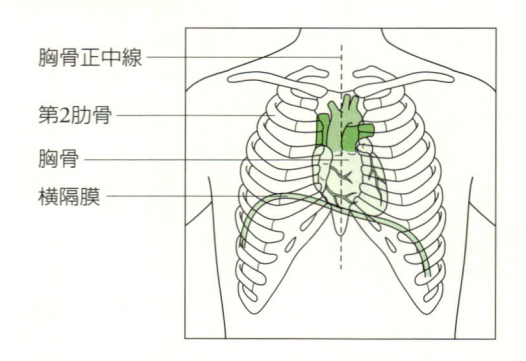

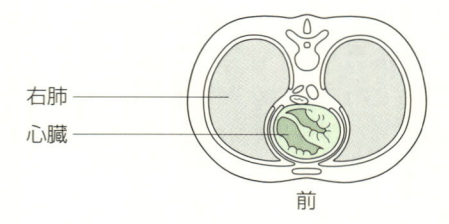

図44　心臓の外観

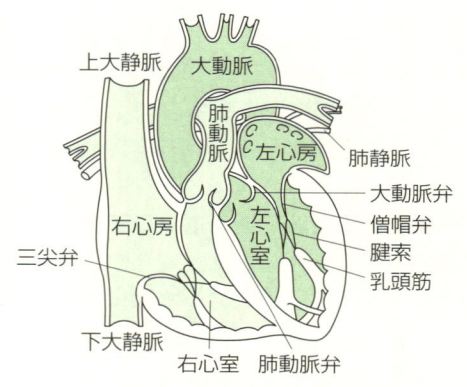

図45　心臓内腔と心臓弁

の両肺の間（縦隔）に位置し、心尖は左前下方を向いて横隔膜に接する。心臓の後面である心基部は、第2肋骨の裏あたり右後上方を向いている（図44）。

心臓は隔壁により左右に、膜性の弁膜により上下に分かれており、左右の心房、左右の心室の4室から構成されている。右心房は大静脈を受け、三尖弁を経て右心室に連なり、右心室から肺動脈が出る。左心房は肺静脈を受け、二尖弁（僧帽弁）を経て左心室に連なり、左心室から大動脈が出る（図45）。

心臓の心筋細胞は、自ら心筋全体に興奮すなわち収縮命令を発する特殊心筋と、心臓を収縮させてポンプ機能として働く固有心筋（作業心筋）か

らなる。特殊心筋は刺激伝導系とも呼ばれ、洞房結節（洞結節、キース・フラック［Keith-Flack］結節）、房室結節（田原結節）、房室束（ヒス束）、プルキンエ線維からなる。それぞれは固有のリズムをもっており、洞房結節は60〜100/分、房室結節は50〜60/分、房室束は40〜50/分、プルキンエ線維は30〜40/分のリズムで電気刺激を発する。しかし洞房結節が一番速いリズムで電気刺激を発しているため、通常、房室結節以下の特殊心筋は洞房結節から発した電気刺激に応じて順に興奮することになる（洞調律、サイナス・リズム）。

一方、固有心筋は、骨格筋と同様に横紋筋であるが、自身の意図によって動かせない不随意筋である。心筋はミトコンドリアの数が多く、脂質代謝からのエネルギー供給が60〜70％程度を占め、非常に効率がよい有酸素的なエネルギー供給が行われている。

［血管壁は3層構造である］

血管は構造上、大まかに動脈、毛細血管、静脈の3種類に分類される。心臓から出た動脈は、大動脈、中動脈、細動脈と次々に分岐し細くなり、最終的には組織細胞を取り囲むように毛細血管網を形成する。毛細血管網では各細胞に酸素や栄養素、ならびに二酸化炭素や老廃物の受け渡しが行われる。その後、細静脈、中静脈、大静脈と次第に合流しながら太くなり心臓に戻る。

血管壁は内膜、中膜、外膜の3層構造からなる。内膜は血液と直接触れる部位で、血管内皮細胞からなる単層扁平上皮とそれを支持する基底膜ならびに結合組織からなる。中膜は輪走する平滑筋と弾性線維からなり、血管の部位によってその比率は異なる。外膜は脂肪細胞を含む疎性結合組織からなり、主に血管の保護と支持を行っている（図46）。

動脈は心臓から拍出された血液が直接流入し、それを末梢に送る役割がある。その機能上、動脈は弾性型動脈（elastic artery）と筋型動脈（muscular artery）に分けられる。一方、静脈は心臓から遠く離れているため常時圧が低い。そのため、静脈は動脈と比べて壁が薄く、弾性も乏しい。さらに内腔は動脈と比べて大きく、太い静脈には血液の逆流を防ぐための弁がついている。静脈は拍出

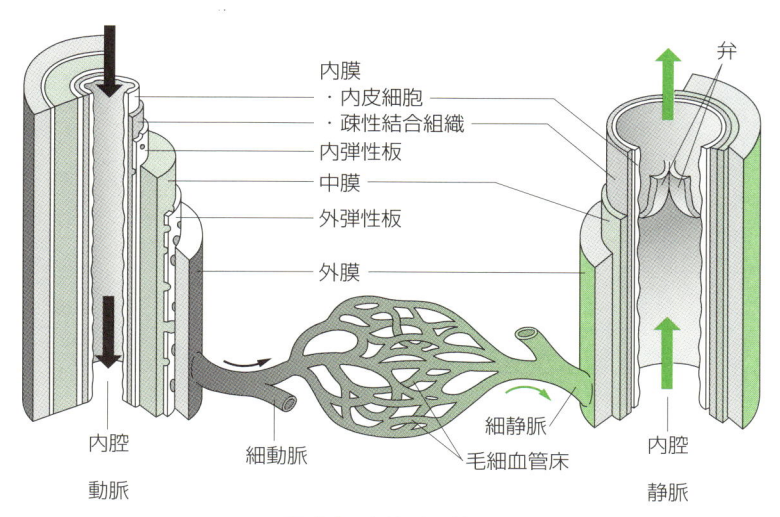

図46　血管壁の構造

された血液と同等の血液量を重力に抗して心臓に戻すために、骨格筋による筋ポンプや呼吸時の胸腔内圧の変化に伴う呼吸ポンプなどが補助的に働いている。

[循環系の機能指標]

循環系の機能の指標として、以下の4つが挙げられる。

- 心拍数（heart rate：HR）
  心拍数は1分間あたりの心臓の拍動数のことをいい、安静時で60〜100回/分を正常な心拍数とする。

- 1回拍出量（stroke volume：SV）
  1回拍出量は左心室の1回の拍動によって駆出される血液の量のことをいい、約40〜100ml、平均70ml程度である。

- 心拍出量（cardiac output：CO）
  心拍出量は分時拍出量とも呼ばれ、左心室または右心室が1分間に拍出する血液量のことである。心拍出量は心拍数と1回拍出量の積で表され、安静時の心拍出量は約5Lである。冒頭に述べたように血液が循環回路を一巡するのに1分間ほどかかることから、心拍出量は循環血液量と同等の値になることがわかる。

- 血圧（blood pressure：BP）
  血圧は血液が血管を押し広げる圧力のことで、通常、動脈血圧のことをさす。血圧は心拍出量と全末梢血管抵抗の積で表される（平均血圧＝心拍出量×総末梢血管抵抗）。血圧の変動に影響する因子は、①心臓の送血量、②循環血液量、③血管壁の弾力性、④末梢血管抵抗、⑤血液の粘度の5つがあり、いずれかが変動することで血圧の変動が生じる。

また、心臓が収縮して血液が大動脈に拍出され、血圧が最も高くなった時の圧力を最高血圧（収縮期血圧）という。反対に心室が拡張し血圧が最も低くなった時の圧力を最低血圧（拡張期血圧）という。最高血圧と最低血圧の差を脈圧といい、一心周期でみられる動脈圧の変動を平均化したものを平均血圧という。平均血圧＝脈圧/3＋最低血圧で求められ、90mmHg未満が正常となる。

- 血圧の異常（高血圧）
  わが国を含めた世界のガイドラインにおいて、140/90mmHg以上を高血圧とする（表9）[30]。高血圧は脳血管障害や心血管疾患、腎疾患などを引き起こす有力な危険因子となっており、わが国の高血圧の有病者数は、約4,300万人と推定されている。高血圧の原因としては、心拍出量の増加か全末梢血管抵抗の増加によって生じるが、ほとんどの場合、血管抵抗の増加が影響している。平均血圧が90mmHg、脈圧が60mmHg以上を超えている場合は動脈硬化を疑う。

表9 成人における血圧値の分類（日本高血圧医学会高血圧治療ガイドライン作成委員, 2014）

分類		収縮期血圧		拡張期血圧
正常域血圧	至適血圧	<120	かつ	<80
	正常血圧	120-129	かつ/または	80-84
	正常高値血圧	130-139	かつ/または	85-89
高血圧	Ⅰ度高血圧	140-159	かつ/または	90-99
	Ⅱ度高血圧	160-179	かつ/または	100-109
	Ⅲ度高血圧	≧180	かつ/または	≧110
	（孤立性）収縮期高血圧	≧140	かつ	<90

[心臓血管中枢と自律神経]

▶心臓血管中枢は延髄にある

心臓血管中枢（cardiovascular center［血管運動中枢：vasomotor center、循環中枢：circulatory centerとも呼ばれる］）は延髄に位置し、心臓の収縮力や心拍数、血管の血管運動性（血管収縮性）を制御している。心臓血管中枢は延髄内神経回路網をなしており、孤束核（nucleus of the solitary tract：NTS）、疑核（nucleus ambiguous）、吻側延髄腹外側部（rostral ventrolateral medulla：RVLM）、尾側延髄腹外側部（caudal ventrolateral medulla：CVLM）から構成されている。

血圧の変動を感知する圧受容器からのインパルスはNTSが受け、最終的にRVLMで上位中枢からの情報と統合され、脊髄中間外側核（intermediolateral nucleus：IML）へ出力する（図47）[5]。また、大脳皮質や大脳辺縁系などからの支配を受けており、情動的な精神面の影響も受ける。

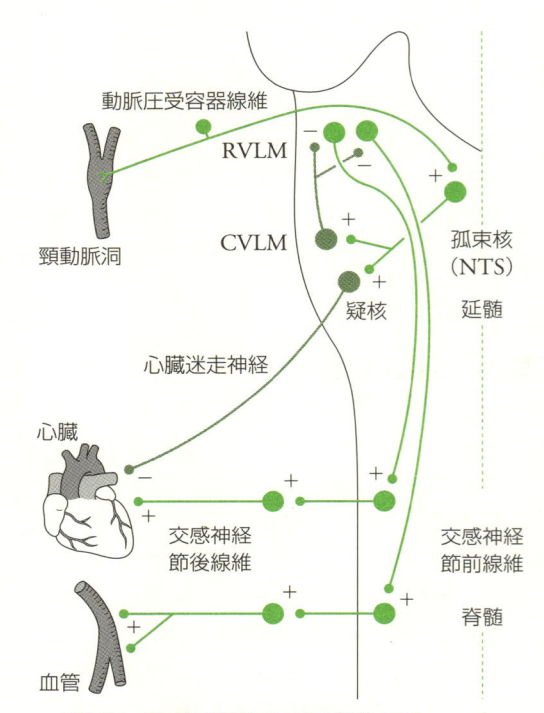

図47 神経性調節の神経機構（照井, 2009）

▶心臓は交感神経と副交感神経の2重支配である

心臓は、心臓交感神経と心臓迷走神経（心臓副交感神経）の自律神経系によって支配されている。これらが互いに相反しあい、心拍数や心収縮力の調節を行っている。

心臓交感神経の起始は、第1〜7胸髄側角の中間外側核（IML）であり、ここに節前ニューロンの細胞体がある。次いで交感神経節で節後ニューロンとなり、洞房結節や心房・心室など広い範囲に接続する。心臓交感神経の神経終末からはカテコルアミンを放出し、心臓に存在するβ_1受容体に作用する。心臓交感神経の活動が生じると、①心拍数の増加（陽性変時作用）、②房室間の伝導時間の短縮（陽性変伝導作用）、③心室収縮力の増加（陽性変力作用）が起きる。

一方、心臓迷走神経の起始は、延髄の迷走神経背側核や疑核であり、ここに節前ニューロンの細胞体が存在する。心臓迷走神経は迷走神経本幹を通って胸郭に入り、心臓交感神経と心臓神経叢をつくってから心臓に達する。さらに心房内で節後ニューロンに移行すると考えられ、その線維は洞房結節、房室結節および心房に接続する。神経末

端からはアセチルコリンが分泌する。心臓迷走神経の活動で、①心拍数の低下（陰性変時作用）、②房室伝導時間の延長（陰性変伝導作用）が生じ、心室収縮力にはあまり影響しないといわれている。

▶血管は交感神経によって制御されている

血管は、主に交感神経によって支配されており、常時持続性に活動している（緊張性放電）。交感神経の起始部は、第1胸髄から第3腰髄側角の中間外側核（IML）から出て、胎盤を除く全身の動脈、細動脈、前毛細血管括約筋、細静脈、静脈の平滑筋に分布している。交感神経の神経終末からはノルアドレナリンが放出され、血管平滑筋のα1受容体に作用して血管の収縮を起こさせる。また、骨格筋内の血管の平滑筋にはα1受容体の他にβ2受容体が分布しており、ノルアドレナリンがβ2受容体に作用すると平滑筋が弛緩し、血管が拡張する。

血管の運動（収縮や拡張）は、交感神経以外にも血管内皮細胞から分泌される物質（後述）によっても調節を受けながら血圧や血液量のコントロールを行っている。

［循環系は3つの調節機構が制御している］

循環系の基本的な機能は、全身の組織に必要とするだけの血液を供給することである。このためには血圧、心拍数、心拍出量、血管抵抗を調節する必要がある。循環系の調節は、自律神経による神経性調節、ホルモンなどによる液性調節そして自己調節や傍分泌による局所性調節の3つの調節機構が関与している。

▶神経性調節機構（動脈圧受容器反射）

動脈圧受容器は、総頸動脈が内頸動脈と外頸動脈とに分岐する部位にある頸動脈洞および大動脈弓の壁にあり、血圧を常に監視している。

血圧が上昇すると、それぞれの受容器が興奮し、頸動脈洞圧受容器からは舌咽神経を介して、大動脈弓圧受容器からは迷走神経を介して、延髄のNTSを活動させる。NTSの活動はCVLMと同時に疑核などの心臓迷走神経の起始核に対して興奮性のインパルスを出力する。NTSから連絡を受けたCVLMはRVLMに対して抑制性のインパルスを出力し、RVLMの活動を低下させ、IMLに対するインパルスの減少が生じる。また、NTSから連絡を受けた疑核らは心臓迷走神経の活動を増加させる。その結果、心拍数と心拍出量の減少、ならびに血管の拡張が生じるため、血圧が正常範囲までに下降する。

逆に血圧が下降すると圧受容器からの興奮が減少し、NTSやCVLMの活動が減少する。その結果、RVLMに対するCVLMから抑制性の支配が解除されるためRVLMの活動が増加し、心拍数の増加や血管の収縮が起きることで血圧が上昇する。

▶液性調節機構

循環系は内分泌系のホルモンやイオン濃度の変化による液性の調節を受けている。

ホルモンによる調節

・カテコラミン

交感神経線維は心臓や血管だけではなく、副腎髄質にも投射している。インパルスを受けた副腎髄質はカテコラミン（アドレナリンやノルアドレナリン）を分泌し、これらが血液によって心臓や血管に運ばれ、心拍数や心収縮力の増加、血管の収縮を生じさせる。

・バゾプレッシン

左右の心房とその周囲（大静脈－右心房、肺静脈－左心房の接合部）には心肺部圧受容器が分布している。これらは血液量の変化（血液量、細胞外液量）によって起こる心房圧のわずかな変化を検出するため低圧受容器とも呼ばれる。循環血流量が減少すると、心肺部圧受容器がこれを感知し、上位中枢へインパルスを送り、下垂体後葉からバゾプレッシン（anti-diuretic hormone：ADH）の分泌が起こる。ADHは腎臓での水やNaイオンの再吸収を増加させて血流量を増加させるとともに、血管の収縮を起こさせることで血圧を一定に保つように働く。一方、循環血液量が増加すると、反対にADHの分泌が抑制され、腎臓での利尿が起こり、その結果、循環血液量は正常のレベルまでに戻る。

・レニン－アンジオテンシン－アルドステロン

腎臓の血圧が低下すると、腎臓の傍糸球体細

胞にある圧受容体がこれを感知し、レニンを分泌する。レニンは血液中のアンジオテンシノゲンに作用してアンジオテンシンⅠを遊離する。アンジオテンシンⅠは血管内皮細胞にあるアンジオテンシン変換酵素によりアンジオテンシンⅡに変化し、これが副腎皮質からのアルドステロンの分泌を促す。アルドステロンは腎尿細管のNaイオンとともに水の再吸収を促進する。その結果、循環血流量が増加し、血圧は上昇する。また、アンジオテンシンⅡには血管を収縮させる作用があり、血圧上昇に関与する。

- 心房性ナトリウム利尿ペプチド

  上記のホルモンによる循環調節は血圧を上昇させる調節機構であるが、心房性ナトリウム利尿ペプチド（atrial natriuretic peptide：ANP）は反対に血圧を低下させるのに関与するホルモンである。循環血液量の増加は心房壁を伸張し、これが刺激となり心房筋よりANPが分泌される。ANPの作用は、血管を拡張させるとともに腎尿細管のNaイオンと水の排泄を促進する。

電解質による調節

血中のKイオン、Caイオン、そしてNaイオンは、直接的には心筋の収縮力に関与し、間接的には電気的性質の調整に関与する。KイオンおよびNaイオン濃度が高くなると心収縮力が低くなり、Caイオン濃度が高くなると心収縮力は高くなる。

▶ 局所性調節機構

- フランク・スターリング機構

  心筋に内在的に備わっている基本的な性質にフランク・スターリング（Frank-Starling）機構がある。これは、心室内に入ってくる血液量が増加すると、心室壁が伸張されて心筋静止長および筋節長が増して心筋の収縮力が強くなり、1回拍出量が増加するというものである。この自己調節能による機構により心臓への流入量（静脈環流）と流出量（心拍出量）のバランスをとることができる。

- 血管内皮細胞による調節

  血管壁の内膜に位置する血管内皮細胞も血流や血圧の調節に関わる分泌器官としての役割を担っている。血管内皮細胞は、血管拡張物質（血管内皮由来拡張因子［endothelium-derived relaxing factor：EDRF］）である一酸化窒素（NO）、プロスタサイクリン、血管内皮由来過分極因子（EDHF）などや、血管収縮物質（血管内皮由来収縮因子［endothelium-derived contracting factor：EDCF］）であるエンドセリン（endothelin：ET）などを産生・分泌している。これらの分泌物は局所の血管平滑筋に働いて血管径の調節を行っている。

▶ その他（化学受容器を介する反射）

呼吸調節に関わる化学受容器も循環系の調節に関わっている。動脈血酸素分圧（PaO_2）や動脈血二酸化炭素分圧（$PaCO_2$）、pHを感知している化学受容器（末梢化学受容器と中枢化学受容器）から発するインパルスは、延髄の呼吸中枢と心臓血管中枢に送られる。その結果、呼吸の促進とともに心拍数や心拍出量の増大が生じる。

[運動時の循環動態の変化]

運動時に活動する筋肉は運動強度の増大に伴ってより多くの酸素が必要となる。循環系は、その活動筋に対してより多くかつ選択的に血液を供給するためにさまざまな循環調節機構をもってこれを達成している[24]。

まず、運動を開始するとすぐに心拍数や1回拍出量が上昇し、それに伴って心拍出量が上昇する。この心拍数と1回拍出量の上昇は、心臓迷走神経（副交感神経）の活動の抑制ならびに心臓交感神経の活動の亢進、副腎髄質から分泌されるカテコラミンの濃度の上昇によって生じる。1回拍出量の上昇は、上記の機序に加えて、Frank-Starling機構も重要な因子として関わっている。心拍数の上昇に伴う心拍出量の増加や筋ポンプ作用による静脈環流量の増加が生じ、右心房に戻ってくる血液量が増大した結果、心収縮力の増加が生じるのである。

心拍数は、軽度または中等度の一定負荷で運動を行った場合、運動強度に見合った心拍数まで増加した後、定常状態となりほぼ一定の値を示すが、重度の運動（嫌気性代謝閾値：AT以上）の場合

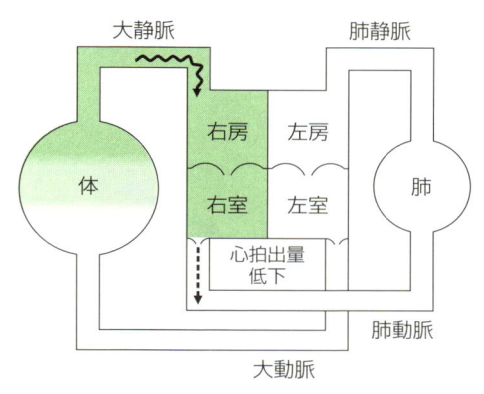

図48　右心不全 (清水, 2010)

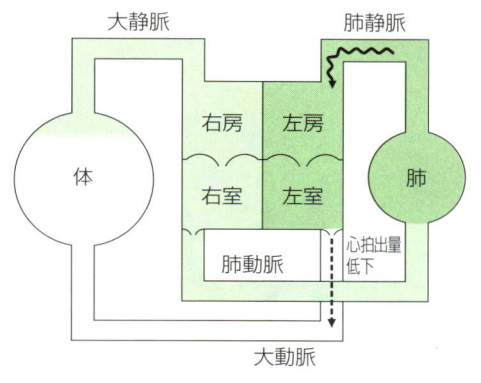

図49　左心不全 (清水, 2010)

には定常状態が生じず心拍数は増加を続ける。また、一定の時間ごとに運動強度を上げていく漸増負荷運動の場合、心拍数と1回拍出量は運動強度に比例して上昇していくが、中等度の運動強度以降、1回拍出量は定常状態となる。そのため、この強度以降の心拍出量の上昇は心拍数の増加によって達成されている。

運動強度の増加に伴う心拍数の増加は毎分約200回が上限でこれ以上は増加しない。この時の心拍数を最大心拍数といい、最大心拍数＝220－年齢の計算式で求めることができる。運動中の心拍数の増加の要因には、体温の上昇、血液pHの低下、活動筋内の筋代謝受容器反射なども影響している。

血圧においては、運動様式によって変動に違いがみられる。走運動のようなダイナミック運動の場合は、運動強度の増加に伴い収縮期血圧はほぼ直線的に上昇するが、拡張期血圧は安静値と同じかわずかに低下する。一方、筋力トレーニングなどのスタティック運動の場合には、収縮期血圧の上昇だけではなく拡張期血圧の上昇も生じる。

ダイナミック運動時において、活動筋は交感神経活動やNOなどの血管拡張物質の影響を受けて血管が拡張するため活動筋での血管抵抗は減少するが、内臓などの非活動部位では、交感神経の活動とETなどの血管収縮物質の影響を受けて血管は収縮し血管抵抗は増大する。つまり、活動筋の割合が非活動部位に比べて大きいため活動筋の血管拡張の割合が相対的に大きくなる。その結果、総末梢血管抵抗が減少することから、拡張期血圧

は安静値とほぼ変わらない状況となる。それに対して、スタティック運動時では、筋収縮によって血管が圧迫されるので活動筋でも血管抵抗が増加する。その結果、末梢血管抵抗は活動・非活動の両部位ともに増加するため、拡張期血圧の上昇が生じる。

[右心不全と左心不全]

循環系の構造や機能そのものに障害が生じると、心臓のポンプ機能が低下し、心拍出量の低下や全身の生体組織に十分な血液を送ることができなくなる。その結果、もたらされた全身症状とそれに対応するために生じる生体の代償反応が複雑に絡みあって心不全（heart failure）という病態になる。心不全はポンプ機能の低下している部位により、右心不全と左心不全に分けられる。

右心不全は、右心室のポンプ機能が低下することによって、右心房圧、中心静脈圧が上昇し、静脈系に血液がうっ滞し、体静脈うっ血をきたす。その結果、頸静脈怒張、腹部膨満感（腹水）、浮腫（edema）などの臨床症状が生じる（図48）[4]。

左心不全は、左心室のポンプ機能が低下することにより、血液を全身に駆出する能力が落ちる。それに伴い、左心房圧が上昇し、左心房や肺静脈に血液がうっ滞し、肺うっ血をきたす。そのため左心不全は、呼吸困難感をはじめとする全身疲労感や四肢冷感、乏尿などの臨床症状が生じる（図49）[4]。また、左心不全による肺うっ血は肺高血圧を招き、左心不全に続発して右心不全を併発することもある（両心不全）。

[4] 体力トレーニング

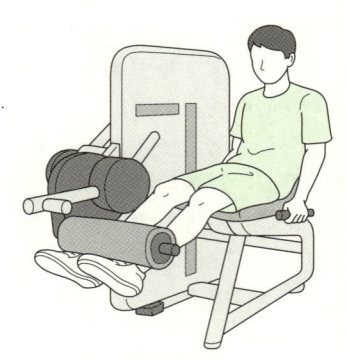

筋力トレーニングと持久力トレーニング

　身体活動をある目的とする方向に改善する身体運動の手段のことをトレーニングという。身体活動を維持、改善させるためには、適切な運動強度のトレーニングをある一定の期間繰り返す必要がある。運動強度は過負荷の原理に基づいており、普段行っている身体活動以上の負荷量になっていないと有効な生理的改善が生じない。

[筋力トレーニングの方法]

　通常の筋力増加を目的とした筋力トレーニング（resistance training）の方法は、運動初心者において、1回のみようやく持ち上げられる負荷（one repetition maximum：1RM）の60〜70%の負荷で1日8〜12回・1〜3セットを週に2〜3回行う必要がある。トレーニング時には、求心性収縮、等尺性収縮、遠心性収縮のそれぞれを含んだ筋活動様式を、大きな筋群から小さな筋群、単関節運動から多関節運動の順序で行い、運動速度は低〜中速での運動が推奨されている（図50）。

[持久性トレーニングの方法]

　通常の持久性を高めるトレーニングの方法は、最大酸素摂取量の60〜70%の運動強度で、1日に30〜60分間持久性トレーニング（endurance training）を週に3〜5回行う必要がある。運動様式はトレッドミルによるランニングや自転車こぎのようなリズミカルな動的運動かつ大きな筋群を動員するようにする（図51）。

[トレーニング効果]

　筋力トレーニングの効果は骨格筋の収縮力などに影響を及ぼす。トレーニング初期における収縮力の向上は、筋線維自体の肥大とは関係がなく、運動単位の神経伝導の改善が反映されている。トレーニングを持続して行っていくことで、筋線維の直径が増加し、骨格筋の肥大が生じる。それに伴い収縮力も向上してくる。また、トレーニングの運動の種類によっては骨格筋内の毛細血管密度

図50　筋力トレーニング

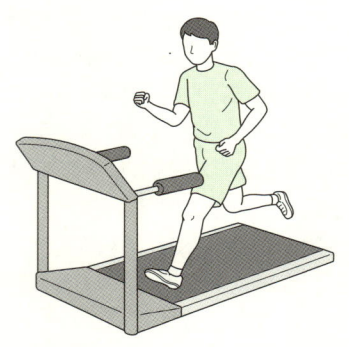

図51　持久性トレーニング

の増加が生じ、筋組織への酸素の運搬能力が改善されることで筋持久力の向上が得られる。

また持久性のトレーニングにおいて、適切な運動強度を定期的に行うことで、心臓サイズならびに心室壁の厚みが増大し、それに伴って、拡張期心臓容積や1回拍出量の増加が生じる。その結果、身体活動時の最大心拍出量が増加し、酸素摂取量が増加することで身体作業能力が高められる。

廃用症候群と老化

[廃用症候群とは]

廃用症候群（disuse syndrome）とは、低運動性疾患（Hypokinetic disease）とも呼ばれ、運動不足や不動化などによって引き起こされる二次的障害のことをいう[31]。廃用症候群を引き起こす運動不足や不動化の原因には、周術期や発症早期の全身状態の安静を図る目的での安静臥床や、精神的な問題による身体活動の制限、骨折の際のギプス固定、運動麻痺などがある。

廃用症候群でよく認められる症状として、筋力低下や関節拘縮などの筋骨格系の症状がある。その他、心肺機能低下、起立性低血圧、深部動脈血栓症、便秘、尿路感染、抑うつ状態などと身体的かつ精神的にさまざまな症状を呈する（表10）。

また、急性期の治療処置の1つである安静が過度に行われると、それを契機に廃用症候群の悪循環が形成される（図52）[32]。予備力が低下している高齢者では、短期間の安静臥床でも廃用症候群を認めやすい。そのため、特に高齢者では不要な安静臥床を避けて、早期離床や早期リハビリテーションを進めることが重要となる。

[老化による身体的影響]

老化とは、成熟期に達した個体が徐々に身体的低下・減弱をきたすことであり、生理学的老化（physiological aging）と病的老化（pathological aging）の2つに分けられる。

生理学的老化とは、誰にでも生じる加齢に伴う生理的な変化のことをいい、出現の時期に多少の個人差がある。一方、病的老化とは、生体にとって好ましくない環境やさまざまな疾病などの外的因子が長年にわたり加わることで生理的老化が助長される身体的な変化のことをいう。

[サルコペニア]

加齢に伴って起こる骨格筋量の減少と筋力の低下のことをサルコペニア（sarcopenia）という。

骨格筋量は40歳を過ぎる頃から毎年約0.5%ずつ減り、65歳以降になると減少率が大きくなり、20歳から80歳の間で約20～30%の骨格筋量が減少する。この骨格筋量の減少は筋力低下とも関係しており、筋力は20～30歳代をピークに徐々に低下し始め、60歳以降はさらに低下が進み、80歳代の筋力は30歳代と比べると30～40%の低下をきたす。

このようなサルコペニアの発症に影響している因子として、①低栄養、②筋タンパク質合成能の低下、③末梢神経支配の減衰、④活動性の低下、⑤生体内ホルモンバランスの変化、⑥炎症性サイ

表10　廃用症候群における諸症状

筋骨格系	筋力低下、筋萎縮、関節拘縮、変形性関節症、骨粗鬆症、異所性骨化
循環器系	心機能低下、循環血漿量低下、起立性低血圧、深部動脈血栓症、運動耐容能低下、浮腫
呼吸器系	換気障害、上気道感染、排痰能低下、沈下性肺炎
消化器系	食欲不振、便秘、体重減少
泌尿器系	尿路結石、尿路感染、排尿困難、尿失禁
神経系	神経反応性低下、協調運動障害
代謝系	電解質異常、耐糖能異常、副甲状腺ホルモン上昇などのホルモン変化
精神系	せん妄、錯乱、見当識障害、不安、抑うつ状態、認知機能低下、睡眠障害
皮膚	褥瘡

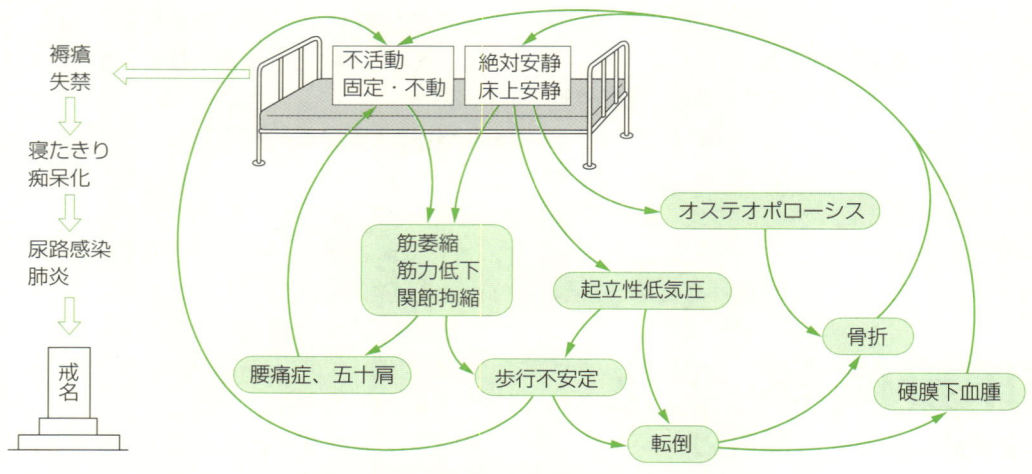

図52 過度の安静による悪循環（江藤，1981）

表11 サルコペニアと廃用性筋萎縮における骨格筋の変化（石川ら，2004）

	サルコペニア	廃用性筋萎縮
筋萎縮の原因	加齢	不動
運動単位数の変化	運動単位数は減少	運動単位数は変化なし
運動ニューロンの変化	α前角細胞数は減少 大径有髄線維の減少 部分的な脱髄、軸索横径の減少	細胞体の数、大きさ、酵素活性はなし
神経筋接合部の変化	神経終板のシナプス後膜の形態変化 神経伝達物質の放出の減少	神経筋接合部の形態は変化なし
筋組織の変化	筋線維数は減少 神経原性変化に準じた組織変化 タイプⅡ線維優位に萎縮 タイプⅡ→Ⅰへのリモデリング	筋線維数は変化なし 筋原線維の微細構造がさまざまに変化 タイプⅠ線維優位に萎縮 タイプⅠ→Ⅱへのリモデリング

トカインの上昇、⑦酸化ストレスなどが関与している。その他、運動単位数の減少、運動ニューロンの減少、神経筋接合部の変化、筋線維数の減少、筋線維径の縮小などの影響も関与する。

サルコペニアにおける骨格筋の変化は廃用症候群におけるその変化と比較した場合、筋線維径の縮小など共通した所見が認められるが、運動単位数や運動ニューロン、神経筋接合部、筋組織に関して違いが認められる（表11）[33]。実際の臨床現場においては、サルコペニアと廃用症候群の併発しているケースが多く、筋萎縮の病態を明確に分けることは難しい。両者の筋力低下における病態の最も大きく違う点として、サルコペニアは運動単位数の減少などと神経原性変化を呈しており、筋収縮の際には、神経の再支配によって機能的に代償されていることから、サルコペニアの筋線維はさまざまなストレスに対してきわめて脆弱な状態になっているということである。

[循環、呼吸、感覚機能への影響]

老化に伴う生理的変化は運動器だけではなく、その他の生理的な機能に影響を及ぼす。たとえば、最大心拍数や心拍出量の低下、肺活量の低下、最大酸素摂取量、動脈硬化、血圧上昇、視覚や聴覚などの感覚機能の低下など、さまざまな生理的な変化が生じる。

[バイタルサイン]

バイタルサイン（vital signs）とは、生命維持に必要な徴候という意味をもち、主に「血圧（Blood Pressure：BP）」、「脈拍（Heat Rate：HR）」、「呼吸（Respiratory Rate：RR）」、「体温（Body Temperature：BT）」の4つの生命情報を指す。バイタルサインの数値が異常かどうかを判断するためには、各基準値［血圧；140/90mmHg未満、脈拍；60～100回/分、呼吸；12～20回/分、体温；36～37℃（腋窩温）］との比較を行う。バイタルサインの加齢的変化としては、血圧は上昇し、脈拍、呼吸、体温は低下する傾向にある。また、個人差、性別差、日内変動、各種病態などの影響もある。そのため日常生活や臨床では経時的な計測が重要である。

バイタルサイン
- 血圧（Blood Pressure：BP）
- 脈拍（Heat Rate：HR）
- 呼吸（Respiratory Rate：RR）
- 体温（Body Temperature：BT）

[生活の質（QOL）]

老化によるさまざまな生理的変化は、高齢者の日常生活活動や行動の自立度に影響をもたらし、その結果、骨格筋量の減少や筋力の低下が助長する。このため、高齢者の健康維持や生活の質（quality of life：QOL）を向上させるために、加齢に伴う骨格筋の量の減少を抑制とともに筋力を維持しながら社会参加を促していくことが重要となる。

文　献

1) Martini FH, Timmons MJ, McKinley M P：Human Anatomy. Prentice Hall, 2000.（井上貴央・監訳：カラー人体解剖学 構造と機能：ミクロからマクロまで．西村書店，2003）
2) Pocock G, Richards CD：Human Physiology；The basis of medicine. Oxford University Press, 2006.（岡野栄之，植村慶一・監訳：オックスフォード生理学 原著3版．丸善書店，2006）
3) Brooke MH, Kaiser KK：Muscle fiber types；how many and what kind? Archives of neurology 23：369-379, 1970.
4) 細田多穂，柳澤健（編）：理学療法ハンドブック 第1巻；理学療法の基礎と評価 改訂第4版．協同医書出版社，2010.
5) 小澤瀞司，福田康一郎（編）：標準生理学 第7版．医学書院，2009.
6) Kandel ER, Schwartz JH, Jessell TM, Siegelbaum SA & Hudspeth AJ：Principles of neural science. McGraw-Hill Professional, 2013.（金澤一郎，宮下保司・監修：カンデル神経科学 第5版．メディカル・サイエンス・インターナショナル，2014）
7) Rizzolatti G, Sinigaglia C：Mirrors in the brain；How our minds share actions and emotions. Oxford University Press, 2008.
8) 宮村実晴（編），永野総一：ニュー運動生理学Ⅰ；眼球運動．真興交易医書出版部，2014.
9) Marieb EN：Essentials of human anatomy & physiology. Benjamin Cummings, 2009.（林正健二，他・訳：人体の構造と機能 第3版．医学書院，2010）
10) Johansson RS, Westling G：Afferent signals during manipulative tasks in humans. In：Franzen JW (ed.)：Information processing in the somatosensory system. Macmilan Press, 1991.
11) Stevens JC, Choo KK：Spatial acuity of the body surface over the life span. Somatosens Mot Res 13：153-166, 1996.
12) Jones LA, Lederman SJ：Human hand function. Oxford University Press, 2006.
13) 富永真琴：TRPチャネルと感覚；痛みと温度感覚に焦点をあてて．顕微鏡 46：222-226, 2011.
14) Bähr M, Frotscher M（花北順哉・訳）：神経局在診断 その解剖，生理，臨床 改訂第5版．文光堂，2010.
15) 馬場元毅：絵でみる脳と神経 第2版；しくみと障害のメカニズム．医学書院，2001.
16) Iwamura Y：Hierarchical somatosensory processing. Curr Opin Neurobiol 8：522-528, 1998.
17) 岩村吉晃：タッチ．医学書院，2001.
18) Bear MF, Connors BW, Paradiso MA：Neuroscience；Exploring the brain. Lippincott Williams & Wilkins, 2007.（加藤宏司，他・監訳．神経科学一脳の探求一．西村書店，2007）
19) Gardner EP：Somatosensory cortical mechanisms of feature detection in tactile and kinesthetic discrimination. Can J Physiol Pharmacol 66：439-54, 1988.
20) Iwamura Y, Iriki A, Tanaka M：Bilateral hand

representation in the postcentral somatosensory cortex. Nature 369：554-556, 1994.
21) Disbrow E, Litinas E, Recanzone GH, Padberg J, Krubitzer L：Cortical connections of the second somatosensory area and the parietal ventral area in macaque monkeys. J Comp Neurol 462：382-399, 2003.
22) Duhamel JR, Colby CL, Goldberg ME：Ventral intraparietal area of the macaque：congruent visual and somatic response properties. Journal of neurophysiology 79：126-136, 1998.
23) Kim S, James TW：Enhanced effectiveness in visuo-haptic object-selective brain regions with increasing stimulus salience. Human brain mapping 31：678-693, 2010.
24) Stilla R, Sathian K：Selective visuo-haptic processing of shape and texture. Human brain mapping 29：1123-1138, 2008.
25) Apkarian AV, Bushnell MC, Treede RD, Zubieta J K：Human brain mechanisms of pain perception and regulation in health and disease. Eur J Pain 9：463-484, 2005.
26) Melzack R：Pain and the neuromatrix in the brain. J Dent Educ 65：1378-1382, 2001.
27) Wasserman K：Breathing during Exercise. N Engl J Med 298：780-785, 1978.
28) Luce JM, Culver BH：Respiratory muscle function in health and disease. Chest 81：82-90, 1982.
29) 宮村実晴（編）：新運動生理学（下巻）．真興交易医書出版部，2001.
30) 日本高血圧学会高血圧治療ガイドライン作成委員会（編）：高血圧治療ガイドライン2014．日本高血圧学会，2014.
31) Hirschberg GG, Lewis L, Vaughan P（三好正堂・訳）：リハビリテーション医学の実際：身体障害者と老人の治療技術 改訂第2版．日本アビリティーズ協会，1980.
32) 江藤文夫：過度の安静による合併症の障害学．医学のあゆみ 116：416-422, 1981.
33) 石川愛子，長谷公隆，千野直一：Disuse syndrome（廃用症候群）とSarcopenia. Geriat Med 42：895-902, 2004.

第Ⅱ部
運動する人間

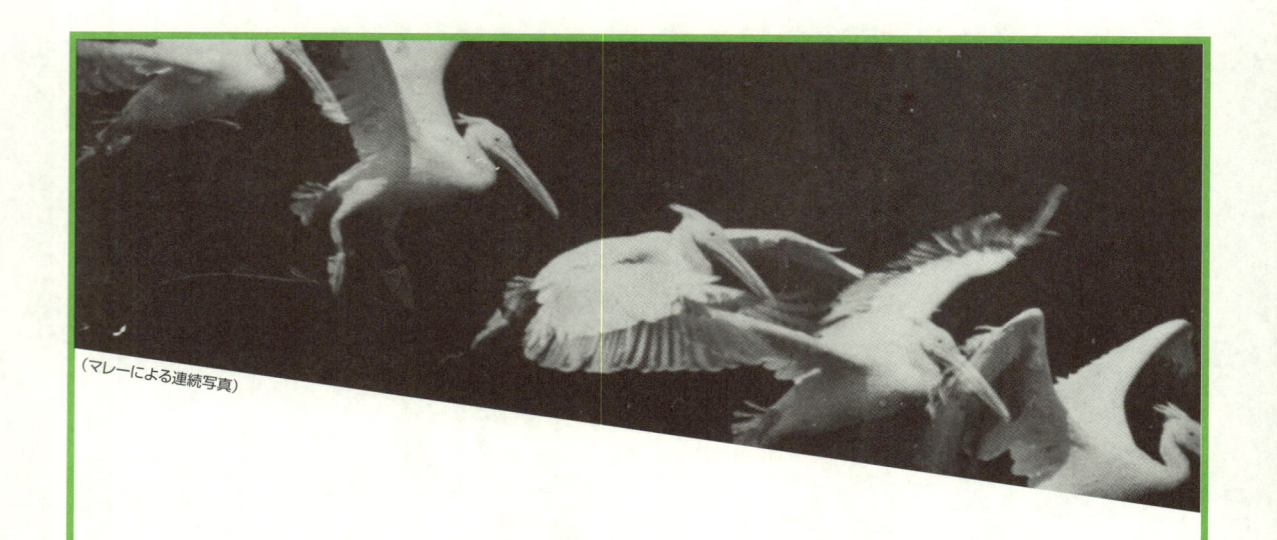

（マレーによる連続写真）

時間よ、とまれ。
そして、目を見開け。

19世紀は写真と映画の黎明期であり、新しい"視覚的"現実が生まれた時であった。
絶え間なく動いているものを止めた時、人々は運動というものがいくつもの瞬間の連続したものであることを知った。
身体の運動とは、時系列に整然と動く、精密な仕組みの姿であることを。

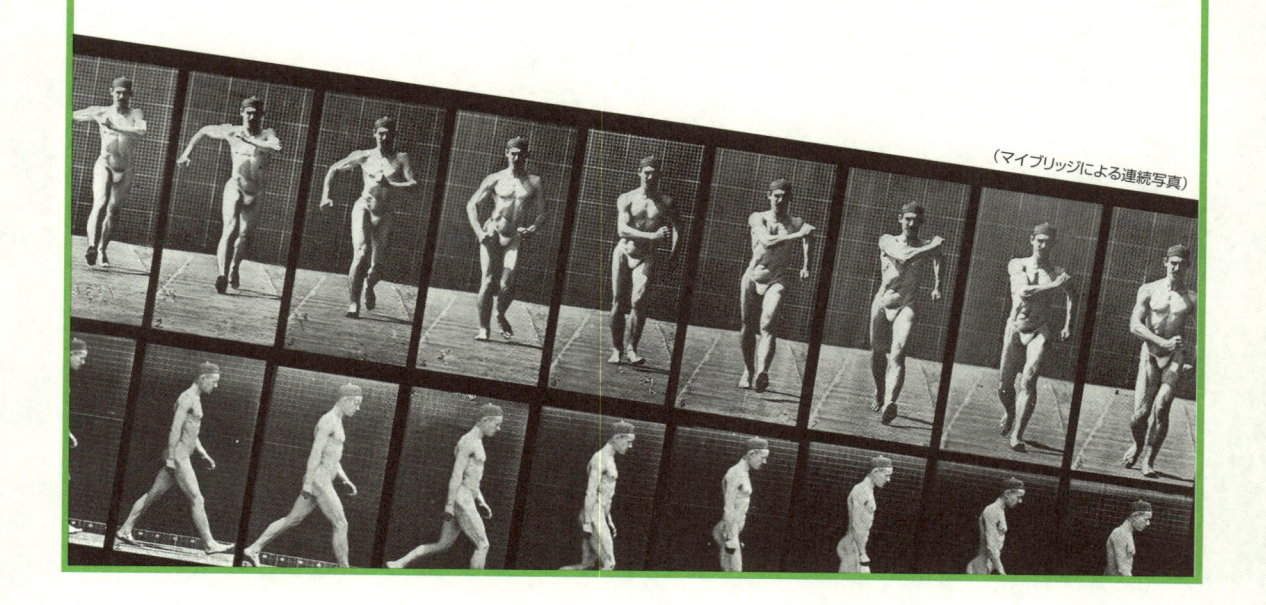

（マイブリッジによる連続写真）

第5章 肩関節の運動学

[1] 肩関節の基本事項

肩複合体とはなにか

肩関節（shoulder joint）は鎖骨、肩甲骨、上腕骨の3つの骨からなり、①胸鎖関節（sternoclavicular joint）②肩鎖関節（acromioclavicular joint）、③肩甲上腕関節（glenohumeral joint）の3つの「解剖学的関節（anatomical joint）」を形成する。

信原[1]は肩関節に3つの「機能的関節（functional joint）」を追加している。機能的関節には、④第2肩関節（subacromial joint）、⑤肩甲胸郭関節（scapulothoracic joint）、⑥烏口鎖骨間メカニズム（coracoclavicular mechanism：C-Cメカニズム）がある。

これら3つの解剖学的関節と3つの機能的関節を総称して、「肩複合体（shoulder complex）」という（図1）。

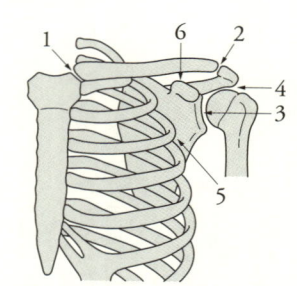

解剖学的肩関節 anatomical joint
1：胸鎖関節 sternoclavicular joint
2：肩鎖関節 acromioclavicular joint
3：肩甲上腕関節 glenohumeral joint

機能的肩関節 functional joint
4：第2肩関節 subacromial joint
5：肩甲胸郭関節 scapulothoracic joint
6：烏口鎖骨間メカニズム coracoclavicular mechanism

図1　肩複合体（信原, 1979）

胸鎖関節

胸鎖関節は解剖学的関節のうち体軸骨格との連結をもつ唯一の関節であり、肩複合体における運動の基部となる関節である。鎖骨、胸骨、第1肋軟骨からなり、その関節面は鞍関節（saddle joint）に分類される。鎖骨末端は胸鎖関節を軸にして上方に10cm、下方に3cm、前方に10cm、後方に3cmそれぞれ動く。また、鎖骨の軸回旋の可動域は約30°である。

胸鎖関節は安定性の乏しい関節であり、その周囲を関節包や靭帯などの多くの結合組織によって補強されている。関節の前後には胸鎖靭帯（sternoclavicular ligament）、上部には鎖骨間靭帯（interclavicular ligament）、下部には肋鎖靭帯（costoclavicular ligament）がそれぞれ位置し、胸骨と鎖骨を強固に連結している（図2）[2]。関節円板は鎖骨の運動を円滑にする機能をもち、胸鎖関節における「衝撃吸収装置（shock absorber）」としての役割も担う[3]。

> **胸鎖関節を補強する靭帯**
> ● 前後：胸鎖靭帯
> ● 上部：鎖骨間靭帯
> ● 下部：肋鎖靭帯

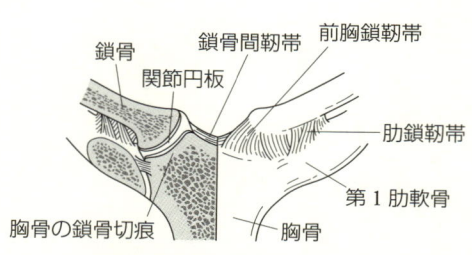

図2　胸鎖関節を補強する靭帯（渡辺, 2001）

肩鎖関節

　肩鎖関節は肩峰と鎖骨からなる平面関節（flat joint）である。関節周囲には肩鎖靭帯（acromioclavicular ligament）、烏口鎖骨靭帯（coracoclavicular ligament）、烏口肩峰靭帯（coracoacromial ligament）があり、肩鎖関節を支持している（図3）[2]。関節面の適合性が悪く、周囲を補強する靭帯機構も弱いため、サッカーや柔道などのコンタクトスポーツにおいて転倒し肩部を直接地面に打ちつけた際に「肩鎖関節脱臼（dislocation of the acromioclavicular joint）」が生じることが多い[4]。

　肩鎖靭帯は鎖骨と肩峰とを連結する靭帯であり、肩鎖関節を補強するとともに亜脱臼を防ぐ機能をもつ。

　烏口鎖骨靭帯は烏口突起と鎖骨とを連結する靭帯であり、円錐靭帯（conoid ligament）と菱形靭帯（trapezoid ligament）とで構成される。この2つの靭帯は鎖骨に対して肩甲骨を吊り下げる機能をもち、肩鎖関節を補強すると同時に鎖骨と肩甲骨の運動を連結する。

　烏口肩峰靭帯は烏口突起と肩峰に付着し、肩鎖関節の安定性を高めている。烏口突起－烏口肩峰靭帯－肩峰の3つの組織をまとめて「烏口肩峰アーチ（coracoacromial arch）」といい、肩関節の運動に際して上腕骨頭の動きを上方から制限する機能をもつ。

肩鎖関節を補強する靭帯
● 肩鎖靭帯
● 烏口鎖骨靭帯（円錐靭帯、菱形靭帯）
● 烏口肩峰靭帯

　なお、烏口肩峰アーチの下方には肩甲上腕関節があり、烏口上腕靭帯（coracohumeral ligament）と関節上腕靭帯（glenohumeral ligament）によって補強されている（図3）。

肩甲上腕関節を補強する靭帯
● 烏口上腕靭帯
● 関節上腕靭帯

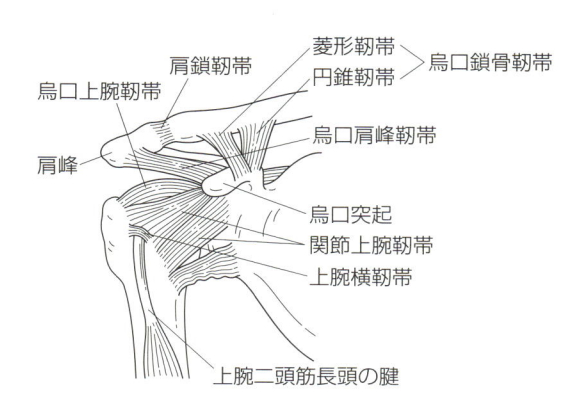

図3　肩鎖関節と肩甲上腕関節を補強する靭帯
（渡辺，2001）

肩甲胸郭関節

[胸郭上の肩甲骨の位置]

　肩甲骨は上肢の運動と連動し、胸郭上をさまざまな方向へ動く。この肩甲骨と胸郭との関係性は古くから機能的関節として捉えられてきた。機能的関節とは骨と骨同士の連結を表す従来の意味における関節とは異なり、運動に際して関節のように動く部位のことをいう。肩甲胸郭関節は肩甲骨前面と胸郭後外側面の接点のことをさし、その間隙は前鋸筋や肩甲下筋などの軟部組織によって隔てられている。

　鎖骨は上方から見るとS字状に弯曲し外後方へ約30°傾斜している。肩甲骨も同様に前額面に対して約30°の角度をなす。したがって、鎖骨と肩甲骨のなす角度は60°となるが、これはあくまでも基本肢位における角度であり、肩甲骨や鎖骨は肩複合体の運動に伴いさまざまな方向へ傾きを変化させる（図4）。

　肩甲骨の位置は第2肋骨から第7肋骨の高さに及び、上角が第1胸椎棘突起、肩甲棘内側が第3

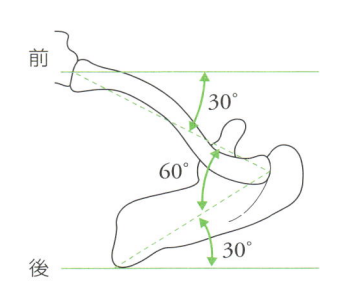

図4　上方から見た鎖骨と肩甲骨

胸椎棘突起、下角が第7～第8胸椎棘突起の高さにそれぞれ対応する。また肩甲骨内側縁は、棘突起を結んだ線から5～6cm程度離れている（図5）。

[肩甲胸郭関節の運動]

胸郭上の肩甲骨の動き、すなわち肩甲胸郭関節の動きは、3つのタイプに区分することができる。肩甲胸郭関節では、垂直の動き（挙上：elevation、下制：depression）、側方の動き（外転：abduction、内転：adduction）、ソネット（呼び鈴）の動き（上方回旋：upward rotation、下方回旋：downward rotation）が可能である（図6）。

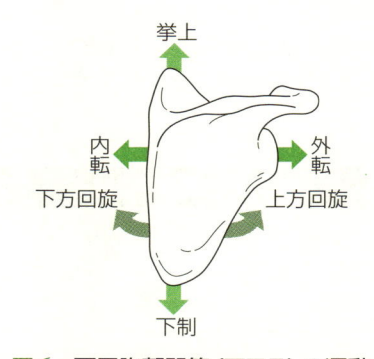

肩甲胸郭関節（肩甲骨）の運動
1. 垂直の動き
 ・挙上（elevation）
 ・下制（depression）
2. 側方の動き
 ・外転（abduction）
 ・内転（adduction）
3. ソネット（呼び鈴）の動き
 ・上方回旋（upward rotation）
 ・下方回旋（downward rotation）

挙上と下制は肩甲骨が胸郭上を垂直方向に上下する動きである。挙上は最大で10cm、下制は最大で2cmと推定されている。

外転と内転は肩甲骨が胸郭の弯曲に沿って外側および内側に移動する動きである。外転は最大で10cm、内転は最大5cmと推定されている。

上方回旋と下方回旋は肩甲骨の前後軸周りで起こる運動で、その大きさは45～60°である。上方回旋時、肩甲骨下角は外側に偏位し関節窩は上方を向く。反対に下方回旋時に肩甲骨下角は内側に偏位し関節窩は下方を向く。このように、肩甲胸郭関節における肩甲骨の回転運動は関節窩の向きを変化させ、肩関節の可動性向上に大きく貢献している。

[肩甲胸郭関節の可動域]

肩甲骨は安静位において前額面と鎖骨軸のなす角30°、前額面と肩甲棘のなす角30°、肩甲棘と鎖骨のなす角60°の位置にあると想定されている。肩甲骨はこの位置から胸鎖関節を軸として前方および後方にそれぞれ30°ずつ、合計約60°の可動域がある。また、肩甲骨は肩鎖関節を軸として鳥が羽ばたく時に羽を広げるように立体的に約50°ウィングすることができる（図7）。

[肩甲胸郭関節の筋]

肩甲胸郭関節では計6通りの運動が可能であるが、実際はこれらの運動パターンが組み合わさって生じることが多い。ここでは肩甲胸郭関節の運動を、①挙上、②下制、③下制と内転、④内転、⑤外転と上方回旋、⑥内転と下方回旋に分け、各運動に関与する筋を紹介する（表1、図8）。

肩甲胸郭関節の挙上は僧帽筋上部線維と肩甲挙

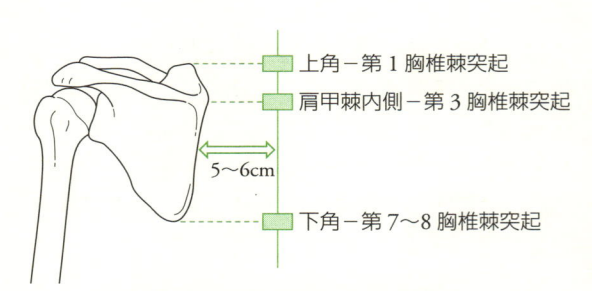

図5 肩甲骨と椎骨との位置関係

- 上角－第1胸椎棘突起
- 肩甲棘内側－第3胸椎棘突起
- 5～6cm
- 下角－第7～8胸椎棘突起

図6 肩甲胸郭関節（肩甲骨）の運動

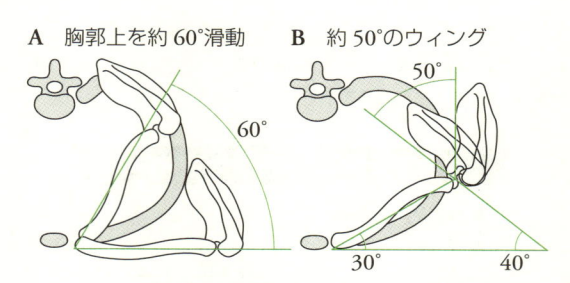

図7 肩甲胸郭関節における肩甲骨の可動域
（信原，1979）

A 胸郭上を約60°滑動　B 約50°のウィング

表1 肩甲胸郭関節の運動と筋

作用	主動作筋	補助筋
挙上	僧帽筋（上部）、肩甲挙筋	大菱形筋、小菱形筋
下制	広背筋	大円筋、三角筋（後部）
下制と内転	僧帽筋（中部、下部）	広背筋、大胸筋、小胸筋
内転	僧帽筋（中部）、大菱形筋	小菱形筋、僧帽筋（上部、下部）、肩甲挙筋
外転と上方回旋	前鋸筋	
内転と下方回旋	大菱形筋、小菱形筋	肩甲挙筋

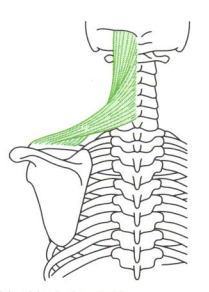

僧帽筋上部線維
（M. upper fibers of trapezius）
〈起始〉
後頭骨、第7頸椎棘突起
〈停止〉
鎖骨外側1/3
〈支配神経〉
副神経 C3〜C4
〈作用〉
肩甲骨挙上

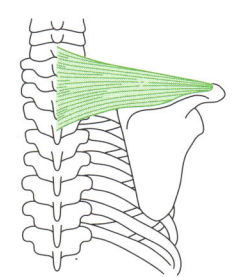

僧帽筋中部線維
（M. middle fibers of trapezius）
〈起始〉
第1〜第5胸椎棘突起
〈停止〉
肩峰内側縁、肩甲棘
〈支配神経〉
副神経 C3〜C4
〈作用〉
肩甲骨下制、内転

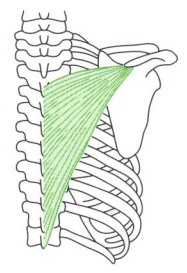

僧帽筋下部線維
（M. lower fibers of trapezius）
〈起始〉
第6〜第12胸椎棘突起
〈停止〉
肩甲棘
〈支配神経〉
副神経 C3〜C4
〈作用〉
肩甲骨下制、内転

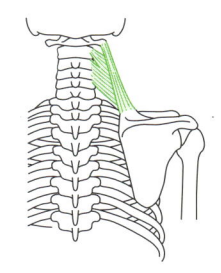

肩甲挙筋
（M. levator scapulae）
〈起始〉
第1〜第4頸椎の横突起
〈停止〉
肩甲骨上角、内側縁
〈支配神経〉
肩甲背神経 C5
頸神経 C3〜C4
〈作用〉
肩甲骨挙上

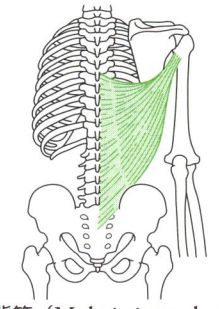

広背筋（M. latissimus dorsi）
〈起始〉
第6〜12胸椎、第1〜5腰椎・仙椎棘突起、腸骨稜、第9〜12肋骨、肩甲骨下角、胸腰筋膜
〈停止〉
上腕骨結節間溝
〈支配神経〉
胸背神経 C6〜C8
〈作用〉
肩甲骨下制
肩関節伸展、内転、内旋

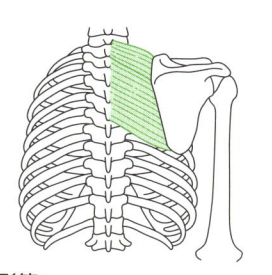

菱形筋
（M. rhomboid）
〈起始〉
大菱形筋：第2〜第5胸椎棘突起
小菱形筋：第7頸椎と第1胸椎棘突起
〈停止〉
肩甲骨内側縁
〈支配神経〉
肩甲背神経 C5
〈作用〉
肩甲骨内転、下方回旋

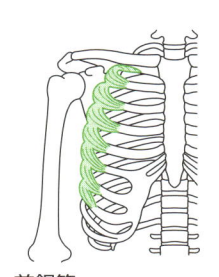

前鋸筋
（M. serratus anterior）
〈起始〉
第1〜第9肋骨
〈停止〉
肩甲骨内側縁
〈支配神経〉
長胸神経 C5〜C7
〈作用〉
肩甲骨外転、上方回旋

図8 肩甲胸郭関節の筋

筋の作用によって生じ、補助的に大菱形筋と小菱形筋が作用する。僧帽筋上部線維は挙上筋であると同時に上方回旋筋でもあり、肩甲挙筋と大小菱形筋は挙上筋かつ内転筋であると同時に下方回旋筋でもある。これらの筋が同時に収縮することで各筋のもつ上方回旋と下方回旋の力は打ち消され、肩甲骨は胸郭上を垂直に上方移動する。

　肩甲胸郭関節の下制は主に広背筋の作用によって生じ、補助的に大円筋と三角筋後部線維が作用する。広背筋は肩甲骨を下制するのに適した筋であるが、上肢を固定した状態では骨盤挙上筋として機能する（図9）[5]。近位部が固定され遠位部が動く場合を「筋の正作用」というのに対して、広背筋による骨盤挙上のように遠位部が固定されることで近位部が動く現象を「筋の反作用（reverse action）」という。広背筋と三角筋後部線維の収縮によって下制と下方回旋の動きが生じるが、同時に上方回旋筋である大円筋が収縮することで回旋成分は打ち消され、肩甲骨は胸郭上を垂直方向に下方移動する。

　肩甲胸郭関節の下制と内転は僧帽筋中部線維と下部線維の作用によって生じ、補助的に広背筋、大胸筋、小胸筋が作用する。補助筋である小胸筋は烏口突起に付着をもち、肩甲骨の下制筋として作用する。

　肩甲胸郭関節の内転は僧帽筋中部線維と大菱形筋によって生じ、補助的に小菱形筋、僧帽筋（上部・下部）、肩甲挙筋が作用する。各筋の収縮は肩甲骨を胸郭上でさまざまな方向に牽引するが、上下方向および回旋の力の成分は各筋の収縮により打ち消され肩甲骨は胸郭上を内側に移動する。

　肩甲胸郭関節における外転と上方回旋は前鋸筋の作用によって生じる。前鋸筋の収縮による外転と上方回旋の運動は、上肢を前方に突き出す動作や壁を押す動作の際に重要である。

　肩甲胸郭関節の内転と下方回旋は大菱形筋と小菱形筋によって生じ、補助的に肩甲挙筋が作用する。

肩甲上腕関節

[肩甲上腕関節の解剖]

　肩甲上腕関節（肩関節）は肩甲骨の関節窩と上腕骨頭とで形成される球関節（ball and socket joint）である。人体における関節中、最大の可動性をもつが、同時に不安定な関節でもある。

　半球状の上腕骨頭に対して関節窩のくぼみは非常に浅いため、この関節面の形状のみでは球関節とは言い難い。

　関節窩のくぼみを深くし肩甲上腕関節を球関節としているのは関節窩周囲を取り巻く「関節唇（glenoid labrum of scapula）」である（図10）。関節唇の存在によって関節窩のくぼみが深くなることで上腕骨頭との接触面積は増大し、同時に関節の適合性も大きく向上する。

[肩甲上腕関節の支持機構]

　肩甲上腕関節周囲には多くの結合組織と筋が存在し、不安定な関節を補強している。肩甲上腕関節は、①腱板（rotator cuff）、②烏口上腕靱帯（coracohumeral ligament）、③関節上腕靱帯（glenohumeral capsular ligament）、④上腕二頭筋長頭腱

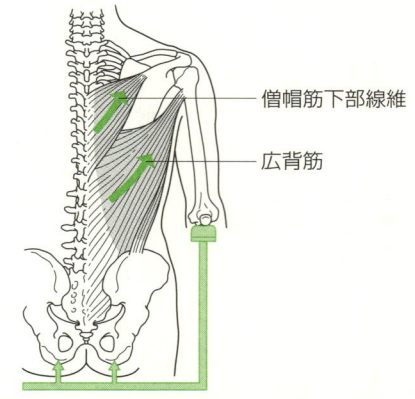

図9　広背筋と僧帽筋下部線維反作用
（Mansfieldら，2010）

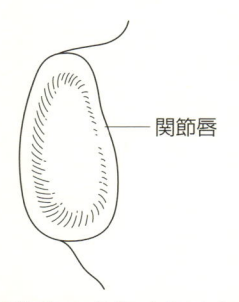

図10　関節窩のくぼみを深くする関節唇

の4つの組織によって支持されている。

[腱板による支持]

腱板は棘上窩から起こり上腕骨大結節に付着する棘上筋（M. supraspinatus）、棘下窩から起こり上腕骨大結節に付着する棘下筋（M. infraspinatus）、肩甲骨外縁から起こり大結節に付着する小円筋（M. teres minor）、肩甲骨の肩甲下窩から起こり上腕骨小結節に付着する肩甲下筋（M. subscapularis）の4つの筋からなる。

```
腱板（rotator cuff）
❶ 棘上筋（M. supraspinatus）
❷ 棘下筋（M. infraspinatus）
❸ 小円筋（M. teres minor）
❹ 肩甲下筋（M. subscapularis）
```

肩甲上腕関節の前面には肩甲下筋、後面には棘上筋、棘下筋、小円筋が位置し、これら4つの筋が肩甲上腕関節周囲を取り巻くことによって肩甲上腕関節を補強する。肩甲骨の関節窩は関節唇によって浅く狭い臼蓋を補っているが、さらに腱板の関節窩を補う「腱性臼蓋（tenodesis glenoid）」としての機能によって肩甲上腕関節の安定性を高めている（図11）[6]。

[靱帯による支持]

烏口上腕靱帯は烏口突起と大結節の前面に付着し、肩甲上腕関節の過度の外旋、屈曲、伸展および上腕骨の下方移動を制限する（図3）[2]。

関節包の前面はZ型をした3つの関節上腕靱帯で補強されており、それぞれ上・中・下関節上腕靱帯と呼ばれる。この3つの靱帯のうち、上・中関節上腕靱帯の間には開口部がありこれを「ヴァイトブレヒト孔（foramen of Weitbrecht）」という。また、中・下関節上腕靱帯の間にも開口部があり、この部位を「ルービエ孔（foramen of Rouvière）」という（図12）。

これらの開口部は肩関節に存在する滑液包間の滑液の移動にとって重要な構造であるが、関節前面における解剖学的弱点でもある。上腕骨頭はこれらの大きく開いた開口部を通して脱臼することが多く、そのため肩関節脱臼の約70％が前方への脱臼である[7]。

[上腕二頭筋長頭腱による支持]

上腕二頭筋は長頭と短頭の二頭に分けられるが、なかでも長頭腱は肩甲上腕関節のあらゆる運動に関与している。長頭腱は関節上結節より起こり上腕骨頭を上方から包むようにして走行した後に、大結節と小結節の間に位置する結節間溝を下行して橈骨粗面に付着する。

肩関節外旋位において長頭腱は最も緊張し、上腕骨頭を関節窩の中心に押しつける（図13-A）。肩関節内旋位で長頭腱は前方に回り、結節間溝の内壁に長頭腱の負荷が加わることで上腕骨頭を関節窩に圧迫する（図13-B）。肩関節外転時においても結節間溝の底部に負荷が加わることで上腕骨頭は関節窩に圧迫される（図13-C）。このように、肩関節のあらゆる肢位において、結節間溝における長頭腱の作用方向は上腕骨頭を関節窩の中心部に押しつける方向に向いており、結果として長頭腱は上腕骨頭の関節窩に対する安定した位置

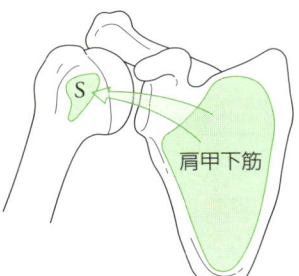

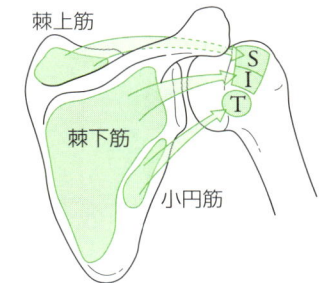

図11　肩甲上腕関節周囲を取り巻く4つの腱板筋
（城ら，1981より一部改変）

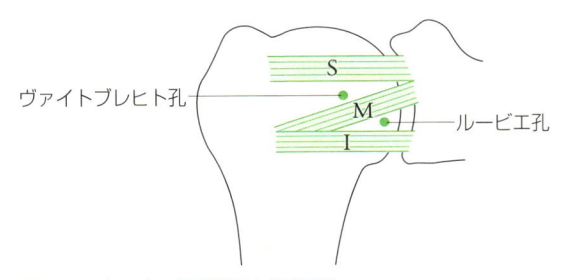

図12　上・中・下関節上腕靱帯
S：上関節上腕靱帯、M：中関節上腕靱帯、I：下関節上腕靱帯

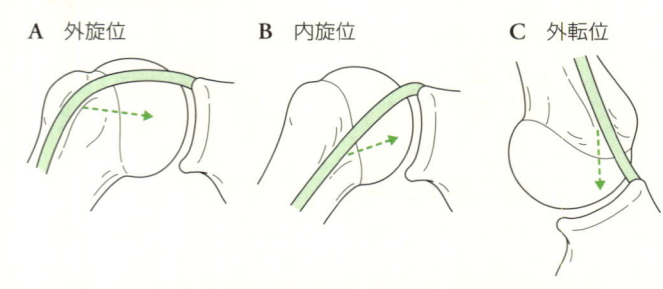

図13 上腕二頭筋長頭腱による肩甲上腕関節の支持
（信原ら，1991）

A 外旋位　B 内旋位　C 外転位

づけを行う[8]。

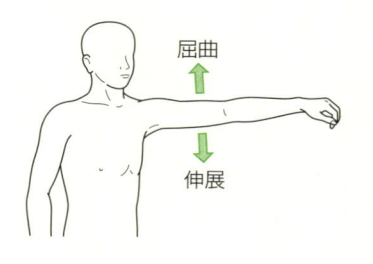

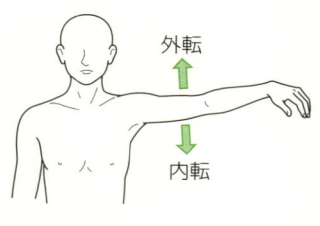

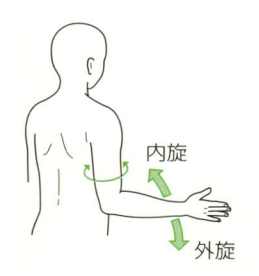

[肩甲上腕関節の運動]

肩甲上腕関節では、屈曲（flexion）、伸展（extension）、外転（abduction）、内転（adduction）、外旋（external rotation）、内旋（internal rotation）の運動が可能である（図14）。その他にも、水平内転（腕を90°外転した状態から上腕を前方に向ける）や、水平外転（腕を90°外転した状態から上腕を後方に向ける）を区別する場合がある。

```
肩甲上腕関節の運動
❶ 屈曲（flexion）
❷ 伸展（extension）
❸ 外転（abduction）
❹ 内転（adduction）
❺ 外旋（external rotation）
❻ 内旋（internal rotation）
```

肩甲上腕関節の屈曲と伸展は矢状面における上腕骨頭の回転運動である。肩甲上腕関節では、120°の屈折が生じるが、180°まで肩関節を屈曲するためには肩甲胸郭関節における60°の上方回旋が必要である。肩甲上腕関節の伸展は50°であり、他動的な肩関節伸展では関節包前面が引き伸ばされることで肩甲骨は前傾する。この肩甲骨の前傾は伸展可動域の増大に貢献する。

肩甲上腕関節の外転と内転は前額面における上腕骨頭の回転運動である。個人差はあるが肩甲上腕関節では120°の外転が生じ、これに肩甲胸郭関節での60°の上方回旋が加わることで完全な肩関節外転が可能となる。内転は、外転と反対方向の運動であり、肩甲胸郭関節における肩甲骨の下方回旋が加わることで内転方向への可動域は大きくなる。

肩甲上腕関節での内旋と外旋は水平面における上腕骨頭の軸回旋の運動である。解剖学的肢位では通常80°の内旋、60°の外旋が可能である。この肩甲上腕関節での回旋運動は上肢の挙上運動において重要であり、肩関節外転時に上腕骨頭は外旋し、屈曲時には上腕骨頭の内旋が生じる。

[肩甲上腕関節の筋]

主要な肩甲上腕関節の屈曲筋は三角筋前部線維、棘上筋、烏口腕筋であり、補助的に大胸筋鎖骨部線維、三角筋中部線維、前鋸筋が作用する。前鋸筋は肩甲骨を上方回旋させ、関節窩を上方に傾斜させることで肩関節の運動に貢献する。

肩甲上腕関節の伸展筋は広背筋、三角筋後部線維、大円筋であり、補助的に上腕三頭筋長頭が作用する。伸展筋の多くは肩甲上腕関節内転作用をもつため、これらの筋群は伸展と内転の運動を同時に行うことで最も強く活動する。

肩甲上腕関節の外転筋は三角筋中部線維と棘上筋である。外転における上腕骨頭の回転運動は、主に三角筋中部線維の作用によって生じ、棘上筋は関節窩に対して上腕骨頭を圧迫する固定筋とし

図14 肩甲上腕関節の運動

表2　肩甲上腕関節の運動と筋

作用	主動作筋	補助筋
屈曲	三角筋（前部）、棘上筋、烏口腕筋	大胸筋（鎖骨部）、三角筋（中部）、前鋸筋
伸展	広背筋、三角筋（後部）、大円筋	上腕三頭筋（長頭）
外転	三角筋（中部）、棘上筋	
内転	大胸筋（胸肋部）、広背筋、大円筋	大胸筋（鎖骨部）、烏口腕筋、肩甲下筋、上腕二頭筋（短頭、長頭）
外旋	棘下筋、小円筋	三角筋（後部）
内旋	肩甲下筋、大胸筋（鎖骨部・胸肋部）、広背筋、大円筋	三角筋（前部）

ての役割をもつ。

　肩甲上腕関節の内転筋は大胸筋（胸肋部）、広背筋、大円筋であり、補助的に大胸筋（鎖骨部）、烏口腕筋、肩甲下筋、上腕二頭筋短頭および長頭が作用する。

　肩甲上腕関節の外旋筋は棘下筋と小円筋であり、補助的に三角筋後部線維が働く。棘下筋と小円筋は肩甲骨から起こり、外上方に走行して上腕骨頭を後方から包むようにして上腕骨大結節に付着する。このような走行をもつため、棘下筋と小円筋の収縮は上腕骨頭を外旋する。

　肩甲上腕関節の内旋は肩甲骨に起始して上腕骨の前方を包むようにして走行した後に上腕骨小結節に付着する肩甲下筋、結節間溝に付着する大胸筋（鎖骨部・胸肋部）、広背筋、大円筋による運動であり、補助的に三角筋前部線維が作用する（**表2、図15**）。

第2肩関節

　第2肩関節とは、烏口肩峰アーチと大結節との関係性のことをいい、解剖学的には関節としての条件を満たさないが機能的に非常に重要なメカニズムである。烏口肩峰アーチは、烏口突起、烏口肩峰靭帯、肩峰からなり、解剖学的立位姿勢において上腕骨頭を上方から覆う屋根のような構造をもつ。最初に第2肩関節といわれる部位に着目したのはプフール（Pfhul）[9]である。プフールは肩峰と上腕骨頭との関係性に着目し、この肩峰と上腕骨頭との関節様関係を「肩峰下関節（das subacromiale nebengelenke）」と名づけた。後にその概念は拡張され、上腕骨頭と関節窩との関係性を第1肩関節、烏口肩峰アーチと大結節との関係性を第2肩関節とそれぞれ呼ぶようになった（**図16**）[7]。

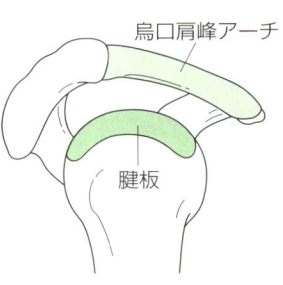

図16　第2肩関節（信原，1982）

　安静時において第2肩関節は、上腕骨頭の上方移動を防ぐという限られた機能しかもたないが、肩関節の運動時において重要な役割をもつ。ソイエ（Sohier）[10]は肘関節屈曲、肩関節内旋位で肩関節屈曲を行った場合に大結節は「前方路（anterior pathway）」を通過し、肘関節屈曲、肩関節外旋位で外転運動を行った場合に大結節は「後外路（posterolateral pathway）」を通過することを報告した（**図17**）[11]。さらにソイエは、大結節と肩峰の位置関係から肩関節の動きを捉え、大結節が肩峰

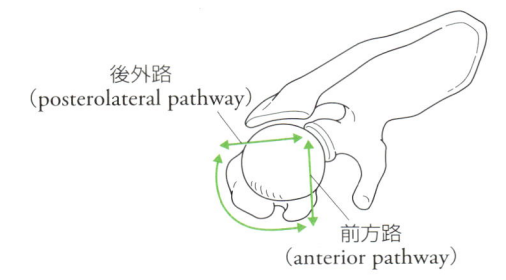

図17　肩関節屈曲および外転時に大結節が通過する前方路と後外路（信原，1974より一部改変）

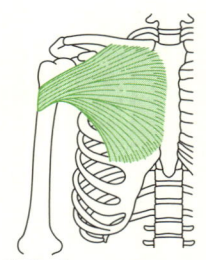

大胸筋（M. pectoralis major）
〈起始〉
鎖骨部：鎖骨内側
胸肋部：胸骨、第1〜第6肋骨
〈停止〉
上腕骨大結節稜
〈支配神経〉
内側・外側胸筋神経 C5〜T1
〈作用〉
肩関節内転（胸肋部）、
内旋（胸肋部・鎖骨部）

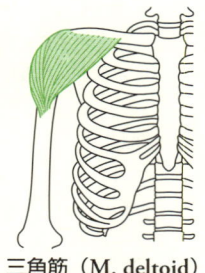

三角筋（M. deltoid）
〈起始〉
前部線維：鎖骨外側
中部繊維：肩峰
後部線維：肩甲棘
〈停止〉
上腕骨中央外側（三角筋粗面）
〈支配神経〉
腋窩神経 C5〜C6
〈作用〉
肩関節屈曲（前部）、伸展（後部）、
外転（中部）

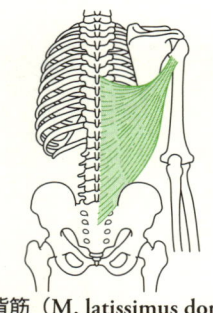

広背筋（M. latissimus dorsi）
〈起始〉
第6〜12胸椎、第1〜5腰椎・仙椎棘突起、
腸骨稜、第9〜12肋骨、肩甲骨下角、胸腰筋膜
〈停止〉
上腕骨結節間溝
〈支配神経〉
胸背神経 C6〜C8
〈作用〉
肩甲骨下制
肩関節伸展、内転、内旋

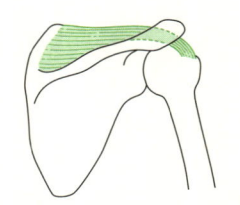

棘上筋（M. supraspinatus）
〈起始〉
肩甲骨棘上窩
〈停止〉
上腕骨大結節
〈支配神経〉
肩甲上神経 C5〜C6
〈作用〉
肩関節屈曲、外転

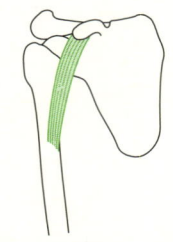

烏口腕筋（M. coracobrachialis）
〈起始〉
肩甲骨烏口突起
〈停止〉
上腕骨内側面
〈支配神経〉
筋皮神経 C5〜C7
〈作用〉
肩関節屈曲

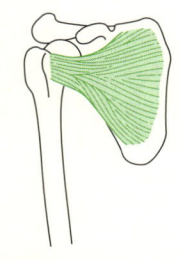

肩甲下筋（M. subscapularis）
〈起始〉
肩甲下窩
〈停止〉
上腕骨小結節
〈支配神経〉
肩甲下神経 C5〜C6
〈作用〉
肩関節内旋

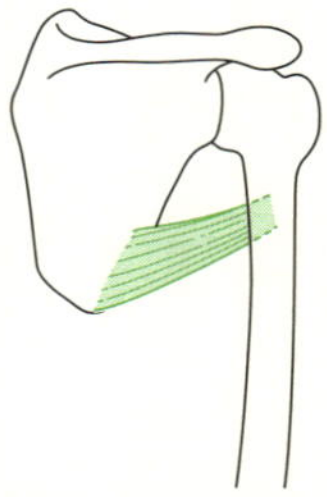

大円筋（M. teres major）
〈起始〉
肩甲骨下角
〈停止〉
上腕骨小結節稜
〈支配神経〉
肩甲下神経 C5〜C6
〈作用〉
肩関節伸展、内転、内旋

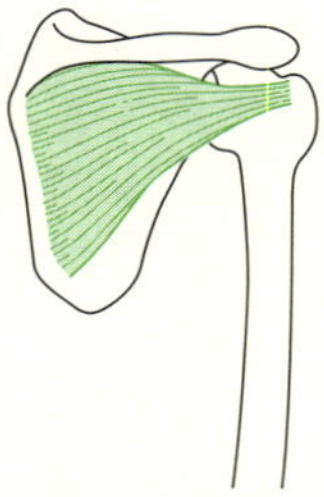

棘下筋（M. infraspinatus）
〈起始〉
肩甲骨棘下窩
〈停止〉
上腕骨大結節
〈支配神経〉
肩甲上神経 C5〜C6
〈作用〉
肩関節外旋

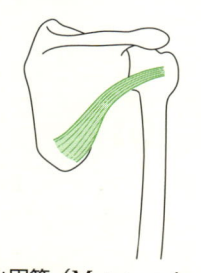

小円筋（M. teres minor）
〈起始〉
肩甲骨外側縁
〈停止〉
上腕骨大結節
〈支配神経〉
腋窩神経 C5〜C6
〈作用〉
肩関節外旋

図15　肩甲上腕関節（肩関節）の筋

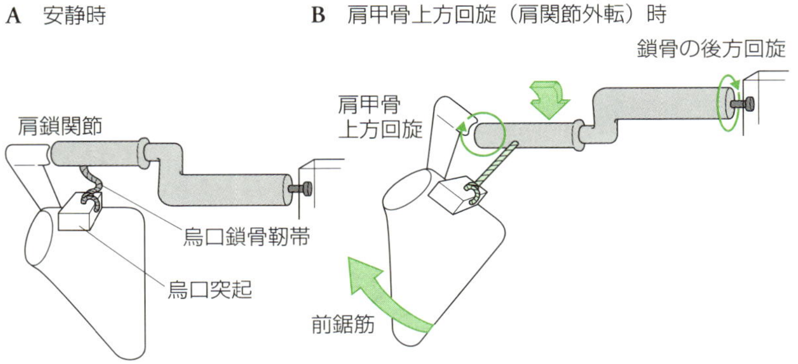

図18 烏口鎖骨靱帯による肩甲骨の運動に伴う鎖骨の後方回旋（Neumann, 2012）

下に入り込む前の時期（挙上80°まで）を「前回旋滑動（prerotational glide）」、肩峰直下にある時期（挙上80～120°）を「回旋滑動（rotational glide）」、肩峰を通過した後の時期（挙上120°以降）を「後回旋滑動（postrotational glide）」と呼んだ[1]。

第2肩関節において大結節の移動路は誘導され、肩関節の運動に伴って烏口肩峰アーチと大結節との衝突が生じないように調整されている。そのため、自然な肩関節屈曲運動では内旋（大結節は前方路を通過）が、肩関節外転運動では外旋（大結節は後外路を通過）が生じる。

烏口鎖骨間メカニズム（C-Cメカニズム）

烏口突起と鎖骨は烏口鎖骨靱帯によって結ばれている。烏口鎖骨靱帯はさらに2つの靱帯に分けられ、各靱帯はその形状から外側を菱形靱帯、内側を円錐靱帯と呼ばれる。烏口鎖骨靱帯には肩関節の運動に関する3つの重要な機能があり、この機能を総称して「烏口鎖骨間メカニズム（C-Cメカニズム）」という。烏口鎖骨靱帯による3つの機能とは以下の通りである[1]。

烏口鎖骨間メカニズム
1. 肩甲骨の支持
2. 肩鎖関節の保持
3. 肩甲骨－鎖骨間の力の介達

第1の機能である肩甲骨の支持は、烏口鎖骨靱帯による肩甲骨の吊り下げ機構のことを表す。肩甲骨は鎖骨に対して烏口鎖骨靱帯によって吊り下げられており、この烏口鎖骨靱帯による吊り下げ機構によって肩甲骨は胸郭上の一定の位置に保持される。

第2の機能である肩鎖関節の保持は烏口鎖骨靱帯による肩甲骨の下・内側方向への移動の制御のことをさし、この機構により肩鎖関節の安定性は向上する。

第3の機能である肩甲骨－鎖骨間の力の介達の機能は少し複雑である。この機能は肩関節の運動時に作用する。先に述べたように、完全な肩関節の運動には肩甲胸郭関節の運動が伴う。たとえば肩関節外転運動の際に肩甲胸郭関節には上方回旋の動きが生じるが、肩甲骨の上方回旋により肩甲骨と鎖骨を結ぶ烏口鎖骨靱帯は緊張する。その力は鎖骨に影響を及ぼし、クランク状の鎖骨は烏口鎖骨靱帯の緊張により約45°後方回旋する。このように烏口鎖骨靱帯は、肩甲骨と鎖骨を連結して肩鎖関節や肩甲骨を支持する機能とは別に、肩甲骨の運動を鎖骨に伝える機能をもつ（**図18**）[12]。

胸鎖関節において生じるこの鎖骨の後方回旋は、肩関節の運動の際における胸鎖関節の挙上角度を調整し、また、肩鎖関節での完全な上方回旋の継続を可能にする。

[2] 肩関節における運動学のポイント

①肩甲上腕リズム

「肩甲上腕リズム（scapulohumeral rhythm）」とは、肩関節の運動における肩甲上腕関節と肩甲胸郭関節との連動作用のことを表し、肩関節挙上運動において肩甲上腕関節と肩甲胸郭関節は2：1の割合で動く（**図19**）[13,14]。たとえば肩関節の外転において、3°ごとの外転のうち2°は肩甲上腕関節、残りの1°は肩甲胸郭関節で生じる。

この連動作用を肩甲上腕リズムと最初に名づけたのはコッドマン（Codman）[15]である。コッドマンは、肩甲骨を固定した状態で肩関節の運動を行うと90～120°までの運動しか生じず、また肩関節内旋位では60°の外転しか生じないことを報告した。コッドマンのこの報告は、肩関節の運動時に上腕骨と肩甲骨とが協調して動く必要があることを明らかにした。

インマン（Inman）[16]はさらにその研究を進め、肩関節外転において最初の30°は肩甲上腕関節で生じるが、それ以降では肩甲上腕関節：肩甲胸郭関節＝2：1になると報告している。この原則に基づくと肩関節の完全外転180°は、肩甲上腕関節の120°外転と肩甲胸郭関節の60°上方回旋が組み合わさって生じていることになる。

また、肩関節屈曲の際に最初の60°の屈曲は主に肩甲上腕関節で行われ、それ以降の運動では外転時と同様に肩甲上腕関節：肩甲胸郭関節＝2：1の関係で動くことが明らかにされている[14]。

1944年のインマンによる報告以降も数多くの報告がなされているが、その多くはインマンが最初に報告した2：1に近いものばかりである。

外転時における各関節の動きをもう少し詳しく説明すると、肩甲上腕関節は自動運動では90°までの外転が可能であり、他動的な30°の外転が加わることで120°まで動かすことができる。肩甲上腕関節の外転と同時に肩甲骨は回旋を開始するが、この肩甲骨の回旋は胸鎖関節と肩鎖関節によって起こる。胸鎖関節の可動域は30°であ

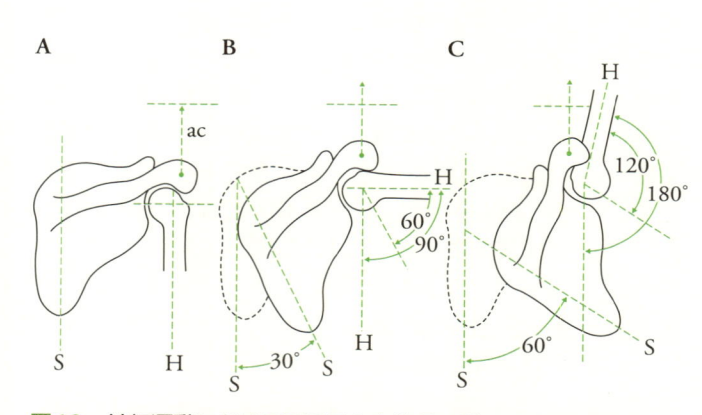

図19　外転運動における肩甲骨と上腕骨の動き（肩甲上腕リズム）
A：上肢下垂位
B：肩関節90°外転位のうち60°は肩甲上腕関節、30°は肩甲胸郭関節で生じる。
C：肩関節外転180°のうち120°は肩甲上腕関節、60°は肩甲胸郭関節で生じる。
S：肩甲骨、H：上腕骨、ac：肩鎖関節
（Cailliet, 1966. Ebskov, 1975）

り、その動きは外転初期に開始され、外転90°付近で終わる。残り30°の運動は肩鎖関節で起こり、肩鎖関節では外転初期の0〜30°、135°以降の外転域で動きが生じる。

肩関節外転90°以降に鎖骨では後方回旋の運動が生じる。この回旋運動は、肩甲骨の上方回旋の動きによって引き伸ばされる烏口鎖骨靱帯を弛緩させる。また、鎖骨の後方回旋によって肩甲骨の回旋域はさらに拡大し、肩鎖関節における肩甲骨の可動性は向上する（図20）[14]。

②コッドマンの逆説（Codman's paradox）

コッドマンの逆説（パラドックス）とは、肩関節の運動により自然に上腕骨の回旋運動が生じるという説である。①上肢を下垂し手掌面を体側に向け母指を前方に向けた姿勢をとる、②前額面で肩関節を180°外転する。最大外転位で手掌面は外側を向いている、③矢状面で肩関節を伸展し再び上肢下垂位に戻す（図21）[1]。

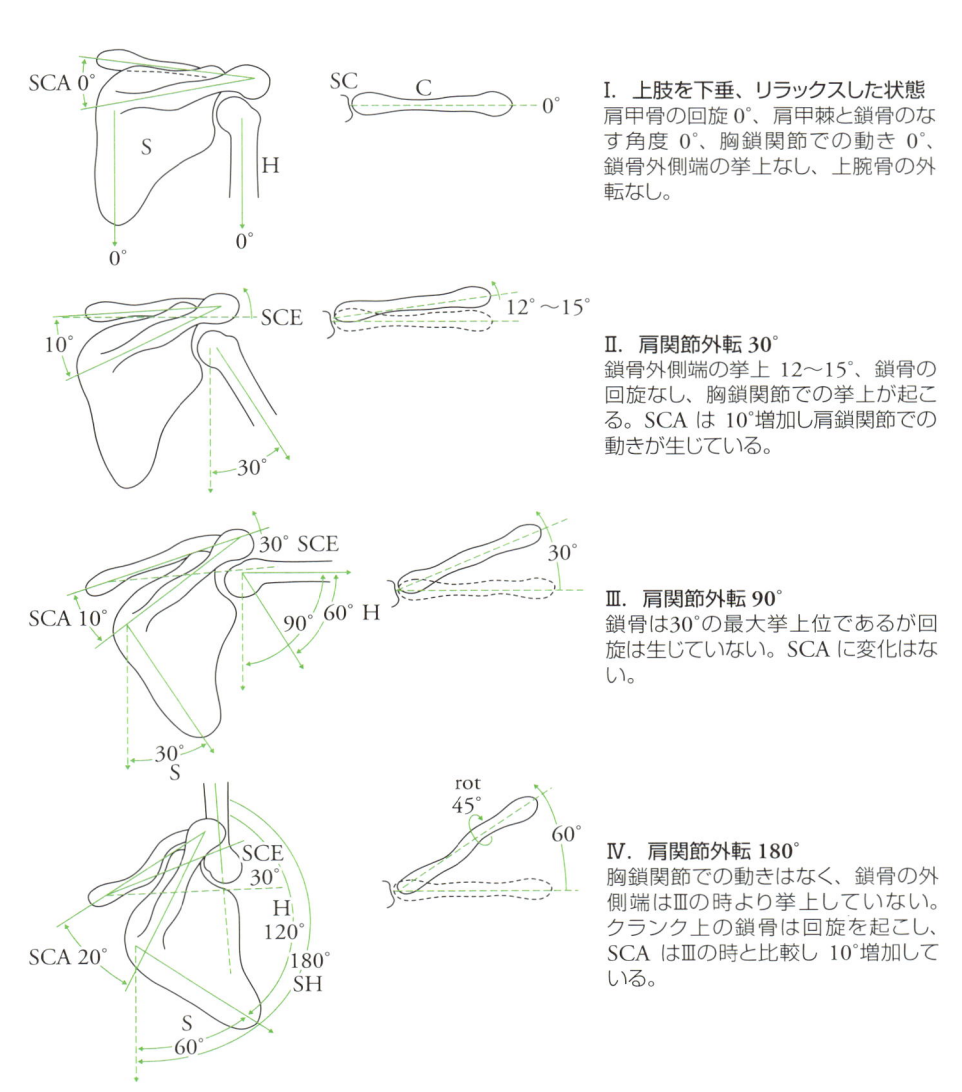

I. 上肢を下垂、リラックスした状態
肩甲骨の回旋0°、肩甲棘と鎖骨のなす角度 0°、胸鎖関節での動き 0°、鎖骨外側端の挙上なし、上腕骨の外転なし。

II. 肩関節外転 30°
鎖骨外側端の挙上 12〜15°、鎖骨の回旋なし、胸鎖関節での挙上が起こる。SCA は 10°増加し肩鎖関節での動きが生じている。

III. 肩関節外転 90°
鎖骨は30°の最大挙上位であるが回旋は生じていない。SCA に変化はない。

IV. 肩関節外転 180°
胸鎖関節での動きはなく、鎖骨の外側端はIIIの時より挙上していない。クランク上の鎖骨は回旋を起こし、SCA はIIIの時と比較し 10°増加している。

図20 肩関節外転180°時における肩関節複合体の協調運動
SCE：胸鎖関節での鎖骨の挙上
SCA：鎖骨と肩甲棘によって構成される角度
SC：胸鎖関節での動き
(Ebskov, 1975)

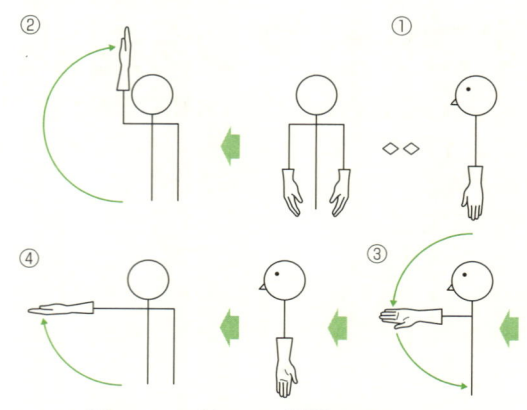

図21　コッドマンの逆説 (信原，1979)

この一連の上肢の運動のなかで，開始時に内側を向いていた手掌面は180°回転して最終的に外側を向く．このことは外転と伸展の運動のなかで肩甲上腕関節における合計180°の内旋運動が生じたことを意味している．上肢下垂位で手掌を外側に向けた内旋位（**図21-③**）で肩関節の外転運動を試みても，自然な肩甲上腕関節の内旋によってさらに関節包に捻れが加わるため90°以上の外転は困難となる．マコネイル（MacConaill）[17]は，肩関節運動の自然な回旋を打ち消すような内・外旋運動を「付加回旋（adjunct rotation）」と名づけ，コッドマンの逆説で紹介されているような肩関節の運動に伴って自然に生じる回旋運動を「連合回旋（conjunct rotation）」とすることで，肩甲上腕関節における回旋運動を2つに区分した．

③ 腱板の機能

腱板は解剖学的に1つの「機能単位（anatomical functional unit）」と見なすことができ，肩関節の運動にとって非常に重要な構成体である．その代表的な機能は，①上腕骨頭を関節窩に引きつける（stabilizer作用），②外転初期（0〜30°）に強く作用し，三角筋のベクトル効率を高める（abductor作用），③肩関節の外転運動において上腕骨頭を下方に引く（depressor作用），④肩関節外転時に上腕骨頭を外旋する（rotator作用）である．

腱板の機能

❶ 上腕骨頭を関節窩に引きつける（安定作用：stabilizer）
❷ 外転初期（0〜30°）に強く作用し三角筋のベクトル効率を高める（外転作用：abductor）
❸ 肩関節の外転運動において上腕骨頭を下方に引く（下降作用：depressor）
❹ 肩関節外転時に上腕骨頭を外旋する（回旋作用：rotator）

［安定作用：stabilizer］

肩甲上腕関節は①関節包の弛緩，②関節表面の適合性の悪さ，③肩甲骨関節窩の垂直性（関節窩の垂直線に対する角度は5°に過ぎない）という3つの要因により非常に不安定な関節である．そのため肩甲上腕関節には，上腕骨頭を関節窩に押しつけるための特殊な力学的機構が必要であり，その機能のほとんどは腱板の1つである棘上筋が担っている．

棘上筋は肩甲骨棘上窩に起始して上腕骨大結節に付着する筋であり，棘上筋が収縮することで上腕骨頭を関節窩に押しつけ上腕骨を肩甲骨に対して固定する（**図22**）[18]．また棘上筋は，安静時における上肢下垂位での唯一の懸垂作用筋でもあり，上肢下垂位や上肢で荷物を保持している間に持続的な筋電図活動が観察される[19]．

棘上筋は安静時や運動時において常に力学的ス

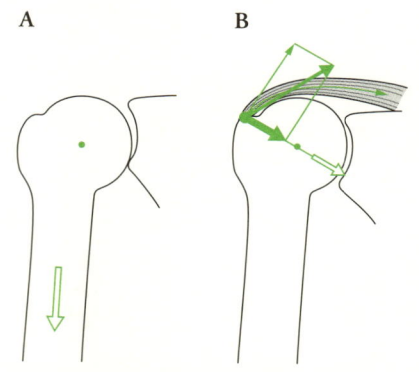

図22　棘上筋による肩甲上腕関節の安定作用
A：肩甲上腕関節は，①関節包の弛緩，②関節表面の適合性の悪さ，③肩甲骨関節窩の垂直性の要素から非常に不安定な関節である．
B：棘上筋の収縮は上腕骨頭を関節窩に対して押しつけ肩甲上腕関節を安定させる．
（Castingら，1986）

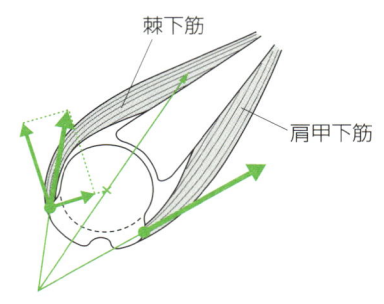

図23 棘下筋と肩甲下筋による肩甲上腕関節の安定作用
棘下筋と肩甲下筋の筋収縮によって生じる合力（上腕骨頭中心を貫き関節窩に対してほぼ垂直に向かう矢印）は上腕骨頭を関節窩に対して押しつけ、棘上筋による安定作用を補助する。
（Castaingら，1986）

トレスにさらされるため、非常に疲労しやすくまた損傷の頻度も高い。そのため同じ腱板である棘下筋と肩甲下筋は、棘上筋による肩甲上腕関節の安定作用を補助している。棘下筋は上腕骨頭の後方を走行して大結節に付着し、肩甲下筋は上腕骨頭の前方を走行して小結節に付着する筋である。

これら2つの筋の同時収縮は、関節窩に対して上腕骨頭を引きつけ棘上筋と同じく関節窩に対して上腕骨頭を固定する役割を担う（図23）[18]。

[外転作用：abductor]

肩関節外転において主に働く筋は三角筋と棘上筋である（図24-A）[18]。肩関節外転を行うためには両筋が協調して収縮する必要があり、各筋の単独収縮では完全な肩関節外転は困難である。

三角筋はその筋の走行から、肩甲上腕関節を外転方向に引く大きな力の成分をもっている。しかし、三角筋の単独収縮は上腕骨を上方移動させ、その結果肩峰下空間（第2肩関節）は狭小化し上腕骨頭と肩峰との衝突が生じる（図24-B）[18]。

一方で、棘上筋はその筋の走行から上腕骨頭を肩甲骨関節窩に押しつける強力な作用をもつが、上腕骨を外転させる力の成分は非常に小さい。したがって、棘上筋の単独収縮では完全な外転運動を生じさせることはできない。

肩関節の外転の初期（0〜30°）に、

棘上筋は上腕骨頭を肩甲骨関節窩に対して押しつけると同時に、「運動開始筋（starter muscle）」として肩関節外転を開始する。その後、強い外転方向の成分をもつ三角筋の力が加わることで、肩関節は十分に外転することができる（図24-C）[18]。

[下降作用：depressor]

肩関節外転において、平面に近い肩甲骨関節窩に対して半球状の上腕骨頭は上方へと転がる。しかし、転がりの運動のみが継続した場合、上腕骨頭は関節窩より逸脱し、さらに上腕骨頭の上方移動により第2肩関節は狭小化して上腕骨頭は烏口肩峰アーチに衝突する。上腕骨頭と烏口肩峰アーチの間には、棘上筋および肩峰下滑液包（subacromial bursa）が介在しており、肩関節外転において上腕骨頭の転がりの運動のみが継続した場合、上腕骨と烏口肩峰アーチ間での「挟み込み（インピンジメント）」が生じる。このインピンジメントは、肩関節外転を制限するとともに、鋭い疼痛を伴う肩峰下インピンジメント症候群（いわゆる五十肩）の原因となる[20]。

この挟み込み現象を回避するために機能しているのが肩甲下筋、棘下筋、小円筋の3筋である。これらの筋群は上腕骨頭を下方移動させる力の成分をもち、外転と同時に上腕骨頭を下方に引き下げることで上腕骨頭を関節窩内に保持する（図25）[5]。また、外転角度が大きくなるにしたがって減少する棘上筋による固定作用を補助し、30°以降の肩関節外転運動時に関節窩に対して上腕骨頭

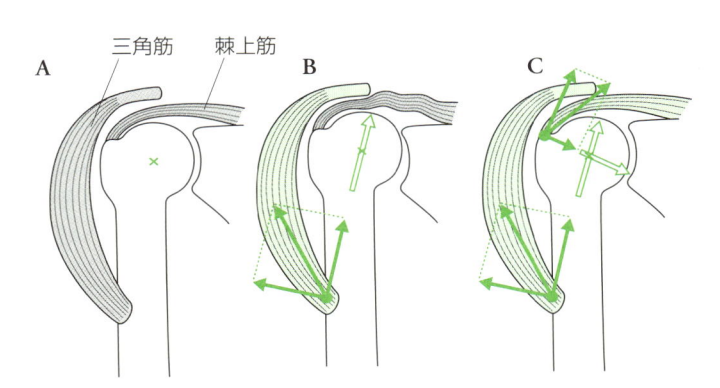

図24 肩外転運動における三角筋と棘上筋の共同作用
A：肩関節を外転する三角筋と棘上筋
B：三角筋のみが収縮した場合、上腕骨頭は上方移動し第2肩関節部は狭小化する。
C：三角筋と棘上筋との協調的な収縮により、スムーズな外転運動が可能となる。
（Castaingら，1986）

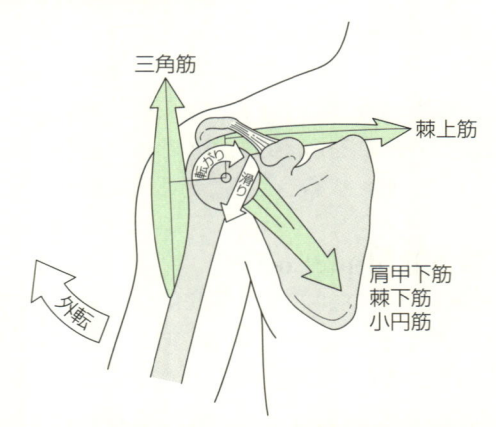

図25 上腕骨頭の下降作用をもつ肩甲下筋・棘下筋・小円筋（Mansfieldら，2010）

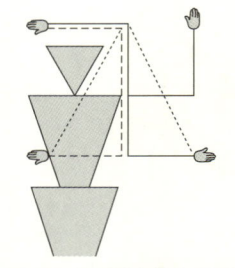

図26 肩関節外転および屈曲には肩甲上腕関節の回旋運動が必要である（信原，1979）

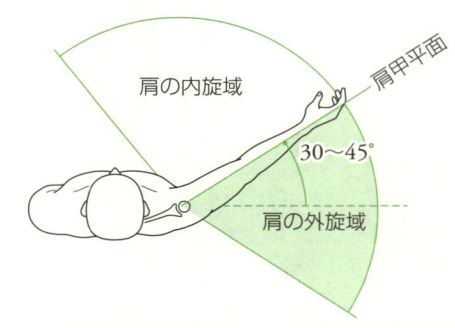

図27 "肩甲平面"では肩の回旋が消失する（信原，1982）

を固定する役割を果たす。

［回旋作用：rotator］

腱板における回旋作用とは、肩関節外転運動時における棘下筋と小円筋による肩甲上腕関節の外旋作用のことである。肩関節外転運動時に外旋が生じない場合、大結節は肩峰に衝突もしくは烏口肩峰アーチの下をくぐれない。肩関節外転時の腱板による肩甲上腕関節の外旋は、第2肩関節内での大結節の位置を変化させ、大結節と烏口肩峰アーチとの衝突を防ぐ。

④ 肩甲平面とゼロ・ポジション

［肩甲平面］

手が最大挙上位まで達する経路を考えてみると、肩関節の屈曲には肩甲上腕関節の内旋が必要であるのに対して肩関節外転には肩甲上腕関節の外旋が必要である（図26)[1]。

このことは、肩関節屈曲や外転の運動に際して関節包の捻れが加わることを意味している。しかし、両者の境界においては関節包に捻れが加わることなく挙上運動が可能な面が存在し、この面のことを「肩甲平面（scapular plane）」という。肩甲平面は個人差があるものの、前額面から前方30～45°の間に存在する（図27)[7]。

肩甲平面での肩関節の運動は関節包に捻れが加わらないため、肩関節構成体に加わる負担も最小となる。そのため、この肩甲平面の概念は、スポーツや肩関節の固定肢位などに応用されている。たとえば、バレーボールのスパイクでは、肩甲平面上での上肢の運動を行うことで頻回に加えられる肩関節構成体に対するストレスを最小限にすることができ、それによって肩関節に生じる障害を回避することにつながる。

［ゼロ・ポジション］

肩甲下筋は肩関節の前面を走行し、小結節に付着するため内旋筋として働き、棘下筋と小円筋は肩関節後面を走行し、大結節に付着するため外旋筋としてそれぞれ働くことで、肩関節の挙上運動における大結節と烏口肩峰アーチとの衝突を回避する。しかし、外転150°付近になると、これら回旋筋群の走行は上腕骨軸と一致するようになるため、これらの筋は回旋筋としての機能を失う。回旋筋である腱板がその機能を失う外転約150°の肢位を「ゼロ・ポジション（zero position）」という（図28)[7]。

投球動作において球をリリースする瞬間に見られるゼロ・ポジションは、不要な筋収縮による上

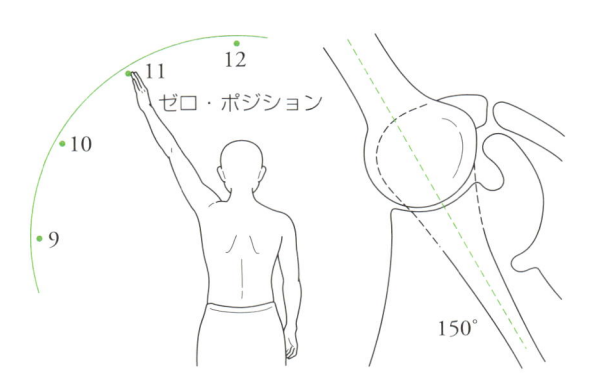

図28 肩の基本肢位 "zero position"（信原，1982）

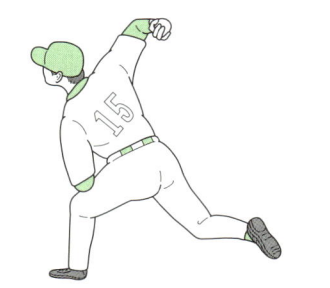

図29 スポーツの場面において見られるゼロ・ポジション

肢の振りの減速をおさえ、また、素早い運動中に生じる筋収縮による筋へのダメージも最小限にする。したがってゼロ・ポジションは、怪我の予防の観点からみても非常に重要な肢位であるといえる（図29）。

翼状肩甲のメカニズム

「翼状肩甲（winged scapula）」とは、肩甲胸郭関節における外転と上方回旋筋である前鋸筋の麻痺や筋力低下により、肩関節外転の抵抗運動時に肩甲骨内側縁が浮き上がる現象である。肩甲骨内側縁が浮き上がった様子が、天使の羽根や折りたたんだ鳥の羽根のように見えるため、古くからそう呼ばれている（図30)[21]。

肩関節外転において、強い外転分力をもつ三角筋が十分に機能するためには、肩甲骨を固定する作用をもつ前鋸筋の収縮が必要である。前鋸筋は三角筋の収縮によって生じる肩甲骨下方回旋の力を相殺しながら、より強く収縮することで肩甲胸郭関節における外転と上方回旋の動きを生じさせる。前鋸筋の麻痺や筋力低下が生じると、前鋸筋の本来もつ肩甲骨を外転および上方回旋させる作用を発揮することができなくなり、その結果、三角筋のもつ肩甲骨下方回旋の運動が出現する。三角筋による肩甲骨の下方回旋は、関節窩の向きを下向きに変化させるため肩甲上腕リズムは乱れ、十分な外転運動の遂行は困難となる。

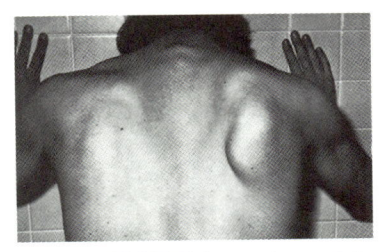

図30 翼状肩甲（winged scapula）(Melvin, 1988)

肩甲骨を回転させる力とその組織化

「フォースカップル（force couple）」は2つ以上の筋が対となって同時に反対方向の力を生む時に生じる。たとえば、車の運転時においてハンドルを操作し、左折する場面を想像してみてほしい。左手でのみハンドルを把持し、反時計回りにハンドルを回転すれば車は左折する。しかしこの際、左手には大きな力が必要となる。同様の場面において両手で時計の10時と4時の位置を把持し、反時計回りにハンドルを回転すれば片手での操作時と同様に車は左折するが、その際に両手に要求される力は片手での操作時と比較し大きく減少する。肩甲骨周囲の筋にも同様に少ない力で効率よく肩甲骨を回転させる機構が存在している。

僧帽筋上部線維と下部線維、前鋸筋の3筋は、同時に作用することによってフォースカップルを形成し、肩甲骨を上方回旋させる。また、肩甲挙筋、菱形筋群、小胸筋の3筋も同様に肩甲骨回旋運動におけるフォースカップルを形成し、同時に作用することによって肩甲骨を下方回旋させる（図31)[22]。

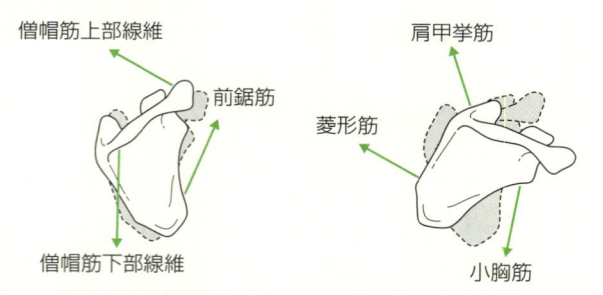

図31　肩甲骨の回旋運動におけるフォースカップル
左：肩甲骨上方回旋：僧帽筋上部線維・僧帽筋下部線維・前鋸筋のフォースカップル
右：肩甲骨下方回旋：肩甲挙筋・菱形筋・小胸筋のフォースカップル
(Peggyら，2013)

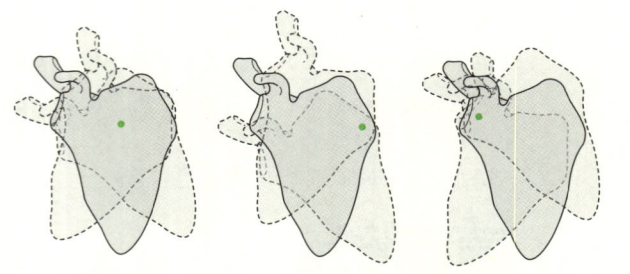

図32　肩甲骨は上肢の運動の目的に応じて回転中心を変化させる
(Forniら，1974)

　この肩甲骨の回転運動は常に同一の運動軸によって生じているわけではなく、上肢に課せられた課題と運動特性によってさまざまな変化を見せる。フォルニ（Forni）とカッペリーニ（Cappellini）[23]は、肩甲骨が課題に応じて複数の軸を中心として回転することを明らかにしている（図32）。この回転軸の変化を生み出しているのは筋収縮の「組織化（organization）」であり、筋収縮の組織化の形態を変化させることで肩甲骨上にある「固定点」が規定され、その点を中心にして肩甲骨を回転させることで関節窩の状態が決まり、物体に伸ばした手が最適な高さになるように上肢を移動させることができる。

肩複合体の運動を再定義する

　運動学において肩関節の運動は、矢状面での運動（屈曲－伸展）、前額面での運動（内転－外転）、水平面での運動（内旋－外旋）の3つの面における運動として定義されている。しかし、日常生活場面における肩関節の運動はそのように単純化しておらず、個々の運動が「分廻し運動（circumduction）」のなかで組み合わされている（図33）[18]。

　パール（Pearl）[24]は従来の方法で行う肩関節の運動分析は不自然であるとし、筋電図を用いた調査から肩関節の運動を上腕骨頭を頂点とする"円錐形"で捉えることで肩関節における基本的な運動特性を的確に表すことができると述べている。前額面における肩関節外転運動から内転運動への連続した運動における筋電図分析（図34）[24]を行うと、外転の初期には三角筋後部線維、小円筋、三角筋中部線維、棘下筋、棘上筋、大円筋、広背筋の順に大きな筋活動を認める。しかし、外転可動域の35％付近から徐々にこれらの筋の活動は減少し、内転運動に関与する大胸筋鎖骨部線維や肩甲下筋が徐々に活動を始める。外転可動域の45％付近では完全に筋活動の大きさが逆転し、肩関節内転運動が開始されると完全に大胸筋鎖骨部線維と肩甲下筋の働きが優位となる。

　また、時計回りに肩関節の円錐状運動を行うと、360°の回転運動において大胸筋鎖骨部線維、三角筋前部線維、三角筋中部線維、三角筋後部線維、広背筋、大円筋の6筋が円錐底辺の各部に対応するように活性化していく（図35）[24]。こう

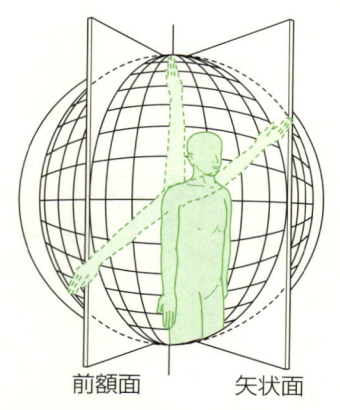

図33　肩関節における「分廻し運動（circumduction）」
(Castaingら，1986)

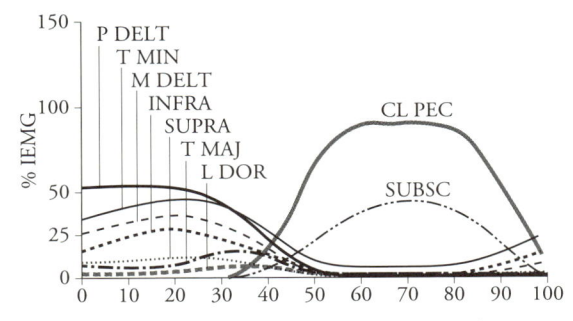

図34 肩関節の外転―内転運動の筋電図分析
縦軸：最大収縮を100%とした時の収縮強度を%で表したもの
横軸：%で表した可動範囲。0〜50%が外転、50〜100%が内転
P DELT：三角筋後部線維　T MIN：小円筋　M DELT：三角筋中部線維　INFRA：棘下筋　SUPRA：棘上筋　T MAJ：大円筋　L DOR：広背筋　CL PEC：大胸筋鎖骨部線維　SUBSC：肩甲下筋
（Pearl, 1992）

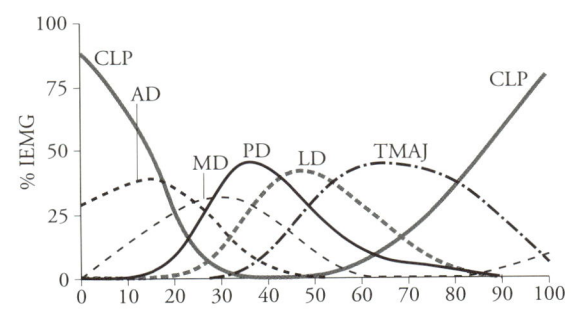

図35 時計回りに行った上肢の円錐状運動の筋電図分析
縦軸：図34に同じ
横軸：%で表した可動範囲。0〜50%は0〜180°に、50〜100%は180〜360°に対応
（Pearl, 1992）

した筋活動の調節は、どの運動面で遂行しても関わる筋の空間的・時系列的なパターンは同じである。

このように、肩関節の運動を上腕骨頭を頂点とする円錐形として捉えると、実際の肩関節の運動は各筋の筋収縮の組織化によって形成されていることがわかる。

肩複合体における代償運動

[代償運動とは何か]

筋力低下や麻痺がある場合、その筋の作用を補うために行われる運動を「代償運動（tric motion）」という。筋力を測定するために行われる徒手筋力検査（Manual Muscle Testing：MMT）は筋を個別的に選択してテストすることを目的にしているため、できるだけ他の筋の作用（代償運動）を除外する必要がある。

[肩関節屈曲の代償運動]

肩関節屈筋である三角筋前部線維、棘上筋、烏口腕筋に筋力低下や麻痺を認める場合、上腕二頭筋長頭、僧帽筋上部線維、大胸筋に加えて体幹の伸展による代償運動が生じうる。

肩関節屈曲の代償運動
1. 上腕二頭筋長頭による代償
2. 僧帽筋上部線維による代償
3. 大胸筋による代償
4. 体幹伸展、肩甲骨挙上による代償

上腕二頭筋長頭によって代償運動を試みる場合、患者は肩関節を外旋位にする（図36)[25]。この代償運動を避けるためには肩関節内旋と外旋の中間位で検査を行い、また肘関節は軽度屈曲位とする。

僧帽筋上部線維によって代償運動が試みられる場合、肩関節の屈曲は起こらず肩甲胸郭関節における挙上が出現する。

大胸筋によって代償が試みられると、肩甲上腕関節での水平内転が起こる。大胸筋によって肩関

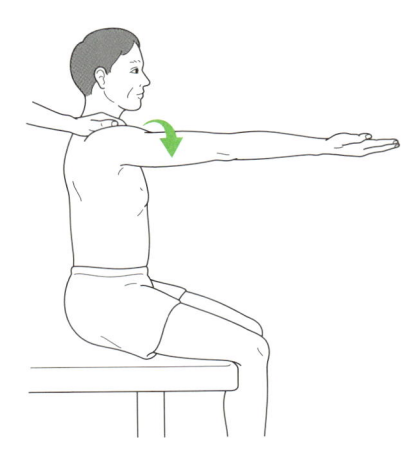

図36 上腕二頭筋長頭による肩関節屈曲の代償運動
（Hislopら, 2014）

節の屈曲を代償する場合、約70°の屈曲が生じる。
　肩関節屈曲を補助するために体幹を伸展させるか肩甲骨挙上の代償運動が出現する。この代償運動によって直接的に肩甲上腕関節の関節角度は変化しないが、手の位置が変化することによって見かけ上屈曲可動域が向上したようにみえる。

[肩関節外転の代償運動]

　肩関節外転筋である三角筋中部線維と棘上筋に麻痺や筋力低下を認める場合、上腕二頭筋長頭、上腕三頭筋長頭に加えて体幹側屈での代償運動が生じうる。

肩関節外転の代償運動
❶ 上腕二頭筋長頭による代償
❷ 上腕三頭筋長頭による代償
❸ 体幹側屈による代償

　上腕二頭筋長頭によって代償運動を試みる場合、患者は肩関節を外旋位にする。この代償運動を避けるために、肘関節は軽度屈曲位においてテストを始め、テストの間上腕二頭筋の収縮を起こさせないようにする。
　上腕三頭筋長頭によって代償運動を試みる場合、患者は肩関節を内旋し後方伸展しながら外転する。
　肩関節外転を補助するために体幹側屈の代償運動が出現する。肩関節の屈曲における体幹伸展と同様に、この代償運動により手の位置が変化することで見かけ上外転可動域が向上したようにみえる。

[3] 肩関節の進化と機能の変遷

ヒトと他の霊長類では肩甲骨の向きが異なる

　ヒトと類人猿の肩関節を比較すると、肩関節を構成する鎖骨、上腕骨、肩甲骨といった構成要素は同じであるにもかかわらず、その方向や形態に違いがあることに気づく。そのなかでも特に大きな違いは、肩甲骨の向きの違いである。マカクザルの胸郭は横径が短く前後径が長いため、肩甲骨は胸郭の形状に沿い矢状面上に位置している。それに対してヒトの胸郭は前後径が短く横径が長いため、肩甲骨はほぼ前額面の向きに位置している（図37）[26]。

　この肩甲骨の向きの違いは、肩関節の機能の違いを反映している。類人猿にとって重要な肩関節の機能は荷重関節としての機能であり、肩関節は強い外力に適応するために安定した構造をもつ必要がある。肩甲骨が矢状面上に位置することで関節窩に対して上腕骨長軸は垂直に交わり、手（前肢）にかかる荷重は上肢の骨を介して関節窩でしっかりと受け止められる。

　今から約450万年前に人類は直立歩行を始めるようになり、四足動物から二足動物へと進化を遂げた。この変化によって肩関節の荷重関節としての機能は衰退したが、荷重機能から解放された肩甲骨が胸郭の形態変化に合わせて後方に回ることで関節窩は外側を向いた。この関節窩の向きの変化により、前方の限られた空間のみでなく後方空間へも手を伸ばすことが可能となった。さらに肩甲骨の関節窩が小さく、浅くなることによって肩関節の可動範囲は大幅に向上した。

肩関節における筋機能の進化

　マカクザルのように肩関節が主に荷重関節として機能する場合、肩関節周囲の筋には関節を安定させるための固定筋としての機能が求められる。肩関節において固定筋として重要な役割を果たしているのが腱板（rotator cuff）である。ヒトとチンパンジーの肩甲骨後面像（図38）[27]を比較すると、チンパンジーの棘上窩と棘下窩の大きさはほとんど同じであるのに対して、ヒトでは棘下窩の面積がより大きいことがわかる。チンパンジーの肩関節は外転位にあることが多いため、棘上窩と

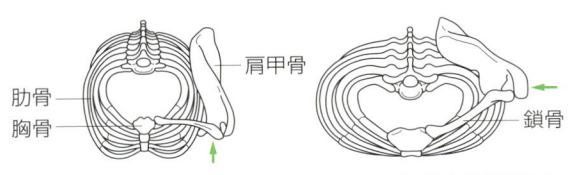

図37　マカクザル（左）とヒト（右）の胸郭と肩関節の上面像
マカクザルの肩甲骨は矢状面に位置し、関節窩は前額面にあるため前方の空間のみに手を伸ばすことができる。一方でヒトの肩甲骨は前額面に向きを変え、関節窩は矢状面にあるため、前方空間のみでなく、後方空間へも手を伸ばすことが可能となった。矢印（←）は関節窩に垂直に交わる軸の向きを示している。
（Schultz, 1950）

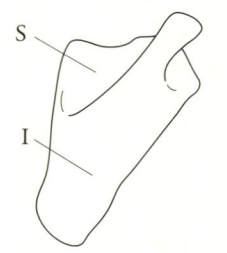

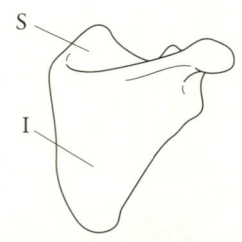

図38　チンパンジー（左）とヒト（右）の肩甲骨後面像
S：棘上筋付着部（棘上窩）、I：棘下筋付着部（棘下窩）
（Aielloら，1990）

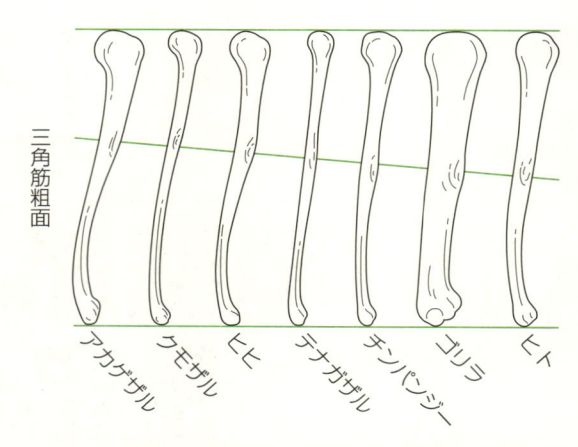

図39　三角筋付着部（三角筋粗面）の進化に伴う移動
（Richard, 2008）

棘下窩にそれぞれ付着する棘上筋と棘下筋は、ほとんど同じ力で同時収縮することによって、上腕骨頭を関節窩に対して強く押しつけ、肩関節の安定性向上に貢献していたと考えられる。

また、肩甲骨の向きの変化によってその機能が大きく変化した筋が前鋸筋である[28]。前鋸筋は、肩甲骨内側縁と肋骨に付着をもつ筋であり、四足動物の時代には肩甲骨に対して体幹を吊り下げる固定筋としての役割を果たしていた。しかし、肩甲骨の後方移動によってその機能は変化し、肩甲骨の上方回旋筋として働くことで上肢の運動範囲拡大に大きく貢献した。

さらに、強力な外転筋である三角筋の付着部（上腕骨三角筋粗面）は、上肢の運動範囲の拡大に伴って上腕骨の中央部に移行した（図39）[29]。この三角筋の付着部の移動は三角筋のモーメントアームを延長し、上肢の大きな回転モーメントを生み出すことを可能にした。

ヒトは肩関節の進化によって生存競争を勝ち抜いた

プロ野球で活躍する投手は平均して約140キロ前半の速さのボールを遠く離れたキャッチャーミットに向かって正確に投げることができる。この技術を習得するためにはかなりの練習が必要であるが、あわせて投球に適した身体構造も必要である。

ヒトに特有な肩関節の構造を最初に獲得したのは、今から200万年前に生息していた「ホモ・エレクトゥス（Homo erectus）」であるといわれている。ホモ・エレクトゥスはその進化した肩関節の構造を利用して、遠く離れた対象物に向かって石や鋭利な棒をはじめとする武器を投げる「投てき動作（throwing action）」を最初に獲得した種であると考えられている[30]。

ホモ・エレクトゥスは小柄でがっちりとした体格であるが動作が非常に鈍く、また爪や牙などの武器を持たなかった。しかし脳容量の大幅な発達に加え、肩関節の構造変化に伴う上肢の運動範囲の拡大によって、武器を遠くまで投げるための十分な遠心力を生み出すことに成功した。投てきによる狩猟は、至近距離で獲物を狩る方法よりも安全かつ効果的であり、獲物から得た栄養素は脳やその他の器官のさらなる発達に寄与したと考えられている。

文献

1) 信原克哉：肩─その機能と臨床．医学書院，1979．
2) 渡辺正仁（監修）：理学療法士・作業療法士・言語聴覚士のための解剖学 第3版．廣川書店，2001．
3) Kelley MJ, Clark WA (Eds.)：Orthopedic therapy of the shoulder. Lippincott Williams & Wilkins, 1995.
4) 内田淳正（監修）：標準整形外科学 第11版．医学書

5) Mansfield PJ et al.（弓岡光徳，他・監訳）：エッセンシャル・キネシオロジー．南江堂，2010．
6) 城勝哉，他：肩関節周辺の臨床と解剖．医学のあゆみ 177：262-280，1981．
7) 池田亀夫，他（監修），信原克哉，他：図説 臨床整形外科講座 肩・上腕・肘；肩 機能解剖と診察法．メジカルビュー社，1982．
8) 信原克哉，他：肩診療マニュアル第2版．医歯薬出版，1991．
9) Pfuhl W：Der Bewegungsumfang im Schultergelenk und der Anteil des subacromialen Nebengelenkes an den Schulterbewegungen. Morph. Jb：670-696. 1934.
10) Sohier R：Kinesiotherapy of the shoulder. John Wright & Sons, 1967.
11) 信原克哉，他：第2肩関節について．整形外科 25：269-275，1974．
12) Neumann DA（嶋田智明，他・監訳）：カラー版筋骨格系のキネシオロジー 原著第2版．医歯薬出版，2012．
13) Cailliet R：Shoulder Pain. FA Davis Co, 1966.
14) Ebskov B（荻島秀男・訳）：上肢の運動学．医学書院，1975．
15) Codman EA：The Shoulder. Thomas Todd, 1934.
16) Inman VT et al.：Observations on the function of the shoulder joint. Journal of Bone and joint Surgery 26：1-30, 1944.
17) MacConaill M, Basmajian JV：Muscles and movements；a basis for human kinesiology. Williams & Wilkins Co, 1969.
18) Castaing J et al.（井原秀俊，他・訳）：図解・関節運動器の機能解剖－上肢・脊柱編．協同医書出版社，1986．
19) Basmajian JV, De Luca CJ：Muscles alive. Their function revealed by electromyography. Baltimore, Williams&Wilkins, 1985.
20) Michener LA et al.：Anatomical and biomechanical mechanisms of subacromial impingement syndrome. Clinical biomechanics 18：369-379, 2003.
21) Melvin P：The shoulder surgical and nonsurgical management. Lea & Febiger, 1988.
22) Peggy AH et al.（武田功・監訳）：ブルンストローム臨床運動学 原著第6版．医歯薬出版，2013．
23) Forni I, Cappellini O：Compendio di meccanica arti-colare. Urbino, Argalia, 1974.
24) Pearl ML et al.：An electromyographic analysis of the shoulder during cones and planes of arm motion. Clin Orthop Relat Res 284：116-127, 1992.
25) Hislop HJ et al.（津山直一，他・訳）：新・徒手筋力検査法 原著第9版．協同医書出版社，2014．
26) Schultz AH：The physical distinction of man. Proceedings of the American Philosophical Society 94：428-449, 1950.
27) Aiello L, Dean C：An introduction to human evolutionary anatomy. Academic Press, 1990.
28) 伊藤博信，他：生物比較からみたヒトの形態学．金原出版，1990．
29) Brand RA：Origin and comparative anatomy of the pectoral limb. Clinical Orthopaedics and Related Research 466：531-542, 2008.
30) Roach NT et al.：Elastic energy storage in the shoulder and the evolution of high-speed throwing in Homo. Nature 498：483-486, 2013.

第6章 肘関節と前腕の運動学

[1] 肘関節と前腕の基本事項

肘関節と前腕の全体像

肘関節（elbow joint）は上腕骨、橈骨、尺骨の3つの骨からなり、①腕尺関節（humeroulnar joint）、②腕橈関節（humeroradial joint）、③近位橈尺関節（proximal radioulnar joint）の3つの関節が一つの関節包で包まれている複合的な関節である（図1）。

前腕は橈骨と尺骨からなり、近位橈尺関節と④遠位橈尺関節（distal radioulnar joint）の2つの関節から構成される。

肘関節では屈曲（flexion）、伸展（extension）、前腕では回内（pronation）、回外（supination）の運動が可能である（図2）。

肘関節と前腕の運動
1. 屈曲（flexion）
2. 伸展（extension）
3. 回内（pronation）
4. 回外（supination）

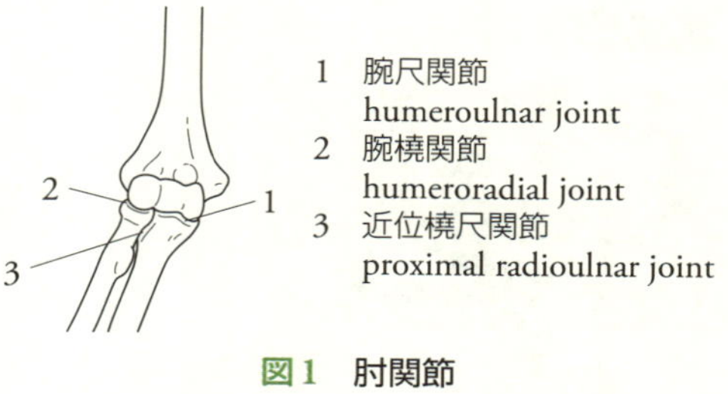

図1　肘関節
1 腕尺関節　humeroulnar joint
2 腕橈関節　humeroradial joint
3 近位橈尺関節　proximal radioulnar joint

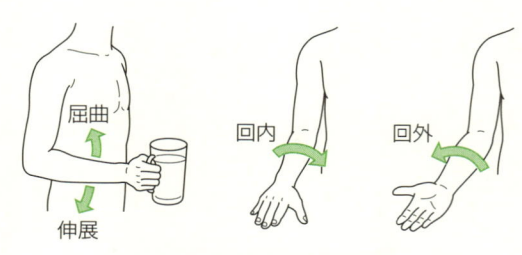

図2　肘関節と前腕の運動

腕尺関節

腕尺関節は上腕骨滑車と尺骨の滑車切痕からなる関節であり、1軸性の蝶番関節（hinge joint）に分類される。上腕骨滑車および尺骨の滑車切痕との強固な骨性連結により、肘関節の安定性の大部分が確保されている。

尺骨には2つの突出部があり、解剖学的立位肢位において近位にある突出部を肘頭突起（olecranon process）、遠位にある突出部を鉤状突起（coronoid process）という。一方で、上腕骨にはそれに対応するくぼみがあり、前面のくぼみを鉤突窩（coronoid fossa）、後面のくぼみを肘頭窩（olecranon fossa）という。肘関節を完全屈曲すると鉤状突起が鉤突窩に適合し、また、完全伸展すると肘頭突起が肘頭窩の中に押し込まれる。

上腕骨顆部は前方に45°曲がっており、鉤突窩と肘頭窩の間から丸い涙が落ちているように見える。これをレントゲン所見で「涙のしたたり（teardrop）」という。また、尺骨の滑車切痕も骨幹部の軸の前方に位置している。このような構造により肘関節屈曲の際、鉤状突起と鉤突窩の衝突のタイミングは遅延し、また上腕骨と尺骨の間に

[1] 肘関節と前腕の基本事項 ● 239

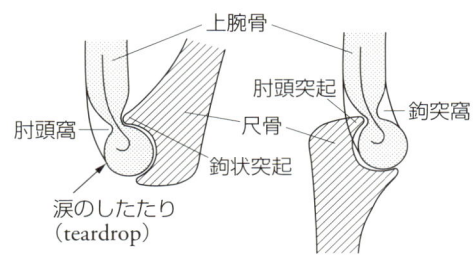

図3 肘関節屈伸時の構築学的制限因子
左：肘関節屈曲時→鉤状突起－鉤突窩
右：肘関節伸展時→肘頭突起－肘頭窩
(Kapandji, 1970)

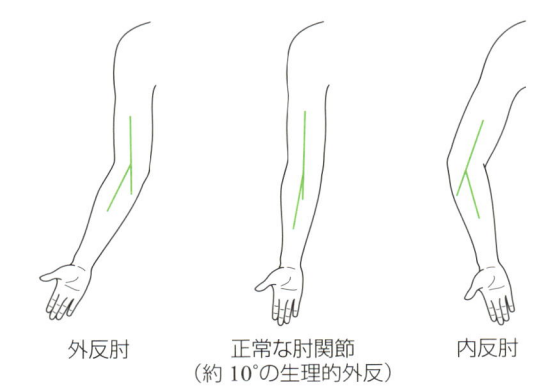

図4 肘関節の運搬角（生理的外反）と外反肘・内反肘

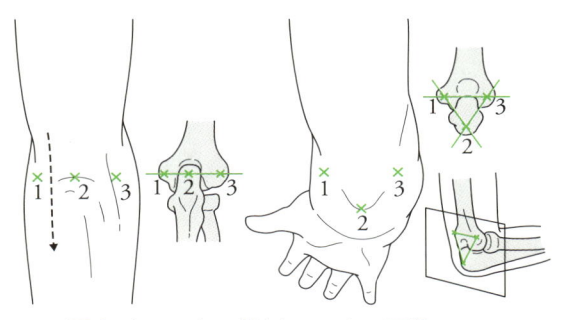

図5 ヒューター線とヒューター三角
1：上腕骨内側上顆、2：肘頭、3：上腕骨外側上顆
(Kapandji, 2006)

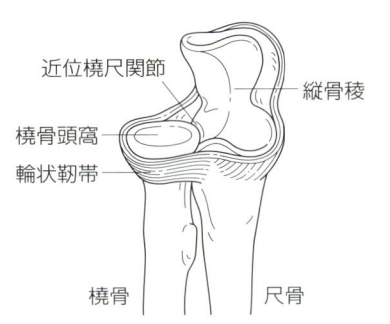

図6 右近位橈尺関節 (Neumann, 2012)

できた間隙に上腕二頭筋の筋腹を収容することができる（図3）[1]。

　肘関節伸展位において、前腕軸は上腕軸の延長線上にはなく、やや外側開きの鋭角をなす。この上腕と前腕の長軸の交叉角を「運搬角（carrying angle）＝肘角」という。運搬角には個人差があるが、小児よりも成人で大きく、男性と比較し女性の方がやや大きい。平均角度は167°であり、利き腕で大きいという特徴もある。この運搬角は上腕骨滑車を通る軸が傾斜しているために生じる。上腕骨滑車の内側唇は遠位方向へ若干延長しており、そのため上腕骨滑車の軸は内側から外側に向けやや上方に傾斜している。上腕骨に対して前腕が外側に偏位した状態を「外反肘（cubitus valgus）」、前腕が内側に偏位した状態を「内反肘（cubitus varus）」という（図4）。

　伸展位の肘関節を後方から見ると、上腕骨内側上顆、肘頭、上腕骨外側上顆は一直線上に並ぶ。この3点を結んでできる線を「ヒューター線（Hüter line）」という。また、肘関節を90°屈曲すると、3つの部位は二等辺三角形の関係になり、これを「ヒューター三角（Hüter triangle）」という（図5）[2]。上腕骨顆上骨折ではこれら2つの外的指標に変化は起こらないが、上腕骨顆部骨折や肘関節脱臼においては両者に乱れが生じるため、骨折や脱臼の鑑別の際に重要な指標となる。

腕橈関節

　腕橈関節は、丸みのある上腕骨小頭とカップ状の橈骨頭窩で形成される球関節である。腕橈関節は、肘関節の屈曲と伸展の運動に加えて、前腕の回内、回外の運動にも関与している。

　上腕骨小頭の関節面は下方（遠位端）に向かうにつれて次第に狭くなり、肘関節が90°屈曲位にある時に橈骨頭と上腕骨小頭との接触面積は最も大きくなる。

近位橈尺関節

　近位橈尺関節は、橈骨頭の関節環状面と尺骨の

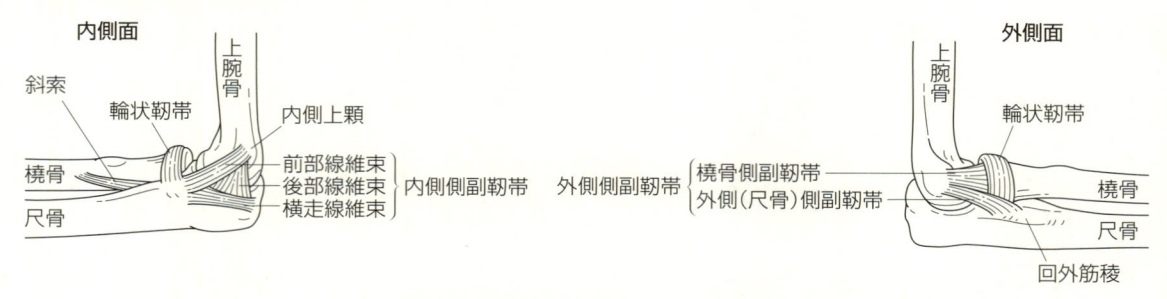

図7 肘関節の靭帯 (Neumann, 2012)

橈骨切痕からなる車軸関節（pivot joint）である。

近位橈尺関節において橈骨頭は、輪状靭帯（annular ligament）と呼ばれる線維骨性輪によって尺骨に固定されている（図6）[3]。輪状靭帯は橈骨頭の外周を覆い、尺骨に対して橈骨を固定する役割をもつ。前腕の回内・回外運動において橈骨頭は輪状靭帯の中で運動の中心軸の位置を変えずに回転する。橈骨頭の脱臼を「肘内障（pulled elbow）」といい、2～4歳の小児で発生しやすい。

遠位橈尺関節

遠位橈尺関節は、凹状の橈骨の尺骨切痕と凸状の尺骨頭から形成される車軸関節である。この前腕遠位に位置する関節は、回内・回外運動時に前腕遠位を固定する重要な役割をもつ。

橈骨は、近位橈尺関節では凸状の関節面をもち、遠位橈尺関節では凹状の関節面をもつ。この近位と遠位で異なる橈骨の関節面形状とクランク状の形態が、大きな前腕の回旋運動を可能にする。

肘関節と前腕の支持機構

肘関節の関節包は腕尺関節、腕橈関節、近位橈尺関節の3関節を囲む薄くて伸張性のある結合組織の帯であり、内側側副靭帯および外側側副靭帯によって補強されている（図7）[3]。

内側側副靭帯は前部線維束、後部線維束、横走線維束に分けられ、上腕骨内側上顆、鉤状突起、肘頭の内側面に付着する。肘関節の内側部を補強することで、肘関節外反の動きを制限する。

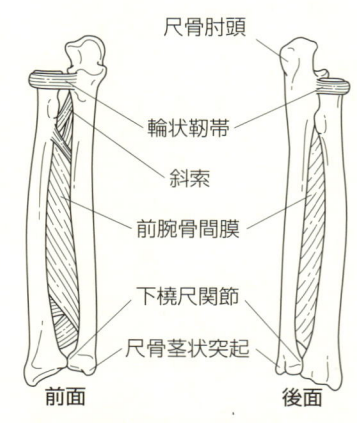

図8 前腕の支持機構（渡辺, 2001）

外側側副靭帯は外側上顆および前腕近位部の外側面に付着し、橈骨側副靭帯と外側（尺骨）側副靭帯に分けられる。外側側副靭帯は肘関節内反に抵抗することで、肘の安定化に関与する。

前腕部は輪状靭帯、方形靭帯（quadrate ligament）、前腕骨間膜（interosseous membrane）、斜索（oblique cord）の4つの組織により補強されている（図8）[4]。

輪状靭帯は橈骨切痕の両端で尺骨に付着し、橈骨頭の周囲を取り巻く。輪状靭帯の内面は関節軟骨によって内張りされており、これにより前腕回旋時の橈骨頭に対する摩擦は減少する。

方形靭帯は尺骨の橈骨切痕直下から橈骨頭の内側面に付着している。上橈尺関節直下を水平に走行し、輪状靭帯と同様に、近位橈尺関節を支持する役割をもつ。

前腕骨間膜は橈骨から尺骨にかけて内下方に走行しており、橈骨と尺骨の連結を強めるとともに、上肢に加わる衝撃を緩衝するメカニズムにも貢献する。

斜索は前腕骨間膜とは直行して、尺骨粗面外側

端から二頭筋粗面の遠位に向けて走行する。斜索も前腕骨間膜と同様に、橈骨－尺骨間の連結を強め、また上肢の力伝達メカニズムに貢献する。

肘関節と前腕の運動と筋

[肘関節と前腕の運動]

肘関節の屈曲と伸展の運動は腕尺関節と腕橈関節で行われる。内側上顆と外側上顆を結んだ線を軸として、上腕骨滑車のまわりを尺骨滑車切痕が、また上腕骨小頭上を橈骨頭が滑動する。

肘関節では腕尺関節と腕橈関節が共同して145°の屈曲が可能であるが、その制限因子には肘関節屈筋群の収縮による屈側の軟部組織量の増加が関与しており、上腕と前腕の軟部組織同士が衝突することによって屈曲の運動は制限される。一方で伸展は、5°までの運動が可能であり、その制限因子は肘頭突起と肘頭窩との衝突によるものである。

前腕の回内・回外運動には近位橈尺関節、遠位橈尺関節の2つの関節が関与する。回内・回外の運動とは、橈骨頭と遠位尺骨の中心を通る線を軸として橈骨が回転する運動である（図9）[4]。

肘関節90°屈曲位での回内・回外はそれぞれの方向に90°の可動性をもつ。しかし、肘関節伸展位では肩関節の回旋運動が同時に生じるため、純粋な前腕の回内・回外の運動は困難である。

[肘関節と前腕の筋]

肘関節屈曲筋は上腕二頭筋（短頭、長頭）、上腕筋、腕橈骨筋の3筋であり、補助的に円回内筋、長橈側手根伸筋、橈側手根屈筋、尺側手根屈筋が作用する。肘関節伸展筋は上腕三頭筋の3つの頭、すなわち長頭、外側頭、内側頭によって生じ、補助的に肘筋が作用する。

肘関節の運動を行う筋のうち遠位付着を尺骨に有する筋（たとえば上腕筋）は、前腕の回内および回外運動を伴うことなしに肘関節の屈曲運動を行う。それに対して、遠位付着部を橈骨にもつ筋（たとえば上腕二頭筋）はその筋の走行から肘関節の屈曲運動を行うとともに前腕の回外運動を伴う。

前腕の回内筋は円回内筋（上腕頭、尺骨頭）と方形回内筋の2筋であり、補助的に橈側手根屈筋が作用する。前腕の回外筋は、回外筋と上腕二頭筋（短頭、長頭）の2筋である。

前腕の回内および回外作用をもつ筋には2つの生体力学的特徴が備わっている。第1の特徴は、筋の付着部の一方が上腕骨もしくは尺骨にあり、かつ遠位付着部を橈骨にもつことである。たとえば上腕筋は、近位付着部を上腕骨にもつが、遠位付着部が尺骨であるため、前腕回内外の運動を行うことができない。第2の特徴は、筋が前腕回内外の回旋軸を横切る形で走行していることである。回旋軸を横切る筋のうち、横断する角度が直角に近い筋（たとえば、方形回内筋）ほど大きな回転トルクを発生することができる（表1、図10）。

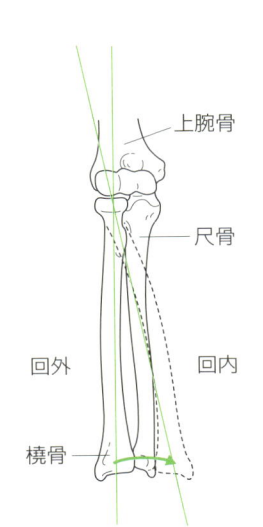

図9 前腕の回内・回外運動
（渡辺，2001より一部改変）

表1 肘関節と前腕の運動と筋

作用	主動作筋	補助筋
屈曲	上腕二頭筋（短頭、長頭）、上腕筋、腕橈骨筋	円回内筋、長橈側手根伸筋、橈側手根屈筋、尺側手根屈筋
伸展	上腕三頭筋（長頭、外側頭、内側頭）	肘筋
回内	円回内筋（上腕頭、尺骨頭）、方形回内筋	橈側手根屈筋
回外	回外筋、上腕二頭筋（短頭、長頭）	

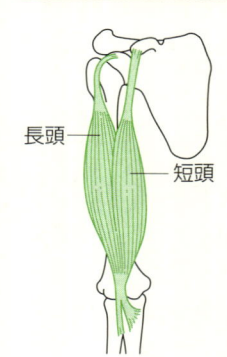

上腕二頭筋（M. biceps brachii）
〈起始〉
長頭：肩甲骨関節上結節
短頭：肩甲骨烏口突起
〈停止〉
橈骨粗面、前腕筋膜、
尺骨（上腕二頭筋腱膜を経て）
〈支配神経〉
筋皮神経 C5〜C6
〈作用〉
肘関節屈曲
前腕回外

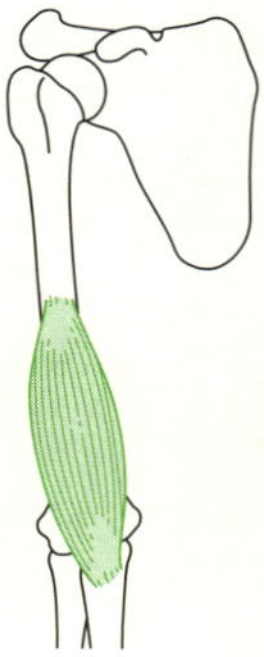

上腕筋（M. brachialis）
〈起始〉
上腕骨前面
〈停止〉
尺骨粗面
〈支配神経〉
筋皮神経 C5〜C6
（橈骨神経）
〈作用〉
肘関節屈曲

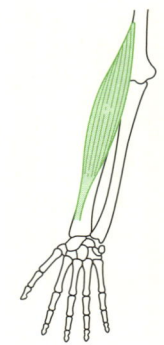

腕橈骨筋（M. brachioradialis）
〈起始〉
上腕骨外側顆上稜、外側上腕筋間中隔
〈停止〉
橈骨茎状突起
〈支配神経〉
橈骨神経 C5〜C6
〈作用〉
肘関節屈曲

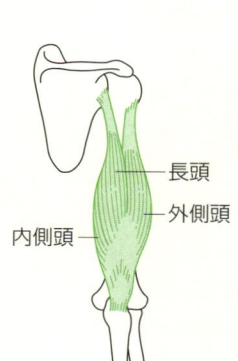

上腕三頭筋（M. triceps brachii）
〈起始〉
長頭：肩甲骨関節下結節
外側頭：上腕骨後面
内側頭：上腕骨後面
〈停止〉
肘頭
〈支配神経〉
橈骨神経 C6〜C8
〈作用〉
肘関節伸展

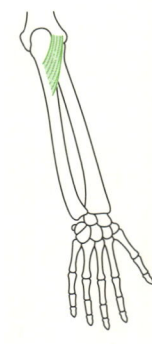

肘筋（M. anconeus）
〈起始〉
上腕骨外側上顆後面
〈停止〉
肘頭、尺骨後面
〈支配神経〉
橈骨神経 C7〜C8
〈作用〉
肘関節伸展

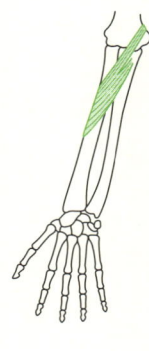

円回内筋（M. pronator teres）
〈起始〉
上腕頭：上腕骨内側上顆
尺骨頭：尺骨鈎状突起
〈停止〉
橈骨外側面
〈支配神経〉
正中神経 C6〜C7
〈作用〉
前腕回内

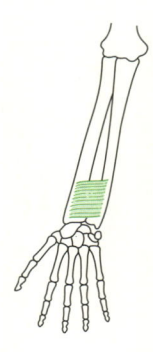

方形回内筋（M. pronator quadratus）
〈起始〉
尺骨前面遠位部
〈停止〉
橈骨前面遠位部
〈支配神経〉
正中神経 C7〜C8
〈作用〉
前腕回内

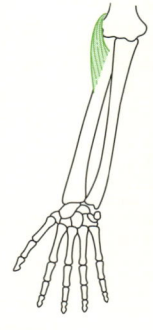

回外筋（M. supinator）
〈起始〉
上腕骨外側上顆
〈停止〉
橈骨前面近位部
〈支配神経〉
橈骨神経 C6〜7
〈作用〉
前腕回外

図10　肘関節と前腕の筋

[2] 肘関節と前腕における運動学のポイント

①前腕の肢位によって異なる肘関節屈筋群の活動

　肘関節屈曲の主動作筋は上腕二頭筋（短頭、長頭）、上腕筋、腕橈骨筋の3筋である。これらの肘関節屈筋群は、前腕の肢位によって発揮筋力が異なるという特性をもつ。

　上腕二頭筋は近位では肩甲骨、遠位では橈骨に付着する、肩関節と肘関節をまたぐ二関節筋である。上腕二頭筋は前腕回外位で肘関節の屈曲を行うことで強く活動する[5]。上腕二頭筋が最も機能する肘屈曲と前腕回外の複合的な運動は、摂食行為において重要であり、スプーンや手でつかみ取った食物を口へ運ぶ際、肘関節屈曲と回外の動きが同時に生じる。最大の上腕二頭筋の活動は屈曲120°付近でみられ[6]、前腕回外位で素早い運動かつ最大の抵抗時に記録される。

　上腕筋は肘関節屈筋群のうち最も深層に位置する筋である。筋の断面積および容積ともに肘関節の屈筋群のなかでも最も大きく、そのため発揮張力も最大である。また他の肘関節屈筋とは異なり、前腕の肢位や抵抗、運動の速度に関係なく常に一定の張力を発揮することができる[7]。最大の上腕筋の筋活動は屈曲120°付近でみられ、前腕回外位で素早くかつ弱い抵抗運動時に記録される。

　腕橈骨筋は肘関節屈筋のなかで最長の筋であり、上腕骨外側上顆縁と橈骨茎状突起に付着する。腕橈骨筋は前腕回内位および中間位での素早い肘関節屈曲の際に最大の筋電図活動を示すとの報告[8]があるが、スチュワート（Stewart）[9]らのデータでは前腕回外位における肘関節屈曲時に腕橈骨筋が最大の筋電図活動を記録することを報告している（図11）。

②上腕二頭筋は肩関節伸展位で最も大きな張力を発揮する

　私たち人間は行為の場面において、無意識に最も適した関節運動のパターンを選択している。たとえば、床に置かれた非常に重いボストンバッグを片手で持ち上げる動作を想像してみると、肘関節屈曲の運動と同時に肩関節伸展の運動が生じているはずである。このような運動パターンを選択する背景には、二関節筋である上腕二頭筋が関与している。肩伸展に肘屈曲を組み合わせる運動は、上腕二頭筋が肘屈曲トルクを生じるのに自然で最も効果的な方法である。ニューマン（Neumann）[3]はこの自然な運動の組み合わせを生じる生理学的なメカニズムについて、以下のような仮説を提案している。

　解剖学的立位肢位の安静状態において、上腕二頭筋の長さを30cmとする。この肢位から肩関節屈曲と同時に肘関節屈曲を行う場合、上腕二頭筋

は23cmの長さになる。この際の上腕二頭筋の収縮速度は7cm/秒である。

一方で、肩関節伸展と同時に肘関節屈曲を行う場合、肩関節伸展により上腕二頭筋は肩関節部で伸張されるため、最終的な筋の長さが異なってくる。したがって、上腕二頭筋の最終的な筋の長さは、25cmとなる。この際の上腕二頭筋の収縮速度は5cm/秒である。

筋の最大出力はその収縮速度が0cm/秒、すなわち等尺性収縮（isometric contraction）に近いほど大きくなる。そのため、上記2つのケースを比較すると、収縮速度の遅い肩関節伸展に肘関節屈曲を組み合わせる運動の方がより大きな筋出力を発揮できることになる。このように私たち人間は、日常行う動作がより円滑に行えるような最適な運動パターンを無意識に選択している。

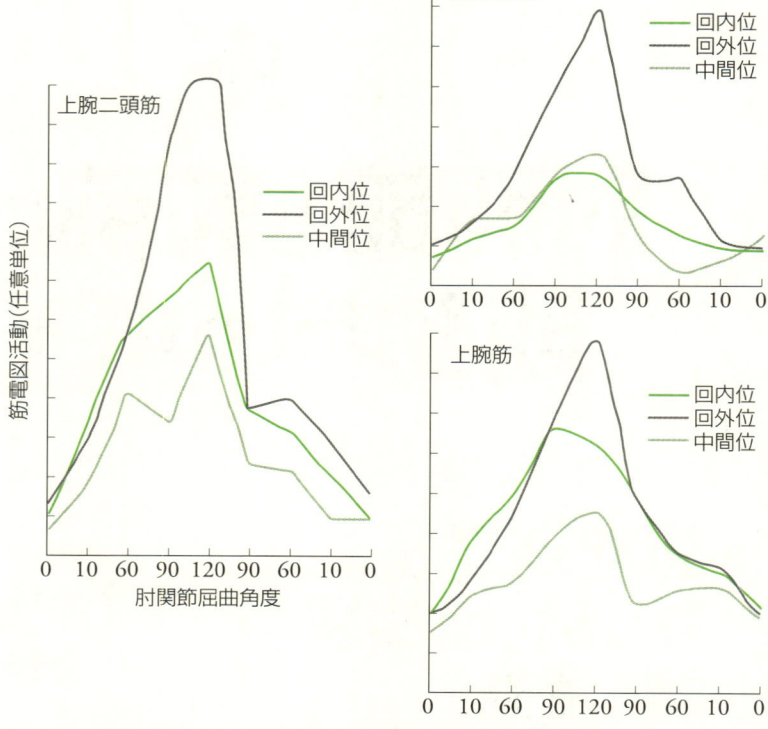

図11 前腕回内、回外、中間位における肘屈筋群の筋電図分析（Stewart, 1981）

③ 肘関節の肢位によって異なる回内−回外筋群の活動

前腕回外の主動作筋は回外筋と上腕二頭筋である。回外筋は、肘関節屈曲における上腕筋のケースと同様に、肘関節の角度や運動の大きさや速さに関係なく、常に回外運動中優位な筋電図活動を示す[10]。一方、上腕二頭筋は肘関節の角度により発揮張力が異なり、肘関節屈曲90°での回外運動を行う時に最も高い筋電図活動を記録する[10]。肘関節屈曲30°での回外運動ではその力が半減し、肘関節90°での回外トルクを100%とするとその力は約50%にまで減少する。

前腕回内の主動作筋は、方形回内筋および円回内筋であり、橈側手根屈筋が補助筋として作用する。方形回内筋は、手根屈筋群や外在筋群よりも深部に位置する筋であり、肘の角度に関係なくすべての回内運動に関わる[10]。また、方形回内筋はその筋線維の方向から筋収縮により尺骨頭に対して橈骨切痕を圧迫し、回内運動を通じて持続的に下橈尺関節に対して重要な安定性を付与する役割をもつ。

円回内筋は前腕回内筋であると同時に肘関節の屈筋でもある。円回内筋はねじを緩める動作や投球動作に際して最も優位な筋電図活動を示す筋である。上腕三頭筋は円回内筋と対になって働き、円回内筋の収縮中、肘関節屈曲傾向を中和する機能を有する[11]。

④ 前腕骨間膜の機能

前腕骨間膜は、橈骨と尺骨の骨幹部を強固に連結する線維性の膜であり、橈骨骨幹中央付近から内下方に向けて走行し、尺骨骨幹中央付近に付着する。この前腕骨間膜には、①回外の制限、②橈骨と尺骨の相対的位置関係の維持、③手に加わる

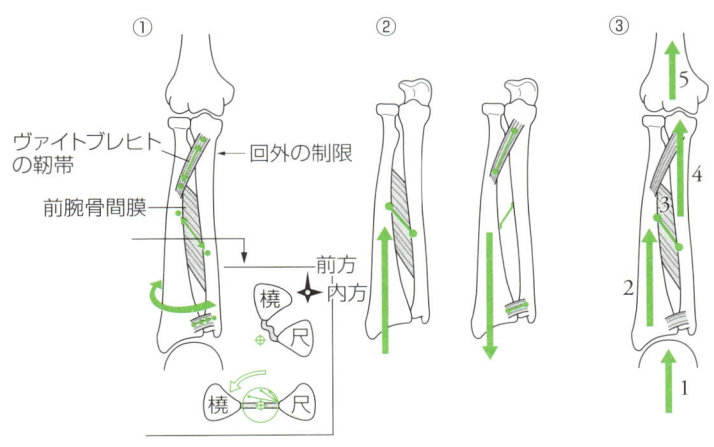

図12 前腕骨間膜の機能
①回外の制限、②橈骨と尺骨の相対的位置関係の維持、③手に加わる圧縮力の分散と伝達
(Castaingら，1986)

圧縮力の分散および伝達という大きく分けて3つの機能が存在する（図12）[12]。

前腕骨間膜の機能
❶ 回外の制限
❷ 橈骨と尺骨の相対的位置関係の維持
❸ 手に加わる圧縮力の分散および伝達

前腕骨間膜は前腕回外時に緊張してその運動を制限する（図12-①）。それとは反対に、回内位では弛緩するため、回内運動を制限することはできない。

橈骨および尺骨の相対的位置関係は前腕骨間膜によって維持されている。橈骨が近位方向に移動すると、前方線維が緊張してその動きを制限する。それに対して橈骨が遠位方向に移動すると、斜索が緊張してその動きを制限する（図12-②）。

転倒して手をついた際に手部に加わる圧迫力は、最初に月状骨および舟状骨に伝わる。そのため、手根骨骨折の大部分は月状骨および舟状骨で生じる。2つの手根骨に加わった圧迫力のうち、80％の力は橈骨手根関節を介して橈骨へと伝えられ、残りの20％の力は尺骨手根間隙内の軟部組織（「三角線維軟骨複合体（triangular fibrocartilage complex：TFCC）」）においてほとんどが吸収される。橈骨へ加わった約80％の大きな力は、前腕骨間膜の特殊な機能により尺骨へと分散される。す なわち、前腕骨間膜はその特徴的な線維走行（橈骨近位から尺骨遠位方向に走行）から、橈骨にかかる遠位方向の力によって伸張されその力を尺骨へと分散させる。この作用により腕尺関節および腕橈関節にかかる力は均等に分配され、最終的にこの力は腕尺関節と腕橈関節を介して上腕骨へと伝達される（図12-③）。

スーツケースなどの重量物を保持する際には、主に橈骨を介して上肢を遠位方向に牽引する力が生じる。橈骨が遠位方向に牽引されることで前腕骨間膜は弛緩するが、斜索、輪状靭帯の緊張に加えて、腕橈骨筋の作用により、遠位方向への牽引力に対して抵抗している。

⑤ 肘関節と前腕における代償運動

[肘関節屈曲の代償運動]

肘関節屈筋である上腕二頭筋、上腕筋、腕橈骨筋に筋力低下を認める場合、手関節屈筋群による代償運動が出現しうる。

肘関節屈曲の代償運動
❶ 手関節屈筋群による代償

手関節屈筋である橈側手根屈筋と尺側手根屈筋は、肘関節の軸よりも近位の上腕骨内側上顆から起始する。そのため、手関節屈筋群の強い筋収縮は手関節屈曲の動きを生じさせるとともに、肘関節を屈曲する（スタインドラー効果）。

[肘関節伸展の代償運動]

肘関節伸筋である上腕三頭筋に筋力低下を認める場合、肩関節の外旋による代償運動と肩関節水平内転による代償運動が出現しうる。

> **肘関節伸展の代償運動**
> ❶ 肩関節外旋による代償
> ❷ 肩関節水平内転による代償

　肩関節90°外転位、肘関節屈曲位の状態から肩関節を外旋すると、上腕三頭筋の収縮なしに肘関節を伸展することができる（図13）[13]。これは、肩関節の外旋によって前腕が自重により落下するために生じる動きであり、結果として肘関節は文字どおり伸展位をとることになる。

　手関節固定時に肩関節を水平内転すると、その反動で肘関節は伸展位になる（図14）[13]。これは、肩関節水平内転筋である大胸筋の作用により、上腕骨が内側に引かれることで起こる現象である。

［前腕回内の代償運動］

　回内筋である円回内筋、方形回内筋に筋力低下を認める場合、肩関節内旋または外転による代償運動が出現しうる。

> **前腕回内の代償運動**
> ❶ 肩関節内旋と外転による代償運動

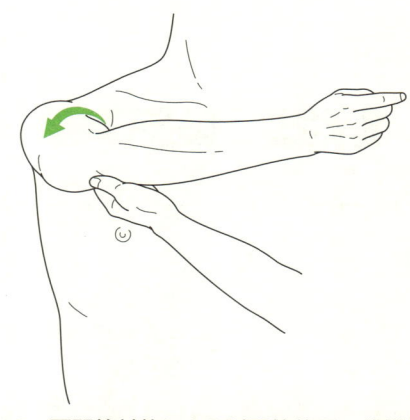

図13 肩関節外旋による肘関節伸展の代償運動（Hislopら，2014）

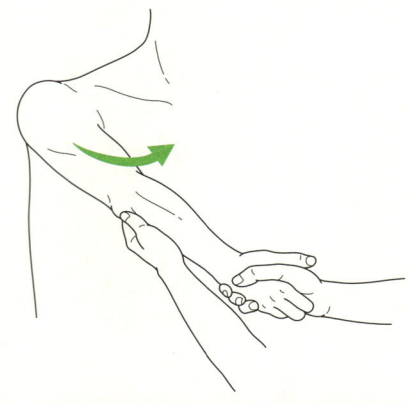

図14 肩関節水平内転による肘関節伸展の代償運動（Hislopら，2014）

　肘関節90°屈曲位、回内外中間位の肢位から肩関節を内旋あるいは外転すると、回内筋群の収縮なしに手掌は下方を向く。これはあくまでも重力を利用した見かけ上の回内運動であり、近位および遠位橈尺関節に関節運動は生じていないことに注意が必要である。

［前腕回外の代償運動］

　回外筋である上腕二頭筋（長頭、短頭）、回外筋に筋力低下を認める場合、肩関節外旋かつ内転による代償運動が出現しうる。

> **前腕回外の代償運動**
> ❶ 肩関節外旋と内転による代償運動

　肘関節90°屈曲位、回内外中間位の肢位から肩関節を外旋かつ内転すると、回外筋群の収縮なしに手掌は上方を向く。回内の代償運動と同様に見かけ上の回外運動であり、近位および遠位橈尺関節に関節運動は生じていないことに注意が必要である。

[3] 肘関節と前腕の進化と機能の変遷

ヒトと類人猿では上腕骨遠位の骨形態が異なる

　ヒトとチンパンジーをはじめとする類人猿では、上腕骨の構造にいくつかの違いが存在する。特に違いを認める部位は、上腕骨滑車、上腕骨小頭、肘頭窩の3つの部位である（図15)[14]。

　チンパンジーの上腕骨滑車はヒトと比較してわずかではあるが大きな凹凸構造をもつ。この起伏の大きな構造は、拳を地面について移動するナックル歩行において強い力の加わる腕尺関節を安定させ、また、枝を交互につかんで移動する腕渡り（ブラキエーション）の際にも上腕骨と尺骨とを強固に連結するために重要である。

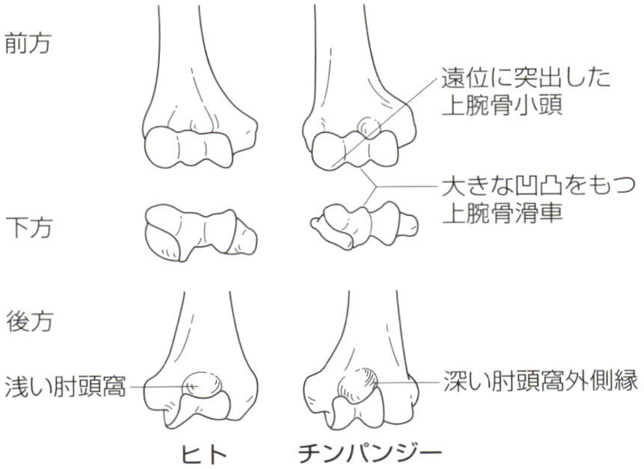

　上腕骨小頭はヒトと比較してわずかに遠位に位置している。ヒトにおいて手部に加わる力は、前腕骨間膜を介して橈骨から尺骨へと分散されるが、チンパンジーの突出した上腕骨小頭は、上肢荷重時において橈骨頭窩を介して伝わる力を直接受け止め、腕尺関節に加わる力を分散することに貢献している。

　上腕骨後面にある肘頭窩はヒトの肘頭窩と比較して深く、また広いという特徴がある。そのためチンパンジーの肘関節は、伸展した状態において肘頭が肘頭窩に対して深くはまり込む。伸展位において肘頭窩と肘頭が強く結合することで、上肢荷重時に大きな力が加わる腕尺関節の安定性を高めている。

　このように両者で骨構造を比較すると、チンパンジーにおける肘関節はヒトの肘関節より構造的に安定していることがわかる。ヒトの肘関節と比較して安定性の高いチンパンジーの肘関節は、主に移動時に加わる肘関節への力に対応するための特徴的な構造であるといえる。

　ヒトの肘関節は荷重関節としての安定性を第一に考えた肘関節の構造を放棄する代わりに、より滑らかな運動が可能な関節構造へと変化した。この変化は手の操作性向上に随伴する変化であり、たとえば上肢の屈筋の大部分が付着する上腕骨内側上顆の発達は、手の使用頻度増加に伴って生じた変化であるといえる。

図15 ヒトとチンパンジーにおける上腕骨遠位部の骨構造の比較 (Henly, 1975)

滑車切痕の傾きの変化が肘の可動域向上をもたらした

チンパンジーをはじめとする類人猿、ニホンザルを含む新・旧世界ザル、およびヒトでは尺骨長軸に対する尺骨の関節面（滑車切痕）の向きが大きく異なるのに対して、新・旧世界ザルでは、尺骨長軸とほぼ同じ向きを向いている。一方でヒトの滑車切痕は、両者のほぼ中間を向いている[15]。

類人猿の滑車切痕は尺骨長軸と垂直に交わる向きに位置している（図16-a）[15]。この構造は、肘関節伸展時における肘頭突起と肘頭窩との衝突のタイミングを遅らせるため、類人猿の肘関節は伸展方向の大きな可動性を有する。そのため、たとえば類人猿の一種であるゴリラは、平均して187.2°の肘関節伸展が可能である[16]。類人猿の平地移動の手段であるナックル歩行において、肘関節は完全伸展位の状態にあるが、この時、滑車切痕は上腕骨の関節面を下方からゆりかごのように支持しているため、床面から加わる力を肘関節でしっかりと受け止めることができる。しかし、この関節構造は荷重関節としては優れている反面、一つの大きな欠点が存在する。肘関節を約90°屈曲した時点で鉤状突起が鉤突窩により早く衝突することで肘関節の屈曲可動域を制限するのである（図16-b）[15]。

新・旧世界ザルの滑車切痕は、尺骨長軸とほぼ同じ向きを向いている（図16-c）[15]。この構造においては、肘頭突起と肘頭窩の衝突が早くに生じ、そのため肘関節の伸展可動域は他の種と比較し大きく制限される。たとえば、旧世界ザルの一種であるマカクザルの肘関節伸展可動域は、平均して152.4°と他の種と比較しても伸展角度が少ない。そのため上腕骨と前腕骨をまっすぐにし、拳をついて移動する類人猿に対して、新・旧世界ザルの肘関節は移動時わずかに曲がっている。このように、彼らの前方を向いた尺骨の滑車切痕は完全な肘関節屈曲を可能にしたが、同時に肘関節の伸展を制限した。

一方、ヒトは進化の過程で滑車切痕の向きを前方に20〜30°程度回転させた（図16-d）[15]。この滑車切痕の向きのわずかな変化は、荷重関節としての肘関節の機能を減退させる代わりに、肘関節屈曲および伸展方向への大きな運動を可能にし、上肢の運動範囲拡大に大きく貢献した。この運動範囲の拡大は、たとえば手で木の実をもぎ取り口に運ぶ摂食行動や、道具の使用およびその操作能力を大きく向上させることでヒトのさらなる進化に貢献したと考えられる。

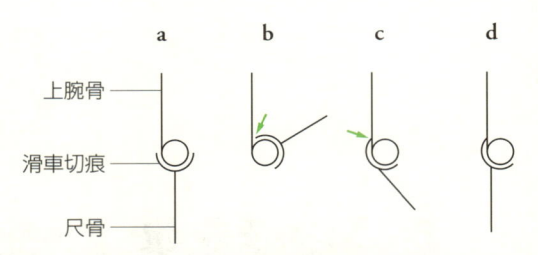

図16 類人猿（a, b）、新・旧世界ザル（c）、ヒト（d）の肘関節側面像（Aielloら, 1990）

文献

1) Kapandji AI : The Physiology of the Joints Annotated Diagrams of the Mechanics of the Human Joints Vol.2 Upper Limb. Churchill Livingstone, 1970.
2) Kapandji AI（塩田悦仁・訳）：カラー版カパンディ関節の生理学Ⅰ 上肢 原著第6版. 医歯薬出版, 2006.
3) Neumann DA（嶋田智明, 他・監訳）：カラー版筋骨格系のキネシオロジー第2版. 医歯薬出版, 2012.
4) 渡辺正仁（監修）：理学療法士・作業療法士・言語聴覚士のための解剖学 第3版. 廣川書店, 2001.
5) Basmajian JV, De Luca CJ : Muscles alive. Their function revealed by electromyography. Williams & Wilkins, 1985.
6) Petrofsky JS et al. : The effect of elbow angle on the isometric strength and endurance of the elbow flexors in men and women. Journal of human ergology 9 : 125-131. 1980.
7) Oatis CA（山﨑敦, 他・監訳）：オーチスのキネシオロ

ジー 身体運動の力学と病態力学 原著第2版．ラウンドフラット，2012．
8) Basmajian JV, Latif A：Integrated actions and functions of the chief flexors of the elbow. J Bone Joint Surg Am 39：1106-1118, 1957.
9) Stewart OJ et al.：Influence of resistance, speed of movement, and forearm position on recruitment of the elbow flexors. American Journal of Physical Medicine & Rehabilitation 60：165-179, 1981.
10) Travill A, Basmajian JV：Electromyography of the supinators of the forearm. The Anatomical Record 139：557-560, 1961.
11) Mansfield PJ et al.（弓岡光徳，他・監訳）：エッセンシャル・キネシオロジー．南江堂，2010．
12) Castaing J et al.（井原秀俊，他・訳）：図解・関節運動器の機能解剖―上肢・脊柱編．協同医書出版社，1986．
13) Hislop HJ et al.（津山直一，他・訳）：新・徒手筋力検査法 原著第9版．協同医書出版社，2014．
14) McHenry HM, Corruccini RS：Distal humerus in hominoid evolution. Folia primatologica 23：227-244, 1975.
15) Aiello L, Dean C：An introduction to human evolutionary anatomy. Academic Press, 1990.
16) Knussmann R：Humerus, ulna und radius der simiae. Bibliotheca primatologica Vol5, 1967.

第7章

手関節の運動学

[1] 手関節の基本事項

手関節の全体像

手関節（wrist joint）は橈骨、尺骨および8個の手根骨より構成される。これらの骨同士の連結は、①橈骨手根関節（radiocarpal joint）、②手根中央関節（midcarpal joint）を形成する。この2つの関節を合わせて手関節という（図1）[1]。

手関節では、①屈曲（flexion）または掌屈（palmar flexion）、②伸展（extension）または背屈（dorsi flexion）、③橈屈（radial deviation）、④尺屈（ulnar deviation）の運動が生じる（図2）。また手関節では「分廻し運動」も可能である。

手関節の運動
1. 屈曲（flexion）＝掌屈（palmar flexion）
2. 伸展（extension）＝背屈（dorsi flexion）
3. 橈屈（radial deviation）
4. 尺屈（ulnar deviation）

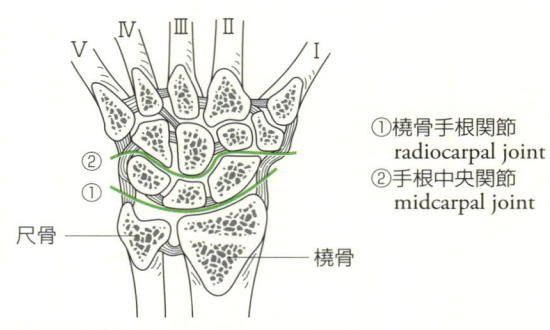

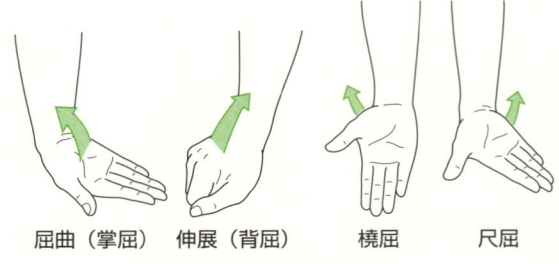

図2　手関節の運動
屈曲（掌屈）　伸展（背屈）　橈屈　尺屈

図1　手関節を構成する2つの関節
近位列（①）が橈骨手根関節であり、遠位列（②）が手根中央関節である。
（渡辺, 2001より一部改変）

①橈骨手根関節 radiocarpal joint
②手根中央関節 midcarpal joint

橈骨手根関節

橈骨手根関節は橈骨遠位凹面および舟状骨と月状骨の近位凸面で構成される関節であり、楕円関節（ellipsoid joint）に分類される。

橈骨遠位関節面には手関節の運動にとって重要な2つの特徴が存在する。橈骨茎状突起の突出により、橈骨遠位関節面は尺側に向かって約25°傾斜し、また、掌側に向かって約10°傾斜している（図3）[2]。このような関節面の傾斜をもつため、手関節では伸展より大きな屈曲が生じ、また橈屈より大きな尺屈が生じる。

橈骨手根関節の接触面積は手関節が伸展し尺屈

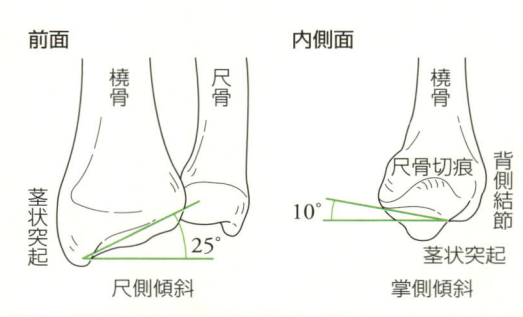

図3　橈骨手根関節の関節面の傾き（Neumann, 2012）
前面：橈骨／尺骨／茎状突起／25°／尺側傾斜
内側面：橈骨／尺骨切痕／背側結節／10°／茎状突起／掌側傾斜

した場合に最大となる。この肢位は最大握力の得られる手関節の肢位でもある。

手根中央関節

手根中央関節は近位手根骨列と遠位手根骨列とを連結している。この手根中央関節は関節面の形状の違いから、大きく2区画に分けられる[2]。

内側コンパートメントは有頭骨と有鉤骨の近位関節面と舟状骨、月状骨および三角骨の遠位関節面からなり、外側コンパートメントは、舟状骨の遠位関節面と大菱形骨および小菱形骨の近位関節面からなる。両区画で比較すると、手関節運動に伴って内側コンパートメントがより大きく動き、手関節の運動範囲拡大に貢献している。

手根管

手関節掌側には手根骨と屈筋支帯（横手根靱帯）からなる「手根管（carpal tunnel）」がある。手根管はトンネル様の構造をもち、手根管内を、①深指屈筋（flexor digitorum profundus）、②浅指屈筋（flexor digitorum superficialis）、③長母指屈筋（flexor pollicis longus）、④橈側手根屈筋（flexor carpi radialis）の合計4つの屈筋腱に加えて⑤正中神経（median nerve）が通過している（図4）[3]。

手根管を通過する筋と神経

1. 深指屈筋（flexor digitorum profundus）
2. 浅指屈筋（flexor digitorum superficialis）
3. 長母指屈筋（flexor pollicis longus）
4. 橈側手根屈筋（flexor carpi radialis）
5. 正中神経（median nerve）

手根管は密閉した非常に小さな空間である。長時間にわたるパソコンのタイピングや、極端な手関節の肢位で手指を使う作業は、手根管内を通る腱や腱鞘を刺激する。それによって生じる各筋を囲む滑膜の腫脹は手根管内圧を上昇させ、正中神経を圧迫することがある。手根管内における正中神経の絞扼神経障害のことを「手根管症候群（carpal tunnel syndrome）」といい、この手根管症候群はすべての末梢神経絞扼障害の中で最も出現頻度が高い[4]。

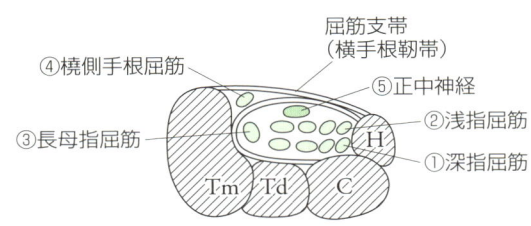

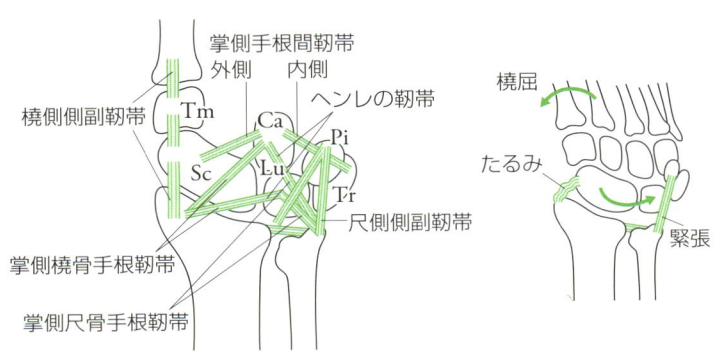

図4 手根管を通過する4つの屈筋腱と正中神経
Tm：大菱形骨、Td：小菱形骨、C：有頭骨、H：有鉤骨
(明石，1973)

手関節の支持機構

手関節は多くの骨から構成されるため、それらを連結する支持機構も非常に多い。手関節における靱帯として、①橈側側副靱帯、②尺側側副靱帯、③掌側尺骨手根靱帯、④掌側橈骨手根靱帯、⑤掌側手根間靱帯（内側、外側）がある（図5）[5]。

図5 手関節の靱帯
左図には手関節の靱帯を、右図には手関節橈屈時の橈側側副靱帯（たるみ）と尺側側副靱帯（緊張）の作用を示す。
Pi：豆状骨、Ca：有頭骨、Tm：大菱形骨、1MC：第1中手骨
Sc：舟状骨、Lu：月状骨、Tr：三角骨
(Cailliet, 2000)

手関節の靱帯

1. 橈側側副靱帯
2. 尺側側副靱帯
3. 掌側尺骨手根靱帯 ┐ヘンレの靱帯
4. 掌側橈骨手根靱帯 ┘
5. 掌側手根間靱帯（内側、外側）

橈側側副靱帯は橈骨茎状突起、舟状骨、大菱形骨および第1中手骨に付着しており、手関節尺屈時に緊張することでその運動を制限する。

尺側側副靱帯は尺骨茎状突起と豆状骨に付着しており、手関節橈屈時に緊張しその運動を制限する。

掌側尺骨手根靱帯は有頭骨および月状骨と尺骨に付着し、掌側橈骨手根靱帯は有頭骨および月状骨と橈骨に付着する。これらの靱帯はまとめて「ヘンレの靱帯」と呼ばれる。ヘンレの靱帯は手関節の安定性を向上させるとともに、手関節伸展と橈尺屈時に緊張し、その運動を制限する。

掌側手根間靱帯は内側と外側に分かれる。両線維ともに一方の付着を有頭骨にもち、またもう一方の付着を内側は三角骨、外側は舟状骨にもつ。これらの靱帯は、手関節伸展と橈尺屈の運動時に緊張してその運動を制限する。

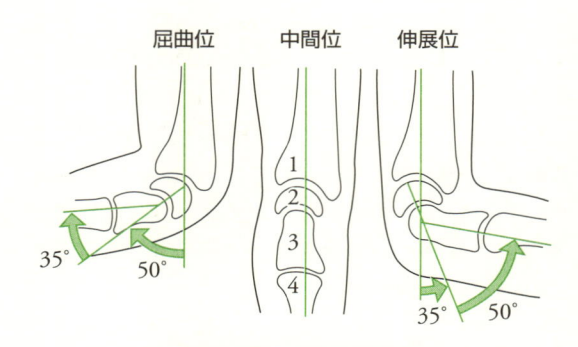

関節	屈曲	伸展
橈骨手根関節	50°	35°
手根中央関節	35°	50°

図6 手関節屈伸時の橈骨手根関節と手根中央関節の可動域
1：橈骨、2：月状骨、3：有頭骨、4：第3中手骨
(Kapandji, 2006)

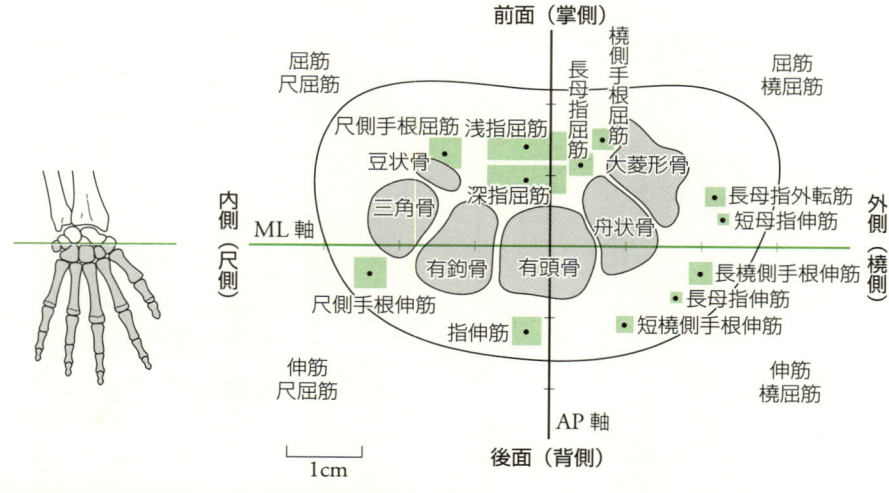

図7 手関節前後軸と内外側軸に対する筋の位置関係
手関節の運動に関与する筋の作用は、有頭骨を通る前後軸（黒線）および内外側軸（緑線）とでできる4つの区画のうち筋がどの位置に走行しているかによって決まる。
手関節屈曲および尺屈筋：尺側手根屈筋、浅指屈筋、深指屈筋
手関節屈曲および橈屈筋：長母指屈筋、橈側手根屈筋、長母指外転筋、短母指伸筋
手関節伸展および尺屈筋：尺側手根伸筋、指伸筋
手関節伸展および橈屈筋：長橈側手根伸筋、長母指伸筋、短橈側手根伸筋
ML軸：内外側軸、AP軸：前後軸
(Neumann, 2012)

手関節の運動と筋

[手関節の運動]

手関節では屈曲、伸展、橈屈、尺屈の動きに加えて分廻しの運動が可能であり、その可動域は屈曲90°、伸展70°、橈屈25°、尺屈55°である。

手関節の運動は橈骨手根関節と手根中央関節とが連動して生じる複雑な運動である。屈曲では橈骨手根関節が50°、手根中央関節が35°動き、伸展では逆に橈骨手根関節が35°、手根中央関節で50°の可動域がある（図6）[6]。橈屈は25°の運動が可能であり、そのうち約50％を橈骨手根関節が受け持つ。尺屈は55°で、そのうち60％を橈骨手根関節が受け持つ[7]。このように、手関節の運動において両関節は常に連動して動き、その可動域を確保している。

橈骨手根関節の可動範囲は、先に述べた橈骨遠位の関節面の構造に規定されている。橈骨遠位端は尺側に向かって約25°の角度を形成しており、この傾斜が橈骨手根関節における橈屈の運動を制限する。そのため、橈屈の可動域と比較して尺屈の可動域はより大きい。

また橈骨遠位の関節面は掌側に約10°の角度をなしており、この傾斜が橈骨手根関節伸展の運動

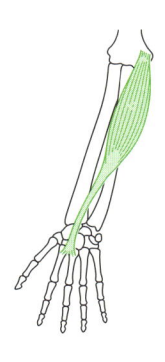

橈側手根屈筋
（M. flexor carpi radialis）
〈起始〉
上腕骨内側上顆
〈停止〉
第2・3中手骨底掌側面
〈支配神経〉
正中神経 C6〜C7
〈作用〉
手関節屈曲

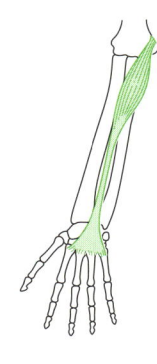

長掌筋
（M. palmaris longus）
〈起始〉
上腕骨内側上顆
〈停止〉
屈筋支帯・手掌腱膜
〈支配神経〉
正中神経 C7〜T1
〈作用〉
手関節屈曲

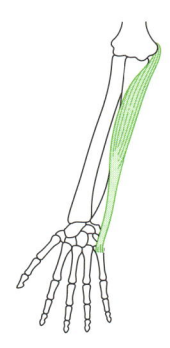

尺側手根屈筋
（M. flexor carpi ulnaris）
〈起始〉
上腕頭：上腕骨内側上顆
尺骨頭：肘頭・尺骨後側面
〈停止〉
豆状骨、有鉤骨鉤
第5中手骨底
〈支配神経〉
尺骨神経 C7〜T1
〈作用〉
手関節屈曲

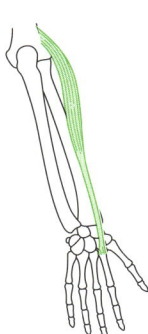

長橈側手根伸筋
（M. extensor carpi radialis longus）
〈起始〉
上腕骨外側上顆
〈停止〉
第2中手骨底背側面
〈支配神経〉
橈骨神経 C6〜C7
〈作用〉
手関節伸展

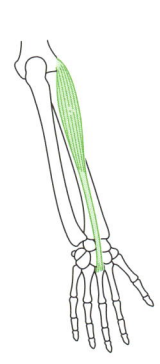

短橈側手根伸筋
（M. extensor carpi radialis brevis）
〈起始〉
上腕骨外側上顆
〈停止〉
第2・3中手骨底背側面
〈支配神経〉
橈骨神経 C7〜C8
〈作用〉
手関節伸展

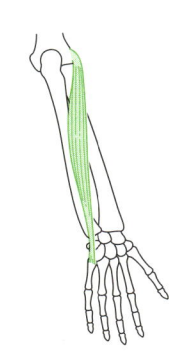

尺側手根伸筋
（M. extensor carpi ulnaris brevis）
〈起始〉
上腕骨外側上顆
〈停止〉
第5中手骨底背側面
〈支配神経〉
橈骨神経 C7〜C8
〈作用〉
手関節伸展

図8　手関節の筋

表1 手関節の運動と筋

作用	主動作筋	補助筋
屈曲	橈側手根屈筋、尺側手根屈筋	長掌筋、浅指屈筋、深指屈筋、長母指外転筋、長母指屈筋
伸展	長橈側手根伸筋、短橈側手根伸筋、尺側手根伸筋	指伸筋、小指伸筋、示指伸筋

を制限する。そのため、伸展の可動域と比較して屈曲の可動域はより大きくなる。

[手関節の筋]

手関節の運動に関与する回転軸はすべて有頭骨頭を通過する[8]ため、有頭骨頭を通過する回転軸に対して筋がどの位置を走行するかによって、筋収縮によって生じる関節運動が決まる（図7)[2]。

たとえば、尺側手根伸筋は有頭骨頭を通る内外側軸に対しては背側、前後軸に対しては尺側を通過する。そのため、尺側手根伸筋の収縮は手関節を伸展かつ尺屈する。純粋な伸展運動のみを行う場合は、尺側手根伸筋のもつ手関節尺屈トルクを相殺する必要があり、その際には、手関節伸展と橈屈の作用をもつ長短橈側手根伸筋の同時収縮が必要となる（図8、表1）。

[2] 手関節における運動学のポイント

①手関節橈屈-尺屈時における手根骨の動き

　手関節の運動には橈骨手根関節と手根中央関節が関与し屈曲、伸展、橈屈、尺屈が生じる。そのすべての運動の中心軸は有頭骨頭にある（図9）[9]。

　手関節橈屈-尺屈運動中の手根骨の動きは非常に複雑である。遠位の手根骨列は運動方向と同方向に動くが、近位の手根骨列は運動方向と反対の方向に動く（図10）[9]。すなわち、橈屈時に近位手根骨列は尺側に押し出され、尺屈時には反対に橈側へ押し出される。橈屈の際、舟状骨は関節を形成する大小菱形骨によって押されることで前方回転する。尺屈では、大きく間隔の空いた橈側の隙間を埋めるようにして次第に後方回転する。また、近位手根骨列の尺側に位置する三角骨は橈屈時に有鉤骨の背側にせり上がり、反対に尺屈時には有鉤骨の掌側に沈み込む。

②手関節における運動軸

　カパンディ[6]によれば、ドイツの解剖学者ヘンケ（Henke）[10]は、手関節の運動軸として、橈骨手根関節の運動軸にあたる近位軸と、手根中央関節の運動軸にあたる遠位軸の2軸を設定している。手関節の運動軸のうち近位軸は背側から掌側へ、橈側から尺側へ斜走している。一方で遠位軸は背側から掌側へ、尺側から橈側へ斜走している（図11）。

　このような運動軸をもつため、手関節の運動には複数の運動要素が含まれる。たとえば手関節屈

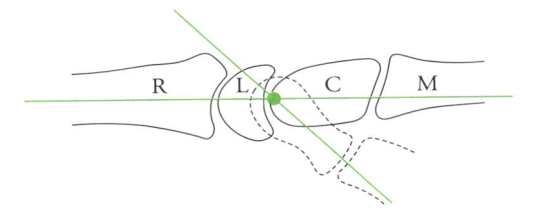

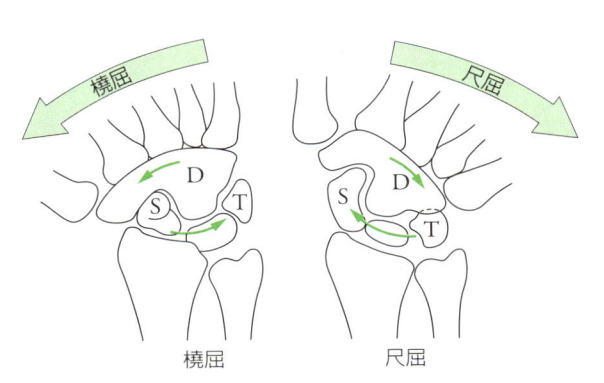

図9　手関節の運動の中心となる有頭骨頭
R：橈骨、L：月状骨、C：有頭骨、M：第3中手骨
（奥村，1990より一部改変）

図10　手関節橈屈-尺屈時の手根骨の動き
S：舟状骨、T：三角骨、D：遠位手根骨列
（奥村，1990より一部改変）

曲では、橈骨手根関節において屈曲・外転・回内の複合運動が生じ、同時に手根中央関節では屈曲・内転・回外の複合運動が生じる。これらの動きにより、手関節屈曲要素は合成されるのに対して内外転および回内外の要素は相殺される。

また手関節伸展では、橈骨手根関節において伸展・内転・回外の複合運動が生じ、同時に手根中央関節では伸展・外転・回内の複合運動が生じる。これらの動きにより、手関節伸展要素は合成されるのに対して内外転および回内外の要素は相殺される。

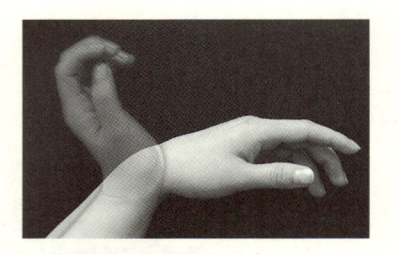

図12 手関節におけるテノデーシスアクション

関節の他動的運動を招く作用を「腱固定作用（tenodesis action）」という[2]。手関節は多くの外来指屈筋腱および外来指伸筋腱が通過しており、そのため手関節の肢位の違いによってその遠位に位置する手指のポジションが変化する（**図12**）。たとえば手関節を自動的もしくは他動的に伸展位にすると、手指の中手指節関節（MP関節）、近位指節間関節（PIP関節）および遠位指節間関節（DIP関節）が屈曲し、また母指のIP関節屈曲が生じる。これは、手関節の掌側を通過する浅指屈筋、深指屈筋および母指屈筋群が手関節部において伸張され、遠位付着部を牽引することによって生じる現象である。また、手関節を自動的もしくは他動的に屈曲位にすると、MP関節、PIP関節、DIP関節は自然と伸展位をとり、母指IP関節も伸展する。これは手関節屈曲により、手関節の背側を通過する指伸筋群および母指伸筋群が手関節部において伸張され、遠位付着部である基節骨、中節骨、末節骨を引っぱることによって生じる現象である。

③ 手関節における腱固定作用

1つの関節運動が多関節筋の伸張を生じ、他の

この手関節部における腱固定作用は、手指の屈筋群および伸筋群の麻痺が生じるC6レベルの頸髄損傷患者において非常に重要である。C6レベルの頸髄損傷患者は手指の運動が困難になるが、残存する手関節伸展筋による腱固定作用を用いることでジュースの缶を握ったり、カードをつまんだりすることが可能となる[11]。

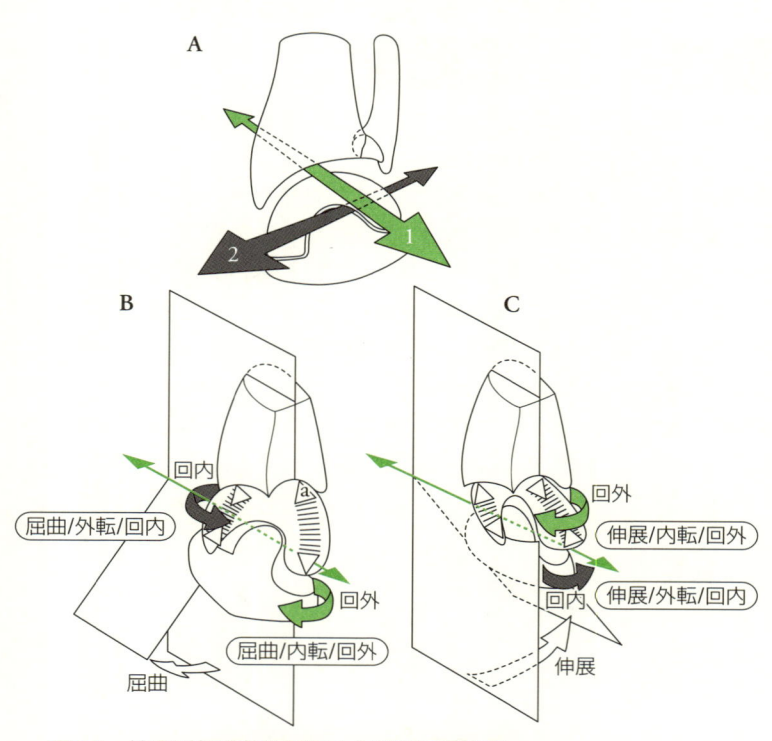

図11 橈骨手根関節と手根中央関節の運動軸
A：手関節における近位軸；橈骨手根関節軸（1）と、遠位軸；手根中央関節軸（2）
B：屈曲では近位手根骨列が回内方向に回転し、これが屈曲/外転/回内の複合運動を生じる。また遠位手根骨列は回外方向に回転し、これが屈曲/内転/回外の複合運動を生じさせる。
C：伸展では近位手根骨列が回外方向に回転し、これが伸展/内転/回外の複合運動を生じる。また遠位手根骨列は回内方向に回転し、これが伸展/外転/回内の複合運動を生じる。
（Kapandji, 2006）

④ 手指の運動時における手関節の肢位

　手関節を完全屈曲した状態で力強い握り動作を行う場合と、手関節を伸展位で同様の動作を行う場合、より大きな手指の屈筋筋力を発揮できるのは後者である[12,13]。手関節の肢位は手指の運動と密接な関わりをもつ。

　自動もしくは他動的に手関節屈曲位で固定すると、手指屈筋群の発揮張力は著しく減少する。これには2つの要因が関与している。第1に、先に述べた「腱固定作用」の影響が考えられる。手関節屈曲位での固定は手指屈曲の拮抗筋である手指伸筋群を伸張し、その結果として手指屈筋群の収縮を妨げる。第2に、手関節屈曲位にすることで、手指の屈筋である深指屈筋および浅指屈筋は弛緩する。そのためこれらの筋は、手指屈曲のための十分な力を産生できなくなる。

　また、手指屈曲時には例外なく手指屈筋群に先行して手関節伸筋の筋活動がみられる（**図13**）[14]。これは、手指屈筋群がその機能を最大限に発揮するための予測的な筋活動であり、手関節伸筋は、手指屈曲運動のための「固定筋（fixator muscle）」として活動することを示している。

　手関節を伸展位にすると、外来指屈筋である浅指屈筋および深指屈筋は伸張されることで最も張力を発揮しやすい筋の状態に変化する。また、腱固定作用による他動的な手指の屈曲も、自動的な手指の屈曲運動を補助する。このように、手指屈曲運動において手関節伸展筋の活動は不可欠であり、対象物の把持や操作の際、長橈側手根伸筋、短橈側手根伸筋、尺側手根伸筋などの手関節伸筋群の収縮が先行して生じることで、手指の動作は効率よく遂行される。

　手指の運動における手関節伸展の重要性は、橈骨神経麻痺患者の手の観察で明確になる。橈骨神経損傷患者は手指屈筋（正中神経、尺骨神経支配）

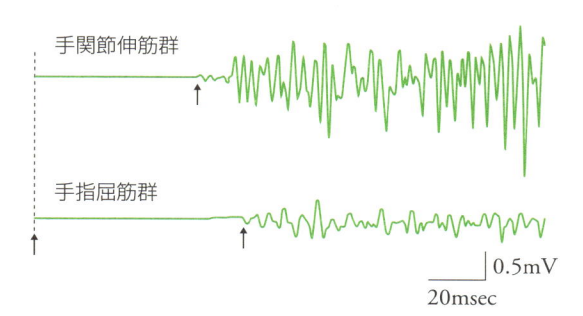

図13 把持動作時では手指屈筋群の筋活動に先行して、手関節伸筋群が活動する（鈴木，1986）

には麻痺がないにもかかわらず、機能的に手指屈曲運動を行うことができない。それは、手関節伸筋群の麻痺のために手指屈筋群の有する手関節屈曲作用を相殺することができず、手指屈筋群の収縮とともに手関節屈曲運動が生じるためである。そのため、橈骨神経麻痺患者においては手関節伸展装具を装着し、他動的に手関節伸展位を保持することによって初めて十分な手指屈曲運動が可能となる。橈骨神経麻痺患者において手伸展装具装着時と非装着時で把持力を比較すると、装着時の方が握力は3倍程度大きくなる[2]。

⑤ 手関節における代償運動

[手関節伸展の代償運動]

　手関節伸筋である長橈側手根伸筋、短橈側手根伸筋、尺側手根伸筋に筋力低下を認める場合、指伸筋による代償運動が生じうる。

手関節伸展の代償運動
❶ 指伸筋による代償

　手指を伸展する指伸筋は上腕骨外側上顆に起始し、手関節背側において4本の腱に分かれて遠位に走行した後に各指の指骨背面に付着する。指伸筋は手関節屈曲－伸展軸の背側を通るため、その収縮によって手関節伸展が生じる。

[3] 手関節の進化と機能の変遷

手関節関節面の平坦化が道具の操作性向上をもたらした

ヒトの手関節は機能的側面からみれば肩関節と似ている。肩関節は上肢全体の方向舵として上肢運動方向を変化させるのに対して、手関節は最終的な手の位置や向きを決めるための微調整器として働く[15]。

ヒトと類人猿における手関節の構造上の最も大きな違いは、橈骨と尺骨の関節面形状の違いである。人間の尺骨と手根骨の間には半月板が介在しており、直接関節を形成しないのに対して、チンパンジーの尺骨茎状突起は遠位に突出しており、豆状骨および三角骨と直接関節を形成する（図14）[16]。またチンパンジーは橈骨の関節面も特殊な形状をしており、ヒトと比較してその関節表面は深くくぼみ、また外下方に鋭く傾斜している（図15）[17]。

このようなチンパンジーの手関節の構造は、ナックル歩行に適した構造である。尺骨茎状突起の突出と橈骨関節面の形状により大きくくぼんだチンパンジーの手関節近位関節面は、手に加わる加重ストレスをその広い関節面で受けることによって力を分散することができる。また、ナックル歩行で手に荷重がかかる際に手関節は橈屈位にあるが、外下方に向けて大きく傾斜した橈骨関節面は舟状骨との衝突によって橈屈を制限するとともに手関節の安定化に貢献する。

荷重ストレスから解放されたヒトの手関節は、

図14 チンパンジーとヒトにおける手関節関節面形状の違い
チンパンジーにおける手関節近位関節面では、尺骨茎状突起が突出していることで手根骨と直接関節を形成する（図中の緑丸）のに対して、ヒトの尺骨茎状突起は突出が小さく、半月板が介在するため関節を形成しない。
（Leus, 1972）

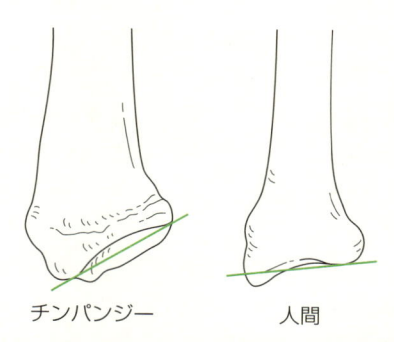

図15 チンパンジーとヒトにおける橈骨関節面形状の違い
チンパンジーにおける橈骨関節面はヒトと比較し大きくくぼみ、また傾斜角度も大きい。
（Aielloら, 1990）

最低限の安定性を確保しながらも、関節面を平坦化させることによって可動範囲を大幅に増大させた。特に尺骨茎状突起の形態変化によって生じた尺側への可動域の拡大は、道具の操作能力向上に大きく貢献し、たとえばハンマーを使って釘を打ち付ける動作や、円筒状のハンドルを握る動作など、道具を使用する場面においてなくてはならない運動であるといえる。

文　献

1) 渡辺正仁（監修）：理学療法士・作業療法士・言語療法士のための解剖学 第3版．廣川書店，2001．
2) Neumann DA（嶋田智明，他・監訳）：カラー版 筋骨格系のキネシオロジー 第2版．医歯薬出版，2012．
3) 明石謙：リハビリテーション医学全書4 運動学．医歯薬出版，1973．
4) 室田景久，他（編）：図説整形外科診断治療講座13 末梢神経障害．メジカルビュー社，1991．
5) Cailliet R（荻島秀男・訳）：運動器の機能解剖．医歯薬出版，2000．
6) Kapandji AI（塩田悦仁・訳）：カラー版カパンディ関節の生理学I 上肢 原著第6版．医歯薬出版，2006．
7) 中村隆一，他：基礎運動学 第6版．医歯薬出版．2003．
8) Castaing J et al.（井原秀俊，他・訳）：図解・関節運動器の機能解剖－上肢・脊柱編．協同医書出版社，1986．
9) 奥村チカ子：手の関節運動．理学療法ジャーナル 24：829-834，1990．
10) Henke J：Die bewegungen der Handwurzel. Zeitschrift fur rationelle Medezine, 1859.
11) 二瓶隆一，他：頸髄損傷のリハビリテーション 改訂第2版．協同医書出版社，2006．
12) Fong PW, Ng GY：Effect of wrist positioning on the repeatability and strength of power grip. American Journal of Occupational Therapy 55：212-216, 2001.
13) Terrell R, Purswell JL：The influence of forearm and wrist orientation on static grip strength as a design criterion for hand tools. Proceedings of the Human Factors and Ergonomics Society Annual Meeting 20：28-32, 1976.
14) 鈴木徹，他：手関節肢位と握力の関係について．理学療法学 13：409-413，1986．
15) 古賀唯夫，他：自助具－機能障害と道具の世界－．医歯薬出版，1977．
16) Lewis OJ：Evolution of the hominoid wrist. The functional and evolutionary biology of primates 36：45-58, 1972.
17) Aiello L, Dean C：An introduction to human evolutionary anatomy. Academic Press, 1990.

第8章

手指の運動学

[1] 手指の基本事項

手指を構成する骨

手指（finger）は第1〜第5中手骨（metacarpal bone）および指節骨（phalanx）で構成される（図1）[1]。第2指から第5指の指節骨は、基節骨（proximal phalanx）、中節骨（middle phalanx）、末節骨（distal phalanx）の3つの骨で関節を形成するが、母指は基節骨と末節骨しかもたないため関節の数も他の指と比較して1つ少ない。

中手骨には骨底、骨体、骨頭の共通した解剖学的特徴がある。しかし、その形態や長さは各骨で異なる。第1中手骨は最も短く、また厚い中手骨であり、第2から第5中手骨は橈側から尺側にかけて次第に短くなる。

上肢を体側に下垂した肢位では第2から第5中手骨前面は体側を向いているが、第1中手骨は90°回旋し後方を向く。さらに、第1中手骨は他の中手骨と比較して掌側に位置している。この第1中手骨に特有の向きおよび位置の違いにより、母指は手掌面に沿って他の指に向かって自由に動くことができる。

第2指から第5指の指節骨は基節骨、中節骨、末節骨の3つの骨からなるが、第1指では中節骨を欠く。各指の指節骨は、大きさの違いを除けばすべて似た形態をしている。

手指の関節

[手指の関節の全体像]

手指では、構成する骨の多さに比例して関節の数も非常に多い。代表的な手指の関節は、①手根中手関節（carpometacarpal joint：CM関節）、②母指手根中手関節（carpometacarpal joint of the thumb：母指のCM関節）、③中手指節関節（metacarpophalangeal joint：MP関節）、④近位指節間関節（proximal interphalangeal joint：PIP関節）、⑤遠位指節間関節（distal interphalangeal joint：DIP関節）、⑥母指の指節間関節（interphalangeal joint：IP関節）である（図2）。これらの関節の協調的な動きは、非常に精密な人間の手指の運動を実現する。

母指CM関節では屈曲（flexion）、伸展（extension）、内転（adduction）、外転（abduction）の運動が生じる。また、第2〜5指のMP関節においても同様に、屈曲、伸展、内転、外転の運動が可能である。第2〜5指のPIP関節、DIP関節および母指のMP関節、IP関節では、それ

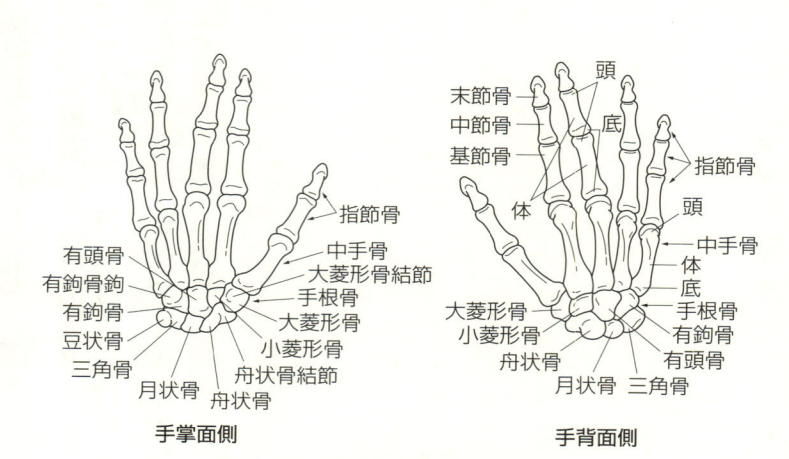

図1　手指を構成する骨（伊藤, 2001）

⑤遠位指節間関節
　distal interphalangeal joint（DIP関節）
④近位指節間関節
　proximal interphalangeal joint（PIP関節）
③中手指節関節
　metacarpophalangeal joint（MP関節）
⑥母指の指節間関節
　interphalangeal joint（IP関節）
①手根中手関節
　carpometacarpal joint（CM関節）
②母指の手根中手関節

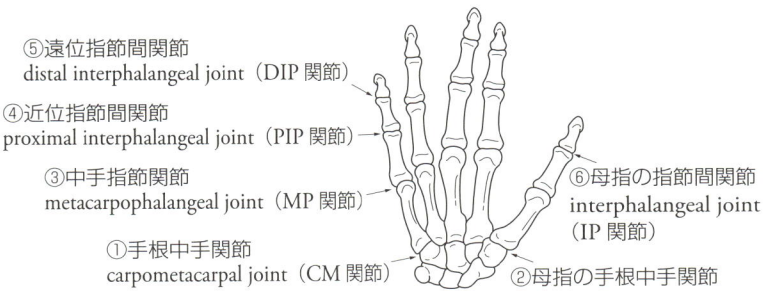

図2　手指を構成する関節

それ可動範囲は異なるが、屈曲および伸展の運動が可能である（図3）[2]。

手指の運動
● 母指のCM関節 　❶ 屈曲（flexion） 　❷ 伸展（extension） 　❸ 内転（adduction） 　❹ 外転（abduction） ● 第2～5指のMP関節 　❶ 屈曲（flexion） 　❷ 伸展（extension） 　❸ 内転（adduction） 　❹ 外転（abduction） ● 第2～5指のPIP関節、DIP関節および母指のMP関節、IP関節 　❶ 屈曲（flexion） 　❷ 伸展（extension）

［第2指から第5指の手根中手関節（CM関節）］

　第2～5指のCM関節は、中手骨底と遠位手根骨列によって形成され、その関節面形状は平面関節に分類される。第2指のCM関節の動きは小さく、第3指のCM関節の動きはさらに小さい。それに対して、第4指のCM関節は10～15°、第5指のCM関節は25～30°掌側および背側方向へ動く。
　第3指のCM関節は可動性が最も小さいため手の中央支柱となり、他の指は第3中手骨のまわりで回旋するように動く。尺側の手根中手関節の大きな可動性は、手を力強く握りしめる際の第4・5中手骨頭の運動を観察することにより確認することができる（図4）。尺側のCM関節に見られる可動性の増加は、対立位にある母指との相互機能を向上させ、また手を強く握る作用を向上させる。

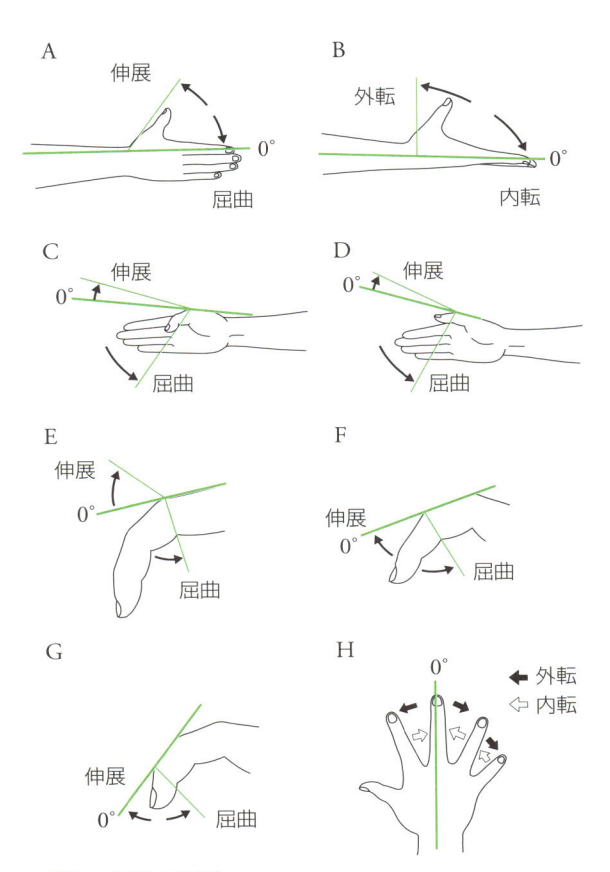

図3　手指の運動
A、B：母指CM関節　C：母指MP関節　D：母指IP関節　E：第2～第5MP関節　F：第2～第5指PIP関節　G：第2～第5指DIP関節　H：第2～第5指MP関節
（日本整形外科学会，日本リハビリテーション医学会，1995より一部改変）

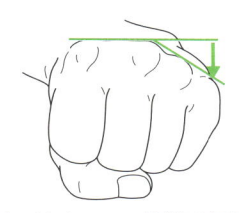

図4　第4・5CM関節の可動性

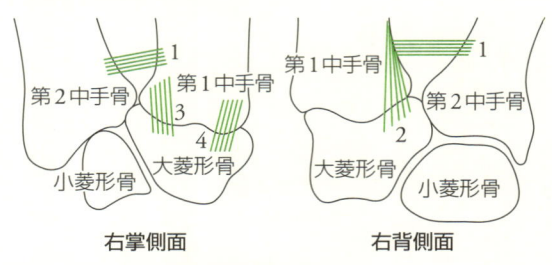

図5 母指CM関節の支持機構
1：中手骨間靭帯　2：前内側斜走靭帯　3：後内側斜走靭帯
4：前外側靭帯

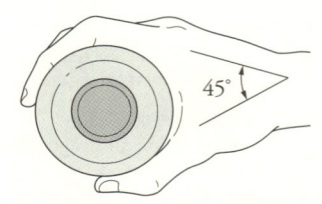

図6 母指CM関節の外転とその機能特性
母指CM関節の最大外転は指間膜（水かき）を開き、コップなどを把握するのに役立つ凹状のカーブを形成する。
（Neumann, 2012より一部改変）

[母指の手根中手関節（母指のCM関節）]

母指のCM関節は第1中手骨底と大菱形骨によって形成され、その関節面形状は鞍関節に分類される。この関節面形状は母指の可動性向上に貢献し、他指との接触を容易にする。

母指CM関節は大菱形中手靭帯によって支持されており、この靭帯は①中手骨間靭帯、②前内側斜走靭帯、③後内側斜走靭帯、④前外側靭帯の4つに区分できる（図5）。これらの靭帯は、母指CM関節の安定性を向上させるとともに、母指の運動を制限する。

母指CM関節の支持機構
● 大菱形中手靭帯
❶ 中手骨間靭帯
❷ 前内側斜走靭帯
❸ 後内側斜走靭帯
❹ 前外側靭帯

屈曲では前外側靭帯と前内側斜走靭帯が弛緩し、後内側斜走靭帯が緊張する。それに対して伸展では逆の現象が生じ、前外側靭帯と前内側斜走靭帯が緊張して後内側斜走靭帯は弛緩する。

内転では前外側靭帯と前内側斜走靭帯が緊張し、後内側斜走靭帯が弛緩する。また、外転では、前内側斜走靭帯と後内側斜走靭帯が緊張し、前外側靭帯は弛緩する。

母指CM関節内転位において母指は手掌面と並列の位置にあるのに対して、外転位では手掌面に対して第1中手骨が約45°前方に位置する。最大の外転位においては指間膜（水かき）部分が開き、円筒状の物体を把持するのに有利な大きな凹状のカーブを形成する（図6）[3]。

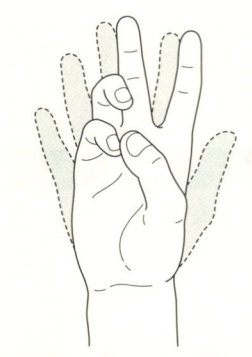

図7 母指CM関節における対立運動
開始肢位において母指の爪は見えないが、対立位において爪が見えることからCM関節での屈曲に伴い内旋（45～60°）の運動が生じていることがわかる。

屈曲と伸展の運動にはわずかな軸回旋の運動を伴う。屈曲時においては内旋（指腹が第3指の方を向く）が生じるのに対して、伸展時においては外旋（指腹が第3指から遠ざかる）が生じる。この軸回旋の運動は、母指の指腹と他指の指腹を合わせる指腹つまみに大きく貢献する。

対立（opposition）および復位（reposition）の運動も母指のCM関節で生じるが、これは先に述べた2つの主要運動が複合した結果として生じる。対立運動の第1相では母指CM関節外転が生じ、母指を手掌面から遠ざける。第2相では屈曲運動とともに内旋が生じ、母指の指腹を他指へと向かわせる。この重要な内旋運動に大きく貢献するのは母指対立筋であり、対立運動の際に母指は45～60°内旋する[4]（図7）。復位においてはその逆の運動、つまり母指のCM関節での内転、外旋、伸展が生じる。

母指のCM関節では屈曲0°、伸展60°、内転0°、外転90°の運動が可能である。

[中手指節（MP）関節]

MP関節は中手骨頭の凸面と基節骨近位の凹面からなる顆状（楕円）関節である。

MP関節の安定性は関節をまたいで相互に連結した複雑な結合組織群によって保たれている。なかでも重要なMP関節の支持機構は、①関節包（capsule of the metacarpophalangeal joint）、②掌側板（palmar [or volar] plate）、③側副靱帯（collateral ligament）である。

MP関節の支持機構

1. 関節包（capsule of the metacarpophalangeal joint）
2. 掌側板（palmar [or volar] plate）
3. 側副靱帯（collateral ligament）

MP関節の関節包は他の関節と同様に関節周囲を包み安定させる。掌側板はMP関節掌側に位置する厚い線維軟骨靱帯であり、主にMP関節の過伸展を防ぐ機能をもつ（図8）[5]。

側副靱帯には尺側側副靱帯と橈側側副靱帯がある。これらの靱帯はMP関節を斜め手掌方向に走行し、MP関節の内転と外転の運動を制限する。また、尺側および橈側側副靱帯は伸展位で弛緩し、屈曲位で緊張するという特性をもつ（図9）[5]。この屈曲時の側副靱帯の緊張は、手で物を強く握る際における、MP関節の安定性向上に貢献する。

MP関節では、90°の屈曲と0°の伸展に加えて、内転と外転の運動が可能である。MP関節屈曲位においては、背側に位置する関節包および側副靱帯が緊張するため、MP関節の安定性は高まる。しかしMP関節屈曲位では、側副靱帯や関節包の緊張によって、内転および外転の運動は大きく制限される。また、第2指を例にとると、内転時には橈側側副靱帯が緊張し、外転時には尺側側副靱帯が緊張する。

母指のMP関節は、凸状の第1中手骨頭と凹状の母指基節骨近位面とで関節を形成する。屈曲60°、伸展10°の可動性を有するが、他のMP関節と比較しその可動域は小さい。

[近位指節間（PIP）関節、遠位指節間（DIP）関節、母指の指節間（IP）関節]

基節骨と中節骨の間の関節をPIP関節、中節骨と末節骨の間の関節をDIP関節といい、母指の基節骨と末節骨の間の関節をIP関節という。これらの関節はすべて蝶番関節に分類される。

PIP関節とDIP関節の関節包はMP関節と同様、掌側板により補強されている。掌側板は関節の安定性向上に関与し、特に伸展運動に際して緊張し指節間関節の過伸展を防止する役割を担う。

PIP関節とDIP関節における尺側および橈側側副靱帯は、伸展位で緊張し屈曲位ではわずかに弛緩する。そのため指節間関節はどのような肢位にあってもほぼ安定している（図10）[5]。

第2から第5指のPIP関節およびDIP関節は屈曲と伸展の運動が可能であり、PIP関節では100°、DIP関節では80°の屈曲が生じる。また、伸展方向へは主に掌側板などの働きにより0°でその可

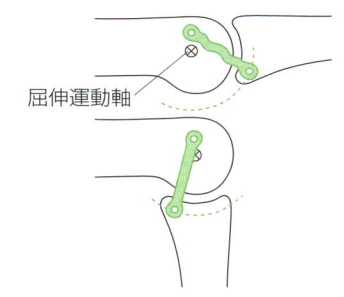

図9 MP関節における側副靱帯の安定性効果
（Castaingら，1986）

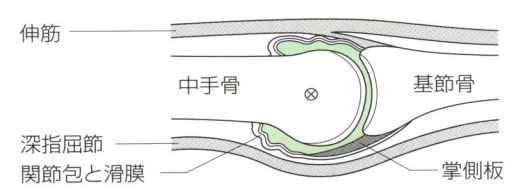

図8 MP関節における関節包と掌側板
（Castaingら，1986）

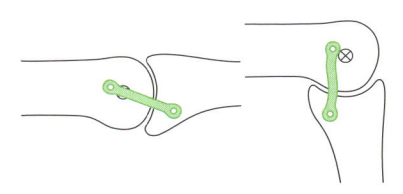

図10 PIP・DIP関節における側副靱帯の安定性効果
（Castaingら，1986）

動域は制限される。

母指のIP関節では、80°の屈曲と10°の伸展運動が可能である。他の指節間関節と異なる点は0°以上の伸展が可能な点であり、この他指よりも大きな伸展可動域は、たとえば壁面に画鋲を押し込む際などに機能し、日常生活にはなくてはならないものである。

手のアーチ

手の手掌面は特別な場合を除きほとんどが凹状のカーブを形成している。その手のくぼみは「手のアーチ（arch）」と呼ばれ、①近位横アーチ、②遠位横アーチ、③縦アーチ、④斜方向のアーチの4つのアーチが存在する（**図11**）[6]。手のアーチは接触するさまざまな対象物の形状に合わせて常に変化し、手と対象物との適応性を高める。

近位横アーチは大菱形骨、小菱形骨、有頭骨、有鉤骨の4つの遠位手根骨列によって形成される。非常に硬い構造をもち、この部分において手根管を形成する。近位横アーチの要石（keystone）は有頭骨であり、有頭骨は近位横アーチを支える重要な中央支柱である。

遠位横アーチはMP関節部を通る。遠位横アーチの両側は可動性に富んでおり、その中央支柱となる第2・3中手骨は、CM関節部において強固に手根骨と連結しているためほとんど動かない。第2・3中手骨を中心に両側の中手骨が折れ曲がることで、遠位横アーチの凹状のアーチはさらに深くなる。

縦アーチは第2・3指列全体の形に従う。縦アーチの近位端はCM関節において強固に連結している。手指の屈曲により縦アーチの凹状のアーチはその形態を変化させ、より深い凹状のカーブを描くようになる。

斜方向のアーチは母指と他の4指で形成される凹状のカーブであり、把持動作において最も重要なアーチである。

手の機能肢位と休息肢位

手の肢位には「機能肢位（functional position）」と「休息肢位（resting position）」がある。

機能肢位は手の各種動作を起こしやすい肢位であり、休息肢位は睡眠時や麻酔下において見られる手の肢位のことをいう（**図12**）[6]。

機能肢位は手関節中等度伸展・軽度尺屈、母指外転・屈曲、2～5指軽度屈曲の肢位である。機能肢位において母指と他の指の尖端は等距離にあり、各指の長軸を延長すると舟状骨に収斂する。

一方で休息肢位は手関節軽度屈曲、母指軽度外転・屈曲、2～5指軽度屈曲の肢位である。休息肢位において母指は第2指側面に対立位にある。機能肢位と同じく休息肢位においても各指の長軸を延長すると舟状骨に収斂する。

手の機能肢位と休息肢位

- **機能肢位：手の各種動作を起こしやすい肢位**
  手関節：中等度伸展、軽度尺屈
  母指：外転、屈曲
  2～5指：軽度屈曲
- **休息肢位：睡眠時や麻酔下の手の肢位**
  手関節：軽度屈曲
  母指：軽度外転、屈曲
  2～5指：軽度屈曲

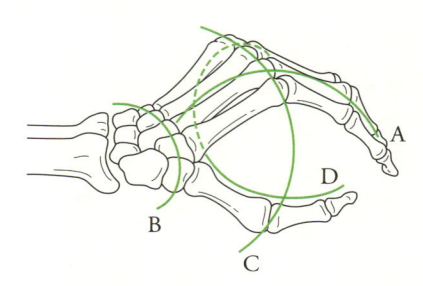

図11　手のアーチ
A：縦アーチ、B：近位横アーチ、C：遠位横アーチ、D：斜方向のアーチ
（中村ら，2006）

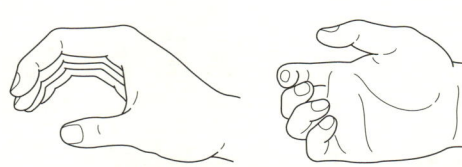

図12　手の機能肢位（左）と休息肢位（右）
（中村ら，2006）

手指の筋

手指には大きく分けて、「外来筋（extrinsic muscle）、手外筋」と「内在筋（intrinsic muscle）、手内筋」がある。外来筋とは筋の付着部の一方を手関節より近位にもつ筋のことをいい、内在筋とは筋の起始・停止が手関節部より遠位に存在する筋のことをいう。

手指の筋はその運動の複雑さから数多くの筋が運動に関与している。ここでは、①手指の外来指屈筋、②手指の外来指伸筋、③母指の外来伸筋、④手の内在筋の4つに分けて説明する（表1）。

[手指の外来指屈筋]

外来指屈筋には浅指屈筋、深指屈筋、長母指屈筋がある（図13）。これらの筋は、手指屈曲の主動作筋であると同時に、手関節の掌側を通過することから手関節屈曲にも関与する。

表1 手指の筋

手指の外来指屈筋	手指の外来指伸筋	母指の外来指伸筋	手の内在筋
浅指屈筋 深指屈筋 長母指屈筋	指伸筋 示指伸筋 小指伸筋	長母指伸筋 短母指伸筋 長母指外転筋	①母指球筋 　短母指外転筋 　短母指屈筋 　母指対立筋 ②小指球筋 　短小指屈筋 　小指外転筋 　小指対立筋 　短掌筋 ③母指内転筋 ④虫様筋と骨間筋

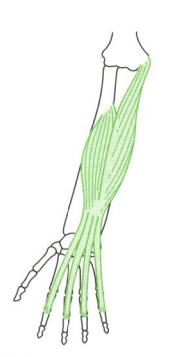

浅指屈筋
（M. flexor digitorum superficialis）
〈起始〉
上腕-尺骨頭；上腕骨内側上顆、尺骨鉤状突起
橈骨頭；橈骨骨幹前方
〈停止〉
4腱は2ずつの対になる
浅い対：中指と環指
深い対：示指と小指
〈支配神経〉
正中神経 C8～T1
〈作用〉
第2～5指の PIP 関節屈曲

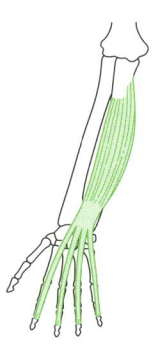

深指屈筋
（M. flexor digitorum profundus）
〈起始〉
尺骨（前面かつ内側骨幹の近位 3/4；内側鉤状突起）
〈停止〉
第2～第5末節骨掌側面
〈支配神経〉
内側；尺骨神経 C8～T1
外側；正中神経 C8～T1
〈作用〉
第2～5指の DIP 関節屈曲

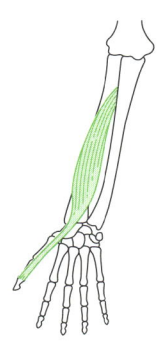

長母指屈筋
（M. flexor pollicis longus）
〈起始〉
橈骨中央 1/2 の前面、尺骨鉤状突起、上腕骨内側上顆
〈停止〉
母指（遠位指節の底、掌側面）
〈支配神経〉
正中神経 C8～T1
〈作用〉
母指 IP 関節屈曲

図13 手指の外来指屈筋

浅指屈筋は上腕尺骨頭および橈骨頭からなる二頭筋であり、上腕尺骨頭は内側上顆および尺骨鉤状突起、橈骨頭は橈骨骨幹前方より起こる。浅指屈筋の4つの腱は手根管を通過し、基節骨のレベルで各腱は2つに分かれ、遠位では中節骨掌側に付着する。浅指屈筋の主な作用はPIP関節屈曲であるが、MP関節および手関節の掌側走行するため、MP関節屈曲と手関節屈曲にも関与する。

深指屈筋は近位では浅指屈筋の深層に位置し、PIP関節レベルにおいて浅指屈筋腱の基節骨部での分かれ目を通り表層に出た後に、末節骨基部の掌側に付着する。DIP関節を屈曲することのできる唯一の筋であり、同時にPIP関節、MP関節屈曲、手関節屈曲にも関与する。

長母指屈筋は深指屈筋の外側で前腕の最深部に位置する筋であり、手関節の掌側を通過して、遠位では母指末節骨掌側に付着する。母指のIP関節を屈曲することのできる唯一の筋であると同時に、母指MP関節、CM関節の屈曲および手関節屈曲に関与する。

これら手指の外来指屈筋は、線維性指腱鞘と呼ばれるトンネルの中を末梢に向かって走行する。外来屈筋腱を覆う線維性指腱鞘は、中手骨と指節骨の掌側面に位置し、腱により伝達される力の方向変換を行う役割をもつ（図14）[5]。

これら3つの外来指屈筋はすべて手関節の掌側を通過するため、手関節の肢位に大きな影響を受ける。手関節を屈曲した場合外来指屈筋は弛緩し、それに対して手指伸筋群は緊張するため手指は伸展位をとる。手関節を伸展した場合すべての外来指屈筋腱が緊張するため自然な手指の屈曲が出現する。このように1つの関節運動が多関節筋の伸張を生じさせ、他の関節の他動的運動を招く作用を「腱固定作用（tenodesis action）」という。

[手指の外来指伸筋]

外来指伸筋には指伸筋、示指伸筋、小指伸筋がある（図15）。これら外来指伸筋群は手関節背側に位置する伸筋支帯の中を通り、手関節を通過した後に、伸展機構（extensor apparatus）と呼ばれる特殊な結合組織群を形成する。伸展機構は中央索（central slip）と側索（lateral band）に分かれ、中央索は中節骨の背側に、側索は2本に分かれた

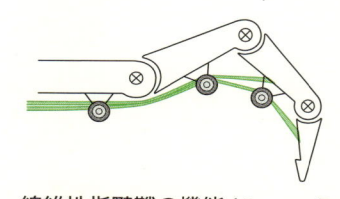

図14 線維性指腱鞘の機能（Castaingら，1986）

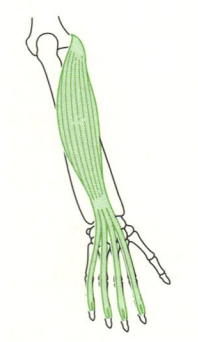

指伸筋
（M. extensor digitorum）
〈起始〉
上腕骨外側上顆
〈停止〉
第2～5末節骨背側
〈支配神経〉
橈骨神経 C7～C8
〈作用〉
第2～5指の伸展

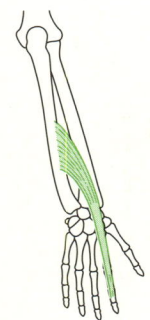

示指伸筋
（M. extensor indicis）
〈起始〉
尺骨背面
〈停止〉
第2指指背腱膜
〈支配神経〉
橈骨神経 C7～C8
〈作用〉
第2指の伸展

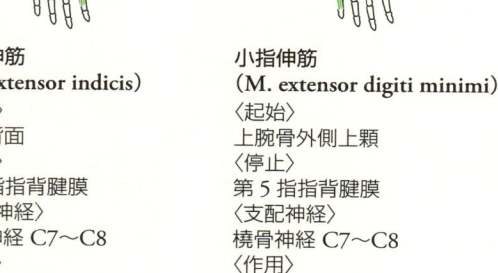

小指伸筋
（M. extensor digiti minimi）
〈起始〉
上腕骨外側上顆
〈停止〉
第5指指背腱膜
〈支配神経〉
橈骨神経 C7～C8
〈作用〉
第5指の伸展

図15 手指の外来指伸筋

後に再び合流し、終止伸腱（terminal tendon）となって末節骨背側に付着する（図16）[7]。

[母指の外来指伸筋]

母指の外来指伸筋には長母指伸筋、短母指伸筋、長母指外転筋がある（図17）。長母指伸筋は母指のIP関節、MP関節、CM関節伸展作用とともに、CM関節前後軸の尺側を通るため、CM関節屈曲作用をもつ。短母指伸筋は母指のMP関節とCM関節を伸展し、長母指外転筋は母指のCM関節を伸展する。長母指外転筋はCM関節内外側軸の掌側を通過するため、CM関節の外転作用をもつ。

これらの筋の腱は、手関節橈側に「解剖学的かぎたばこ入れ（anatomical snuff box）＝橈骨小窩（radial foveola）」を形成する[1,8]（図18）。

[手の内在筋]

外来筋に対して内在筋は、筋の起始、停止が手関節よりも遠位に存在する筋のことをいう。これらの筋は指先で物をつまむ動作などにおいて協調的に作用する（図19）[3]。手の内在筋は次の4つに分類することができる。

手の内在筋
❶ 母指球筋：短母指外転筋、短母指屈筋、母指対立筋
❷ 小指球筋：短小指屈筋、小指外転筋、小指対立筋、（短掌筋）
❸ 母指内転筋
❹ 虫様筋と骨間筋

図16　手指伸展機構（extensor apparatus）

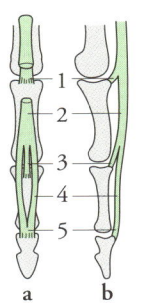

1. 伸筋腱の基節骨付着部
2. 伸筋腱（extensor tendon）
3. 中央索（central slip）
4. 側索（lateral band）
5. 終止伸腱（terminal tendon）

a：背面像　b：側面像
（Kapandji, 1970）

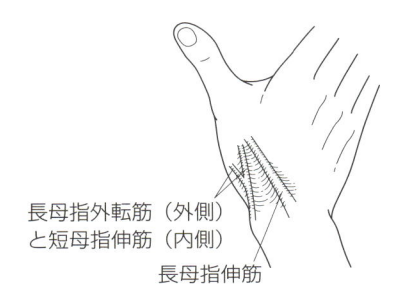

図18　手関節橈側の解剖学的かぎたばこ入れ

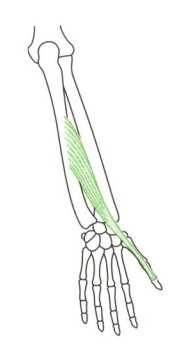

長母指伸筋
（M. extensor pollicis longus）
〈起始〉
尺骨骨幹
〈停止〉
母指末節骨底
〈支配神経〉
橈骨神経 C7～C8
〈作用〉
母指IP・関節伸展

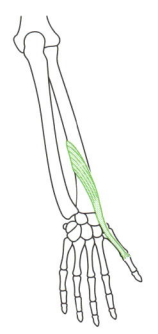

短母指伸筋
（M. extensor pollicis brevis）
〈起始〉
橈骨背側
〈停止〉
母指基節骨底
〈支配神経〉
橈骨神経 C7～C8
〈作用〉
母指MP関節伸展

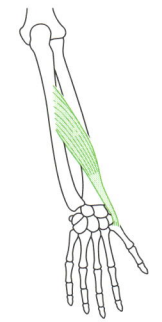

長母指外転筋
（M. abductor pollicis longus）
〈起始〉
尺骨後面外側、橈骨骨幹、
〈停止〉
第1中手骨骨底橈側部、大菱形骨
〈支配神経〉
橈骨神経 C7～C8
〈作用〉
母指外転

図17　母指の外来指伸筋

[母指球筋]（図20）

　母指球筋は手掌橈側に位置し短母指外転筋、短母指屈筋、母指対立筋の3筋から構成される。これらの筋の主な作用は、母指を対立位にすることであり、筋収縮により母指を他指へと近づける作用をもつ。なかでも母指対立筋は、対立運動に必要不可欠な母指CM関節における内旋を生じさせる筋である。

[小指球筋]（図21）

　小指球筋は手掌尺側に位置し短小指屈筋、小指外転筋、小指対立筋の3筋で構成されるが、短掌筋を含める場合もある。筋の走行が母指球筋と似ているため、その機能も類似している。小指球筋に共通する機能は、手の尺側を持ち上げ曲げることである。また小指外転筋は、第5指外転の作用をもち、この運動は大きな物体を把持する際に役立つ。

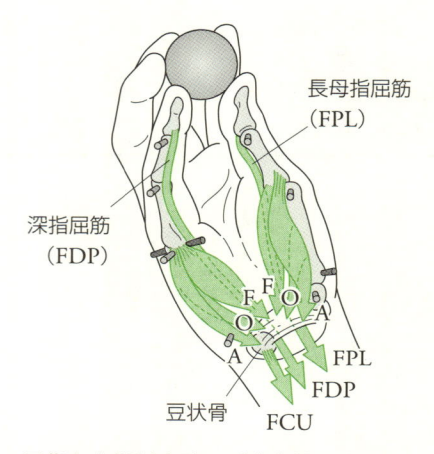

[母指内転筋]（図22）

　母指内転筋は母指CM関節の屈曲、内転作用をもつ筋である。母指内転筋は、母指と示指で物をつまむ際や、日常生活動作においてはハサミを使用する際に強い活動を示す。

[虫様筋と骨間筋]（図23）

　虫様筋と骨間筋はMP関節屈曲筋であり、かつPIP関節およびDIP関節の伸筋でもある。虫様筋の近位付着は深指屈筋腱、遠位付着部は伸展機構の側索であり、骨に付着しない特徴的な筋である。虫様筋の筋腹はMP関節の掌側を通過するため、MP関節に対しては屈曲作用をもち、遠位付着部である伸展機構の側索の作用により間接的にPIP関節、DIP関節を伸展する。

　骨間筋の主な作用はMP関節の外転および内転であり、掌側骨間筋と背側骨間筋の2つに分類される。また、遠位付着部を虫様筋と同様に伸展機

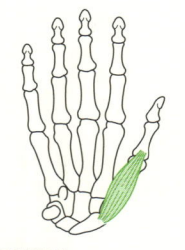

図19　母指と小指対立時の手内在筋の作用
F：短母指屈筋と短小指屈筋　　O：母指対立筋と小指対立筋
A：短母指外転筋と小指外転筋
FCU：尺側手根屈筋、FPP：深指屈筋、FPL：長母指屈筋
(Neumann, 2012)

短母指外転筋
（M. abductor pollicis brevis）
〈起始〉
舟状骨結節、大菱形骨
〈停止〉
母指基節骨底橈側
〈支配神経〉
正中神経 C8～T1
〈作用〉
母指CM関節外転

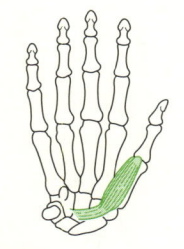

短母指屈筋
（M. flexor pollicis brevis）
〈起始〉
大菱形骨結節、小菱形骨、有頭骨
〈停止〉
母指基節骨底
〈支配神経〉
浅頭：正中神経 C8～T1
深頭：尺骨神経 C8～T1
〈作用〉
母指CM関節屈曲

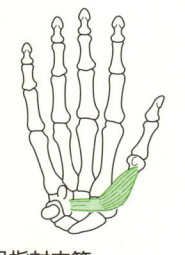

母指対立筋
（M. opponens pollicis）
〈起始〉
大菱形骨結節
〈停止〉
第1中手骨橈側
〈支配神経〉
正中神経 C8～T1
〈作用〉
母指CM関節屈曲・内旋

図20　母指球筋

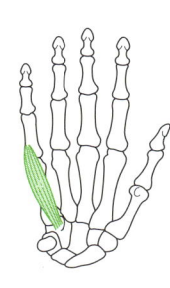

短小指屈筋
(M. flexor digiti minimi brevis)

〈起始〉
有鉤骨鉤
〈停止〉
小指基節骨底尺側
〈支配神経〉
尺骨神経 C (7)、8、(T1)
〈作用〉
小指屈曲

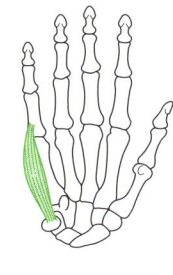

小指外転筋
(M. abductor digiti minimi)

〈起始〉
豆状骨
〈停止〉
第5指基節骨底尺側
〈支配神経〉
尺骨神経 C8〜T1
〈作用〉
小指外転

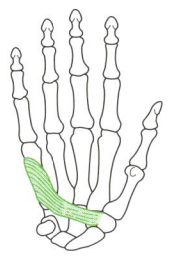

小指対立筋
(M. opponens digiti minimi)

〈起始〉
有鉤骨鉤
〈停止〉
第5中手骨の外側縁
〈支配神経〉
尺骨神経 C8〜T1
〈作用〉
対立運動

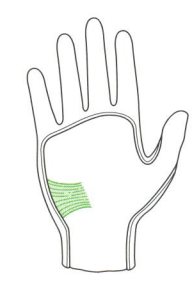

短掌筋
(M. palmaris brevis)

〈起始〉
手掌腱膜
〈停止〉
手掌尺側縁の皮膚
〈支配神経〉
尺骨神経 C (7)、8、(T1)
〈作用〉
手掌のくぼみを埋める

図21　小指球筋

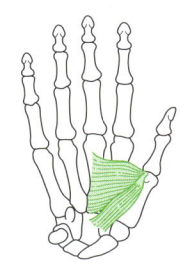

母指内転筋
(M. adductor pollicis)

〈起始〉
斜頭：有頭骨、小菱形骨、
　　　第2第3中手骨底
横頭：第3中手骨遠位掌側面
〈停止〉
母指基節骨底尺側
〈支配神経〉
尺骨神経 C8〜T1
〈作用〉
母指内転

図22　母指内転筋

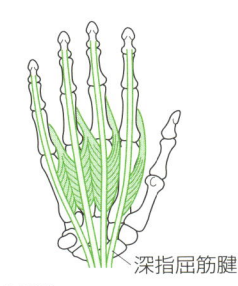

虫様筋
(M's. lumbricales)

〈起始〉
深指屈筋腱
〈停止〉
第2〜5指の指背腱膜
〈支配神経〉
第1および第2虫様筋；
　正中神経 C8〜T1
第3および第4虫様筋；
　尺骨神経 C8〜T1
〈作用〉
第2〜5指のMP屈曲

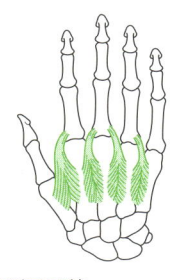

背側骨間筋
(M's. dorsal interossei)

〈起始〉
第1〜5中手骨
〈停止〉
第2〜5指の指背腱膜
〈支配神経〉
尺骨神経 C8〜T1
〈作用〉
第2〜5指のMP屈曲
指外転

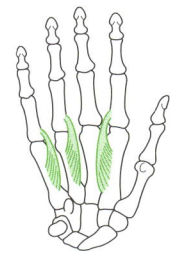

掌側骨間筋
(M's. palma interossei)

〈起始〉
第2、第4、第5中手骨
〈停止〉
第2〜5指の指背腱膜
〈支配神経〉
尺骨神経 C8〜T1
〈作用〉
第2〜5指のMP屈曲
指内転

図23　虫様筋と骨間筋

構の側索にもつことから、PIP関節およびDIP関節の伸展にも間接的に作用する。背側骨間筋はMP関節を外転させ、中指を通る線から他の指を遠ざける。中指には2つの背側骨間筋が付着しており、一方は中指を橈側に、他方は中指を尺側に動かす。掌側骨間筋は中指を通る線に対して手の指を近づける内転の作用をもつ。

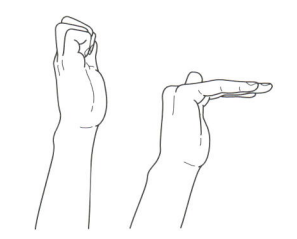

図24　外来筋プラス肢位（左）と内在筋プラス肢位（右）

虫様筋と骨間筋の同時収縮はMP関節を屈曲し、PIP関節、DIP関節を伸展する。手の内在筋の収縮によって得られるこの肢位は、「内在筋プラス肢位（intrinsic plus position）」と呼ばれる。一方で、深指屈筋、浅指屈筋、指伸筋などの手指の外来筋の同時収縮は、MP関節の過伸展およびPIP関節、DIP関節の屈曲を生じさせ、「外来筋プラス肢位（extrinsic plus position）」と呼ばれる（図24）。

[2] 手指における運動学のポイント

①手指伸展のメカニズム

手指伸展のメカニズムを理解するためには、まずその複雑な解剖を理解する必要がある。手指伸展には、①指伸筋、②骨間筋、③虫様筋、④支靭帯の主に4つの組織が関与する。これらはまとめて「手指伸展機構（extensor apparatus）」と呼ばれる。

[指伸筋]

指伸筋は手指のMP関節、PIP関節、DIP関節の背側を通過するため、指のすべての関節の伸展に関与する。指伸筋は、上腕骨外側上顆と前腕筋膜に起始し、手関節部では伸筋支帯の中を通過する。さらに遠位では、各指の基節骨の基部に付着する線維を出した後に、中節骨基部の背側面に付着する中央索（central slip）と末節骨基部の背側面に付着するために再び合流する2本の側索（lateral band）に分かれる。2本に分かれた2つの側索は、PIP関節の背側側面を通って次第に背側に向かい、末節骨の高さで再び合流して終止伸腱（terminal tendon）を形成する。終止伸腱は最終的に末節骨近位背側に付着する（図16、図25）[5,7]。

[骨間筋]

骨間筋の主な作用は手指の内転および外転であるが、手指伸展にも関与する。骨間筋は中手骨より起始し、遠位では指伸筋の中央索と合流する線維と側索に合流する線維の2本に分かれる。虫様筋と同様に指節骨に付着をもたないが、指伸筋に遠位付着部をもつことでPIP関節とDIP関節の伸展に関与する（図25）[5]。

[虫様筋]

虫様筋は深指屈筋腱に起始をもつ4つの細い筋であり、遠位では骨には付着せず指伸筋の側索に付着する。このような遠位付着部をもつことによって、骨間筋と同様にMP関節の屈曲、PIP関節およびDIP関節の伸展に関与する（図25）[5]。

[支靭帯]

支靭帯は他動組織であり、その役割はPIP関節とDIP関節の動きを連動させることである。支靭帯は近位では中節骨掌側の線維鞘に付着し、遠位

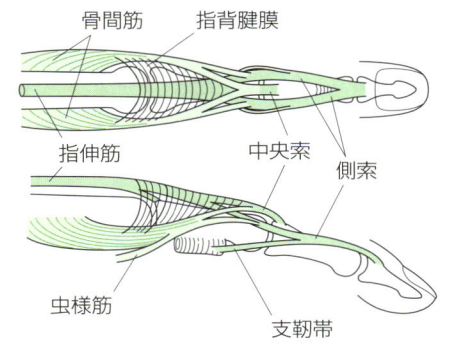

図25 骨間筋および虫様筋は指伸筋の中央索と側索に合流する（Castaingら，1986）

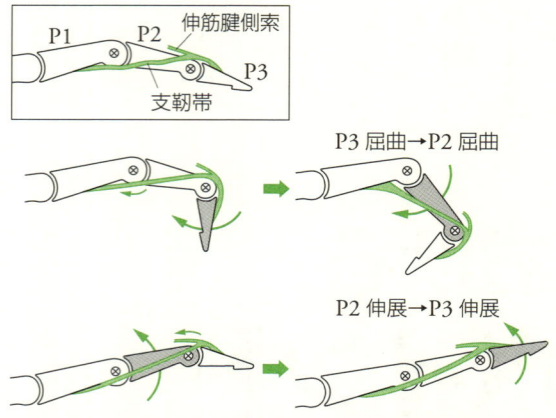

図26 支靭帯によるPIP関節－DIP関節の連動作用
(Castaingら，1986)

では指伸筋の側索と合流して末節骨背側に付着する。

DIP関節の屈曲によって支靭帯は緊張し、PIP関節は屈曲する。またPIP関節の伸展によっても支靭帯は緊張し、DIP関節は伸展する（**図26**）[5]。このようにして支靭帯は、PIP関節とDIP関節の運動を連動する。

[手指の伸展運動]（**図27**）[5]

MP関節の伸展は基節骨背側基部に付着する指伸筋腱によって生じる（**図27-a**）。

PIP関節の伸展は、MP関節が屈曲位にある時には、中節骨基部に付着する指伸筋腱の中央索が近位方向に牽引されることによって生じる（**図27-b**）。それに対してMP関節が伸展位にある時には、骨間筋と虫様筋が中央索への腱線維を介してPIP関節を伸展する。

DIP関節の伸展はやや複雑である。指伸筋腱の中央索の作用によりPIP関節の伸展が生じると、PIP関節の掌側に位置する支靭帯は緊張する。支靭帯の緊張は遠位方向へと伝わり、DIP関節の背側をその線維が走行することからDIP関節のわずかな伸展が生じる（**図27-c**）。

DIP関節の完全伸展を生じさせるためには、支靭帯の作用だけでは不十分である。指伸筋腱の側索が近位方向に移動して、末節骨を引き起こすことでDIP関節の完全伸展が生じる。この指伸筋腱側索の近位方向への移動は、指伸筋腱の側索と手の内在筋である虫様筋と骨間筋の作用によって生

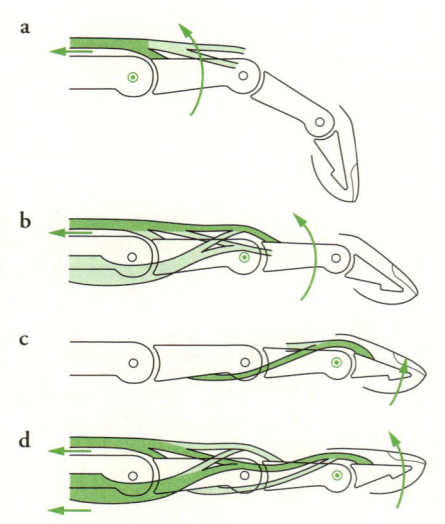

図27 手指の伸展運動
a：MP関節の伸展：基節骨背側基部に付着する指伸筋腱によって生じる。
b：PIP関節の伸展：中央索が近位方向に引かれることで生じる。
c：PIP関節伸展とDIP関節伸展の連動：PIP関節が伸展することにより支靭帯は緊張し、支靭帯によって末節骨が背側に引かれることでわずかなDIP関節の伸展が生じる。
d：DIP関節の伸展：側索に付着する骨間筋および虫様筋の作用により側索が近位方向に引かれることでDIP関節の完全伸展が生じる。
(Castaingら，1986)

じる（**図27-d**）。PIP関節と同様に、MP関節が屈曲位にある時には指伸筋腱が、それに対してMP関節が伸展位にある時には骨間筋の力が強く作用することでDIP関節は伸展する[9]。

②手指屈曲のメカニズム

深指屈筋は末節骨基部の掌側面に付着し、すべての指節間関節をまたいで走行するため、MP関節、PIP関節、DIP関節の屈曲に関与する。浅指屈筋は中節骨基部の掌側面に2つの付着部をもつ筋であり、主にMP関節とPIP関節の屈曲に関与する（**図28**）[5]。

虫様筋および骨間筋はMP関節の掌側を走行するため、主にMP関節の屈曲に作用するが、手指屈曲時の虫様筋の働きは特徴的である。虫様筋は先にも述べたとおり近位付着部を深指屈筋腱にもつ。そのため、手指の屈曲に伴い近位へ移動する深指屈筋腱に牽引される形で虫様筋の付着部は近

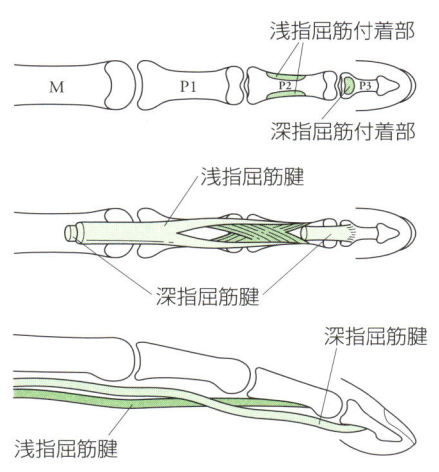

[2] 手指における運動学のポイント ● 277

図28 深指屈筋腱と浅指屈筋腱の走行
(Castaingら,1986)

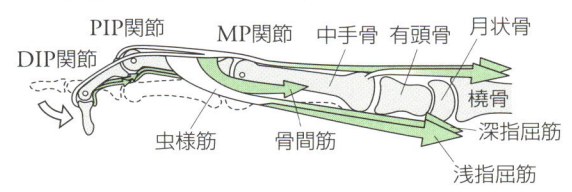

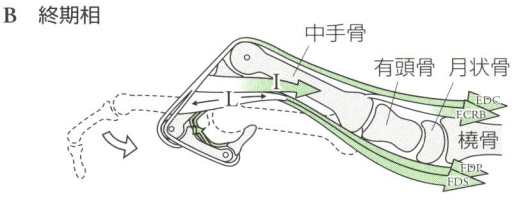

A 初期相
B 終期相

図29 手指屈曲のメカニズム
初期相：深指屈筋、浅指屈筋、骨間筋がDIP、PIP、MP関節を屈曲させるが、その時虫様筋は不活動。
終期相：筋活動に変化はみられないが、虫様筋は両端で伸張される。指伸筋はMP関節の屈曲速度を減じ、また短橈側手根伸筋は手関節をわずかに背屈する。
EDC：指伸筋、ECRB：短橈側手根伸筋、FDP：深指屈筋
FDS：浅指屈筋
(Neumann, 2012)

位方向に移動する。この際、虫様筋に筋収縮は認められず、深指屈筋腱の牽引力により他動的張力が高められる[10]ことで間接的にMP関節の屈曲に作用する（**図29**）[3]。

PIP関節の屈筋である浅指屈筋は指伸筋との同時収縮によりMP関節を伸展する（**図30**）[7]。浅指屈筋（FDS）の収縮力は2つの分力f'とf"に分解される。また指伸筋（EDC）の収縮力もe'とe"の2つに分解される。この時、力e'とf"は互いに打ち消し合うのに対して、力e"とf'は合成される。こ

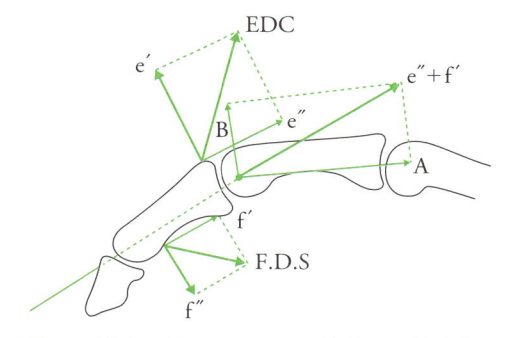

図30 浅指屈筋によるMP関節伸展の補助作用
(Kapandji, 1970)

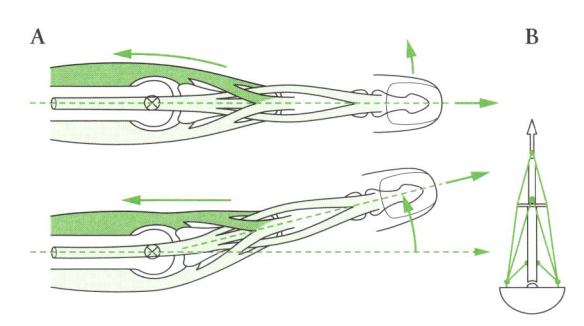

図31 骨間筋によるMP関節の内転・外転作用
(Castaingら,1986)

の合成された力e"+f'は、MP関節の固定作用をもつ力Aと、MP関節伸展作用をもつ力Bに分解される。このような過程を経て、浅指屈筋は指伸筋と同時収縮することで、PIP関節が屈曲位にある時のMP関節伸展に関与する[9]。

③MP関節内転・外転のメカニズム

手指の内転および外転の運動は掌側骨間筋と背側骨間筋の作用によるものである（**図31-A**）[5]。

背側骨間筋はその収縮によって中指を通る線から他の指を遠ざける。掌側骨間筋は中指以外の他の指に付着しており、背側骨間筋とは反対に中指を通る線に他の指を近づける作用をもつ。

指を中手骨に対してまっすぐに維持するためには、掌側および背側骨間筋による力が均衡状態になければならない。カスタン（Castaing）は指を帆柱に、そして骨間筋を帆柱の位置を調整するワイヤーロープに例えて、その作用についてわかり

やすく説明している（図31-B）[5]。

しかし、MP関節が屈曲位にある時には、MP関節の掌側を走行する骨間筋は弛緩するため、手指の支持機能が低下する。そのため、MP関節屈曲位における側方安定性は橈側尺側側副靱帯によって確保される。

④ 把握の様式

ネイピアは把握運動（prehensile movement）を、①鉤握り（hook grip）、②ハサミ握り（scissor grip）、③精密把握（precision grip）、④握力把握（power grip）の4つのタイプに分類している（図32）[11]。

カパンディ（Kapandji）は、把握の様式を①いわゆるつまみとも呼ばれる把握、②重力を伴う把握、③握りプラス動作の大きく分けて3つに分類している。さらに、①いわゆるつまみとも呼ばれる把握のサブカテゴリとして、指の把握またはつまみ（2指つまみ：指尖つまみ、指腹つまみ、指腹－側面つまみ、指間側面つまみ、多指つまみ：3指つまみ、4指つまみ、5指つまみ）、手掌把握（指－手掌把握、手全体または手掌全体での手掌把握）、中心性把握の3つを想定しており、手の運動のより詳細な分類を行っている（図33）[12]。

カパンディによるこの把握様式の分類の優れた点は、すべての把握様式において手掌や指腹と接触する対象物を想定していることである。手の運動において指腹あるいは手掌で受容する感覚情報は不可分なものであり、これらの分類は手の運動において、感覚情報が重要であることを示唆している。

⑤ 把持動作における大菱中手関節

人間は2つの指腹を「対立」させて活用することで、非常に小さくて軽い物体やさまざまな形状の物体を把持し操作することができる。この対立機能の中心的役割を果たしているのが、母指のCM関節（大菱形中手関節）である。

解剖学的に大菱形骨と中手骨の関係性を分析すると、大菱形骨は2つの関節面をもち、第1中手骨のみでなく第2中手骨とも関節を形成している。異なる関節面をもつことで第1指と第2指はそれぞれ独立して動くことができる一方、相互依存の関係性にある。

把握動作では物体の形状に合わせて第1指と第2指がさまざまな位置、方向に空間内を移動す

カパンディによる把持様式の分類

❶ いわゆるつまみとも呼ばれる把握
　[指の把握またはつまみ]
　　● 2指つまみ
　　　指尖つまみ
　　　指腹つまみ
　　　指腹－側面つまみ
　　　指間側面つまみ
　　● 多指つまみ
　　　3指つまみ
　　　4指つまみ
　　　5指つまみ
　[手掌把握]
　　指－手掌把握
　　手全体または手掌全体での手掌把握
　[中心性把握]
❷ 重力を伴う把握
❸ 握りプラス動作

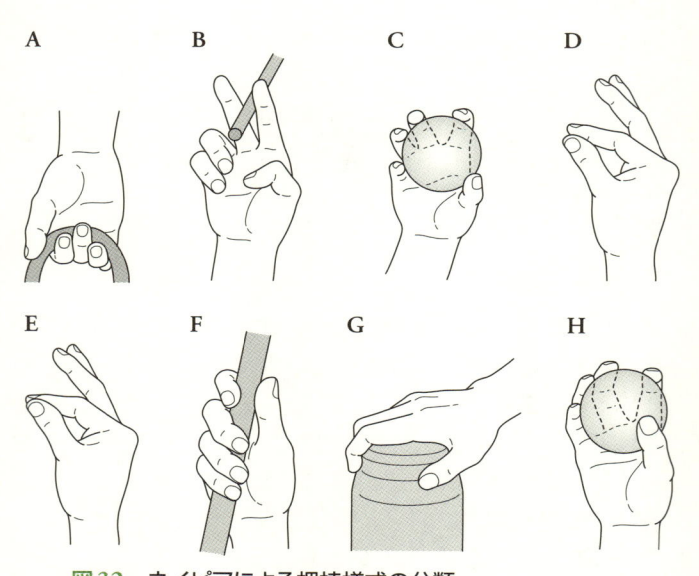

図32　ネイピアによる把持様式の分類
A：鉤握り、B：ハサミ握り、C～E：精密把握、F～H：握力把握
（Napier, 1980）

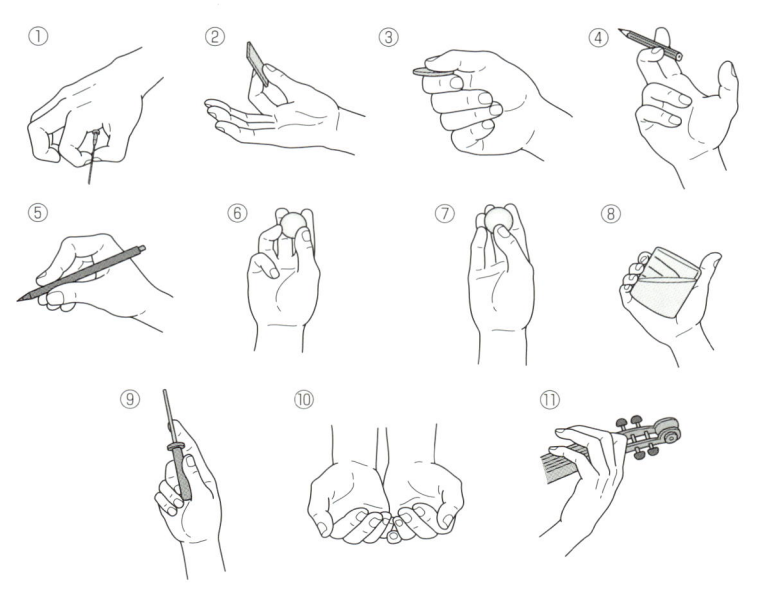

図33 カパンディによる把持様式の分類
①指尖つまみ、②指腹つまみ、③指腹-側面つまみ、④指間側面つまみ、⑤3指つまみ、⑥4指つまみ、⑦5指つまみ、⑧指-手掌把握、⑨中心性把握（ドライバーの把握）、⑩カッピング（物乞いのしぐさ）、⑪ヴァイオリニストの左手
（Kapandji, 2006）

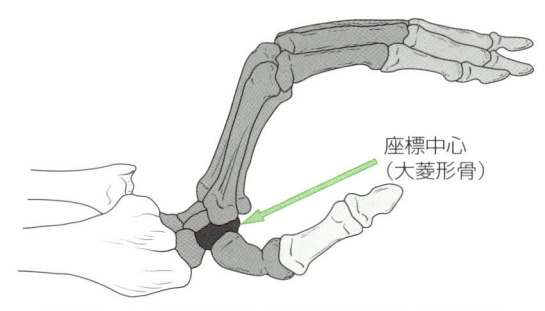

図34 大菱形骨は手の運動の座標中心である
（Perfetti, 2007）

手の尺側をテーブルなどの水平な面で支えた状態で、第1指と第2指の指腹を近づけていく時に、第2指が動いていくのが水平座標である。この座標上の移動では、第1指の指腹と第2指の指腹が同じ高さにある必要があるが、この高さは大菱中手関節によって調整されている。この座標上の移動により、第2指は大菱形骨の底辺に平行な方向に力をかけることができる。

第1指の指腹を上から下に動かした時、第1指は垂直座標上を動く。この座標上の移動は第1指と第2指が大菱形骨に対して垂直座標上をそれぞれ逆の方向に移動することによって生じる。

対象物に接触するために2つの指腹が大菱形骨に向かって移動する場合、指は横断座標上を動く。この種の座標上の移動は、テーブルからコインをつまみ上げようとする時などに生じる。

これら3つの座標は、通常さまざまに組み合わさることで方向を連続的に変えていく。日常生活における手の行為場面を考えても、ある行為を取り出してそれに単一の座標を設定することは困難である。

る。ペルフェッティ[13]は第1指と第2指の空間を規定するための原点、すなわち「座標中心（coordinate point）」として大菱形骨を想定している。大菱形骨の中心を把握動作における座標の中心と考えることができる（図34）。

把握動作における指の運動方向を考えると、大菱形骨を座標中心とする①水平座標、②垂直座標、③横断座標の3つの座標が考えられる。

大菱形骨を座標中心とする3つの座標系
❶ 水平座標
❷ 垂直座標
❸ 横断座標

⑥ 上肢の機能と感覚運動変換

これまでみてきたように、上肢の各関節にはそれぞれ異なる機能があり、上肢の行為はすべての関節が協調的に作用することによって実現する。肩関節は運動の方向を定める方向舵、肘関節は目的の場所に手を伸ばす伸展装置、手関節は方向舵として機能し最終的な手の位置を決定する微調整器、そして手指は目的を果たす効果器としてそれぞれ機能している（図35）[14]。

物体に向かって手を伸ばすためには、対象物の位置に関する感覚情報を収集し、それらの情報を

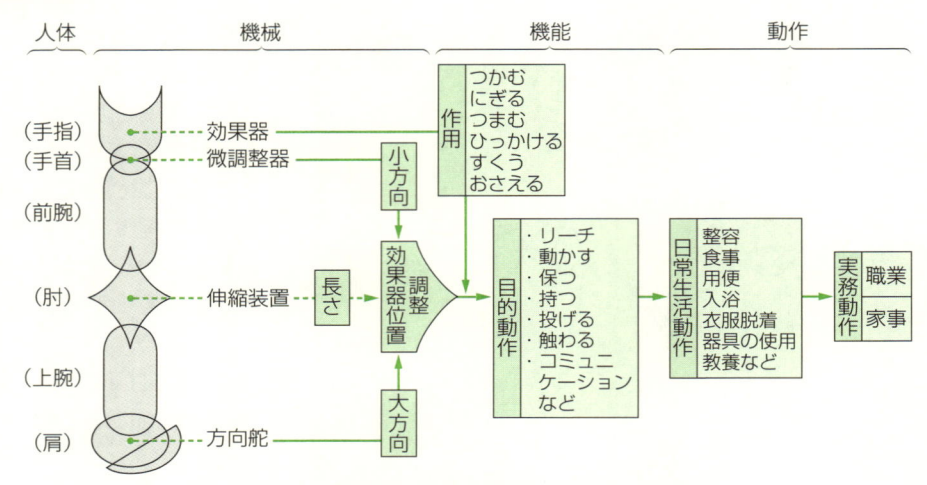

図35　上肢の機械要素の模式図（古賀，1977）

運動出力へと変換しなければならない。たとえば、目の前に置かれた対象物に手を伸ばす場合には、①手と対象物の位置の決定、②手の運動計画、③運動軌道の決定、④運動の実行の4つの過程を介して感覚情報は運動出力へと変換されると想定されている（**図36**）[15]。

到達運動のための感覚運動変換
1. 手と対象物の位置の決定
2. 手の運動計画
3. 運動軌道の決定
4. 運動の実行

[手と対象物の位置決定]
把握動作ではまず網膜で視覚的に対象物を捉え、自己中心座標系（egocentric space）における目標位置を決定する。自己中心座標系とは頭部や身体部位を中心とした座標系であり、この過程を通して身体各部位に対して対象物がどのような空間的位置に置かれているかが分析される。

[手の運動計画]
自己中心座標系によって分析された上肢と対象物との位置に関する視覚情報と、身体各部から大脳皮質に送られる体性感覚情報に基づいて、対象物に向かって手を動かす方向と距離が決定される。

[運動軌道の決定]
手の運動計画の過程で手を動かす方向と距離が決定されると、その手の経路を実現するための運動軌道が決定される。この変換には、上肢の長さなどの上肢に関する幾何学的パラメータが考慮される。

[運動の実行]
決定された運動軌道を実現するための筋出力が決定され、各筋の筋収縮が生じることによって運動が実行される。

上記のような過程を経て、視覚的に捉えられた対象物に関する情報は運動出力へと変換される。

⑦ 手指における代償運動

[正中神経麻痺に見られる手の代償運動]
正中神経損傷では対立運動の著しい障害が出現する。真の母指対立運動は①母指CM関節外転（短母指外転筋）、②母指CM関節屈曲（短母指屈筋）、③回旋（母指対立筋）、④固定（母指内転筋）の作用が円滑に生じることで起こる[16]。
対立の運動に関与するこれらの筋のうち、正中神経支配の筋は短母指外転筋、短母指屈筋、母指対立筋である。正中神経損傷患者における母指と

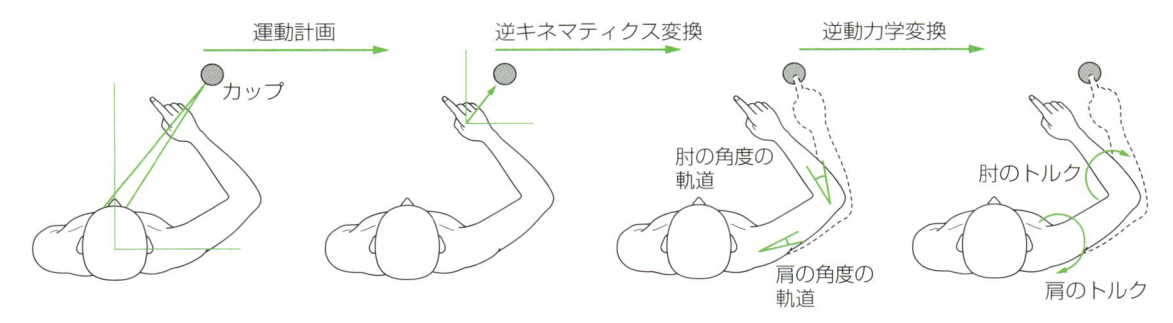

図36 特定の運動の生成に用いられる感覚運動変換

A：空間内の位置の決定。物体に手を伸ばすためにはまず、頭部を基準とする座標系における手と物体の位置を視覚的に決定する。
B：運動計画。現時点の腕と物体の位置に関する視覚情報と固有感覚情報に基づいて、物体に向かって手を動かす方向と距離を決定する。
C：運動軌道の決定。手の経路を実現するための運動軌道が決定される。要求される手の運動から運動軌道への変換は腕の長さなどの特性に依存する。
D：運動の実行。必要な運動軌道を実現するための関節トルクと筋の活動が決定される。
(Kandel, 2014より一部改変)

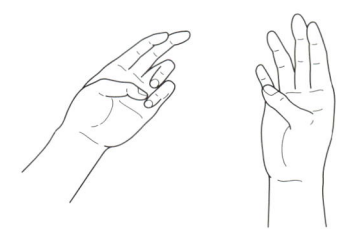

図37 正中神経麻痺（左手）による母指対立動作の障害（和ら，1975）

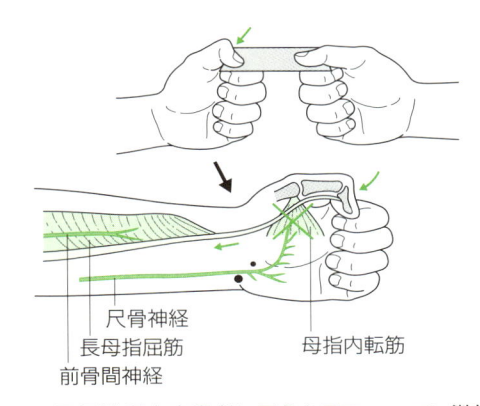

図38 尺骨神経麻痺患者に見られるフローマン徴候（室田ら，1991）

小指の指腹つまみでは、母指先端は手掌面に沿って小指の方向に動くことはできるが、回旋および外転の運動が欠如するため、母指の爪は小指の長軸に直角となる（図37）[16]。

「パーフェクト・オー試験（perfect-O test）」は、正中神経損傷患者に対する対立機能の簡易検査であり、患者に母指と示指の間で正しい円をつくらせることによって手の対立機能を検査する。正中神経損傷患者は短母指外転筋の麻痺によって母指CM関節の外転が困難であるため母指と示指の間で正しいO型をつくることができない。

[尺骨神経麻痺に見られる手の代償運動]

尺骨神経麻痺患者に見られる代償動作の代表例は、母指内転筋麻痺を代償する橈骨神経支配の長母指屈筋の作用であり、これを「フローマン徴候（Froment sign）」という（図38）[17]。

手指の内転、外転の主動作筋は尺骨神経支配の骨間筋であり、尺骨神経麻痺時の骨間筋機能の代償として橈骨神経支配の指伸筋が作用する。指伸筋の作用によって生じる手指の内転、外転にはMP関節の伸展を伴う。

尺骨神経麻痺では手内在筋と外来筋との間に不均衡が生じ、環指および小指のMP関節過伸展、PIP関節およびDIP関節屈曲のいわゆる「鷲手（鉤爪指）」変形を呈する（図39）。この手の変形は、尺骨神経支配でMP関節屈筋である尺側の虫様筋と骨間筋が麻痺することで、MP関節の伸筋である指伸筋の牽引力に対抗できなくなるために生じる現象である。

指伸筋の作用によって生じたMP関節の過伸展は、腱固定作用によって手指の屈筋群を伸張する結果、PIP関節とDIP関節の屈曲が生じる。

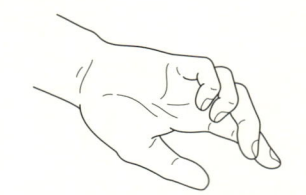

図39　鷲手（鉤爪指）変形

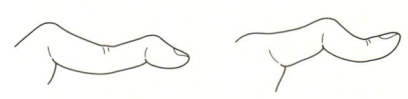

図40　スワンネック変形（左）とボタン穴変形（右）

[橈骨神経麻痺に見られる手の代償運動]

橈骨神経麻痺では指伸筋が麻痺するが、MP関節を他動的または治療用スプリントによって伸展位に保持すると、手指伸展機構（虫様筋・骨間筋）の作用によりIP関節を伸展することができる。

⑧ 手の変形

手にはいくつかの特徴的な変形パターンが存在する。その代表例として、関節リウマチ患者に多いスワンネック変形（白鳥の首変形、swan-neck deformity）とボタン穴変形（boutonniere deformity）がある（図40）。

[スワンネック変形]

スワンネック変形はPIP関節過伸展とDIP関節屈曲によって特徴づけられる。

症状の進行とともに関節リウマチ患者の手内在筋（虫様筋および骨間筋）は変性し線維化を生じる。この手内在筋の変性はMP関節を屈曲させ、指伸筋を伸張することによってPIP関節は伸展方向に牽引される。

さらに、関節周囲の結合組織の破壊は掌側板に及び、掌側板の破壊はPIP関節を過伸展位へと導く。PIP関節が過伸展位になると深指屈筋は伸張され、テノデーシス作用によってDIP関節は屈曲する。このような過程を経て、PIP関節過伸展位、DIP関節屈曲位のスワンネック変形は完成する。

[ボタン穴変形]

ボタン穴変形はPIP関節屈曲とDIP関節過伸展によって特徴づけられる。

ボタン穴変形は、指伸筋腱側索の掌側転位と中節骨に付着する中央索の断裂によって生じる。指伸筋腱の側索は、従来であればPIP関節の背側を走行するためPIP関節伸展作用をもつ。しかし、病期の進行に伴い指伸筋腱の弛緩が生じることで側索はPIP関節屈曲－伸展軸の掌側を通過するようになる。そのため側索は、手指伸展の運動に伴いPIP関節を屈曲位にする。

また、中央索はPIP関節の伸展機構の一部であるとともに、PIP関節屈曲を防ぐ役割をもつ。しかし、関節リウマチによる関節周囲の結合組織の破壊は中央索にも及び、中央索が断裂することでPIP関節は伸展力のすべてを失う。

そして、DIP関節は側索の緊張によって過伸展位となる。このような過程を経てPIP関節屈曲位、DIP関節過伸展位のボタン穴変形は完成する。

[3] 手指の進化と機能の変遷

母指対立機能の獲得

　ヒトの手指の機能が、他の種と比較してより発達した最大の要因は、母指の機能が発達したためである。母指が他の指と向き合う対立運動はヒトと一部の霊長類のみが可能な運動パターン[18]であり、母指と他指の指腹を合わせる「精密把持（precision grip）」は感覚受容器の豊富な指腹どうしの接触によって、さまざまな大きさや性状をもつ対象物の把持や操作を可能にする。

　類人猿の一種であるオランウータンの母指は、第2から第5指と比較して非常に短く[19]、大部分の手の運動に母指が関与していない[20]。たとえば、細い木の枝やロープを握る際には母指以外の4本の指を強く屈曲させ、また樹上でのブラキエーションの際にも4本の指をフックのように木の枝に引っかけながら移動する（図41）[20]。

　一方、ヒトの母指は他の種と比較して長い。この長い母指は対立運動に必要不可欠な構造であり、このような構造を獲得することでヒトは母指の先端と他指の先端とを対向することができるようになった。

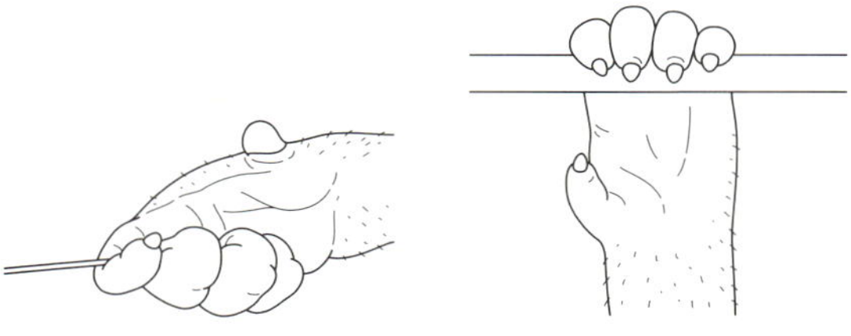

　母指の運動の基部となる第1および第2中手骨と大菱形骨とで構成される母指CM関節は、ヒトの手の中でも重要な関節の1つである。鞍関節構造をもつこの関節は、前後にも左右にも、またその2つを組み合わせた方向にも自由に母指を回転させることができる。これが鞍関節の特徴であり、ヒトが行う母指の回転運動を保証している。ヒトの母指はこのような関節構造をもつため、母指を自由に動かしてさまざまな物をつかんだり、つまんだりすることができる。

母指機能の進化に随伴する他指の変化

　母指以外の4指も対立機能獲得に大きく貢献している。なかでも第4、5指のCM関節は指腹を母指に向かわせるためにその関節構造を進化させた。

　アウストラロピテクスの第4および第5指のCM関節の関節面は、ほぼ平坦に近い形状をしているのに対して、ヒトの第4および第5指のCM関節の関節面は他指と比較し外下方に向いて傾斜している（図42）。この傾斜した関節面において生じるCM関節の屈曲運動は、第4および第5中手骨を掌側および橈側に導くことで、尺側指の指腹を母指側へと向かわせる。

　また、第5指のCM関節の軸は掌側に傾斜している（図43）[21]。そのため、この運動軸において生じる屈曲運動は、第5指の指腹を母指の方へと向かわせる。また、この運動により生じる手の尺側縁の上昇は、手の遠位横アーチの増大に大きく貢

図41　オランウータンにおける手指の運動
（Aielloら，1990）

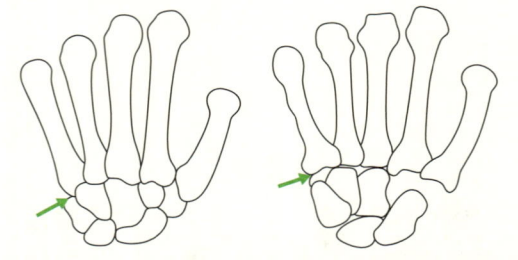

図42 ヒト（左）とアウストラロピテクス（右）における第4、5指のCM関節面の傾きの違い
矢印（→）は第4および第5CM関節の関節面の傾きを表す。

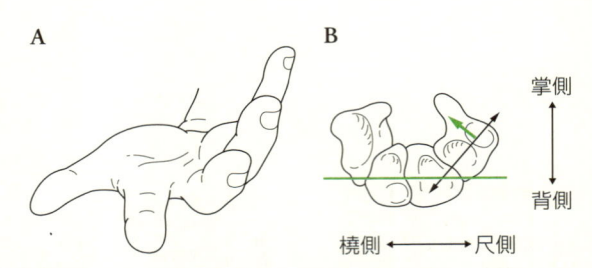

図43 ヒトの手における手掌面のくぼみ（A）と第5指CM関節軸の傾き（B）(Kapandji, 1999)

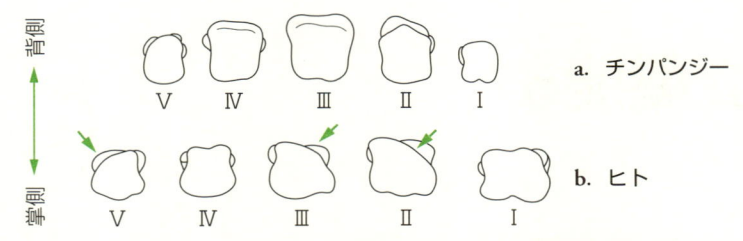

図44 チンパンジー（上段；a）とヒト（下段；b）における中手骨頭の形状の違い
矢印（→）はヒトの中手骨頭において特徴的な第2、3、5中手骨頭における関節面の非対称性を示す。(Lewis, 1977)

献しており、水をすくう際に手掌面にくぼみをつくるカッピングや、対立運動にとって非常に重要である。

さらに、ヒトとチンパンジーにおける第2および第5指のMP関節にも構造的な違いを見ることができる（図44）[22]。チンパンジーにおける中手骨頭は、そのほとんどが四角形に近い形をしているのに対して、ヒトの第2、第3および第5中手骨頭は非対称的な形態をしている。この非対称性もすべて母指と他の指を接触させる対立運動のための構造であり、第2および第3指のMP関節を屈曲することにより、第2および第3指先端は掌側かつ尺側に移動し、その指腹が対立運動時において手掌の中心部近くで母指と接触する。また、第5指の中手骨の構造は、すべての指腹を手の正中部で接触させる5指つまみ時に、第5指の指腹を橈側に移動させるための構造である。

人間は環境の変化や野生動物の襲来などから自らの身を守るために、あるいは動物の皮を剝いだり、水や食料を貯蔵する器をつくる目的でさまざまな道具を作ってきた。道具を作製するためには大脳における高次機能の発達ももちろん必要であったが、同時に母指と他の指の指腹を合わせる母指対立の運動が必要だった。これまでみてきたような、母指対立のためのさまざまな構造の変化とともに母指対立機能が発達し、母指と他指の指腹とで「つまむ」動作が巧妙になることで、人類は飛躍的に進化を遂げてきたと考えられる。

文 献

1) 伊藤隆（高野廣子・改訂）：解剖学講義 改訂2版．南山堂，2001．
2) 日本整形外科学会，日本リハビリテーション医学会：関節可動域表示ならびに測定法．リハ医学 32：207-217，1995．
3) Neumann DA（嶋田智明，他・監訳）：カラー版筋骨格系のキネシオロジー第2版．医歯薬出版，2012．
4) Cheema TA et al.：Measurement of rotation of the first metacarpal during opposition using computed tomography. The Journal of hand surgery 31：

76-79, 2006.
5) Castaing J et al.（井原秀俊，他・訳）：図解・関節運動器の機能解剖―上肢・脊柱編．協同医書出版社，1986.
6) 中村隆一，他：基礎運動学 第6版．医歯薬出版，2006.
7) Kapandji AI：The Physiology of the Joints Annotated Diagrams of the Mechanics of the Human Joints Vol.2 Upper Limb. Churchill Livingstone, 1970.
8) Cailliet R（荻島秀男・訳）：運動器の機能解剖．医歯薬出版，2000.
9) 上羽康夫：手―その機能と解剖 第5版．金芳堂，2014.
10) Ranney D, Wells R：Lumbrical muscle function as revealed by a new and physiological approach. The Anatomical Record 222：110-114, 1988.
11) Napier JR：Hands. George Allen & Unwin, 1980.
12) Kapandji AI（塩田悦仁・訳）：カラー版カパンディ関節の生理学Ⅰ 上肢 原著第6版．医歯薬出版，2006.
13) Perfetti C（小池美納・訳）：脳のリハビリテーション：認知運動療法の提言［2］整形外科的疾患．協同医書出版社，2007.
14) 古賀唯夫，他：自助具―機能障害と道具の世界―．医歯薬出版，1977.
15) Kandel ER：カンデル神経科学．メディカルサイエンスインターナショナル，2014.
16) 和才嘉昭，嶋田智明：測定と評価．医歯薬出版，1975.
17) 室田景久，他（編）：図説整形外科診断治療講座 第13巻 末梢神経障害．メジカルビュー社，1991.
18) Marzke MW, Marzke RF：Evolution of the human hand：approaches to acquiring, analysing and interpreting the anatomical evidence. Journal of anatomy 197：121-140, 2000.
19) Young RW：Evolution of the human hand；the role of throwing and clubbing. Journal of Anatomy 202：165-174, 2003.
20) Aiello L, Dean C：An introduction to human evolutionary anatomy. Academic Press, 1990.
21) Kapandji AI（塩田悦仁・訳）：カラー版カパンディ関節の生理学Ⅰ 上肢 原著第5版．医歯薬出版，1999.
22) Lewis OJ：Joint remodeling and the evolution of the human hand. Journal of Anatomy 123：157-201, 1977.

第9章

股関節の運動学

[1] 股関節の基本事項

股関節の全体像

股関節（hip joint）は大腿骨と寛骨とで構成される。肩関節と同様に球関節である股関節は、すべての運動方向に対して自由に動くことができる。

大腿骨頭（caput femoris）は実際には楕円に近い形態をしているが、完全な球形の2/3の大きさに相当し、その関節面は約240°である（**図1**）[1]。

大腿骨頭の中心部には大腿骨頭靭帯が付着する大腿骨頭窩がある。大腿骨頭の表面は、大腿骨頭窩の部分を除いて、厚さ約2.5cmの硝子軟骨で覆われている。大腿骨頭と大腿骨骨幹を結ぶ骨部位は大腿骨頸部（femoral neck）と呼ばれ、大腿骨頸部と骨幹部のなす角度を「頸体角（neck schaft angle）」という。頸体角は小児では約150°、成人では120〜130°が正常値である[2,3]。正常値よりも頸体角が大きい場合を「外反股（coxa valga）」というのに対して、正常値よりも頸体角が小さい場合を「内反股（coxa vara）」という。

また、大腿骨骨頭は骨幹部に対してやや前方に捻れた構造をもち、その前方への捻れを「前捻角（acetabular anteversion angle）」という。前捻角は小児で約40°、成人では10〜30°[4]である（**図2**）[5]。

左右の腸骨稜を結んだ線を「ヤコビー線（Jacoby line）」という。ヤコビー線は第4腰椎と第5腰椎の間に位置することから、体表から腰椎の位置を確認する際の重要な指標となる。鼡径靭帯、縫工筋内縁、長内転筋外縁で囲まれた三角のことを「スカルパ三角（Scarpa's triangle）」といい、スカルパ三角内には大腿骨頭が位置する。また、股関節45°屈曲位で上前腸骨棘と坐骨結節を結ぶ線を「ローザー・ネラトン線（Roser-Nélaton

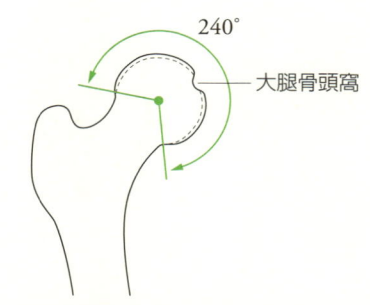

図1 大腿骨頭の大きさ（Castaingら, 1986）

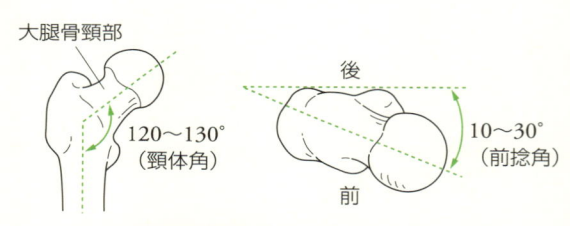

図2 股関節の頸体角と前捻角（中村ら, 2006）

line）」といい、大腿骨大転子はこの線上に触れることができる（**図3**）[5]。

寛骨臼（acetabulum）は骨盤を構成する腸骨、坐骨、恥骨からなる半球状のくぼみであり、その部分に大腿骨頭が適合する。寛骨臼の曲率半径は大腿骨頭の曲率半径と完全に一致しているが、角度は180°であるため大腿骨頭を完全に被覆することはできない。寛骨臼の縁に沿って三角形の関節唇（labrum）が付着し、関節唇は寛骨臼の深さを増し、股関節の適合性を高める役割をもつ。

大腿骨頭は寛骨臼内で馬蹄形をした月状面（lunate surface）と接する。月状面の表面は関節軟骨で覆われ、上前方領域で最も肥厚している。最大肥厚部は歩行中に最も圧がかかる部位に相当しており[6]、股関節に加わる衝撃を吸収する役割

[1] 股関節の基本事項 ● 289

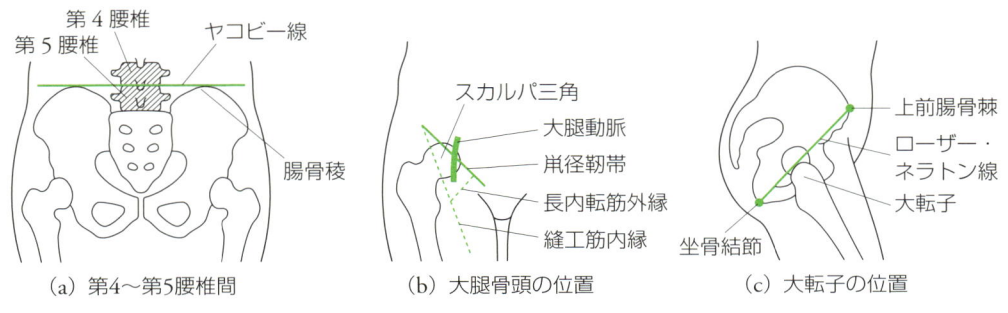

(a) 第4～第5腰椎間
(b) 大腿骨頭の位置
(c) 大転子の位置

図3　腰椎、大腿骨頭、大転子の位置（中村ら，2006）

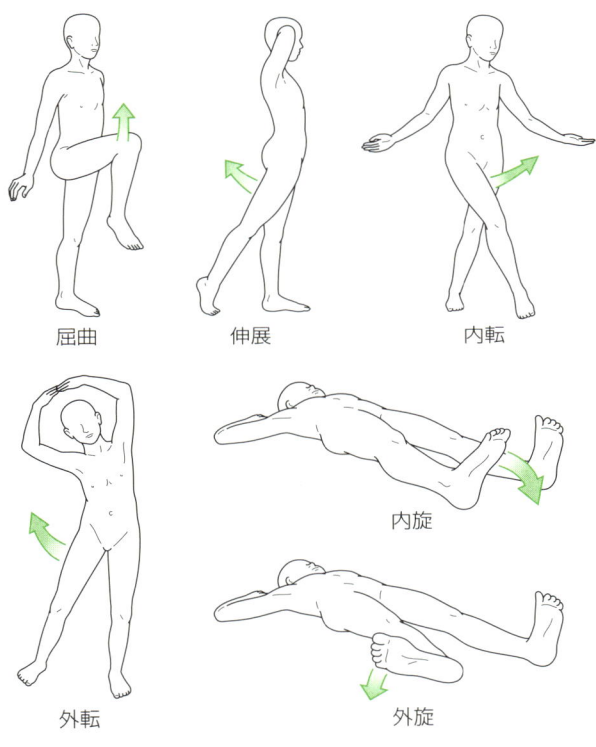

図4　股関節の運動

股関節の運動
❶ 屈曲（flexion）
❷ 伸展（extension）
❸ 内転（adduction）
❹ 外転（abduction）
❺ 内旋（internal rotation）
❻ 外旋（external rotation）

股関節の支持機構

　股関節では、腸骨大腿靱帯（iliofemoral ligament）、坐骨大腿靱帯（ischiofemoral ligament）、恥骨大腿靱帯（pubofemoral ligament）が大腿骨頸部を取り巻き、これら3つの靱帯は、股関節の安定性向上に大きく貢献している（図5）[7]。また、関節内には寛骨臼と大腿骨頭を結ぶ大腿骨頭靱帯（ligamentum teres）がある。

股関節の支持機構
❶ 腸骨大腿靱帯（iliofemoral ligament）＝Y靱帯
❷ 坐骨大腿靱帯（ischiofemoral ligament）
❸ 恥骨大腿靱帯（pubofemoral ligament）
❹ 大腿骨頭靱帯（ligamentum teres）

　腸骨大腿靱帯は平均10mmの非常に分厚い靱帯であり、人体に存在する靱帯中最も強靱である。また、Y字を逆にしたような形態から「Y靱帯」とも呼ばれる。腸骨大腿靱帯は下前腸骨棘および寛骨臼上縁から起こり、下外方に広がり転子間線に付着する三角形の構造をもつ。股関節伸展、外旋、外転、内転時に緊張し、各運動方向への過剰な運動を制限する。

をもつ。

　大腿骨頭と寛骨臼からなる股関節は、関節全体でみると閉鎖腔である。関節軟骨で覆われていない表面はすべて滑膜で覆われており、関節腔の閉鎖性を確保している。股関節が閉鎖腔であることによって、股関節内は陰圧となり、自然な吸着力が発生する。このことは、股関節の安定性を向上させるための一助となる。

　股関節では屈曲（flexion）、伸展（extension）、内転（adduction）、外転（abduction）、内旋（internal rotation）、外旋（external rotation）の運動が可能である（図4）。

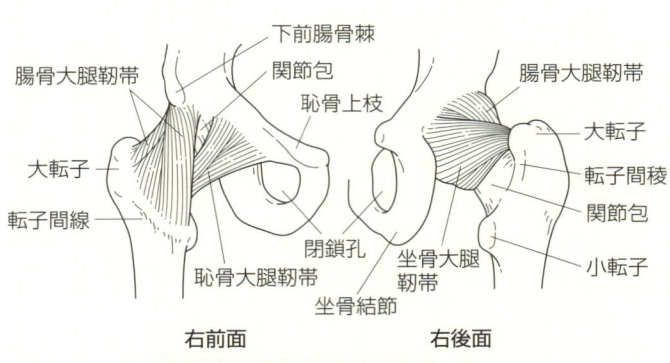

図5 股関節の支持機構 (渡辺, 2001)

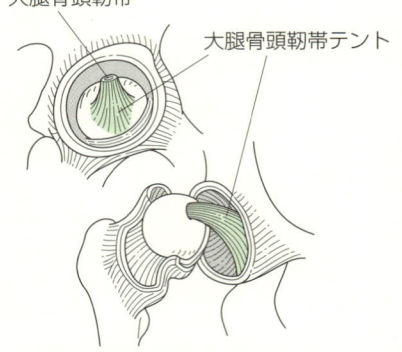

図6 大腿骨頭靱帯と大腿骨頭靱帯テント
(Castaingら, 1986)

坐骨大腿靱帯は、寛骨臼の後下部から起こり、関節包の後面および後下面をらせん状に走行し、一部は輪帯に、一部は大転子内側に付着する。股関節伸展、外転、内旋時に緊張し、それらの運動を制限する。

恥骨大腿靱帯は、寛骨臼の恥骨部および恥骨の上方部にかけての部分から起こり、外下方に走行して関節包前下面を補強する。股関節伸展、外転、外旋時に緊張してそれらの運動を制限する。

関節内靱帯である大腿骨頭靱帯は大腿骨頭窩から起こり、三角柱状に少し広がって月状面の先端の付近に付着する（図6）[1]。大腿骨頭靱帯は大腿骨頭靱帯テントによって覆われており、股関節内転時にわずかに緊張するが、関節の安定化にはほとんど貢献しない（表1）[5,8]。

股関節の運動と筋

[股関節の運動]

股関節は屈曲125°、伸展15°の可動性をもつ。この可動域は、大腿後面を走行する二関節筋の大腿二頭筋長頭、半腱様筋、半膜様筋に大きな影響を受ける。これら3筋を総称してハムストリングス（hamstrings）という。膝関節伸展位での他動的な股関節屈曲角度は120°であるのに対して、膝関節屈曲位では140°に増加する。これは、膝関節屈曲により、二関節筋であるハムストリングスが緩むために生じる現象である。股関節伸展は特に自動運動の場合において可動域に差が出る。膝関節屈曲位での股関節伸展は、ハムストリングス

表1 股関節の動きと靱帯の緊張
(Lanz, 1959. 中村ら, 2006)

	屈曲	伸展	外転	内転	外旋	内旋
腸骨大腿靱帯	−	++	+	++	+	−
恥骨大腿靱帯	−	+	++	−	+	−
坐骨大腿靱帯	−	+	+	−	−	+
大腿骨頭靱帯	−	−	−	+	−	−

＋は緊張、−は弛緩を表す

の収縮力が膝関節屈曲の方に割かれるため10°に留まるのに対して、膝関節伸展位では20°の伸展が可能である。

また、股関節は外転45°、内転30°の可動性をもつ。骨盤を固定せずに外転を行うと、骨盤の動きが加わることで反対側股関節にも外転が生じる。股関節内転では大腿骨頭に対して外向きの力が加わるため、股関節は最も不安定な状態となる。

股関節の内旋および外旋の可動域は、股関節および膝関節屈曲90°の肢位で各運動方向に45°ずつである。股関節屈曲位では、股関節周囲靱帯の緊張が除かれるため内旋および外旋の可動域は大きくなる。

[股関節の筋]

股関節屈筋は大腰筋および腸骨筋であり、これらはまとめて腸腰筋（iliopsoas）と呼ばれる。股関節屈曲時には補助的に大腿直筋、縫工筋、大腿筋膜張筋、恥骨筋、短内転筋、長内転筋、大内転筋、中殿筋が作用する。

表2 股関節の運動と筋

作用	主動作筋	補助筋
屈曲	大腰筋、腸骨筋	大腿直筋、縫工筋、大腿筋膜張筋、恥骨筋、短内転筋、長内転筋、大内転筋、中殿筋
伸展	大殿筋、半腱様筋、半膜様筋、大腿二頭筋長頭	大内転筋、中殿筋
外転	中殿筋、小殿筋	大殿筋、大腿筋膜張筋、縫工筋、内閉鎖筋、上双子筋、下双子筋
内転	大内転筋、短内転筋、長内転筋、恥骨筋、薄筋	外閉鎖筋、大殿筋
外旋	外閉鎖筋、内閉鎖筋、大腿方形筋、梨状筋、上双子筋、下双子筋、大殿筋	縫工筋、大腿二頭筋長頭、中殿筋、大腰筋、大内転筋、長内転筋、膝窩筋
内旋	小殿筋、大腿筋膜張筋、中殿筋	半腱様筋、半膜様筋、大内転筋、長内転筋

　股関節伸筋は大殿筋、半腱様筋、半膜様筋、大腿二頭筋長頭の4筋であり、補助的に大内転筋と中殿筋が作用する。膝関節屈曲により二関節筋であるハムストリングスによる股関節伸展力は低下するが、大殿筋は膝関節の肢位に関係なく常に一定の強い活動を示す。

　股関節外転筋は中殿筋と小殿筋であり、補助的に大殿筋、大腿筋膜張筋、縫工筋、内閉鎖筋、上双子筋、下双子筋が作用する。中殿筋は外転筋のなかでも最も容積の大きい筋であり、外転筋総断面積の約60％を占める[9]。小殿筋は中殿筋より深部に位置する。小殿筋は中殿筋よりも小さく、外転筋総断面積の約20％を占める[9]。

　股関節内転筋は大内転筋、短内転筋、長内転筋、恥骨筋、薄筋の5筋であり、補助的に外閉鎖筋と大殿筋が作用する。大腿内側に存在するこれらの筋の一部は、股関節伸展位では屈筋として働き、また股関節屈曲位では伸筋としての作用をもつ。

　股関節外旋筋は、外閉鎖筋、内閉鎖筋、大腿方形筋、梨状筋、上双子筋、下双子筋、大殿筋の7筋であり、補助的に縫工筋、大腿二頭筋長頭、中殿筋、大腰筋、大内転筋、長内転筋、膝窩筋が作用する。大殿筋を除く6つの外旋筋は、股関節深部にあるため「深層外旋六筋」とも呼ばれる。

　股関節内旋筋は小殿筋、大腿筋膜張筋、中殿筋の3筋であり、補助的に半腱様筋、半膜様筋、大内転筋、長内転筋が作用する。股関節内旋する力は股関節屈曲が90°に近づくほど大きくなる[10]（**表2、図7**）。

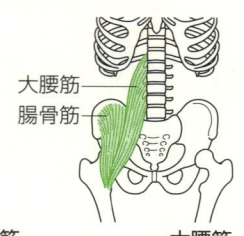

腸骨筋
（M.iliacs）
〈起始〉
腸骨窩、仙骨翼
〈停止〉
大腿骨小転子
〈支配神経〉
大腿神経 L2〜L3
〈作用〉
股関節屈曲

大腰筋
（M.psoas major）
〈起始〉
第1〜第5腰椎横突起
第12胸椎〜第5腰椎
椎体側部とそれらの椎間板
〈停止〉
大腿骨小転子
〈支配神経〉
腰神経叢 L2〜L4
〈作用〉
股関節屈曲

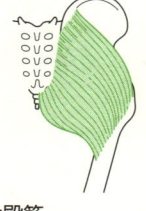

大殿筋
（M.gluteus maximus）
〈起始〉
腸骨・仙骨・尾骨の後面
〈停止〉
大腿骨殿筋粗面
〈支配神経〉
下殿神経 L5〜S2
〈作用〉
股関節伸展、外旋

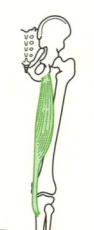

半腱様筋
（M.semitendinosis）
〈起始〉
坐骨結節
〈停止〉
脛骨上部内側面（鵞足）
〈支配神経〉
坐骨（脛骨）神経 L5〜S2
〈作用〉
股関節伸展
膝関節屈曲

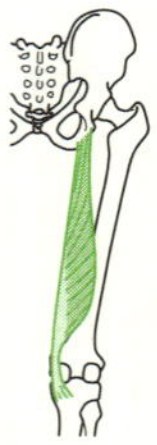

半膜様筋
（M.semimembranosis）
〈起始〉
坐骨結節
〈停止〉
脛骨内側顆
〈支配神経〉
坐骨（脛骨）神経 L5〜S2
〈作用〉
股関節伸展
膝関節屈曲

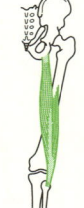

大腿二頭筋
（M. biceps femoris）
〈起始〉
長頭：坐骨結節
短頭：大腿骨粗線
〈停止〉
腓骨頭、脛骨外側顆
〈支配神経〉
長頭：脛骨神経 L5〜S2
短頭：腓骨神経 L5〜S1
〈作用〉
股関節伸展
膝関節屈曲

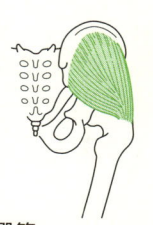

中殿筋
（M. gluteus medius）
〈起始〉
腸骨外側面
〈停止〉
大腿骨大転子
〈支配神経〉
上殿神経 L4〜S1
〈作用〉
股関節外転・内旋

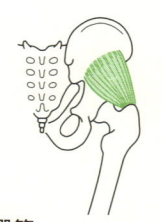

小殿筋
（M. gluteus minimus）
〈起始〉
腸骨外側面
〈停止〉
大腿骨大転子
〈支配神経〉
上殿神経 L4〜S1
〈作用〉
股関節外転・内旋

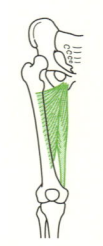

大内転筋
（M. adductor magnus）
〈起始〉
恥骨下枝、坐骨枝
坐骨結節
〈停止〉
大腿骨後面（粗線）
内転筋結節
〈支配神経〉
閉鎖神経 L2〜L4
〈作用〉
股関節内転

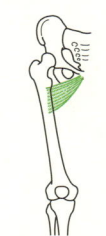

短内転筋
（M. adductor brevis）
〈起始〉
恥骨体、恥骨下枝
〈停止〉
大腿骨後面（粗線）
上部
〈支配神経〉
閉鎖神経 L2〜L4
〈作用〉
股関節内転

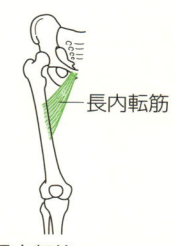

長内転筋
（M. adductor longus）
〈起始〉
恥骨体
〈停止〉
大腿骨後面（粗線）
〈支配神経〉
閉鎖神経 L2〜L4
〈作用〉
股関節内転

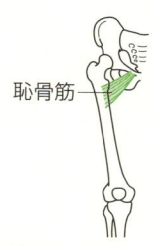

恥骨筋
（M. pectineus）
〈起始〉
恥骨上枝
〈停止〉
大腿骨後内側面
〈支配神経〉
大腿神経、
閉鎖神経 L2〜L3
〈作用〉
股関節内転

図7　股関節の筋

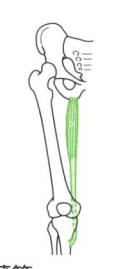

薄筋
（M. gracilis）
〈起始〉
恥骨体、恥骨下枝
〈停止〉
脛骨上部内側面
（鵞足）
〈支配神経〉
閉鎖神経 L2〜L4
〈作用〉
股関節内転

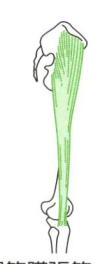

大腿筋膜張筋
（M. tensor fasciae latae）
〈起始〉
腸骨稜、上前腸骨棘
〈停止〉
腸脛靱帯を経て
脛骨外側顆
〈支配神経〉
上殿神経 L4〜S1
〈作用〉
股関節内旋、
股関節屈曲位からの外転

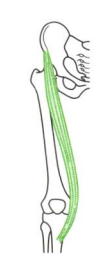

縫工筋
（M. sartorius）
〈起始〉
上前腸骨棘
〈停止〉
脛骨上部内側面（鵞足）
〈支配神経〉
大腿神経 L2〜L3
〈作用〉
股関節屈曲、外転、外旋
膝関節屈曲

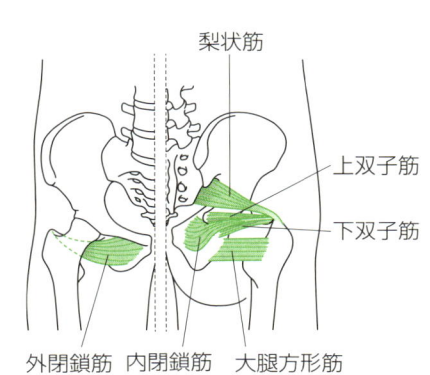

外閉鎖筋
（M. obturator externus）
〈起始〉
閉鎖膜外面
〈停止〉
転子窩
〈支配神経〉
閉鎖神経 L3〜4
〈作用〉
股関節外旋

内閉鎖筋
（M. obturator internus）
〈起始〉
閉鎖膜内面
〈停止〉
転子窩
〈支配神経〉
仙骨神経叢 L5〜S1
〈作用〉
股関節外旋

大腿方形筋
（M. quadratus femoris）
〈起始〉
坐骨結節
〈停止〉
転子間稜
〈支配神経〉
仙骨神経叢 L5〜S1
〈作用〉
股関節外旋

梨状筋
（M. piriformis）
〈起始〉
仙骨前面
〈停止〉
大転子内側
〈支配神経〉
仙骨神経叢 S1〜2
〈作用〉
股関節外旋

上双子筋
（M. gemellus superior）
〈起始〉
坐骨棘
〈停止〉
大転子内側
〈支配神経〉
仙骨神経叢 L5〜S1
〈作用〉
股関節外旋

下双子筋
（M. gemellus inferior）
〈起始〉
坐骨結節
〈停止〉
大転子内側
〈支配神経〉
仙骨神経叢 L5〜S1
〈作用〉
股関節外旋

図7　股関節の筋（続き）

[2] 股関節における運動学のポイント

① Y靭帯は長時間の立位保持を可能にする

　股関節の関節包は、腸骨大腿靭帯、坐骨大腿靭帯、恥骨大腿靭帯の3つの靭帯によって覆われており、その主な機能は、股関節の運動に際して緊張して関節運動を制御することである。

　これら3つの靭帯は、立位姿勢保持時における重要な股関節の制御機構としても働く。その中心として機能するのが、股関節伸展時に強く緊張する「Y靭帯（腸骨大腿靭帯）」である（図8）。

　立位姿勢保持時における重心線は矢状面から見て、耳垂－肩峰－大転子－膝蓋骨後面－外果の2cm前方を通過するが、各関節において運動軸に対する重心線の位置により、さまざまな外的モーメントが発生する。ほとんどの関節において外的モーメントの制御は筋収縮によって行われ、たとえば足関節では、床反力による足関節背屈方向の外的モーメントに対して、足関節底屈筋群が持続的に収縮しながら底屈方向の内的モーメントを発生させることで関節の安定化を図る。

　股関節では屈曲－伸展の軸に対して重心線は後方を通過するため、股関節には伸展方向の外的モーメントが発生する。この外的モーメントは、股関節周囲筋の筋収縮ではなく、伸展時に緊張するY靭帯によって制御されている。そのため立位

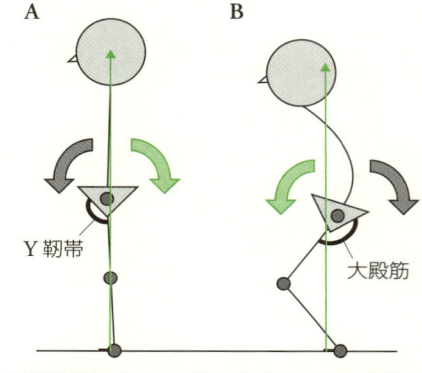

図8　Y靭帯による立位時の股関節安定化機構
正常な立位姿勢（A）においては、床反力により股関節伸展モーメントが発生し、Y靭帯が股関節屈曲モーメントを発生させることで股関節の安定化が図られる。一方で高齢者に多い円背傾向が強くなると、床反力により股関節屈曲の外的モーメントが発生し、それに抗するために股関節伸筋群は持続的な筋収縮を要求される。

姿勢保持時には、股関節周囲筋の持続的筋収縮は必要なく、長時間における立位保持においても筋疲労が生じない（図8-A）。

　このようなY靭帯による立位時の股関節の安定化機構の破綻は、しばしば円背傾向の強い高齢者で生じる。高齢者においては脊柱の形態変化が生じ、次第に脊柱は後弯し骨盤は後傾する傾向にある。上半身の重量が前方に移動するため、股関節および膝関節は屈曲し足関節は背屈傾向となる。

　このような姿勢変化によって、本来股関節の後方を通過すべき重心線は股関節の前方を通過するようになり、そのため股関節には屈曲方向の外的モーメントが発生する。股関節屈曲時にY靭帯は

すべて弛緩するため、靭帯の他動的緊張による股関節の安定化は困難な状況となり、結果的に立位姿勢保持時に股関節伸筋である大殿筋やハムストリングスなどの持続的な筋収縮が必要になる。この持続的な筋収縮は、下肢の易疲労性を強め、長時間の立位保持が困難となる原因の一つとなりうる（図8-B）。

また、対麻痺患者においては立位の補助としてY靭帯の張力を利用する。骨盤を前方に移動し体幹を伸展位にすることで、重心線に対して股関節屈曲－伸展の軸を前方に移動し、股関節を伸展位で固定する。対麻痺患者では、長下肢装具（膝固定）にこのような運動戦略を組み合わせることで、安定した立位姿勢保持が可能となる。

②腰椎骨盤リズム

「腰椎骨盤リズム（lumbar pelvic rhythm）」とは骨盤の前傾－後傾と腰椎の前弯－後弯の連動作用のことをいう（図9）[11]。骨盤（股関節の屈伸）と腰椎（第3腰椎を中心とする椎間関節の屈伸）の2箇所の動きは連動して体幹を前後傾したり、座位において骨盤を前傾し腰椎を前弯させることで直立姿勢を維持することに貢献している。

骨盤の前傾は脊柱起立筋群と股関節屈筋群が同時収縮することで生じる（図9-A）。また、骨盤の後傾は股関節伸筋群と腹筋の同時収縮により生じる（図9-B）。これらの筋の密接な関係性は、一方の筋に何らかの問題が生じた時にしばしば観察される。たとえば、股関節屈筋の短縮が生じた場合には、長期的には脊柱起立筋などの腰部伸筋の短縮も呈するようになる。

股関節屈筋の活動には、腹筋による骨盤固定作用が必要である。腹筋群は体幹屈筋であると同時に骨盤後傾筋であり、また股関節屈筋は骨盤前傾の作用をもつ。背臥位での下肢伸展挙上（SLR）は、

股関節筋群の収縮によって生じるが、同時に生じる骨盤前傾の動きを相殺するために骨盤後傾筋である腹筋群が収縮する。

一方、腹筋群の筋力が低下している場合には、股関節屈筋群の収縮により過度の骨盤前傾運動が生じ、同時に腰椎前弯が増大する。この理由から、過度の腰椎前弯の多くは、腹筋群の筋力低下の徴候とされている（図10）[11]。

③股関節外転筋群の機能

歩行の立脚期や片脚立位時における支持側の股関節外転筋は、反対側の骨盤が下がらないように高さを保つ作用をもつ。図11は、右片脚立位である。体重は、非常に長いモーメントアームで骨盤を時計回りに回転する外的モーメントを生じる。短い内的モーメントアームをもつ股関節外転筋は、その収縮により骨盤を反時計回りに回転させる。体重の外的モーメントアームと比較し、股関節外転筋の内的モーメントアームは短いため、股関節外転筋は骨盤の高さを保つためにより大きな力を生み出さなければならない。

この下方向にかかる股関節外転筋力と体重の組み合わせは、歩行時において体重の約3倍もの関節反力を生み出す[12]。荷重関節である股関節は荷重位において、常に大きな力学的なストレスにさらされている。

支持側下肢の股関節外転筋筋力低下によって、

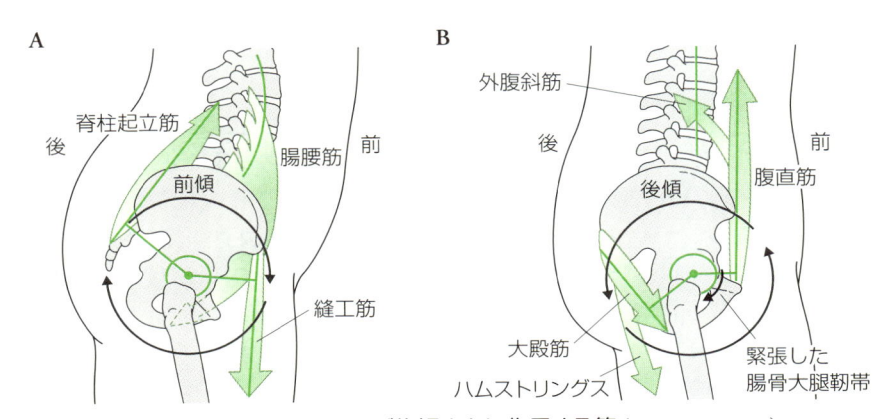

図9　骨盤前傾（A）および後傾（B）に作用する筋（Neumann, 2012）

A 腹筋の正常活動

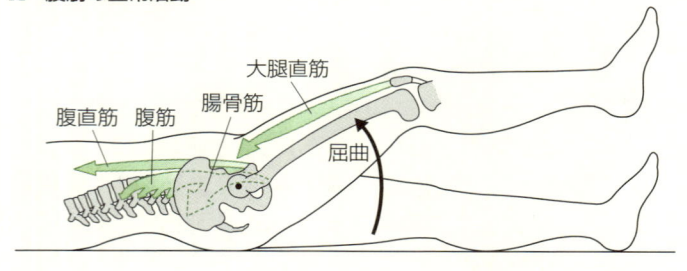

B 腹筋の活動低下

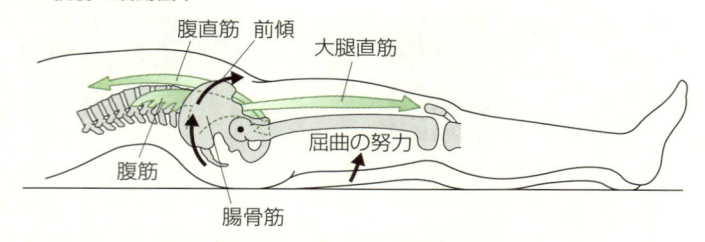

図10 股関節屈曲時の腹筋による骨盤の固定作用
A：股関節屈筋の収縮に伴う骨盤の前傾は、腹筋群の収縮によって相殺され骨盤の水平性が維持される。
B：腹筋群の筋力低下を認める場合、股関節屈筋の収縮に伴う骨盤前傾を制御することができず、骨盤の前傾および腰椎前弯が増強し、十分なSLRは不可能となる。
(Neumann, 2012)

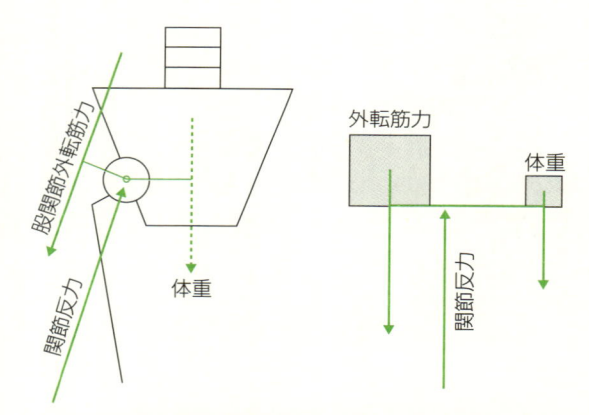

図11 片脚立位時の股関節外転筋による骨盤の水平保持

歩行時に支持脚の反対側の骨盤が下降する現象を「トレンデレンブルグ徴候（Trendelenburg sign）」というが、トレンデレンブルグ徴候が出現しないようにするためには、健側上肢で杖をついたり、患側上肢に荷物を持たせることが有効である。健側で杖を使用することで骨盤には反時計回りの回転力が生まれるが、これは股関節外転筋が生み出す骨盤に対する回転力と一致する。したがって、健側での杖の使用は、本来股関節外転筋が生み出すべき骨盤の反時計回りの回転力を補い、支持脚の反対側の骨盤が下降する現象を抑止する。支点となる股関節中心から杖が作用するまでの点は非常に距離が長いため、骨盤に対しては少ない力で大きな回転力を生み出すことができる。

ニューマン[13]は、一本杖や荷物を持たない時の中殿筋の活動量と比較し、荷物や杖を持つことでどのようにその活動量が変化するかを測定した。結果、同側に体重の15％の重さの荷物を持つ条件では、15％程度中殿筋の活動量は低下し（図12-①）、また反対側で杖を使用する条件では、約32％中殿筋の活動量が減少したと報告している（図12-②）。さらに、同側に体重の15％の重さの荷物を、反対側に杖を使用する条件では、50％近く中殿筋の活動量が減少したと報告している（図12-③）。中殿筋機能の代償としてこれらの戦略は有効であるが、長期間にわたると中殿筋の筋力低下を助長することにつながることがある。

④股関節内転筋群における筋作用の転換

股関節内転は、大内転筋、短内転筋、長内転筋、恥骨筋、薄筋により行われる運動である。しかしなかでも、長内転筋と短内転筋は、股関節の肢位によってその作用が転換するという特性をもつ（図13）[1]。

長内転筋と短内転筋は両筋ともに起始部を恥骨にもち、大腿骨近位後面に短内転筋、やや遠位に長内転筋が停止する。股関節伸展20°から屈曲50°付近までは、これら2つの内転筋は股関節屈伸軸に対して前方を走行するため、股関節屈筋として作用する。股関節屈曲60°付近において、短内転筋の走行は屈伸軸に対して後方に移動し、股

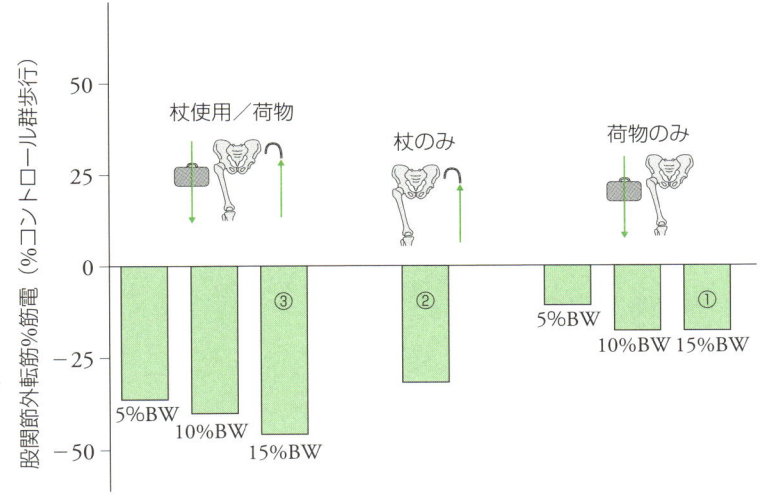

図12 荷物や杖使用時における中殿筋の活動低下率（Neumann, 1990）

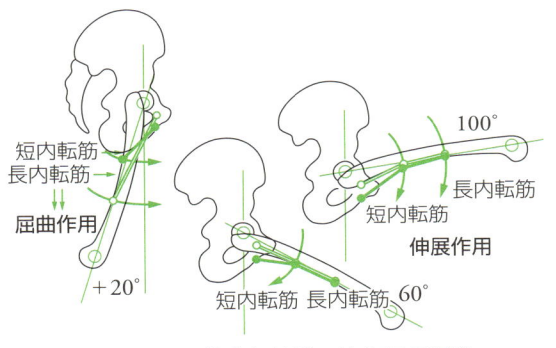

図13 股関節内転筋群の筋作用の転換
（Castaingら，1986）

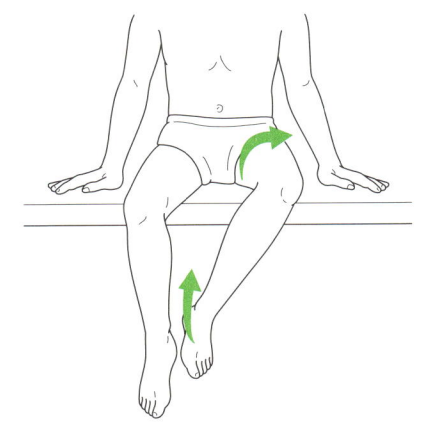

図14 縫工筋による左股関節屈曲の代償運動
（Hislopら，2014）

関節伸筋として作用するようになるが、この肢位において長内転筋はその走行が屈伸軸上に移動するため、いかなる屈曲・伸展作用ももたなくなる。股関節屈曲60°以上の肢位においては、両筋ともに股関節屈伸軸の後方を走行するために、この2つの筋は伸筋として作用するようになる。

⑤ 股関節における代償運動

[股関節屈曲の代償運動]

股関節屈筋である大腰筋および腸骨筋に筋力低下を認める場合、縫工筋による代償、大腿筋膜張筋による代償運動が生じることがある。

> **股関節屈曲の代償運動**
> ❶ 縫工筋による代償
> ❷ 大腿筋膜張筋による代償

端座位での股関節屈曲において縫工筋が代償筋として働く場合、股関節屈曲に加えて外旋と外転の運動が生じる（図14）[14]。

また、同じく端座位での股関節屈曲において、大腿筋膜張筋が代償筋として働く場合、股関節屈曲に加えて内旋と外転の運動が生じる。

[股関節外転の代償運動]

股関節外転筋である中殿筋と小殿筋に筋力低下

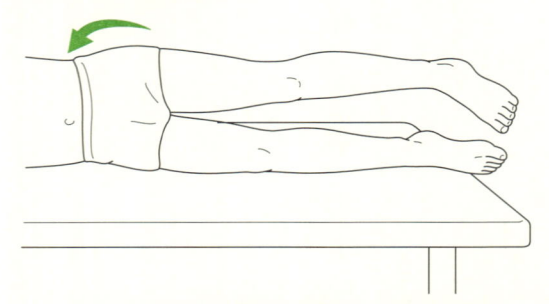

図15　左股関節外転の腰方形筋による代償運動
(Hislopら，2014)

を認める場合、腰方形筋（骨盤引き上げ）による代償、腸腰筋（外旋位屈曲）による代償、大腿筋膜張筋による代償運動が生じることがある。

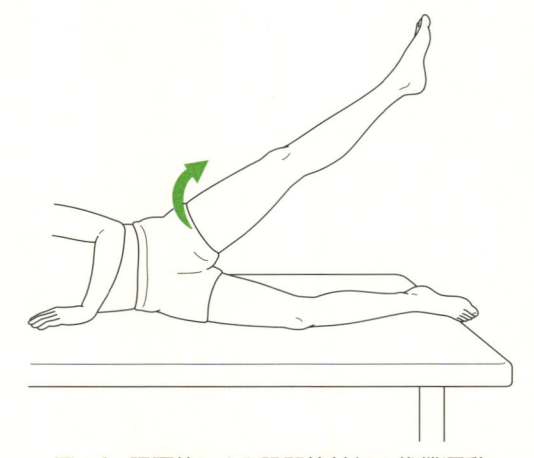

図16　腸腰筋による股関節外転の代償運動
(Hislopら，2014)

> **股関節外転の代償運動**
> ❶ 腰方形筋（骨盤引き上げ）による代償
> ❷ 腸腰筋（外旋位屈曲）による代償
> ❸ 大腿筋膜張筋による代償

　骨盤引き上げによる代償は側臥位での外転時に出現する。腰方形筋を中心とした骨盤挙上筋の収縮により、骨盤を胸郭の方に近づけることで下肢は外転可動域の一部を動く（**図15**）[14]。これらの代償運動の確認のためには、外転時の体幹外側と股関節の動きを確認し、また中殿筋の触診を行う。
　外旋位屈曲による代償は側臥位での外転時に出現する。股関節を外旋位にすることで腸腰筋をはじめとする股関節屈筋が中殿筋機能を代償する（**図16**）[14]。
　大腿筋膜張筋は股関節屈曲位における外転に作用する。そのため、側臥位で股関節外転を屈曲運動で始めたり、股関節を屈曲位にした状態で外転の運動を開始すると、大腿筋膜張筋が股関節を外転する可能性がある。

［股関節内転の代償運動］
　股関節内転筋である大内転筋群に筋力低下を認

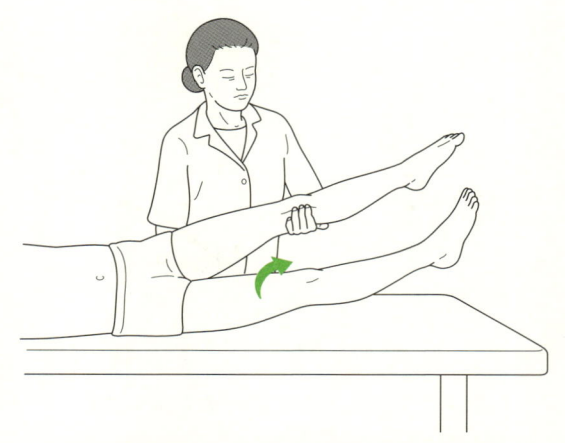

図17　腸腰筋による右股関節内転の代償運動
(Hislopら，2014)

める場合、腸腰筋による代償運動が生じることがある。

> **股関節内転の代償運動**
> ❶ 腸腰筋による代償

　側臥位で股関節を内転する際、股関節を内旋位にすることによって腸腰筋で股関節内転運動を代償することがある（**図17**）[14]。

[3] 股関節の進化と機能の変遷

ヒトとチンパンジーでは大腿骨の傾きが異なる

　ヒトと他の類人猿では、股関節を構成する骨盤や大腿骨近位にいくつかの構造上の違いが存在するが、その1つが大腿骨における「顆間角（bicondylar angle）」の違いである。顆間角とは大腿骨内外側顆の遠位端を結ぶ接線に対する大腿骨長軸の傾きのことをいう。ヒトの顆間角は8〜11°であるのに対して、チンパンジーの顆間角は1〜2°であることから、人間の大腿骨はチンパンジーと比較して大きな大腿骨の傾斜角をもつことがわかる（**図18**）[15]。この顆間角の増大は、二足歩行で移動するヒトの移動時における重心移動距離を少なくすることに貢献している。

　顆間角の大きなチンパンジーが二足歩行で移動すると仮定すると、歩行時に足部は身体のより外側で床面と接触し、それに伴って重心の側方移動距離も大きく増大する。顆間角が小さいことによって立位時の支持基底面積は大きくなるが、その代わりに重心移動距離も大きくなることになる。

　一方でヒトは、大きな顆間角によって床面と接触する足部を身体の正中軸近くに移動した。足部が正中軸近くに移動することによって立位時の支持基底面積は狭くなったが、歩行時における重心の側方移動距離は大きく減少した。ヒトの股関節は大腿骨の傾斜角（いわゆる生理的外反膝）を獲得することによって、重心の側方移動距離を減少させ、よりエネルギー消費の少ない効率的な歩行パターンを獲得していったのではないかと考えられる。

骨盤後傾が股関節周囲靭帯に捻れを加えた

　股関節周囲を取り巻く、腸骨大腿靭帯、坐骨大

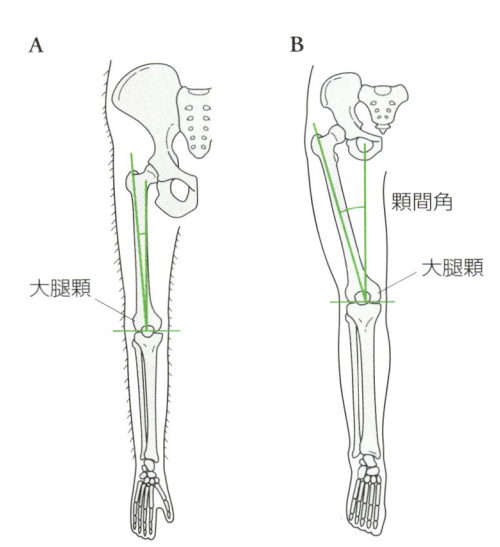

図18 チンパンジーとヒトにおける顆間角の違い
A：チンパンジー 1〜2°、B：ヒト 8〜11°
（Shefelbineら，2002）

腿靱帯、恥骨大腿靱帯は、不自然に捻れた走行をしている（図5）[7]。この股関節周囲靱帯に見られる捻れは、四足歩行から二足歩行へ移行する過程で股関節に生じた大きな変化が影響している。その変化とは、四足歩行から二足歩行への進化によって生じた骨盤後傾（相対的な股関節伸展）である（図19）[16]。骨盤後傾は股関節周囲の靱帯を捻りながら緊張させた。股関節伸展によってすべての股関節周囲靱帯は緊張し、股関節屈曲で弛緩するのはそのためではないだろうか。このような変化が生じることによって、人間は長時間の立位保持においても大きな疲労感を感じることなく姿勢の保持が可能な身体構造を手にしたと考えられる。

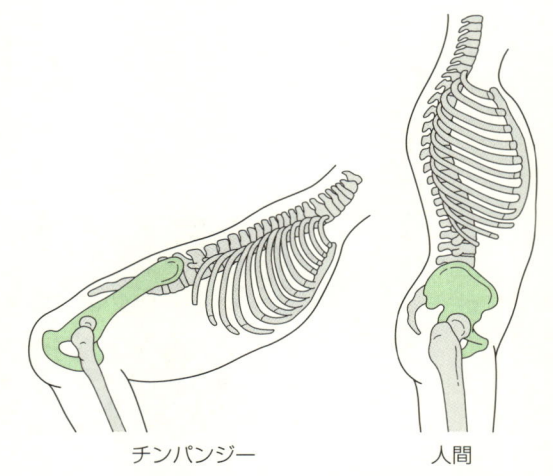

図19 チンパンジーとヒトにおける骨盤傾斜角の違い
(Schultz, 1969)

歩行における主役はハムストリングスから大殿筋へと移行した

ヒトは二足歩行をするために、骨盤や大腿骨の形状を変化させ筋の走行を変化させてきた。なかでも、その役割に大きな変化が生じた代表的な筋は大殿筋である（図20）[17]。

チンパンジーの大殿筋は非常に薄く、また床面と水平の位置にある腸骨から腸脛靱帯にかけて走行するため、その主な作用は股関節の外転である。移動動作において前方への推進力を生み出すための股関節伸展には、人間には存在しない坐骨大腿筋や坐骨に起始をもつハムストリングスが主に作用する。つまり、チンパンジーにおいて歩行の主役となる筋は、坐骨大腿筋やハムストリングスである。

一方でヒトは二足歩行に伴って骨盤が後方に約90°後傾し、大殿筋やハムストリングスの走行に大きな変化が生じた。骨盤後傾によって坐骨が股関節屈伸軸近くに移動することで、ハムストリングスは股関節伸展力の大部分を失った。その代わりに大きな進化を遂げた筋が大殿筋である。ハウトン（Haughton）[18]によると、チンパンジーの大殿筋は股関節周囲筋総重量の約11.7％を占めるに留まるのに対して、人間の大殿筋は約18.3％を占めると報告しており、人間において大殿筋が飛躍的に発達したことを明らかにしている。大殿筋

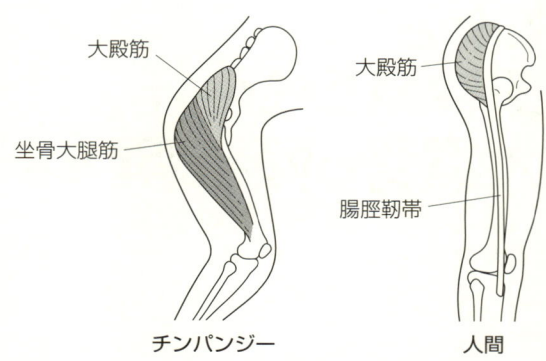

図20 チンパンジーとヒトにおける大殿筋
(Lieberman, 2006)

は、腸骨から腸脛靱帯にかけて走行するため、骨盤が垂直位にある人間の股関節伸展筋として効率よく機能する。骨盤後傾によって走行を変化させた大殿筋は、移動時において重心を前方移動させる主動作筋として進化を遂げたと考えられる。

また、人間における大殿筋の発達は、先に述べた顆間角にも影響を及ぼした。稲用[19]は、発達した大殿筋は付着部である腸脛靱帯の緊張を高め、腸脛靱帯の作用によって大腿骨を強く外側から圧迫することで、人間における大きな顆間角が形成されたとしている。

人間の股関節に生じた顆間角、骨盤傾斜角、大殿筋に生じた変化は、すべて二足歩行のための変化である。人間の股関節は四足歩行の時代から身体構造や機能を進化させることによって現在の効率のよい歩行様式を獲得していったと考えられる。

文 献

1) Castaing J et al.（井原秀俊，他・訳）：図解 関節運動器の機能解剖－下肢編．協同医書出版社，1986．
2) Bobroff ED et al. : Femoral anteversion and neck-shaft angle in children with cerebral palsy. Clinical orthopaedics and related research 364 : 194-204, 1999.
3) Oguz Ö : Measurement and relationship of the inclination angle, Alsberg angle and the angle between the anatomical and mechanical axes of the femur in males. Surgical and Radiologic Anatomy 18 : 29-31, 1996.
4) Fabry G et al. : Torsion of the femur. J Bone Joint Surg Am 55 : 1726-1738, 1973.
5) 中村隆一，他：基礎運動学 第6版．医歯薬出版，2006．
6) Dalstra M, Huiskes R : Load transfer across the pelvic bone. Journal of biomechanics 28 : 715-724, 1995.
7) 渡辺正仁（監修）：理学療法士・作業療法士・言語聴覚士のための解剖学 第3版．廣川書店，2001．
8) Lanz TV, Wachsmuth W : Praktische anatomie. Springer Berlin Heidelberg, 1959.
9) Clark JM, Haynor DR : Anatomy of the abductor muscles of the hip as studied by computed tomography. J Bone Joint Surg Am 69 : 1021-1031, 1987.
10) Delp SL et al. : Variation of rotation moment arms with hip flexion. Journal of biomechanics 32 : 493-501, 1999.
11) Neumann DA（嶋田智明，他・監訳）：カラー版 筋骨格系のキネシオロジー 第2版．医歯薬出版，2012．
12) Hurwitz DE et al. : A new parametric approach for modeling hip forces during gait. Journal of biomechanics 36 : 113-119, 2003.
13) Neumann DA : An Electromyographic Study of the Hip Abductor Muscles as Subjects With a Hip Prosthesis Walked With Different Methods of Using a Cane and Carrying a Load. Physical therapy 79 : 1163-1173, 1999.
14) Hislop HJ et al.（津山直一，他・訳）：新・徒手筋力検査法 原著第9版．協同医書出版社，2014．
15) Shefelbine SJ et al. : Development of the femoral bicondylar angle in hominid bipedalism. Bone 30 : 765-770, 2002.
16) Schultz AH : The life of the primates. Weidenfeld and Nicolson, 1969.
17) Lieberman DE et al. : The human gluteus maximus and its role in running. Journal of Experimental Biology 209 : 2143-2155, 2006.
18) Haughton S : Principles of animal mechanics. Longmans Green, 1873.
19) 稲用博史：数学モデルを用いた霊長類大腿骨近位部形態の解析．京都大学霊長類研究所，霊長類研究所年報 44, 2014, p94.

第10章

膝関節の運動学

［１］膝関節の基本事項

膝関節の全体像

膝関節（knee joint）は大腿骨、脛骨、膝蓋骨の3つの骨からなる。これらの骨は、大腿脛骨関節（femorotibial joint）と膝蓋大腿関節（patellofemoral joint）の2つの関節を形成する（**図1**)[1]。

膝関節では、屈曲（flexion）、伸展（extension）、また可動性はわずかであるが外旋（external rotation）、内旋（internal rotation）の運動が可能である（**図2**）。前額面での内反および外反も生じるが、それらの運動は膝関節側面を補強する靭帯によってその大部分が制限されている。

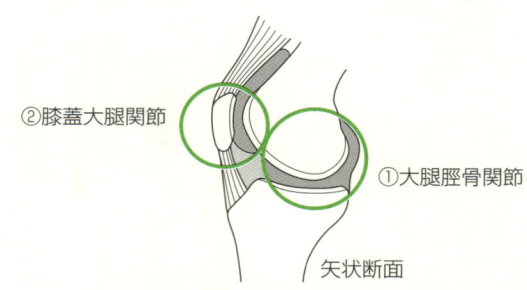

膝関節の運動
❶ 屈曲（flexion）
❷ 伸展（extension）
❸ 外旋（external rotation）
❹ 内旋（internal rotation）

①大腿脛骨関節（femorotibial joint）
②膝蓋大腿関節（patellofemoral joint）

図1 大腿脛骨関節と膝蓋大腿関節（Castaingら、1986）

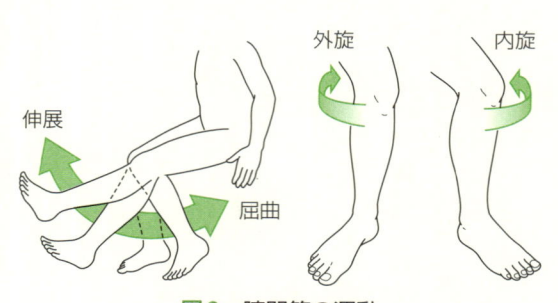

図2 膝関節の運動

大腿脛骨関節

大腿脛骨関節は大腿骨下端の内側顆および外側顆と脛骨上端の内側顆および外側顆からなる関節であり、機能的には蝶番関節、構造的には顆状関節に分類される。

膝関節伸展位にある時、大腿骨頭中心、大腿脛骨関節裂隙中央、距骨滑車中心を結ぶ各点は一直線上に並ぶ。この軸線を「ミクリッツ線（Mikulicz line）」という（**図3**)[2]。ミクリッツ線は内下方に走行しており、直立姿勢では床面からの垂直線に対して約3°の角度をなす。

大腿骨骨幹部と脛骨骨幹部の解剖学的軸は外側170～175°の角度をなす。これを膝関節の「生理的外反」といい、またこの外側角を「大腿脛骨角（femoral tibial angle：FTA）」という（**図3**)[2]。膝関節では、前額面における大腿骨および脛骨の骨配列の変形が生じやすく、外側角170°以下を「過度の外反膝（excessive genu valgum）」または「X脚（knock-knee）」という。反対に外側角180°以上は「内反膝（genu varum）」または「O脚（bow-leg）」という（**図4**）。

大腿脛骨関節における膝関節の屈曲－伸展運動時、関節面での滑り運動（sliding）と転がり運動（rolling）が同時に生じる。脛骨を固定した状態で

[1] 膝関節の基本事項 ● 305

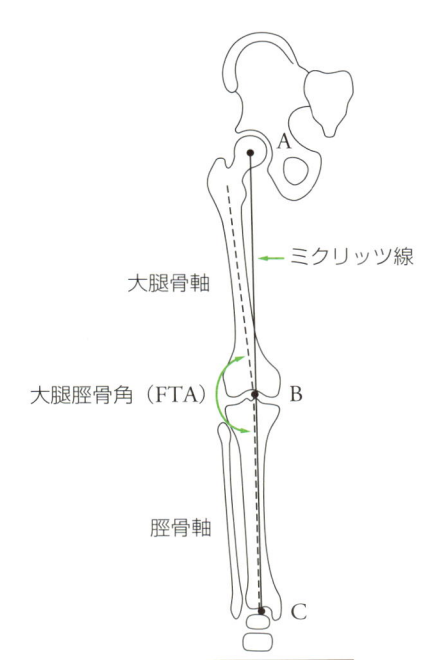

図3 ミクリッツ線とFTA
A：大腿骨頭中心、B：膝関節中心、C：足関節中心、A〜C：ミクリッツ線
(津村, 2011)

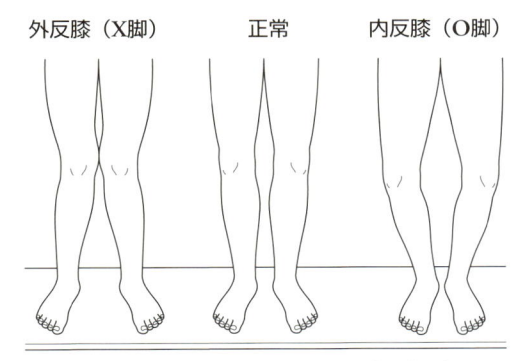

図4 大腿骨と脛骨の骨配列の変形

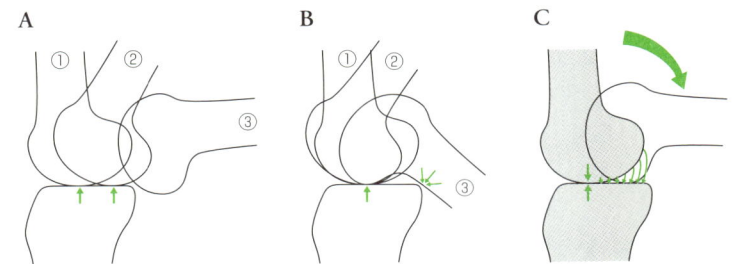

図5 屈曲伸展時の滑り運動と転がり運動 (Castaingら, 1986)
A：転がり運動のみ、B：滑り運動のみ、C：実際の膝関節では滑り運動と転がり運動が生じる。

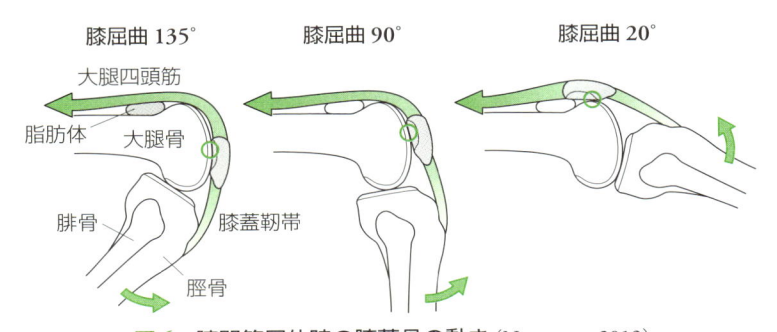

図6 膝関節屈伸時の膝蓋骨の動き (Neumann, 2012)

膝関節屈曲時において、大腿骨の純粋な転がり運動のみが生じる場合、屈曲角の増大に伴い大腿骨顆部は脛骨上関節面より逸脱する。また、同じ運動条件で滑り運動のみが生じる場合、屈曲角の増加に伴い大腿骨は脛骨上関節面後縁に衝突する。そのため、これらの運動様式では十分な屈曲可動域は得られない。

膝関節の屈伸運動は、脛骨上の大腿骨の転がり運動と滑り運動の複合運動である。初期屈曲の10〜20°の間は転がり運動だけであるが、徐々に滑り運動の要素が加わって、最終的にほぼ純粋な滑り運動のみとなり屈曲を終了する（図5)[1]。

膝蓋大腿関節

膝蓋大腿関節は膝蓋骨後面と大腿骨顆間溝との間の関節である。膝関節を屈曲および伸展すると、膝蓋大腿関節の関節面において滑り運動が出現する。膝関節135°屈曲位では大腿骨顆部下端と膝蓋骨が接触する。膝関節伸展角度が大きくなるにつれ、膝蓋骨は大腿骨顆部前面に移動し、膝関節を完全伸展すると膝蓋骨は顆間溝の前面に落ち着き膝蓋骨上の脂肪体に対面する（図6)[3]。

また、完全伸展位で膝関節伸筋である大腿四頭筋を弛緩させると、膝蓋骨を他動的に内外側方向へ動かすことができる。

近位方向と遠位方向への滑り運動の際、膝蓋骨は常に大腿骨の顆間溝の中にはまって安定した状態になければならない。大腿四頭筋の強い収縮

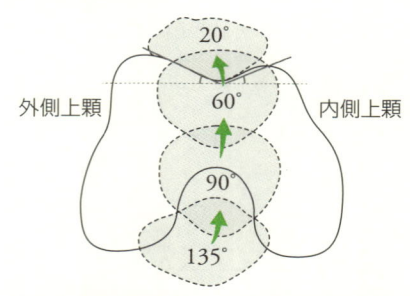

図7 膝関節伸展による膝蓋骨の移動と外側関節面の傾斜（Mansfield, 2008）

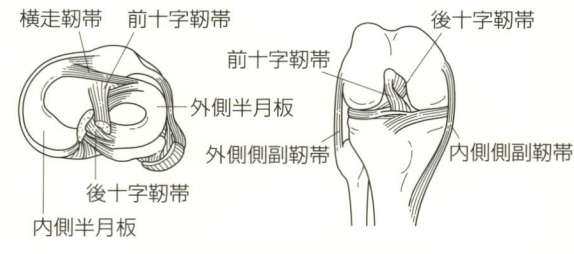

図8 膝関節の支持機構

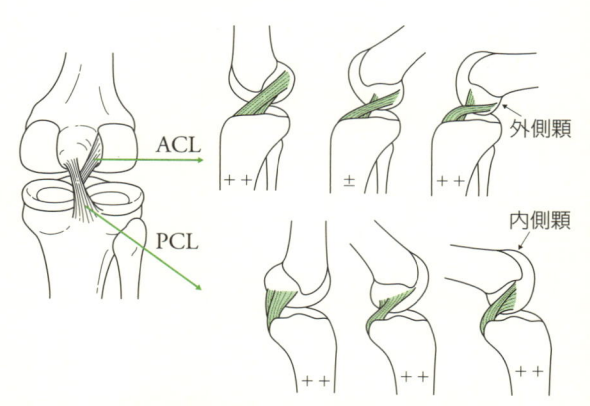

図9 十字靱帯は膝の肢位に関係なく常に緊張している（Castaingら，1986）

は、膝蓋骨を外側に引っぱる力を生じる。この外側方向への力に抗して顆間溝の間に膝蓋骨の関節面を安定させるために、大腿骨および膝蓋骨の外側関節面は広く、また傾斜しており、この構造が膝蓋骨の外側脱臼を防いでいる（図7）[4]。

膝関節の支持機構

膝関節は骨のみでその安定性を確保することが困難であるため、さまざまな組織によって関節周囲を補強されている。代表的な膝関節周囲の支持機構として、①前十字靱帯および後十字靱帯（anterior and posterior cruciate ligaments）、②内側側副靱帯および外側側副靱帯（medial and lateral collateral ligaments）、③半月板（meniscus）、④関節包の後面構造（posterior capsule）が挙げられる（図8）[5]。

膝関節の支持機構
❶ 前十字靱帯および後十字靱帯（anterior and posterior cruciate ligaments） ❷ 内側側副靱帯および外側側副靱帯（medial and lateral collateral ligaments） ❸ 半月板（meniscus） ❹ 関節包の後面構造（posterior capsule）

［前十字靱帯と後十字靱帯］

前十字靱帯（anterior cruciate ligament：ACL）と後十字靱帯（posterior cruciate ligament：PCL）は、大腿骨顆間窩内で交叉する。ACLは脛骨高原の前顆間区のくぼみに沿って付着し、上外側方向に斜めに走行した後に大腿骨外側顆内側面に付着する。PCLはACLよりもやや分厚い構造をもち、脛骨の後顆間区から大腿骨内側顆の内側面に付着する。これら2つの靱帯の走行は異なるが、脛骨と大腿骨を連結させる共通の機能をもつ。

またACLとPCLは膝関節の肢位にかかわらず常に緊張する特殊な走行をもつため、膝関節がどのような肢位にあっても膝関節の安定性向上に貢献している（図9）[1]。

［内側側副靱帯と外側側副靱帯］

内側側副靱帯（medial collateral ligament：MCL）は浅層線維と深層線維の2つの線維束からなる。MCL浅層線維の近位は内側上顆に、遠位は脛骨近位内側の「鵞足（pes anserinus）」のすぐ後方に付着する（図10）[3]。また、深層線維は遠位では後内側関節包、内側半月板と半膜様筋腱に付着する。その線維の走行と帯状に広がった形状により、膝関節屈曲位ではMCLの深層線維の一部はごくわずかに弛緩するが、浅層線維は膝関節屈曲位においても捻れて一定の緊張下に置かれる（図11）[1]。

外側側副靱帯（lateral collateral ligament：LCL）

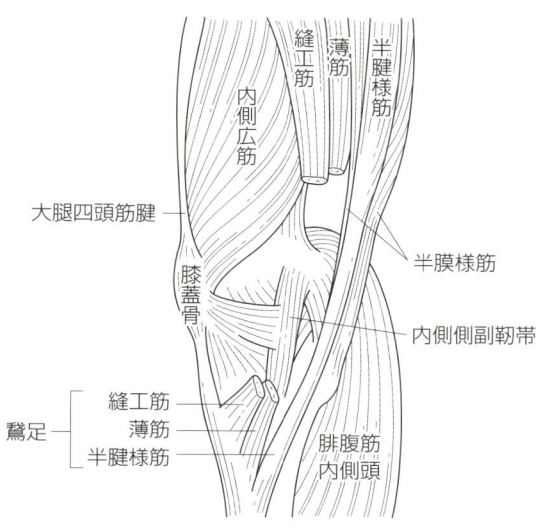

図10 膝関節内側面から見た鵞足とMCL付着部との位置関係（Neumann, 2012）

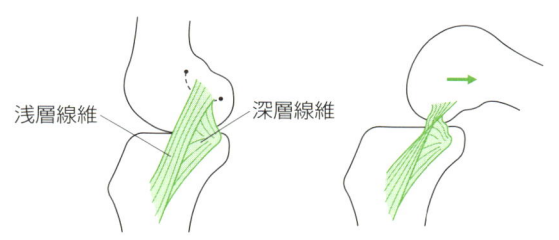

図11 膝関節運動時のMCLの変化
浅層線維：伸展時緊張、屈曲時捩れて緊張
深層線維：伸展時緊張、屈曲時わずかに弛緩
（Castaingら，1986）

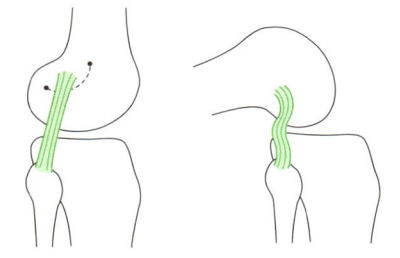

図12 膝関節運動時のLCLの変化（Castaingら, 1986）
LCLは伸展時に緊張、屈曲時に弛緩する。

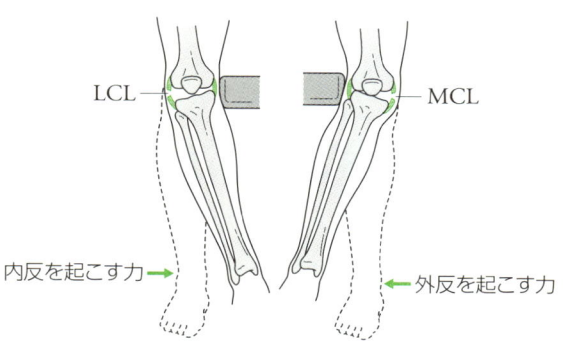

図13 膝関節内反および外反は側副靱帯によって制御されている

は、大腿骨外側上顆から腓骨頭に向かってほぼ垂直方向に走行する。その形状と走行によって伸展時に緊張し、屈曲時には弛緩する（図12）[1]。

MCLおよびLCLは前額面における膝関節の安定化に貢献する。MCLは膝関節外反によって緊張し、膝関節外反の動きを制御するのに対して、LCLは膝関節内反によって緊張し、膝関節内反の動きを制御する（図13）。このように、膝関節における2つの側副靱帯は、膝関節の前額面上の動きを制御するための重要な制御装置となる。

［半月板］

内側と外側にある半月板（meniscus）は大腿脛骨関節間に介在する線維性軟骨構造の円盤であり、それぞれ内側半月板（medial meniscus）、外側半月板（lateral meniscus）と呼ばれる。この2つの半月板は内側と外側で形状が異なっており、内側半月板は開いたC型をしているのに対して、外側半月板は閉じたO型をしている。また、脛骨高原の大きさと同様に内側半月板の方が外側半月板よりも大きい。

脛骨に対する2つの半月板の結合は、内側半月板の方が強固であり、内側半月板はMCLとも結合している。外側半月板はLCLとの結合はもたないが、膝窩筋腱との結合をもち、この結合が、膝関節屈曲時に外側半月板を後方移動させているものと考えられる。

半月板の前角および後角は、脛骨の顆間区に強固に連結しているのに対して、外縁は冠状靱帯を介して関節包に付着している。しかし、冠状靱帯は比較的緩い靱帯であるため、半月板は骨の動きに連動してある程度動くことができる。なかでも特に外側半月板は、膝関節の運動時に内側半月板と比べてより大きく移動する。

膝関節完全伸展位から完全屈曲までの間に、内側半月板は約6mm、外側半月板は約12mm後方に移動する。また下腿の内旋では内側半月板は前進、外側半月板は後退し、外旋時においては逆の

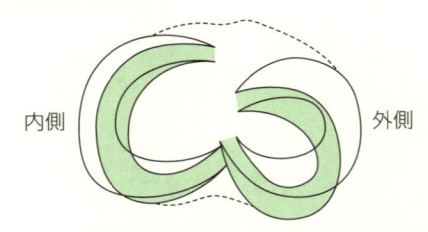

図14 半月板の構造と屈曲時の移動
(中村ら，1976)

移動が生じる。回旋時の半月板の移動量に関しても、外側半月板の方が大きい（**図14**）[6]。
半月板は以下の5つの機能をもつ。

> **半月板の機能**
> ❶ 関節の適合性を良好にする。
> ❷ 緩衝作用をもつ。
> ❸ 可動域を適正に保つ。
> ❹ 関節内圧を均等化する。
> ❺ 滑液を分散させる。

半月板が存在しないと仮定した場合、大腿骨と脛骨は非常に小さい面積でしか接触せず、そのため、関節応力は限られた一点に集中する。半月板が大腿脛骨関節間に介在することによって、大腿骨－脛骨間の接触面積は大きく拡大し、その結果として膝関節にかかる関節応力を大きく緩和することができる（**図15**）[7]。

半月板障害の症状として、「弾発膝（snapping knee）」がある。弾発膝とは膝関節の屈伸運動時に一定の角度で抵抗があり、その膝を通過すると急にばね状に屈伸できるようになる現象のことをいい、半月板損傷では屈曲位からの伸展20°付近でこの現象が出現することがある。

［関節包の後面構造］

関節包の後面には斜走膝窩靭帯、弓状膝窩靭帯、ファベラ膝窩靭帯、ファベラ腓骨靭帯の4つの靭帯が存在し、関節包の後方部分を補強している（**図16**）[8]。

これら関節包の後面を補強する靭帯の主な機能は、膝関節過伸展を防止することである。膝関節には、伸展を制限するための骨性の機構が存在しないため、膝関節後面深部にあるこれらの靭帯は

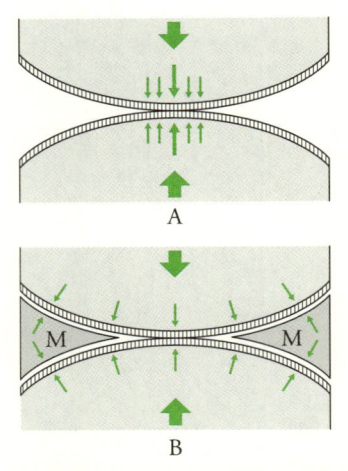

図15 半月板は大腿脛骨関節の接触面積を増大させる
半月板が大腿脛骨関節の間に介在しなければ、接触圧は中心部に集中する（A）が、半月板（M）が介在することによって脛骨と大腿骨の関節面全体に圧は分散される（B）。
(Cailliet, 2014)

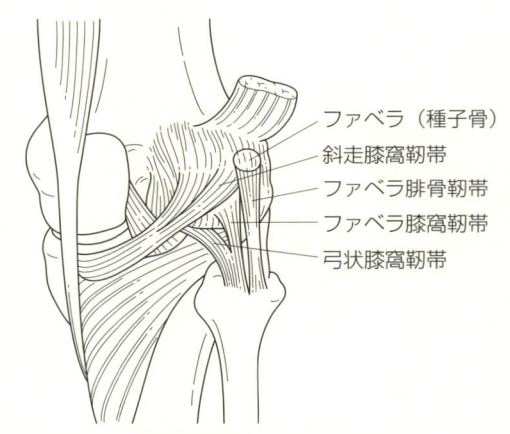

図16 関節包の後面構造 (Gillesら，1995)
- ファベラ（種子骨）
- 斜走膝窩靭帯
- ファベラ腓骨靭帯
- ファベラ膝窩靭帯
- 弓状膝窩靭帯

膝関節過伸展に伴い緊張して運動を制限する。脳卒中片麻痺患者においては、下腿三頭筋の痙性のために足関節底屈拘縮をきたしやすいが、足関節底屈位での荷重は膝関節に対して過度の伸展モーメントを発生し、その結果として膝関節後方の靭帯は過伸展される。これらの靭帯に持続的な伸張刺激が加わると、「反張膝（back knee）」と呼ばれる麻痺側立脚期における膝関節の過伸展位を呈するようになる。

膝関節の各運動方向への安定性

[前後方向の安定性]

膝関節における前後方向の安定性は、ACLとPCLによって確保されている。

固定された大腿骨に対する脛骨の前方移動ではACLが緊張し、また後方移動ではPCLが緊張することでその運動を制限する（図17）[9]。反対に固定された脛骨に対する大腿骨の前方移動ではPCLが緊張し、後方移動ではACLが緊張する。十字靭帯は、膝関節の矢状面における重要な安定化装置であり、また膝関節の肢位にかかわらず常に緊張する特殊な走行をもつため、どのような肢位にあっても膝関節の前後方向の安定化に貢献することができる。

[側方安定性]

膝関節における側方安定性は、膝関節の屈曲角度によって変化する。

膝関節完全伸展位ではすべての膝関節周辺靭帯が緊張した状態にあるため、膝関節外反ではMCLとACLが、膝関節内反ではLCLとPCLがそれぞれ緊張して側方安定性を高める。

20～60°の膝関節屈曲位では、膝関節は完全伸展位と比較して不安定になる。この肢位では、MCL、LCLおよびACLの一部が弛緩することで膝関節の不安定性を引き起こす。この時、MCL（なかでも、浅層線維）はLCLよりも弛緩の程度が少ないので、膝関節内反方向への動揺は外反方向への動揺よりも大きくなる。

60°以上の屈曲位では、膝関節はほぼ安定する。この肢位においてMCLは軽度緊張し、十字靭帯（特にACL）は緊張する。そのため側方動揺は目立たなくなる（図18）[1]。

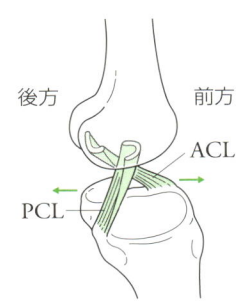

[回旋安定性]

膝関節伸展位における下腿内旋は十字靭帯によって制限されており、外旋は側副靭帯によって制限される。

十字靭帯は膝関節内旋において互いの線維が巻きつきあって緊張しその運動を制限する一方、外旋では互いの捻れを巻き戻し緩みを戻すので外旋を制限することはできない。側副靭帯は膝関節外旋によって互いに伸張されて運動を制限するのに対して、内旋では両靭帯ともに弛緩するためその運動を制限することはできない。

このようにACLとPCLおよびMCLとLCLは、それぞれ対になって働くことによって膝関節の内旋および外旋の運動を制限している（図19）[1]。しかし、一部の可動性は許可されており、膝関節完全伸展位における回旋は約10°である。

膝関節屈曲位では伸展位よりも大きな軸回旋運動が可能である。20～60°の屈曲位における回旋

図18 膝関節の屈曲角度による側方安定性の変化
（Castaingら，1986）

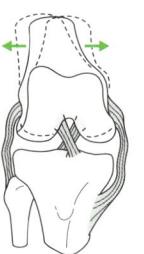

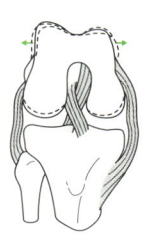

肢位	側方動揺
完全伸展位	なし
屈曲20～60°	あり
屈曲60°以上	軽度

図17 ACLとPCLによる膝関節前後方向の安定化
大腿骨に対する脛骨の前方移動＝ACLが緊張
大腿骨に対する脛骨の後方移動＝PCLが緊張
（Oatis, 2012）

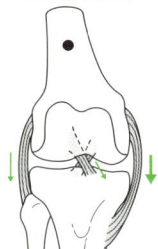

は30°、90°屈曲位における回旋は20°である。サッカーにおいてシュートを打つ時、軸足の屈曲位にある膝関節には外反―外旋方向へのストレスが加わる（図20）。屈曲位で安定性の低下した膝関節に、外反―外旋のストレスが加わることで、MCLには非常に強い力が加わり、損傷あるいは断裂に至ることがある。MCLは内側半月板と強固に結合しており、MCL損傷時には内側半月板損傷も同時に発生するケースが多い。さらに、膝関節に加わる外反―外旋ストレスは、ACL損傷を合併することが多く、このように膝関節外反―外旋ストレスによって生じるMCL、内側半月板、ACLの3箇所同時損傷を「不幸の3徴候（unhappy triad）」という。これら3つの組織の同時損傷は、予後不良のサインとされている。

膝関節の運動と筋

［膝関節の運動］

　膝関節伸展の関節可動域は伸展0°、屈曲130°であるが、股関節屈曲位では二関節筋である大腿直筋の弛緩によって膝関節屈曲角度は大きくなり、対して股関節伸展位では膝関節屈曲可動域は小さくなる。
　随意的な膝関節の回旋は伸展位では不可能であるが、屈曲位で膝関節周囲靭帯が弛緩した時には可能である。膝関節回旋の可動域は、膝関節屈曲位において外旋20°、内旋10°である。

［膝関節の筋］

　膝関節の運動に関与する筋の多くは二関節筋で

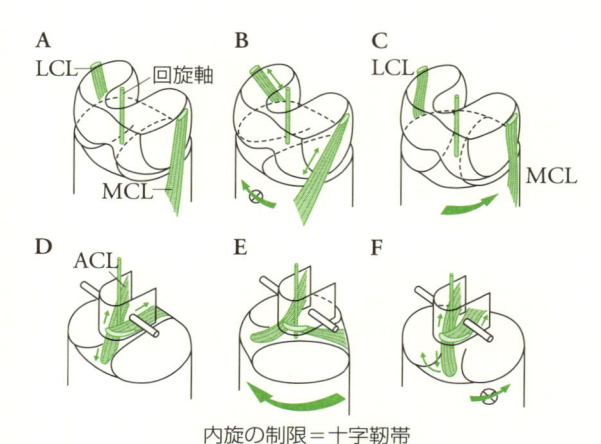

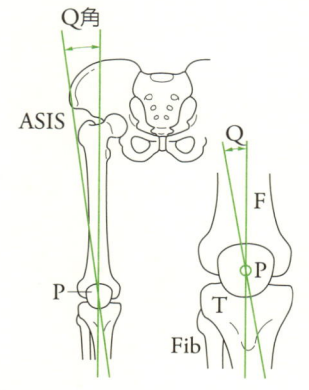

図19　膝関節伸展位における回旋安定性
A：回旋0°、B：下腿外旋でMCL、LCLは緊張、C：下腿内旋でMCL、LCLは弛緩、D：回旋0°、E：外旋でACL、PCLは離れる、F：下腿内旋でACL、PCLは巻きついて緊張
（Castaingら，1986）

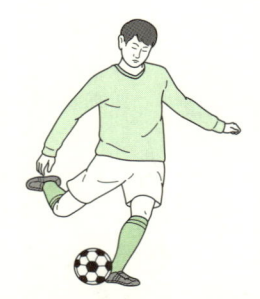

図20　軸足に加わる屈曲―外反―外旋ストレス

図21　Q角
上前腸骨棘（ASIS）と膝蓋骨（P）中央を結んだ線と膝蓋骨中央を通る垂直線がなす角をQ角という。
F：大腿骨、P：膝蓋骨、T：脛骨、Fib：腓骨
（Cailliet, 2014）

表1　膝関節の運動と筋

作用	主動作筋	補助筋
屈曲	大腿二頭筋長頭、大腿二頭筋短頭、半腱様筋、半膜様筋	薄筋、大腿筋膜張筋、縫工筋、膝窩筋、腓腹筋、足底筋
伸展	大腿直筋、中間広筋、外側広筋、内側広筋	大腿筋膜張筋

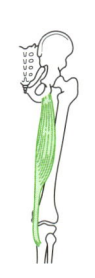

半腱様筋
（M.semitendinosis）
〈起始〉
坐骨結節
〈停止〉
脛骨上部内側面（鵞足）
〈支配神経〉
坐骨（脛骨）神経 L5～S2
〈作用〉
膝関節屈曲
股関節伸展

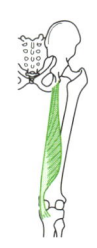

半膜様筋
（M.semimembranosis）
〈起始〉
坐骨結節
〈停止〉
脛骨内側顆
〈支配神経〉
坐骨（脛骨）神経 L5～S2
〈作用〉
膝関節屈曲
股関節伸展

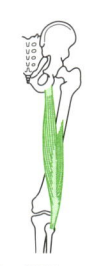

大腿二頭筋
（M. biceps femoris）
〈起始〉
長頭：坐骨結節
短頭：大腿骨粗線
〈停止〉
腓骨頭、脛骨外側顆
〈支配神経〉
長頭：脛骨神経 L5～S2
短頭：腓骨神経 L5～S1
〈作用〉
膝関節屈曲
股関節伸展

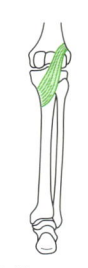

膝窩筋
（M.popliteus）
〈起始〉
大腿骨外側顆
〈停止〉
脛骨上部後面
〈支配神経〉
脛骨神経 L5～S2
〈作用〉
膝関節屈曲
下腿内旋

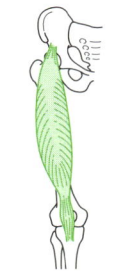

大腿直筋
（M. rectus femoris）
〈起始〉
下前腸骨棘、寛骨臼上縁
〈停止〉
膝蓋骨底
脛骨粗面
〈支配神経〉
大腿神経 L2～L4
〈作用〉
膝関節伸展

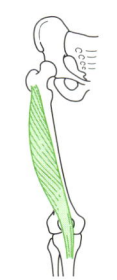

外側広筋
（M. vastus lateralis）
〈起始〉
大腿骨大転子
〈停止〉
膝蓋骨底
脛骨粗面
〈支配神経〉
大腿神経 L2～L4
〈作用〉
膝関節伸展

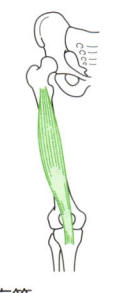

中間広筋
（M. vastus intermedius）
〈起始〉
大腿骨前面、外側面
〈停止〉
膝蓋骨底
脛骨粗面
〈支配神経〉
大腿神経 L2～L4
〈作用〉
膝関節伸展

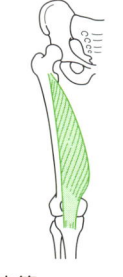

内側広筋
（M. vastus medialis）
〈起始〉
大腿骨内側面
〈停止〉
膝蓋骨底
脛骨粗面
〈支配神経〉
大腿神経 L2～L3
〈作用〉
膝関節伸展

図22　膝関節の筋

あり、膝関節の運動とともに股関節や足関節の運動にも関与する。

膝関節の屈曲筋は大腿二頭筋（長頭、短頭）、半腱様筋、半膜様筋であり、補助的に薄筋、大腿筋膜張筋、縫工筋、膝窩筋、腓腹筋、足底筋が作用する。

膝関節伸展筋は大腿直筋、中間広筋、外側広筋、内側広筋の4筋であり、補助的に大腿筋膜張筋が作用する。大腿直筋、内側広筋、中間広筋、外側広筋の4筋はまとめて「大腿四頭筋（M.quadriceps femoris）」と呼ばれる。この大腿四頭筋が走行する上前腸骨棘と膝蓋骨中央を結んだ線と、膝蓋骨中央を通る垂直線とのなす角を「Q角（Q-angle）」という（図21）。Q角は大腿四頭筋が膝蓋骨を外側へ牽引する角度を表す。このQ角が大きいほど、大腿四頭筋の収縮によって膝蓋骨を外側に牽引する力が大きくなり、膝蓋骨の外方不安定性が高まる。健常成人におけるQ角の平均値は13～15°[10]であり、骨盤の形状が横に長い女性でよりQ角が大きくなる[11]（表1、図22）。

[2] 膝関節における運動学のポイント

①終末強制回旋運動

　OKCでの膝関節最終伸展域では大腿骨に対する脛骨の外旋が生じ、CKCでの膝関節最終伸展域では固定された脛骨に対する大腿骨の内旋が生じる。これら最終伸展30°程度の範囲で見られる膝関節の回旋運動を「終末強制回旋運動（screw home movement）」という。また、この終末強制回旋運動は「ロッキング・メカニズム（locking mechanism）」と呼ばれることもあり、最終伸展位での膝関節の回旋はその名称が示すとおり伸展位で膝を固定し、安定性を高める重要な役割をもつ。

　終末強制回旋運動には、最終伸展域で強く作用する内側広筋が関与すると考えられているが、その他にも①大腿骨内側顆の形状、②前十字靱帯の緊張、③大腿四頭筋の外側方向への牽引などがその運動に関わる[3]。

終末強制回旋運動の3要素
1. 大腿骨内側顆の形状
2. 前十字靱帯の緊張
3. 大腿四頭筋の外側方向への牽引

　大腿骨遠位の関節面形状は内側と外側で異なる。大腿骨内側顆の関節面は顆間溝に近づくにつれて内側へ弯曲し、この関節面の弯曲は膝関節の回旋運動を誘導する（**図23**）[3]。

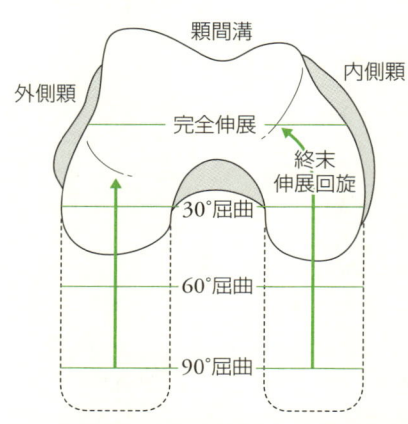

図23 内側および外側大腿骨関節面形状の違い
（Neumann, 2012）

　伸展時により強く緊張する前十字靱帯は、大腿骨に対して脛骨を外旋し、また膝関節伸展の主動作筋である大腿四頭筋は、筋収縮により大腿骨に対して脛骨をわずかに外旋する作用をもつ。これらの作用によって最終伸展時の下腿の外旋が生じる。

　完全伸展位のロックを外す作用をもつ筋は膝窩筋である[12]。膝関節屈曲作用とともに下腿内旋作用をもつ膝窩筋は、屈曲の初期に働くことで下腿を内旋し、その後大きな膝関節屈筋群が収縮することで膝関節は屈曲する。

②二重膝作用

　一歩行周期（gait cycle）中に膝関節は2回の屈

曲-伸展運動を行う。これを「二重膝作用（double knee action）」という（図24）[13]。

立脚初期において膝関節は伸展位にあるが、その後すぐに屈曲の動きが生じる。この膝関節屈曲は、遠心性収縮によって足部落下の速度を制御する、前脛骨筋などの足関節背屈筋群によって生じる。足関節背屈筋群の収縮は下腿を前方へと移動させ、この下腿の前方移動に伴って膝関節は屈曲する。また、この時期における膝関節屈曲は、足部が地面に衝突することによって生じる力を緩衝する役割をもつ。膝関節屈曲は立脚中期まで続き、立脚中期において膝関節は約15°屈曲位にある。立脚中期に膝関節が屈曲位にあることで、重心の上方偏位は少なくなる。

立脚後期には再び膝関節は伸展を開始する。この膝関節伸展は、下肢の「踏み返し（push-off）」にとって重要である。股関節伸展、足関節底屈とともに伸展する膝関節は、地面を強く踏み返すことに貢献し、この動きによって前方への大きな推進力が生まれる。

踵離地以降、膝関節は次第に屈曲角度を大きくする。この時期における膝関節屈曲はアームの長さを短くすることでつま先を床面から遠ざける役割がある。遊脚中期に膝関節屈曲角度は60°となり、歩行周期中最も大きな屈曲が生じる。

遊脚中期を境にして膝関節は再び伸展する。この膝関節伸展は次の踵接地に向けた準備であり、遊脚期に生じた下肢の前方への推進力は股関節伸筋群の遠心性収縮によって制御される。

③ 膝蓋大腿関節の機能と力学的ストレス

膝蓋骨は大腿四頭筋腱の中に存在する種子骨であり、大腿四頭筋が発揮する力を膝関節を越えて遠位に伝える機能とともに、大腿四頭筋の収縮による伸展モーメントを増幅させる機能をもつ。

大腿四頭筋腱と膝関節の屈伸軸の間に膝蓋骨が介在することによって、膝関節屈伸軸と大腿四頭筋腱の走行部分までの距離は長くなる（図25）[4]。

仮に、膝蓋骨が介在する場合の膝関節屈伸軸と大腿四頭筋腱までの距離を0.05m、介在しない場合の距離を0.03mとし、大腿四頭筋の収縮力を250Nとした場合、膝蓋骨がある場合に膝関節に生じる伸展モーメントは250×0.05＝12.5Nmとなるのに対して、膝蓋骨がない場合の膝関節伸展モーメントは250×0.03＝7.5Nmとなり、伸展モーメントの大きさを両者で比較すると、膝蓋腱が介在する場合の方がより大きな伸展モーメントを発生させることができることがわかる。このように、膝蓋骨は大腿四頭筋の発揮張力を遠位方向に伝えるのみではなく、大腿四頭筋腱を膝関節屈伸軸から遠ざけることによって、より大きな膝関節伸展力を生み出すことに貢献している。

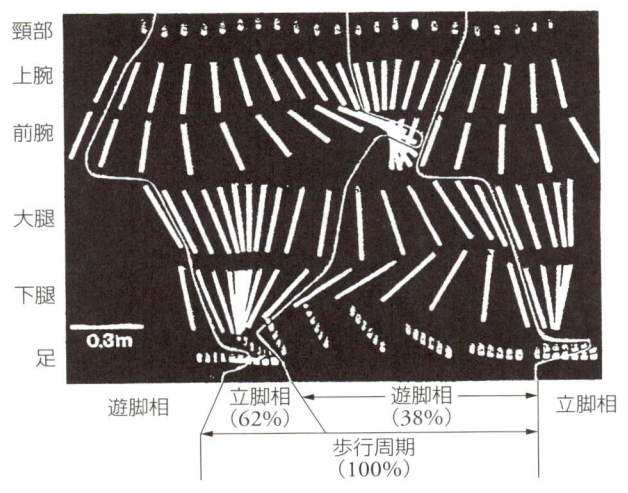

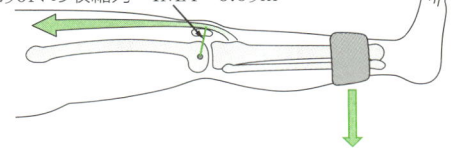

図24 二重膝作用（Knutssonら，1979）

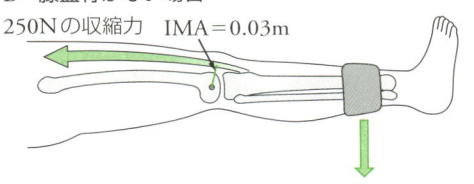

図25 膝蓋骨の機能
IMA：内的モーメントアーム
（Mansfield, 2010より一部改変）

膝蓋骨は大腿骨顆間溝の上を膝関節の運動に合わせて滑走する。膝蓋骨の後関節面は厚さ4〜5mm程度の関節軟骨で覆われており、この関節軟骨が骨同士の摩擦を軽減し、また、膝蓋骨と大腿骨間の緩衝装置として機能している。しかし、膝蓋大腿関節の関節面は、内外側方向および前後方向へのストレスにさらされやすいという構造上の弱点をもつ。

内外側方向にかかる力学的ストレスには、先に述べたQ角が大きく影響している。大腿直筋は下前腸骨棘に起始し、脛骨粗面に停止するが、下前腸骨棘と脛骨粗面を直線的に走行せず、膝蓋骨部で筋の走行が変化する「くの字型」の走行をもつ。筋にはまっすぐになろうとする性質（弓弦力）が存在するため、その性質によって筋収縮時に膝蓋骨には外側に引かれる力が作用する。膝蓋骨に加わるこの外側方向への力は、先に述べた膝蓋大腿関節の外側関節面の傾斜に加えて、収縮により膝蓋骨を内側へ引く内側広筋の作用によって弱められている（図26）[7]。

大腿骨顆部に対して、膝蓋骨が押しつけられるような前後方向への力学的ストレスは、特に立位姿勢から膝関節を屈曲するスクワット運動の際に大きくなる（図27）[4]。

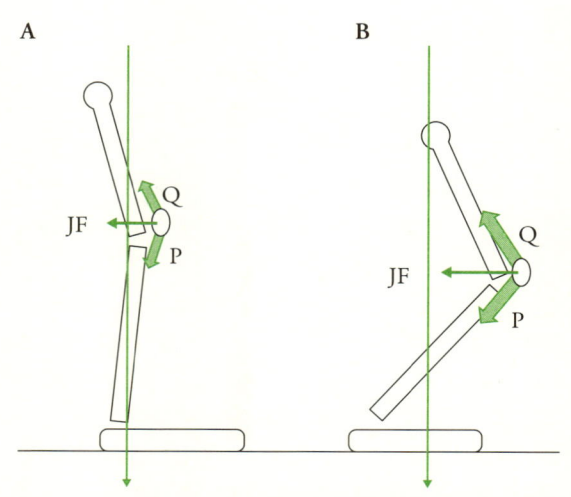

図27 スクワットにより膝蓋大腿関節にかかる圧縮力の増大
Q：大腿四頭筋腱、P：膝蓋腱、JF：膝蓋大腿関節への関節反力
（Mansfield, 2008より一部改変）

大腿四頭筋の収縮により膝蓋骨を牽引する力（Q）と、膝蓋腱の伸張により膝蓋骨を牽引する力（P）との合力（JF）は膝蓋大腿関節に加わる力を表すが、図27-Aで示すように、浅いスクワットの際には、重心線と膝関節中心との距離が近いため、少ない大腿四頭筋の活動で膝関節の保持が可能となる。したがって、膝蓋大腿関節に加わる関節反力も少ない。しかし、図27-Bのように深いスクワットの姿勢は、膝関節中心のはるか後方に重心線が移動するため、大腿四頭筋の活動も大きくなる。そのため、大腿四頭筋の活動の大きさに比例して、膝蓋大腿関節に加わる力も非常に大きなものとなる。

④ 反張膝

膝関節が解剖学的中間位よりも後方に位置する状態を「反張膝（back knee, Genu recurvatum）」といい、反張膝は歩行の立脚相において観察されることがある（図28）。反張膝が生じることで膝関節は伸展位でロックされるが、正常な衝撃吸収メカニズムの低下や、重心の前方移動の制限につながる。反張膝の原因として、以下の6つが挙げられる。

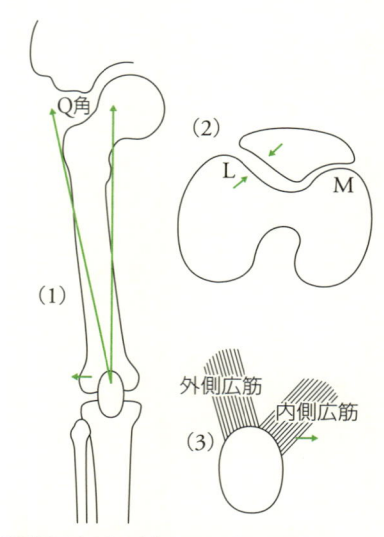

図26 膝蓋骨牽引に対するQ角の影響
(1) 大腿四頭筋のQ角牽引は膝蓋骨を外側に引く。
(2) 大腿骨外側顆は膝蓋骨外側偏位を制限する。
(3) 内側広筋は膝蓋骨を内側に引く。
（Cailliet, 2014）

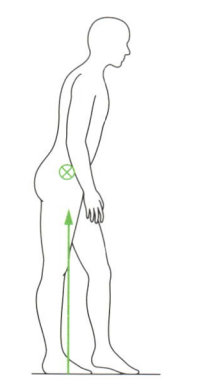

図28　反張膝 (back knee)

反張膝の原因

① 大腿四頭筋の筋力低下
② 大腿四頭筋および足関節底屈筋の複合した筋力低下（単脚支持）
③ 大腿四頭筋および足関節底屈筋の痙縮
④ ハムストリングスの筋力低下
⑤ 重度の足関節底屈位拘縮
⑥ 股関節の屈曲拘縮

　大腿四頭筋の筋力低下によって、荷重応答期から立脚中期に反張膝が出現する。大腿四頭筋は脛骨の前方移動に伴う膝関節屈曲を制御する役割をもつが、大腿四頭筋の筋力低下によって荷重下での膝関節屈曲位保持が困難になるため、代償的に膝関節伸展位の状態で立脚相を迎える。

　大腿四頭筋と足関節底屈筋は、正常歩行の立脚相において同時収縮することで膝関節を屈曲位で固定する。2つの筋の複合した筋力低下は、荷重下での膝関節屈曲位保持を困難にするため、代償的に膝関節伸展位の状態をつくることで関節を固定する。これはハムストリングスの筋力低下が生じた場合にも起こりうる現象であり、大腿四頭筋とハムストリングスの同時収縮による膝関節の固定が困難になることで反張膝を呈するようになる。

　足関節底屈筋の痙縮や足関節底屈位拘縮の場合、立脚相で固定された足部に対して足関節を背屈（下腿の前方回転）することが困難になる。これは同時に、膝関節の屈曲が困難になることを意味し、膝関節伸展位での荷重の繰り返しによって次第に反張膝の状態を呈するようになる。腸腰筋の短縮など、何らかの原因で股関節屈曲拘縮を呈す

ると反張膝が出現する。股関節屈曲拘縮によって、立脚相における股関節伸展運動は制限される。その代償として体幹屈曲位（骨盤前傾）をとることで、重心線は膝関節屈伸軸に対して前方を通るため、膝関節に大きな伸展モーメントが生じ次第に反張膝を呈するようになる。

⑤ ACL・PCL損傷

　ACLおよびPCLの損傷では「引き出し徴候（drawer sign）」が陽性となる。引き出し徴候とは、ACLおよびPCL損傷時に出現する大腿骨に対する脛骨の前後方向への不安定性のことをいう。検査場面では、膝関節を90°屈曲位にして足底をベッドの上につけ、両手で下腿を把持したまま手前に引いたり（前方引き出しテスト）、押し込んだり（後方引き出しテスト）する（図29）。大腿骨に対して脛骨が前方に飛び出せば前方引き出し陽性（ACLの損傷）、後方に押し込みが見られれば後方引き出し陽性（PCLの損傷）となる。

　ACL再建術後の運動療法では、脛骨粗面に付着する大腿四頭筋の収縮によって脛骨の前方移動が生じ、ACLにストレスが加わるため注意が必要である。同様の理由で、PCL再建術後のハムストリングスの単独収縮は、脛骨を後方移動させることでPCLにストレスをかけるため注意しなければならない。

　加えて、抵抗運動を行う時には抵抗を加える部位が重要である。ACL再建術後の座位や腹臥位における大腿四頭筋強化では、下腿近位前面に抵抗を加えて筋力増強訓練を行う。下腿遠位前面に抵抗を加えて膝関節の伸展を行うと、脛骨近位の前方移動が生じることで、ACL再断裂のリスクが高まる。座位や腹臥位におけるハムストリングス強

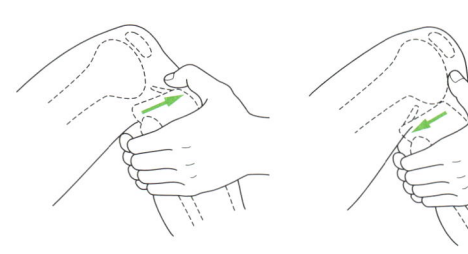

図29　前方引き出しテスト（左）と後方引き出しテスト（右）

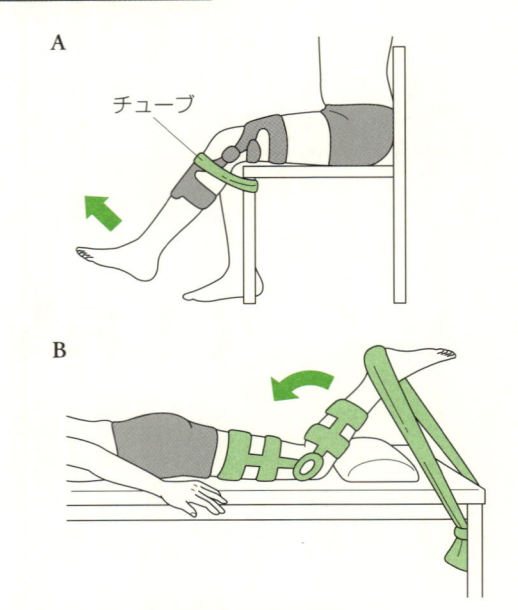

図30　ACL再建術後の抵抗運動
A：ACL再建術後の大腿四頭筋強化のための抵抗運動
B：ACL再建術後のハムストリングス強化のための抵抗運動
（小山，2014）

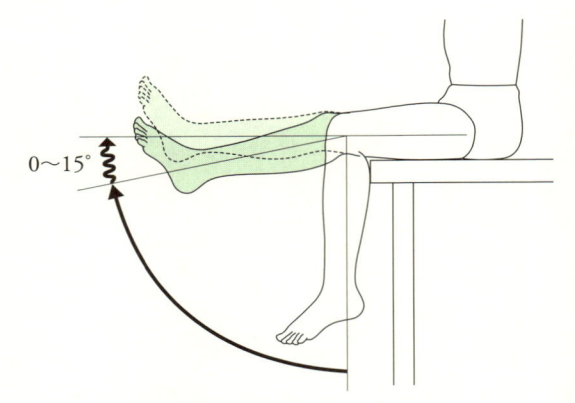

図31　エクステンション・ラグ

化では、下腿遠位後面に抵抗を加えて筋力増強訓練を行わなければならない。下腿近位後面に抵抗を加えての膝関節屈曲は、脛骨の前方移動を助長しACLには大きなストレスが加わる（図30）[14]。

PCL再建術後における抵抗運動では反対に、座位や腹臥位における大腿四頭筋強化のための抵抗部位は下腿遠位前面に、ハムストリングス強化のための抵抗部位は下腿近位後面とし、PCLに過度な負担がかからないよう留意する必要がある。

ACL損傷の慢性期において、ジャンプや急な方向転換を要するスポーツ動作で急激に膝ががくっとくずれる、いわゆる「膝くずれ（giving way）」を繰り返すことがある。この膝くずれはスポーツ現場への復帰を遅らせる一つの要因となる。

⑥ 膝関節の伸展不全

他動的には膝関節の完全伸展が可能だが、自動的には膝関節伸展0～15°ができない、または最大努力をしてかろうじて完全伸展できる状態を膝関節の「伸展不全（extension lag）」という（図31）[15]。この現象は、さまざまな膝関節周囲疾患に続発してみられる症状であり、歩行の立脚期における急激な「膝折れ（broken knee）」につながることが多い。膝伸展不全の原因としては、古くから内側広筋の筋力低下が挙げられているが、その他にもいくつかの原因が想定されている。

膝伸展不全（extension lag）の原因
❶ 内側広筋の筋力低下
❷ ハムストリングスの短縮や収縮
❸ 縫工筋と大腿筋膜張筋の過剰な筋活動
❹ 膝関節の腫脹や水腫による大腿四頭筋活動の抑制
❺ 疼痛による大腿四頭筋活動の抑制

内側広筋は筋線維束と大腿骨長軸のなす角度が遠位にいくにつれて鈍角化する。その角度は同じ膝関節伸展筋である外側広筋と比較しても鈍角である[16]。そのため、内側広筋の発揮筋力は膝関節の角度変化による影響を受けにくく、最終伸展域においても大きな力を発揮することができる[17]。このような理由から、膝関節最終伸展域で作用する内側広筋の筋力低下が、膝伸展不全の原因の一つとされている。

膝関節伸展の拮抗筋であるハムストリングスに短縮、もしくは大腿四頭筋との同時収縮（膝関節伸展時）が生じることによって自動運動における膝関節伸展が妨げられる。そのため、ハムストリングスの短縮や膝関節伸展時の同時収縮も、膝伸展不全の一要因と考えられる。

阪元ら[18]は、人工膝関節全置換術後の膝伸展不

全症例の膝伸展時における筋活動パターンの分析から、膝伸展不全症例では縫工筋と大腿筋膜張筋の過剰な筋活動が生じており、このことが膝伸展不全の一要因になると報告している。縫工筋および大腿筋膜張筋は膝関節屈曲に作用することから、膝伸展最終域においてこれらの筋の過活動が生じることで膝伸展運動が困難となる。

膝関節の腫脹や水腫により大腿四頭筋活動が抑制されることで膝伸展不全が生じるとの報告もある。アンドラーデ（Andrade）ら[19]は、ヒト血漿を膝関節内に注入することで関節水腫の状態と似た条件を作り出し、大腿四頭筋活動の変化を観察した。この観察により、血漿注入量の増加に伴い大腿四頭筋活動が低下することが明らかとなった。このような観察から、膝関節の腫脹や水腫によって大腿四頭筋活動が抑制されることが膝伸展不全の一要因になると考えられる。

また、大腿四頭筋の活動は、疼痛によっても抑制される。膝関節伸展時に疼痛が出現すると、侵害刺激に対して防御的に働く屈曲反射が出現する。この屈曲反射は、伸展運動を妨げることから膝伸展不全の一要因となりうる。

このように、膝伸展不全の原因は多岐にわたる。膝伸展不全を改善していくためには、内側広筋のみに着目するのではなく、膝関節伸展機構の全体の問題として病態を捉えていく必要がある。

⑦ 膝関節における代償運動

[膝関節屈曲の代償運動]

膝関節屈筋である大腿二頭筋、半腱様筋、半膜様筋に筋力低下を認める場合、腸腰筋による代償、縫工筋による代償、薄筋による代償、腓腹筋による代償などが生じることがある。

膝関節屈曲の代償運動
1. 腸腰筋による代償
2. 縫工筋による代償
3. 薄筋による代償
4. 腓腹筋による代償

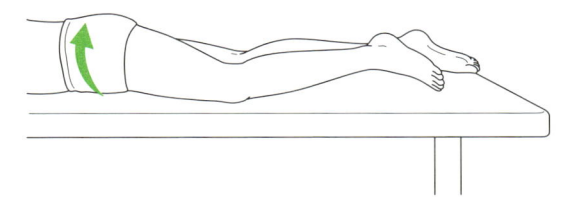

図32 腸腰筋による膝関節屈曲の代償運動（Hislopら, 2014）

腹臥位で腸腰筋を働かせ、股関節を屈曲位にすることによって膝関節の屈曲を開始しようとする。この時の股関節屈曲は、患者が殿部を持ち上げ背臥位になろうとして身体を軽く捻るように見える（図32）[20]。

腹臥位で縫工筋が膝屈曲の代償筋として働く場合、同時に股関節屈曲と外旋が出現する。この際の膝関節屈曲は、重力に抗した屈曲運動ではないため、膝関節屈曲はより容易となる。

腹臥位で薄筋が膝屈曲の代償筋として働く場合、同時に股関節の内転が生じる。薄筋は股関節と膝関節をまたぐ二関節筋であり、股関節内転作用をもつとともに膝関節屈曲作用を有する。

腓腹筋は膝関節と足関節をまたぐ二関節筋であり、膝関節屈伸軸および足関節底背屈軸の後方を走行する。腹臥位での足関節背屈によって腓腹筋が最大緊張することで膝関節屈曲が出現する。

[膝関節伸展の代償運動]

膝関節伸筋である大腿四頭筋に筋力低下を認める場合、股関節内旋による代償が出現することがある。

膝関節伸展の代償運動
1. 股関節内旋による代償

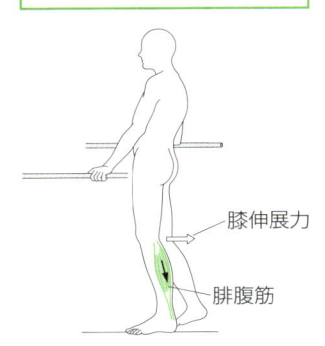

図33 機能的膝関節伸展機構

側臥位で股関節中間位、膝関節屈曲位の肢位から行われる膝関節伸展時、股関節内旋が出現することがある。股関節を内旋位にすることによって下腿は重力により落下し、結果的に膝関節は伸展位をとる。

また、膝関節周囲に発生する悪性骨腫瘍に対する患肢温存術では、大腿四頭筋を切除することで膝関節伸展機能が顕著に障害されることがある。このような症例では、OKCでの膝関節伸展は困難になるが、CKCでは膝関節を伸展位でロックし、歩行や階段昇降が自立するケースが多い。これは、荷重位での大殿筋、ハムストリングス、下腿三頭筋の反作用による膝関節伸展運動である。荷重位において生じる大腿四頭筋の機能代償として見られるこの運動学的戦略を「機能的膝関節伸展機構」という（図33）。

[3] 膝関節の進化と機能の変遷

荷重に適応するために変化した大腿骨内側顆と外側顆

　二足歩行を行うヒトと四足歩行を行うチンパンジーでは、大腿骨内側顆および外側顆の大きさが異なる。ヒトの大腿骨顆部は外側顆が大きいのに対して、チンパンジーでは内側顆が大きい（図34）[21]。

　この両顆部の大きさの違いは、股関節の章で述べた顆間角の大きさの違いを反映している。ヒトの顆間角は大きく、大腿骨は約8〜11°傾斜している[22]。そのため、歩行時に膝関節にかかる力は主に外側顆に集中することになる。一方で、チン

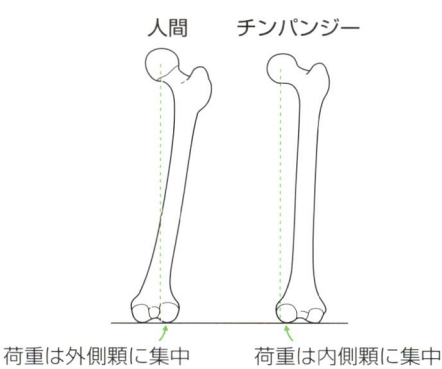

図35　ヒトとチンパンジーにおける荷重線の位置の違い

パンジーの顆間角は約1〜2°[22]と人間と比較して非常に小さいため、歩行時に膝関節に加わる力は内側顆に集中する（図35）。このように、ヒトとチンパンジーで異なる大腿骨顆部の大きさの違いは、歩行時に膝関節に加わる力の違いを反映している。

二足歩行がもたらした膝関節の障害

　チンパンジーの大腿骨遠位部を外側から観察すると円形に近い形をしているのに対して、ヒトの大腿骨遠位部は楕円形に近い形をしている（図36）。

　チンパンジーの円形に近い形態をもつ大腿骨遠

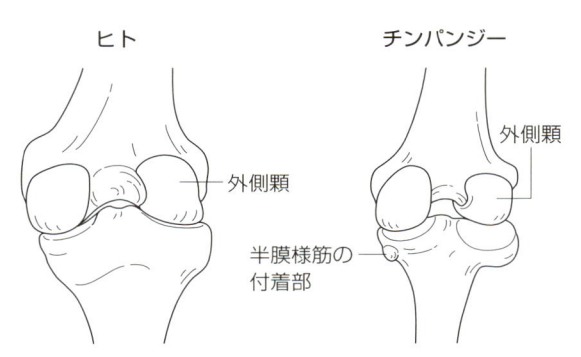

図34　ヒトとチンパンジーにおける大腿骨内側顆と外側顆 (Aielloら, 1990)

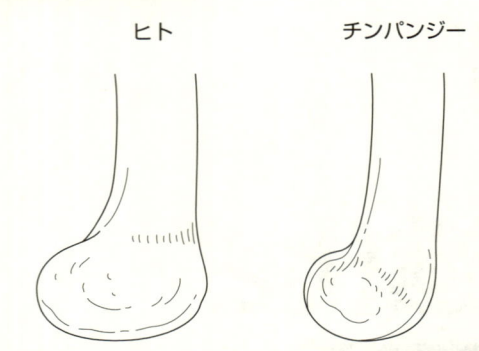

図36 ヒトとチンパンジーにおける大腿骨遠位部形態の違い

位部は、厚い半月板に入り込む構造になっているため、膝関節の運動において大腿骨と脛骨との接触点は変化せず、関節包内運動の大部分は滑り運動となる。そのため、膝関節の運動時に半月板の移動はほとんど生じない。

楕円形に近い形態をもつヒトの大腿骨遠位部は、立位時において脛骨との接触面積を増大させ、膝関節に加わる力を軽減するために有効な構造である。しかし、この骨形態のために膝関節の運動において大腿骨と脛骨との接触点は大きく変化し、膝関節の運動時には滑り運動と転がり運動を合わせた複雑な運動が起こる。この接触点の変化によって、半月板は最大で約12mm前後方向に動く。半月板の前後移動の長期的な繰り返しは、半月板の微小断裂や変性、さらには弾性低下につながり、半月板が本来有する荷重伝達と分散の機能を失わせる可能性がある。千葉ら[23]は、このヒト特有の膝関節構造によって生じる半月板の機能不全を変形性膝関節症（osteoarthritis of the knee）の一要因として考察しており、変形性膝関節症は人類が進化の過程で獲得した二足歩行の弊害であるということができる。

四足歩行と二足歩行における膝関節

四足歩行で移動する類人猿の膝関節は屈曲位にあることが多く、膝関節の運動範囲も小さいのに対して、二足歩行で移動する人間の膝関節は歩行時に完全伸展し、また運動範囲も0〜65°と非常に大きいのが特徴である。

膝関節屈曲位で歩行する場合、膝関節には大きな屈曲モーメントが発生するため、膝関節屈曲位で関節を固定する筋の作用が必要である。そのため、四足歩行で移動する類人猿は、大腿前面の大腿四頭筋や後面にあるハムストリングスが人間と比較してよく発達している。

人間は類人猿のように強靭な大腿四頭筋やハムストリングスをもたないが、二足歩行時に膝関節完全伸展が可能な関節構造を獲得した。ヒトは膝関節を伸展位にすることによって重心位置を高くし、振子の原理で効率よく重心を前方移動させる歩行パターンを獲得した。また、移動のさなかに行われる膝関節屈伸のコントロール（二重膝作用）は、重心の上下移動の幅を最小限にすることで、歩行時のエネルギー消費量を低下させることに大きく貢献している。

二足歩行の獲得は人間の進化に大きな影響をもたらしたが、その代償として膝関節は常に大きな力学的ストレスにさらされることになった。この力学的ストレスに適応しながらもより効率の良い歩行を求めて進化してきたのが人間の膝関節なのである。

文献

1) Castaing J et al.（井原秀俊，他・訳）：図解 関節運動器の機能解剖 下肢編．協同医書出版社，1986．
2) 内田淳正（監），津村宏：標準整形外科学 第11版；膝関節．医学書院，2011．
3) Neumann DA（嶋田智明，他・監訳）：カラー版 筋骨格系のキネシオロジー 第2版．医歯薬出版，2012．
4) Mansfield PJ et al.（弓岡光徳，他・訳）：エッセンシャル・キネシオロジー 機能的運動学の基礎と臨床．南江堂，2010．
5) 広畑和志，他（編），今井望：標準整形外科学 第2版．

医学書院，1982.
6) 中村隆一，他：基礎運動学．医歯薬出版，1976.
7) Cailliet R（荻島秀男・訳）：運動器の機能解剖．医歯薬出版，2014.
8) Gilles BG et al.（塩田悦仁，他・訳）：図解 膝の機能解剖と靭帯損傷．協同医書出版社，1995.
9) Oatis CA（山﨑敦，他・訳）：オーチスのキネシオロジー 身体運動の力学と病態力学 原著第2版．ラウンドフラット，2012.
10) Pantano KJ et al.：Differences in peak knee valgus angles between individuals with high and low Q-angles during a single limb squat. Clinical Biomechanics 20：966-972, 2005.
11) Nguyen AD, Shultz SJ：Sex differences in clinical measures of lower extremity alignment. J Orthop Sports Phys Ther 37：389-398, 2007.
12) Basmajian JV, Lovejoy JF：Functions of the popliteus muscle in man. J Bone Joint Surg Am 53：557-562, 1971.
13) Knutsson E, Richards C：Different types of disturbed motor control in gait of hemiparetic patients. Brain 102：405-430, 1979.
14) 柳沢健（編），小山貴之：理学療法ゴールド・マスター・テキスト2 運動療法学；疾患別運動療法の概要 整形外科疾患．メジカルビュー社，2014.
15) Hoppenfeld S（首藤貴，他・訳）：図解 四肢と脊柱の診かた．医歯薬出版，1984.
16) Reider B et al.：The anterior aspect of the knee joint. J Bone Joint Surg Am 63：351-356, 1981.
17) 工藤慎太郎（編）：運動器疾患の「なぜ？」がわかる臨床解剖学．医学書院，2012.
18) 阪本良太，他：変形性膝関節症に対する人工膝関節全置換術後の膝伸展不全について．神戸大学大学院保健学研究科紀要 24：29-39, 2008.
19) De andrade et al.：Joint distension and reflex muscle inhibition in the knee. The journal of bone & surgery 47：313-322, 1965.
20) Hislop HJ et al.（津山直一，他・訳）：新・徒手筋力検査法 原著第9版．協同医書出版社，2014.
21) Aiello L, Dean C：An introduction to human evolutionary anatomy. Academic Press, 1990.
22) Heiple KG, Lovejoy CO：The distal femoral anatomy of Australopithecus. American journal of physical anthropology 35：75-84, 1971.
23) 千葉剛次，他：2本足起立歩行と4足歩行の膝の比較解剖からみたヒト膝OA発症の一要因．日本臨床バイオメカニクス学会誌 19：151-154, 1998.

第11章 足関節と足部の運動学

[1] 足関節と足部の基本事項

足関節と足部の全体像

　足関節（ankle joint）と足部（foot）の関節を構成する骨は、脛骨、腓骨、距骨、踵骨、舟状骨、立方骨、内側楔状骨、中間楔状骨、外側楔状骨、第1～第5中足骨、14個の指骨（5個の基節骨、4個の中節骨、5個の末節骨）である。また、足部の骨は、①足根骨（距骨、踵骨、舟状骨、楔状骨、立方骨）、②中足骨、③指節骨（基節骨、中節骨、末節骨）の3群に分類される。足関節と足部ではこれら多くの骨が連結し、遠位脛腓関節（distal tibiofibular joint）、距腿関節（talocrural joint）、距骨下関節（subtalar joint）、横足根関節（transverse tarsal joint）またはショパール関節（Chopart's joint）、足根中足関節（tarsometatarsal joint）またはリスフラン関節（Lisfranc's joint）、中足指節関節（metatarsophalangeal joint）、指節間関節（interphalangeal joint）を形成する（図1）[1,2]。一般的に足関節というと距腿関節のことをさし、また足部という用語は足関節よりも遠位の関節のすべての構造のことを示す。

足関節と足部の関節
❶ 遠位脛腓関節（distal tibiofibular joint） ❷ 距腿関節（talocrural joint） ❸ 距骨下関節（subtalar joint） ❹ 横足根関節（transverse tarsal joint）またはショパール関節（Chopart's joint） ❺ 足根中足関節（tarsometatarsal joint）またはリスフラン関節（Lisfranc's joint） ❻ 中足指節関節（metatarsophalangeal joint：MP関節） ❼ 指節間関節（interphalangeal joint：IP関節）

　足関節および足部では背屈（dorsiflexion）または伸展（extension）、底屈（plantar flexion）または屈曲（flexion）、内転（adduction）、外転（abduction）、回内（pronation）、回外（supination）の動きが生じる（図2）[3]。

足関節と足部の運動
● 背屈（dorsiflexion） 　＝伸展（extension） ● 底屈（plantar flexion） 　＝屈曲（flexion） ● 内転（adduction） ● 外転（abduction） ● 回内（pronation） ● 回外（supination）

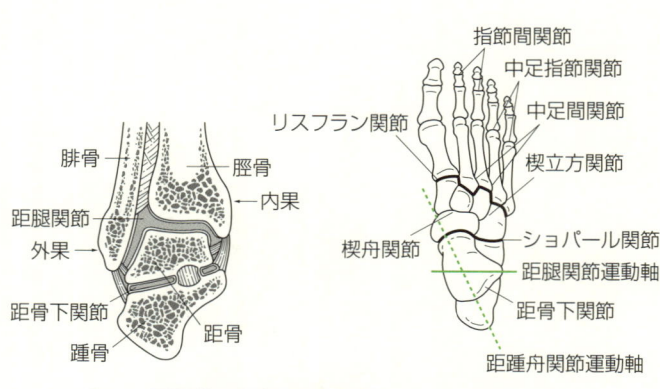

図1　足関節と足部の関節（吉川，1996．渡辺，2001）

足関節と足部は多くの関節から構成

されるため単関節運動が生じることは稀で、ほとんどの運動は多関節が関与する複合運動である。足の内返し（inversion）は底屈－内転－回外が自然に組み合わされて起こる運動のことをいい、外返し（eversion）は背屈－外転－回内が自然に組み合わされて起こる運動のことをいう。

また、足部が地面に固定された状態で外転と回内が組み合わさった運動を外反といい、内転と回外が組み合わさった運動を内反という（図3）[3]。

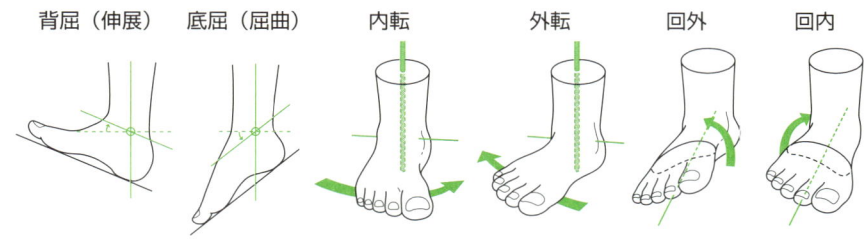

図2 足関節と足部の運動（Castaingら，1986）

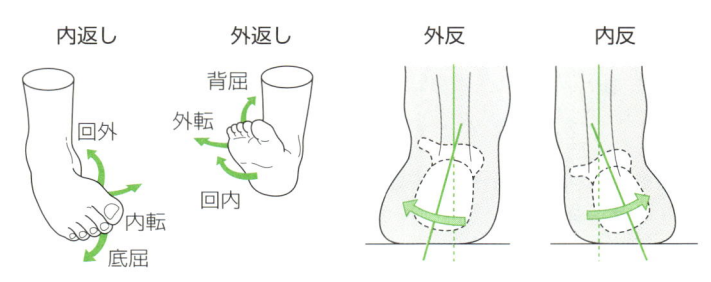

図3 足関節と足部の複合運動（Castaingら，1986）

足関節と足部の複合運動
1. 内返し（inversion）：底屈－内転－回外
2. 外返し（eversion）：背屈－外転－回内
3. 内反：内転－回外
4. 外反：外転－回内

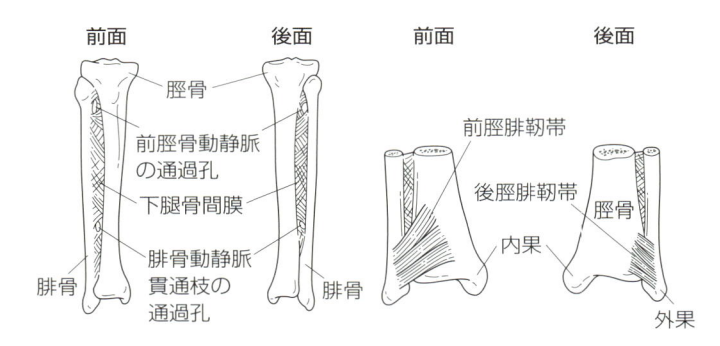

図4 近位および遠位脛腓関節の支持機構（渡辺，2001）

足関節と足部の関節

[遠位脛腓関節]

遠位脛腓関節は脛骨遠位部内側の腓骨切痕と、腓骨遠位内側の関節面とで形成される平面関節である。前脛腓靱帯と後脛腓靱帯によって前後から支持され、また、下腿骨間膜によって強固に連結しているため、遠位脛腓関節はほとんど可動性をもたない（図4）[2]。しかし、ごくわずかに生じる脛骨に対する腓骨の回旋と下降は、足関節の運動にとって非常に重要である。

[距腿関節]

距腿関節は、距骨滑車と脛骨および腓骨遠位部により形成される凹面との関節であり、らせん関節（spiral joint）に分類される。距骨の関節面を脛骨および腓骨の関節面が覆うようにして関節を形成するため、距腿関節は安定した関節であるといえる。

下肢が荷重位にある時、距腿関節には体重の90％近くの力が加わる。その外力から関節面を保護するため、厚さ約3mmの関節軟骨が関節間に介在している[4]。

距腿関節の周囲には多くの靱帯があり、関節周囲を覆っている。側副靱帯はそれぞれ3つの靱帯から形成され、遠位に向かって扇状に広がり距腿関節の内外側を補強する。内側側副靱帯（medial collateral ligament）は三角靱帯（deltoid ligament）とも呼ばれ、脛舟靱帯（tibionavicular ligament）、踵脛靱帯（calcaneotibial ligament）、後脛距靱帯（posterior tibiotalar ligament）からなる。一方で、

外側側副靭帯 (lateral collateral ligament) は、前距腓靭帯 (anterior talofibular ligament)、踵腓靭帯 (calcaneofibular ligament)、後距腓靭帯 (posterior talofibular ligament) からなる (図5)[5]。

距腿関節の支持機構

内側側副靭帯 (medial collateral ligament) または三角靭帯 (deltoid ligament)
- 脛舟靭帯 (tibionavicular ligament)
- 踵脛靭帯 (calcaneotibial ligament)
- 後脛距靭帯 (posterior tibiotalar ligament)

外側側副靭帯 (lateral collateral ligament)
- 前距腓靭帯 (anterior talofibular ligament)
- 踵腓靭帯 (calcaneofibular ligament)
- 後距腓靭帯 (posterior talofibular ligament)

距腿関節は1軸性の関節であり、底屈と背屈の運動が可能である。脛骨内果に対して腓骨外果は後下方に位置しているため、底背屈の軸は前額面に対して約10°、水平面に対して約6°ずれている (図6)[6]。この軸のずれにより、底屈ではわずかな内転と回外が、背屈ではわずかな外転と回内の運動を伴う。

[距骨下関節]

距骨下関節は距骨と踵骨との連結により形成される関節である。距骨下関節は前関節面、中関節面、後関節面の3つの関節面をもち、なかでも後関節面の占める面積が最も大きい。距骨下関節は踵腓靭帯、脛踵靭帯、距踵靭帯の3つの靭帯によって主に支持されている。

距骨下関節は顆状関節に分類され、内転と外転および内返しと外返し運動に関与する。また、距骨下関節の運動軸は水平面から約42°、矢状面から約16°傾斜しているため、回外と内転、回内と外転の複合運動が生じる (図7)[6]。

[横足根関節]

横足根関節は距舟関節 (talonavicular joint) と踵立方関節 (calcaneocuboid joint) からなり、ショパール関節とも呼ばれる。ショパール関節という名称は、18世紀に活躍したフランスの外科医で、横足根関節のレベルで足部切断する手術を考案したFrançis Chopartの名前に由来する。

横足根関節での運動は距舟関節が主体となる。底屈と背屈、内転と外転、内返しと外返しの動きが可能であるがその可動域は非常に小さい。

[足根中足関節]

足根中足関節は3つの楔状骨および立方骨と第1～5中足骨との連結によって形成される関節であり、リスフラン関節とも呼ばれる。横足根関節と同様にこの関節名称は、19世紀前半に活躍したフランスの外科医であるJacques Lisfrancに由来する。リスフランは、乗馬中に振

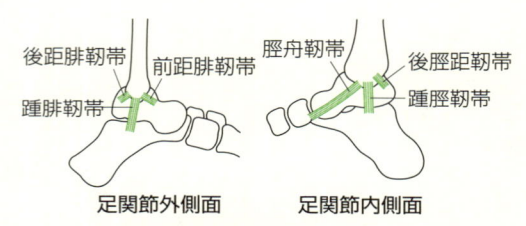

図5 距腿関節周囲の靭帯 (Cailliet, 2000)

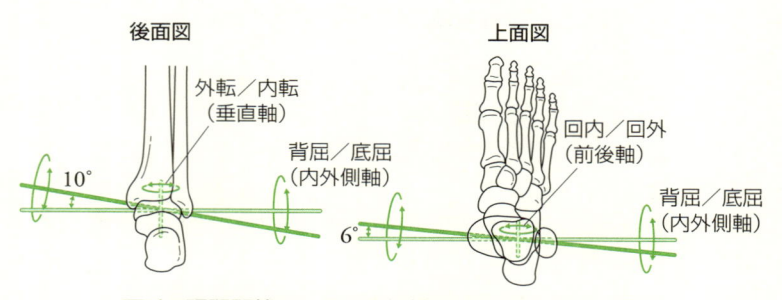

図6 距腿関節における回転軸の傾き (Neumann, 2012)

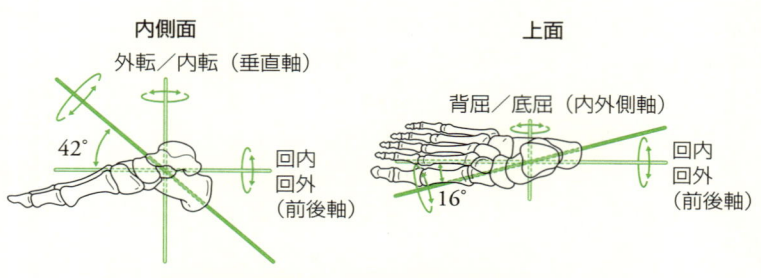

図7 距骨下関節における回転軸の傾き (Neumann, 2012)

り落とされて鐙に足がかかったままの状態になると、楔状骨と中足骨の間に脱臼骨折が発生することを発見し、この部位をリスフラン関節と名付けた。手の手根中手関節と同じく第2および第3中足骨の可動性は制限されており、第1、第4、第5足根中足関節で可動性はより大きい。

足根中足関節では底屈と背屈、内転と外転が可能であるがその可動域はごくわずかである。

[中足指節関節]

中足指節関節は中足骨と基節骨との間で形成される関節である。中足骨遠位の足底面には種子骨があり、種子骨のくぼんだ部分を足指の屈筋腱が走行している。

中足指節関節では屈曲と伸展、内転と外転の運動が生じる。第1指の中足指節関節は伸展60°、屈曲35°、第2～5指の中足指節関節は伸展40°、屈曲35°の可動域をもち、特に、第1指の伸展可動域は他指と比較し大きい。この大きな伸展可動域は歩行にとって非常に重要であり、立脚後期において最大伸展位をとることで、足底腱膜（plantar aponeurosis）が緊張して足部全体の安定性を高める。

[指節間関節]

足指の指節間関節は大きさや機能などは大きく異なるが、骨の構成は手指の指節間関節とほぼ同様である。第2～5指には近位指節間関節（PIP関節）と遠位指節間関節（DIP関節）があるが、母指は指節間関節（IP関節）のみである。足のPIP関節およびDIP関節も、手指と同様に屈曲と伸展のみが可能な1軸性の蝶番関節であり、PIP関節は屈曲35°、伸展0°の可動域をもち、またDIP関節は屈曲50°、伸展0°の可動域をもつ。

足のアーチ

足部には内側縦アーチ（medial arch）、外側縦アーチ（lateral arch）、横アーチ（transverse arch）の3つのアーチがある（図8）[7]。これら3つのアーチは、歩行などの荷重時に身体全体に加わる衝撃を吸収するクッションのような役割を果たす。足のアーチは出生時には低く未完成であるが、成長

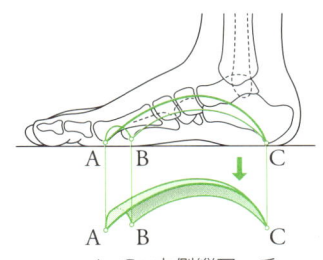

図8 足のアーチ
A-C：内側縦アーチ、B-C：外側縦アーチ、A-B：横アーチ（前方）（田中, 2011）

とともに活発な筋活動と体重増加に対する抗重力作用として高さを増して完成する[8]。

内側縦アーチは踵骨－距骨－舟状骨－内側楔状骨－第1中足骨によって形成されるアーチであり、外観的には「土踏まず」を形成する。この内側縦アーチは歩行と密接な関係にあり、機能的観点からみて3つのアーチのなかで最も重要である。

外側縦アーチは踵骨－立方骨－第5中足骨によって形成される。歩行において最初に接地する部分であるこのアーチは硬く、ほかの2つのアーチに比べて低い位置にある。

横アーチは第1～第5中足骨頭によって形成される。荷重によって加わる力を足底内側および外側へ分散させるとともに、足底にある血管や神経などを圧迫から守る機能をもつ。

足のアーチを構成する骨

- 内側縦アーチ（medial arch）
  踵骨－距骨－舟状骨－内側楔状骨－第1中足骨
- 外側縦アーチ（lateral arch）
  踵骨－立方骨－第5中足骨
- 横アーチ（transverse arch）
  第1～第5中足骨頭

足関節と足部における運動と筋

[足関節と足部の運動]

足関節および足部では背屈、底屈、内転、外転、回内、回外の動きが生じる。背屈と底屈は主

第11章 足関節と足部の運動学

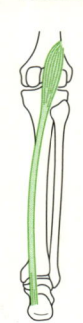

足底筋（M. plantaris）
〈起始〉大腿骨外側顆
〈停止〉踵骨隆起
〈支配神経〉脛骨神経 S1～S2
〈作用〉膝関節屈曲、足関節底屈

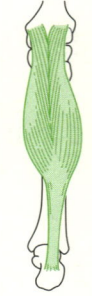

腓腹筋（M. gastrocnemius）
〈起始〉内側頭：大腿骨内側顆、外側頭：大腿骨外側顆
〈停止〉踵骨隆起
〈支配神経〉脛骨神経 S1～S2
〈作用〉足関節底屈

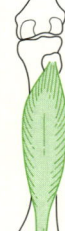

ヒラメ筋（M. soleus）
〈起始〉腓骨頭、脛骨内側縁
〈停止〉踵骨隆起
〈支配神経〉脛骨神経 S1～S2
〈作用〉足関節底屈

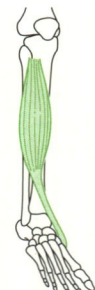

前脛骨筋（M. tibialis anterior）
〈起始〉脛骨外側顆
〈停止〉内側楔状骨、第1中足骨底
〈支配神経〉深腓骨神経 L4～S1
〈作用〉足関節背屈、内返し

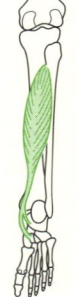

後脛骨筋（M. tibialis posterior）
〈起始〉脛骨、腓骨
〈停止〉第2～4中足骨底、舟状骨、外側楔状骨、立方骨
〈支配神経〉脛骨神経 L4～S1
〈作用〉足関節底屈、内返し

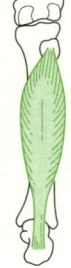

長腓骨筋（M. peroneus longus）
〈起始〉脛骨外側顆、腓骨頭、腓骨外側面
〈停止〉第1中足骨底、中間楔状骨
〈支配神経〉浅腓骨神経 L5～S1
〈作用〉足関節底屈、外返し

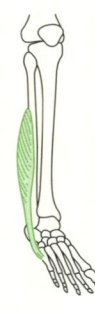

短腓骨筋（M. peroneus brevis）
〈起始〉腓骨外側面
〈停止〉第5中足骨底外側面
〈支配神経〉浅腓骨神経 L5～S1
〈作用〉足関節底屈、外返し

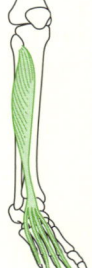

長指伸筋（M. extensor digitorum longus）
〈起始〉腓骨前面、脛骨外側顆
〈停止〉第2～5指の指背腱
〈支配神経〉深腓骨神経 L4～S1
〈作用〉第2～5指の伸展、足関節背屈、外返し

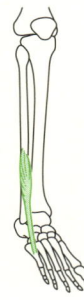

第3腓骨筋（M. peroneus tertius）
〈起始〉腓骨遠位内側
〈停止〉第5中足骨底背側面
〈支配神経〉深腓骨神経 L4～S1
〈作用〉足関節背屈、外返し

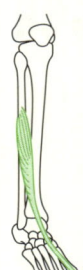

長母指伸筋（M. extensor hallucis longus）
〈起始〉腓骨骨幹的側面
〈停止〉母指末節骨底
〈支配神経〉深腓骨神経 L5
〈作用〉母指IP関節伸展

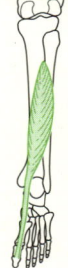

長母指屈筋（M. flexor hallucis longus）
〈起始〉腓骨後面
〈停止〉母指末節骨底
〈支配神経〉脛骨神経 L5～S2
〈作用〉母指IP関節屈曲

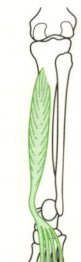

長指屈筋（M. flexor digitorum longus）
〈起始〉脛骨後面
〈停止〉第2～5指末節骨底
〈支配神経〉脛骨神経 L5～S2
〈作用〉第2～5指屈曲

図9 足関節と足部の筋

に距腿関節で生じ、その可動域は背屈20°、底屈45°である。内転と外転、回内と回外の動きは距骨下関節を中心に生じ、内転20°、外転10°、回内20°、回外30°の可動性をもつ。

母指ではMP関節とIP関節で屈曲と伸展の運動が生じ、MP関節屈曲35°、伸展60°、IP関節屈曲60°、伸展0°の可動性をもつ。

第2～5指ではMP関節、PIP関節、DIP関節それぞれで屈曲と伸展の運動が生じ、MP関節屈曲35°、伸展40°、PIP関節屈曲35°、伸展0°、DIP

[1] 足関節と足部の基本事項 ● 329

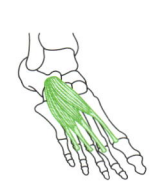

短指伸筋
(M. extensor digitorum brevis)
〈起始〉
踵骨外側面
〈停止〉
第1～4指基節骨背側面
〈支配神経〉
深腓骨神経 L5～S1
〈作用〉
第1～4指の
MP関節伸展

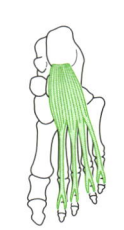

短指屈筋
(M. flexor digitorum brevis)
〈起始〉
踵骨
〈停止〉
中節骨側面
〈支配神経〉
内側足底神経 S1～S2
〈作用〉
第2～5指の
PIP関節屈曲

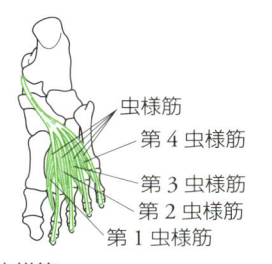

虫様筋
(M. Lumbricales)
〈起始〉
長指屈筋腱
〈停止〉
第2～5指の指背腱膜
〈支配神経〉
第1；内側足底神経 L5～S1
第2～4；外側足底神経 S2～3
〈作用〉
第2～5指のMP関節屈曲

短母指屈筋
(M. flexor hallucis brevis)
〈起始〉
立方骨、外側楔状骨
〈停止〉
母指基節骨底
〈支配神経〉
内側足底神経 S1～2
〈作用〉
母指MP関節屈曲

図9 足関節と足部の筋（続き）

関節屈曲50°、伸展0°の可動性をもつ。

[足関節と足部の筋]（図9）

足関節と足部の運動に関与する筋は、距腿関節軸と距骨下関節軸に対する位置でその作用が決まる。たとえば前脛骨筋は、距腿関節軸の前方、距骨下関節軸の内側に位置するため、足関節の背屈と回外作用をもつ。また前脛骨筋の対角に位置する長腓骨筋は、距腿関節軸の後方、距骨下関節軸の外側に位置するため、足関節の底屈と回内に作用する（図10）[6]。

足関節には複数の運動パターンが存在するため、ここでは①足関節底屈、②足関節背屈ならびに内返し、③足の内返し、④足の底屈ならびに外返し、⑤足の背屈ならびに外返しの5通りの運動に関与する筋を紹介する。

足関節底屈筋は腓腹筋とヒラメ筋であり、補助的に後脛骨筋、足底筋、長腓骨筋、短腓骨筋、長指屈筋、長母指屈筋が作用する。強力な足関節底屈筋である腓腹筋とヒラメ筋は、足関節底屈作用とともに回外作用をもつため、足関節回内作用をもつ長腓骨筋と短腓骨筋が収縮することにより回外作用を相殺しながら底屈の共同筋として働く。

足関節背屈ならびに内返し筋は前脛骨筋であり、補助的に第3腓骨筋、長指伸筋、長母指伸筋が作用する。前脛骨筋の収縮は足関節背屈ととも

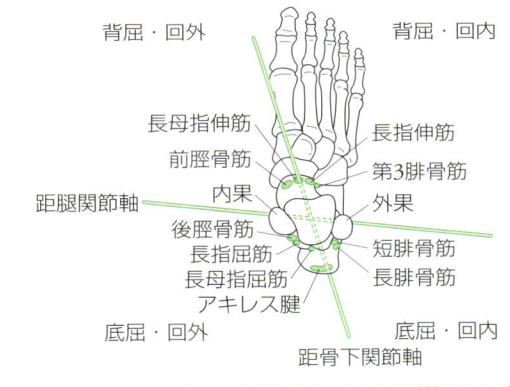

図10 距腿関節軸・距骨下関節軸と足関節および足部の運動に関与する筋の位置関係（Neumann, 2012）

に回外を生じさせるため、長指伸筋と第3腓骨筋の同時収縮により過度な足関節回内を防ぐ。

足の内返し筋は後脛骨筋であり、補助的に前脛骨筋、長指屈筋、長母指屈筋、ヒラメ筋、長母指伸筋が作用する。足関節背屈作用をもつ前脛骨筋が同時収縮することにより後脛骨筋のもつ底屈作用を相殺する。

足の底屈ならびに外返し筋は長腓骨筋と短腓骨筋であり、補助的に腓腹筋が作用する。補助筋として作用する腓腹筋の収縮により過度な回内を防止する。

足の背屈ならびに外返し筋は長指伸筋、第3腓骨筋であり、補助的に腓腹筋が作用する。腓腹筋

は主に、外返しの作用を補助する役割をもつ（**表1**）。

母指のMP関節屈曲は、短母指屈筋、伸展は長母指伸筋の作用により生じ、また母指のIP関節屈曲は長母指屈筋、伸展は長母指伸筋の作用により生じる。

足指のMP関節屈曲は虫様筋、足指のPIP関節屈曲は短指屈筋、足指のDIP関節屈曲は長指屈筋の作用による。また足指の伸展は長指伸筋と短指伸筋の作用によって生じる。

表1　足関節と足部の運動と筋

作用	主動作筋	補助筋
底屈	腓腹筋、ヒラメ筋	後脛骨筋、足底筋、長腓骨筋、短腓骨筋、長指屈筋、長母指屈筋
背屈・内返し	前脛骨筋	第3腓骨筋、長指伸筋、長母指伸筋
内返し	後脛骨筋	前脛骨筋、長指屈筋、長母指屈筋、ヒラメ筋、長母指伸筋
底屈・外返し	長腓骨筋、短腓骨筋	腓腹筋
背屈・外返し	長指伸筋、第3腓骨筋	腓腹筋

足の変形

代表的な足の変形には尖足、外反足、扁平足、凹足、踵足、内反尖足、外反母指などがある（**図11**）[8]。

尖足（pes equinus, drop foot）は、足関節背屈筋群の筋力低下や足関節底屈筋群の過緊張によって生じる。純粋な尖足は稀であり、ほとんどが足関節内反を伴う内反尖足の状態となる。

外反足（pes valgus, valgus foot）は過度な足関節外反位変形であり、内側縦アーチは消失し足の内側部のみで接地する。後脛骨筋など足関節回外筋の筋力低下や回内筋の拘縮により生じる。

扁平足（pes planus, flat foot）は距腿関節の過度な回内であり、内側縦アーチは消失する。後脛骨筋や前脛骨筋などの筋力低下や靭帯の支持性低下によって生じ、荷重位においては足底全体が床面と接する。

凹足（pes cavus hollow foot）は内側縦アーチの過度な増加であり、原因として腓腹筋・ヒラメ筋の弱化、足部の過使用、先天的要因などが挙げられる。

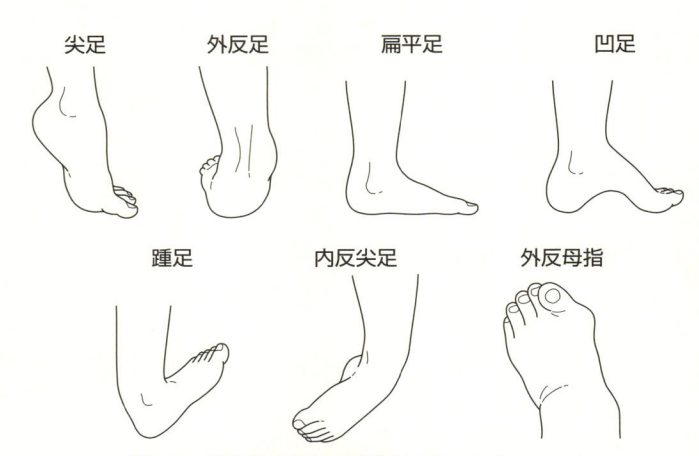

図11　代表的な足の変形（左足）（中村ら，2006）

踵足（pes calcaneus, talipes calcaneus）は足関節の過度な背屈であり、足関節底屈筋である腓腹筋やヒラメ筋の筋力低下によって背屈筋の収縮が優位になることで生じる。

内反尖足（pes equinus）は、内反足（pes varus, club foot）に尖足が組み合わさったものである。足関節回外位になるため、凹足を伴うこともある。

外反母指（hallux valgus）は第1指中足骨頭の内側偏位であり、関節リウマチやパーキンソン病によるものや、身体構造に合わない靴の継続使用によって生じる。

[2] 足関節と足部における運動学のポイント

①足のアーチの機能

[立位時の荷重分配]

　足のアーチは距骨に加わる荷重を足底に広く分散する役割をもつ。安静立位では体重の50%ずつが両足の距骨にかかり、距骨はこれを踵骨に25%、母指球と小指球に25%の比率で分配する。この時の力の分配は足に存在する4つのアーチによって行われている。

　足のアーチの中でも特に内側縦アーチは、立位や歩行時における緩衝装置として非常に重要である。内側縦アーチは骨や靱帯などさまざまな機構によってその高さを維持しているが、その中心的役割を果たすのが「足底腱膜（aponeurosis plantaris）」である。足底腱膜は足底の内側にあり、踵骨より起こって足の内在筋やMP関節の足底板（靱帯）に付着している（図12）。

　立位時に距骨は下方へ押し下げられ、それによって内側縦アーチは低下する。内側縦アーチの低下により足底腱膜の付着部間の距離は長くなり、足底腱膜は緊張する。この時の足底腱膜の緊張はアーチの低下を最小限にし、また両下肢に加わる力を吸収しつつ支持する役割をもつ。

[立脚初期から中期における内側縦アーチの低下（緩衝機能）]

　荷重による内側縦アーチの低下には距骨下関節の回内を伴う[9]。歩行の立脚初期から中期にかけて床面にかかる荷重量は徐々に増加し、それに伴い内側縦アーチの低下[10]と距骨下関節回内の動きが生じる。この距骨下関節の回内は、回外筋である前脛骨筋や後脛骨筋の遠心性収縮により制御されている。内側縦アーチの低下とともに回外筋の遠心性収縮が生じることで、アーチの低下速度は調整され、立脚初期において足底はゆっくりと地面に接床する。このように内側縦アーチは、衝撃吸収装置として機能することによって外力にさらされ続ける足部を保護している。

[立脚中期から後期における内側縦アーチの上昇（足部の固定機能）]

　踵接地時に約2°の回外位にある距骨下関節は荷重量の増加に伴って回内方向に動き、踵離地の直前に約2°の最大回内位となる。その後、距骨下関節は急激に回外方向に運動方向を変え、足指離地直前に約6°の最大回外位となる。

　立脚中期以降に出現する後足部の回外中、足部と底面との接触状態を維持するために、中足部と前足部は同時に回内方向に捻れる。足部において生じるこの捻れは、内側縦アーチを上昇させる。さらに立脚後期では、母指MP関節が最大伸展位

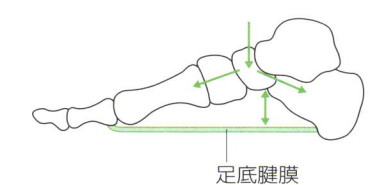

足底腱膜

図12　内側縦アーチを支持する足底腱膜

をとるため、足底腱膜は緊張する。足底腱膜の緊張は内側縦アーチを上昇させるとともに足部全体の安定性を高める。この足底腱膜による内側縦アーチの上昇と中足部および前足部の安定化機構を足底腱膜の「巻き上げ機効果（windlass effect）」という（図13）[11]。足底腱膜によって強固に連結した足部は、踏み切り期に作用する腓腹筋やヒラメ筋などの足関節底屈筋群に筋収縮のための安定した土台を提供する。

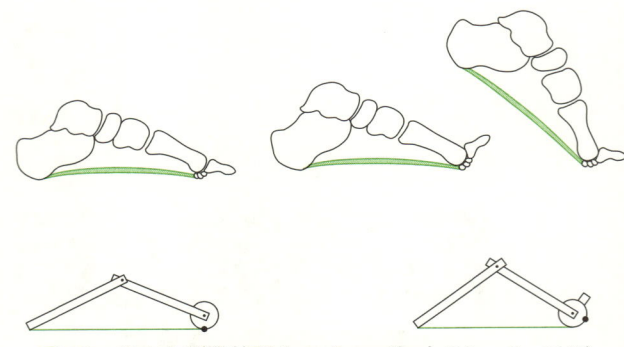

図13　巻き上げ機効果（windlass effect）（Mannら，1965）

②後足部の安定化機構

［関節面形状による距腿関節の安定化機構］

距腿関節は脛骨と腓骨で形成される凹状のくぼみと、距骨の凸面とが多くの接触面積で適合するため、高い骨性の安定化機能をもつ。加えて、距骨側の関節面の前方部分が広く、後方に行くにしたがい狭くなる特徴的な構造が、骨による安定性をさらに高めている[12]。足部を床に固定した状態において下腿が前方に傾斜する運動（背屈）の際、距腿関節では固定された距骨に対して脛骨と腓骨の前方移動が生じる。距骨の関節面は、前方に行くにしたがい広がる構造をもつため、背屈角度が大きくなるのに比例して、距骨は脛骨と腓骨により強固に挟み込まれることで距腿関節の安定性は高まる（図14）。一方で、下腿が後方に傾斜する運動（底屈）の際には、距腿関節に間隙ができることによって距腿関節は不安定な状態となる。

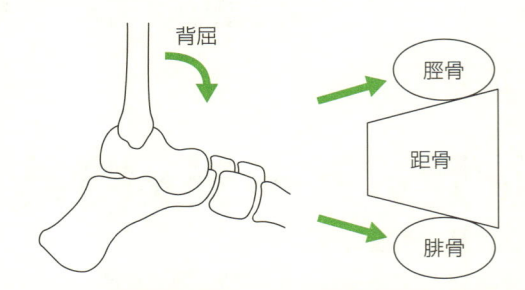

図14　足関節背屈時における距骨下関節の安定化

［腓骨による距腿関節の安定化機構］

腓骨は足関節底屈位における距腿関節の安定化に大きく貢献している。足関節底屈筋のうち下腿三頭筋以外のすべての筋は腓骨に付着をもち、その収縮は腓骨を外旋し下降する。

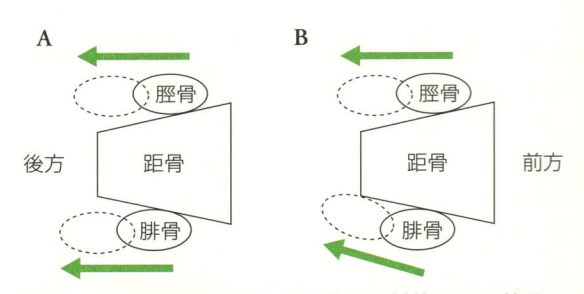

図15　足関節底屈時における腓骨の外旋とその効果
A：腓骨の外旋が生じない場合　距腿関節に間隙が生じ安定性は低下する。
B：腓骨の外旋が生じる場合　腓骨の外旋が距腿関節の間隙を埋めることで安定性は高まる。

足関節底屈筋が及ぼす腓骨への作用
● 後面からの牽引によって腓骨は外旋する。 ● 下方への牽引力により腓骨は下降（1〜2mm）する。

第1の作用である腓骨の外旋は、底屈位での距腿関節の安定性向上に大きく貢献する。先にも述べたとおり、距腿関節を構成する距骨関節面は、前方で広く後方で狭い構造をもつ。そのため足関節底屈位においては距腿関節に間隙が出現し、その安定性は低下する。この間隙を埋め、関節面同士の適合性を向上させているのが腓骨における外旋である（図15）。

足関節底屈時に腓骨の回旋が生じない場合、関節面間の間隙は大きくなるが、足関節底屈筋群の作用によって腓骨が外旋すると、距骨と腓骨の接

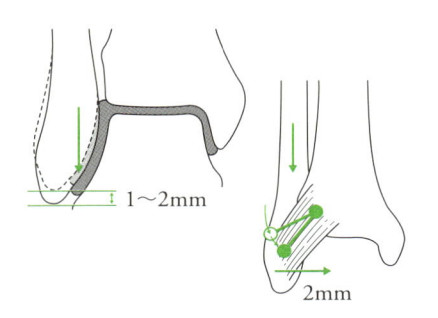

図16 足関節底屈時における腓骨の下降とその効果
（Castaingら，1986）

触が維持されることで距腿関節の骨による安定性はある程度確保される。また、腓骨の外旋が生じることにより、前下脛腓靱帯は緊張し脛骨－腓骨間の連結をさらに強める。このことも距腿関節の安定化に貢献している。

第2の作用である腓骨の下降も足関節の安定化に貢献する。足関節を底屈することによって、距骨体部の外側面と外果との間隔は広くなるが、腓骨外果が下降（1～2mm）することで凸状の外果関節面は凹状の距骨体部外側面との接触を保ち続ける。また外果は下降中に前および後脛腓靱帯を引っぱる。この靱帯は外下方へ斜めに走行しているため、自動締結を行う連結棒となり腓骨を脛骨に近づける効果をもつ（**図16**）[3]。

[靱帯による後足部安定化機構]

距腿関節と距骨下関節は側面を覆う側副靱帯によってその安定性が確保されている。

足部が下腿軸に対して垂直になる時（背屈0°）、後足部を回外すると踵腓靱帯が緊張する。踵腓靱帯は基本的に距骨下関節の外側安定機構であるが、踵骨の内反を防ぐことで後足部すべてを安定させる。

足関節が底屈位にある時、後足部を回外すると、前距腓靱帯が緊張する。前距腓靱帯は距腿関節を側方から安定させるが、それは主に足関節が底屈位にある場合に限られる。距腿関節が不安定になる底屈位において最も足関節捻挫を起こしやすいため、前距腓靱帯は「捻挫の靱帯」とも呼ばれる。

足関節が背屈位にある時、後足部を回外位にすると後距腓靱帯が緊張する。後距腓靱帯は距腿関節を側方から安定させるが、それは足関節が背屈位にある場合に限られる（**図17**）[3]。

内側側副靱帯である三角靱帯も、外側側副靱帯と同様、関節の安定性向上に貢献する。足関節中間位における後足部の回内時、脛踵靱帯が緊張しその運動を制御する。また、足関節底屈位における回内では脛舟靱帯が、足関節背屈位における回内では脛距靱帯がそれぞれ緊張し関節を安定させている。内側側副靱帯は外側側副靱帯と比較しより厚い構造をもつため、靱帯損傷のリスクは少ない。

③足関節背屈筋の歩行時における機能

前脛骨筋は歩行において非常に重要な筋であり、その主な機能は、踵接地直後に生じる足関節底屈の制御と遊脚側における「トゥクリアランス（toe clearance）」の機能である。

踵接地時において足関節底背屈軸の後方を床反力作用線が通過するため、足関節は外的モーメントによって底屈の動きが生じる。この底屈にブレーキをかけるのが前脛骨筋である。前脛骨筋はこの時、遠心性収縮によって底屈の動きにブレーキをかけることで足部の落下速度を調整する。またこの時期における前脛骨筋の遠心性収縮は、下腿の前方移動を開始させる。前脛骨筋は反作用によって停止部である内側楔状骨、第1中足骨底に対して起始部である脛骨外側顆を近づけ、下腿の

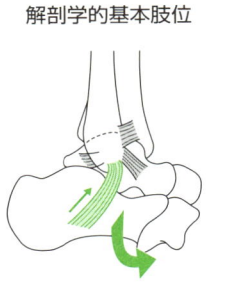

中間位・回外
＝踵腓靱帯の緊張

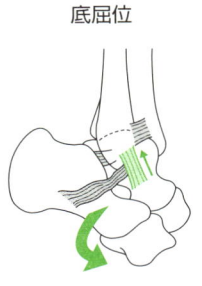

底屈位・回外
＝前距腓靱帯の緊張

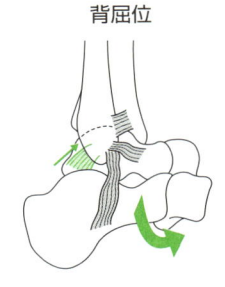

背屈位・回外
＝後距腓靱帯の緊張

図17 外側側副靱帯による足関節の安定化（Castaingら，1986）

前方移動を誘発する。前脛骨筋をはじめとする足関節背屈筋の筋力低下や麻痺によって、足部落下の速度調整は不能となる。そのため足底面で床面を叩く（slap）ように見えるこの歩行様式は、「フットスラップ（foot slap）」と呼ばれる（図18-A）[13]。

遊脚期においてはつま先が床面に対して引っかからないようにするため、足関節背屈が必要である。前脛骨筋をはじめとする足関節背屈筋の麻痺や筋力低下は足関節背屈を不能にし、遊脚期に足部は「下垂足（foot drop）」を呈する。この時、股関節と膝関節の大きな屈曲が生じることで床面につま先が引っかかることなく下肢を前方移動することができる。遊脚期に生じる下垂足に対する股関節および膝関節過屈曲による代償歩行を「鶏歩（steppage gait）」という（図18-B）[13]。

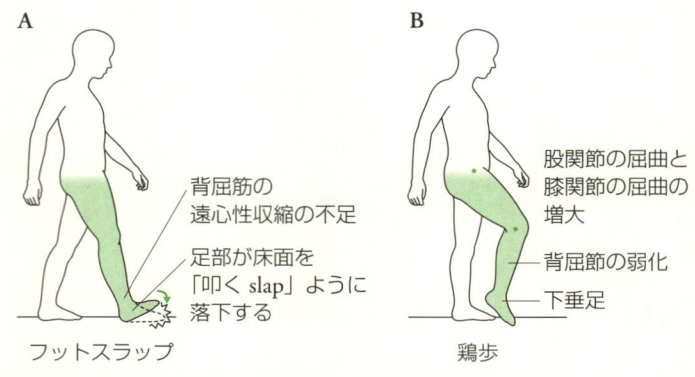

図18 足関節背屈筋力低下時に見られる異常歩行（Mansfield, 2010）

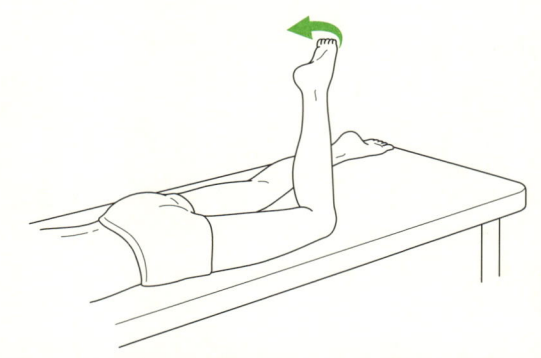

図19 長母指屈筋と長指屈筋による足関節底屈の代償運動（Hislopら, 2014）

④ 足関節における代償運動

[足関節底屈の代償運動]

足関節底屈筋である腓腹筋およびヒラメ筋に筋力低下や麻痺を認める場合、長母指屈筋と長指屈筋による代償、長腓骨筋と短腓骨筋による代償、後脛骨筋による代償、後脛骨筋・長腓骨筋および短腓骨筋による代償などが出現しうる。

足関節底屈の代償運動
1. 長母指屈筋と長指屈筋による代償
2. 長腓骨筋と短腓骨筋による代償
3. 後脛骨筋による代償
4. 後脛骨筋・長腓骨筋および短腓骨筋による代償

長母指屈筋と長指屈筋は母指および足指の屈筋であり、距腿関節軸の後方を筋が走行することから足関節底屈作用をもつ。これらの筋が足関節底屈を代償する場合、足関節のわずかな底屈とともに母指と足指の屈曲が生じる（図19）[14]。

長腓骨筋と短腓骨筋は足関節底屈作用とともに外返し作用をもつため、これらの筋が足関節底屈を代償する場合、足関節の底屈と同時に外返しの運動が生じる。

後脛骨筋は足関節底屈作用とともに内返し作用をもつため、後脛骨筋が足関節底屈を代償する場合、足関節底屈とともに内返しの運動が生じる。

後脛骨筋・長腓骨筋および短腓骨筋が足関節底屈を代償する場合には、足関節でなく前足部の底屈が出現する。

[足関節背屈ならびに内返しの代償運動]

前脛骨筋に筋力低下や麻痺を認める場合、長指伸筋および長母指伸筋による代償運動が出現しうる。

足関節背屈ならびに内返しの代償運動
1. 長指伸筋および長母指伸筋による代償運動

母指および足指伸筋である長指伸筋と長母指伸

筋は、背屈・内返し作用をもつため、これらの筋の収縮により足関節背屈ならびに内返しの運動を代償する場合、背屈・内返しとともに母指と足指の伸展が生じる。

［足の内返しの代償運動］

後脛骨筋に筋力低下や麻痺を認める場合、長指屈筋と長母指屈筋による代償が出現しうる。

> **足の内返しの代償運動**
> ❶ 長指屈筋および長母指屈筋による代償運動

足指の屈筋である長指屈筋と母指の屈筋である長母指屈筋が足の内返しの代償筋として働く場合、足の内返しとともに足指と母指の屈曲が生じる。

[3] 足関節と足部の進化と機能の変遷

歩行時における踏み切り様式の違い

　ヒトとチンパンジーでは母指の形状が異なる。チンパンジーの母指は他指と比較し最も短いのに対して、ヒトの母指は個人差はあるものの第2指と並んで足指の中で最も長い。また骨の太さも大きく異なり、チンパンジーの細い母指と比較してヒトの母指は太く安定した構造をもつ。
　このような違いを認める背景には、チンパンジーとヒトにおける歩行パターンの違いがある。人間とチンパンジーにおける二足歩行時の足圧中心の移動経路および足圧分布のデータを比較すると、両者に大きな違いを認めることができる（**図20**）[15]。チンパンジーのデータでは踵外側に加わった圧はそのまま足底外側を前方に向けて移動し、足底が床から離れる瞬間には足底前外側に荷重が集中していることがわかる。また、チンパンジーの歩行の特徴として、足底が床面から離れる直前まで横足根関節の部分に荷重が残存していることが見てとれる。この横足根関節に荷重がかかることで生じる横足根関節の過伸展を「midtarsal break」という。そのためチンパンジーの横足根関節は、ヒトと比較して大きな伸展可動性をもつ。

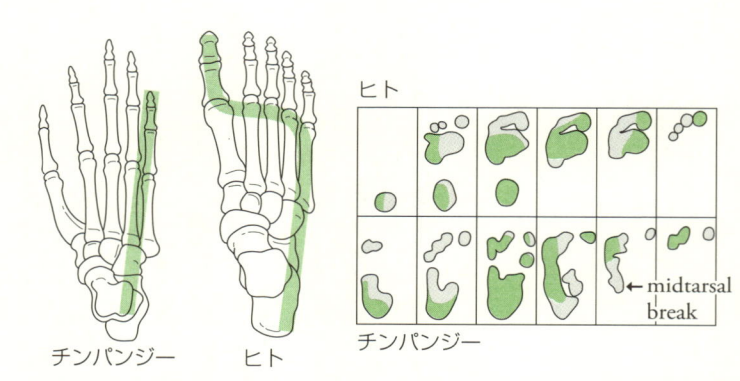

図20 ヒトとチンパンジーにおける歩行時の足圧中心の移動と足圧分布（右足底）（Elftmanら, 1935）

　一方でヒトのデータを見ると、踵外側に加わった荷重は足底外側を前方に向けて移動し、中足骨頭のレベルで大きく内側に圧中心を移動させ、最終的に母指に荷重が集中していることがわかる。ヒトの歩行にはmidtarsal breakは存在しないが、立脚後期において大きな伸展可動域をもつ母指MP関節が伸展する。この母指MP関節の伸展は、足底腱膜を緊張させることで足の内側縦アーチを高めるとともに関節間の連結を強固にし、足関節底屈筋群が効果的に収縮するための安定した土台をつくりだすことから、ヒトの歩行にとって最も重要な要素の一つである。ヒトの母指MP関節はより大きな力で重心を前方に移動させるために、剛性と可動性を兼ね備えた構造に進化したと考えられる（**図21**）[15]。

距腿関節構造の変化と歩行時の重心移動

　ヒトとチンパンジーの距腿関節を構成する距骨関節面は、外側が大きく内側が小さい共通した特徴をもち、関節面前縁と後縁を延長した線は互いに内側で交わる円錐形をつくる（図22-A）[16]。しかし、チンパンジーにおける円錐の頂角はヒトと比較し鈍角であることから、厳密にいえばヒトとチンパンジーは異なる関節面構造をもつといえる。これは、チンパンジーの距腿関節関節面において、外側縁と比較して内側縁の幅が小さいことを意味している。

　歩行の立脚相において、足部と床面との接触を保ちながら脛骨が前方回転（足関節背屈）することで、重心は前方に移動する。上述のような距骨関節面をもつヒトの下腿骨は、距腿関節面の形状に合わせて比較的直線に近い経路を通って前方移動する。一方で、チンパンジーにおいては、距腿関節面形状に沿って下腿骨の前方回転が生じることで、下腿骨は外側に大きく傾斜しながら前方回転する（図22-B）[16]。この下腿骨に生じる外側への大きな傾斜は頭側へと波及し、結果、身体全体の動揺は大きくなる。歩行時における上下あるいは左右方向への重心移動距離の増加は、疲労につながるため、チンパンジーは効率の悪い歩行パターンでしか移動することができない。人間の足関節は他の下肢関節と同様によりエネルギー消費効率の良い歩行パターンをつくりだすために、現在のような距骨関節面形状へと進化を遂げたものと考えられる。

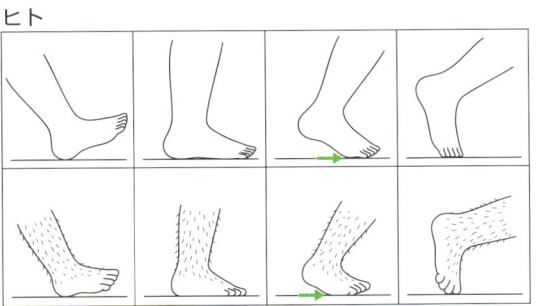

図21　ヒトとチンパンジーにおける踏み切り様式の違い
ヒトはMP関節の過伸展（上段矢印）によって踏み切り期を迎えるのに対して、チンパンジーは横足根関節を過伸展（midtarsal break：下段矢印）させる。MP関節の伸展によって足部を固定することで、前方への推進力を生み出す足関節底屈筋群はより効果的に作用することができる。
（Elftmanら，1935）

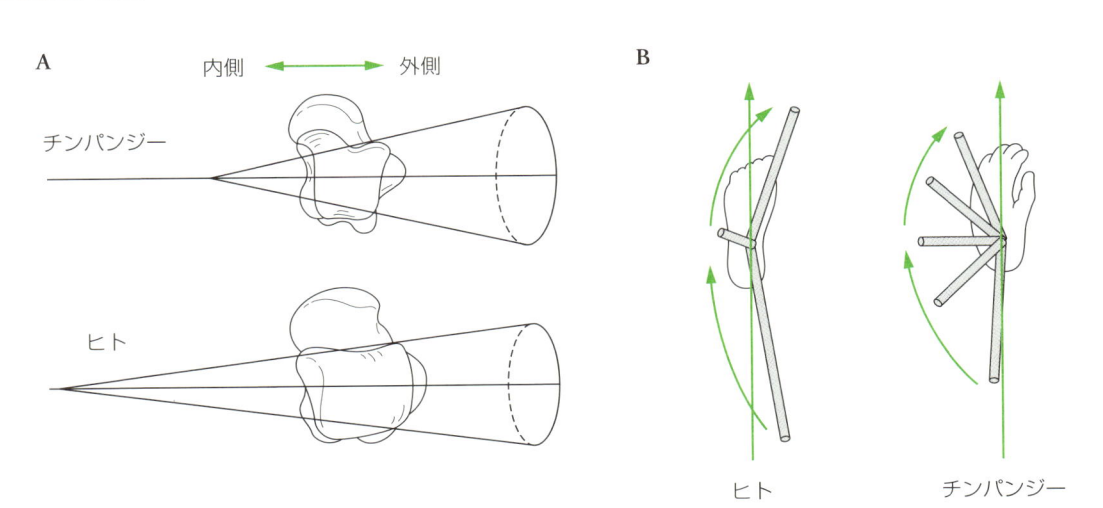

図22　ヒトとチンパンジーにおける距骨関節面形状の違い
A：チンパンジーの距骨関節面は内外側の幅の違いが大きいのに対して、ヒトではその差が小さい。
B：距骨関節面形状が異なることで歩行時における下腿骨（脛骨および腓骨）の移動経路に大きな差が見られる。
（Latimer, 1987）

文　献

1) 吉川文雄：人体系統解剖学．南山堂，1996．
2) 渡辺正仁（監修）：理学療法士・作業療法士・言語聴覚士のための解剖学 第3版．廣川書店，2001．
3) Castaing J et al.（井原秀俊，他・訳）：図解 関節運動器の機能解剖 下肢編．協同医書出版社，1986．
4) Wan L et al.：In vivo cartilage contact deformation of human ankle joints under full body weight. Journal of orthopaedic research 26：1081-1089, 2008.
5) Cailliet R（荻島秀男・訳）：運動器の機能解剖．医歯薬出版，2000．
6) Neumann DA（嶋田智明，他・監訳）：カラー版 筋骨格系のキネシオロジー 第2版．医歯薬出版，2012．
7) 内田淳正（監修），田中康仁：標準整形外科学 第11版；足関節と足．医学書院，2011．
8) 中村隆一，他：基礎運動学 第6版．医歯薬出版，2006．
9) Cornwall MW, McPoil TG：Three-dimensional movement of the foot during the stance phase of walking. Journal of the American Podiatric Medical Association 89：56-66, 1999.
10) Cashmere T et al.：Medial longitudinal arch of the foot；stationary versus walking measures. Foot & ankle international 20：112-118, 1999.
11) Mann RA, Inman VT：Surgery of the foot 2nd ed. St.Louis The C V Mosby Co, 1965.
12) Calhoun JH et al.：A comprehensive study of pressure distribution in the ankle joint with inversion and eversion. Foot & Ankle International 15：125-133, 1994.
13) Mansfield PJ et al.（弓岡光徳，他・訳）：エッセンシャル・キネシオロジー 機能的運動学の基礎と臨床．南江堂，2010．
14) Hislop HJ et al.（津山直一，他・訳）：新・徒手筋力検査法 原著第9版．協同医書出版社，2014．
15) Elftman H, Manter J：Chimpanzee and human feet in bipedal walking. American Journal of Physical Anthropology 20：69-79, 1935.
16) Latimer B et al.：Talocrural joint in African hominoids implications for Australopithecus afarensis. American Journal of Physical Anthropology 74：155-175 1987.

第12章

脊柱と頭部の運動学

[1] 脊柱の基本事項

脊柱の全体像

　解剖学において体幹（trunk）とは頭部、頸部、胸部、腹部、骨盤部のことである。一方、脊柱（spine）は7個の頸椎、12個の胸椎、5個の腰椎、5個の仙椎、3～5個の尾椎と椎間板からなる。脊柱の重要な機能は、頭部および体幹の支持と運動、さらには脊柱管の中を通る脊髄（spinal cord）の保護である。

　脊柱は矢状面からみると、頸椎前弯、胸椎後弯、腰椎前弯、仙椎後弯を呈する。脊柱にみられるこれら4つの弯曲は、脊柱の生理的弯曲と呼ばれる（**図1**）[1]。また、頸部および体幹では、屈曲（flexion）または前屈（forward bending）、伸展（extension）または後屈（backward bending）、回旋（rotation）、側屈（lateral bending）の動きが生じる（**図2**）。

椎骨の構造と脊柱の関節（図3）[2]

　脊柱を構成する各骨は椎骨（vertebra）と呼ばれ、椎骨には椎体（vertebral body）と椎弓（vertebral arch）が存在する。椎体と椎弓の間には、脊柱管（spinal canal）と呼ばれる脊髄の通る管が存在し、脊柱管の中で脊髄（spinal cord）は保護されている。椎弓根（pedicle）は太くて短い突起で、椎体と横突起（transverse process）を連結する。椎弓根の上縁を上椎切痕、下縁を下椎切痕といい、上下で椎間孔（intervertebral foramen）を形成する。椎弓板（lamina）は四角形で薄

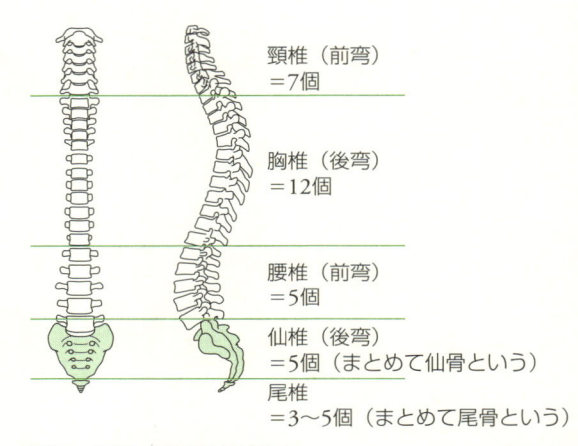

頸椎（前弯）＝7個
胸椎（後弯）＝12個
腰椎（前弯）＝5個
仙椎（後弯）＝5個（まとめて仙骨という）
尾椎＝3～5個（まとめて尾骨という）

図1　脊柱の生理的弯曲（Castaingら，1986より一部改変）

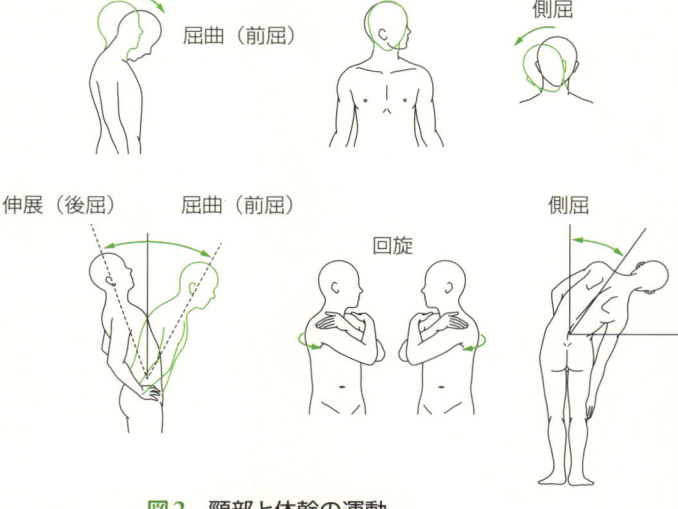

伸展（後屈）／屈曲（前屈）　　回旋　　側屈

図2　頸部と体幹の運動
上段は頸部の運動、下段は体幹の運動を示す。

い構造をもち、横突起と棘突起間を連結している。

上下の椎体は椎間板（intervertebral disk）を介して連結され、さらに上関節突起および下関節突起は椎間関節（apophyseal joint）を形成する。椎間関節は平面関節であり、その周囲は強靭な関節包によって包まれている。胸椎の関節包は最も強靭であるため、頸椎および腰椎では比較的可動性が高いのに対して、胸椎ではその運動が制限される。

また、椎骨と肋骨は肋椎関節（costovertebral joint）と肋横突関節（costotransverse joint）という2つの関節を形成する（図4）。肋椎関節では、肋骨の肋骨頭が椎骨外側の上面および下面にある肋骨窩と連結し、また肋横突関節は、肋骨の関節結節面と横突起上の肋骨関節面とが連結している。この2つの関節は脊柱と連動して動き、また呼吸運動において胸郭内腔の容積を増減させることに貢献している。

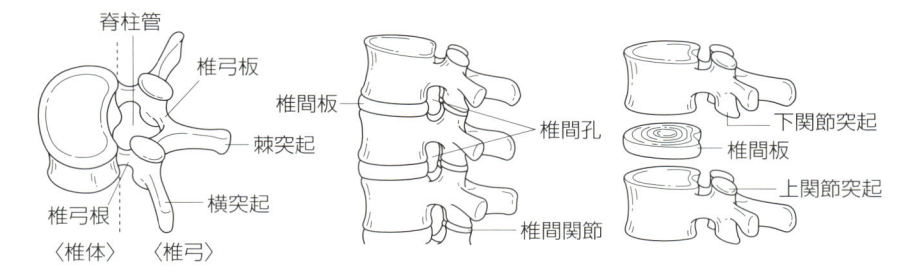

図3 椎骨および脊柱の基本構造（Germain, 1993）

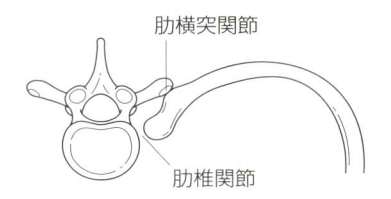

図4 肋椎関節と肋横突関節

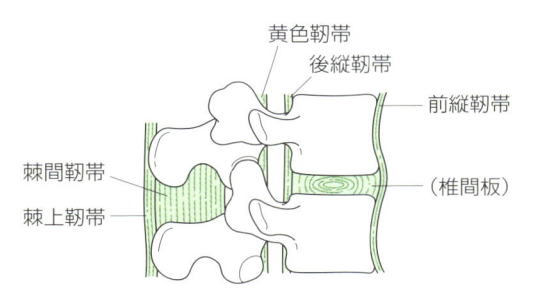

図5 脊柱を安定させる主要な靭帯（中村ら，1976）

脊柱の靭帯

脊柱は広範囲にわたる非常に長い靭帯によって支えられている。これらの靭帯は脊柱を安定させ、脊柱の生理的弯曲を維持し、またその運動を制限している（図5）[3]。

前縦靭帯（anterior longitudinal ligament）は後頭骨から仙骨を含むすべての椎体前面に付着する。尾側に向かうにしたがいその幅は狭くなり、椎間板とは緩く結合している。前縦靭帯は脊柱の伸展を制限し、また頸椎と腰椎における過度の前弯を制限している。

後縦靭帯（posterior longitudinal ligament）は椎体後面にあり、軸椎から仙骨までを連続している。椎体との結合は緩く、椎間板とより強固に連結している。また、前縦靭帯と異なり、尾側に行くにしたがいその幅が広くなるという特徴をもつ。後縦靭帯は脊柱の過度な屈曲を制限するとともに、脊髄を前面から覆い保護する機能をもつ。

黄色靭帯（ligamentum flavum）は、非常に多くの弾性線維を含む。椎弓板前面から隣接する下位椎骨の椎弓板後面の間に付着し、脊柱管の後壁部分を覆っている。黄色靭帯は後縦靭帯と同様に脊柱の屈曲を制限するとともに、脊髄を後面から保護する。

棘間靭帯（interspinous ligaments）および棘上靭帯（supraspinous ligament）はともに第7頸椎から仙椎までの隣接する棘突起間を連結する。深層に棘間靭帯、表層に棘上靭帯が位置し、その機能は脊柱の屈曲を制限することである。

横突間靭帯（intertransverse ligaments）は隣接する横突起間に付着しており、脊柱の側屈を制限する。部位によって厚さが異なり、側屈方向への自由度が高い胸椎部で最も肥厚している。

椎間板

椎間板は上下の椎体間を連結して脊柱の安定化に関与するとともに、脊柱にかかる圧縮力や剪断力を吸収・伝達する機能をもつ重要な器官である。椎間板は、髄核（nucleus pulposus）、線維輪（annulus fibrosus）、椎体終板（vertebral endplates）の3つの基本構造から構成される（図6）。

椎間板の構成要素
1. 髄核（nucleus pulposus）
2. 線維輪（annulus fibrosus）
3. 椎体終板（vertebral endplates）

髄核は椎間板のほぼ中央に位置するゼリー状の組織であり、その大部分は水分で組成されている。長軸方向の圧に対して髄核は椎間板内を移動し、椎骨間の圧を緩衝する役割を果たす。髄核は輪状に10〜20程度の層をなす線維輪によって取り囲まれている。各層の線維は斜めに走行しており、その走行が互いに直角に近い角度で交わることで椎体間の連結を強化している。椎体終板は椎間板を上面および下面から覆う軟骨性の蓋であり、椎間板と椎骨とを連結し、また椎間板への栄養供給を補助する。

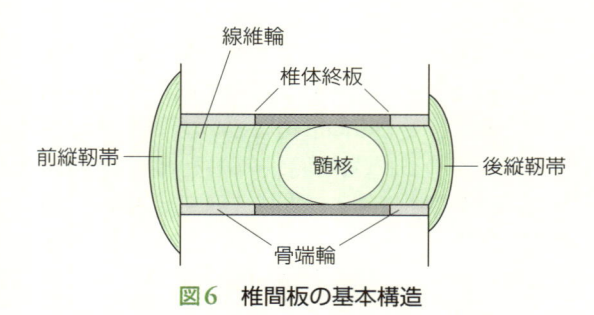

脊柱の可動性

脊柱の各部における可動性はきわめて小さなものであるが、全体として見るとかなり大きな運動が可能である（表1）。

屈曲（前屈）は頸部で60°、胸腰部で45°可能であり、その合計は105°となる。一方で、伸展（後屈）は頸部で50°、胸腰部で30°可能であり、その合計は80°となる。したがって、脊柱全体では前後屈合計で185°の可動性をもつ。

頸部は左右にそれぞれ50°、胸腰部も左右にそれぞれ50°ずつ動き、全体としては片側に100°の可動性をもつ。

回旋方向へは左右それぞれに頸椎が70°、胸腰部が40°ずつ動き、全体としては片側に110°の可動性をもつ。

脊柱の運動には多関節が関与するため、その運動は複雑であるが、各部位における脊柱の運動の大枠は椎間関節の関節面の傾きを観察することで理解しやすくなる（図7）[4]。

軸椎の上関節面は水平面から約20°傾いており、ほぼ水平面に近い傾きをもつ。したがって、第1頸椎と第2頸椎の関節である環軸関節は、水平面で最も自由に運動することができ、回旋方向への可動性が高い。屈曲—伸展方向へはある程度の運動が可能であるが、側屈は制限される。

下部頸椎の椎間関節面は前額面から約45°傾斜している（図7-A）。この関節面の傾斜は3つの運動面における運動をある程度許すため、下部頸椎は各運動方向に対して一定の可動性をもつ。

胸椎の椎間関節面は前額面とほぼ同じ向きであ

図6 椎間板の基本構造
（前縦靭帯、線維輪、椎体終板、髄核、後縦靭帯、骨端輪）

表1 脊柱全体の可動性

	頸椎	胸腰椎	合計
屈曲	60°	45°	105°
伸展	50°	30°	80°
側屈	50°	50°	100°
回旋	70°	40°	110°

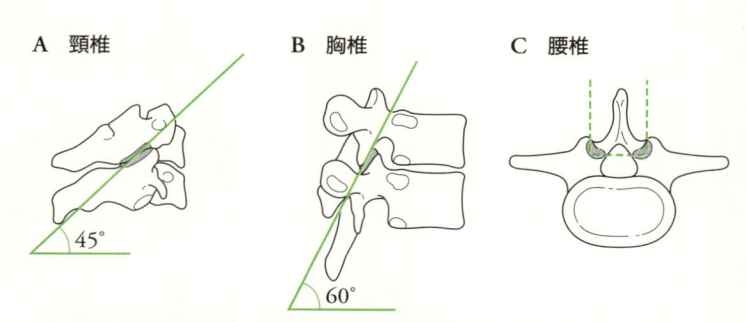

図7 頸椎・胸椎・腰椎における関節面の傾斜（Whiteら，1990）
A 頸椎（45°）　B 胸椎（60°）　C 腰椎

る（図7-B）。椎間関節の傾きのみで考えた場合、この関節面の向きは側屈に有利な構造であるが、胸椎には肋骨が付着するため、本来は可能な側屈が制限される。胸椎における椎間関節は3つの運動方向への運動に対して回旋、側屈、屈伸の順で貢献度が大きい。

腰椎の椎間関節面は矢状面とほぼ同じ向きである（図7-C）。この構造は屈曲、伸展といった矢状面の運動に有利に働き、その可動範囲も側屈や回旋と比較すると大きい。対して、下位腰椎の椎間関節面は、前額面の方へ向きを変化させる。上位腰椎と同様に屈曲・伸展方向への大きな可動性を保ちながらも、骨盤との連動に必要な側屈の可動域が上位腰椎と比較してより大きい（図8）[4]。

頸椎

［環椎］（図9-A）

第1頸椎のことを環椎（atlas）という。環椎は後頭骨と関節を形成し、また第2頸椎である軸椎（axis）とも関節を形成する。環椎は椎体の大部分を欠くが、椎体にあたる部分を前弓（anterior arch）、椎弓の部分を後弓（posterior arch）といい、全体として輪状をなす。大きくくぼんだ上関節窩は頭側に面しており、後頭窩を受け入れている。環椎の大きな椎孔は環椎横靱帯によって二分されており、その前方部分は狭く軸椎の歯突起（odontoid process）を入れている。外側に突出した部分は外側塊と呼ばれ、外側塊には横突起と横

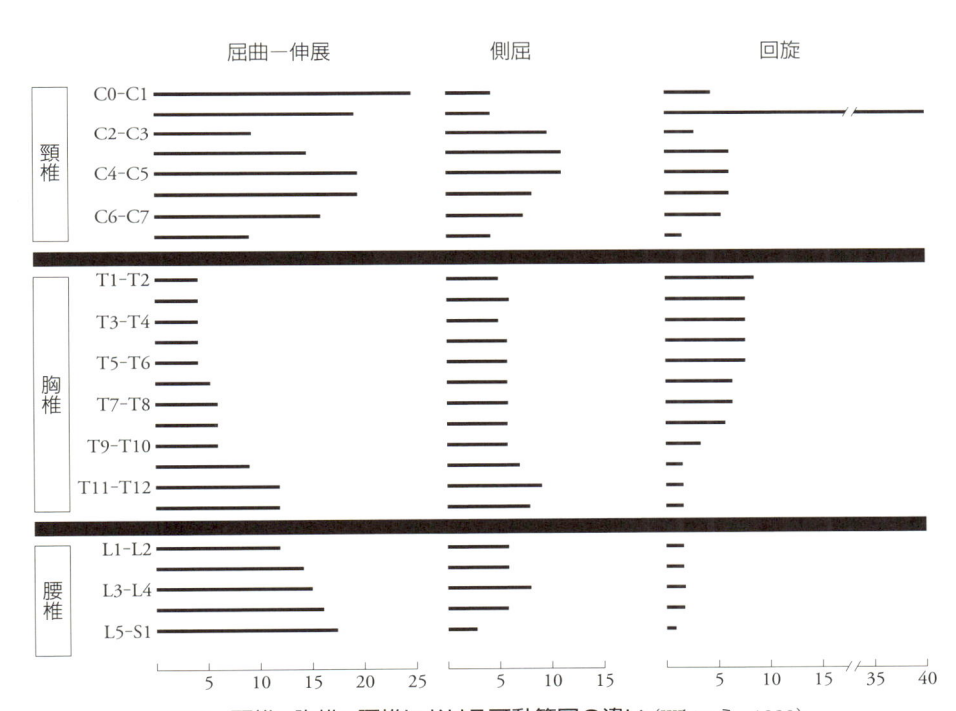

図8 頸椎・胸椎・腰椎における可動範囲の違い（Whiteら, 1990）

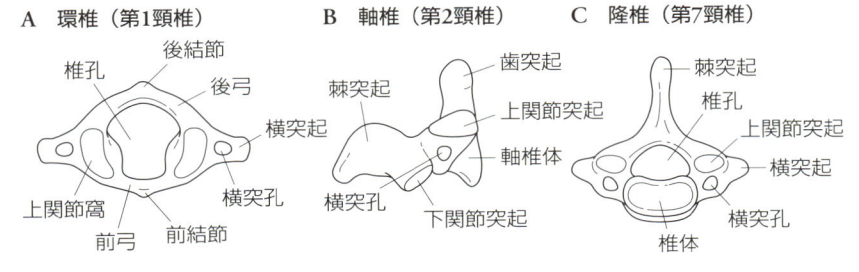

A 環椎（第1頸椎） **B** 軸椎（第2頸椎） **C** 隆椎（第7頸椎）

図9 環椎・軸椎・隆椎

突孔がある。横突孔は横突起の基部にある孔であり、その部分を椎骨動静脈が通る。

[軸椎]（図9-B）

第2頸椎のことを軸椎（axis）という。軸椎の下半分は第3頸椎以下の椎骨と構造的に大きな差はないが、上半分は大きく異なる。椎体から上方に向けて歯突起が突出しており、歯突起前面の前関節面は環椎前弓の歯突起窩と接し、後関節面は環椎横靱帯と接している。軸椎の椎弓および横突起は非常に大きく、先端が2つに分かれた二分岐性の構造をもつ。

[下部頸椎]

下部頸椎は一般的な椎骨の構造と比較して椎体が小型である。椎体の上面は凹型の曲面を呈しており、椎体の左右の突出部は鉤状突起（uncinate process）と呼ばれる。対称的に、椎体の下面は前縁および後縁が突出しており、前後方向に凹型を呈している。下部頸椎の椎弓板は短く、後外側に弯曲している。また椎孔は、頸神経叢および腕神経叢を収めるため頸椎部でより大きい。

第7頸椎は隆椎（vertebra prominens）と呼ばれ（図9-C）、大きく長い棘突起が特徴である。隆椎の棘突起は皮膚上からその部位を定めるのに役立つ。

[頸部の関節運動]

環椎の上関節窩と後頭顆との関節を環椎後頭関節（atlantooccipital joint）といい、環椎後頭関節は顆状関節に分類される。環椎後頭関節の前方は前環椎後頭膜、後方には後環椎後頭膜がそれぞれ位置し、弾力線維に富むこれらの膜は環椎後頭関節を包む靱帯のような役割を果たしている。

環椎後頭関節は屈曲5°、伸展10°の運動範囲をもち、側屈は一側に約5°可能である。環椎後頭関節は2軸性の関節であり、基本的に水平面における回旋の動きは制限される。

環椎と軸椎は正中環軸関節（medial atlantoaxial joint）と外側環軸関節（lateral atlantoaxial joint）の2つの関節を形成する（図10）[3]。正中環軸関節は、軸椎の歯突起の前関節面および後関節面と環椎前弓の歯突起窩および環椎横靱帯との間にできる車軸関節である。外側環軸関節はいわゆる椎間関節のことをいい、環椎の下関節面と軸椎の上関節面とで形成される。翼状靱帯は軸椎歯突起先端と後頭顆内側を結び、また歯突靱帯は歯突起先端と大後頭孔前縁を結ぶ靱帯である。これらの靱帯は、後頭骨と軸椎とを連結することによって環椎と軸椎の間の結合を強化する。

環椎－軸椎間では主に水平面における回旋運動が生じ、一側に約40°の非常に大きな回旋可動域をもつ。矢状面における運動では、屈曲5°、伸展10°の可動性をもつ。側屈の動きは制限され、その可動範囲はごく小範囲に限られる。

第3頸椎以下では椎間関節面が後下方に傾斜しており、伸展時には上位椎体の下関節面が下位椎体の上関節面に対して後下方に滑る。一方で、屈曲運動時には上位椎体の下関節面が下位椎体の上関節面に対して上前方に滑る。側屈はルシュカ関節（Luschka joint）による制限を受け、さらに椎間関節の傾斜のために必ず回旋運動を伴う。たとえば、頸部を右側屈する時、右側の椎間関節では上位椎体の下関節面が後方に滑り、左側の椎間関節では前方に滑ることによって右回旋の運動が生じる。同様に回旋運動を行おうとする時には側屈運動を伴う。このように1つの動きが2方向以上の動きの相互作用で行われることを「カップリング・モーション（coupling motion）」といい、脊柱のすべての運動において椎体間のカップリング・モーションが生じる。

第3頸椎以下の関節は屈曲35～40°、伸展55～60°、回旋30～35°、側屈30～35°の可動域をもつ（表2）。

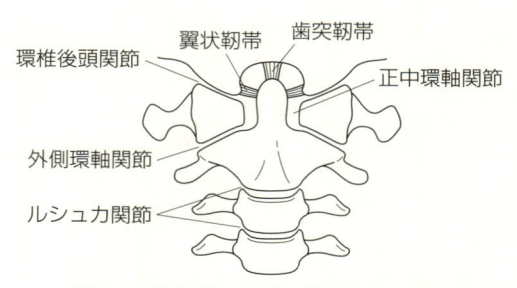

図10 後頭骨・環椎・軸椎間の関節

⑧胸椎

[胸部の骨]

　胸椎は他の脊椎の部分と比較し可動性が小さい。それは胸椎・肋骨・胸骨によって構成される胸郭（thorax）における、呼吸運動のための拡大と縮小を優先するためである。また、胸郭は、心臓や肺などの生命維持にとって重要な臓器を収める保護容器としての役割をもつ。

　胸椎は全部で12個あり、上位胸椎の椎体は左右径、中位胸椎では前後径、下位胸椎では再び左右径がそれぞれ大きい楕円形をしている。胸椎には合計24個の椎間関節があり、その関節面は概ね前額面を向いている。第2～9胸椎椎体の後部には上肋骨窩と下肋骨窩があり、上下の椎体が1個の肋骨頭と関節を形成する。第1～10胸椎には横突肋骨窩があり、肋骨と関節を形成している。棘突起の傾斜は第8胸椎まではその傾斜角が大きくなるが、それ以降の胸椎では傾斜角が徐々に減少し、第12胸椎の棘突起ではほぼ水平位となる。

　肋骨（lib）は12対あり、後方部分は胸椎、前方部分は胸骨と連結している。12対の肋骨のうち、上位7対は肋軟骨を介して直接胸骨と連結するため「真肋」と呼ばれるのに対して、第8～12肋骨は直接胸骨と連結していないため「仮肋」と呼ばれる。第11および12肋骨は胸骨と連結せず遊離した状態にあるため「浮肋」と呼ばれている。

　胸骨（sternum）の上端は第3胸椎、下端は第9胸椎の高さにあり、鎖骨および肋骨と関節を形成している。もともと胸骨柄、胸骨体、剣状突起の3部位は分離しているが、成人になると骨化し1つの骨になる。

　胸椎、肋骨、胸骨から構成される胸郭は円錐形の形状をもち、その内腔を胸腔（thoracic cavity）という。乳幼児期における胸郭は前後径と横径がほぼ等しい樽形であるが、成人では左右径の方が大きくなることで楕円形となる。

表2　頸椎における各関節の可動域

	屈曲	伸展	回旋	側屈
環椎後頭関節	5°	10°	小範囲	約5°
環軸関節	5°	10°	35～40°	30～35°
第3頸椎以下	35～40°	55～60°	30～35°	30～35°

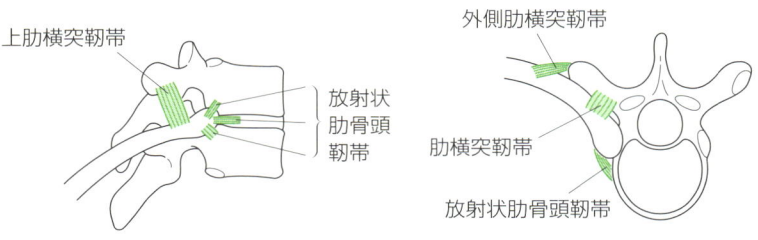

図11　肋椎関節と肋横突関節の支持機構（中村ら，1976）

表3　胸椎の可動域

屈曲	伸展	回旋	側屈
30～40°	20～25°	30～35°	25～30°

[胸部の関節運動]

　肋骨の後方端は胸椎とともに、肋椎関節と肋横突関節の2つの関節を形成する。肋椎関節を補強する支持機構として放射状肋骨頭靱帯があり、一方で肋横突関節は外側肋横突靱帯、上肋横突靱帯によって支持されている（図11）[3]。

　胸椎では肋骨との連結によってその可動性は制限されるが、屈曲30～40°、伸展20～25°、回旋30～35°、側屈25～30°の動きが可能である（表3）。

　肋骨では肋椎関節と肋横突関節を結んだ線を軸とする回転運動が生じる。上位肋骨ではこの軸が前額面に近いため、回転運動による肋骨の運動は前後方向が主体となり、この運動によって上部胸郭の前後径が変化する。一方で下位肋骨の軸は矢状面に近いため、肋骨の移動は胸郭の横径を変化させる（図12）[5]。中位肋骨では軸の傾きが矢状面に対して約45°の角度をなすため、前後径・横径の変化に関与する。

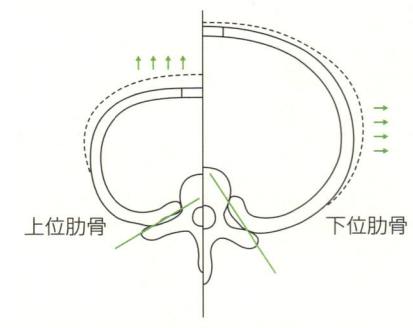

図12 肋骨の動き（中村ら，2006）

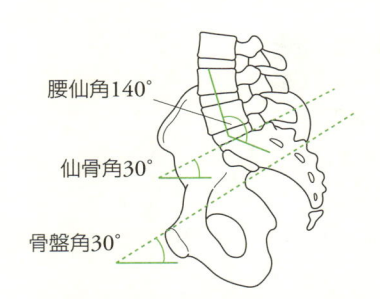

図13 骨盤における3つの角

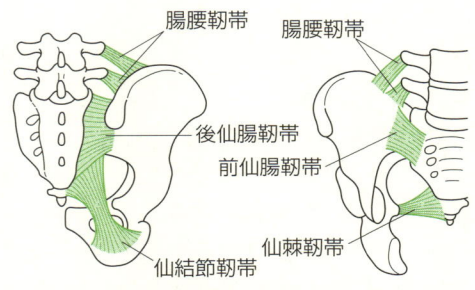

図14 仙腸関節の支持機構（中村ら，1976）

腰仙椎と骨盤
[腰仙部の骨と骨盤]

　脊柱は下位に向かうにしたがい大きくなるため、5個の腰椎のうち第5腰椎は最大の腰椎である。前額面の向きに近い胸椎の関節面から、尾側に向かうにしたがい徐々にその角度は変化し、腰椎部における関節面はほぼ矢状面に近い傾きとなる。

　仙骨（sacrum）は5個の仙椎が癒合したものであり、骨盤の後壁を形成している。後方に突出する上関節突起は、第5腰椎下関節面と関節を形成する。第1仙椎体の前方に突出した部分を岬角といい、仙骨外側にある耳状面は寛骨と関節を形成している。

　骨盤（pelvis）は、仙骨と左右の寛骨および尾骨からなり、その内腔は生殖器をはじめとする重要な臓器で満たされている。寛骨は出生時には腸骨、坐骨、恥骨の3部に分かれており、3つの骨はY軟骨によって結合されている。しかし16～17歳頃にはY軟骨の骨化が生じて1つの寛骨となる。骨盤は全体として前方に傾斜しており、骨盤角、仙骨角、腰仙角の3つの角を形成する。骨盤角は恥骨結合と上後腸骨棘を結んだ線と水平面との角であり、正常値は30°である。仙骨角は水平面に対する第1仙椎上面の傾斜角であり、正常値は約30°である。腰仙角は第5腰椎上下の前後径の中点を結んだ線と第1仙椎の同様な線とのなす角度であり、正常値は140°である（図13）。

[腰仙部と骨盤の関節運動]

　仙腸関節は仙骨および腸骨の耳状面との間の関節である。仙腸関節の関節包は仙骨と腸骨を非常に密に連結しているため、ほとんど可動性をもたない。仙腸関節を支持する靭帯として、腸腰靭帯、前仙腸靭帯、後仙腸靭帯、仙結節靭帯、仙棘靭帯がある（図14）[3]。

表4 腰椎の可動域

屈曲	伸展	回旋	側屈
40～50°	15～20°	5～7°	20°

　5つの腰椎間では比較的大きな屈曲、伸展、側屈および回旋運動が可能である。なかでも、関節面の傾きが矢状面に近いことから、屈曲-伸展運動の可動範囲が広いのが特徴である。腰椎全体では40～50°の屈曲、15～20°の伸展、5～7°の回旋、20°の側屈の動きが可能である（表4）。

　また、骨盤では前傾（forward tilt）、後傾（backward tilt）、下制（depression）、回旋（rotation）の動きが生じる（図15）。

脊柱の筋とその作用
[頸部の筋（図16、表5）]

　頸部屈曲は胸鎖乳突筋、頸長筋、前斜角筋によって生じ、補助的に中斜角筋、後斜角筋および舌

骨下筋（胸骨舌骨筋、肩甲舌骨筋、胸骨甲状筋、甲状舌骨筋）が作用する。脳神経（副神経）支配である胸鎖乳突筋は、頸部にとって非常に重要な筋であり、頸椎の状態によって屈曲、伸展どちらにも作用する。片側のみ作用する場合には頸部を反対側に回旋、同側に側屈し、その位置で伸展する作用をもつ。つまり、胸鎖乳突筋の収縮は、頸部を各運動方向に対して同時に動かすことができる。

頸部伸展は頸最長筋、頸板棘筋、頸腸肋筋、頸板状筋、僧帽筋上部線維、頸棘筋によって生じ、補助的に頸棘間筋、頸部横突間筋、頸回旋筋、多裂筋群、肩甲挙筋が作用する。これらの筋は、両側が対になって収縮することで伸展運動を生じさせるが、一側のみ作用する場合には回旋や側屈の運動が生じる。

頸部の同側回旋は板状筋群、後頭下筋群、脊柱起立筋群の作用によって生じ、たとえば、頸部の右回旋においては各筋の右側の筋の収縮が生じる。それに対して対側回旋は、胸鎖乳突筋および短背筋群の作用によって生じ、同じく頸部を右回旋する際には、左の胸鎖乳突筋および短背筋群の収縮が生じる。

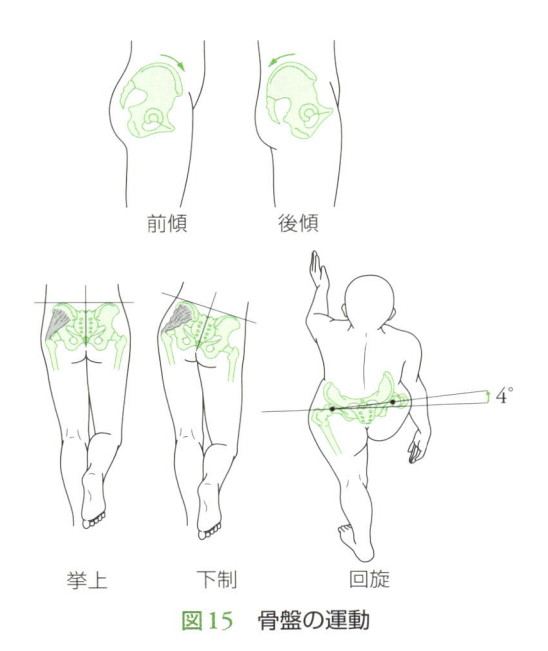

[体幹と骨盤の筋]（図17、表6）

体幹屈曲は腹直筋、外腹斜筋、内腹斜筋によって生じ、補助的に大腰筋と小腰筋が作用する。腹直筋は高さの異なる3箇所で「腱画（tendinous

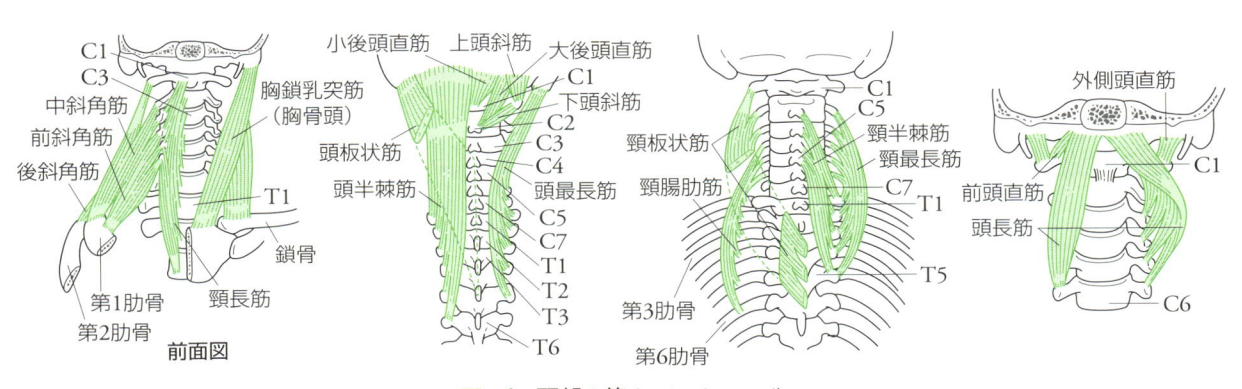

図15 骨盤の運動

図16 頸部の筋（Hislopら, 2014）

表5 頸部の運動と筋

部位	作用	主動作筋	補助筋
頸部	屈曲	胸鎖乳突筋、頸長筋、前斜角筋	中斜角筋、後斜角筋、舌骨下筋（胸骨舌骨筋、肩甲舌骨筋、胸骨甲状筋、甲状舌骨筋）
	伸展	頸最長筋、頸半棘筋、頸腸肋筋、頸板状筋、僧帽筋（上部）、頸棘筋	頸棘間筋、頸部横突間筋、頸回旋筋、多裂筋群、肩甲挙筋
	回旋	同側回旋：板状筋群、後頭下筋群、脊柱起立筋 対側回旋：胸鎖乳突筋、短背筋群	

intersection)」という線維組織によって区切られている。両側の同時収縮は胸郭を引き下げ、骨盤を引き上げることによって間接的に胸腰椎の前屈に作用する。

体幹伸展は胸腸肋筋、腰腸肋筋、胸最長筋、胸棘筋、胸半棘筋、多裂筋群、11対の胸回旋筋と腰回旋筋、胸棘間筋と腰棘間筋、胸横突間筋と腰横突間筋、腰方形筋によって生じ、補助的に大殿筋が作用する。補助筋としての大殿筋の作用は骨盤の固定作用であり、大殿筋は体幹伸展のための固定筋として機能する。

体幹回旋は外腹斜筋、内腹斜筋によって生じ、補助的に深部背筋の一側が作用する。

骨盤挙上は腰方形筋、外腹斜筋、内腹斜筋によって生じ、補助的に広背筋と腰腸肋筋が作用する。腰方形筋はさらに、両側同時に収縮すると第12肋骨を引き下げ、また、片側が収縮すれば腰椎を同側に側屈する作用がある。

[呼吸筋（胸郭の筋）]（図17[6]、表7）

胸郭の運動によってなされる呼吸運動には通常吸気、努力性吸気、通常呼気、努力性呼気などのパターンが存在する。安静時における通常呼気は、胸腔および肺の弾力性と横隔膜の弛緩とによって生じる他動的な過程である。

通常吸気には横隔膜、外肋間筋、内肋間筋、最内肋間筋、肋骨挙筋、前斜角筋、中斜角筋、後斜角筋が関与し、補助的に腰方形筋と大胸筋が作用する。横隔膜はドーム状の厚い筋腱性組織であり、腹腔と胸腔とを分離している。腹腔内の肝臓の位置により、安静時の横隔膜は左よりも右がやや高い。通常吸気では横隔膜の天井は約1.5cm下方に引き下げられる。横隔膜は最も重要な吸気筋であり、換気過程の60～80％を担う。斜角筋群は頸椎と上位2本の肋骨に付着する。頸椎が固定された状態では、両側同時の収縮により上位の肋骨とそれ

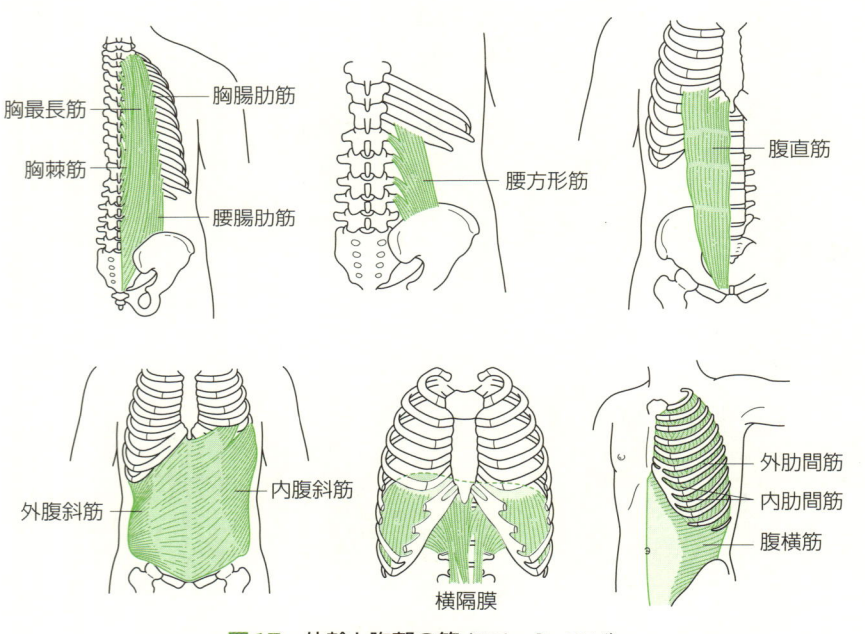

図17 体幹と胸郭の筋（Hislopら，2014）

表6 体幹と骨盤の運動と筋

部位	作用	主動作筋	補助筋
体幹	屈曲	腹直筋、外腹斜筋、内腹斜筋	大腰筋、小腰筋
	伸展	胸腸肋筋、腰腸肋筋、胸最長筋、胸棘筋、胸半棘筋、多裂筋群、胸回旋筋、腰回旋筋、胸棘間筋、腰棘間筋、胸横突間筋、腰横突間筋、腰方形筋	大殿筋
	回旋	外腹斜筋、内腹斜筋	深部背筋（一側のみ）
骨盤	挙上	腰方形筋、外腹斜筋、内腹斜筋	広背筋、腰腸肋筋

表7 呼吸筋（胸郭の筋）

	主動作筋	補助筋
通常吸気	横隔膜、外肋間筋、内肋間筋、最内肋間筋、肋骨挙筋、前斜角筋、中斜角筋、後斜角筋	腰方形筋、大胸筋
努力性吸気	（通常吸気筋に加えて）上後鋸筋、下後鋸筋、胸鎖乳突筋、広背筋、胸腸肋筋、頸腸肋筋、小胸筋	
通常呼気	肺の弾力性と横隔膜の弛緩による	
努力性呼気	外腹斜筋、内腹斜筋、腹横筋、腹直筋、内肋間筋、広背筋	胸横筋

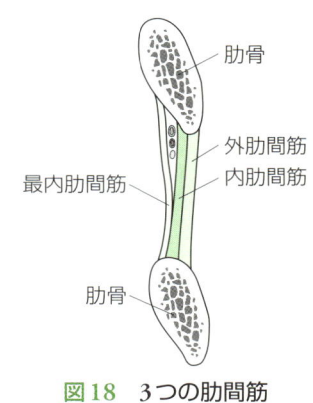

図18 3つの肋間筋
(Hislopら, 2014)

らが付着している胸骨を持ち上げることによって胸腔内容積を増大させる。

各肋骨間には表層から外肋間筋、内肋間筋、最内肋間筋の順に筋が並んでいる（図18）[6]。外肋間筋は最も表層にあり、筋の走行は外腹斜筋と類似している。外肋間筋の筋線維は、肋骨間を下内方に向かい斜めに走行している。内肋間筋は外肋間筋の深部にあり、体幹の内腹斜筋と走行や深さが類似している。外肋間筋との大きな違いは筋線維の走行方向であり、内肋間筋の筋線維は下外方に向けて走行している。最内肋間筋は、3つの筋の中で最も深層にあり、3筋のうち最も発達の乏しい筋である。内肋間筋と同様、筋線維は下外方に向けて走行している。

努力性吸気は通常吸気筋に加えて、上後鋸筋、下後鋸筋、胸鎖乳突筋、広背筋、胸腸肋筋と頸腸肋筋、小胸筋の活動が加わる。これらの筋は胸腔内容量を増やすために直接的あるいは間接的に作用する。

努力性呼気には外腹斜筋、内腹斜筋、腹横筋、腹直筋、内肋間筋、広背筋の6筋が主に作用し、補助的に胸横筋が作用する。内肋間筋の収縮は胸郭の前後径および横径を短縮し、肺を圧縮することによって肺内の空気を呼出させる。腹筋群の収縮は腹腔内圧を上昇させて内臓を圧迫することによって、横隔膜を上方に押し上げる。腹筋群は急激に腹腔内圧の上昇をもたらすことができるため、咳や嘔吐のためにも重要な筋である。

[2] 脊柱における運動学のポイント

① 上肢の運動に伴う脊柱の動き

　脊柱は上肢の運動に伴って形態を変化させることで、肩甲胸郭関節を介して肩甲骨のアライメントを調整し、間接的に肩甲上腕リズムに関与している。

　肩関節屈曲および外転の0〜180°の運動は、肩甲上腕リズムによって肩甲上腕関節と肩甲胸郭関節に2：1の割合で関節運動が生じる。この時同時に、0〜150°の範囲では肩甲骨に可動性を与えるために胸椎後弯角が減少し、肩甲胸郭部の基底面を後傾させている。また、150°以降の上肢挙上では胸椎後弯角の減少とともに腰椎前弯角が増大することで脊柱全体が伸展位をとる。肩関節の運動時にこれらの脊柱の運動が加わることによって、初めて180°までの挙上運動が可能となる。

　また、この脊柱の運動は、第2肩関節における烏口肩峰アーチと大結節との衝突を回避するためにも重要である。肩関節屈曲60〜150°の範囲では、主に上腕骨頭の回旋によって大結節が前後方向に移動することで衝突を避けるが、0〜60°および150°以降の運動時には胸椎後弯の減少および腰椎前弯の増大が肩甲骨の傾斜角（**図19**）[7]を変化させ、烏口肩峰アーチ下の面積を拡大することで烏口肩峰アーチと大結節との衝突は回避されている。

② 腰椎の運動による椎間板と靭帯への影響

　矢状面と前額面における腰椎の運動は生体内にさまざまな変化を生じさせる（**図20**）[2]。

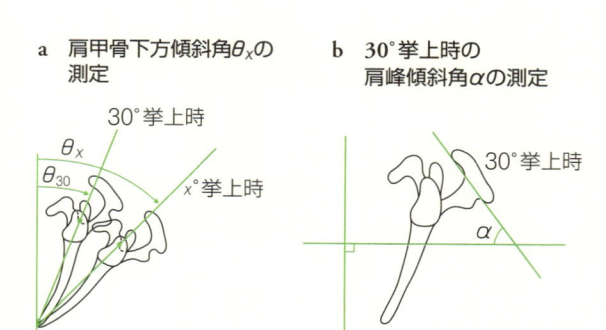

図19　肩甲骨の傾斜角（塚本，1990より一部改変）

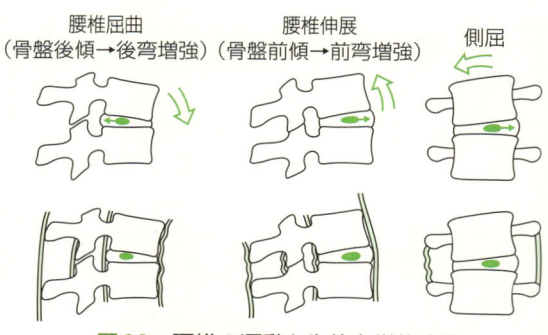

a　肩甲骨下方傾斜角θ_xの測定
b　30°挙上時の肩峰傾斜角αの測定

図20　腰椎の運動と生体力学的変化
（Germain, 1993より一部改変）

腰椎屈曲（骨盤後傾→後弯増強）　腰椎伸展（骨盤前傾→前弯増強）　側屈

表8 腰椎の運動と脊柱内の生体力学的変化（Neumann, 2012 一部改変）

構造	屈曲	伸展	側屈
髄核	変形もしくは後方へ押し出される	変形もしくは前方へ押し出される	側屈側とは反対側へ押し出される
線維輪	後部が伸張	前部が伸張	側屈側とは反対側側方部分が伸張
椎間関節	関節包が伸張 接触面積が低下 関節の負荷が低下	関節包が弛緩 接触面積が大きくなる 関節の負荷が増大	
椎間孔	拡大	狭小化	
後縦靭帯	張力増加（伸張）	張力低下（弛緩）	
黄色靭帯	張力増加（伸張）	張力低下（弛緩）	
棘間靭帯	張力増加（伸張）	張力低下（弛緩）	
棘上靭帯	張力増加（伸張）	張力低下（弛緩）	
前縦靭帯	張力低下（弛緩）	張力増加（伸張）	
横突間靭帯			側屈側と同側で張力低下（弛緩）、反対側で張力増加（伸張）
脊髄	張力増加（伸張）	張力低下（弛緩）	

　腰椎屈曲では椎間板の前方部分が圧縮されることでゼリー状の髄核は後方へ移動し、また線維輪は前方縁で圧縮を受けるとともに、後方縁では伸張される。他の椎骨と連結する椎間板と椎間関節にかかる圧縮力にも変化が生じ、腰椎が生理的前弯を呈している時には均等であった椎間板と椎間関節への圧力は、腰椎屈曲によって椎間板に対してかかる比重が大きくなる。脊髄神経根の通過路である椎間孔の直径は、腰椎屈曲の増加に伴い拡大し、それによって神経根に加わる圧は減少する。腰椎屈曲は脊柱を支持する靭帯にも変化をもたらし、前縦靭帯、後縦靭帯、黄色靭帯、棘間靭帯、棘上靭帯のうち、前縦靭帯の張力のみが低下し、他の靭帯は伸張されることによって張力が増加する。

　腰椎伸展では、屈曲による生体内の変化と反対の作用が出現する。腰椎の運動（屈曲、伸展、側屈）によって生じる生体内の変化をまとめたものを表に示す（表8）[8]。

　腰椎屈曲が急激または長時間持続すると、繰り返しのストレスによって脆弱化した線維輪が破壊し、線維輪から飛び出た髄核が脊髄や脊髄神経根を圧迫する場合がある。これを「脱出髄核」といい、一般的には「椎間板ヘルニア（disk herniation）」という名称で呼ばれている（図21）。

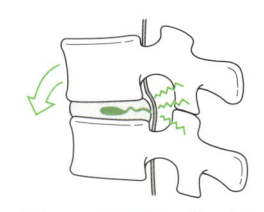

図21　椎間板ヘルニア

　椎間板内にかかる圧力は姿勢の変化によっても変動する（図22）[9]。その特徴は以下の3点にまとめられる[8]。

姿勢の変化による椎間板内圧変動のポイント

1. 椎間板内圧は身体の前方で荷を持つ時、特に前屈位で高くなる。
2. 膝伸展位での荷の持ち上げ動作よりも、膝屈曲位での荷の持ち上げ動作の方が椎間板内圧が低い（前者はより大きな背筋群の筋活動が必要である）。
3. 直立座位より、前屈座位においてより高い椎間板内圧が生じる。

③ 体幹のリーチング機能

　頭頸部は回旋可動域が大きいため、目に180°以上の視野を提供する。対象物に対してリーチングする際、頸部の回旋によって目を対象物へと向け同時に上肢の各関節が協調的に作用することで対象物との接触が生じる。また胸腰椎部における回旋は、手と対象物との距離調節に関与している。この回旋運動は肩の自己中心座標原点を定めて腕を方向づけ、肘の屈伸による距離の調整との比率を決定づけている。

　体幹回旋を伴うリーチング動作時にはどのような筋活動が生じているのだろうか。頸部を右回旋する場合、左胸鎖乳突筋、右僧帽筋、右頭板状筋、右頸板状筋、頭最長筋や多裂筋を含む右横突棘筋が活動する。これらの筋群は、回旋の共同筋として作用すると同時に、前額面および矢状面の運動に対しては拮抗筋として作用することで、前後左右方向への脊柱の安定化に貢献する。頸部回旋のために生じるこれらの筋活動は、体幹や下肢までに及ぶ筋の相互作用を必要とする。たとえば、胸椎回旋のために作用する内腹斜筋や外腹斜筋は、体幹を回旋させると同時に強い体幹屈曲作用をもつ。この時生じる体幹屈曲トルクは、体幹後面全体の筋（脊柱起立筋や横突棘筋など）の活動によって中和される。その他にも広背筋は肩甲骨が固定された状態であれば体幹の同側回旋筋として作用し、また左大殿筋は固定された左大腿に対して腰仙椎部を右へと回旋させる成分をもつ（図23）[8]。

　頸部の運動によって視野を確保し、胸腰椎の回旋によって対象物との距離を調整する背景には、頸椎以下の筋を含めた筋間の複雑な相互作用が生じている。これら複数の筋が同時にまた協調的に作用することによって、脊柱の可動性と安定性という、相反する機能を同時に作動させている。

④ 体幹の垂直性

　座位姿勢が崩れ脊柱全体が後弯している状態か

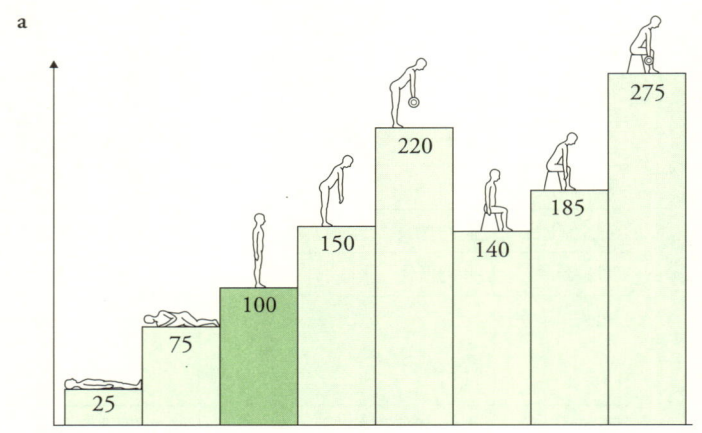

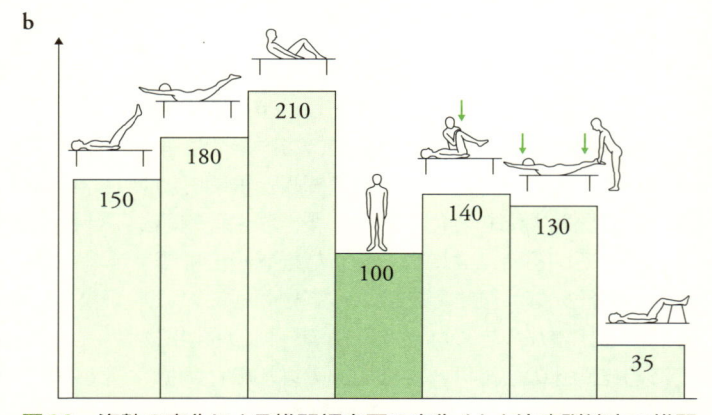

図22　姿勢の変化による椎間板内圧の変化（a）と治療訓練中の椎間板内圧変化（b）（Oliverら, 1991）

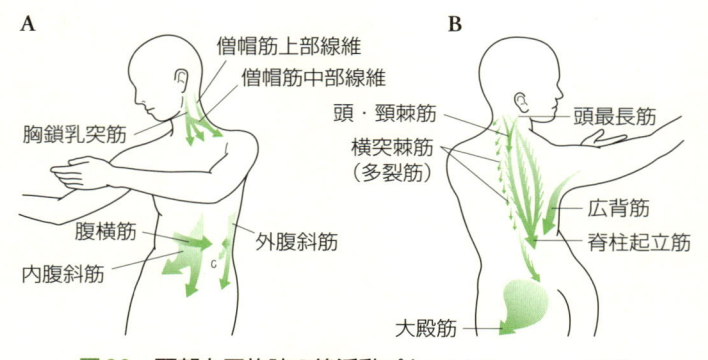

図23　頸部右回旋時の筋活動パターン（Neumann, 2012）

ら垂直位をとるためには、骨盤前傾と第3腰椎を頂椎とする腰椎前弯が同時に出現する必要がある。この運動によって、頭部全体の上方移動と胸椎全体の伸展が生じる。「腰椎－骨盤リズム（Lumbar pelvic rhythm）」とは、この骨盤前傾（相対的な股関節屈曲角度）と腰椎前弯の2箇所の動きが連動して、人間に特有な脊柱の垂直性を維持するメカニズムのことをいう。

また、この腰椎の運動と骨盤の運動との関係性は、着座時における衝撃吸収の役割をもつ。殿部と座面が接触すると同時に骨盤は後傾し、骨盤の動きに伴って腰椎の後弯が生じる。この骨盤と腰椎の協調した運動によって体幹および頭部に加わる衝撃は軽減される。

体幹の垂直性の日常的な破綻は、脊柱に二次的な障害を発生させる可能性がある。正しい座位姿勢（図24-A）[8]においては、骨盤が前傾しそれに伴って腰椎の前弯が生じている。脊柱は緩やかなS字状のカーブを描き、また脊椎の近傍を重心線が通過するため、脊柱に加わる力学的ストレスは小さくなる。一方で前屈みの不良な座位姿勢（図24-B）[8]では骨盤が後傾し、腰椎の前弯は失われ平坦化している。このような姿勢では結合組織や筋における適応性の短縮を招き、最終的には不良姿勢が持続化することになる。また脊柱と重心線との距離が大きく離れることで脊柱の屈曲傾向は強まり、椎間板を含む下部体幹の屈曲に対して抵抗している組織に対する負担が大きくなる。このような前傾座位姿勢を習慣的に続けると、やがて線維輪後部が過度に伸張される結果、線維輪は脆弱化し、髄核の脱出を抑制する能力が低下する。この生体力学的機序が、非特異的腰痛症例のかなりの数の病因に関連していると考えられる。

⑤ 脊柱の柔軟性

脊柱における柔軟性の検査として、立位で膝関節を完全伸展したまま体幹を前屈させ、指尖と床との距離を測定する「指床間距離（finger floor

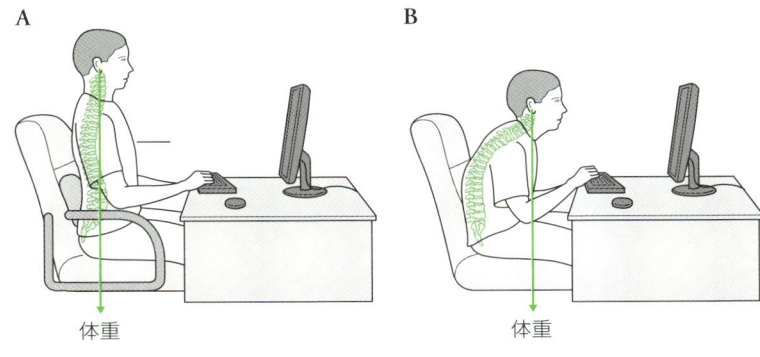

図24 座位姿勢における体幹の垂直性（Neumann, 2012）

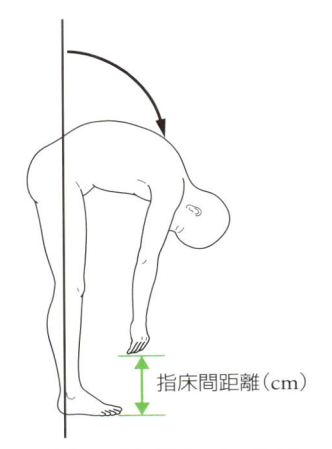

図25 脊柱の柔軟性（指床間距離；FFD）
（和ら，1987より一部改変）

distance；FFD）」がある（図25）[10]。健常成人におけるこの運動では、腰椎屈曲40°と股関節屈曲（骨盤前傾）70°が組み合わさることで生じる[11]。

体幹前屈のためには、腰背部の筋や軟部組織の柔軟性とハムストリングスの伸張性が重要となる。

腰背部の筋や軟部組織の柔軟性低下によって腰椎屈曲が制限される場合、指尖を床に近づけるためには骨盤を前傾させ、股関節屈曲角度を大きくする必要がある。一方、ハムストリングスの短縮のために股関節屈曲が制限されている場合、指尖を床に近づけるためには腰椎および胸椎の屈曲角度を大きくする必要がある。

⑥ 脊柱変形

[側弯症]

側弯症（scoliosis）とは、脊柱が永続的に前額面において弯曲するものである。側弯を呈する疾患

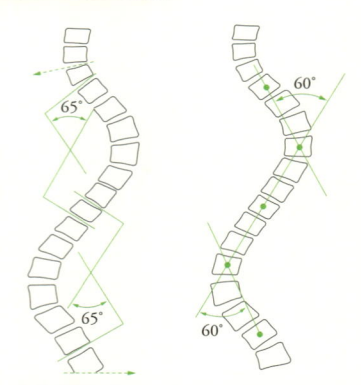

図26 脊柱側弯症（左；Cobb法、右；Ferguson法）

としては、思春期に発症する特発性側弯症（idiopathic scoliosis）が最も多い。

側弯の程度は、Cobb法やFerguson法によって計測される（図26）。

側弯症を呈する場合、側弯凸側への椎体の捻れが生じる（たとえば右凸の側弯では、椎体の右回旋が生じる）。そのため、立位で体幹前屈し背面を観察すると、脊柱の凸側の肋骨が後方にふくらむ「肋骨隆起（rib hump）」がみられる。

[脊柱前弯]

脊柱前弯（lordosis）とは、過度な腰椎前弯のことである。その原因として、股関節屈筋の拘縮や痙縮、股関節伸展筋の筋力低下、腹筋の筋力低下などがある。股関節屈筋の拘縮や痙縮では、背臥位においても骨盤前傾がみられるが、股関節伸筋や腹筋の筋力低下による骨盤前傾は、立位や歩行時などの抗重力位においてのみ出現する。

[脊柱後弯（円背）]

脊柱後弯（kyphosis）とは、主として胸椎が矢状面において後方凸の弯曲をきたすものである。中でも、円背（round back）とは、閉経後の女性に高率で起こる胸椎後弯の増強であり、原因の多くは骨粗鬆症の進行によって生じる椎体圧迫骨折や背筋群の筋力低下によるものである。一般に、高齢女性に生じる円背は不可逆的である。

[前屈症]

前屈症（camptocormia）とは、パーキンソン病患者に特有な、胸腰椎の屈曲を伴う前屈姿勢のことである。円背との大きな違いは、臥位になるとその症状が完全に消失する点である。

⑦ 脊柱における代償運動

[頸部屈曲の代償運動]

頸部屈筋である胸鎖乳突筋に筋力低下や麻痺を呈する場合、広頸筋による代償運動が生じうる。

広頸筋の作用は口角を下方に引くことであり、悲しみや嘆きの表情をつくる。頸部屈曲を広頸筋が代償する場合、わずかな頸部屈曲とともに表情の変化が生じる。

[体幹回旋の代償運動]

体幹回旋筋である外腹斜筋、内腹斜筋に筋力低下や麻痺を認める場合、大胸筋による代償運動が生じうる。

大胸筋は鎖骨、胸骨、肋骨に起始をもち、上腕骨大結節に停止する筋である。背臥位において大胸筋が作用すると、肩関節後面が床から持ち上がる。この時、非常にわずかではあるが体幹回旋が出現する。

また、C5レベルの頸髄損傷患者で上腕二頭筋や大胸筋（鎖骨部）の筋力が十分であれば、ベッド柵に手を引っかけるなどして遠位部を固定することで、反作用による体幹回旋（寝返り）が可能である。

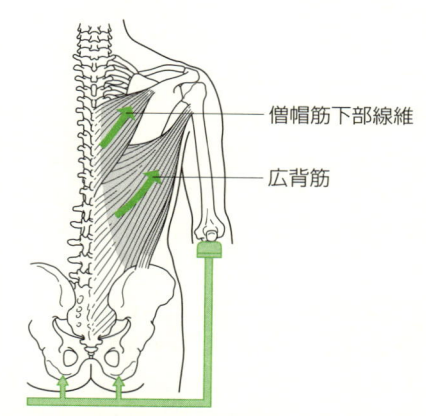

図27 広背筋の反作用による骨盤挙上（プッシュアップ動作）（Mansfieldら, 2010）

[骨盤挙上の代償運動]

骨盤挙上筋である腰方形筋、外腹斜筋、内腹斜筋の筋力低下や麻痺を呈する場合、上肢が固定された状況であれば広背筋の反作用によってその運動の一部を代償することができる。車いすのアームレストなどで上肢を固定した場合、広背筋は反作用によって骨盤挙上作用（プッシュアップ動作）を発揮する（図27）[12]。この広背筋の反作用によるプッシュアップ動作は、脊髄損傷による対麻痺症例において、移乗動作や除圧動作を行うために非常に重要である。

[3] 頭部の基本事項と運動学のポイント

顔面の運動と筋

人間は表情をさまざまに変化させることで自身が感じている感情を表出し、他者に知らせることができる。人間の多彩な感情を創り出す筋（表情筋）は頭蓋骨の表面から起こり、筋膜の線維は皮膚の真皮に付着するものが多い。これらの筋は、①眼瞼・眉・額部、②鼻部、③口部の筋に大別することができる。表情筋はそのほとんどが顔面神経（Ⅶ）によって支配されている。

[眼瞼・眉・額部の筋]

代表的な眼瞼・眉・額部の筋には眼輪筋（orbicularis oculi）、皺眉筋（corrugator supercilii）、後頭前頭筋（occipitofrontalis）がある（図28）[6]。

眼輪筋は眼瞼部、眼窩部、涙嚢部の3部に分けられそれぞれ異なる機能をもつ。眼瞼部は眼裂を軽く閉じる作用をもつ。眼窩部は眼裂を強く閉じて眼瞼外側部の皮膚に放射状のしわをつくる。涙嚢部は眼瞼部と同時に作用し、眼瞼を側方に引くことで下瞼にたまった涙を排出する働きをもつ。

皺眉筋は眉を内下方に引き、左右の眉の間に縦のしわをつくる作用をもつ。

後頭前頭筋は眉を上げて額の皮膚に横のしわをつくる作用をもつ。前頭筋部の付着する人間の帽状腱膜は移動性に乏しく、前頭筋部の安定した付着部となる。

[鼻部の筋]

代表的な鼻部の筋には鼻根筋（procerus）（図29）[6]と鼻筋（nasalis）とがある。

鼻根筋は眉間の皮膚を引き下げて鼻根の皮膚に横のしわをつくる。この筋の収縮は、いわゆる嫌悪を表す人間の表情をつくりだす。

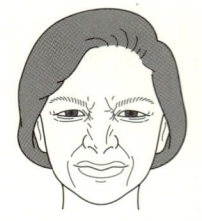

図29 鼻根筋（Hislopら, 2014）

鼻筋は横部（pers transversa）と鼻翼部（pers alaris）の2部に分けられる。横部は鼻孔を圧迫し狭くするのに対して、鼻翼部は鼻孔を広げる作用をもつ。この作用から横部は鼻孔圧迫筋（compressor naris）、鼻翼部は鼻孔開大筋（dilatator naris）とも呼ばれる。

[口部の筋]

口部には、口輪筋（orbicularis oris）、頬筋（buccinator）、口角挙筋（levator anguli oris）、上唇挙筋（levator labii superioris）、上唇鼻翼挙筋（levator labii superioris alaeque nasi）、大頬骨筋（zygomaticus

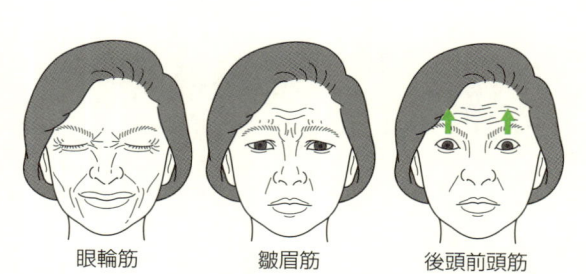

眼輪筋　皺眉筋　後頭前頭筋

図28　眼瞼・眉・額部の筋（Hislopら, 2014）

major)、オトガイ筋（mentalis）、口角下制筋（depressor anguli oris）、広頸筋（platysma）、下唇下制筋（depressor labii inferioris）がある（図30[6]、図31）。

口輪筋の中心部の筋束は口を軽く閉じる作用をもち、周辺部の筋束は口を強く閉じる動作や口をとがらせる動作に作用する。

頰筋は頰壁を支え、主に頰をくぼませる動作を行う。また、強い吸気や呼気にも関与する。頰をくぼませる動作は、口腔内で食物を移動させるために重要である。

口角挙筋は口角を引き上げる機能をもち、笑う時に歯を見せるのは両側の口角挙筋の収縮によるものである。一側のみ作用した場合は冷笑の表情をつくる。

上唇挙筋と上唇鼻翼挙筋は上唇と鼻翼を引き上げる機能をもつ。また、これらの筋の収縮は鼻の下のくぼみ（鼻唇溝）をつくる。

大頰骨筋は口角を外上方に引き上げ、笑った表情をつくる。

オトガイ筋は下唇を前方に突き出す作用をもつ。人間のすねた表情をつくりだすのはオトガイ筋の収縮である。

口角下制筋は口角を引き下げる作用をもつ。両側同時に作用すると口が「へ」の字の形になり、人間の悲しい表情をつくりだす。

広頸筋は頸部前面に位置する筋であり、口角を引き下げる作用をもつ。

下唇下制筋は下唇を外下方に引く機能をもつ。両側同時に作用すると口が「へ」の字の形に引き下げられる。

眼球の運動

眼球は垂直軸、前後軸、水平軸の3つの主軸のうちの1つ、あるいはそれ以上の軸のまわりを回旋する。眼球運動には内側直筋（medial rectus）、

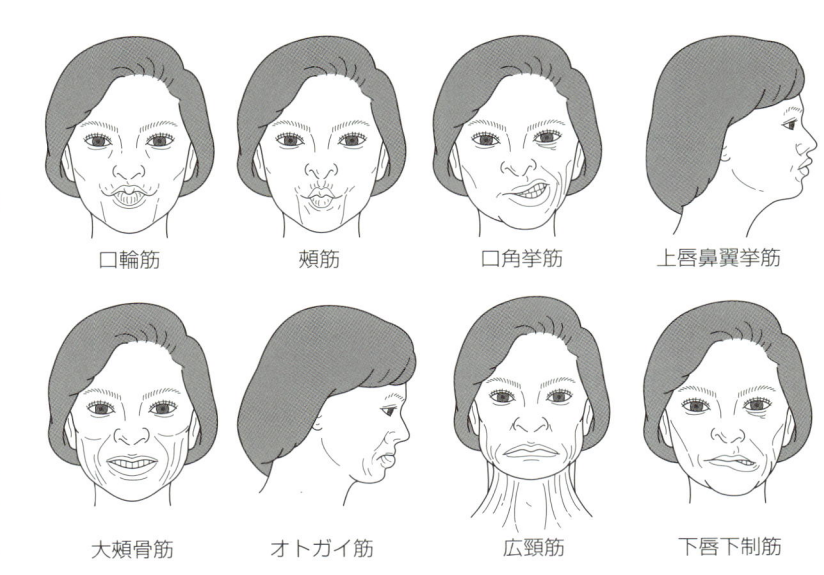

図30 口部の筋 (Hislopら, 2014)

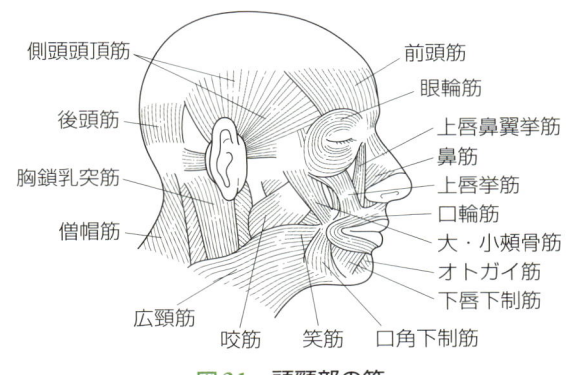

図31 頭頸部の筋

外側直筋（lateral rectus）、上直筋（superior rectus）、下直筋（inferior rectus）、上斜筋（superior oblique）、下斜筋（inferior oblique）の全部で6種類の外眼筋群（extrinsic eye muscles）が関与している（図32）[6]。

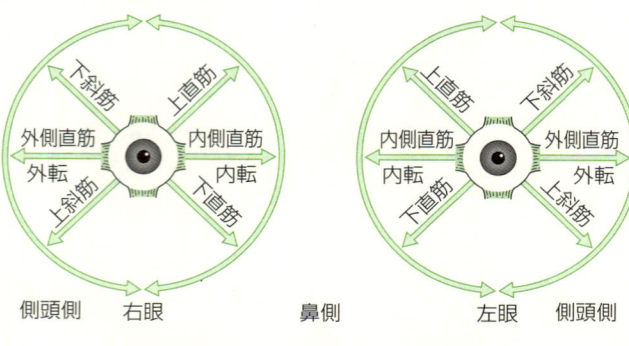

図32　外眼筋とその作用（Hislopら，2014）

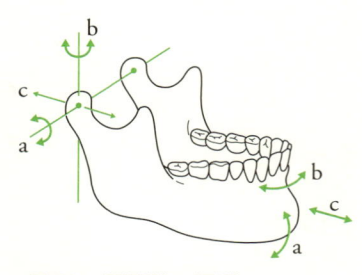

図33　顎関節の運動
a. 水平軸を中心とする下顎骨の回転
b. 垂直軸を中心とする下顎骨の回転
c. 前後方向の滑動運動
（森ら，1982）

外眼筋群（extrinsic eye muscles）

- 内側直筋（medial rectus）：
  眼球を内方に向ける。
- 外側直筋（lateral rectus）：
  眼球を外方に向ける。
- 上直筋（superior rectus）：
  眼球を上内方に向ける。
- 下直筋（inferior rectus）：
  眼球を下内方に向ける。
- 上斜筋（superior oblique）：
  眼球を下外方に向ける。
- 下斜筋（inferior oblique）：
  眼球を上外方に向ける。

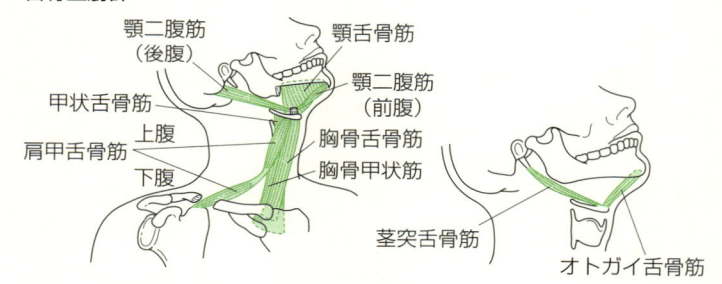

図34　咀嚼筋（Hislopら，2014）

咀嚼運動

[顎関節]

　咀嚼運動（mastication）とは摂取した食物を歯で嚙み粉砕する運動をいい、その運動は主に顎関節（temporomandibular joint）で生じる（図33）[13]。顎関節は側頭骨の下顎窩と下顎骨の下顎頭を連結している関節であり、顆状関節に分類される。顎関節では①水平軸を中心とする下顎骨の回転（下顎骨の挙上と下制）、②垂直軸を中心とする下顎骨の回転（下顎骨が側方にずれる動き）、③前後方向の滑動運動（下顎骨の突き出しと引き込み）の3軸方向への運動が可能である。これらの運動が複合的に組み合わされることで、咀嚼運動は行われる。

[咀嚼筋]

　咀嚼運動には、咬筋（masseter）、側頭筋（temporalis）、外側翼突筋（pterygoideus lateralis）、内側翼突筋（pterygoideus medialis）、舌骨上筋群（suprahyoid muscles）が関与する。これらの筋をまとめて「咀嚼筋（masticatory muscle）」といい、いずれも下顎神経（三叉神経の分枝）によって支配されている（図34）[6]。

　下顎骨挙上には咬筋、側頭筋、内側翼突筋が作用する。下顎骨下制（開口）には舌骨上筋群が主に作用し、口を大きく開ける時には下顎骨の前方移動が生じ、この時外側翼突筋が働く。

　下顎骨の前方移動には両側の外側翼突筋が作用し、後方移動（下顎の引き込み）には両側の側頭筋後部が作用する。

表9　咀嚼筋の作用

	挙上	前方移動	後方移動	同側移動	対側移動	下制
咬筋	○					
側頭筋	○		○	□		
外側翼突筋		○			□	△
内側翼突筋	○					
舌骨上筋群						○

○：主動筋　△：補助筋　□：一側のみ働いた作用

　下顎骨の側方移動において、右の外側翼突筋と左の側頭筋後部が作用すれば下顎骨が左方へ動く。反対に左の外側翼突筋と右の側頭筋後部が作用すれば下顎骨が右方へ向く（表9）。

嚥下器官の構造

　嚥下運動（swallowing movement）とは口腔内の飲食物を咽頭、食道を通って胃に送る一連の運動のことをいい、嚥下運動には主に口腔、咽頭、喉頭が関与する（図35）[14]。

[口腔の構造]

　口腔は前方が口唇、後方は口峡を境にして咽頭に通じており、側方は頬、上方は上歯列、硬口蓋、軟口蓋、下方は下歯列、舌によって形成されている。
　口唇は上口唇と下口唇に分かれ、その接点が口角である。口唇の内側は歯列へとつながりそのくぼみを口腔底という。
　口蓋は骨に裏打ちされた硬口蓋と、骨の裏打ちのない軟口蓋の2つの部位に分けられる。軟口蓋は可動性をもち、その後部は口蓋垂へとつながっている。
　舌は内舌筋と外舌筋からなり、前方の可動部を舌体、後方部分を舌根という。舌の下部には舌小体があり、口蓋底へとつながっている。
　上歯列は成人で永久歯16本、下歯列も同様に16本の永久歯で形成される。上歯列・下歯列ともに周囲は歯肉が覆っている。
　頬は口輪筋と咬筋の内側で、粘膜により覆われている。
　唾液腺は大唾液腺と小唾液腺に分けられ、大唾液腺は口腔内に開口部をもち唾液を供給している。

[咽頭の構造]

　咽頭の上方は鼻腔に、下前方は口腔に、下方は咽頭および食道に通じており、上咽頭、中咽頭、下咽頭の3つの部位に分けられる。
　上咽頭の上方は頭蓋底、下方は口蓋垂の高さで、前方は鼻腔に通じ、後方には第2頸椎前面がある。中咽頭の上方は上咽頭に接し、下方は舌骨の高さで下咽頭に接している。その前方は口腔に通じている。下咽頭は喉頭蓋先端以下の部位であり、下方に行くにしたがって細くなる。また、下咽頭は輪状軟骨後部の高さで食道に移行する。

[喉頭の構造]

　喉頭は咽頭と気管の間をつなぐ管状の器官であり、外壁は多くの筋により包まれた靭帯や軟骨からなり、内側面には粘膜が内張りされている（図36）[15]。
　喉頭の軟骨には甲状軟骨、喉頭蓋軟骨、輪状軟骨、披裂軟骨などがある。甲状軟骨は男性の「のど仏」として触れることのできる軟骨である。喉頭蓋軟骨は斜めに立つように位置する軟骨であり、食塊がこの部を通過する際に蓋をして気管への食塊流入を防ぐ機能をもつ。輪状軟骨は気管の上端に位置し、気管の内腔を確保する役割をもつ。披裂軟骨は輪状軟骨の上に位置する2

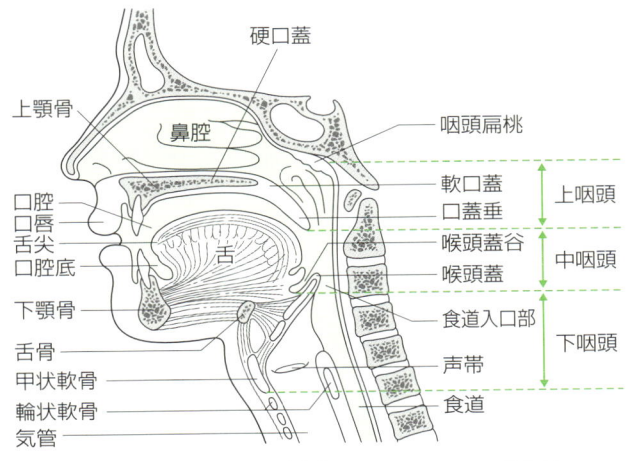

図35　口腔と咽頭の構造（志村，2011より一部改変）

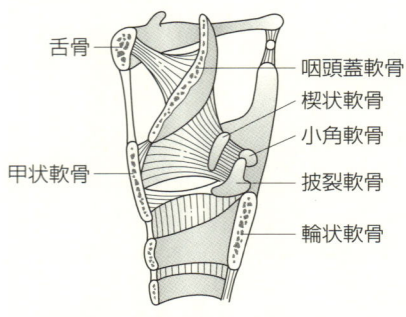

図36 喉頭の軟骨（水上，2012）

個の軟骨で、声帯を動かす役割をもつ。

嚥下のメカニズム

嚥下の過程は口腔相、咽頭相、食道相の3相（嚥下反射の3相）に分けることができる（図37）[16]。ここでは嚥下の3相において生じる運動と筋作用について述べる。

[口腔相]

口腔相は舌の筋（図38）[13]による食物の移動である。随意的なこの運動は舌内筋（舌の形を変える筋：上縦舌筋、垂直舌筋、横舌筋、下縦舌筋）の作用によって舌が口蓋に接触し、前方から後方に向かって口腔を閉鎖していくことで食物を後方へと移送していく。茎突舌筋の作用によって舌を後上方に引き、顎舌骨筋の作用による舌骨の前上方への挙上によって舌根部を隆起させる。背根部の隆起により咽頭から口腔への経路は閉鎖され、食塊の逆流を防ぐ（図37-①・②・③）[16]。その他の外舌筋（舌の位置を変える筋）の作用を表10に示す。

[咽頭相]

咽頭相は口腔から移送された食塊を嚥下して食道へと送る相である。この相では気道の閉鎖が最も重要であり、気道の閉鎖は軟口蓋による鼻咽頭腔の閉鎖と、喉頭挙上と声門を閉じることによる喉頭の閉鎖によって行われる。

咽頭期の初期において口蓋筋（口蓋帆挙筋、口蓋帆張筋、口蓋垂筋）と咽頭挙筋（耳管咽頭筋、口蓋咽頭筋、茎突咽頭筋）（図39）[16]が収縮することによっ

表10 外舌筋とその作用

筋名	作用
オトガイ舌筋	舌の引き下げ、突き出し
舌骨舌筋	舌の引き下げ
茎突舌筋	舌を後上方に引く
口蓋舌筋	口腔を狭め、舌根を挙上
顎舌骨筋	舌骨固定時の下顎下げ、舌と口腔底の引き上げ
顎二腹筋（前腹）	舌骨固定時の下顎下げ、下顎固定時の舌骨挙上
顎二腹筋（後腹）	舌根・舌骨引き下げ
オトガイ舌骨筋	舌骨固定時の下顎下げ
茎突舌骨筋	舌根・舌骨引き下げ

て軟口蓋を後上方に引き上げ（図37-④）、さらに上咽頭収縮筋の収縮によって咽頭後壁が隆起する（図37-⑤）。その結果、咽頭と鼻腔をつなぐ経路は完全に閉鎖される。

咽頭挙筋による咽頭の挙上が生じ（図37-⑥）、また上咽頭収縮筋による咽頭後壁の隆起が順次下降していくことで食塊は徐々に下方に移動していく（図37-⑦）。舌骨は顎舌骨筋、甲状舌骨筋、オトガイ舌骨筋の収縮によって前上方に挙上する（図37-⑧）。それに伴い喉頭の挙上（図37-⑨）が起こり、喉頭蓋が後方に傾くことで喉頭口は閉鎖する（図37-⑩）。

中咽頭収縮筋の作用による咽頭後壁の挙上（図37-⑪）と舌根部、軟口蓋とによって口峡は閉鎖される（図37-⑫）。食塊は喉頭蓋を乗り越えて梨

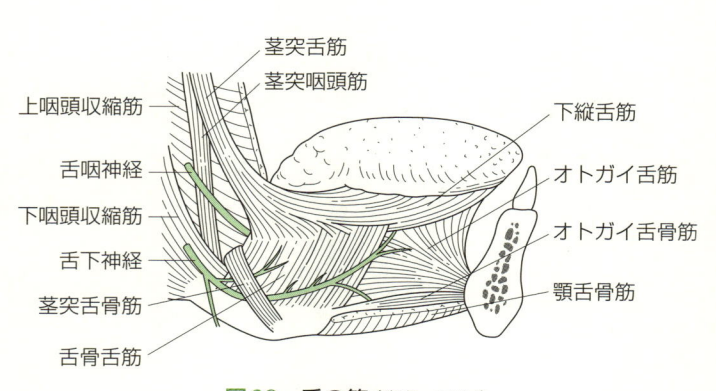

図38 舌の筋（森ら，2004）

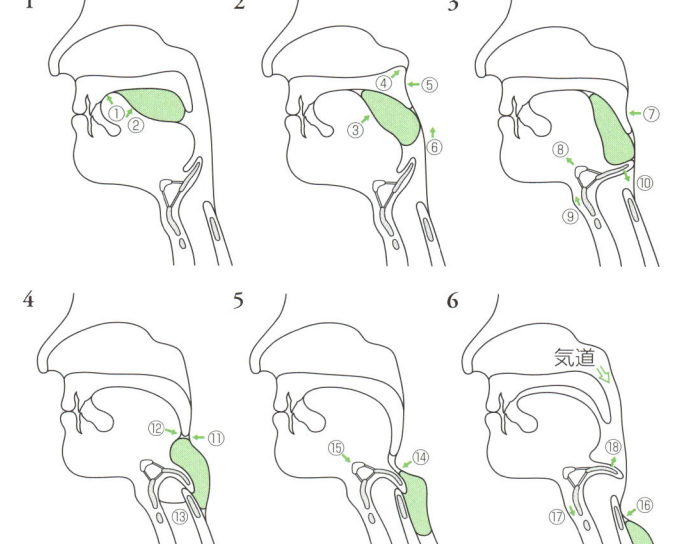

①②③舌の動きにより食塊を後方へ送る
④口蓋筋と咽頭挙筋が軟口蓋を後上方へ引き上げる
⑤上咽頭収縮筋の作用により咽頭後壁が隆起する（④⑤によって鼻咽頭腔は閉鎖される）
⑥咽頭挙筋による咽頭の挙上
⑦上咽頭収縮筋による咽頭後壁の隆起の下降
⑧⑨舌骨と喉頭の挙上、
⑩喉頭蓋は後方へと傾く
⑪中咽頭収縮筋の収縮と、⑫舌根部、軟口蓋によって口峡が閉鎖される。食塊はさらに下方に流れ落ち喉頭口と声門⑬は閉鎖する
⑭下咽頭収縮筋により食塊は食道へ押し出される
⑮舌骨が下がり始める
⑯輪状咽頭筋が食道の入口をふさぐ。上部の咽頭収縮筋は弛緩し、喉頭⑰⑱は元の位置に戻る

図37　口腔期と咽頭期のメカニズム（河原ら，2012）

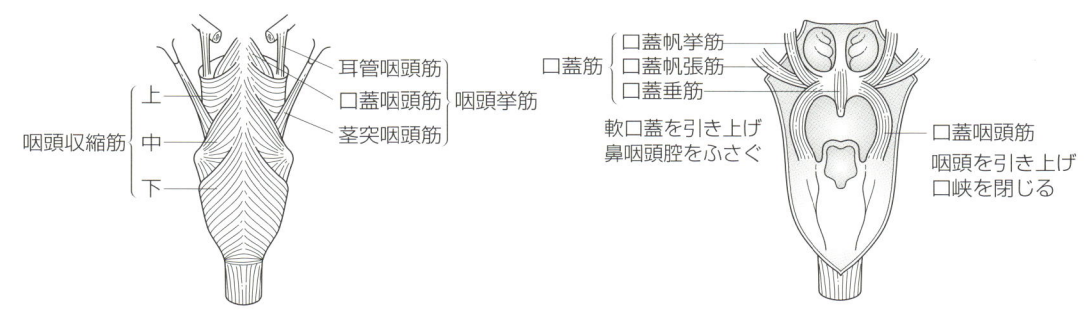

図39　咽頭の筋（河原ら，2012）

状陥凹に流れ落ち、喉頭蓋によって声門と喉頭口は閉鎖される（図37-⑬）。

下咽頭収縮筋の作用により食塊はさらに下方へと押し出され食道へと向かう（図37-⑭）。食塊が食道に入ると舌骨は下がり始め（図37-⑮）輪状咽頭筋が収縮することで食道入口部を閉鎖し、食道から咽頭への食塊の逆流を防止する（図37-⑯）。その後、喉頭が元の位置に戻る（図37-⑰・⑱）ことによって咽頭相は終了する。

[食道相]

食道相とは食塊を胃の噴門まで送る過程のことをいう。食道には上食道括約筋、縦走筋、輪走筋、下食道括約筋の4つの筋があり、これらの筋の蠕動運動によって食塊を胃まで運ぶ。

食塊が食道入口に達すると、食道入口部の上食道括約筋が弛緩する。食塊を食道内に入れた後に収縮することで食塊をさらに下方へと運んでいく。食道の中間部にある縦走筋は収縮し、対して輪状筋は収縮と弛緩を繰り返すことで食塊をさらに下方へと送る。食塊が食道下部まで達すると下食道括約筋の弛緩が生じ、最終的に食塊は胃へと送り込まれる。食塊が胃の中に入った後、下食道括約筋は緊張状態を維持し、胃から食道への逆流を防いでいる。

[4]
脊柱と頭部の進化と機能の変遷

脊柱の彎曲

　矢状面から見て大きなS字を描くのが人間の脊柱の特徴である。この人間特有の脊柱の彎曲は、胎児期においては未発達であり、この時期に見られる脊柱全体の後弯を「一次彎曲（primary curve）」という。頸椎および腰椎の前弯は獲得時期がそれぞれ異なり、頸椎前弯は首のすわりとともに獲得され、腰椎前弯は立位の獲得とともに形成される。この脊柱に生じる2つの前弯は「二次彎曲（secondary curves）」と呼ばれる（図40）[17]。

　四足歩行から二足歩行への進化により、骨盤は90°後傾することで、床面に対して水平の位置から垂直の位置へと変化した。しかし、腰椎と関節を形成する仙骨は前傾位のままであった。この仙骨の前傾は、前方に広がる骨盤腔の空間を大きくするため、大脳皮質の発達により頭囲が拡大したヒトの胎児の頭部を出産時に通過させるうえで非常に重要な構造である。実際に、チンパンジーの

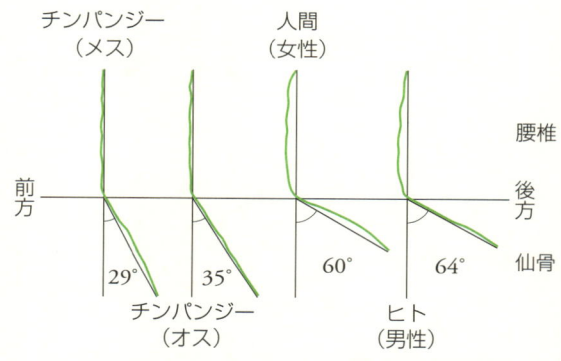

図41 ヒトとチンパンジーの腰仙角の比較
（Schultz, 1950より一部改変）

第5腰椎と第1仙椎とのなす角度（腰仙角）は29〜35°の範囲であるのに対して、ヒトの腰仙角は60〜64°であり、大きく仙骨が前傾しているのがわかる（図41）[18]。

　ヒトにおける仙骨の前傾によって最も大きな影響を受けるのが、仙骨と関節を形成する腰椎である。仙骨の前傾によって上半身が前方に傾くことで重心は前方移動するため、その代償として腰椎は前方に凸の大きな彎曲を形成したものと考えられる。ヒトの脊柱は進化の過程で脊柱の彎曲を変化させることで重心位置の微調整を行い、二足歩行によって狭小化した支持基底面の中心に重心を据えるために設計変更を繰り返してきたのではないだろうか。

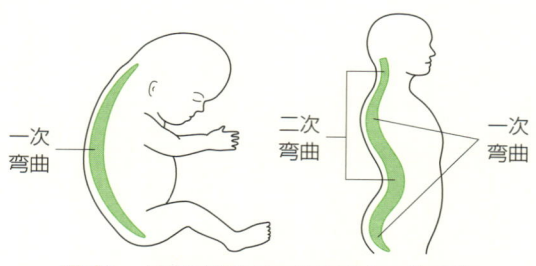

図40 人間の脊柱の一次彎曲と二次彎曲
（Stern, 2003）

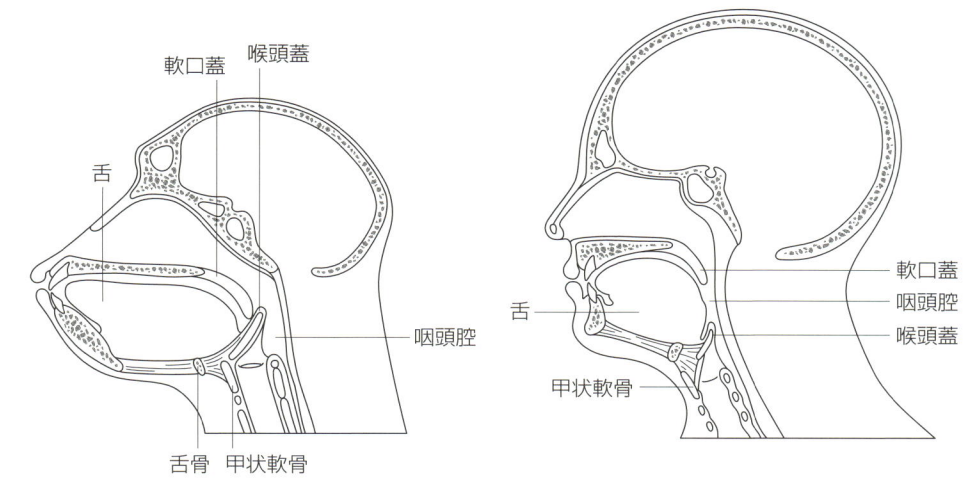

図42　人間（右）とチンパンジー（左）における発話、嚥下器官（Laitman, 1977）

二足歩行がもたらした喉頭の下降

　人類を飛躍的に進化させた要素として二足歩行、手の使用、道具の作製やそれに伴う脳容量の飛躍的な増大などが挙げられるが、忘れてはならないのが発話機能の獲得である。人間の発話機能の獲得には、二足歩行に伴う喉頭の下降がその一要因として関与している（**図42**）[19]。

　チンパンジーや他の類人猿は、呼吸と嚥下を同時に行うことが可能な身体構造をもつ。未発達の段階にある人間の新生児においても同様に、哺乳の際に毎分80〜90回の吸啜および嚥下と毎分40〜50回の呼吸を同時に行っている。

　チンパンジーの呼吸時には、喉頭蓋が上昇することによって咽頭と口腔との連続性が断たれるため、基本的には鼻呼吸が中心となる。発声時には喉頭蓋を上昇させたまま喉頭全体を引き下げることで口腔につながるわずかな隙間をつくる。しかし、咽頭腔が短く、狭いため十分な共鳴空間の確保は難しく、そのため声量は小さくなる。また舌筋をはじめとする発声に関わる筋も未発達であるため、声帯でつくりだした音を変化させる能力にも乏しい。

　一方でヒトにおいては、二足歩行に伴う重力の影響で喉頭の下降が生じた。喉頭の下降によって呼吸と嚥下を同時に行う能力は失ったが、口呼吸が可能な身体構造に変化した。また、喉頭の下降によって咽頭腔は長くなり、音の共鳴空間が増大することで十分な声量を確保することに成功した。さらに、口腔と咽頭が直角になることによって、複雑な話し言葉を可能にする解剖学的な構造を手にした。

　人間はこのような過程を経て発話機能を進化させることで、抽象的概念をもてるようになり、それが脳の発達を促した。進化した脳でさらに高度な思考をすることで言葉が豊かになり、この循環を繰り返すことで類人猿の3倍という大きな脳に進化を遂げたといえる。発話器官の進化によって生じた言語の獲得こそが、人類進化の最大要因である。

文　献

1) Castaing J et al.（井原秀俊，他・訳）：図解・関節運動器の機能解剖－上肢・脊柱編．協同医書出版社，1986．
2) Calais-Germain B：Anatomy of movement. Eastland press, 1993.
3) 中村隆一，他：基礎運動学．医歯薬出版，1976．

4) White AA et al.：clinical biomechanics of the spine 2nd ed. JB Lippincott Company, 1990.
5) 中村隆一，他：基礎運動学 第6版．医歯薬出版，2006.
6) Hislop HJ et al.（津山直一，他・訳）：新・徒手筋力検査法 原著第9版．協同医書出版社，2014.
7) 塚本芳久：上肢前方挙上時の肩甲骨傾斜運動に関する動態学的研究 烏口肩峰アーチとの関係．リハビリテーション医学 27：59-64，1990.
8) Neumann DA（嶋田智明，他・監訳）：カラー版 筋骨格系のキネシオロジー 第2版．医歯薬出版，2012.
9) Oliver J, Middleditch A：Functional anatomy of the spine. Butterworth-Heinemann, 1991.
10) 和才嘉昭，他：リハビリテーション医学全書5 測定と評価 第2版．医歯薬出版，1987.
11) Esola MA et al.：Analysis of lumbar spine and hip motion during forward bending in subjects with and without a history of low back pain. Spine 21：71-78, 1996.
12) Mansfield PJ et al.（弓岡光徳，他・監訳）：エッセンシャル・キネシオロジー．南江堂，2010.
13) 森於菟，他：分担解剖学1 総説・骨学・靭帯学・筋学 改訂第11版．金原出版，1982.
14) 落合慈之（監修），志村真理子：リハビリテーションビジュアルブック．学研メディカル秀潤社，2011.
15) 奈良勲，他（監修），伊藤元，他（編），水上昌文：標準理学療法学・作業療法学 専門基礎分野 運動学．医学書院，2012.
16) 坂井建雄，他（編），河原克雅，他：人体の正常機能と構造 改訂第2版；3 消化管．日本医事新報社，2012.
17) Stern J：Essentials of Gross Anatomy. Journal of anatomy, F A Davis & Co, 2003.
18) Schultz AH：The physical distinctions of man. Proceedings of the American Philosophical Society 94：428-449, 1950.
19) Laitman JT：The ontogenetic and phylogenetic development of the upper respiratory system and basicranium in man. University Microfilms, 1977.

第Ⅲ部
動作する人間

ここには何かがある…
そして、何かを記憶し、それを伝えている…

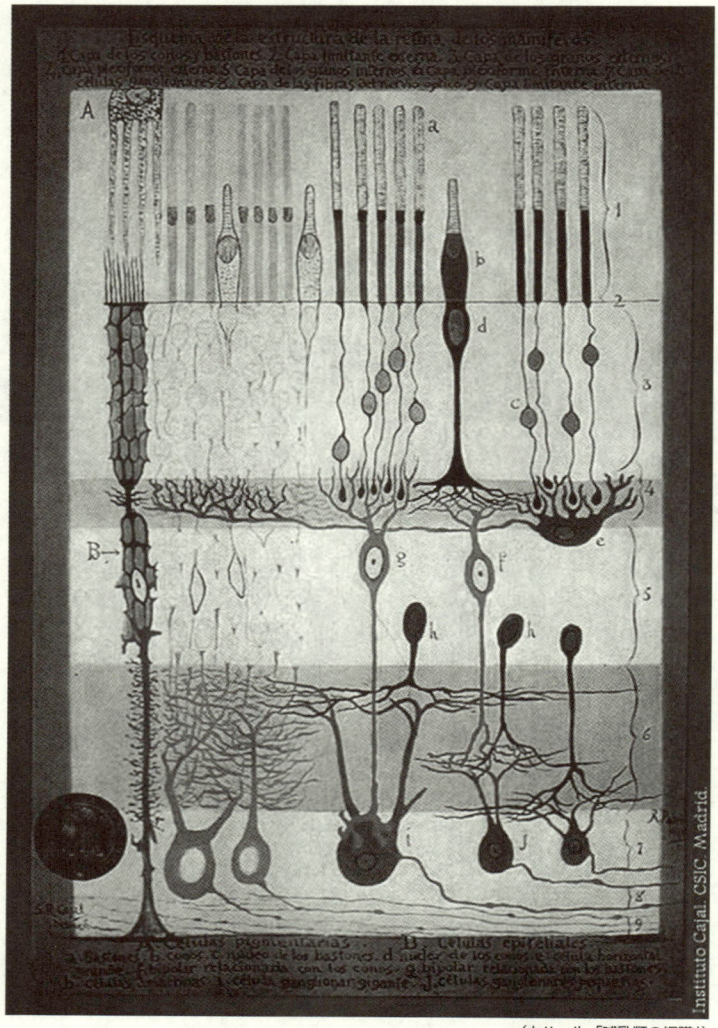

(カハール「哺乳類の網膜」)

神経細胞の、迷宮のような連結を観察していた人々が直面したものは、
「身体はどのように動くのか？」よりももっと謎めいた、
「何が身体を動かしているのか？」という問いであった。

第13章

発達の運動学

[1] 子どもの反射と反応

中枢神経系には脊髄、脳幹、中脳、大脳皮質レベルがある

　人間の生命は精子と卵子の受精に始まる。その後は「胎生期（受精〜誕生）」⇒「新生児期（誕生〜4週＝28日未満）」⇒「乳児期（1か月〜2歳）」⇒「幼児期（2〜6歳）」⇒「学童期（6〜12歳）」⇒「思春期（12〜18歳）」を経て「成人期」へと成長してゆく。

　その「運動発達（motor development）」の方向性には「頭部⇒尾部」と「中枢部⇒末梢部」という2つの基本法則がある。また、運動発達に伴って運動の自由度と協調性が拡大してゆくが、運動の難易度に準拠した「粗大⇒巧緻」「姿勢保持⇒姿勢移動」「低重心⇒高重心」「単関節運動⇒多関節運動」「反射⇒随意」「運動⇒行為」という一定の発達順序もある。

　そして、人間は一生涯の間、さまざまな環境下で絶え間なく身体を動かし続けている。特に、環境の変化に対応して適切に動き続けるためには「中枢神経系（central nervous system：CNS）」が筋収縮を調節する必要がある。この中枢神経系を介した筋収縮の制御を「運動制御（motor control）」という。

　一般的に、運動制御は「反射（低位）」「反応（中位）」「戦略（高位）」の3つのレベルに区別される。反射よりも反応が、反応よりも戦略が、より複雑な運動制御である。複雑な運動制御ほど意識の関与度や感覚調整の要求度が高まり、「運動学習（motor learning）」が必要となる。

　また、常に高位の中枢神経系の成熟により下位レベルが抑制されてゆく。しかしながら、反射や反応は完全に消失するわけではなく状況依存的に出現する。高位レベルに損傷が生じる脳性麻痺児では異常な反射の出現が持続する。

　「反射（reflex）」とは外部からの感覚刺激に対して意識することなく定型的な筋収縮が生じる現象である。「反応（reaction）」とは外部からの感覚刺激に対して意識が介在して定型的な筋収縮が生じる現象である。また、反射は脊髄や脳幹の反射弓を介した単シナプス性であることが多く、反応は中脳や大脳皮質を介した多シナプス性である。このため反射は意識状態に関係なくほぼ絶対的に出現し、反応は意識状態によっては出現しない場合がある。一方、「戦略（strategy）」とは欲求や意図に準拠した目的ある「行為（action）」の遂行である。

　19世紀末にジャクソン[1]は「中枢神経系の階層性（hierarchy of CNS）」を考慮して、反射を「脊髄・脳幹レベル（低次）」、反応を「中脳・大脳皮質レベル（中位）」、「随意運動（voluntary movement）」を「前頭葉連合野のレベル（高次）」に対応させている。それによれば大脳皮質の運動野は中位に相当し、前頭葉連合野が「心的」な運動制御の最高中枢である。

　しかしながら、子どもの反射や反応を分析する際には、脊髄（spinal cord）レベルの「原始反射（primitive reflex）」、脳幹（brain stem）レベルの「姿勢反射（postural reflex）」、中脳（mid-brain）レベルの「立ち直り反応（righting reaction）」、大脳皮質（cortex）レベルの「平衡反応（equilibrium

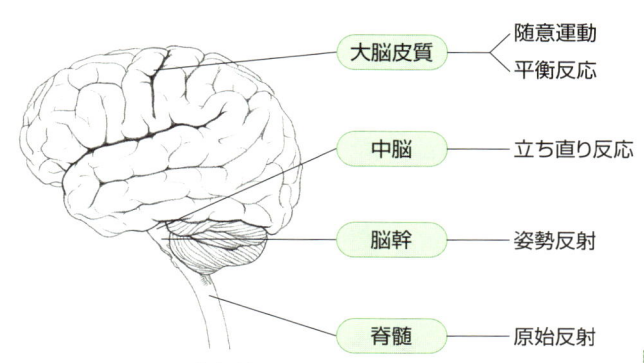

図1　中枢神経系の階層性と反射・反応

大脳皮質 —— 随意運動／平衡反応
中脳 —— 立ち直り反応
脳幹 —— 姿勢反射
脊髄 —— 原始反射

reaction)」や意志（will）に基づく「随意運動（voluntary movement）」に区分することが一般的である（図1）。

ここではまず、子どもの「胎生期」の運動の特徴を記したうえで、新生児期や乳児期に出現する「脊髄の原始反射」「脳幹の姿勢反射」「中脳の立ち直り反応」「大脳皮質の平衡反応」について説明する。

胎生期の胎動運動

①胎動

子どもは母親（妊婦）の子宮の中でも動いている。この胎生期の身体運動を「胎動（fetal movement）」という。胎動は、胎児自身の筋肉活動に起因する運動である。

受精後8週の胎児は3cmほどの胚だが、身体の手足の大まかな輪郭がすでに形成されており、頭、目、鼻、口、手足の指も分かれている。この8週頃に筋に神経支配が及び筋肉が活動し始める。最初の運動はびくっとする動きやしゃっくりのような動きである。8週頃にはモロー反射（Moro reflex）が出現する。9～10週頃には全身の動き、四肢の動き、あくび、口の開閉、舌の動きなどが出現する。12週頃からは口角反射（rooting reflex）、嚥下反射（swallowing reflex）、吸啜反射（sucking reflex）などが出現する。15週頃には手指を口に接触させて吸い始める。16～20週頃には目の動きも出現する。そして、母親は20週頃に胎動を感じ始める。20～40週頃の胎児は基本的には全身屈曲姿勢をとっている[2]。

しかしながら、この時期の運動には外部からの感覚入力による反射性の筋収縮と、脊髄の運動細胞の自発的な活動によって自然発生した神経インパルスに起因する自発的な筋収縮とが混在している。胎生期に神経系が成熟するにつれて、筋肉は刺激に対する反射として収縮を始めるようになってゆく。なお、胎動の種類には次のようなものがある[3]。

胎生期の胎動運動

- 全身胎動：fetal movement：FM
  （全身のゆったりとした大きな動き）
- 四肢胎動：fetal tonus：FT
  （四肢の屈伸運動などの比較的速い動き）
- 呼吸運動：fetal breathing movement：FBM
  （横隔膜の活動）
- 眼球、顔面運動：fetal eye and facial movement
  （素早い眼球運動や開口などの顔面筋の運動）
- 排尿運動：urination movement
  （排尿に伴う運動）

---

②自発運動

母親（妊婦）が胎動を感じるのは胎児が自分で動いているからである。暗闇の子宮の中の胎児の運動は自然発生的であるため「自発運動（general movement：GM）」と呼ばれる。それは胎生8週頃より出現する皮質下レベルの全身的な粗大運動である。

自発運動は環境の影響とは直接関係しないと考えられている。自発運動は大脳基底核、視床、脳幹レベルの運動であるが、胎児の自己内在要因によって生じる。つまり、胎児の運動は反射のみに支配されているわけではない。

プレヒトル[3]によれば「自発運動は流暢（fluency）で、複雑（complexity）で、変化に富んでいる（variability）」という。胎児の頸部、体幹、上肢、下肢の運動が強度、速度、振幅を増減しながら数秒間持続し、徐々に始まり徐々に終わる。また、上下肢の運動は回旋を伴う伸展パターンや屈曲パターンであり、運動方向はゆっくり変化するという特徴がある。

また、自発運動は誕生後の新生児期や乳児期にも認められる。運動パターンは胎生期の自発運動

に類似しており、「writhing movement（もがくような動き）」や「fidgety movement（円を描くような動き）」と呼ばれる[4]。

自発運動は顔面や口の運動でも認められる。また、胎児は手を口唇に持っていって自分の手指を吸うこともある。胎児が羊水に満たされた子宮の中で接触するのは、唯一、口と手指である。人間の運動野や感覚野のニューロンレベルの身体部位再現（ホムンクルス）では口唇と手指の領域が広い。これは口や手が生後の生命維持活動の基本となるからであろう。

こうした自発運動は超音波検査やfMRI検査で確認できる。そして、自発運動の欠如は脳性麻痺児の診断的な価値をもつ。

③感覚発達

胎児の感覚発達の順序は他の脊椎動物と共通しており、皮膚感覚（8週）、平衡感覚（21週）、嗅覚（24週）、味覚（24週）、聴覚（32週）、視覚（誕生後）である。

その特徴は触覚刺激に対する運動反応が早期に出現し、顔面や身体各部の触覚の高い感受性を有していることである。平衡感覚は羊水の中で姿勢は変化しており、重力に対する姿勢を内耳の三半規管（前庭迷路系）でキャッチしている。したがって、胎生期の反射は体性感覚と前庭覚に由来している。聴覚の発達は遅いが、胎生期の後半では母親や胎児自身の心臓音や消化器音から発せられる母体内音と、母体外からの人間の声や音楽とを区別しているようである。視覚の発達は光と出合う誕生後である。

乳児の運動発達は、反射や反応の連鎖を形成する中枢神経系の階層性を基本に成り立っている。

反射の概念は17世紀のデカルトに由来するが、その神経生理学的メカニズムは19世紀のマーシャル・ホール、ベル、マジャンディ（Magendie）らによるカエルの脊髄反射機構の研究によって確立された[5]。

そして、20世紀初頭にシェリントン[6]がネコの脊髄反射における運動細胞への"促通（facilitation）"と"抑制（inhibition）"のメカニズムを解明した。特に、脊髄反射の運動パターンにおいては屈筋群が促通されて筋収縮する時には伸筋群が抑制されて弛緩する（逆の場合も同様）。つまり、動筋が収縮する時には拮抗筋が弛緩する。これを「相反神経支配（reciprocal innervations）」という。

また、20世紀前半にはマグヌス（Magnus）[7]が「除脳動物」における脳幹レベルの姿勢反射（ATNR、STNR、TNRなど）を解明した。一方、中脳レベルの立ち直り反応や大脳皮質レベルの平衡反応はミラニー（Milani）[8]らをはじめとする20世紀前半の小児科医の臨床観察によって明らかになっていった。

自発運動、原始反射、姿勢反射、立ち直り反応、平衡反応などの観察は「発達のスクリーニング検査」として有用である。小児科医は神経機能障害の重症度や脳性麻痺のタイプを観察結果から予測する。発達のスクリーニング検査は、非侵襲的で費用もかからないため、確実に新生児から乳児期の間行われなければならない。乳児の運動発達年齢に対応した反射の消失時期や反応の出現時期から発達の遅れをスクリーニングする。複数の反射や反応の検査から現在の運動発達年齢を定め、実年齢（正常な運動発達年齢）からの遅れがあれば異常と判断する。原始反射や姿勢反射が消失しないことと、立ち直り反応や平衡反応が出現しないことが異常である。

以下、新生児期と乳児期の反射と反応について、「名称」「出現時期」「特徴」を図示して説明する[9-11]。

新生児期と乳児期の反射と反応

❶ 脊髄レベルの原始反射
❷ 脳幹レベルの姿勢反射
❸ 中脳レベルの立ち直り反応
❹ 大脳皮質レベルの平衡反応

新生児期と乳児期の反射

1 脊髄レベルの原始反射

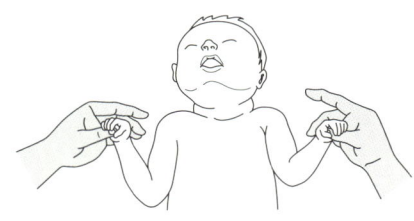

バブキン反射（Babkin reflex）：出現時期 0～1か月
背臥位で乳児の両手掌を検者が母指で強く圧迫して刺激すると開口する。手掌口反射（hand-mouth reflex）とも呼ばれる。

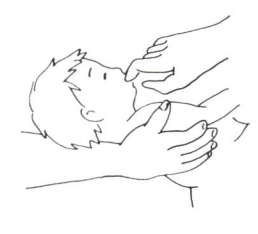

吸啜反射（sucking reflex）：出現時期 0～2か月
口唇に乳首や指が触れると、乳首や指を吸い込む吸啜（きゅうてつ）運動が出現する。吸引反射とも呼ばれる。

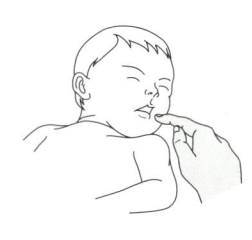

口角反射（rooting reflex）：出現時期 0～2か月
口唇の周囲に乳首や指が触れると、口や頭部を刺激した方向に動かして乳首や指を探索する。探索反射、口唇反射、十字反射とも呼ばれる。

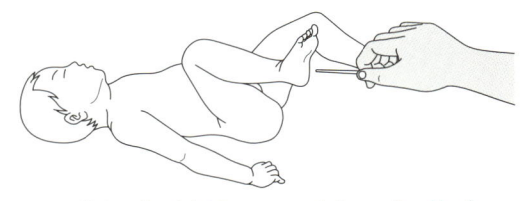

屈筋収引反射（flexor withdrawal reflex）：出現時期 0～2か月
背臥位で下肢を伸展させた状態で足底を刺激すると、下肢を引っ込めるような屈曲パターン（屈曲、外転、外旋）が出現する。逃避反射とも呼ばれる。

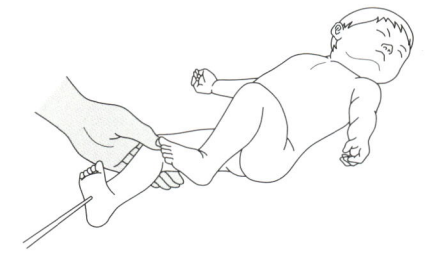

伸筋突張反射（extensor thrust reflex）：出現時期 0～2か月
背臥位で下肢を屈曲させた状態で足底を刺激すると、下肢の伸展パターン（伸展、内転、内旋）が出現する。

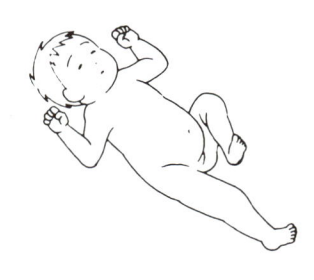

交叉性伸展反射（crossed extension reflex）：出現時期 0～2か月
背臥位で一側下肢を屈曲、一側下肢を伸展させた状態で、伸展した下肢を屈曲すると反対側下肢の伸展パターンが出現する。また、背臥位で一側の下肢を伸展した状態で足底を刺激すると反対側下肢の伸展パターンが出現する。さらに、一側下肢の大腿部の内側を検者が軽叩すると、反対側下肢の股関節が内転・内旋、膝関節が伸展、足関節が底屈し、鋏状肢位（scissors position＝下肢の伸展パターン）となる。

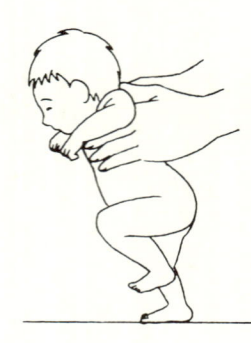

自律歩行 (automatic walking)：
出現時期 0～2 か月
乳児を垂直位に抱き上げた状態で足部を床に接触させて体幹を前傾させると、両下肢を交互に前方に出す歩行のような運動パターンが出現する。自動歩行とも呼ばれる。

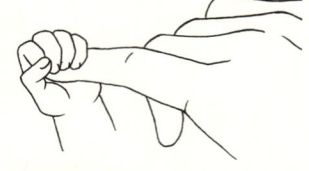

手の把握反射 (grasping reflex)：
出現時期 0～6 か月
手掌の尺側に棒や検者の指を接触させると反射的に全指を屈曲して握る。

足の把握反射 (grasping reflex)：
出現時期 0～12 か月
足底に棒や検者の指を接触させて圧迫すると反射的に全指を屈曲する。

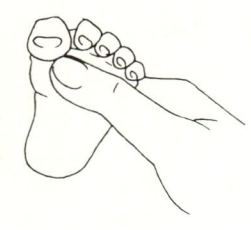

ギャラン反射 (Galant reflex)：出現時期 0～4 か月
乳児を腹臥位で水平に抱き、脊柱の側方を胸椎から腰椎に向かって指やハンマーの先端でこすると、刺激側が凹形となる脊柱の側弯運動が出現する。左右どちらを刺激しても非対称的に出現する。側弯反射 (trunk incurvation reflex) や背反射とも呼ばれる。

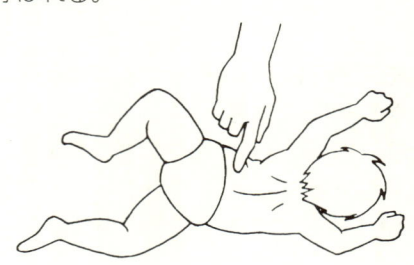

台乗せ反射 (foot placement reflex)：
出現時期 0～2 か月
乳児を垂直位に抱き上げた状態で片方の足背を台の縁に接触させると、下肢の屈曲と足関節の背屈運動が出現し、台の上に足部を乗せて支持しようとする。空中で支えられた状態から床に近づくと足部が着地の準備姿勢をとるのを踏み直り反応 (placing reaction, 大脳皮質が関与) という。

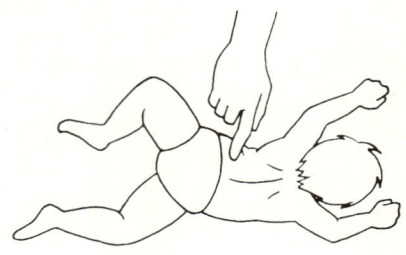

バビンスキー反射 (Babinski reflex)：
出現時期 0～12 か月
足底の外縁をこすると、母指が伸展し、他の足指が開く（開扇現象）。

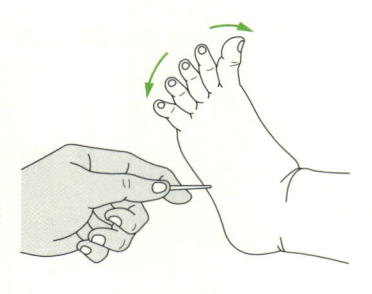

[1] 子どもの反射と反応 • 373

❷ 脳幹レベルの姿勢反射

陽性支持反応（positive supporting reaction：PSR）：
出現時期 0〜8 か月

乳児を垂直位に抱き上げた状態で足部を床に接触させると下肢を伸展しようとする。磁石反応（magnetic reaction）とも呼ばれる。足部と床との接触を取り除くと下肢を屈曲するのを陰性支持反応と呼ぶ。

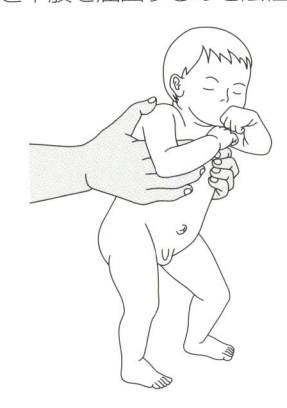

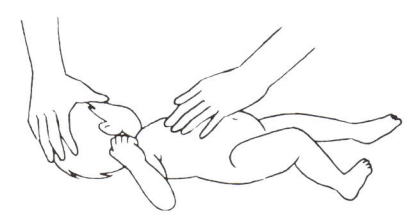

非対称性緊張性頸反射（asymmetrical tonic neck reflex：ATNR）：出現時期 0〜6 か月

背臥位で頸部を一側に左回旋または右回旋すると、向けた側の上下肢が伸筋優位となって伸展パターン（伸展、内転、内旋）が出現し、反対側の上下肢が屈筋優位となって屈曲パターン（屈曲、外転、外旋）が出現する。

対称性緊張性頸反射（symmetrical tonic neck reflex）：出現時期 0〜6 か月

背臥位や四つ這い位で頸部を屈曲すると、上肢が屈筋優位となって屈曲パターン、下肢が伸筋優位となって伸展パターンが出現する。また、腹臥位や四つ這い位で頸部を伸展すると、上肢が伸筋優位となって伸展パターン、下肢が屈筋優位となって屈曲パターンが出現する。

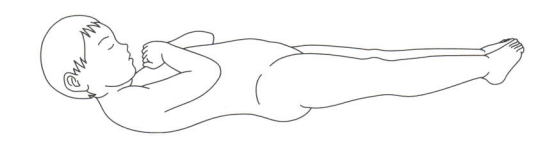

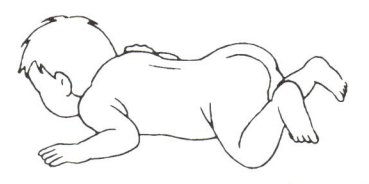

緊張性迷路反射（tonic labyrinthine reflex）：
出現時期 0〜4 か月

背臥位をとると上下肢が伸筋優位となり伸展パターンが出現する、また、腹臥位では屈筋優位となって屈曲パターンが出現する。

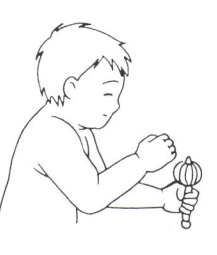

連合反応（associated reaction）：
出現時期は不明確

背臥位で一側の手足の筋収縮に検者が抵抗を加えたり、一側の手足で物体を強く握らせると、反対側の手足に同様の筋緊張の増加が出現する。鏡運動（mirror movement）とも呼ばれる。

自動運動反応

モロー反射 (Moro reflex)：出現時期0〜4か月
検者が乳児を空中で背臥位に保持するか、または座位をとらせ、検者が頭部を後方に落下させると、両上肢の肩を外転させて開く運動が出現する。驚愕反応とも呼ばれる。

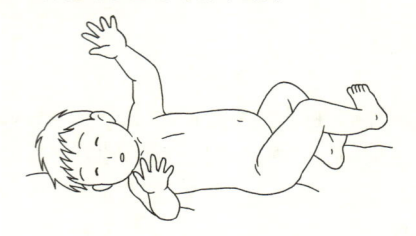

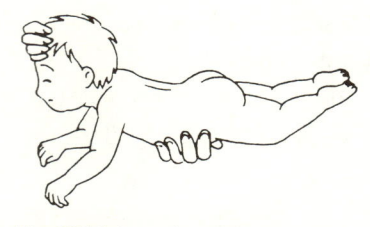

ランドー反射 (Landau reflex)：出現時期6か月〜2年半
検者が乳児の胸郭を支えて空中で腹臥位を保持し、頭部を挙上すると、脊柱の伸展パターンが出現する。

パラシュート反応 (parachute reaction)：出現時期6か月〜生涯
検者が乳児を空中で垂直位に保持し、頭部を床に向かって急速に落下させると、上肢を伸展し、手指を開いて、頭部を保護しようとする。保護伸展反射 (protective extensor) とも呼ばれる。座位でのパラシュート反応は前方が6か月、側方が7か月、後方が8か月で出現し、以後、生涯にわたって出現する。

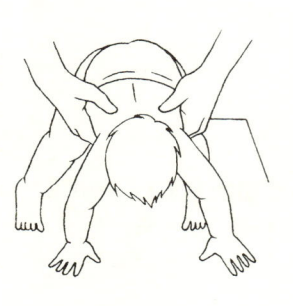

❸ 中脳レベルの立ち直り反応

頸の立ち直り (neck righting)：出現時期0〜6か月
背臥位で検者が頸部を一側に回旋させると、身体は全体として同じ方向に回旋して寝返る。

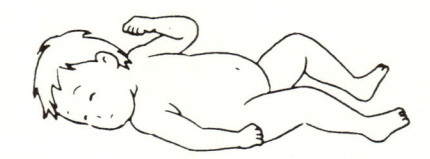

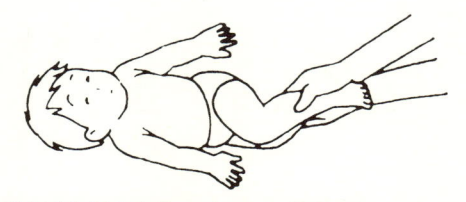

身体に対する身体の立ち直り反応 (body righting action on the body)：出現時期6〜18か月
背臥位で検者が頸部や骨盤を一側に回旋させると、肩甲帯、体幹、骨盤、下肢が分節的に回旋して寝返る (body axis rotation：体軸内回旋)。

頭部に対する迷路性立ち直り反応 [1] (labyrinthine righting acting on the head):
出現時期 1 か月〜生涯
閉眼で腹臥位にて空間に保持すると、頭部を持ち上げ、顔面を垂直、口を水平に保つ。

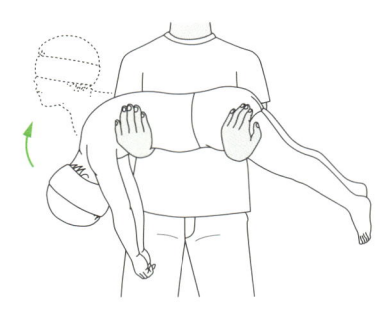

頭部に対する迷路性立ち直り反応 [2] (labyrinthine righting acting on the head):
出現時期 6 か月〜生涯
閉眼で背臥位にて空間に保持すると、頭部を持ち上げ、顔面を垂直、口を水平に保つ。

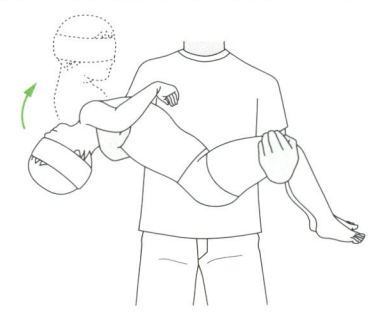

頭部に対する迷路性立ち直り反応 [3] (labyrinthine righting acting on the head):
出現時期 6 か月〜生涯
閉眼で垂直位にて空間に保持して右または左に傾斜させると、頭部と体幹を垂直位に戻し、顔面を垂直、口を水平に保つ。

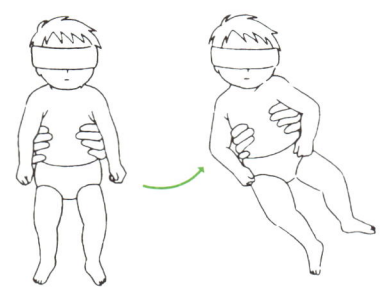

視覚性立ち直り反応 (optical righting) [1]:
出現時期 1 か月〜生涯
開眼で腹臥位にて空間に保持すると、頭部を持ち上げ、顔面を垂直、口を水平に保つ。

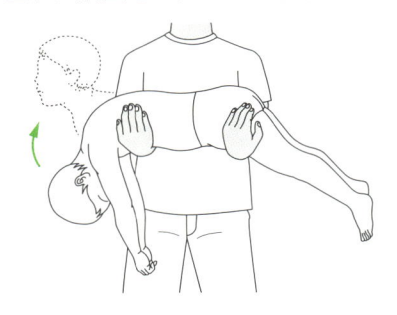

視覚性立ち直り反応 (optical righting) [2]:
出現時期 6 か月〜生涯
開眼で背臥位にて空間に保持すると、頭部を持ち上げ、顔面を垂直、口を水平に保つ。

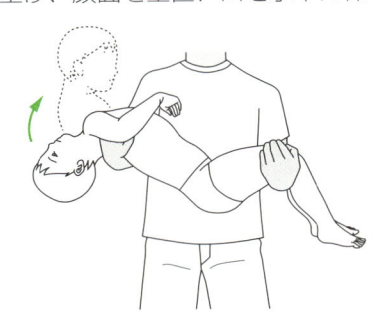

視覚性立ち直り反応 (optical righting) [3]:
出現時期 6 か月〜生涯
開眼で垂直位にて空間に保持して右または左に傾斜させると、頭部と体幹を垂直位に戻し、顔面を垂直、口を水平に保つ。

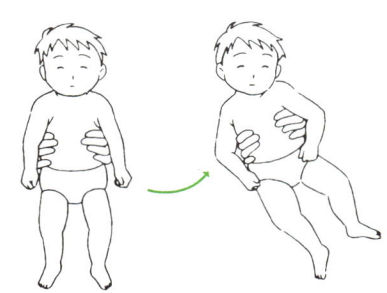

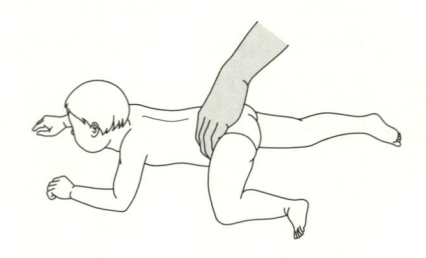

両棲動物的反応（amphibian reaction）：
出現時期6か月〜生涯
腹臥位で検者が一側骨盤を引き上げると、同側の上下肢に屈曲パターンが出現する。

4 大脳皮質レベルの平衡反応

背臥位と腹臥位の傾斜反応（tilting reaction of supine and prone）：
出現時期6か月〜生涯
水平位より左右に傾く傾斜板上で背臥位または腹臥位をとらせ、検者が一側に傾斜させると、頭部と体幹に立ち直り反応、四肢に保護的な平衡反応が出現する。平衡反応は傾斜反応（tilting reaction）とも呼ぶ。

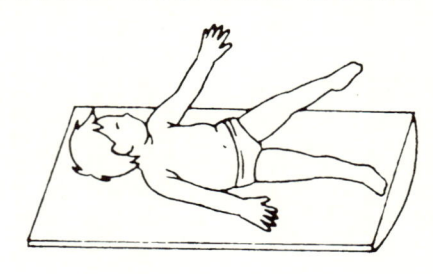

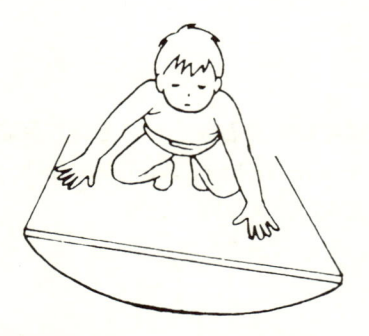

四つ這い反応（four-foot kneeling）：
出現時期6か月〜生涯
両手と両膝をついた四つ這い位をとらせ、検者が一側に傾斜させると、頭部と体幹に立ち直り反応、四肢に保護的な平衡反応が出現する。

座位反応（sitting）：
出現時期10か月〜生涯
椅子座位をとらせ、検者が一側に傾斜させると、頭部と体幹に立ち直り反応、四肢に保護的な平衡反応が出現する。

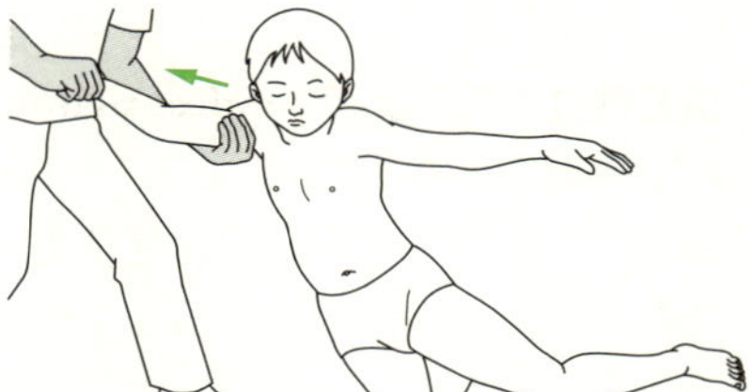

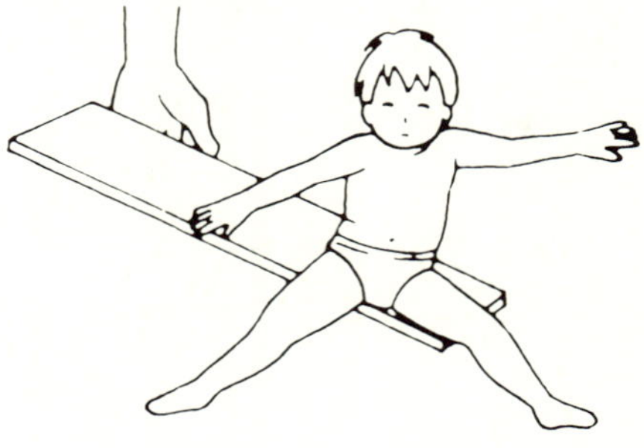

膝立ち反応（kneel standing）：
出現時期15か月〜生涯
膝立ち位をとらせ、検者が一側に傾斜させると、頭部と体幹に立ち直り反応、四肢に保護的な平衡反応が出現する。

ホッピング反応［1］（hopping reaction）：
出現時期 15 か月～生涯
立位をとらせ、検者が頭部と体幹を側方に傾斜させると、頭部と体幹に立ち直り反応が出現し、平衡を維持するために側方に反対側の足を踏み出す。ステッピング反応（stepping reaction）とも呼ぶ。

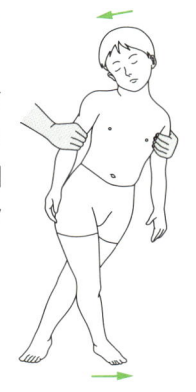

ホッピング反応［2］（hopping reaction）：出現時期 15 か月～生涯
立位をとらせ、検者が前方に頭部と体幹を傾斜させると、頭部と体幹に立ち直り反応が出現し、平衡を維持するために前方に左右どちらかの足を踏み出す。

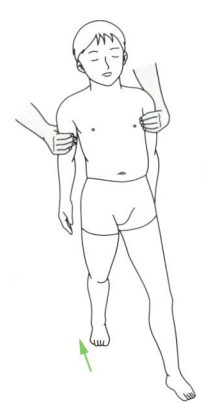

ホッピング反応［3］（hopping reaction）：
出現時期 15 か月～生涯
立位をとらせ、検者が頭部と体幹を後方に傾斜させると、頭部と体幹に立ち直り反応が出現し、平衡を維持するために後方に左右どちらかの足を踏み出す。

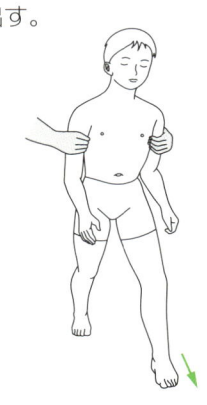

背屈反応（dorsiflexion reaction）：
出現時期 15 か月～生涯
立位をとらせ、検者が頭部と体幹を後方に傾斜させると、頭部と体幹に立ち直り反応が出現し、平衡を維持するために左右の足関節を背屈する。

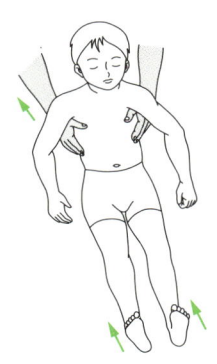

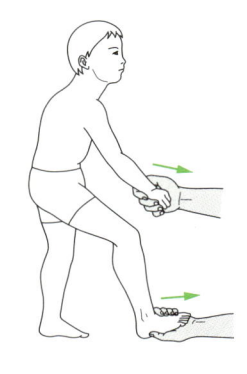

シーソー反応（see-saw reaction）：
出現時期 15 か月～生涯
立位をとらせ、検者が一側の手足を握った状態で頭部と体幹を後方に傾斜させると、頭部と体幹に立ち直り反応が出現し、随意的に握られた手足の位置を動かして平衡を維持しようとする。

猿の体位反応（simian position）：
出現時期 15 か月～生涯
うずくまった座位をとらせ、検者が体幹を斜め方向に傾斜させると、頭部と体幹に立ち直り反応、四肢に保護的な平衡反応が出現する。

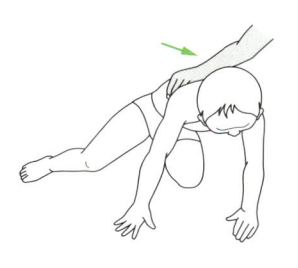

[2] 子どもの運動発達

「運動発達（motor development）」は中枢神経系の階層性の成熟を反映する。それは全身運動による移動動作や物体操作における運動スキルの獲得過程であり、一定の月齢（マイルストーン）を経て発達してゆく（図2）[12]。

生後0〜3か月の運動発達

新生児期（0〜1か月）の運動は脊髄および脳幹レベルで制御されており、原始反射（primitive reflex）や姿勢反射（postural reflex）が出現する。この低次レベルの運動パターンは乳児期になると"消失"するわけではない。中枢神経系が成熟（錐体路の髄鞘化）するにつれて、低次レベルの運動パターンは高次レベルの制御によって出現が"抑制"される。つまり、中脳や大脳皮質レベルによって制御される複雑な運動パターンの内に"集積"されると捉えるべきである。

一方、胎生期や新生児期に脳損傷をきたした脳性麻痺児の場合、原始反射や姿勢反射は乳児期になっても引き続き出現する。これは高次レベルからの"抑制"の不十分さを反映している。また、中枢神経系の成熟後に脳損傷をきたした成人の片麻痺患者の場合も、原始反射や姿勢反射は"脱抑制"されて再び出現する。そして、それには病的な錐体路徴候（痙性麻痺、深部反射の亢進、バビンスキー反射の出現）が伴う。

新生児期には自発運動（GM）も認められる。新生児の自発運動は身体各部の可変的な運動を含む流暢な動きで、一定の強度、速度、振幅を有する全身運動からなる。さらに、それはゆっくりとした"エレガント（elegant）"な動きで、四肢、体幹、顔面の動きも伴っている。一方、後で脳性麻痺児であると診断された乳児の自発運動は異なっている。それは"窮屈な動き（cramped-synchronized）"が特徴的である。つまり、全身運動の強度、速度、振幅の可変性が正常児とは異なっており、複雑さや流暢さが欠如している[13]。

新生児期において行為は未発達だが、その動きを詳細に観察すればいくつかの共通する特徴が認

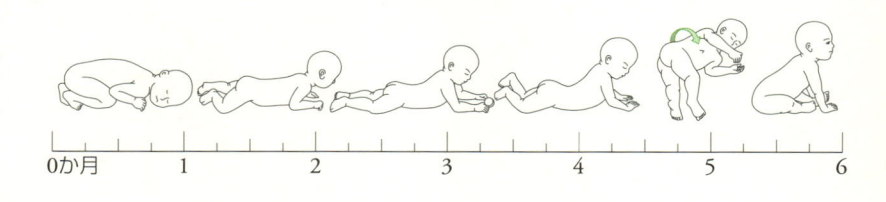

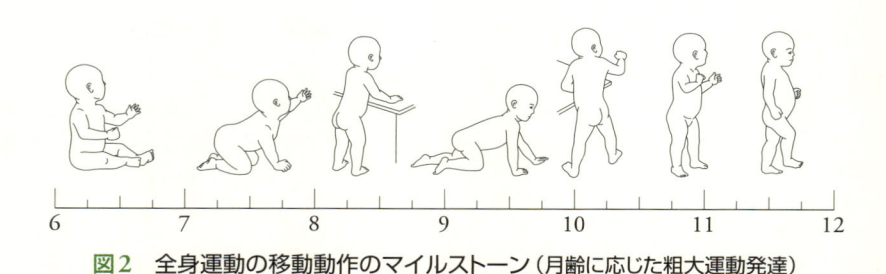

図2 全身運動の移動動作のマイルストーン（月齢に応じた粗大運動発達）

められる。背臥位での四肢の自発運動は認められるが、重力に抗して四肢を空間内の静的位置に保持することはできない。しかしながら、情動が高まると上下肢を伸ばしたり曲げたりする。腹臥位では頭部を持ち上げようとするが垂直位に保持することはできない。

新生児に最も早く出現する運動は頸部の左右回旋である。口の周囲を指で刺激すると、その方向に頸部を回旋させる。これは乳首を吸うための探索反射（rooting reflex）と連動した動きである。

生後1か月頃には背臥位で一側方向への頭部の回旋を好む可能性がある。それは"偏向性（predilection）"として知られている。完全な頭部の回旋はできないが、正中線を越えて頭部を回旋させることができる。時には頭部の回旋に続いて体幹の非対称な姿勢が生じることがある。

生後1か月頃の視力は貧弱である。大人の1/4程度といわれており、8か月頃にならないと遠くは見えない。この時期、運動視はできるが身体周辺の物体を物体とは見ていない。その理由は2か月にならないと目（水晶体）の焦点が合わないからである。3か月になると20～25cmの距離に置かれた物体に焦点を合わすようになる。これは母親が乳児を抱いた時の二人の顔の距離である。4か月になると両眼視ができるようになり、遠近感が生まれる。新生児には遠近感がないために外部世界を3次元空間として見られない。そのため大きさと形の恒常性がわからない。見る距離や角度が変化しても、物体の実際の大きさや形が変化しないことがわからない。

しかしながら、新生児は人間の顔を認識しているとする報告がある。メルツォフ（Meltzoff）[14]によれば、新生児は目の前の大人が舌を出したり口を開くと模倣することがあるという。ゴーレン（Goren）[15]らも、生後1か月の新生児に2つの目と眉、1つの鼻と口の数は同じだが配置の異なる複数の顔の図形を見せると、人間の顔のように配置した図形をよく見ると報告している。新生児の視覚は母親の顔の認識から始まるようである。

乳児期が始まると、生後1か月頃には自発運動や自律歩行が認められる。生後2か月頃には頭部の「引き起こし反応（traction response）」が出現する（図3）。これは背臥位で検者が乳児の両手を握り、ゆっくりと座位まで持ってくると、途中で乳児が頸部を屈曲させて頭部を垂直位に引き起こす反応である。この時期に乳児は座位で数秒間、頭部のバランスをとることができる。

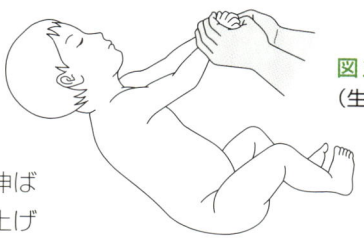

図3 頭部の引き起こし反応（生後2か月頃）

そして、生後3～4か月で「定頸（head control）」する。定頸とは「首が座る」ことであり、母親が垂直位に抱きかかえても頭部が安定してくる。

乳児の眼球運動の方向調節は生後1か月から始まるが、視線の固定と「追視（tracking eye movement）」はできない。視線の注視と追視は2か月頃から急速に出現する。また、追視に対応した頭部の連動も2か月頃に可能となる。2か月頃の追視は正中線を越えないが、3か月で正中線を越え、4か月で180°の追視ができる。

生後2～3か月には「微笑み徴候（smile sign）」が出現して笑顔をつくる。また、視覚的な新奇性に対する注意が出現する。単純な丸より丸い人間の顔により興味を示す。顔面、口、舌の筋活動は乳首を吸い込む運動パターンとして出現し、吸啜、嚥下、呼吸を調整することができる。

新生児の手は手掌の中に母指を閉じるようにしている。しかしながら、上肢の自発運動が起こるにつれて手指を動かし、母指も含めて手を開く運動が出現する。新生児あるいは生後2～3か月の乳児の手掌に検者の指で触れると、自動的に把握反射が出現する。しかし、物体の立体認知はしておらず、その感触も感じていない。こうした手の把握反射は触覚や固有受容器の手掌刺激に対する無意識的な自動反応であり、意図的な物体の把握ではない。また、乳児が意図的に手を物体に伸ばす上肢のリーチングはまだ出現しない。まだ、目と手の協調性は発達していない。

生後3～4か月の乳児はガラガラを手で反射的に持つことはできる（図4）。つまり、この時期には手の把握反射によって物体をつかむ。物体をつかんで口に持ってゆくこともする。したがって、手による物体の立体認識は3～4か月頃から始まる。しかしながら、母指は閉じており、他の4指

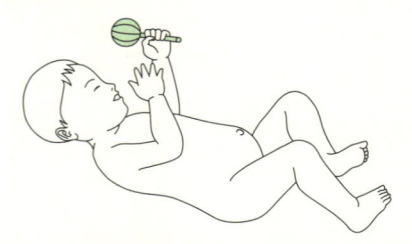

図4 ガラガラを手で握る（生後3～4か月、手の把握反射）

で物体を把持する。

　足は体幹を垂直位に支えて足底を床に接触させると歩くような運動パターンが出現する。この自動歩行は生後2か月で消失するが、乳児を水中で支えて足を床に着ける実験によると自動歩行はその後も消失しない。原始反射は高次レベルの運動パターンの内に"集積"されるのであり、自動歩行の運動パターンは将来の歩行パターンに組み込まれている。下肢は3か月になると自発的な左右の交互運動をする。

　興味深いのは、口の吸引反射（sucking reflex, 誕生～2か月）が消失した後、3～4か月に自分の手指を随意的に吸ったり舐めたりする「手の吸引（hand sucking）」が頻繁に出現することである。それは「母指の吸引（thumb sucking）」から始まり（4～6か月で消失）、複数の手指の吸引へと移行する。手の吸引は乳児期全般に出現し、完全に消失するのは5歳頃である。また、7～8か月には「足の吸引（foot sucking）」も出現する。背臥位で両手を使って足をつかみ、足指を吸ったり舐めたりする。

　また、この3～4か月には「手の注視＝ハンドリガード（hand regard）」も頻繁に出現する。ハンドリガードとは自分の視野に入ってきた手を見る現象のことである。乳児は自分で顔の前に手をもってきて、それを不思議そうにじっと見つめる。生後2～4か月に出現し、8か月頃に消失する。

　こうした「手足の吸引」と「手の注視（ハンドリガード）」は、体性感覚や視覚によって自己の身体の存在を確認することである。そして、それが自己と他者の区別、身体図式の形成、上肢のリーチング、手による物体の把持、模倣の出現などの前提条件となる。

　また、この時期の乳児は、生後2か月で「動く物体を見つめたり」「追視したり」「呼びかけると反応」する。3～4か月で、「喃語（BuBuとかKuKuと言う）を話したり」「あやされると笑ったり（微笑み徴候）」「他者とアイコンタクト（eye contact）」する。

生後4～6か月の運動発達

　生後4か月頃には原始反射は消退するが姿勢反射は出現し続ける。この時期、定頸が完全に獲得されている。定頸と連動して腹臥位で頭部を挙上して垂直位に保持することができるようになる。この腹臥位の両肘立ち位（on elbow）で頭部を垂直に持ち上げた肢位を「パピー肢位（pappy position）」と呼ぶ。

　生後4～5か月頃に、乳児は背臥位で両手を正中線上で合わせたり、正中線の向こうに片手を伸ばし始める。また、自分の両足を両手でつかんで口で舐めたりする。6か月頃には乳児は背臥位から側臥位になることができ、「寝返り」するようになる。その寝返りでは体幹が分節的に回旋している。しかしながら、自発的な寝返りは骨盤回旋に導かれて体幹の回旋、肩甲帯の回旋へと連動してゆく運動パターンが先行し、その後に頸部の回旋、上肢の運動、肩甲帯の回旋に導かれて体幹や骨盤が回旋する運動パターンを獲得することが多い。これは股関節の屈曲、内転運動によって牽引される骨盤回旋と殿部の重量移動が寝返りの鍵であることを示唆している。

　生後5か月になると母親が膝の上で抱きかかえていれば乳児は座れるようになる。また、6か月で母親が介助して床上に座らせると頭部と体幹を前屈した「座位」を一人で保持できるようになる。しかし、まだ背臥位から自力で座位はとれないし、頸部と体幹を垂直にした座位を保持することもできない。

　生後5～6か月で、乳児は目を関心のある物体に向ける。それは目的ある行為の萌芽である。そして、椅子座位で手を物体に伸ばして「リーチング」しようとする。この最初のリーチングは「クルピエ・リーチング」と呼ばれる（図5）[16]。ルー

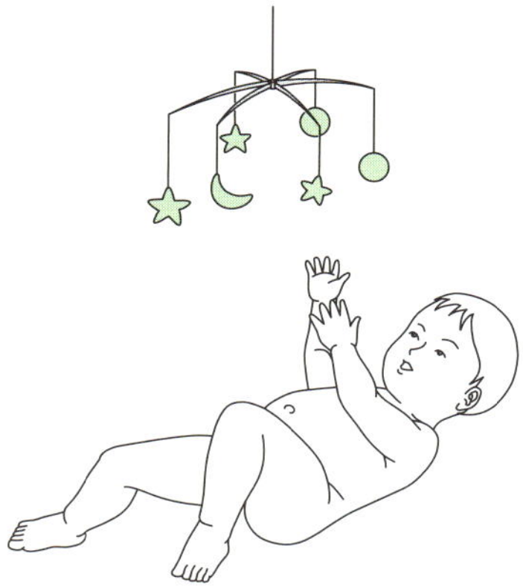

図5 物体への上肢のリーチング（クルピエ・リーチング、生後5〜6か月）

レットでディーラー（クルピエ）がチップを熊手でかき集める時の上肢の運動に似ているからである。それは肩の運動のみを使うリーチングであり、肘、前腕、手が連動しておらず、硬くぎこちない動きである。

　生後5〜6か月には手の把握反射は残存しているが弱まっている。また、手による物体の立体認識も3〜4か月頃より徐々に発達している。そのため、この時期の乳児は能動的に目的をもって物体を「把握（grasp）」しようと試み始める。たとえば、玩具を目の前に見せると手を伸ばして遊ぶ。また、乳児は自分の手足をじっと不思議そうに注視する。6か月頃には物体を左右の手で持ち替えるようになる。

　つまり、この時期に「目と手の協調性（eye-hand coordination）」の発達が始まる。しかしながら、まだ座位の発達が不十分であるとともに、物体に対して母指を開かず、他の4指で接触しようとする。

　また、この時期の乳児は、生後4〜5か月で「物体の大きさや形の輪郭線」を視覚的に認知したり、「声を出して笑ったり」「人をじっと見つめたり」「母親を喜んだり」する。6か月では活発に背臥位や腹臥位で動き回ろうとし、「ギャーギャーと叫んで渇望を声に出したり」「いないいないバアなどの反復を期待したり」「他人を見て笑いかけたり」する。

生後7〜9か月の運動発達

　生後7か月頃の乳児では中脳レベルの視覚性と迷路性の立ち直り反応が出現してくる。また、臥位や座位での平衡反応（傾斜反応）も出現してくる。それに伴って座位や立位などの抗重力位で姿勢調節や移動動作が段階的に可能になってゆく。また、上肢のパラシュート反応の出現によって座位保持が安定し、8か月になると頸部と体幹を垂直位にした座位を一人でとるようになる。

　座位保持には視覚性立ち直り反応と上肢のパラシュート反応後に手指を伸展して体重支持する必要がある。これは手が物体の把持機能のみでなく新しい体重支持機能を獲得したということである（図6）。また、これは座位保持という「目的」に対して手を「手段」として使うという運動プログラムの発達を意味する。新しい行為の獲得は新しい運動プログラムの形成によって出現する。

　座位の獲得と並んで、この時期の最大の特徴は上肢機能の発達である。生後4〜6か月の「上肢のリーチング」は主に肩の動きのみを使ったぎこちない「クルピエ・リーチング」であったが、7か月頃には肘の屈伸を伴うリーチングができるようになり、その物体に向かう手の運動軌道は放物線を描くようになる。この「放物線リーチング」はスムーズな動きであり、これによって物体を自分の方にうまく引き寄せることができるようになる。8か月になると物体への「直線リーチング」が出現する（図7）。肩と肘の運動を適切に組み合

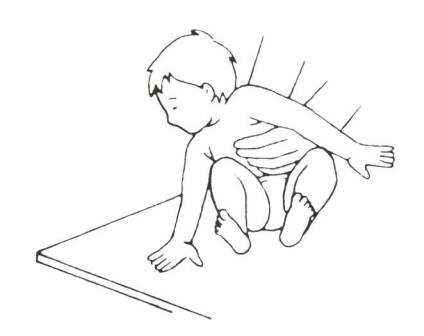

図6 座位における視覚性の立ち直り反応とパラシュート反応後の「手の体重支持機能」の出現（生後6〜7か月）

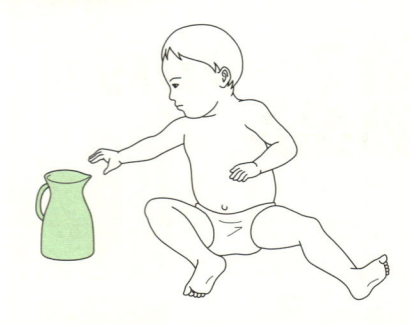

図7 座位の安定化と上肢のリーチング（放物線リーチング、直線リーチング、手の構え、生後7〜8か月）

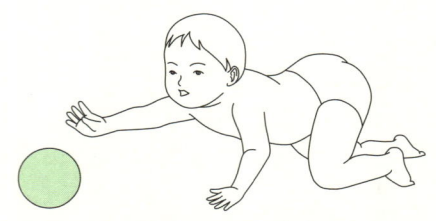

図8 這い這いでの上肢のリーチングと手の構え（生後8〜9か月）

わせて、手を物体に向かって直線的に持ってゆく。
　そして、生後7か月頃には、物体の形に手を合わせるプリシェーピング（構え）が出現してくる。これは目標物と手の相互関係の空間認知の発達を意味する。物体の大きさや形に合わせて、前腕の回内外や手関節の構えをつくる。これによって手で物体を把持する能力が向上してゆく。そして、8か月頃には這いながら前方の物体を追いかけて上肢をリーチングし、手で構えて取ろうとする（図8）。
　それに伴って、母指の対立運動と手指の伸展を伴う物体の把握機能が発達する。正確に物体をつかむことができるようになる。生後4〜6か月の手による物体の把持は手掌の尺側か手掌全体を使っていたが、7か月では橈側や手掌と手指の領域を接触させるようになる。また、8〜9か月になると、母指と示指での「つまみ」も出現してくる。ただし、この時期のつまみでは母指や示指の指腹はほとんど使われず、母指と他の手指との対立運動によるつまみはできない。しかしながら、9か月頃には、スプーンを使ったり、複数の積木を積み上げたりするようになる。これは手の操作が発達し、動作の連続性や運動の組み合わせができるようになったことを示している。つまり、上肢の

リーチングと手の把持を目的に応じて組み合わせて使えるようになったことを意味している。
　また、乳児は生後7〜8か月頃に腹臥位で四肢を使って「這い這い（crawl）」を始める。
　この四肢を使った移動機能は左右の上肢の同側性の運動パターンと左右の下肢の同側性の運動パターンである。こうした四肢の同側性の運動パターンは背臥位ではすでに十分に発達している。重要なのは、這い這いにおいて上肢を前方に出した後に重い体幹と下肢を牽引することである。これは上肢の閉鎖運動連鎖（closed kinetic chain）であり、筋の作用は逆転して反作用となり遠位部が固定された運動となる[17]。つまり、近位部である骨盤（股関節）や肩甲骨（肩関節）は固定された大腿骨頭と上腕骨に対して移動することになる。一方、手足を前方に出すことは開放運動連鎖（open kinetic chain）である。つまり、骨盤や肩甲骨に対して大腿骨や上腕骨が運動する。
　生後9か月頃には「四つ這い（creeping）」と呼ばれる四肢の移動機能の対側性の運動パターンが出現してくる。左上肢と右下肢が支持として用いられ（閉鎖運動連鎖）、同時に手を伸ばしている右上肢と左下肢が前進する（開放運動連鎖）。運動連鎖の原理は同じだが、移動機能としては対側性の交叉運動であり、左右の上肢を同時に使う這い這いの運動パターンよりも複雑である。
　また、この時期には移動に伴って基底面が交互に変化するため、重心の前後移動だけでなく左右移動が加わる。そのうえで体幹の安定性を維持しなければならない。この体幹の安定性はまず最初に脊椎を中心とする体幹全体、次いで肩甲帯と骨盤の運動の分節的な運動パターンとして生じてくる。特に、体幹の回旋を伴う運動パターンは、肩関節や股関節の関節中心に対して体幹を乗せてゆくような体重移動の空間的制御であり、それが這い這いから四つ這いへの運動発達である。
　中枢神経系が正常に発達している場合、そうした四肢の移動機能と体幹の安定性は皮質下の中枢神経系の運動制御によって達成される。つまり、移動時の安定性の維持は筋収縮が平衡状態を生み出しているのであり、変化してゆく姿勢と自発運動は機能的に結びついて体重を関節中心に負荷しながら身体全体を移動させる。そのためには関節

中心への体重負荷だけではなく、その関節可動域の内で最も安定化に有効な可動範囲を決定し、最適な姿勢移動を達成しなければならないが、その微調節は動的であり、大脳皮質レベルの運動制御である。

また、それは関節頭と関節窩の接触面積や靭帯の走行や強度の影響を受ける。通常は関節中心に体重負荷された状態が関節の最大の接触面積となるが、靭帯の走行や強度は各関節によって異なるため、その可変性を学習するために移動の試行が必要である。

さらに、こうした四肢を使った移動機能（postural locomotor）の学習には、求心性の感覚情報が不可欠である。中枢神経系は体性感覚（触覚や運動覚）、視覚、聴覚、前庭覚情報を処理するが、最終的には視覚空間、聴覚空間、体性感覚空間の形成が必要である。

この時期の乳児は好奇心が非常に強く、まわりの環境を知覚探索しようとして動き回る。こうした知覚探索のための動きによって視覚空間、聴覚空間、体性感覚空間が組み合わさった一つの空間が形成され、自己の身体内空間、身体周辺空間、外部空間が認識されてゆく。その結果、乳児は目標物や周囲を見ながらの抗重力下での身体の移動ができるようになる。呼びかけに応答して移動してきたり、自分の興味のある物体に向かって移動するようになる。また、粗大な模倣を発達させて、他者とコミュニケーションするようになる。

そして、生後9～10か月頃の乳児では台に手をついた「つかまり膝立ち」や台に手をついた「つかまり立ち」を始める。しかしながら、床上の背臥位から周囲に台などが何もない状態で自力で立つことはまだできない。

また、この時期の乳児は、目が環境に導かれるように周囲のさまざまな物体に興味をもつ。それは生後6～7か月頃に視覚的な外部空間の奥行き知覚が完成するからである。座位で物体を見ると手をリーチングして手掌把握で取り、その物体を視覚で確認する。そして、8～9か月には小さな物体を手の対立運動で「つかむ（grasp）」こともできるようになる。すでに、母指と手指の物体の立体認識は向上しており、物体の重量も知覚できる。遠くの物体を視覚のみで空間認識し、その目標物に視線を定位した状態で移動するようになる[18]。

生後10～16か月の運動発達

生後10～16か月は大脳皮質レベルの平衡反応が完成する時期である。平衡反応は傾斜反応とも呼ばれる抗重力位における重心変化に対応して姿勢を保持する反応だが、この反応が頭部や体幹の運動として生じた場合は立ち直り反応であって平衡反応とは呼ばない。平衡反応は四肢に出現する反応である。また、平衡反応の出現には低次レベルの反射の抑制が必須条件となる。

平衡反応の出現によって、乳児は動作や行為を連続的に遂行することができるようになる。たとえば、生後10か月で乳児は背臥位から起き上がって座ることができる（図9）。生後12か月頃には「背臥位から立位」へ移動できるようになる。台があれば手で支持して座位から立ち上がろうとする（図10）。また、背臥位から股関節を屈曲、内転し、骨盤を回旋しながら寝返りつつ四つ這い位となり、高這い位を経て立位をとり始める。また、「つたい歩き」を始め、大人が片手を持ってやれば歩けるようになる（処女歩行）。そして、床上動作で各姿勢の連続的な変化がスムーズにできる

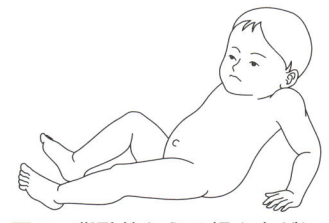

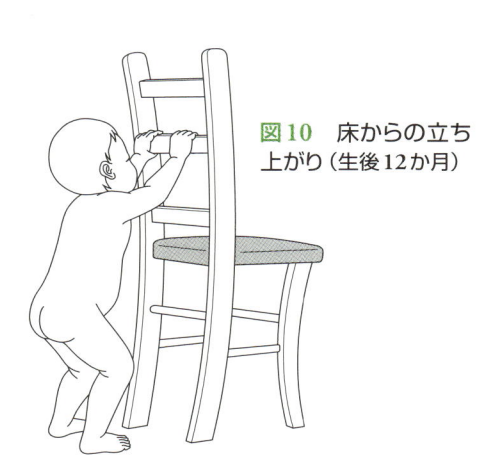

図9 背臥位からの起き上がり（生後10か月）

図10 床からの立ち上がり（生後12か月）

ようになってくる。そして、13～14か月で「床からの立ち上がり」ができ、「一人での立位バランス」が始まる（図11）。

15～16か月頃には立位でのホッピング反応や足の背屈反応が出現し、立位姿勢を保持するためのステッピング（一歩の踏み出し）が出現する。その結果、両足と両手を左右に広げながら、不安定だが「独歩（直立二足歩行）」ができるようになる。

この小児歩行（独歩）の特徴は、①踵接地がない（足底前面で接地する）、②支持基底面が広い（足部を左右に広げて接地するため、前額面での安定性は良いが矢状面は不安定で前後に転倒しやすい）、③膝屈曲位歩行（膝を屈曲して重心を下げる）、④上肢の振りがない（バランスをとるために肩外転、肘屈曲している）などである。

一方、生後10か月になると、手は片手に物体を把持した状態で、もう一方の手が別の物体を取ろうとする。また、箱の蓋を開けたりする。そして、母指と示指の指腹を使って小さな積木をつまむようになる。座位で物体を一方の手から他方の手に移すこともできるようになる。そして、生後12か月になると母指と示指以外の手指との対立運動が出現し、2つの指腹を使っての「精密つまみ」ができるようになる。

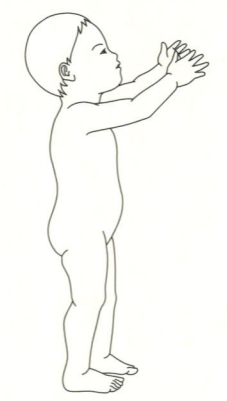

図11　一人での立位バランス（生後13～14か月）

2歳～6歳の運動発達

生後2歳を過ぎると乳児は「走る」ようになる。また、ボールを蹴ったり、介助されて階段昇降するようになる。手で複数の積木を積み上げるようになり、動詞を話したり、目や鼻や耳といった顔の部位を指示できたり、絵を指差したり、スプーンで茶碗の中の食物を口へ運ぶようになる。3歳になると箸を使い始める[19]。

なお、一人で階段を手を使わずに登ったり、一直線上を歩くのは2歳半、ジャンプしたり、三輪車に乗るのは3歳、片足立ちは3歳半、片足跳び（ケンケン）は4歳、スキップができるのは5歳、つま先立ちや幅跳びは5歳半である。成人型の歩行になるのは6歳頃である。

手は、4歳半～5歳になるとハサミを使えるようになり、言葉は接続詞や助詞を使い、数の理解が始まり、自分で衣服の着脱ができ、排尿と排便が自立し、他の子どもと遊び始める。

また、この時期の乳児はパパとかママとかいった一語を話すようになる。両親や祖父母や兄弟を認識し、自分の名前もわかるようになってくる。また、手でクレヨンを持って「なぐり書き」するようになる。単語を発音する数が増え、自己主張して他者に要求するようになる。衣服の着脱時に少し協力することもできるようになる。

歩行への運動発達
1か月：自発運動・自律歩行
2か月：牽引反応
3か月：自律歩行消失
4か月：定頸
5か月：物体への上肢のリーチング
6か月：寝返り
7か月：座位保持
8か月：這い這い
9か月：つかまり立ち・四つ這い
10か月：つたい歩き・床からの起き上がり
11か月：床上動作での姿勢変換
12か月：床からの立ち上がり・処女歩行
13か月：立位バランス
15か月：独歩
2歳：走る
2歳半：ジャンプ・一直線上歩行
3歳半：片足立ち
4歳：片足跳び（ケンケン）
5歳：スキップ
6歳：成人型歩行

[3] 運動発達と反射・反応の関連性

　運動発達と反射・反応の関連性については、ミラニーが2つの基本的な考え方を提案している。1つは「低次レベルの反射が抑制されないと出現しない運動」、もう1つは「高次レベルの反応が出現すると可能になる運動」であり、次のような捉え方が基本である[20]。

反射が抑制されないと出現しない運動

- 寝返りが可能になるにはATNRが消失しなければならない。
- 座位で上肢のパラシュート反応が出現するにはモロー反射が消失しなければならない。
- 這い這いが可能になるにはSTNRが消失していなければならない。
- 四つ這いが可能になるには手の把握反射が消失しなければならない。
- 立位が可能になるには足の把握反射が消失しなければならない。

反応が出現すると可能になる運動

- 身体に対する身体の立ち直り反応が出現すると寝返りができるようになる。
- 上肢のパラシュート反応が出現すると座位や四つ這いができるようになる。
- 座位での立ち直り反応が出現すると這い這いができるようになる。
- 後方へのパラシュート反応が出現すると立ち上がりができるようになる。
- 立位での立ち直り反応や平衡反応が出現すると歩行や走行ができるようになる。

[4] 手の運動発達

手による**物体の把握とつまみ**

　乳児の手の発達年齢については、1930年代のハルバーソン（Halverson）[21]による自発的な手による物体の把握とつまみの研究が有名なので紹介しておく（**図12**）。手の「把持能力（prehension）」は、「把握（grasp）」と「つまみ（pinch）」に大別できる。手の運動発達は特異的であり、全身動作の運動発達年齢とは区別して検査する必要がある。また、手は「第二の眼」と呼ばれるように「感覚器官」でもあり、表在感覚と深部感覚の検査も重要である。

1) 触れない……4か月（16週）
   把握反射の出現。
2) 触れるだけ……5か月（20週）
   物体に触れるがつかもうとしない。
3) 原始握り……5か月（20週）
   物体を囲い込む。
   対側の手や身体に押しつけて取る。
4) 握り込み……6か月（24週）
   手掌の尺側で接触する。
   手掌の付け根で押しつける。
   母指は使わない。
5) 手全体把握……6～7か月（28週）
   前腕を回内する。
   手掌で叩くように押して把握する。
   母指は使わない。
6) 手掌握り……6～7か月（28週）
   母指と他指で物体の上下を持つ。
   母指は手掌の物体を押している指と対立する。
7) 高度な手掌握り……7か月（32週）
   手掌の橈側で接触する。
   母指と第2・3指が対立する。

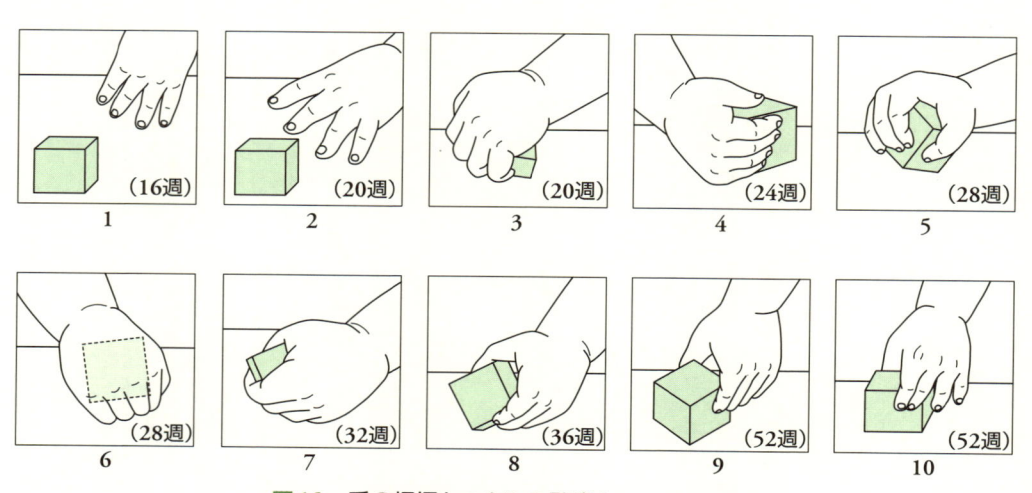

図12　手の把握とつまみの発達（Halverson, 1931）

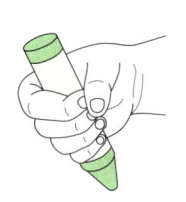

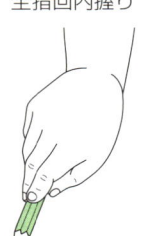

1歳〜1歳半	2歳〜3歳	3歳半〜4歳	4歳半〜7歳
筒握り	全指回内握り	三点握りの変法	三点握り

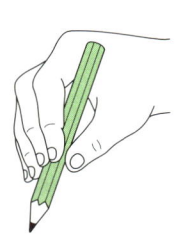

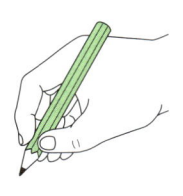

図13　手指の鉛筆把持（三点把持）

　　手掌に物体を押しつけている。
8) ぎこちないつまみ……8か月（36週）
　　母指と示指のつまみ。
　　母指の対立が発達。
　　手掌に物体を押しつけない。
9) つまみ……12か月（52週）
　　母指と他指との指腹を使ったつまみ。
　　MP関節のみの屈曲。
10) 高度なつまみ……12か月（52週）
　　物体の形に沿った指腹の接触。
　　手指の適度な屈曲。
　　物体操作。

　また、学童期の書字のためには手指の「鉛筆把持（三点把持）」を獲得しなければならない。母指、示指、中指の手腹を鉛筆に接触させ、近位の手関節ではなく遠位の中指指節関節（MPJ）や指節間関節（PIPJ、DIPJ）の動きで書字しなければならない（図13）。

母指の対立運動の重要性

　手の運動発達には「把持」と「つまみ」の巧緻的な操作が必要だが、最も重要なのは母指の対立運動である。そして、それは進化の産物である。ネイピア[22]は次のように述べている。

　六〇〇〇万年前には、親指は独立した運動のできないただ一本の指にすぎなかった。親指がなければ、手は進化の六〇〇〇万年前の時代にもどることになる。それほど目だたない霊長類の背景から人類が出現するには、母指の対立運動が重要だった。

　人間の手はブラキエーションとナックルウォークという古い役割から、物体や石器を使用する新しい役割に向けて進化した。その運動学的なポイントは、手根中手関節（CMJ, 屈曲−伸展と内転−外転の2軸性の鞍関節）に長軸の回旋運動をもたらすことであった。それによって母指の指腹を4本の指の指腹と接触できるようになったのである。

[5] 感覚運動統合

感覚情報変換能力の発達

　運動発達における一連の動作や行為は、大脳皮質レベルの認知過程の組織化なくして獲得できない。特に、乳児の運動発達においては支持基底面や重心移動の変化に対応した平衡反応による姿勢調節だけでなく、「感覚運動統合（sensory-motor integration）」が必要となる。

　そして、感覚運動統合の発達には「同種感覚情報変換」や「異種感覚情報変換」と呼ばれる高次脳機能が重要である。

　乳児は視覚、体性感覚、聴覚の感覚情報変換によって見たものと手でつかんだものが空間的にも接触的にも一致しているかどうかを常に確認する。

　たとえば、口で接触したものと手で触れたものとを一致させたり（同種）、物体の形を見ることと手で触れたものとを一致させる（異種）。実は、乳児は3～4か月頃からこうした同種・異種感覚情報変換を頻繁に行っている。そして、最終的に視覚、聴覚、体性感覚は知覚レベルで感覚運動統合されて一つの空間が形成される。この空間の形成において重要なのは、胎生期、新生児期、乳児期において常に自己の身体の触覚や運動覚に基づく体性感覚空間（身体内空間としての自己中心座標系）が先行して形成されている点である。

　すでに、脳科学は感覚運動統合の中枢が頭頂葉連合野であることを実証している。それは身体図式や身体イメージと呼ばれる自己の身体空間の形成、自己の身体知覚と外部物体の多感覚制御、言語の意味的理解や模倣行動といった認識能力などに深く関わっている。さらに、こうした感覚運動統合は知覚のみならず、記憶や情動の情報も取り込みながら、前頭葉の運動プログラム中枢（運動前野や補足運動野）に行為を実行するための情報をリアルタイムに送っている。

　こうした行為を生み出す高次脳機能は、実際には大脳皮質の多領域の組織化を必要とする最高次な学習過程であり、乳児の運動発達は感覚運動統合という視点から分析してゆく必要がある。つまり、運動発達における大脳皮質レベルの観察を平衡反応に限定して解釈してはならないということである。

　また、この時期の運動発達検査においては乳児の「模倣（imitation）」を詳細に観察することが重要である。子どもは模倣によって行為を学習してゆくが、模倣は同種・異種感覚情報変換能力や視覚、聴覚、体性感覚の統合能力を反映するからである。

　また、大脳皮質レベルの運動発達は「運動の巧緻性（skill movement）」と関連づけられることが多い。これは主に手の機能に限定した観察である。しかしながら、「全身動作の協調性（coordination）」も運動の巧緻性と解釈すべきである。たとえば、背臥位、腹臥位、座位、立位、歩行時の移動でも手を使う。また、手の道具使用にも全身の姿勢調節が常に必要である。運動の巧緻性の発達は部分的ではなく全体的なものであり、運動、動作、行為のすべてを「身体各部を空間的、時間的、強度的に協調的に使用できる能力」という点から観察すべきである。

認知的な運動制御能力の発達

　乳児の運動発達には、知覚の細分化、自己の身体空間と外部空間の認識能力の向上、抗重力位での動作の多様化、四肢の一部を分離して使用する能力、運動時に筋を適切に弛緩させる能力、必要に応じて視覚、聴覚、体性感覚情報の優先度を使い分ける能力、閉眼していても自己の姿勢や四肢の運動を制御できる能力、予測制御、運動イメージの想起、意図の改変など数多くの要因が影響する。つまり、大脳皮質は目的ある行為を実現するための「認知的な運動制御能力（cognitive motor control）」を組織化する役割を担っている。

　その際に特に重要なのが「自己固有感覚（proprioception）」の発達である。自己固有感覚には関節運動と筋収縮時の感覚受容器が関与している。関節運動時の機械受容器（mechanoreceptor）や筋線維に付着している筋紡錘（muscle spindle）からの求心性入力は深部感覚（deep sensation）であり、この深部感覚を介して低次レベルの反射や反応の制御を行うと同時に、身体の重量変化や各部の空間的な位置関係が調節される。また、この調整には小脳や大脳基底核の機能も重要となる。

　通常、この自己固有感覚は意識にのぼらず自然に調節されている。しかし、それは「自己の身体知覚（関節位置、運動方向、重量、努力感覚など）」として意識化することもできる。したがって、この自己の身体知覚に意識を向けて運動調節することが自己の身体空間や身体周辺空間での運動の認知的制御を発達させると考えられる。

　また、外部空間の認知には「自己（身体）中心座標系」と「物体（環境）中心座標系」や「どこの空間」と「何の空間」があるが、それらもまた自己の身体知覚なくして形成できないと考えるべきである。乳児は常に行為と空間を関係づけながら発達してゆくのであり、それが大脳皮質レベルで運動の巧緻性を学習してゆく鍵となる。

多感覚統合と運動の組織化

　そして、その運動発達の鍵は「知覚の発達」である。感覚は知覚の源だが、行為の意図は知覚によって形成される。したがって、感覚のみでは運動の組織化はできない。感覚が統合されることによって知覚が想起され、目的ある行為が遂行できるようになる。

　乳児期には視覚、聴覚、体性感覚、前庭覚などの「多感覚統合（multisensory integration）」によって知覚が細分化され、全身動作としての座位姿勢、膝立ち姿勢、立位姿勢、歩行などの平衡反応と随意運動が発達してゆく。こうした全身の重心移動の制御を伴う姿勢調節には頭部と体幹の立ち直り反応と四肢の平衡反応が同時に出現する。

　たとえば、平衡反応は複数の感覚入力によって誘発される。また、意識調節によって随意的に平衡反応を変化させることもできる。平衡反応の巧緻性は、時と場合に応じてそれを出現させないという随意的な選択を制御できるかどうかでもある。そして、この状況に応じた随意的な選択が運動の組織化である。

　しかしながら、乳児期の運動発達には生体力学的な側面が関係しないというわけではない。支持基底面、重心、重心線、垂直線、前後左右の体重配分、床反力、各関節のアライメント、運動方向など、さまざまな生体力学的な変数が関与してくる。それらを多感覚統合することによって、認知的な運動制御能力がさらに組織化されてゆく。乳児は運動の空間的、時間的、強度的な調節を、目的ある行為の実現に向けた「運動計画（予測）」とその「結果の知識（比較照合）」が一致するように学習してゆくのである。

[6] 子どもの発達理論

人間の子どもは一挙に行為を学習しない
[ゲゼルの運動発達研究]

　動物の子どもは誕生と同時に行為することがある。たとえば、誕生後、すぐに四足移動することがある。しかし、人間の子どもは一挙に行為を学習しない。長い時間をかけて段階的に行為を学習してゆく。

　子どもの「運動発達」の研究で最も有名な発達心理学者はゲゼル（Gessell）[23]である。彼は子どもの「運動発達段階のメルクマール（merkmal：ある運動発達段階の特徴や目印となる具体的な行為）」を詳細に分析し、行為の学習には「準備段階（readiness：レディネス）」があることを強調した。

▶成熟説、環境説、輻輳説

　ゲゼルによれば、発達が起こるためには、一定の身体的かつ精神的な成熟が必要である。子どもが一定の成熟状態に到達していない状態でいくら環境を変化させても行為は学習できないとした。これを「成熟優位説」という。

　これに対して行為の学習では環境が最も重要であると主張したのが行動主義者のワトソン（Watson）である。彼は、「自分に生まれたばかりの子どもを預けてもらえさえすれば、条件づけ（刺激－反応の反復）を使って望み通りの人間に育て上げ、誕生時に決めた職業に必ず就くようにすることができる」と豪語するほど、発達における環境の影響を重視した。これを「環境優位説」という。

　また、シュテルン（Stern）は、行為の発達は遺伝的要因と環境的要因の組み合わせであるとする「輻輳説」を提唱した。これはゲゼルとワトソンの対立を調停するような中間的な考え方である。

　こうした子どもの発達をめぐる3つの基本的な仮説がつくられたのは20世紀前半のことである。

　子どもの行為の学習には一般的な「運動発達段階（motor development stage）」がある。たとえば、「新生児期（誕生～1か月）」の運動発達は反射に支配されているが、その後の「乳児期（1か月～2歳）」の運動発達段階は一定の月齢において生じ、個人差は最大でも2～3か月程度である。こうした自然な運動発達段階を環境変化によって早めることはできない。この事実はゲゼルの「成熟優位説」を支持している。

　一方、「幼児期（2歳～6歳）」の運動発達段階は子どもの経験のあり方によっては大きく変化する。たとえば、子どもを楽器演奏やスポーツ技能を学習しなければならない環境下におくと、早期に特異的な行為を学習することがある。この事実はワトソンの「環境優位説」を支持している。

　ゲゼルの「成熟優位説」は、人間の基本的な運動の発達段階を対象としたものであり、すべての子どもが一般的な人間生活の物理的環境下で行為を学習する営みを前提としている。つまり、特異的な行為の学習ではない。また、ワトソンの「環境優位説」は早期に特異的な行為を学習する場合があるというだけで、実際には学習できないことも多い。また、後から同じ行為の学習レベルに到達することもできる。

　したがって、子どもの運動発達は、「一定の運動発達段階に沿って乳児期に行為を学習し、その

後の幼児期には経験のあり方によっては特異的な行為を学習する場合がある」といえるだろう。そして、それはシュテルンが「輻輳説」で主張するように遺伝的要因と環境要因が組み合わさった結果ではあろうが、その組み合わせの内実が解明されたわけではなかった。

子どもの運動発達は「系統樹」のように、行為の多様性を獲得してゆく段階的かつ上昇的な「行為の細分化過程」である。

20世紀前半には、子どもの運動発達過程が外部観察的に研究され、さまざまな行為を学習してゆく運動発達の月年齢が明らかにされた。

真実は、「人間の子どもは一挙に行為を学習しない」という点にある。常に行為は粗大な行為から細分化された行為へと発達してゆくように見える。

"運動発達"は"認知発達"の影響を強く受ける
[ピアジェの発達理論]

20世紀中期には、人間の子どもの運動発達は"心の発達"と深く関係しているという考え方が台頭してくる。

特に、発達心理学者のピアジェは、子どもの運動発達は脳の認知発達の影響を強く受ける点を強調した。そして、運動発達は感覚―運動経験に根ざした認知発達の産物であり、知覚、知識、思考、推理、イメージなどの複雑化や自己の主観性を抜きに理解することはできないと主張した。

▶認知発達段階

ピアジェ[24]は、こうした子どもの認知発達段階を「感覚運動期、前操作期、具体的操作期、形式的操作期」の4つの時期に区分している。

①感覚運動期（0歳～2歳）

感覚運動期の認知は「自己中心性」で、感覚と運動が表象（イメージ）を介さずに直接結びついている時期である。乳児は外部世界を見たり、聞いたり、触ったりして感覚する。また、物体を口で噛んだり、手でつかんだり、手を離して物体を落とすといった運動をする。こうした経験によって外部世界を徐々に知ってゆくが、物体を視覚的に遮ると、隠れてしまった玩具などについて探索しない。まるで玩具が外部世界から消失したかのように振る舞う。つまり、「物体の永続性」は理解できない。たとえば、目の前の机の上に玩具があり、それをハンカチなどで覆うと、乳児は玩具が存在しないかのように振る舞う。目で見えなくなっても、そこには玩具が存在していると認識できることが物体の永続性である。感覚運動期を過ぎると物体の永続性を理解し、物体の心的表象（メンタル・イメージ）ができるようになってくる。

感覚運動期が0～2歳とされているのは、この時期の空間表象が自己中心性に基づく「自己中心座標空間」だからである。つまり、乳児は2歳になって「物体中心座標空間（＝環境中心座標空間）」を表象できるようになる。それによって物体は自己との関係とは独立に、他の物体との関係で存在するようになる。外部空間を客観的空間として構成し、環境内の物体を操作し始める。

ピアジェは、この感覚運動期の子どもの空間認識について「子どもは最初、自分自身も自分の動きも、知覚された物体の空間と同じ空間内に位置づけていない。子どもにとって、自分自身の動きは空間とは関係のない絶対的なものを構成していて、知覚される」と述べている。

つまり、感覚運動期は自己中心座標空間であるがゆえに、自己の身体運動の空間移動を、他者の視点から見えるようなA地点からB地点への移動というように空間認識していないということである。そうした客観的な空間認識には「物体の永続性」という外部空間の構成が必要であり、それをピアジェは「脱中心化」と呼んでいる。たとえば、A地点からB地点への移動とB地点からC地点への移動を理解し、それとは異なるA地点からC地点への移動ができるようになることが、自己中心性の視点からの脱中心化への発達である。そして、この空間認識における視点の転換は、自己の身体運動の感覚運動経験や全身的な移動経験と結びついている。

②前操作期（2歳～6歳）

前操作期は、記号的な認知機能が発達する時期だが、まだ「自己中心性」という特徴を残してお

り、特に「他者の視点」に立って事象（物体や出来事）を理解することができない。

この時期になると物体の「心的操作（メンタル・オペレーション）」が始まる。心的操作とは心の中で外部世界の事象（物体や出来事）を動かすことであり、その処理に対応した身体運動をするようになる。そのため前操作期では心的表象の能力を使って模倣、象徴遊び、ごっこ遊び、描画、視覚－聴覚－体性感覚の情報変換、言語といった認知的な発達が現れてくる。つまり、記号が表している意味を理解し始める。特に、言語によって思考するようになり、空間的な概念化が進み、事象の予期や推理も生じる。

しかしながら、この時期は「直感的思考」の段階であり、外部世界の物体や出来事が正しく心的表象されているわけではない。心的操作は初期段階であり、認知的なエラーが認められる。たとえば、物体の見え方が変わると、数、量、高さ、長さなども違うと判断したり、物体の全体と部分の関係が理解できない。また、他者も自分と同じように見たり、感じたりしていると考える「自己中心性」に支配されており、社会的な意味での脱中心化である「共感」の発達は不十分な段階である。

③具体的操作期（6歳～11歳）

具体的操作期は数や量の保存概念が発達する時期である。物体の知覚探索能力だけでなく、物体と身体との相互作用によって生じる出来事を理解し、論理的操作を使って思考するようになる。たとえば、物体を数、大きさ、高さ、重さ、容量といった要素に準拠して区別できるようになる。これを「保存の概念」と呼ぶが、物体の見え方が変わっても数、大きさ、高さ、重さ、容量などは同一であることを理解する認知能力である。

また、物体を一つの視点からのみ解釈していた「自己中心化」の状態から、その物体への自分の空間的な位置や他の要因を考慮し、物体に起因する複数の情報に注意を分配し、そこから得られる情報をさまざまな状況に応じて優先的に活用しながら、一定の仮説や推論を想起できるようになる。したがって、この時期の身体運動は意図（＝仮説）に基づく行為ができるようになる。

これが前操作期の自己中心的な心的操作から具体的操作期の脱中心化した心的操作への発達である。これによって幼児は世界を「客観的」に解釈し始める。しかしながら、まだ具体的な物体や対象物を離れると論理的に思考することができない。

④形式的操作期（11歳～成人）

形式的操作期では、具体的な物体や対象物が存在していなくても、それをイメージとして想起し、論理的に思考することができるようになる。すなわち、抽象的な心的操作が可能になってゆく。仮説を検証し、演繹的かつ帰納的な思考ができるようになる。

▶認知スキーマ

ピアジェの認知発達理論は「発生認識論」と呼ばれる。特に、乳児期に「認知スキーマ（知覚、知識、思考、推理、イメージ、移動などについての知識の枠組み）」が発生し、それが豊かになってゆくことが発達であるとする。ただし、この認知スキーマは段階的な発達ではなく、質的な発達であり、それには「感覚運動期、前操作期、具体的操作期、形式的操作期」といった認知スキーマの質的転換点があるとする。

認知とは「知ること」を意味する。そして、「認知スキーマ（schema）」とは、知識を構成するモジュールとして仮定される心的な基本モデルのことである。認知スキーマは人間が環境や情報を理解するうえで重要な役割を果たしている。特に、乳児が生きている世界を理解し、その物体や出来事に意味を与えるための心的基盤である。あるいは、生きている世界の"概念形成"に不可欠な精神のことである。

たとえば、「顔」という認知スキーマがある。顔は身体の一部であり、2つの目、眉、耳、頬があり、1つの鼻、口、顎があるという認知スキーマがある。だが、動物の顔と人間の顔は違う。そうすると動物の顔の認知スキーマと人間の顔の認知スキーマも必要である。また、顔には表情がある。そうすると顔の表情についての認知スキーマも必要である。同様に、一つの物体は、その存在を他から区別するさまざまな認知スキーマによって意味を与えられている。それは「形」の認知スキーマであったり、「色彩」の認知スキーマであったり、「触感」の認知スキーマであったり、「食物」の認知スキーマであったり、「移動」の認知ス

キーマであったりする。乳児が生きている世界を理解するためには、膨大な数の認知スキーマを心的に構築し、その複数の視点から世界を捉えてゆく必要がある。

ピアジェによれば、乳児は感覚運動期から認知スキーマを形成してゆく。発達の初期段階における感覚－運動経験の多くは「身体と物体との相互作用」である。その相互作用から構築される認知スキーマには「物体から得る知識」と「自分の物体に対する活動から得る知識」とがある。

▶**同化と調節**

そして、乳児が感覚－運動経験によって世界を理解してゆくための基本は「同化（assimilation）」と「調節（accommodation）」の循環であるという。

同化とは「すでに乳児が有している認知スキーマによって物体を解釈すること」である。一方、調節とは「すでに乳児が有している認知スキーマでは対応できない場合に認知スキーマを改変すること」である。したがって、認知発達は同化と調節を繰り返す循環反応の結果として生じてくる。

感覚運動期の乳児は身体運動を何度も繰り返す。これを「第一次循環反応」という。この第一次循環反応によって自己の「身体空間」についての認知スキーマが形成される（第一次的な同化と調節）。次に、乳児は物体と相互作用する身体運動を何度も繰り返す。これを「第二次循環反応」という。この第二次循環反応によって「身体周辺空間」についての認知スキーマが形成される（第二次的な同化と調節）。次に、乳児は物体に意図的に働きかける身体運動を何度も繰り返す。これを「第三次循環反応」という。この第三次循環反応によって物体と身体運動との因果性の理解が始まり、「外部空間」についての認知スキーマが形成される（最終的な同化と調節）。

たとえば、乳児は反射的に身体が動いたり、自発運動によって身体を動かしたりする。その感覚－運動経験から形成される知識が「自己の身体運動についての認知スキーマ」である。次に、その身体運動についての認知スキーマに基づいて物体と相互作用する。その物体を取り入れた身体運動によって形成される知識が「物体についての認知スキーマ」である。そして、次にその物体が仮にボールであったとすると、ボールを意図的に手で力強く握るとボールの形態が変化する。これが「外部世界についての認知スキーマ」に拡張されてゆく。

当初、乳児は身体を動かしていたが、脳の空間世界にはボールは存在していなかった。だが、自己の身体運動の認知スキーマを介してボールと相互作用することで、ボールは"丸い形"をしているという物体の認知スキーマが形成される。徐々にではあるが、乳児の脳の空間世界に"物体の形態"という知識についての認知スキーマが形成されてゆく。

しかしながら、それはボールという"物体の概念"を完全に形成したわけではない。ボールに意図的に力を入れると形態が変化するということを知ることによって、外部空間に存在するボールの概念が形成される。このボールの概念としての認知スキーマが形成されなければ、ボールの弾力性は理解できないし、ボールが壁に衝突して跳ね返ってくる角度、方向、速度などを予測できず、ボールを身体運動によって意図的に操作したり、ボールを使って遊ぶこともできないであろう。身体運動と物体との相互作用によって生じる「因果性」の認識が、物理的な空間で行為するための前提なのである。そのために、乳児は身体の感覚運動経験を複雑化して、それぞれの段階での認知スキーマの同化と調節を繰り返しながら、行為に必要な認知スキーマを質的に転換させてゆく。

特に、認知スキーマは運動の予測制御に不可欠である。すなわち、認知スキーマには空間のみならず時間的な認知機能がある。それによって乳児は、次に来る場面を予期したり、自らが働きかけた後の状況の変化を予測したり、全体的な文脈（コンテクスト）を推理したり、過去の経験を想起したりすることができるようになってゆく。認知スキーマは「自己の身体を、こういうふうに動かせば、おそらく物体はこうなるだろう」という意図的な予期を与えるのである。

ピアジェは、乳児の感覚運動期の認知スキーマが、その後の言語や社会性の発達に不可欠な認知スキーマの基盤となると考えた。それは「運動発達は感覚運動経験に根ざした認知発達の産物」であると同時に、「子どもの精神が身体経験に根ざ

して発生する」ことを示唆している。

▶問題―仮説―結果の反復経験

また、運動発達と認知発達の関係性は、子どもにどのような「問題」が与えられるかによって変わる点を強調している。問題を解決するための「仮説」と、仮説が正しかったか間違っていたかの「結果」によっても関係性は変わる。こうした一連の「問題―仮説―結果」の反復経験によって脳は発達してゆく。つまり、運動発達は「身体と環境との相互作用」に根ざした認知過程の組織化の結果であるといえる。

発達とは、「精神間」から「精神内」への移行である

[ヴィゴツキーの発達理論]

発達心理学者のヴィゴツキー (Vygotsky)[25]は「心理学のモーツァルト」と呼ばれるように、いくつかの画期的な視点から子どもの発達を分析した。

その最大の特徴は、子どもの発達は社会的かつ文化的に共有された精神を「内在化 (internalization)」することによって生じると考えた点にある。

▶他者や社会との相互作用が精神をつくる

たとえば、人間は意識を思考へ発達させた動物であるが、意識から思考への発達は言語なしでは達成できなかった。言語の獲得によって世界を概念化したり思考することが可能になる。現実の世界において物体や出来事は無数に存在しており、それを意識するのみならず思考することができなければ精神は生まれない。

人間が生きている世界を知るための認識、思考、言語、概念、意味解釈、推理といったものの総体を「精神」と呼ぶが、この精神は子どもの脳の内部で育まれ、行為の実行にも活用される。

しかしながら、その精神を生み出したのは物体や両親や社会との相互作用である。人間の子どもは人間社会に生まれ落ちるのであり、オオカミに育てられると四足歩行したり、言語コミュニケーションができなくなってしまう。したがって、人間社会に特有な相互作用が子どもの精神をつくる。

だが、この人間の内部に存在するように思える精神は、他者や社会との相互作用なくしてつくられない点で、もともとは精神の外部にあったと解釈できる。

つまり、ヴィゴツキーの「子どもの発達は社会的に共有された精神を"内在化"することによって生じる」という主張は、精神の外部にあったものを他者との交流によって内部に取り込むことが発達であることを意味している。

このように子どもの発達は「社会的要因」の影響を強く受ける。両親や他者との絶え間ない身体的かつ精神的な相互交流や、言語という記号を介した相互交流の結果として行為の学習は生じる。言い換えると、実際の子どもの運動発達は「間主観性」に根ざしている。

そして、ヴィゴツキーによれば、子どもの発達の核心は「精神間機能（言葉を話せない子どもと母親との相互作用）」から「精神内機能（言葉を話せる子どもと母親との相互作用）」への移行であり、それは次のような順序で生じる（図14）。

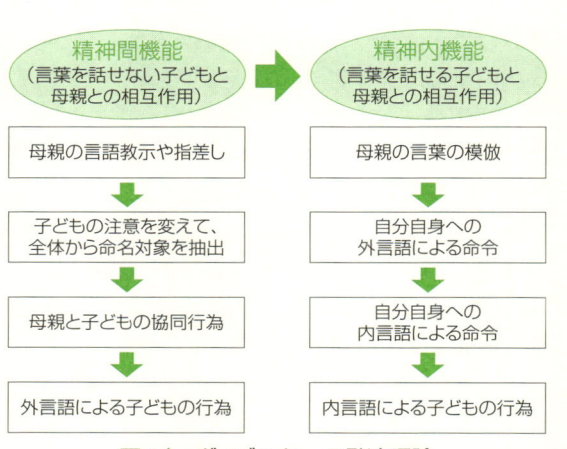

図14 ヴィゴツキーの発達理論

精神間機能（言葉を話せない子どもと母親との相互作用） → 精神内機能（言葉を話せる子どもと母親との相互作用）

- 母親の言語教示や指差し → 母親の言葉の模倣
- 子どもの注意を変えて、全体から命名対象を抽出 → 自分自身への外言語による命令
- 母親と子どもの協同行為 → 自分自身への内言語による命令
- 外言語による子どもの行為 → 内言語による子どもの行為

▶行為の発生と内言語の重要性

また、これを子どもの行為の発生という側面に当てはめると次のような順序となる。

行為の発生過程（ヴィゴツキー）

❶ 子どもの行為は母親の言語教示や指差しで始まる。
（行為は母親と子どもの「精神間」の協同作業）
❷ 子どもは外言語の指示や模倣によって行為するようになる。
（母親の言語命令に従った行為が出現）
❸ やがて、外言語が行為に先がけて発語される。
（行為の意図や予測の想起、心的イメージの誕生）
❹ この外言語は心的な内言語となる。
（思考や自己意識の出現）
❺ そして、内言語が行為を調節し始める。
（行為は子どもが一人で行う「精神内」の活動となる）
❻ こうして意識的な言語に媒介された行為が発生する。
（意図的な行為は人間の社会文化的な活動の結果である）

▶発達の最近接領域

さらに、ヴィゴツキーによれば、子どもの発達は「発達の最近接領域（zone of proximal development：ZPD）」で生じる。発達の最近接領域とは「子どもが一人で問題解決が可能な現在の発達レベルと、大人の援助を得ることによって達成可能な発達レベルの間の領域」と定義されている。

たとえば、子どもが一人で自転車に乗れなくても、大人が自転車に補助輪を付けてやると乗ることができる。その試みを繰り返しているうちに上手になり、補助輪を取り除いても乗れるようになる。この自転車に補助輪を付けて乗るという段階が発達の最近接領域である。

もちろん、これは子どもの教育全般にいえることであり、大人や教師が子どもの発達を最大限に引き出そうとする時、その方法論として問題を適切に設定する必要性を投げかけている。すなわち、問題を最近接領域に設定するということは、子どもにとって問題の難易度が高過ぎたり低過ぎても発達は生じないということである。さらに、子どもの遊びも発達の最近接領域で経験させてゆくことが適切な発達を促すことになる。

ヴィゴツキーの発達理論には、社会性、思考、言語（外言語から内言語へ）、指差し、行為、発達の最近接領域、遊びといったキーワードがある。ピアジェの発達理論が「学習（learning）する人間」としての子どもの"主観性の発達"を重要視しているのに対して、ヴィゴツキーの発達理論は「教育（instruction）する人間」を考慮に入れた子どもの"間主観性の発達"を重要視しているといえるだろう。

子どもは"発達の足場"を築きながら行為を学習してゆく
［ブルーナーの発達理論］

発達心理学者のブルーナー（Bruner）[26]は、ピアジェとヴィゴツキーの発達理論を組み合わせ、子どもが主観的かつ主体的に問題を解決することを促し、子どもの発達の最近接領域に合わせて大人が適切に援助することを「発達の足場づくり（scaffolding）」と呼んでいる。子どもは発達の足場を築きながら、行為を学習してゆくということである。

▶世界を知るための動作的、映像的、象徴的表象

ブルーナーは、子どもが何かを知るための脳の表象には、「動作的表象（体性感覚）」「映像的表象（視覚）」「象徴的表象（言語）」の３つがあるとしている。たとえば、言語発達の場合、子どもは「聞く」「話す」「読む」「書く」という順番で足場を築いてゆく。聞くことは他者の発語した音が何かを象徴していることを理解することである（象徴的表象）。この聞くことが話すことの足場となり（動作的表象）、話すことが読むことの足場となり（映像的表象）、読むことが書くことの足場となる。書くことは言語発達の深化であり、象徴的表象、動作的表象、映像的表象のすべてに関わっている。また、これは成人の第二外国語の習得においてもいえることである。

さらに、これは子どもの空間認識の発達におい

ても同様である。空間認識もまた体性感覚空間を足場として視覚空間が、視覚空間を足場として聴覚空間がつくられ、最終的にそれらが融合した一つの空間が心的に形成される。

そして、行為の学習もこれと同様であり、単に運動発達の結果として行為が遂行できるようになるのではない。行為の学習には行為についての動作的表象、映像的表象、象徴的表象の関係性がそれぞれの足場となることが必要である。

発達の足場づくりとは、子どもが世界との関係性を、動作的にも、映像的にも、象徴的にも表象できる環境設定のことである。したがって、足場とは脳の表象レベルの発達の最近接領域のことであり、物理的な意味での低次レベルの運動発達段階のことではない。

重要なのは、この足場づくりが発達の「準備段階（readiness：レディネス）」に相当すると解釈できる点である。行為は、行為を予測する動作的、映像的、象徴的な脳表象が可能になった段階で創発すると解釈すべきであろう。

子どもと世界との関係性が、子ども自身の生存と活動にとって安定した発達の足場となる段階を経て、さらにその足場の上に複雑な関係性を構築してゆくという段階的かつ複合的な「上昇過程」が発達である。

つまり、子どもの発達の秘密は、子どもが世界との関係性についてどのような脳表象を行っているのか、乳児が立っている足場の安定性と不安定性の内に潜んでいる。

アフォーダンスの発達

[ギブソンのエコロジカル理論]

子どもの発達心理学や認知心理学に関連する新しい学問として生態心理学（ecological psychology）がある。視覚の心理学から出発して生態心理学を構築したギブソン（Gibson）[27]は、「アフォーダンス（affordance）」というエコロジカルな理論を提唱している。アフォーダンスという言葉は、英語の動詞であるアフォード（afford）の"～を与える"、"～を提供する"、"～ができる"といった意味をもつ造語である。

アフォーダンスとは環境が動物に対して与える「意味」や「価値」のことであり、事物が動物に与える「行為の可能性」のことである。これは人間が外部環境から感覚刺激を受けて物体を知覚するという古典的な解釈とは異なり、物体の意味、価値、行為の可能性などが「直接知覚」されると解釈する。また、その環境から与えられるアフォーダンスは、動物や人間が生活する時に探索され、常に行為において利用される。また、アフォーダンスは、物体の物理的な性質ではなく、動物や人間にとっての環境の性質であり、知覚者（主体）の主観が構成するものではなく、環境が提供する知覚者にとっての物体の意味、価値、行為の可能性としての知覚情報である。そして、種に特有なアフォーダンスの獲得と利用が「ニッチ（niche、生態的地位）」を決定するという。

動物や人間はアフォーダンスに包囲されている。アフォーダンスは生活する環境の中に無数にある。また、一つの物体には無数のアフォーダンスがある。たとえば、人間にとって「床」は立つことをアフォードする。「椅子」は座ることをアフォードする。プールの「水」は泳ぐことをアフォードする。一方、他の動物にとって、それらは別の異なる意味、価値、行為の可能性をアフォードするだろう。さらに、同じ人間でも乳児であれば、床は立つことを、椅子は座ることを、プールの水は泳ぐことをアフォードしない。

また、興味深いのは、こうしたアフォーダンスは単なる知識ではなく、身体の能動的な動きに直結した、いわば「身体知」だという点である。たとえば、単なる知識という点では「床」、「椅子」、プールの「水」は3つの区分された言葉である。しかし、身体知という点では、床と椅子は身体を支えるが、プールの水は身体を支えない。だとすれば、身体知はそれらを2つに区分している。生活する環境の中で動く時、床の平坦さ、椅子の座面、プールの水面は視覚的にすべて「平面」に見える。しかし、身体知は床と椅子の平面は自己を支えることをアフォードし、プールの水の平面は自己を支えないことを知っている。プールの水は泳ぐことをアフォードする。これは当たり前のことだが、この当たり前の直接知覚こそが行為を導

くのである。

　ギブソンは、物体自体にあらかじめ複数のアフォーダンスが埋め込まれており、動物や人間が行為の必要性に応じてそのアフォーダンスを抽出（ピックアップ）するとしている。これによって知覚は知覚者が自分で自由に構築するものではなく、物体に内在するアフォーダンスを知覚者が直接知覚するという新しい知覚理論が誕生した。環境の意味、価値、行為の可能性は脳によって情報が加工されるのではなく、環境から受けとる情報のうちに含まれているとする思想の誕生である。これがエコロジカルな「アフォーダンス理論」である。

　子どもの運動発達や認知発達を考える時、このアフォーダンスの発達を無視することはできないだろう。子どもは環境世界の事物のアフォーダンスに導かれて発達してゆくからである。

　人間が生活する環境の中の物体には無数のアフォーダンスがあり、それは身体の動きを促す。同時に、人間はアフォーダンスが身体の動きを促すのを直接知覚しつつ、状況（シチュエーション）や文脈（コンテクスト）に応じて、運動しない、動作しない、行為しないという自己抑制機構を発達させなければならない。

運動することは、"空間"をつくることである

　人間は空間を生きる。それは運動によって空間をつくることである。空間認知は自己の運動を介して世界を知覚することによって形成される。こうした能動的な運動による空間認知を「運動空間」という。

　たとえば、生まれたばかりの「新生児（誕生〜1か月）」は自分の周囲の空間をどのように認識しているのだろうか。実は、まだ視覚が発達しておらず、周囲の空間を見てはいない。もちろん、まったく何も見えていないわけではないが、遠くはまったく見えていない。また、目の前の対象物の形も見えていない。動く光や対象物への追視もできない。何かは見ており眼球は動くのだが、対象物が何であるかはまったく知らない。ただ、将来、母親と呼ばれる人間の顔や目や口を見ている。母親の顔の輪郭が、視野に何度も何度も繰り返し現れては消えるのを見ている。確かに、外部世界の空間を見ているが、何かが見えているわけではない。

　そのため、新生児は周囲の空間に対して、自分の手足を使って能動的に正確に働きかけることができない。しかし、生後1か月頃には、自分の周囲の動く対象物に注目するという現象が出現する。また、近づいてくる物体に対して頭部をそらすような防御反応が出現してくる。生後2か月になると、動く対象物や音を出す動く対象物を追視したり、それに手を伸ばそうとし始める。また、3か月頃までには目の前の自分の手の動きを注視するようになる。こうした生後2〜3か月頃までの視覚の特徴は「運動視」である。3か月以前の乳児には「物体」がなく、見えるのは「動き」だけである。乳児は生後4〜5か月頃になって物体を物体として知覚し始める。

　しかしながら、生後2〜3か月頃の運動視の出現こそが「空間の誕生」を意味する。物体としては見ていなくとも、対象物を追視することは方向性注意の芽生えであり、「視覚空間」や「聴覚空間」が脳のなかで空間を形成し始めたことを意味している。さらに、それに手を伸ばしたり、自分の手の動きを注視することは、視覚空間や聴覚空間と「体性感覚空間」が脳の中で比較され始めたことを意味している。

　子どもは空間の内に存在しているが、単に外部空間を認識するのでない。自らの脳の中に空間をつくるのであり、その視覚空間、聴覚空間、体性感覚空間を生きるのである。

　1963年に行われたヘルドとハイン（Held & Hein）[28]の実験（図15）は、行為と空間をめぐる謎を解き明かしたことで有名である。彼らは、同じ母親から生まれたばかりの2匹の子ネコを12週間ほど暗闇の中で母親に育てさせた。その後、一日に数時間、特殊な実験装置に2匹の子ネコを入れた。この実験装置は丸い部屋で、周囲の壁は縞模様の複数の線で塗られていた。円い部屋の中央には支柱があり、支柱からは回転する2本の腕木が出ている。そして、一方の腕木の端には自分の意志で歩けるように子ネコをつないでおく。もう一

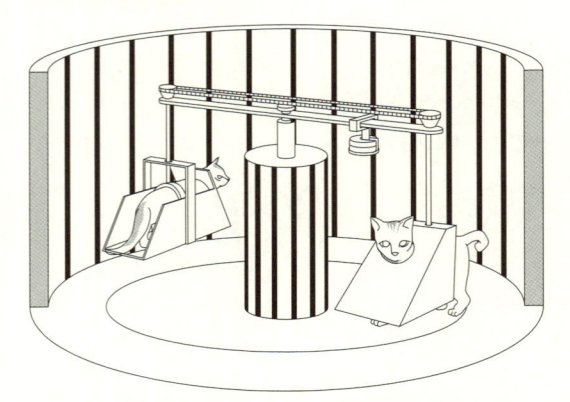

図15　ヘルドとハインの実験（1963）

方の腕木の端にはゴンドラに乗せられて歩くことのできない子ネコをつないでおく。つまり、「能動的」に自分の足で歩くことができる子ネコが歩くと、ゴンドラに乗った子ネコも「受動的」に部屋の中を回転するという仕組みである。

2匹の子ネコは回転しながら縞模様の壁を見るという視覚経験は同じだが、行為としての体性感覚経験はまったく違う。そして、ヘルドとハインは、2匹の子ネコを数週間この実験装置に入れて、その後の空間認識能力に決定的な差異が出現することを確認した。それは次のような実験後の観察であった。

能動的に歩けた子ネコを高い棚の上に置く。高い棚の一方には小さな階段があり、もう一方には落ちてしまう深い落差がある。しかし、深い落差の側には透明のガラスの覆いがあり、落下しないようになっている。能動的に歩けた子ネコは、けっしてガラスの上に足を踏み出そうとはしなかった。ところが、ゴンドラに乗っていた子ネコは、違いを区別できず、無造作にガラスの上に足を踏み出したのである。

この観察は、空間認識能力に行為が不可欠であることを物語っている。能動的に動くことが空間認識能力を発達させる。一方、受動的に動くだけでは空間認識の形成に失敗する。すなわち、行為することは、生きる空間をつくることである。

[7]
自己意識の誕生

行為空間、あるいはアフォーダンス空間の形成

　19世紀末から20世紀初頭にかけて、子どもの反射や反応についての神経生理学が進歩した。それらは21世紀の現在でも不滅の金字塔である。しかしながら、人間の子どもは反射や反応に支配され続けるわけではない。身体と物体との相互作用を意図によって改変し、目的ある行為を学習してゆく能力を宿している。脳の表象能力を発達させ、同様の運動発達過程や随意運動の学習過程を経ながらも、最終的には個人によってまったく異なる運動技能や運動の巧緻性を生み出してゆく。

　20世紀前半に、ゲゼルは子どもの運動発達には「準備段階（readiness：レディネス）」があることを先駆的に研究した。その後の20世紀の発達心理学の知見は運動発達と認知発達のつながりを強く支持している。21世紀の現代ではピアジェ、ヴィゴツキー、ブルーナーらの発達理論は古典になりつつあるが、子どもの行為の学習が生きる経験に由来しているとする考え方には普遍的な価値がある。

　子どもの行為の学習には、中枢神経系の階層性に基づく反射、反応、戦略の各段階があるというのは一定の事実である。確かに、運動発達過程では低次レベルの反射が高次レベルの反応へと移行し、目的ある行為が形成されてゆく。しかし、それは神経生理学的メカニズムの基礎であるが、実際の子どもの動きは反射や反応と自発運動とが組み合わさった形で運動発達してゆく。

　そして、この運動発達と認知発達は深く結びついており、運動は認知を変化させ、認知は運動を変化させてゆく。たとえば、運動によって身体空間、身体周辺空間、外部空間が多感覚統合（視覚、聴覚、体性感覚）的に形成される。運動発達によって認知空間が創発されるのである。しかし、それぞれの空間がより精密に認知できるようになることで、新しい運動が次々と生まれてくる。認知発達によって「行為空間」、あるいは「アフォーダンス空間」が形成されるのである[29]。

　ここでもう一度、ヘルドとハインの2匹のネコを使った実験と「視覚的断崖装置」による実験後の観察を思い出しておこう。2匹のネコは共に「動いた」ものの、片方のネコは自分の足を使って意図的に「動こうとした」点で違っていた。そして、この実験は行為のあり方によって異なる空間が形成されることを示唆していた。

　これに対してギブソンら[30]も同じ「視覚的断崖装置」を使って乳児の奥行き知覚を調べる実験を行っている。その結果、「生後6か月以後の乳児では、視覚的な断崖に対して躊躇したり、落ちるように見える側に這い這いすることを避けた」という（図16）。つまり、断崖という奥行き知覚の発達は視覚の発達であるが、その空間認知は行為と深く結びついている。

　だが、この奥行き知覚という空間認知はどの行為と深く結びついているのだろうか。生後6か月の乳児は視覚的断崖を避けるという目的ある行為を行っている。そのためには視覚的な奥行き知覚を発達させて外部空間を認知しておく必要があるだろう。したがって、奥行き知覚と6か月頃に獲

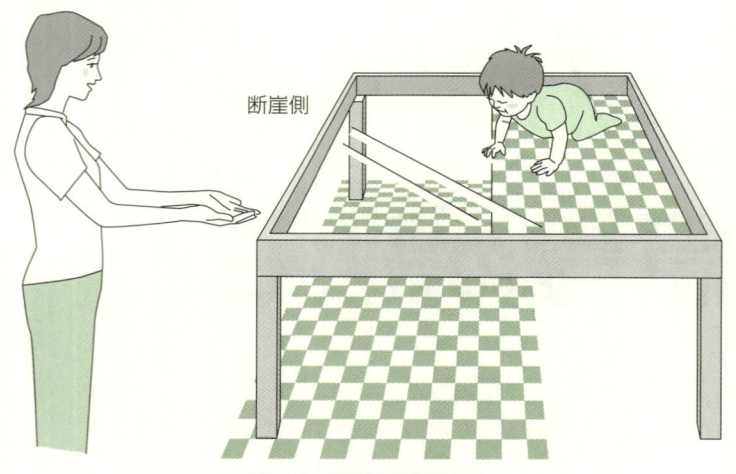

図16 視覚的断崖装置

得される運動発達としての寝返りや這い這いという行為とが深く結びついていると考えることができる。

しかし実は、乳児の奥行き知覚は目の前の物体への上肢のリーチングや手による物体の把持と深く結びついている。視覚的な奥行き知覚は上肢や手による体性感覚を介した物体の空間認知が形成された後に発達する。まず、体性感覚空間と視覚空間の統合としての身体周辺空間が先行し、その後に視覚空間としての奥行きを伴う外部空間が形成される。その証拠に、手による物体の立体認識は生後3〜4か月、上肢の物体へのリーチングは5〜6か月で出現し、視覚的に物体の輪郭が見えるのは3〜4か月で、奥行き知覚は6〜8か月頃まで困難である。つまり、視覚は体性感覚に教育されているのである。したがって「視覚的断崖装置」の実験での空間と行為の深い結びつきは目の空間と手の行為との関係性として捉えるべきである。

興味深いのは、生後6か月の乳児は視覚的断崖を避けるという目的ある行為を行っている点である。この生後6か月頃は、低次レベル（脊髄・脳幹）の反射が抑制され、高次レベル（中脳・大脳皮質）の反応が出現する時期であり、寝返りや這い這いといった行為が出現する時期だが、実験において乳児は寝返りや這い這いによって断崖の方へ向かうという行為を意識的に避けている。一方、乳児は寝返りや這い這いによって高い場所から落下するという経験はしていないはずである。

それにもかかわらず乳児は行為の可能性を選択している。視覚的断崖装置の実験は生後6か月の乳児が行為によって自分自身に何が起こるのかを予測（予期）していることを強く示唆している。そして、それは行為の「脳内シミュレーション」でもある。つまり、物理的には行為と空間とは違うのだが、心理的には行為と空間が一体となって心的なイメージのなかに存在しているということである。そして、この心的イメージを「運動イメージ（motor image）」という。運動イメージは運動（行為）であると同時に感覚（空間）なのである。また、運動イメージは意図であり、実際に運動を実行せずに結果を予測する機能がある。

したがって、乳児の運動イメージの想起は、随意運動の発達に不可欠な「運動の予測制御」の始まりであると同時に、乳児の「自己意識」の誕生を意味するといえるだろう。なぜなら、乳児の精神が断崖という空間を見ながら、動くと危険なのは自己の身体であるということを"自覚"した瞬間だからである。おそらく、乳児は生後6か月頃に自己の「メタ認知（metacognition）」の"兆し"のようなものが芽生えるのであろう。

メタ認知の発達

メタ認知とは、人間が自分自身の行為や認知（知覚、記憶、学習、言語、思考）を知る人間に特有な高次脳機能のことであり、「認知していることの認知（cognition about cognition）」「自分が知っているということを知っている（knowing about knowing）」「自分の理解していることを理解している（understanding what I understand）」「自分の能力を監視する知識（knowledge monitoring ability）」などと表現される[31]。

一般的に、自己についてのメタ認知は「鏡に映っているのが自分だという認識」であり、これは2歳頃に出現し、そこから自分についての記憶が生まれ始めるといわれている。また、4歳頃の「心の理論（他者の心理を推理する）」の出現をメタ

認知の始まりとする研究者もいる。心の理論の前提には他者の存在への認識が必要だが、この他者理解は「わたし（ぼく）」という視点から自分自身の存在を認識することなしに生じないからである。

したがって、もちろん社会的な意味でのメタ認知を6か月頃の乳児が獲得しているわけではない。しかし、行為と空間の一体化した発達という視点に立脚すれば、その芽生えはすでに乳児期の6か月頃に始まっていると解釈することができる。なぜなら、この時期に乳児は頻繁に物体に手を伸ばすし、他者に向かって発声を始める。それは意味ある行為や言葉ではないが、物体や他者の存在に意識の志向性を能動的に向けることは、自己意識やメタ認知の発露だからである。

人間の子どもは、身体と精神を別々に発達させてゆくのではない。子どもの発達において「学習」と「教育」が分離できないように、子どもの身体と精神は一つの融合した個性として発達してゆく。

言語の発達

言語は自己意識のプレリュード（前兆）である。「はじめに言葉ありき」という言葉が新約聖書の第一章に書かれている。世界は神の言葉（ロゴス）から始まったとされる。これは世界の根源として神が存在するという意味である。

一方、人間の言語は脳の発達の産物である。発達心理学における「経験主義」では、生まれたばかりの子どもの脳はタブラ・ラーサ（白紙状態）であり、言語は感覚運動スキルの認知的な学習過程であるとされる。「生得主義」では、脳に言語の遺伝子的、神経回路的な基盤が備わっているとされる。人間の言語の発達が「氏か育ちか」は謎のままである。

進化論的には、人間の言語は喜怒哀楽を表現する情動的な音声言語から始まったと考えられている。言語が身振り（ジェスチャー）に由来するとする考え方もあるが、手の身振りの多さは身振りの発達が直立二足歩行後であることを示唆しているように思われる

これに対して音声言語は四足歩行する霊長類でも発することができる。

特に、サルの場合、その咽頭の解剖学的構造では人間のように多彩な音声を出すことはできないものの、人間の大脳皮質のブローカ野（運動性言語中枢）やウェルニッケ野（感覚性言語中枢）に対応する領域は音声を認識し、顔面、口唇、舌、喉頭の筋肉の運動制御にも関わっている。また、サルは「鳴き声」を発するが、それは本能的で大脳辺縁系や脳幹の働きによってつくられると考えられてきた。しかし、鳴き声を発しているチンパンジーの脳の活動状態が研究され、ブローカ野を使って鳴いていることが判明している。また、サルが他のサルの鳴き声を聞く時には、人間が他者の発語を聞く時と同じウェルニッケ野が活性化することも判明している。しかし、それが意味ある音声言語であるかどうかはまだわかっていない。これまで多くの動物学者がサルに言葉を教えようと試みたが、音声や記号の差異として識別しても、言語として解釈することはできないようだ。おそらく、言語の誕生には進化的に大きな飛躍が必要なのであろう。

したがって、人間は言語を使用する唯一の動物である。「言語獲得（language acquisition）」とは、言葉という記号を使用して他者とコミュニケーション（情報伝達）できるようになることであり、乳児期（1か月～2歳）から幼児期（2歳～6歳）にかけて習得する。まず、胎児は外部の音や母親の声に反応し、誕生後の新生児期から母親と視線や表情による交流を始める。こうした他者の刺激に対して反応するという心的交流が言語獲得の基盤である。その後、乳児期の生後2～3か月から喃語（アー、ウー、バブバブ）が始まる。6～8か月頃から他者の言語に運動反応を示すようになり、1歳前後にいくつかの単語（パパ、ママ）を発音するようになる。1歳半頃には2つの言葉をつなげた文を使用し始め、それ以降の幼児期に爆発的な言語獲得が生じる。そして、2～3歳頃には他者と会話し、4歳頃にはアナロジーやメタファーを理解する。5～6歳頃には「心の理論（他者の心の推理）」ができるようになり、社会的なコミュニケーション言語を使い始める。この言語獲得の発達過程に文化的な差異はなく世界共通である。

ヴィゴツキーは言語と思考が異なる生物学的起源をもち、言語と思考は他の動物にも存在するが、言語と思考の相互作用が人間に特有だと主張

している。乳児期の言語は非思考的で、思考は非言語的であるが、社会・文化的な経験によって、言語は思考の心理的道具となり、やがて思考は言語の支配に依存した知性を形成するようになる。

トマセロ（Tomasello）[32]は言語獲得が概念形成、共同注意、心の理論、社会的認知などの思考力との相互作用によって起きる点を強調している。

レイコフ（Lakoff）とジョンソン（Johnson）[33]は、言語は身体化されており、言語の意味の理解は身体の「感覚運動イメージ・スキーマ（内部－外部スキーマ、部分－全体スキーマ、上－下スキーマ、前－後スキーマ、方向スキーマなど）」に根ざしたメタファーの概念形成によって生じるとしている。さらに、言語獲得には指差し、身振り、手話（目に見える声）、道具使用のプラクシス（習慣化した社会的に意味ある行為）なども深く関与している。

また、言語獲得は単語を記憶して発音するといった単純なものではない。文章の構築、意味の理解、環境状況に応じた文脈的な使用などが必要であり、その基本は日常生活での他者との「対話（dialogue, 会話）」である。対話は単に他者の声を受動的に聞くことでも、能動的に一方的に話すことでもない。ペルフェッティ[34]によれば、対話とは間主観的なコミュニケーション（情報伝達）であり、意味を伝える「一つの文」を基本単位とする。そして、話し手は聞き手の意図を予測すると同時に（解読）、こちらの意図を理解してもらう必要がある（産出）。たとえば、話し手の情報が100％「新規」であれば、聞き手は何も理解できない。一方、話し手の情報が100％「既知」なら、聞き手は何も理解しない。統合失調症で出現する「言葉のサラダ」や失語症で出現する「ジャーゴン」では対話は成立しない。対話を成立させるために、話し手は「新規」と「既知」を聞き手の脳にとって最適なレベルに配合することが必要となる。その意味で対話は間主観的な相互作用であり、他者とのコミュニケーション行為なのである。

幼児がコミュニケーション行為としての「言語行為（speech act）＝他者と自己の意図を介した対話」[35]を獲得するのは6～7歳頃であり、それに伴って社会的な自己意識が芽生えてくる。なお、子どもは話し言葉を自然に獲得するが、読み書きは練習が必要である。

自己感の発達

近年、スターン（Stern）[36]は、乳児の内的世界における4つの「自己感（sense of self）」の発達段階を提唱している。この自己感は「多層的な自己感（layered self）」である。

「新生自己感」は誕生直後に創発される自己感である。新生児は出産と同時に外部世界の情報を感覚や情動レベルで取り入れ始める。しかし、まだ自己は内部世界で統合されておらず、自己と外部世界は未分化な状態である。0～2か月の間に自己と外部世界が分化し、自己感が統合される。

「中核自己感」は2～6か月の間に自己と外部世界の境界を形成することによって生じる自己感である。母親の存在についての意識も生まれる。自己と他者が未分化な状態から分離し、自己が固体化してゆく。

「主観的自己感」は7～9か月に他者も自分と同じように世界と関わる存在であることを認識することによって生じる自己感である。それによって他者と物体や出来事を共有することが可能となる。また、他者が意図をもつこと、すなわち心を持っていることに気づく。母親の情動調律によって他者と情動を共有するようになる。間主観的な心的交流や心的調和を学習してゆく。

「言語的自己感」は乳児が言葉を学習して使用することによって生じる自己感である。言語コミュニケーションによって乳児の世界は大きく広がる。言語やシンボルの解読と産出によって乳児の認知能力は質的、量的に発達し行為の適応性を高め、自己が家族の一員であることを認識してゆく。

これらの自己感の発達は段階的であると同時に多層的なものである。

「自己感」の発達
❶ 新生自己感（sense of an emergent self）……0～2か月
❷ 中核自己感（sense of core self）……2～6か月
❸ 主観的自己感（subjective self）……7～9か月
❹ 言語的自己感（verbal self）……15～18か月

文　献

1) Critchley M：John Hughlings Jackson；Father of English Neurology. Oxford university press, 1998.
2) Moore K, Persaud T：Before we are born；Essentials of embryology and birth defects. W B Saunders company, 1993.（瀬口春道・訳：受精卵からヒトになるまで；基礎的発生学と先天異常．医歯薬出版，1998）
3) Prechtl H：Continuity of neural functions from prenatal to postnatal life. Clinics in developmental medicine. Oxford, Blackwell, 1984.
4) Einspieler C, Prechtl H：Prechtl's assessment of general movement；A diagnostic tool for the functional assessment of the young nervous system. Mental Retardation and Development Disability Research Reviews 11：61-67, 2005.
5) Jeannerod M：Le Cerebeau-machine, Librairie Artheme Fatard, 1983.（浜田隆史・訳：大脳機械論；意志の生理学．白揚社，1988）
6) Sherrington C：The integrative nature of the nervous system. Yale University Press, 1906.
7) Magnus R：Body posture（Korperstellung）. Julius Springer, 1934.
8) Milani C：Routine developmental examination in normal and retarded children. Develop Med Child Neurol 9：631-638, 1967.
9) 高橋寛：反射の発達と診かた．小児科診療 62：793-799, 1997.
10) Fioretino M：Reflex testing methods for evaluating C.N.S.development. Charles C Thomas Publisher, 1963.（小池文英・訳：脳性麻痺の反射検査，医歯薬出版，1974）
11) Barnes M, Crutchfield C：The neurophysiological basis of patient treatment；Reflexes in motor development. Stokesville Publishing Company, 1978.（真野行生・訳：運動発達と反射；反射検査の手技と評価．医歯薬出版，1983）
12) Dinosaur PT：Motor milestones；Birth-6 months. Pediatric physical therapy, 2016.
13) Prechtl H：Continuity of neural functions from prenatal to postnatal life. Clinics in developmental medicine. Oxford, Blackwell, 1984.
14) Meltzoff A, Moore M：Imitation of facial and manual gestures by human neonates. Science 198：75-78, 1977.
15) Goren C, Sarty M：Visual following and pattern discrimination of face-like stimuli by newborn infants. Pediatrics 56：544-549, 1975.
16) Puccini P, Perfetti C：Intervento riabilitativo nel bambino affetto da paralisi cerebrale infantile. Edizioni sbm, 1987.（小池美納，松葉包宜・訳：子どもの発達と認知運動療法．協同医書出版社，2000）
17) Kobesova A：Developmental kinesiology：Three levels of motor control in the assessment and treatment of the motor system. Journal of Bodywork & Movement Therapies 20：1-11, 2013.
18) Vauclair J：Developpent du jeune enfant；motricite, perception, cognition. Editions Belin, 2004.（名和政子・監訳，鈴木光太郎・訳：乳幼児の発達：運動、知覚、認知．新曜社，2012）
19) 津守真，磯部景子：乳幼児精神発達診断法；3才〜7才まで．大日本図書，1965.
20) 和才嘉昭，嶋田智明：測定と評価．医歯薬出版，1975.
21) Erhardt R：Developmental hand dysfunction；theory assessment treatment. Ramsco Publishing Company, 1982.（紀伊克昌・訳：手の発達機能障害，医歯薬出版，1988）
22) Napier J：Hand. Princeton University Press, 1980.
23) Gesell A：Infant behavior；Its genesis and growth. Girvin Press, 1934.（新井清三郎・訳：小児の発達と行動．福村出版，1982）
24) Piajet J：La psychologie de intelligence. Librairie Armand Colin, 1952.（波多野完治・訳：知能の心理学．みすず書房，1998）
25) Vygotsky L（柴田義松・訳）：思考と言語．新読書社，2001.
26) Bruner J：Studies in cognitive growth. Wiley & Sons, 1966.（岡本夏木・訳：認識能力の成長．明治図書，1968）
27) Gibson J：The ecological approach to visual perception. Hillsdale, NJ, Erlbaum, 1979.（古崎敬・訳：生態学的視覚論；ヒトの知覚世界を探る．サイエンス社，1985）
28) Held R, Hein A：Movement-produced stimulation in the development of visually guided behaviour. Journal of Comparative and Physiological Psychology 56：872-876, 1963.
29) 佐々木正人：アフォーダンス入門：知性はどこに生まれるか．講談社学術文庫，2008.
30) Gibson E, Walk R：The "visual cliff". Scientific American 202：2-9, 1960.
31) 三宮真知子（編）：メタ認知；学習力を支える高次認知機能．北大路書房，2008.
32) Tomasello M：Origins of Human Communication. Bradford Book, 2010.（松井智子・訳：コミュニケーションの起源を探る．勁草書房，2013）
33) Lakoff G, Johnson M：Metaphors we live by. University Of Chicago Press, 1980.（渡部昇一・訳：レトリックと人生．大修館書店，1986）

34) Perfetti C：Uomini e machine. Editrice Speciale Riabilitazione, 1987.
35) Searle J：Speech acts. Cambridge Univers Press, 1969.（坂本百大・訳：言語行為. 勁草書房, 1986）
36) Stern D：The interpersonal world of the infant. Basic Book, 1985.（神庭靖子・訳：乳児の対人世界. 岩崎学術出版, 1989）

第14章

姿勢と動作の運動学

[1] 姿勢

姿勢とは何か

　椅子に座っている場面を想像してほしい。おそらく、静止した座位を思い描いたであろう。では、その「座位」は姿勢（posture）であろうか、運動（movement）であろうか。

　それには2つの解釈がある。1つは、姿勢とは運動が停止した一瞬の静的（static）なものであり、運動は姿勢が時間的に変化したものとして捉える考え方である。喩えるなら、1枚の写真が姿勢であり、連続写真が運動ということになる。そのため座位は姿勢ということになる。

　もう1つは、姿勢を動的（dynamic）な運動の一形態として捉える考え方である。人間は完全に静止したつもりでも、常に動揺を繰り返している。そのため、座位は姿勢を保持する運動ともいえる。シェリントン[1]は「姿勢とは運動に随伴する影のようなものである」と述べている。これは、姿勢と運動は分けることができないことを示している。

　一般に姿勢は前者の立場で語られることが多く、猪飼[2]は姿勢を体位（position）と肢位・構え（attitude）の2つに大別している。体位は身体の基本面が重力方向に対してどのような関係にあるのかを示す時に用いられ、背臥位、座位、立位などがある。肢位、構えは一般に同義語として用いられ、頭部、体幹、四肢の各部位の相対的な位置関係を表す。それは、頭部伸展位や体幹屈曲位、股関節内転位などと表される。

　また、姿勢は運動、動作、行為に含まれる。運動（movement）は前述したように姿勢が時間的に変化したものであり、身体と重力方向の関係（体位）、また身体各部の相対的な位置関係（構え）の変化として記述されるものである。

　動作（motion）とは運動によって具体的に行われる仕事（work）、課題（task）としてまとまった結果をもたらすものをさし、分析する際の単位となる。たとえば、寝返り動作や歩行などがこれにあたる。その中で、起居動作とは寝返り動作から立位に至るまでの過程をいい、移乗動作（transfer motion）とは、車椅子から他の場所へ乗り移ることなどをいう。

　行為（action）は意図（intention）をもって意識的に行われる行動である。たとえば、携帯電話を持つ時を考えてみよう。ここでの手指屈曲や肘関節屈曲は運動、携帯電話を持ち上げることは動作、友人と携帯電話で会話することは行為となる。

良い姿勢とは何か

　良い姿勢には次の5つの視点がある。
① 力学的視点：重心線が支持基底面内の中心に近いほど安定する。
② 生理学的視点：消費エネルギーが少なく疲労しにくいこと。
③ 心理学的視点：心理的に意味があること。
④ 作業能率的視点：作業を効率よく遂行するための姿勢であること。
⑤ 美学的視点：プロポーションや表現力。

　このように「良い」と判断するには多様な視点がある。つまり、何をもって「良い」と判断するのかは視点によって異なるのである。

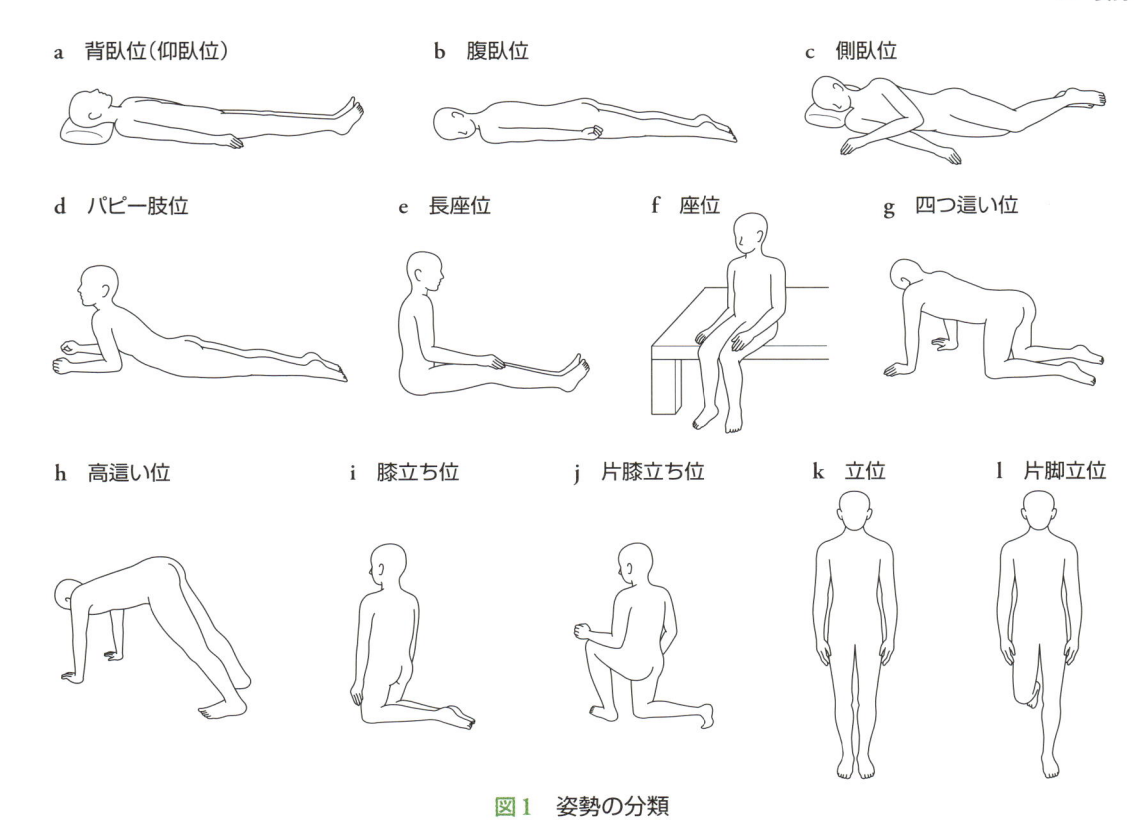

a 背臥位（仰臥位）	b 腹臥位	c 側臥位
d パピー肢位	e 長座位	f 座位	g 四つ這い位
h 高這い位	i 膝立ち位	j 片膝立ち位	k 立位	l 片脚立位

図1　姿勢の分類

姿勢の分類

体位（position）に着目した時、姿勢は基本的に臥位、座位、立位の3つに分けられ、その体位から派生するいくつもの肢位がある。代表的なものを以下に列挙する（図1）。

- 背臥位（仰臥位：supine position）（図1-a）
- 腹臥位（prone position）（図1-b）
- 側臥位（side lying position）（図1-c）
- パピー肢位（puppy position）（図1-d）
- 長座位（long sitting position）（図1-e）
- 座位（sitting position）（図1-f）
- 端座位（dangling position）＝足底をつけない座位
- 四つ這い位（all fours position, creeping position, prone kneeling position）（図1-g）
- 高這い位（bear walking position）（図1-h）
- 膝立ち位（kneeling position）（図1-i）
- 片膝立ち位（half kneeling position）（図1-j）
- 立位（standing position）（図1-k）
- 片脚立位（half standing position, one leg standing position）（図1-l）

また、姿勢は、機能的な視点から静的姿勢（static posture）と動的姿勢（dynamic posture）の2つに分類される。静的姿勢とは安定性が良い姿勢とされ、姿勢保持のみをさす。一方、動的姿勢とは外界の変化に対応したり、ある目的動作に移る準備のための姿勢のことである。

姿勢変換と起居動作

ここでは、背臥位から立位に至るまでの体位の変換を考えてみよう（図2）[3]。たとえば、背臥位－腹臥位－四つ這い位－高這い位－立位と5つの体位をとることになる。この他にもさまざまな起居動作の組み合わせが可能である。

重心と支持基底面

地球上のすべての物体には鉛直方向にその質量

に比例した重力が作用する。重力が身体に作用する点を重心点（COG：center of gravity）、または、質量中心（COM：center of mass）という。

人間の重心は骨盤内で第2仙骨の前方に位置し、足底から計測すると成人男性では身長の約56％、成人女性では約55％の位置にあるとされる。この重心位置は体幹、上腕、大腿などの各体節の重心を合成したものである。そのため、各体節の重心位置によって身体全体の重心位置は影響を受ける。たとえば、肩関節屈曲の運動によって上肢の重心位置が高くなるため、身体全体の重心位置も高くなることになる。また、小児の重心は成人より相対的に上方に位置するため姿勢が不安定になりやすい（図3）[4]。

重心を通る鉛直線を重心線といい、立位では前額面上では次の場所を通る（図4）。

- 後頭隆起
- 椎骨棘突起
- 殿裂
- 両膝関節内側間の中心
- 両内果間の中心

矢状面上では次の場所を通る（図4）。

- 乳様突起（耳垂のやや後方）
- 肩峰
- 大転子
- 膝関節中心のやや前方（膝蓋骨後面、膝前後径の前1/3）
- 外果の前方（足関節のやや前方、外果の約2〜6cm前方）

大転子は股関節中心近くに位置するが、重心線は股関節中心を通るという報告もみられる（図5）[5]。また、足部における重心線が通る位置は、小児では後方（踵方向）にあり、成人になるに従い前方に偏位する。

支持基底面（BOS：base of support）とは、身体を支持する面の外縁の面積である。つまり、座位では殿部と両足底の範囲内、立位であれば両足底の範囲内となる。ここに、松葉杖やT字杖（T-cane）が加わればさらに支持基底面は拡大することになる（図6）。

そして、姿勢が安定するためには、重心位置が低いこと、支持基底面が広いこと、重心線の位置が支持基底面の中心に近いことが必要となる。

姿勢の安定

- 重心位置が低い
- 支持基底面が広い
- 重心線の位置が支持基底面の中心に近い

床反力と関節モーメント

床（地面）反力（GRF：ground reaction force）とは地面に接触している部分が床（地面）から受ける無数の力のことをいう。床反力は接触面全体に無数に分布しているため、通常この力を合成して1本のベクトルとして考えることが多い（図7）。

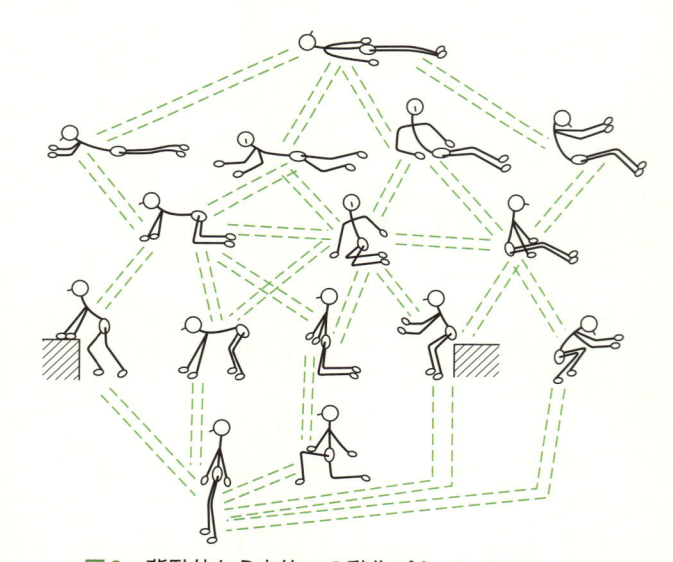

図2　背臥位から立位への動作パターン（中村, 2012）

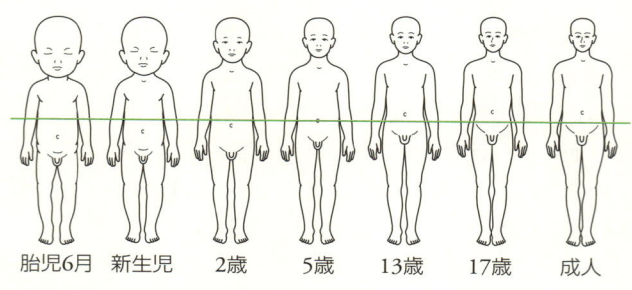

身長を等しくして、重心を横線で示してある。
胎児6月　新生児　2歳　5歳　13歳　17歳　成人

図3　胎児から成人までのプロポーションの変化（Palmer, 1944）

この合成されたベクトルのことを床反力ベクトルといい、鉛直上方、前後、左右方向の3つの方向の成分に分解して考えることができ、前後成分をFx、左右成分をFy、鉛直上方成分をFzの記号で表す（**図8**）。

また、床反力ベクトルが作用する点は床反力作用点、または足圧中心（COP：center of pressure）と呼ばれる。この床反力作用点は床反力の平均位置であり、身体を支持する力の中心である。そして、身体が静止する時は、重心に作用する重力と床反力ベクトルが同じ大きさかつ、互いに逆向きに一直線上に作用している状態である。また、床

図4 身体の重心線

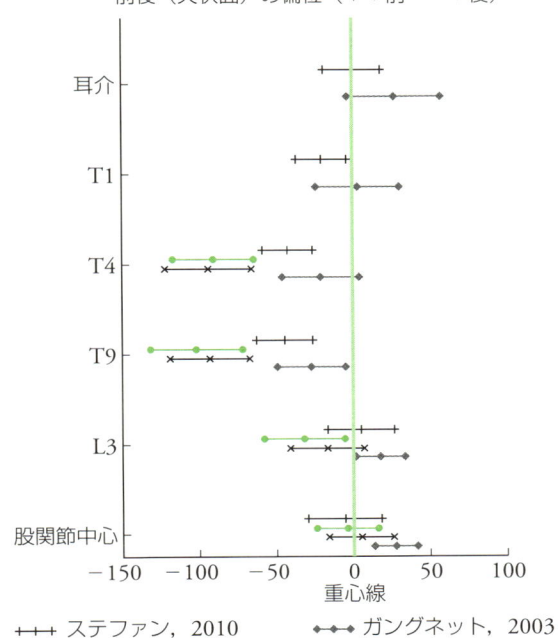

図5 主要なランドマークと重心線との位置関係
（Steffen, 2010）

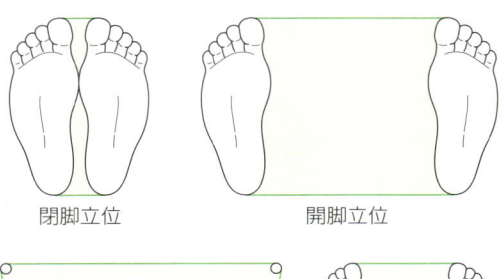

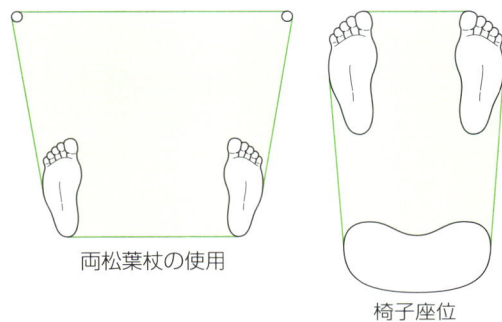

図6 支持基底面の変化

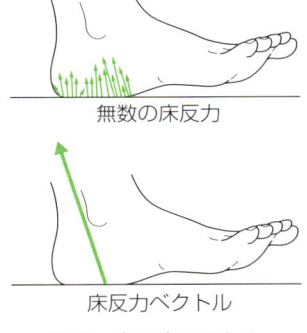

図7 床反力ベクトル

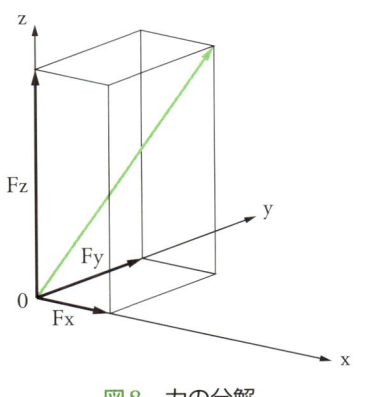

図8 力の分解

反力作用点と重心線がずれることにより身体には回転する力が働く。これにより身体に傾きが生じる。

ある力が物体を回転させる作用を力のモーメントといい、回転中心から力の作用点が遠くなるほど力のモーメントは大きくなる。また、筋力によって生み出されるモーメントのことを関節モーメントと呼ぶ。重心線が関節中心より離れると身体に加わる重力によるモーメントは大きくなり、それに抗する関節モーメントも大きくなる。

たとえば、ダンベルを持ち上げる際に、肘関節を軸中心におくと、肘関節にはダンベルの質量分の重量（前腕、手部の重量を除いた場合）が負荷される。これに抗するためには肘関節屈筋での関節モーメントが必要となる。このように重心、支持基底面、床反力、関節モーメントはそれぞれ独立しているのではなく関連しあっている。

姿勢制御 (postural control)

姿勢制御は古典的には姿勢反射や姿勢反応を中心とした反射理論が中心であった。代表的なものには伸張反射（stretch reflex）、姿勢反射（postural reflex）、立ち直り反射（righting reflex）、平衡反応（equilibrium reaction）などがある。そこから階層理論や運動プログラム理論、システム理論、生態学的理論など多くの理論が立ち上がってきた。どの理論も単独で完璧なものはなく相互に補完しあっているものとして考えられている。

いずれにしても、姿勢制御が必要な時は個体がある環境である課題に直面した時である。たとえば、自宅のソファの上（環境）で座り、携帯電話で電話すること（課題）を考えてみよう。電話を持つ手、持ち上げる肘関節に対し、それらを支えるために肩関節、体幹、下肢は安定する必要がある。このように随意運動を円滑に行うために背景で行われているのが姿勢制御である。また、随意運動のみならず電車の中（環境）で倒れないように立つ（課題）という姿勢保持の場面でも姿勢制御は欠かせない。このように課題と環境との間で必要な姿勢制御が決定されるのである。

姿勢制御は、一般的にはバランスという言葉が多く使われる。内山[6]によるとバランスとは「重力をはじめとする環境に対する生体の情報処理機能の帰結・現象。支持基底面に重力を投影するために必要な平衡に関わる神経機構に加えて、骨のアライメント、関節機能、筋力などの要素がある」とされる。

ホラック（Horak）ら[7]は、姿勢制御には姿勢定位（postural orientation）と姿勢平衡（postural equilibrium）の2つの機能的な目標があるとしている。

姿勢定位とは、環境や身体の状態、予測などに対し、必要に応じて感覚情報の重みづけを変化させることで、複数の肢節間同士の関係性を適切に維持することである。

姿勢平衡とは、内外部からもたらされる不安定性に対し、身体質量中心（重心）を安定させるように運動ストラテジーを協調的に働かせることである。この姿勢平衡の反応は、外乱の特性のみでなく、個人の予測や目的、過去の経験による影響を受ける。このようにさまざまな要素が関与し、相互作用しながら姿勢制御は行われている。

また、他の霊長類と比較すると、人間に特有なのは直立姿勢（erect posture）である。四足姿勢からの進化により重心位置が高くなり、支持基底面が狭くなることで身体は不安定になった。その反面、重力と床反力を巧みに利用し運動性を高めてきた。それを保障しているのは多数の身体システム機構間の相互作用の結果としての姿勢制御であり（図9）[8]、それらにより姿勢に関与する努力を最小限にしている。

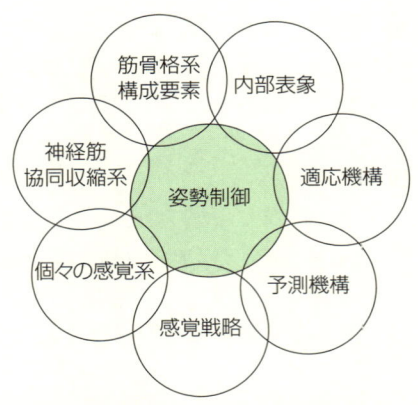

図9 姿勢制御システムの概念モデル
（Shumway-Cook & Woollacott, 1995）

[2] 上肢の動作

上肢の動作の多様性とその役割

　本を取る、携帯電話を操作する、櫛で髪をとく、コーヒーカップをつかむ、指さしをする、他者に触れるなど、私たちの日常生活の動作の中で、上肢の動作の例を挙げればきりがない。これほどまでに上肢の動作が多様になったのは、道具の操作やコミュニケーションにおける使用の多さとも関係がある。

　上肢の動作は多様であるが、それに共通しているものは何であろうか。上肢の役割について、野頭[9]は次の5つの項目を挙げている（図10）。

①能動的な感覚器官：手は、対象（道具や人など）に触れる機会が最も多い部位である。触れることで、その形状や大きさなどを探索し、認識することができる。

②能動的な操作器官：意図や目的に応じて、対象を巧みに操作できる。両手（両側上肢）動作と片手（片側上肢）動作の場合があり、両者ともに上肢の各関節が協調して機能している。

③移動（起居動作・歩行）：起居動作時のベッド支持や、歩行時に上肢を振ることでリズムを生み出している。

④姿勢調節・バランス：立ち直り反応や、保護伸展反応により、不安定な状況での姿勢を調節している。

⑤コミュニケーション：対象を指し示したり、物の大きさを表現したり、感情を表したりするなど、相手に内容を伝達するための助けとしてジェスチャーを使用している。

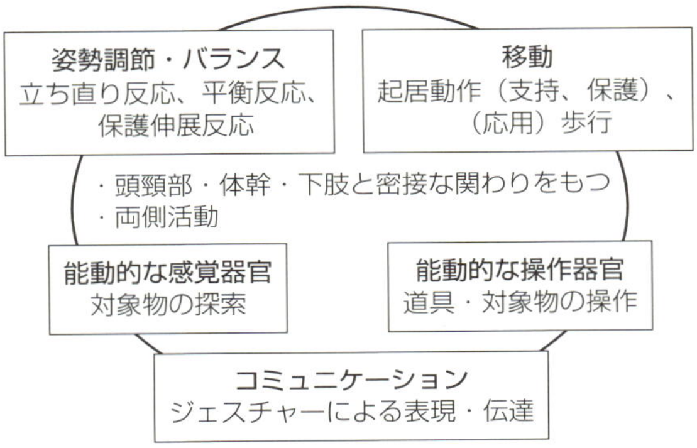

　これらはおのおのが独立した機能ではなく、頭頸部や体幹、下肢と密接な関係をもっている。つまり、上肢の動作は、上肢のみでなくその他の部位との関係性を常に考慮しておかなければならない。

上肢の到達把持運動は移動と操作よりなる

　表1[10]には、日常生活動作（ADL）に対して必要な関節可動域（ROM）を示してある。その中で、上肢の動作には肩関節、肘関節、前腕、手関節、手指が必要であることが容易にわかる。この表が示すのはごく一部の動作であるが、上肢の動作において多くの共通点がある。それは、対象に手を伸ばし、操作することである。これは、到達把持運動（reach to grasp movement, prehension move-

図10　上肢の役割 (野頭, 2012)

表1 日常生活動作（ADL）とROM (今野, 1996)

ADL項目	ROM
タオルを絞る	手背屈0～15・掌屈0～20、回内外0～45、肘屈曲65～80、肩屈曲25～45
カッターシャツのボタンをはめる	手背屈30～50、回内0～45、肘屈曲80～120、肩屈曲10～15・外転5～10
顔を洗いそして拭く	手背屈40、回外70、肘40～135、肩屈曲15～25
丸首シャツの着脱	手背屈40、肘屈曲120、肩屈曲70・外転0～45、内外旋45
グラスの水を飲む	手背屈15～20、肘屈曲130、肩屈曲30～45
髪をとく	手背屈0～20・掌屈0～40、回内30～50、肘屈曲110、肩屈曲70・外旋30・外転110
かがんで床の物を拾う	股屈曲114・外転27・外旋24、膝屈曲117
いすへの立ち座り	股屈曲112・外転20・外旋14、膝屈曲93

数値は角度を示す

```
到達把持運動 ─┬─ 移動：到達運動 ─┬─ 準備期
              │                   ├─ 加速期
              │                   └─ 減速期
              └─ 操作：把持 ─┬─ 握り
                              └─ つまみ
```

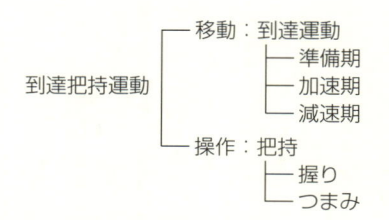

図11 到達把持運動の分類 (Jeannerod, 1981, 1984)

ment）と呼ばれる。

　ジャンヌロー[11,12]は、到達把持運動を移動（transport component）と操作（manipulation component）の2つの要素に分類している（**図11**）。移動とは、物体や空間などに手を伸ばす到達運動（リーチング，reaching movement）であり、3つの時間軸に分類される。対象の視認と姿勢の構えを行う準備期、手が対象の周囲に素早く移動する加速期、対象に合わせて手の調節を行う減速期である。操作とは、対象物を把持する握り（grip）とつまみ（pinch）のことをいう。

　たとえば、髪を櫛でとく時には、机の上に置いてある櫛へ手を伸ばし（物体への到達運動）、持ち手を手指で握る。そして、櫛を頭部に近づけ（自己への到達運動）、髪に沿って櫛を動かす（空間への到達運動）のである。

到達運動

　ここでは、到達運動を準備期、加速期、減速期の3つの時間軸に沿って説明する。

準備期：対象の視認と姿勢の構え

　到達運動を行うためには、対象（物体）の空間的な位置や、形状、大きさ、重量の予測など対象の情報を知る必要がある。対象が中心視野にある時は眼球運動のみが生じ、周辺視野にある時には頸部の運動が生じる。また、対象がより遠い位置や後方にある場合には、体幹の運動が生じることになる。つまり、対象の視覚情報を取得するために、目－頸部－体幹の順序で運動が生じる。

　対象の情報を取得後、もしくは、取得しながら上肢の運動は開始されるが、その際には姿勢の安定が必要となる。それは、姿勢を固定するという意味ではなく、どの方向にも到達運動が可能なように体幹、下肢が姿勢調節を行うことである。

加速期：手の対象周囲への素早い移動

　到達運動の開始から、対象への接触の直前（母指－他指間の距離が最大になる）までの間であり、到達運動時間の約70％である。

　前方への到達運動では、肩関節と肘関節の運動がほぼ同時に開始し、肩関節屈筋群と、肘関節伸筋である上腕三頭筋が同時に働く。ここでは三角筋前部線維が上腕三頭筋長頭の肩関節伸展作用を中和することで、肘関節の滑らかな伸展が生じる。

　この時期には、準備期における対象の位置情報をもとに手の運動軌跡が最短距離を描くように、手の中でも特に母指をどこに向けるかが重要となる。これは、主に肩関節の運動により達成されう

表2 鎖骨、肩甲骨の関与と上肢の運動 (Greene & Roberts, 2008)

鎖骨の運動	肩甲骨の運動	典型的上肢の運動
前額面における運動	挙上 下制 上方回旋 下方回旋	「私は知らない」というジェスチャー 移乗。スーツケースを持ち上げる 手を頭上に挙上する 手を腰に回す
水平面における運動	前方突出 後退	前方に手を伸ばす 両手を背中に回す

る。たとえば、対象が自分の正面にあれば、肩関節は内転、屈曲する。対象が頭上にある場合は、屈曲や外転が必要となり、その際に関節角度が大きくなれば、肩甲骨との協調した動きが必要となる（**表2**）[13]。

対象との距離は肘関節により調節される。対象が自分から離れた位置にある場合は、肘関節が伸展し、逆に自分に向けられる場合は肘関節が屈曲する。たとえば、正面のコーヒーカップへの到達運動は肩関節内転と屈曲、肘関節伸展の運動が行われ、そのカップでコーヒーを飲む時では肩関節伸展、肘関節屈曲の運動が生じることになる。

上肢長を越えた位置にある対象物に対してや、後方や足元（下方）へ到達運動を行う場合には、体幹の運動も参加する。立位での到達運動ともなれば、それに下肢が参加し、対象物の位置が遠くにあるほど足関節戦略（ankle strategy）、股関節戦略（hip strategy）、踏み出し戦略（stepping strategy）（後述）へと移行していく。

前腕と手関節は、準備期における対象の形状や大きさの情報をもとに、対象に手掌を向けるための運動を行う。これは、対象のどこを把持するのかによって運動が異なる。先ほど述べたコーヒーカップの例では、持ち手を把持する場合、前腕回外、手関節背屈の運動が行われるが、上から把持する場合は、前腕回内、手関節掌屈が生じることになる。また、前腕の回外、回内のみでは170～180°の運動範囲であるが、肩関節内旋、外旋の動きと組み合わさることで360°の運動範囲となり、対象のどの側面にも手掌を向けることが可能となる。

また、プリシェーピング（preshaping）はこの時期に開始され、後の減速期まで継続する。プリシ

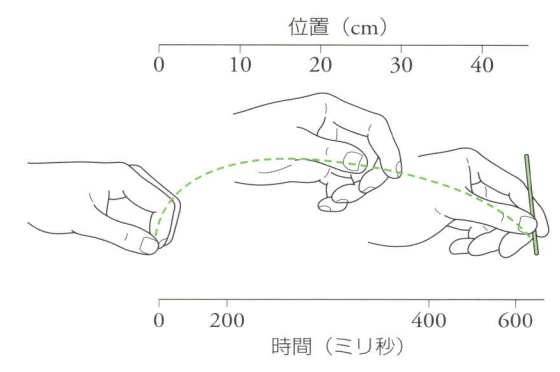

図12　プリシェーピング (Jeannerod, 1981. Brooks, 1985)

ェーピングとは、到達運動時に対象の形状や大きさに合うように、手や母指と示指を中心とした手指間の距離を調整し、把持をするための構えを形成することである（**図12**）[11,14]。この手指間の距離は、到達運動に伴い徐々に拡大し、対象との接触の直前に最大となる。この手指間距離の最大値の振幅と物体の大きさの関係は比例している。

減速期：対象に合わせた手の調節

到達運動が減速し始め、対象と接触するまでの間をさす。この減速は、主動作筋に対する拮抗筋の働きによるものであり、対象に対し正確に把持するために調節される。特に、肘関節屈筋と伸筋の調節が重要である。

プリシェーピングにおいては、対象に近づくにつれ手指間の距離が狭くなる。この時、母指はわずかしか動かず、主に第2～5指の動きで行われている。ゆえに、母指を基準として最終的な対象との接触の調節が行われている。

到達運動における手掌の向きの調節や、プリシェーピングは、最終的にその対象をどう操作するかによって異なる。たとえば、机の上の携帯電話

を持ち上げるのか、ボタンを押すだけなのかでは、前腕と手関節の運動や、母指−他指間でのプリシェーピングは変わるはずである。また、対象物の特性によっても到達運動は変化しうる。滑りやすいものや壊れやすいものに対しては、ゆっくりとした運動になる。

そして、上肢の関節は互いに協調しながら運動を行っていることを忘れてはならない。また、この到達運動は、その次に行われるであろう把持運動を前提にしていることが多い。近位関節（たとえば肩関節）がより遠位の関節運動を導くといった捉え方がある[15]一方で、手の位置が、肩関節のような近位の関節運動を導くという報告[16]もある。つまり、対象をどのように操作するかで到達運動は変化しうるのである。

把持運動

把持運動は諸家によりさまざまに分類されているが、大きく分けて握り（把握，grip）と、つまみ（pinch）の2つに分類され、さらに、それぞれが細かく分類される（図13）。

握り（把握，grip）（図14）

主に手指の屈曲に接触面として手掌面が含まれ、以下の4つに分類される。

▼握力握り（power grip）（図14-a）
正確さではなく、安定性と大きな力が必要な時に用いられる母指を除く第2〜5指が揃った状態での握りである。対象（道具）が円筒状の場合、その軸が小指球基部から示指の基部に向かう斜め方向に一致し、手関節尺屈との組み合わせが頻繁に観察される。

関節運動：母指CM関節（carpometacarpal joint）屈曲（内転）、MP関節（metacarpophalangeal joint）、IP関節（interphalangeal joint）屈曲（中間位）、母指を除く4指のMP関節、PIP（proximal interphalangeal joint）関節、DIP（distal interphalangeal joint）関節屈曲

筋活動：母指対立筋、母指内転筋、短母指屈筋、長母指屈筋、手の内在筋（虫様筋、骨間筋）、浅指屈筋、深指屈筋

例： ハンマーの柄を握る、グラスを握る

▼精密握り（precision grip）（図14-b）
正確な、また、微調整が必要な時に用いられ、主に母指−示指間で行われる。道具によっては、環指、小指が参加し、道具を手掌面に押しつけることで安定性を確保している。これは固定的把持と呼ばれる。

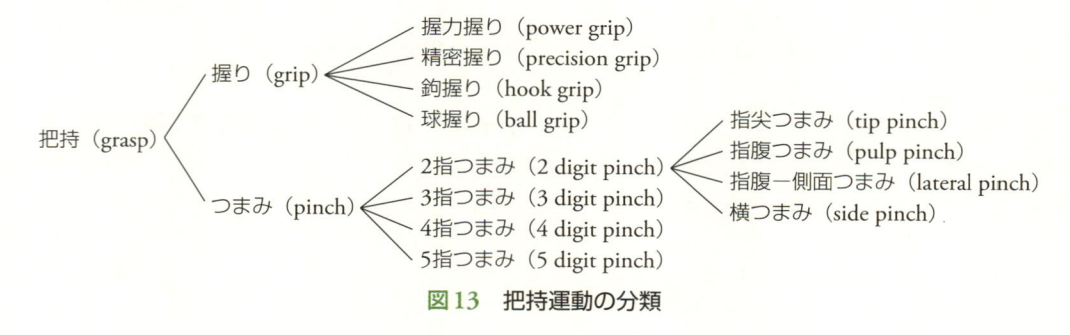

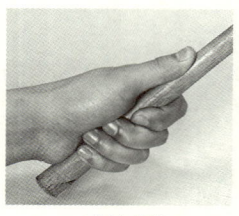

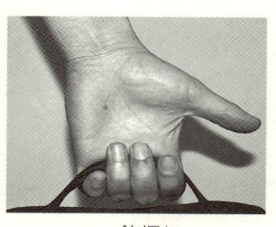

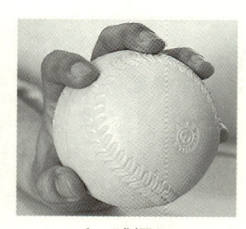

```
                        ┌ 握力握り（power grip）
                        ├ 精密握り（precision grip）
            握り（grip）─┤
                        ├ 鉤握り（hook grip）
                        └ 球握り（ball grip）
把持（grasp）─┤
                              ┌ 指尖つまみ（tip pinch）
                        2指つまみ（2 digit pinch）─┤ 指腹つまみ（pulp pinch）
            つまみ（pinch）─┤ 3指つまみ（3 digit pinch）  ├ 指腹−側面つまみ（lateral pinch）
                        4指つまみ（4 digit pinch）  └ 横つまみ（side pinch）
                        5指つまみ（5 digit pinch）
```

図13　把持運動の分類

　a　握力握り　　　b　精密握り　　　c　鉤握り　　　d　球握り

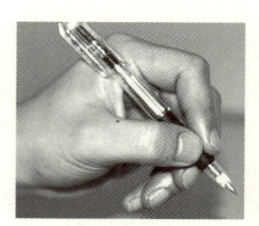

図14　握り（grip）

関節運動：母指CM関節対立、MP関節中間位、IP関節屈曲、示指PIP関節屈曲、DIP関節伸展。その他3指の屈曲

筋活動：母指対立筋、母指内転筋、短母指屈筋、長母指屈筋、手の内在筋（虫様筋、骨間筋）、浅指屈筋、深指屈筋

例：ペンを握る、フォークを握る（固定的把持の使用）

▼鉤握り（hook grip）（図14-c）

母指を除くその他4指が揃いあった握りである。

関節運動：母指を除く4指のMP関節の伸展、PIP関節、DIP関節の屈曲

筋活動：深指屈筋、浅指屈筋、指伸筋

例：カバンの持ち手を握る、机を持ち上げる

▼球握り（ball grip）（図14-d）

母指を含む5指が離れた状態での握りである。

関節運動：母指CM関節屈曲（対立）、5指すべての屈曲、母指を除く第2、4、5指の外転

筋活動：母指対立筋、母指内転筋、短母指屈筋、手の内在筋（虫様筋、骨間筋）、浅指屈筋、深指屈筋

例：ボールを握る、スマートフォンを握る

つまみ（pinch）（図15）

主に手指で行われ、参加する手指の本数により4つに分類され、さらに、2指つまみの中でも接触する部位により4つに分類される。ブランド（Brand）ら[17]は、母指内転筋を「pinching muscle（つまみを行う筋）」と名づけ、その重要性を説いている。

▼2指つまみ（2 digit pinch）

主に母指－示指間で行われるつまみである。

- 指尖つまみ（tip pinch）（図15-a）：母指と示指の指尖部、または爪の先で行われるつまみ

  関節運動：母指CM関節対立、母指MP関節中間位、IP関節屈曲、示指MP関節、PIP関節、DIP関節屈曲

  筋活動：母指対立筋、母指内転筋、短母指屈筋、長母指屈筋、浅指屈筋、深指屈筋

  例：針をつまむ、シャープペンシルの芯をつまむ

- 指腹つまみ（pulp pinch）（図15-b）：母指と示指の指腹部で行われるつまみ

  関節運動：母指CM関節対立、MP関節屈曲、IP関節伸展、示指MP、PIP関節屈曲、DIP関節屈曲（伸展）

  筋活動：母指対立筋、母指内転筋、手の内在筋（虫様筋、骨間筋）、浅指屈筋

  例：コインをつまむ、紙をつまむ

- 指腹－側面つまみ（lateral pinch）（図15-c）：母指と示指の橈側面で行われるつまみ

  関節運動：母指CM関節内転、MP関節屈曲、

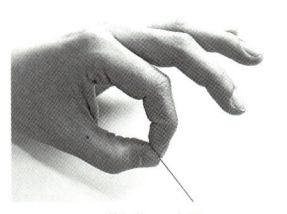

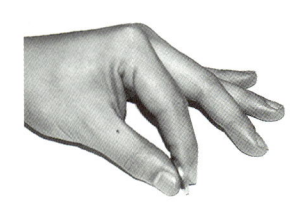

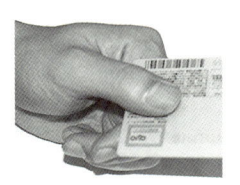

a　指尖つまみ　　b　指腹つまみ　　c　指腹－側面つまみ　　d　横つまみ

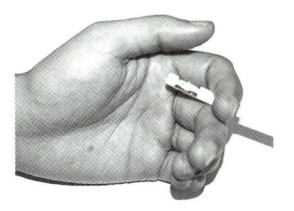

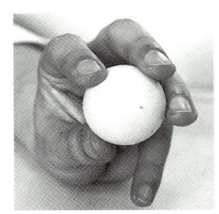

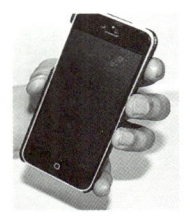

e　3指つまみ　　f　4指つまみ　　g　5指つまみ

図15　つまみ（pinch）

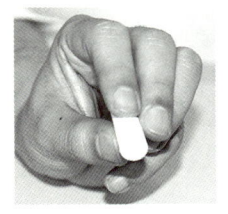

IP関節伸展、示指MP関節屈曲、外転、PIP関節屈曲、DIP関節屈曲
筋活動：母指内転筋、短母指屈筋、第1虫様筋、第1背側骨間筋
例： 鍵をつまむ、カードをつまむ
- 横つまみ（side pinch）：母指を除く手指側面間でのつまみ
関節運動：手指MP関節内転、外転
筋 活 動：骨間筋、虫様筋
例： タバコや鉛筆を指の間で挟む

▼3指つまみ（3 digit pinch）（図15-d）
主に母指－示指－中指間で行われるつまみである。
関節運動：母指CM関節対立、母指と第2、3指MP関節屈曲
筋 活 動：母指対立筋、母指内転筋、短母指屈筋、虫様筋、骨間筋
例： チョークをつまむ

▼4指つまみ（4 digit pinch）（図15-e）
主に母指－示指－中指－環指間で行われるつまみである。
関節運動：母指CM関節対立、母指と第2～4指MP関節屈曲
筋 活 動：母指対立筋、母指内転筋、短母指屈筋、虫様筋、骨間筋
例： ピンポン球をつまむ

▼5指つまみ（5 digit pinch）（図15-f）
5指全体で行われるつまみである。
関節運動：母指CM関節対立、母指と第2～5指MP関節屈曲
筋 活 動：母指対立筋、母指内転筋、短母指屈筋、虫様筋、骨間筋
例： 机上のスマートフォンをとる

母指の分廻し運動

コーヒーカップの把持運動を考えてみよう。コーヒーカップの持ち手を把持する際には、母指－示指での側腹つまみや、より小さな持ち手の場合は、母指と示指の指腹つまみが生じる。内容量

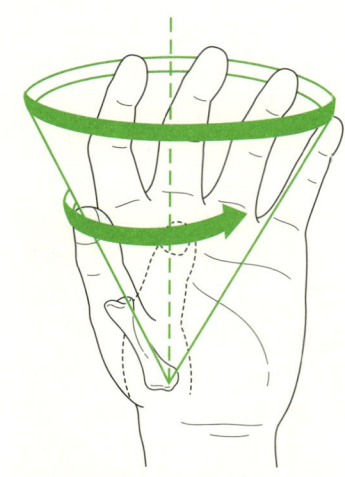

図16　CM関節の分廻し運動（Brandら，1999）

が多く重量がある場合には、母指、示指の対立運動に加えて環指と小指が対象と接触し、手掌全体で持ち手を支えることとなる（固定的把持）。また、こぼさないようにするには、カップの上方から5指で握る（球つかみ）ことも考えられる。
　筋活動量は、把持の方法は違えども対象の重量や摩擦に最適化するように調節されている。つまり、視覚情報により対象の重量や滑りやすさの予測を行い、それに基づき筋収縮の準備を行っているのである。対象と接触し、持ち上げた瞬間に手の圧覚と、筋の固有感覚の情報によりさらなる調節が加わり、重いものであれば筋収縮を強める結果となる。また、細心の注意を払わなければならない時には把持の方法を変更して行うこともある。
　このように、対象の形状や大きさ、重量に加え、行為の目的により把持の方法は異なる。人間は目的に応じて、道具を持つ手の形状と、それに伴う対象と手の接触面を変化させて操作している。この事実は、人間ほど豊かに把持ができる動物は存在しないことの証明でもある。それを可能にしているのは、母指のCM関節の運動であると考えられている。これについてブランドら[17]は、CM関節を頂点とした円錐形の面を通る分廻し運動を想定している（図16）。これにより、母指が他4指と対立でき把持運動のバリエーションが増加している。

[3] 寝返り動作

寝返り動作には体幹の回旋が重要である

寝返り動作（rolling motion, rolling over）とは一般に背臥位から側方へ身体を回旋させ、側臥位、もしくは腹臥位へと至る一連の動作である。

寝返り動作の開始の肢位は背臥位であるが、人間以外に背臥位で睡眠する動物（野生動物）は存在しない。つまり、背臥位は人間に特徴的な肢位であり、体幹を支持面とし四肢が自由になることで寝返り動作が可能となり、起き上がり動作の獲得につながってきたと考えられる。そのことは乳幼児が寝返り動作を早期に獲得し、次第に起居動作や歩行を学習していく過程にも表れている。

そして、寝返り動作の重要なポイントは体幹の回旋である。この回旋には必ず土台としての「支持面」と「回転軸」が存在する。寝返り動作とは体幹の支持面に支えられた脊柱の回転軸の変化と四肢の動きの連続性であるといえる。

寝返り動作の2つの運動パターン

寝返り動作は運動パターンが多様であるが、その普遍的特性として脊柱の回旋運動による肩甲帯と骨盤帯の間の回旋、すなわち「体軸内回旋（body axis rotation）」があるとされている[18]。これは身体に対する身体の立ち直り反応とも呼ばれる。

また、寝返り動作は体軸内回旋に着目すると「伸展－回旋パターン」と「屈曲－回旋パターン」の2種類に分けられる。伸展－回旋パターンでは主に下肢で支持面を押し続けることで回旋駆動力を発揮し、身体の尾側から頭側方向へ回旋運動が波及する。この時、頭頸部は伸展回旋する。屈曲－回旋パターンでは頭頸部の屈曲回旋より運動が開始され、頭側から尾側へと回旋運動が波及する。

そして、どちらの運動パターンでも、上肢帯は寝返る方向に対し肩甲帯の運動を伴うリーチングを行う。しかし、寝返り動作が起き上がり動作へとつながる過程であることを考えれば、伸展－回旋パターンでの寝返り動作では円滑な起き上がり動作が難しくなる。田中ら[19]による健常者を対象とした脊柱回旋角度（T1～L5）を調べた研究では、骨盤帯からの回旋が先行する寝返り動作の方が、脊柱回旋角度は小さいことが報告されている。つまり、下部体幹が先行する場合、床面を下肢で押すため伸展－回旋パターンを呈することになる。

ここでは、日常生活で最も遂行することが多い屈曲－回旋パターンにて側臥位に至る過程を中心に述べる。

寝返り動作の5つの要素

石井[20]は寝返り動作には5つの要素が必要であると述べている。

①head control：頭頸部の制御
　動作の始まりとして頭頸部のわずかな屈曲と

回旋が生じる。
②scapula set：肩甲帯の前方突出
上側になる肩甲帯が前方突出し、上肢帯が寝返る方向にリーチされる。
③body axis rotation：体軸内回旋
胸椎、腰椎の順に回旋し、体軸内で回旋が生じ上半身が回転していく。
④weight shift：体重移動
寝返る側へ身体重心を移動させるため、下肢が支持面を操作する。
⑤righting reaction：立ち直り反応
体軸内の回旋は上部体幹が先行して回旋し、続いて下部体幹の回旋へと波及していく。先行した頭部に対する上部体幹の立ち直り反応と、上部体幹に対する下部体幹の立ち直り反応である。

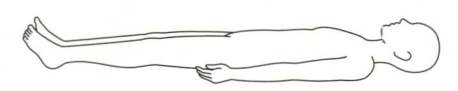

図17 背臥位（開始肢位）

衡が生じると正中線が偏位し、支持基底面が広く安定しているように見えても、身体の一部の押しつけなどにより必ずしも安楽とはいえない状況に陥ることがある。
また、続いて生じる頭頸部の運動や体軸内回旋の準備（構え）においては正中線をもとにした縦（垂直）身体軸（LBA：longitudinal body axis）が重要となる[22]。寝返り動作は先に述べた回転軸の連続的な変化であり、背臥位では脊柱を中心としたLBAが必要となる。このLBAを開始軸として寝返り動作が行われることになる。

寝返り動作の4相

寝返り動作は、①背臥位、②頭頸部の運動とリーチング、③上部体幹の回旋、④下部体幹の回旋と側臥位の4つの相に分けられる（**表3**）。

第1相：背臥位（開始肢位）（図17）

寝返り動作における背臥位は身体が安楽であり、次に生じる頭頸部の運動や体軸内回旋の準備（構え）ができていることが重要である。
この2つの事象を達成するには身体の正中線（midline）の獲得が必要である。身体表面は左右の体性感覚に区分されるが正中線という領域はなく、マンゾーニら[21]は「正中線は両方向性の半球間回路を介して調整される機能ユニット」だとしている。すなわち、正中線は身体イメージであり、左右身体の体性感覚や視覚などの統合が必要である。感覚系の異常などにより左右身体に不均

第2相：頭頸部の運動とリーチング（図18）

頭頸部の屈曲と回旋が起き、上側の肩甲帯の前方突出と上肢のリーチングが起きるまでの区間をさす。頭頸部の屈曲と回旋は肩甲帯から体幹前面筋群の筋緊張を高める（head control）。起き上がり動作への移行において、この頭頸部屈曲の動きが重要となる。
また、頭頸部の運動に先行する眼球運動も重要である。空間内の適切な注視位置へ眼球を動かすことで、目－手の協調による正確な到達運動（リーチング）が可能となる。そして、頭頸部の運動に続き上側になる肩甲帯が前方突出（scapula set）、肩関節屈曲、外旋、水平内転、肘関節伸展、前腕回内、手指は自然な伸展位、つまりリーチングが行われる。
抗重力活動はこの相より始まる。頭頸部の屈曲と回旋は身体背面全体を支持面とし回転軸は脊柱でのLBAである。支持面のそれぞれの部位がバラバラにならないために、腹筋群や大腿直筋、長内転筋などの二関節筋で連結している。これらの筋は頭頸部のわずかな屈曲により体幹前面筋の緊張が誘発されることで活動する。
続いて起きる肩甲帯の前方

表3 寝返りの4相

寝返りの各相	必要な運動要素
①背臥位	
②頭頸部の運動とリーチング	head control, scapula set
③上部体幹の回旋	body axis rotation ⎱ weight shift
④下部体幹の回旋と側臥位	righting reaction ⎰

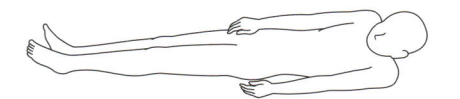

図18　頭頸部の運動とリーチング

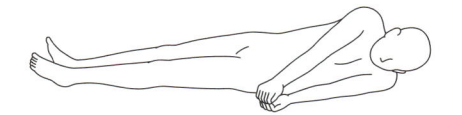

図19　上部体幹の回旋

突出と上肢のリーチングは、脊柱や寝返る方向側の肩甲骨、上下部体幹、下肢が支持面となる。肩甲帯の前方突出は上肢のリーチングにより導かれる動きであり、前方突出という運動性とリーチング時の上肢の重量を支持する土台としての安定性が求められる。そのためには前鋸筋の活動と、胸郭上で肩甲骨が安定するために僧帽筋中部線維の活動が必要である。また、肩甲帯の前方突出が生じることで体幹回旋筋群を賦活させ、続いて脊柱を中心とした体軸内回旋が起きる。

リーチングは上肢全体の複合運動であるが、その中でも肩甲帯の前方突出と肩関節の屈曲、外旋運動が重要である。なぜなら、この運動が体幹の回旋を誘導するからである。また、このリーチングによって上肢の重量が寝返る方向に移動して体軸内回旋の援助となる。

第3相：上部体幹の回旋（図19）

上部体幹が回旋を始め上側になる肩関節が下側の肩関節の上に配列されるまでの区間をさす。上側の肩甲帯の前方突出と上肢のリーチングに導かれるように胸椎が回旋し、上部体幹が寝返る方向に回旋する（body axis rotation）。胸椎の回旋に伴い重心が寝返る方向に移動することになるが、そのためには下肢で支持面を操作する必要がある（weight shift）。そして、上部体幹の回旋が下部体幹の回旋へと波及していく。

上部体幹の回旋の回転軸は主に胸椎である。これは第2相より続く上肢のリーチングに連動し、寝返る方向の上側の外腹斜筋と下側の内腹斜筋の活動によって遂行される。支持面は下肢と下側の肩甲帯や側腹部であり、下肢は重量による土台の役割と重心移動のための床反力操作の役割がある。

寝返る方向に重心を移動するためには、一度寝返る方向と逆側に床反力作用点を移動させる必要がある。たとえば、左側へ寝返る場合に、左下肢をわずかに挙上することで接触圧分布が右側へ偏位し、床反力ベクトルが重心より右側から作用する。その結果、左側へ回転運動が生じ左側へ重心の移動が生じることとなる。

もう一つ重要な支持面が下側の肩甲帯である。下側の肩甲帯は上部体幹の質量により支持面に押しつけられるため運動が生じず固定された支持面にみえるが、寝返る方向の上側の外腹斜筋と下側の前鋸筋が主動作筋となり、肩甲骨の上を胸郭が回旋し相対的に肩甲骨が前方突出位となる。

このように、下肢運動による接触面の変化と、下側の肩甲帯の前方突出による接触圧の変化が上部体幹の回旋を導いている。また、肩甲帯の前方突出と同時に下側の肩関節は上部体幹の回旋により水平内転の運動が生じる。これは、支持面と回転軸の2つの役割を有することになる。

第4相：下部体幹の回旋と側臥位（図20）

上部体幹の回旋に引き続き下部体幹の回旋が生じ、側臥位に至るまでの区間をさす。この相では第3相での支持と運動が逆転し、固定された上部体幹に対し下部体幹が回旋し、側臥位である回旋中間位に復元される（righting reaction）。すなわち、上部体幹が支持面となり下部体幹が回転の中心となる。

ここでの筋活動は第3相での腹斜筋群の活動が逆転する。つまり、上側の内腹斜筋と下側の外腹斜筋の活動である。また、下部体幹が回旋する時期に両側の広背筋が収縮する。これは上肢のリーチングと上部体幹により引き伸ばされた広背筋の反作用（リバースアクション）であり、体軸の捻れを復元するように働いている。

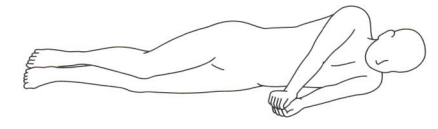

図20　下部体幹の回旋と側臥位

[4] 起き上がり動作

起き上がり動作には2つの力学的課題がある

　起き上がり動作（sitting up motion）は背臥位から上半身を起こして座位になる抗重力活動を伴う動作であり、数多くの運動パターンが存在する。たとえば、朝起きたくない気持ちを抑えながらの場合と、パッと目が覚めて起き上がる場合とでは起き上がり方法に差があることを経験したことはないだろうか。起き上がり動作の運動パターンは環境や文脈によってさまざまであり、異常動作を判断することが難しい。また、障害を有するものにとっては動作が画一的になることが多い。

　しかしながら、起き上がり動作を達成するためには、2つの普遍的な力学的課題がある。それは、①身体を上方へ動かす運動量を生み出すこと、②支持基底面の変化に伴って身体重心を移動させ、その中で重心を支持することである。これらはいかなる起き上がり動作の運動パターンであっても共通した課題である。

　さらに、起き上がり動作は寝返り動作からの連続した動作である。そのため、寝返り動作を完遂させた後に、起き上がり動作を実行することは動作を難しくしてしまう。それは重心の移動に円滑さが欠けることになるからである。寝返り動作同様に起き上がり動作においても、身体の力学的要素や知覚要素を巧みに利用することで動作の滑らかさを実現しているのである。ここでは、ベッド上背臥位から端座位に至るまでの起き上がり動作を説明する。

起き上がり動作の4相

　起き上がり動作は4つの相に分けられる。第1相は寝返り動作における背臥位からの「頭頸部の運動とリーチング」と、第2相は「上部体幹の回旋」と同様である。第3相は「on elbow」、第4相は「on hand～端座位」である。

> **起き上がり動作の4相**
> ❶ 頭頸部の運動とリーチング
> ❷ 上部体幹の回旋
> ❸ on elbow
> ❹ on hand～端座位

第1相：頭頸部の運動とリーチング（図21）

　頭頸部の屈曲と回旋が起き、上側の肩甲帯の前方突出とリーチが起きるまでの区間をさす。背臥位では、下側になる肩関節を軽度外転位にしておく必要がある。なぜなら、上肢が体側に位置していると側臥位からon elbowに至る際に運動方向の変換が大きくなり、それだけ筋出力が増え努力量が多くなるからである。また、リーチング時に肩関節の外旋が優位になると伸展パターンをとり

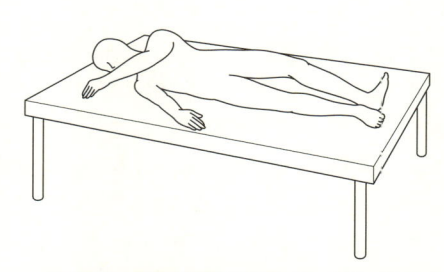

図21 頭頸部の運動とリーチング

図22　上部体幹の回旋

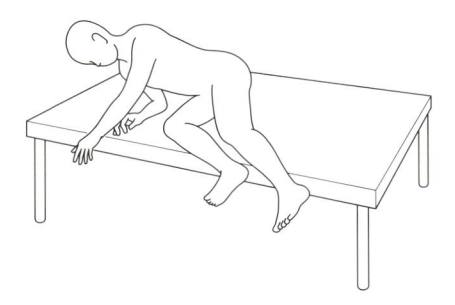

図23　on elbow

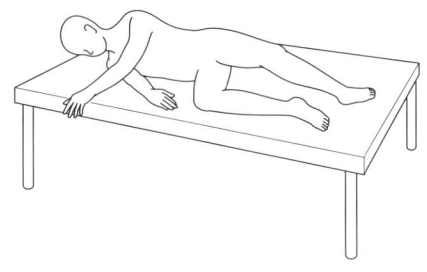

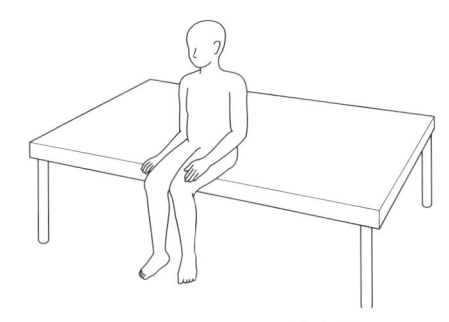

図24　on hand～端座位

やすく円滑な起き上がり動作を阻害することになる。そのため肩関節の内旋が必要となる。

第2相：上部体幹の回旋（図22）

　上部体幹が回旋を始め上側になる肩関節が下側の肩関節の上に配列されるまでの区間をさす。
　体軸内回旋の重要性は寝返り動作と同様である。注意すべきは上部体幹の回旋時における下肢の固定であろう。上部体幹が起き上がり始める時、股関節屈曲が生じる必要がある（骨盤前傾による相対的な股関節屈曲）。これは股関節屈筋である腸腰筋の反作用（リバースアクション）によって生じる。正作用が生じると骨盤後傾位での股関節屈曲が生じ、下肢全体が空中に浮き上がり、起き上がり動作は困難になる。

第3相：on elbow（図23）

　上側の肩関節が下側の肩関節を越えてon elbowが完成するまでの区間をさす。on elbowとは、肘関節を屈曲した状態で肘に荷重する姿勢であり、肘立ち位とも呼ばれる。体幹の回旋を伴う起き上がり動作においては、片側のon elbow姿勢となる。
　この相では、支持面が下側の側腹部、肩甲帯、肩関節から肘関節と骨盤部に移行し、そこから前腕、手根部、手指まで広がる。下肢は前相に引き続き固定され、支持面の一部となる。また、回転期は胸椎と下側の肩関節から肘関節に移行し、上腕と体幹を起こす。
　すなわち、体幹の回旋運動により支持面が肘関節に移行すると、回旋方向と上肢長軸方向のずれにより体幹回旋の勢いにブレーキがかかることになり、その勢いは肘関節を回転軸とした回転運動に移行しon elbowの姿勢をとる。この回転軸の切り替えは上側の肩関節が下側の肩関節を通過する際に起き、上側の前鋸筋の働きが重要である。なお、この前鋸筋の活動が外腹斜筋の活動を誘発し体幹の屈曲回旋が強まる。
　下側の肩甲帯には胸郭との間に安定性が求められる。すなわち、on elbowになる際に肩甲骨が固定され胸郭が回旋するのである。その作用を担うのは、前鋸筋と菱形筋、僧帽筋中部・下部線維である。菱形筋は肩甲骨を内転、下方回旋、僧帽筋中部・下部線維は内転、上方回旋させ、両者の活動と前鋸筋の肩甲帯を前方突出させる活動で肩甲骨が安定した位置に保たれる。
　また、on elbowになるための上肢の運動の誘導を忘れてはならない。特に、肩関節の内旋、伸展運動が重要である。肩甲下筋、大胸筋、広背筋などがその役割を担う。肘関節の伸展と前腕の回内運動が連動する。一方、肩関節が外旋、屈曲すると寝返り動作となりやすい。

第4相：on hand～端座位（図24）

　on elbowから端座位が完成するまでの区間をさす。この相では肘関節から遠位部の手根部への体重の移動と殿部を中心とした下半身の回旋が生

じる。

　肘関節から遠位の手根部で体重を支持（on hand）するということは支持面が変化していくことである。そのためには肩関節、肘関節（支持側）の伸展と体幹回旋の運動が必要である。また、それぞれの運動が連動して行われなければならず、そのためには胸郭－肩甲骨－上腕－前腕－手根までの連結による安定性が必要である。胸郭と肩甲骨は前鋸筋、僧帽筋、菱形筋の働きにより連結し、胸郭と上腕は広背筋と大胸筋により挟み込まれることで安定性を確保している。上腕と前腕を連結するのは上腕三頭筋であり、前腕と手根を連結するのが主に手関節屈筋群の働きである。この連結により手根～小指球部を中心とした支持が安定して可能となる。

　また、下側骨盤の前傾運動も重要である。前傾することで上半身重量を手根部へ移行することを援助する。さらに、上側上肢の前方へのリーチングは体幹回旋の誘導と支持側手根部への体重移動を援助し、手根部を支点にして上肢を伸展することで上体を押し上げる。端座位へ移行する際には、on hand後、支持側坐骨を中心に下半身を回旋させ下肢をベッド下に降ろし端座位となる。その際には下肢の移動により慣性力が働くため上半身はブレーキをかける必要があり、体幹を下肢と連結する腸腰筋の働きが重要である。この相での支持基底面の変化は特に大きく、上肢を含んだ広範囲のものから徐々に殿部のみの支持基底面になる。

　臨床での動作分析においては、寝返り動作と起き上がり動作の運動パターン（関節運動）の違い（表4）を理解しておくことが重要である。

表4　寝返り動作と起き上がり動作の運動パターン

寝返り動作の運動パターン	
頸部	屈曲、回旋
肩甲帯	前方突出
肩関節	屈曲、外旋、水平内転
肘関節	伸展
前腕	回外
体幹	回旋
骨盤	回旋
下肢	屈曲、内転

起き上がり動作の運動パターン	
頸部	屈曲、回旋
肩甲帯	前方突出
肩関節	屈曲、内旋、水平内転、水平外転、伸展
肘関節	伸展
前腕	回内
体幹	回旋、屈曲
骨盤	前傾
下肢	固定

[5] 座位

座位は動作の構えである

　座位（sitting）は日常生活の中で最も多くとる姿勢である。朝起きてベッド上で、朝食を食べるために椅子で、くつろぐために家のソファで、また、床に座って子どもをあやすなど文脈や状況に応じて多様な変化がある。どんな文脈や環境にあっても必要なことは過剰な筋活動なく身体を支持し、そこから身体重心を移動させ安定した姿勢を保ちながらリーチングを行う、歩き出すために立ち上がるなどの動作を行うことである。つまり、単に座ることよりも、次の動作の構えとして座位を捉える必要がある。ここでは背もたれなしの椅子での座位を中心に述べる。

座位の基本肢位

　身体各部位の位置を比較すると、矢状面上では、股関節の直上に肩関節が位置し、股関節の前方延長線上に膝関節、また、膝関節の直下に足関節が位置する。また前額面上では両側の肩峰、上前腸骨棘、股関節、膝関節、足関節が水平に位置する。身体を貫く重心線は矢状面上では耳垂のやや後方、肩峰、股関節が、前額面では後頭隆起、椎骨棘突起、殿裂が垂直に位置し、重力によるモーメントに対する活動を最小限にしている。

支持基底面と重心

　支持基底面は殿部、大腿後面、足底で構成される。その中でも殿部が上半身の重量を最も受ける部位であり、特に坐骨結節での体重支持が重要である。そして、上半身の質量中心位置を第7～9胸椎高位（T7～9）とする視覚的な観察方法が考案されており[23]、座圧中心は上半身の質量中心位置を投影すると考えられている。座圧中心は体幹、頸部、四肢の運動と相互的に影響しあい、偏位する。ヒトは類人猿と違い骨盤が前後方向に丸みを帯びており、坐骨結節も転がりやすい形状をしている。そのためあらゆる方向に座圧中心を偏位させることが可能であり、それに伴う身体の運動も複雑なものになっている。

　坐骨結節への荷重は骨に圧が高まるため長時間は難しい。そのため安楽な座位では骨盤後傾、腰椎屈曲、胸椎後弯にて仙骨部まで支持面を広げていることが多い。また、四足動物と違いヒトは大殿筋がよく発達しているが、この大殿筋が坐骨結節への圧の集中を防いでいる。つまり、二足歩行になることで大殿筋が発達し、結果的に坐骨結節を厚く覆うことで長時間の座位を可能としていると考えられている。

静的座位における筋活動

　静的座位では支持面の安定化と重力によるモーメントに対する筋活動が必要となる。支持面の安定化としては坐骨結節からの床反力が仙腸関節に剪断力を働かせるため、その剪断力に対し関節面を押しつけるように内腹斜筋が働いている。

　重力によるモーメントに対する筋活動は座圧上

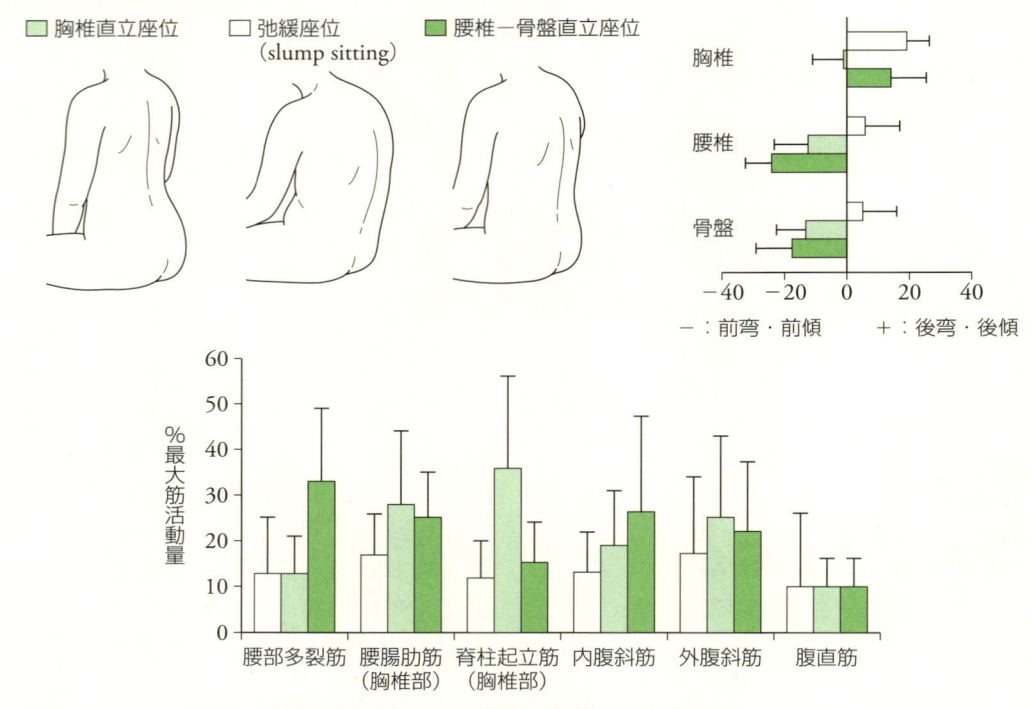

図25 座位姿勢の違いによる体幹筋活動量の変化（O'Sullivan, 2006）

部の身体のアライメントの影響を受けるが、座位姿勢の保持に関与する体幹筋の筋活動量を脊柱のアライメントに応じて計測した研究[24]では、骨盤前傾、腰椎前弯、胸椎が弛緩した肢位では腰部多裂筋、内腹斜筋の活動が高まり（図25）、骨盤後傾、体幹が弛緩し屈曲した状態（弛緩座位，slump sitting）ではどの筋も活動が低下していた。骨盤後傾で体幹が屈曲した肢位であると重力によるモーメントとの関係から脊柱起立筋群の活動が増加すると考えられるが、弛緩座位では脊柱の骨自体や靱帯などの受動的な安定化機構が働いているとされている。

上肢のリーチング時の座位

座位での上肢の動作を安定させているのは体幹や下肢の土台としての機能である。

体幹は下部と上部に分けられ、下部体幹は腰部と腹部、骨盤にて構成され、主に支持機能の役割をもつ。一方、上部体幹は胸部や胸背部、胸郭、肩甲帯から構成され、主に運動機能の役割を果た

す。つまり、座位での上肢の動作時の体幹には支持機能と運動機能が求められる。

上肢の正面前方かつ遠方へのリーチングでは、下部体幹にて骨盤の前傾、腰椎の伸展を伴い、相対的に股関節は屈曲する。上部体幹では胸郭を垂直に保持しながら、肩甲帯が前方突出することにより遠方へのリーチングが可能となる。また、前方に重心が移動するため、下肢ではそれを調節するように床反力作用点が前方に移動するため足関節底屈筋の活動が生じる。なお、立位時の股関節屈曲、体幹前屈（屈曲）、肩甲帯の前方突出、肩関節屈曲を伴う複合的なリーチングは、機能的リーチ（functional reach，ファンクショナルリーチ）と呼ばれ、バランス検査として用いられる。

上肢の側方へのリーチングでは両側の肩峰と上前腸骨棘を水平に保ちながら、リーチング側に重心を移動させるが、その際には対側の下部体幹が側屈し、重心の制御を行う。同側の股関節は外旋し、大腿後面での支持面を広げる。上部体幹は胸郭を垂直に保持しながら、肩甲帯が上方回旋することでより遠方へのリーチングが可能となる。また、対側の股関節を外転することで左右の体重のバランスを調節する。

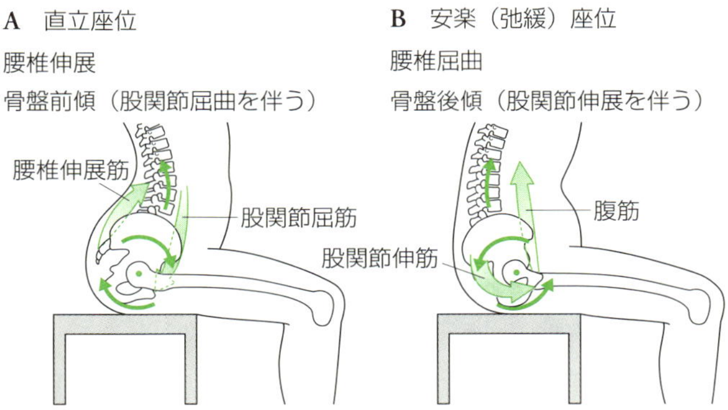

A 直立座位
腰椎伸展
骨盤前傾（股関節屈曲を伴う）

腰椎伸展筋
股関節屈筋

B 安楽（弛緩）座位
腰椎屈曲
骨盤後傾（股関節伸展を伴う）

腹筋
股関節伸筋

図26　腰椎一骨盤リズム（坐骨支持と仙骨支持）
（Cailliet, 1981. Neumann, 2012より一部改変）

腰椎―骨盤リズム
(lumbopelvic rhythm)

腰椎一骨盤リズム（図26）[25]とはカリエ[26]により提唱された矢状面、前額面、水平面上での腰椎と骨盤、股関節との連動のことをいう。脊柱が仙骨部で骨盤と堅固に連結しているため、骨盤と腰椎の動きは常に連動する。

具体的には矢状面では骨盤前傾に伴う腰椎の伸展（前弯）、股関節屈曲、または骨盤後傾に伴う腰椎の屈曲（後弯）、股関節伸展の運動が生じる。この矢状面での腰椎一骨盤リズムによって体幹直立座位（坐骨支持）か体幹屈曲座位（仙骨支持）が決まる。

前額面では骨盤挙上に伴い腰椎の凹の側屈（骨盤挙上側）、股関節内転、または骨盤の下方傾斜に伴う腰椎の腰椎下制側への凸の側屈（骨盤の下方傾斜側）、股関節外転が生じる。

水平面では一側の骨盤右回旋に伴い、腰椎のわずかな反対側への回旋、股関節内旋が生じ、また、一側の骨盤左回旋に伴い、腰椎のわずかな反対側への回旋、股関節外旋が生じる。

腰椎は構造学的に前額面、水平面の可動性は低く矢状面での運動が主となるが、その中で特に第3腰椎は可動性が高く、腰椎の運動における頂椎としての役割を果たすとされている。

ヒトの安楽座位では、骨盤後傾、腰椎屈曲、胸椎屈曲の弛緩座位で後方に支持基底面を広げた肢位でいることが多くなる。これは、受動的な安定化機構が働いているからである。この肢位より骨盤前傾、腰椎伸展の運動によって直立座位をとるためにはハムストリングスの伸張性が問題になることが多い。ハムストリングスは坐骨結節に付着しているため骨盤前傾を行うことで伸張される筋である。この筋が短縮状態にあると、うまく上半身重量を前方に運ぶことが難しくなり、起居動作時のon handへの移行や、立ち上がり動作の前方への重心移動が円滑に行われなくなる。

腰椎一骨盤リズムによって生じる座圧の変化も重要である。骨盤は前傾すると前方に、後傾すると後方に座圧は偏位する。また、前額面上では挙上側の対側に座圧は偏位し、水平面では骨盤前傾位では脊柱の回旋方向と同側、後傾位では脊柱の回旋方向の対側への座圧の偏位が認められる。

[6] 立ち上がり動作

立ち上がり動作には3つの特徴がある

　四足動物は移動時に骨盤が地面に対しほぼ水平となっており、骨盤と大腿骨の関係をみるとほぼ股関節屈曲90°になっているが、ヒトでは立位になると股関節0°となり骨盤と大腿骨が垂直位に位置することになる。すなわち、座位から立ち上がり、下肢と骨盤が垂直位となるのはヒト特有の動作と考えられる。

　立ち上がり動作（sit-to-stand motion）とは、支持面が両側の殿部、大腿後面、足底で構成されたものから足底のみへ移行し、身体重心を前上方に移動させ座位から立位に至る動作である。私たちが歩行するためにはこの立ち上がる動作が必要であり、人間が二足移動を獲得するうえで欠かすことができない動作である。

　立ち上がり動作の特徴は次の3つである。
①立ち上がるために必要十分な関節トルクを生み出すこと（前進）
②座位の支持基底面（BOS：base of support）が両足に限定される支持基底面へ身体質量中心（COM：center of mass，重心）を移動することにより安定を保証すること（安定）
③椅子などの環境の制約に従って、前進、安定の目標を達成するために用いる運動戦略を適応する能力（適応）

　そして、起き上がり動作との類似点として、支持基底面の変化に関連する身体重心の前後方向の移動、目的課題である身体重心の上下方向の移動を両立させることが挙げられている。また、ヤンセン（Janssen）ら[27]は立ち上がり動作に影響を与える因子を調査し、座面シートの高さ、上肢でのアームレストの使用、足部の位置が重要であるとしている。

立ち上がり動作の客観的な指標

　立ち上がり動作は、さまざまなパラメータを用いた報告がなされている（**図27**）[28]。なかでも関節の運動角度、関節モーメント、床反力、COMや床反力作用点（COP：center of pressure）の軌跡などがある。特に、COMの軌跡は姿勢変化の総和を示しているとされ、運動開始から殿部離床（離殿）まではほぼ水平方向へ、殿部離床後は上方への移動を示す。

　また、筋電図を用いた筋活動の分析もなされている（**図28**）[29]。立ち上がり動作は下肢を伸展する筋活動が主となるが、前脛骨筋にも注目すべきである。前脛骨筋は立ち上がり動作時の早期に活動を開始し、そのピーク値は他筋よりも早い。すなわち、他の筋の活動を誘導するうえで重要なポイントになりうるのである。それは、COPを後方に移動させ、COMとCOPの位置関係をずらすことで、前方への回転力を生み出すことに関与している。

立ち上がり動作の3相

　立ち上がり動作は2〜4相に分類されているものが多くみられ、その中でミリントン（Millington）

a 立ち上がり動作時の関節角度

b 立ち上がり動作時の関節モーメント

縦軸：+が上方．横軸：+が前方
矢状面上のCOM軌跡を示す
c 立ち上がり動作のCOM軌跡

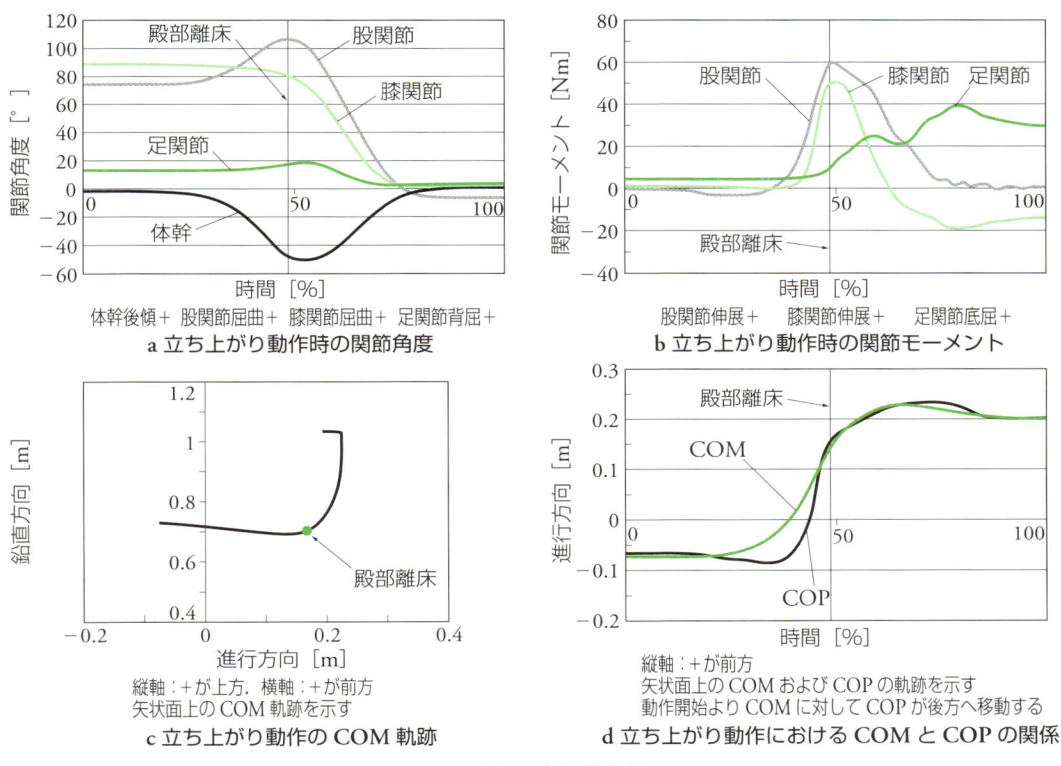

縦軸：+が前方
矢状面上のCOMおよびCOPの軌跡を示す
動作開始よりCOMに対してCOPが後方へ移動する
d 立ち上がり動作におけるCOMとCOPの関係

図27 立ち上がり動作の客観的指標（長部ら，2010）

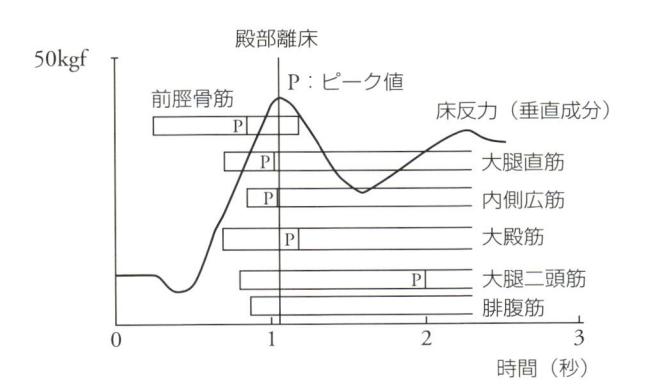

図28 立ち上がり動作における筋電図と床反力（垂直成分）
（Yonedaら，1988）

ら[30]は3つの相に分類している（図29）。第1相は体重移動（weight shift）、第2相は移行（transition）、第3相は上昇（lift）である。ここでは、ミリントンらの分類に基づいて立ち上がり動作について述べる。

第1相：体重移動（weight shift）

体幹の前傾が始まってから膝関節の伸展が開始されるまでの間をさし、動作全体の約27％を占める。COMは前方へ偏位するが、まだ椅子の座面と足底による支持基底面にあり、COPは後方に移動する。この相でのポイントは重心の前方移動であり、骨盤の前傾が主要な要素である。骨盤前傾は主に腸腰筋の働きにより生じ、相対的に股関節は屈曲位となる。また、骨盤前傾に伴い体幹の前傾が生じる。この骨盤の前傾により、体重を支持していた坐骨結節が、身体重心より後方に移動することで、COPが後方に移動し、骨盤上部の身体の前方への回転に加速がつく（**図30**）[31]。そして、骨盤の前傾に同期するように脊柱起立筋群が働き脊柱の安定化を図っている。

また、この相の開始時より前脛骨筋の活動が始まる。この筋の働きにより下腿がわずかに前傾し前方への重心移動を援助する。すなわち、COMがCOPより後方にあれば身体には後方に回転するモーメントが発生するが、前脛骨筋の働きにて踵方向にCOPを移動させることで身体の後方への回転モーメントを軽減させている（**図27-d**、**図31**、**図32**）[29,31]。そのため、後足部での圧の知覚が

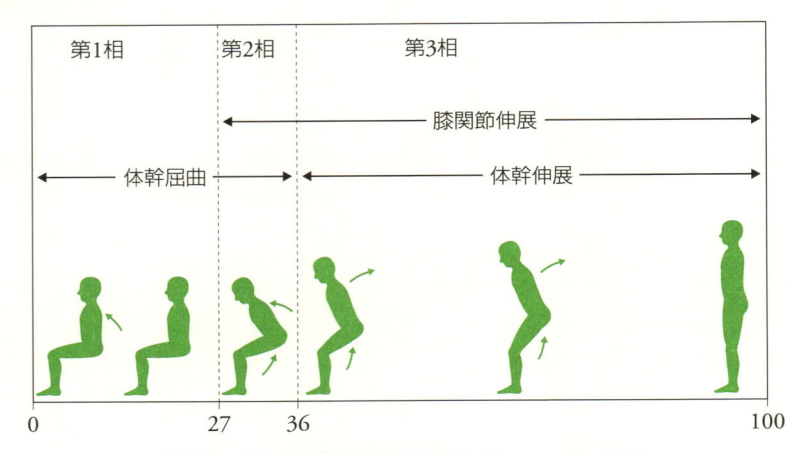

図29 立ち上がり動作の3相(Millingtonら, 1992)

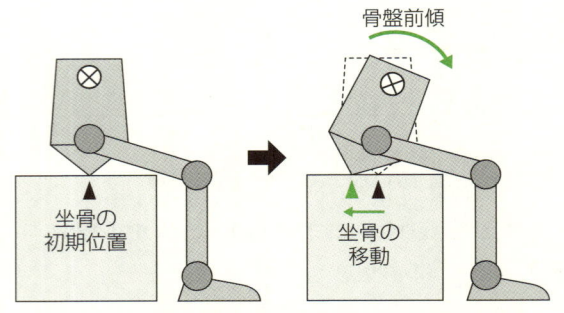

図30 骨盤前傾による坐骨結節の後方への移動
(石井, 2013)

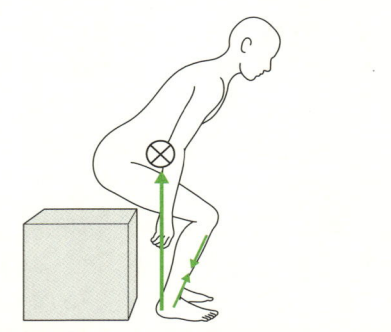

図31 前脛骨筋によるCOPの後方移動(石井, 2013)

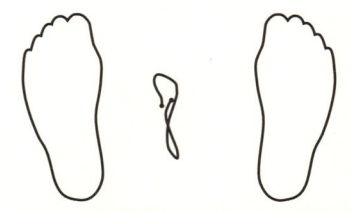

図32 立ち上がり動作時の足圧中心点の移動軌跡
(Yonedaら, 1988)

ポイントとなる。

さらに、この相では下肢の位置関係、特に足部と膝関節の位置関係が重要である。膝関節90°以上の屈曲位と比較し、膝関節90°屈曲位での立ち上がり動作では、前方への重心移動量や速度の増加、前脛骨筋の活動開始の遅延、単関節筋中心の連結が強くなることが報告されている[32]。

第2相：移行（transition）

膝関節の伸展が始まり、体幹が前傾位から伸展運動に切り替わるまでの間、つまり、殿部の離床（離殿）をさし、動作全体の約9%を占める。殿部の離床の際に、COMは上方、やや前方に偏位し、COPは後方から前方に移動する。この相では、前脛骨筋の活動の持続、大腿直筋や内側広筋、外側広筋、大殿筋、ほぼ同時かやや遅れてハムストリングスの活動がみられる。

この相でも前脛骨筋は重要な役割を果たす。それは、下腿の傾斜を保持する作用である。この相では膝関節の伸展、つまり大腿が下腿の上に配列するように運動を始めるが、膝関節伸筋の働きのみであると大腿を前方に回転させるとともに下腿を後方に回転させてしまう。そこで、前脛骨筋の働きにより下腿が傾斜位に固定、ならびに調整されることで大腿の前方回転の土台となりうる。

また、大腿骨を前方に回転させる作用は大殿筋も担っている。下腿が固定された状態で大殿筋が働くことで骨盤前傾にブレーキがかかるが、その慣性力で上半身は前方に回転し続けようとする。

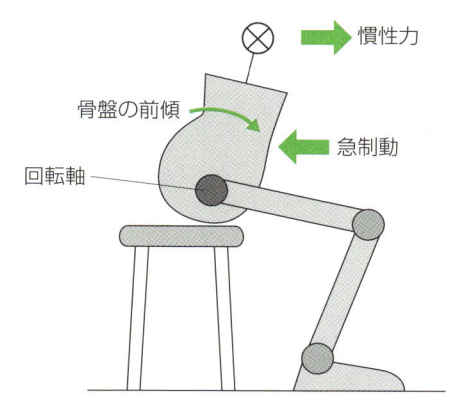

図33 大殿筋による骨盤前傾の制動（石井，2013）

その結果、COMが前方に移動することで膝関節伸展モーメントが働き、大腿の前方回転、つまり、膝関節の伸展が生じるのである（図33）[31]。

ここでのハムストリングスの活動は膝関節伸展に関与する。ハムストリングスは本来、股関節の伸展、膝関節屈曲の主動作筋であるが、足底が固定された状態（CKC：closed kinetic chain、閉鎖性運動連鎖）では、下腿を後方に回転させる作用が働き膝関節伸展を援助する。

この相ではCOM、COPの方向が変化し、支持基底面が狭くなるため最も身体制御が難しい相である。そのため座り直し（sit back）がみられることがある。これについては矢状面上で有効なモーメントを産出することができず、殿部離床の際に膝関節周囲のモーメントや床反力が小さいことが報告されている[33]。

チェン（Cheng）ら[34]の片麻痺患者における立ち上がり動作の失敗例についての研究では、患側下肢の前脛骨筋の活動の遅延や、70％の患者では前脛骨筋の活動の振幅がほぼみられないか、もしくはまったくみられないことや、また、ヒラメ筋の早期の活動や過剰な活動も報告されている。そのため、手すりなどを引っぱる動作や座面を押す動作が強くなることが考えられる。これは後述する予測的姿勢調節（APAs：anticipatory postural adjustments）の活動を阻害するものである。

第3相：上昇（lift）

体幹の伸展運動が始まってから、体幹と下肢関節の伸展が終了する間をさし、動作全体の約65％であり各相の中で最も時間を要する。この相では両足底で構成された支持基底面から逸脱せずにCOMは上方へ移動し、COPは前後方向に偏位する。これは立位姿勢の安定を図っているものと考えられている。筋活動は、大殿筋、大腿二頭筋、大腿広筋群と大腿直筋、下腿三頭筋などの活動がみられるが、これらの筋は下肢の伸展に関与する筋である。特に、腓腹筋とヒラメ筋はこの相より活動を開始し、足底が固定されているため下腿を後方に回転させることで膝関節の伸展に作用する。

また、この相では、立ち上がり後にステップを踏み出すことがある。第1相での身体の前方へのモーメントが過剰になっていることが考えられるが、ライリー（Riley）ら[33]の報告によると立ち上がりに成功したものよりそれは小さく、第3相での重心のコントロールが不十分なことが指摘されている。

立ち上がり動作には 3つの運動戦略がある

立ち上がりの運動戦略は安定戦略（stabilization strategy）と運動量（移行）戦略（momentum [transfer] strategy）がある。またそれらの中間である混合型戦略（combined strategy）もある。ここでは、安定戦略と運動量（移行）戦略について説明する。

安定戦略（stabilization strategy）

股関節屈曲による体幹前傾を強め、身体重心を両足底で構成される支持基底面内に移動させゆっくりと立ち上がる。体幹の前傾が強いため、股関節伸展モーメント、腰部伸展モーメントが大きくなり、膝伸展モーメントが小さくなる。そのため、特に股関節伸展筋において、要求される運動単位が運動量（移行）戦略（後述）と比較し大きくなる。

運動量（移行）戦略（momentum [transfer] strategy）

股関節屈曲による体幹前傾は安定戦略と同様であるが、速度が速くその角度は小さくなる。体幹前傾速度を増加させることでCOMの前方加速度

を大きくして、両足底に重心が移る前に殿部が離床し立ち上がる。つまり、体幹前傾の勢いにより立ち上がる戦略である。そのため、前後方向の重心の制動が課題となる。すなわち、体幹前傾による慣性が弱いと後方へ倒れ、慣性が制動できず、前方に行き過ぎると前方に倒れ込む。体幹前傾が少ないため、安定性戦略と比較し腰部伸展モーメント、股関節伸展モーメントは減少し、膝関節伸展モーメントは大きくなる。しかし、体幹前傾の速度の増加により勢いをつけて離殿するため、下肢への負荷は少ない。その反面、安定性戦略と比較すると、高度な姿勢制御が求められる。通常、健常成人ではこちらのパターンが多いとされている。

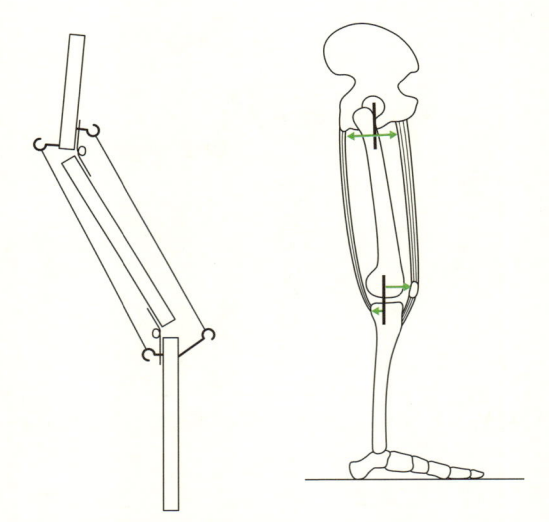

図34 Lombard's paradox (Lombard 1903. Viel, 1985)

Lombard's paradox

　ランバードのパラドックスとは1903年にランバード（Lombard）[35]が論じた、ある条件下では通常は1つの関節の屈曲作用をもつ二関節筋が、その関節の伸展を引き起こすことができる、とするものである（**図34**）[36]。

　立ち上がり動作においては、股関節では大腿四頭筋（大腿直筋）が屈曲に作用するが、膝関節では伸展に作用する。逆にハムストリングスは股関節に対して伸展作用をもつが、膝関節には屈曲作用をもつ。つまり、この2筋が股関節、膝関節においてそれぞれ拮抗して働いている。

　しかしながら、立ち上がり動作時に大腿直筋とハムストリングスが同時収縮すると股関節伸展、膝関節伸展が生じる。その理由は関節モーメントの差に起因しており、股関節はハムストリングスが優位で伸展し、膝関節は大腿直筋が優位で伸展するということである。

　つまり、立ち上がり動作時の殿部離床においてCOMとCOPの位置関係により、股関節、膝関節ともにレバーアーム（関節中心から作用点までの距離）が長い伸展モーメントが優位に働く。そのため、拮抗する筋同士でも協調して伸筋として活動するのである。加えて足底が固定されるとCKCの状態であり、大腿四頭筋による大腿骨の前方への回転とハムストリングスによる下腿の後方回転が合成されることで下肢の伸展が達成される。

[7] 立位

直立二足立位は人間に特有である

　立位（standing）は人間の生活において主要な姿勢であり、人間が二足歩行を獲得するうえで必要不可欠な姿勢である。そして、他の霊長類と比較すると、体幹が直立し下肢のアライメントが直線に配列されることは人間に特有である。その反面、重心位置は相対的に高くなり、かつ環境との接触面が足底のみになることで、身体はより不安定な状態となった。しかし、それを知覚することでその不安定さを巧みに利用し、円滑な歩行を生み出したと考えられる。また、人間は立位姿勢を維持するためではなく、移動するため、手を使用するためなど、目的や意図を可能にする手段として立位姿勢の変化を遂げてきたと考えられる。そのため、個人の来歴によって姿勢は多様性をもつ（図35）[37]。また、立位は背臥位や端座位と違い、疾患特有の姿勢を呈しやすい。たとえば脳卒中片麻痺患者のウェルニッケ・マン［Wernicke-Mann］肢位（図36）やパーキンソン病での屈曲姿勢（図37）などである。

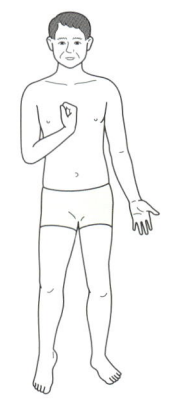

図36　ウェルニッケ・マン肢位

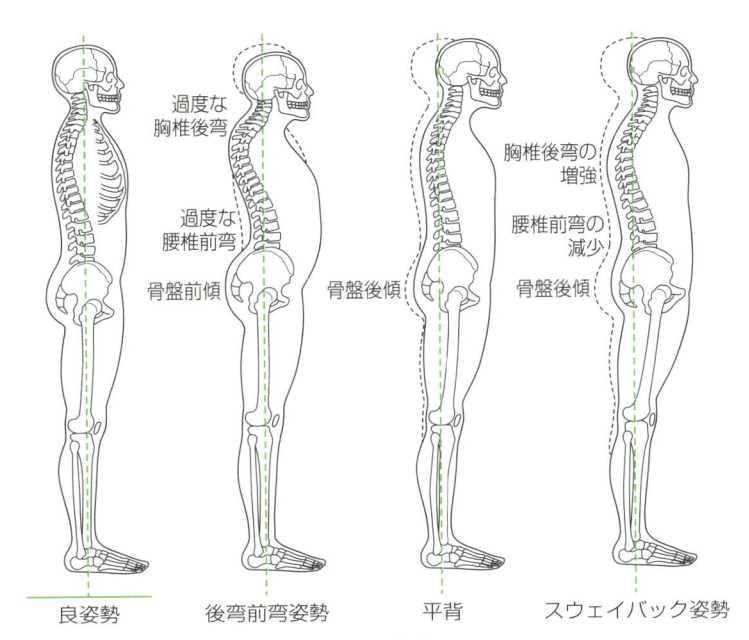

良姿勢　　後弯前弯姿勢　　平背　　スウェイバック姿勢

図35　典型的な立位姿勢（Johnson, 2014）

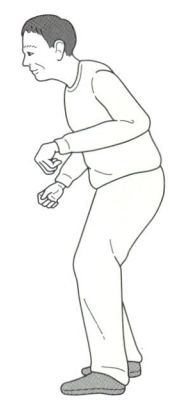

図37　パーキンソン病の屈曲姿勢

立位姿勢に必要な関節モーメント

人間の重心は骨盤内で仙骨の前方に位置する。重心の位置は成人男性で足底から身長の約56％、成人女性は約55％の位置にある。身体重心は仮想点であり、上半身の質量中心は第7～9胸椎、下半身の質量中心は大腿長の1/2と上1/3の間とされ、この両点の中央位置が身体重心仮想点として想定される[23]。

そして、静的な立位では重心線が矢状面上で上方から耳垂のやや後方、肩峰、大転子、膝関節前面、外果の約2～6cm前方を通り、前額面上では、上方から後頭隆起、椎骨棘突起、殿裂、両膝関節内側間の中心、両内果の中心を通る（図38）。

関節モーメントにおいては、腰部では上半身の質量中心より重心線が前方を通過するため伸展モーメントが必要となる。股関節では矢状面で重心線が関節付近を通過するため大きな関節モーメントは発生しないが、前額面上では重心線が股関節の内側を通過するため股関節外転モーメントが必要となる。膝関節では関節の前面を重心線が通過するため伸展モーメントは必要としない。足関節では関節より前方を重心が通過するため底屈モーメントが必要となる。

また、安静立位姿勢には個人差があるものの、成人の足底前後の重心位置は足長の踵から約30～60％の間に分布しており、平均値は足長の約45％で縦アーチのほぼ中央にあたる。なお、この重心位置の加齢変化は認められないとされている。この30～60％の範囲とはおおよそショパール関節～第5中足骨頭の位置である（図39）[38]。

立位保持の筋活動

静的立位においては基本的に重力により身体は前方に回転する力が加わるため、それに抗する主に背面の活動、つまり、抗重力筋の活動が必要となる。代表的なものは胸鎖乳突筋、僧帽筋、脊柱起立筋、腹斜筋群、腸腰筋、大殿筋、大腿二頭筋、腓腹筋、ヒラメ筋、母指外転筋、長母指屈筋である（表5）[39]。この中でヒラメ筋は最大随意収縮の10％程度の筋活動で、その他は最大随意収縮の2～3％の筋活動である。

立位における足底感覚の役割

足底感覚とは、足底から入力される感覚情報の総称であり、足底には感覚情報を集積するメカノレセプター（機械受容器）が多数存在している。立位姿勢制御におけるメカノレセプターの役割に関しては身体の立位位置の知覚に関わっていると考えられている。藤原ら[40]は、足底を冷却し、身体の傾斜に対する足底前後方向の立位位置の知覚能について検討している。足底を冷却しない条件と比較すると、冷却した条件では安静立位位置に近い位置で知覚能が低下しており、最前傾、最後傾に近い位置では、冷却しない条件と比較して知覚能は変わらないことが明らかになった。

また、浅井ら[41]によると

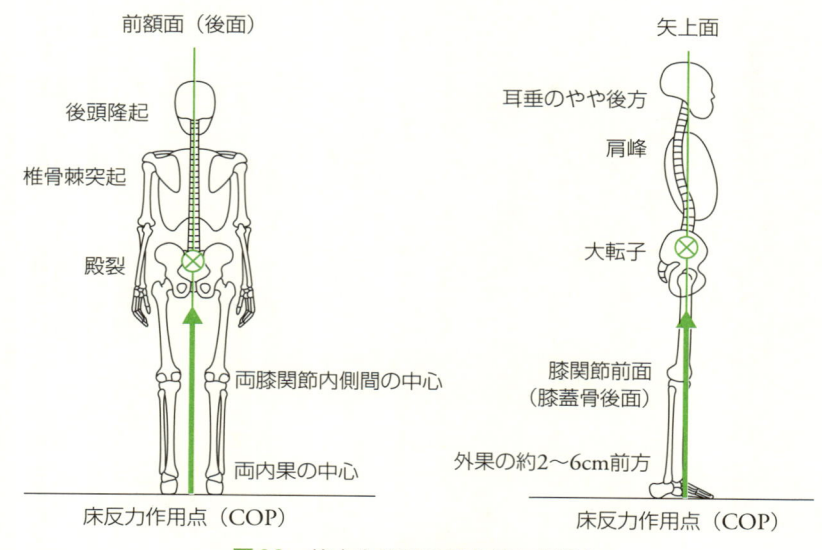

図38 静止立位時の重心線と床反力

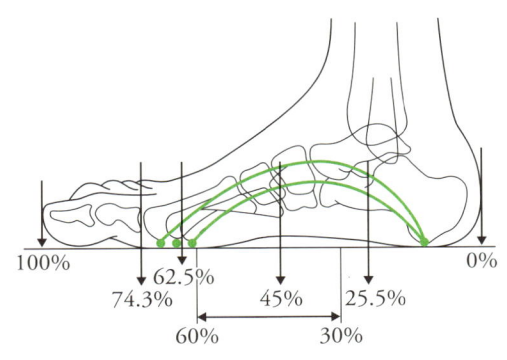

図39 重心は足長の踵部から約30～60%の範囲に分布する（藤原ら，1984より一部改変）

表5 抗重力筋とその働きの重要度（Fukuda, 1984）

身体部分	筋	働きの重要度
下肢と下肢帯	母指外転筋	++
	小指外転筋	±
	長母指屈筋	+
	長指屈筋	+
	後脛骨筋	+
	ヒラメ筋	++++
	腓腹筋内側頭	++
	腓腹筋外側頭	+
	大腿二頭筋長頭	±
	大腿二頭筋短頭	+
	大殿筋	+
	中殿筋	+
背・胸・腹部	脊柱起立筋群	+++
	僧帽筋下部線維	+
	僧帽筋中部線維	+
	菱形筋	±
	頭半棘筋	++
	頭板状筋	+
	外腹斜筋	+
	内腹斜筋	+
	腹横筋	+
上肢と上肢帯	三角筋後部線維	+
	棘上筋	+
頭・頸部	咬筋	++
	側頭筋	+

踵部のみの冷却では足底の前方、後方区間における姿勢調節能が低下したが、前方部の冷却では前方区間における姿勢調節能が低下したと報告している。

これらの研究から後傾（backward）姿勢では踵部の足圧情報は特異的に姿勢調節能に関与し、前傾（forward）姿勢では前方部のみでなく踵部からの足圧情報も姿勢調節能に関与することが示唆されている。また、方向特異性に後方から前方への足圧中心の移動に圧情報が重要であることも示唆されている。

つまり、安静立位時には主に足底圧の情報への高い依存度により立位位置が知覚される。また、足底の前後で姿勢制御に差があることから、それは骨や筋の構造に関連し、それに伴い足圧の依存性も変化するということである。

足底のメカノレセプターと筋活動

下腿三頭筋に振動刺激を加えると身体は後方に傾斜する。これは、振動刺激によってもたらされる筋の固有感覚情報が、中枢神経において身体が前傾している錯覚を惹起し、それに対する姿勢応答が出現したものと考えられている。足底のメカノレセプターと下腿筋の固有受容器のどちらが姿勢制御に寄与するかを検討した冷却研究[42]では、足底冷却の方が下腿（前脛骨筋とヒラメ筋）冷却より重心総軌跡長が延長し、下肢近位筋と体幹筋の活動の増加がみられた。これは、足底の感覚入力低下が足関節戦略（ankle strategy）（後述）から股関節戦略（hip strategy）へと移行させ重心総軌跡長の延長を招き、その結果、立位姿勢調節能を低下させることを示唆している。

浅井ら[43]の研究では母指部、第1中足骨骨頭部をそれぞれ冷却し、身体前傾に伴う知覚変化と母指外転筋の活動、ならびに、踵部の冷却に伴う身体後傾に伴う知覚変化と大腿直筋、前脛骨筋の活動を検討している。身体前傾の場合、母指圧や筋

活動の急増する時点の知覚は、立位姿勢の安定性が低下する位置であった。前述したように安静立位姿勢の身体重心位置は足長の30〜60%の間であり、60%の位置は第1中足骨骨頭にあたる。つまり、この結果は足底圧と筋活動の変化の関連性が身体の前後傾の立位位置の知覚に貢献している可能性を示している。

　安静立位姿勢には足底の感覚情報が重要な役割を果たす。そして、身体の前後傾などにより立位姿勢が崩れる際には足底圧と筋感覚が結びつくことで、安定した姿勢戦略が選択される。

立位での姿勢戦略

　ナッシュナー(Nashner)らにより立位外乱負荷時のバランス保持機構が研究されてきた。その中で外乱に対する運動戦略には、一定の筋収縮パターンがあることを発見した。矢状面上での外乱に対する立位姿勢の戦略には3通りある。①足関節戦略(ankle strategy)、②股関節戦略(hip strategy)、③踏み出し戦略(stepping strategy)の3つである(図40)[44]。この3つの戦略は外乱の大きさだけではなく、支持基底面の状態によっても変化する(図41)[44]。

　安静立位においては、完全に静止することができず常にわずかな動揺の中で姿勢を保持している。安静立位時の動揺に関してクリース(Creath)[45]は、身体は一つの倒立振子のような単一の体節モデルではなく、脚と体幹の2つの制御モデル、つ

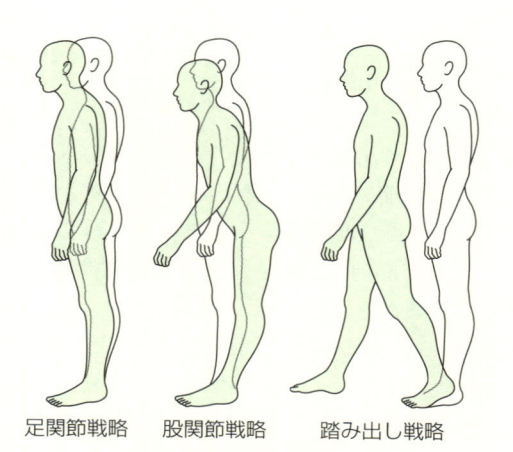

図40　3つの姿勢戦略
(Shumway-Cook & Woollacott, 1995)

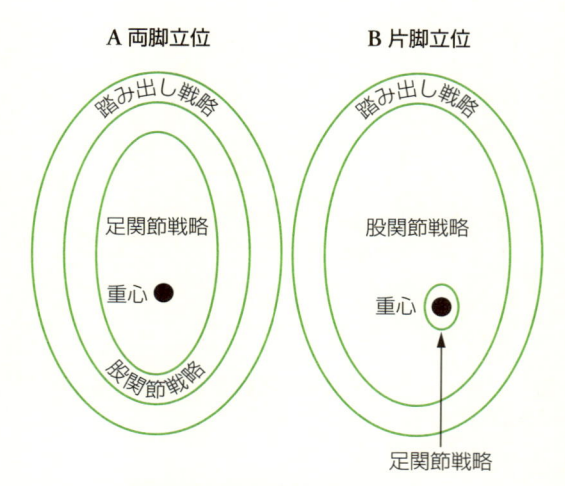

図41　姿勢戦略の適応
(Shumway-Cook & Woollacott, 1995)

まり、足関節戦略と股関節戦略をもった多重リンク振子に近似していることを報告している。そして、安静立位において動揺周波数が低い場合(＜1Hz)には足関節戦略が、周波数が高い場合(＞1Hz)には股関節戦略が機能すると述べており、両者は力学的制約や、環境、課題条件に依存するとしている。このように、外乱動揺下と安静時の姿勢戦略は別々ではなく、連続した共通の身体制御戦略を有している。

足関節戦略(ankle strategy)(図42-A、B)[46]

　立位姿勢にて、支持基底面を比較的ゆっくり、または小さく動かすことで身体が前方、または後方に動揺することになる。この動揺に対し、足関節戦略は足関節の運動を中心に重心を支持基底面内に収めようと反応するものであり、下肢と体幹の両体節が一塊となって動く。

　身体の前方への動揺に対しては腓腹筋、ハムストリングス、脊柱起立筋の身体後面の筋活動が生じる。一方、後方動揺に対しては前脛骨筋、大腿四頭筋、腹筋群の身体前面の筋活動が生じる。そして、外乱負荷から筋活動開始までの潜時は、身体の前方動揺時には、腓腹筋が90〜100ミリ秒、ハムストリングスが100〜110ミリ秒、少し遅れて脊柱起立筋の順番となる。また、身体後方の動揺では、前脛骨筋が90ミリ秒程度、大腿四頭筋、腹筋群が100〜110ミリ秒程度である。ここで重要なのは身体の動揺方向と逆側の筋活動であるこ

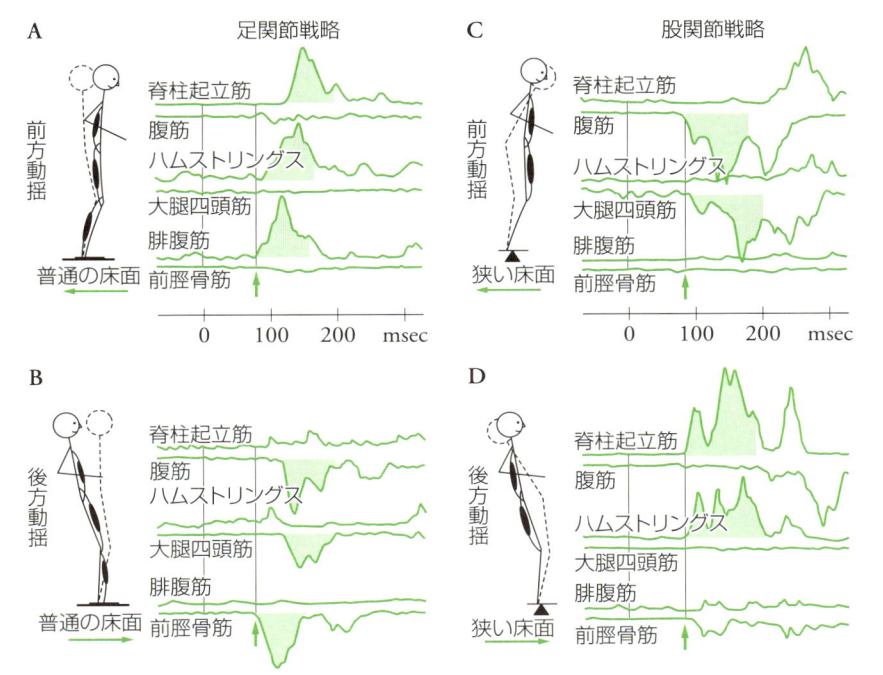

図42 外乱による身体の前後動揺時の筋反応パターン（共同筋活動）
（Horak, 1986）

股関節戦略（hip strategy）（図42-C、D）[46]

股関節戦略は立位姿勢にて身体が前方、後方に大きく動揺した場合に股関節を中心に重心を支持基底面に収めようとする反応である。重心を比較的速く、大きく動かすと下肢と体幹の両体節が動く。また、支持面が柔らかい場合や、足長より狭い面に立っている場合も同様の反応が生じる。

股関節戦略と足関節戦略の違いは2つある。1つは身体の動揺の方向と応答筋の付着部位との関係性であり、もう1つは近位筋と遠位筋の活動順序である。

身体前方への動揺の場合、腹筋群と大腿四頭筋の身体前面の筋活動が生じる。また、潜時は腹筋群が90～100ミリ秒程度であり、それに少し遅れて大腿四頭筋の活動が生じる。一方、身体後方の動揺の場合は、脊柱起立筋とハムストリングスの身体後面の筋活動が生じる。潜時は、脊柱起立筋が90～100ミリ秒程度で、それに少し遅れてハムストリングスが活動する。

つまり、足関節戦略は筋活動により直接的に逆方向に重心を引き戻すのに対し、股関節戦略は筋活動により股関節周りのモーメントを操作することで重心を引き戻すのである。

踏み出し戦略（stepping strategy）

踏み出し戦略は股関節戦略よりも大きな外乱が生じた場合に、重心を元の支持基底面の位置に回復させるのではなく、1歩踏み出すことで支持基底面を広げる戦略である。踏み出し戦略は支持側下肢の足関節戦略によるものであるとの解釈[48]や、実験上の口頭指示による影響が考えられるといったことが報告されており[49]、踏み出し戦略は重心が支持基底面にあっても生じるのである。

と、遠位の筋ほど早期に活動するということである。

この姿勢応答に対し、それぞれ個別の単なる伸張反射によるものなのか、それとも運動プログラムによるものなのかが検討されている[47]。それは、支持基底面の床台を回転させつま先を下方に、もしくはつま先を上方に回転させた場合の外乱を研究したものである。それによると、つま先を下方に回転させた場合、身体は前方に回転し腓腹筋、ハムストリングス、脊柱起立筋の筋応答がみられた。これは、支持基底面を後方にスライドさせ、身体の前方動揺を起こした時と同様の応答である。しかし、つま先が下方に回転した場合、伸張されるのは前脛骨筋であるが、腓腹筋が反応しているのである。また、つま先を下方に回転させることは、足関節のみの運動であるにもかかわらず、膝関節や股関節筋の活動があることも重要である。このように、身体の動揺に対する反応は単純な伸張反射ではなく、シナジー（共同運動パターン）として運動プログラムされたものであると考えられている。

混合戦略（mixed strategy）

　ホラックら[46]は足関節戦略、股関節戦略、踏み出し戦略の存在は認めるが、健常人ではこれらの戦略が交じりあいながら、混合戦略で姿勢制御を行っていると述べている。**図43**は普通床面にて床面が後方にスライドすることによる身体前方への動揺を示している。動揺に対し、混合戦略では足関節が背屈位から底屈し股関節が屈曲することで、COMが支持基底面上に収まる位置（非直立平衡位置）に滑らかに移動することが可能になる。また、**図44-A**[14]では矢状面における動揺に対して、足－股関節軸に加え垂直軸が加わった3軸構造を示している。垂直軸では膝関節が中心となり、下肢関節が協調して働くことでCOMの上下移動を制御していると考えられる。**図44-B**[14]では前述した混合戦略の4つのバリエーションが示されている。さらに、外乱負荷が継続して行われると被験者の動揺は少なくなり、筋の応答の振幅も小さくなる（**図45**）[50]。これには予測的姿勢調節（APAs）が関与すると考えられる。この姿勢制御は台の水平移動への応答のみでなく、自発的な身体運動による動揺であっても同様の反応が生じる。

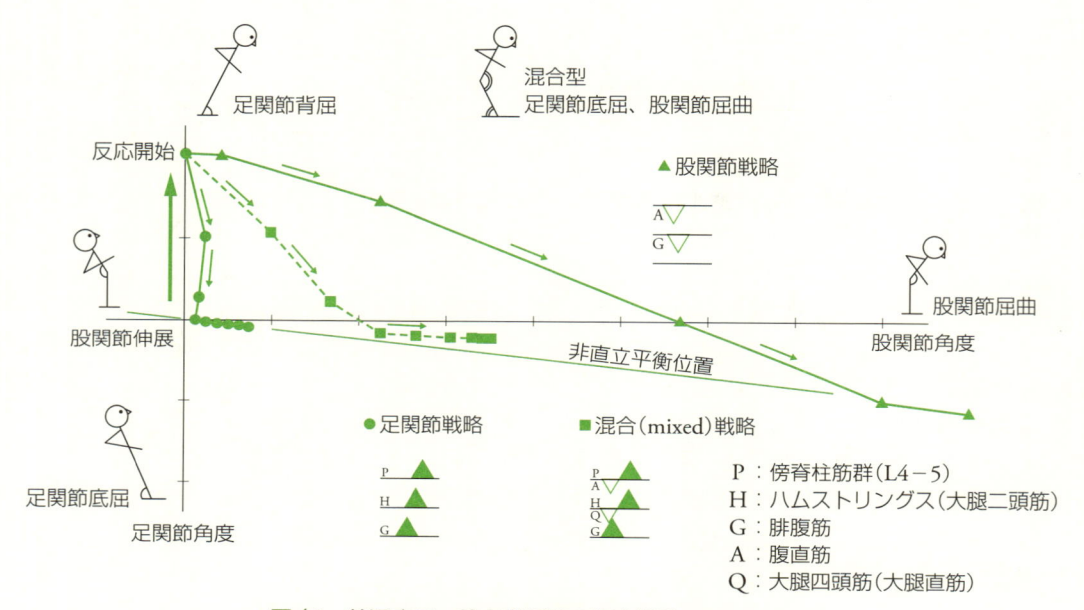

図43 普通床面、前方動揺時の混合戦略 (Horak, 1986)

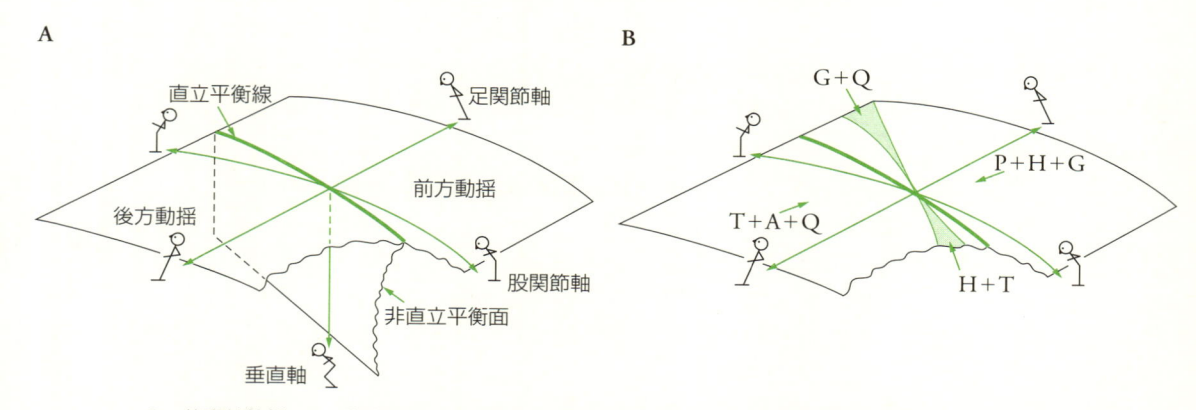

P：傍脊柱筋群（L4－5）
H：ハムストリングス（大腿二頭筋）
G：腓腹筋
A：腹直筋
Q：大腿四頭筋（大腿直筋）

P：傍脊柱筋群　A：腹直筋　H：ハムストリングス　Q：大腿四頭筋　G：腓腹筋　T：前脛骨筋

図44　A：矢状面の動揺に対する身体の3軸構造　B：足－股関節軸平面における4つの筋活動パターン
(Brooks, 1986)

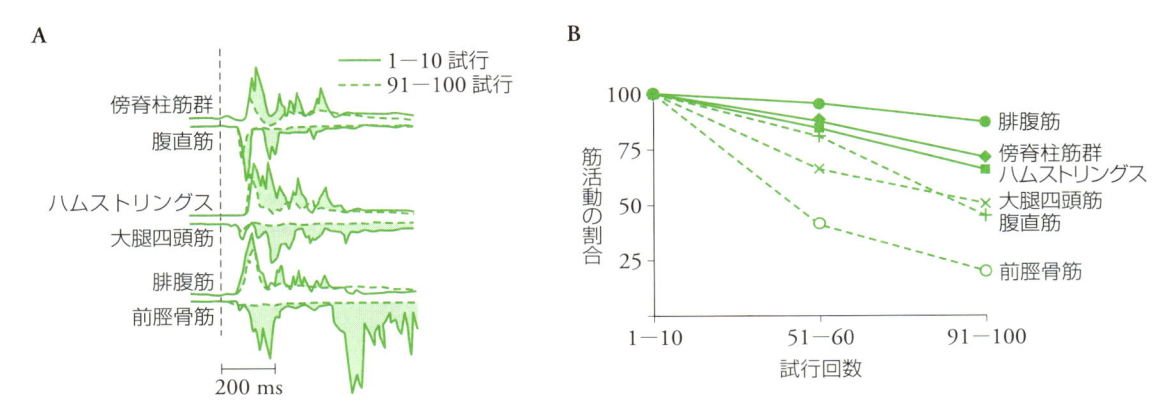

図45　反復練習による筋活動の変化 (Horak, 1977)

　病態分析としては、高齢者では若年者と比較し足関節戦略より股関節戦略を用いることが多くなり[46]、片麻痺患者では麻痺側遠位筋の開始潜時が非麻痺側と比較し非常に長く、振幅が小さくなると報告されている[51]。また、パーキンソン病や小脳疾患でもこの姿勢戦略は乱れることなどが報告されている[52,53]。

多方向の外乱に対する姿勢筋応答

　側方への身体運動に対しては、身体構造やバイオメカニクスの観点から足関節や膝関節では大きな運動は起きないことが予測され、股関節や体幹の運動が中心となると考えられる。そして、側方への身体の動揺に対しては、近位から遠位に向かって筋活動が生じる。たとえば、右側への動揺で右下肢に荷重がかかるが、股関節外転筋がまず働き、その後に足関節に関与する筋が働くことになる。これは、骨盤の側方移動に対する安定性に寄与していると考えられる。
　ムーア（Moore）ら[54]は、0〜360°の間の16方向での外乱に対する姿勢応答について検討している（図46）。それによると遠位筋と比較し、近位筋の筋活動範囲が広く、近位筋は主動作筋と拮抗筋がペアとして姿勢制御に関与する。また、筋の活動開始が遠位筋はほぼ一定しているが、近位筋は動揺の方向により変化することが示されている。つまり、各動揺方向により固定されたシナジーがあるのではなく、それぞれが補償しあいながら複雑な多様性をもった姿勢筋応答の組織化が行われているのである。

予測的姿勢調節
（APAs：anticipatory postural adjustments）

　1967年、ベレンキ（Belen'kii）ら[55]は「主運動に先行して出現する、姿勢に関与する自動化された筋の活動」を報告し、その活動を「予測的姿勢調節（APAs）」と名づけた。その事象の特徴から先行随伴性姿勢調節とも呼ばれている。類似したものに予測的姿勢制御があるが、これには運動の計画などの認知戦略を含む随意的な要素が加わることになる。
　APAsの研究では、外乱に対する姿勢筋の役割を筋活動の反応時間や、重心動揺計での足圧中心の偏位などが報告されてきた。この外乱は外部からもたらされるものと自身の運動自体で生じるものとがある。このうち、外部からもたらされる外乱（たとえば、突然の重量負荷）は、自身の運動が関与するものに限りAPAsが働くとされている。
　また、自身の運動による外乱は立位での上肢挙上などである。たとえば、肘関節伸展位にて肩関節を屈曲することで重力によるモーメントが前方に加わり身体は前方に回転しようとするが、これを防ぐために姿勢に関与する筋にAPAsが働く。ベレンキの最初の報告はこの現象についてとりあ

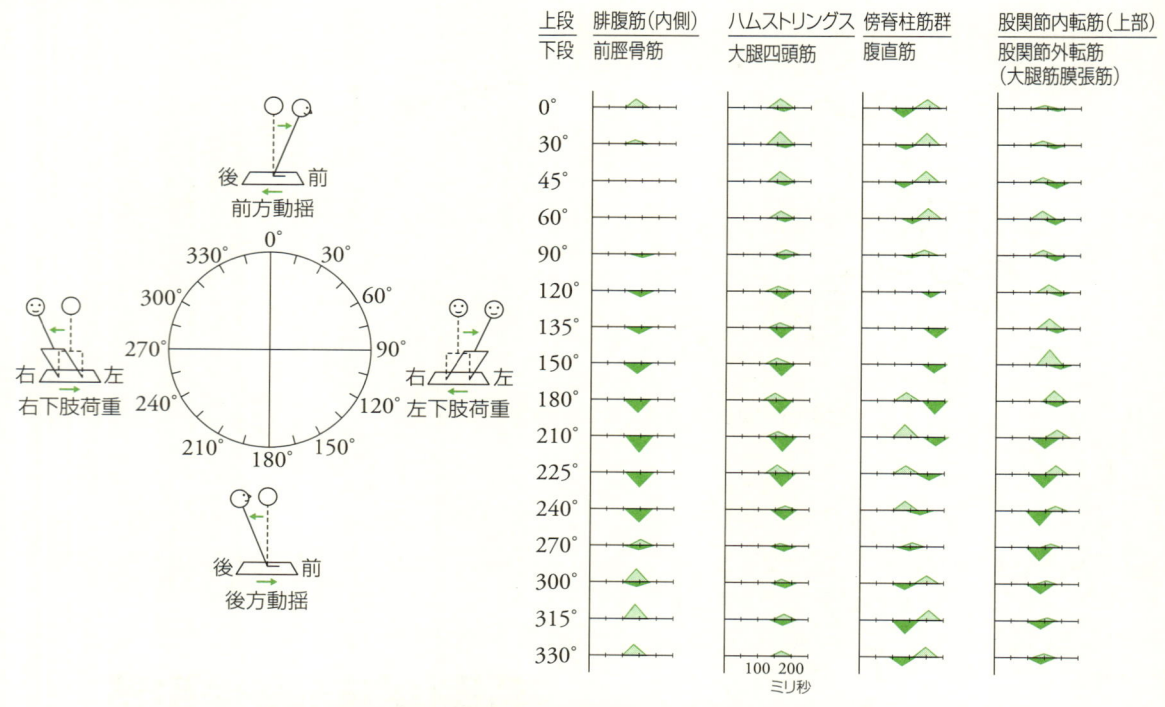

図46　多方向の外乱に対する筋活動 (Mooreら, 1988より一部改変)

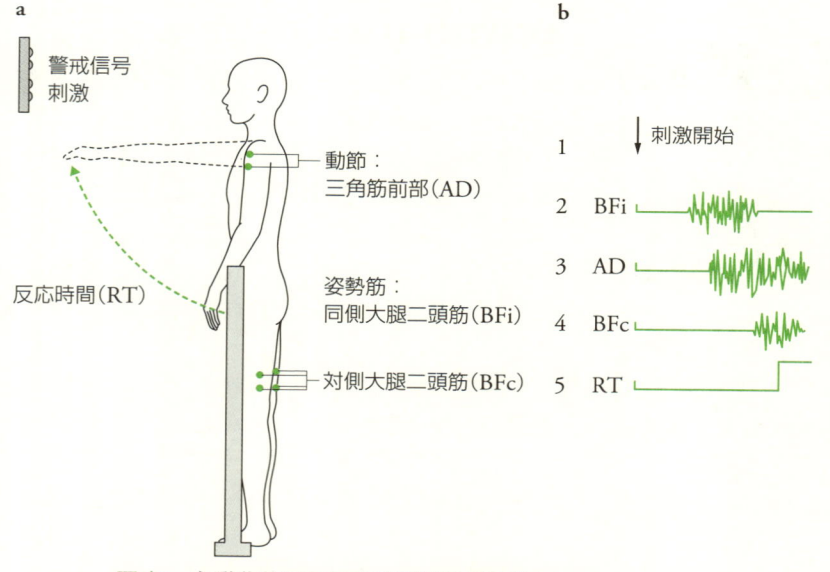

図47　主動作筋に先行する姿勢筋の活動 (Belen'kiiら, 1967)

げたものであり、立位にて片側上肢を急速に挙上した際に、主動作筋である三角筋前部線維の筋活動の開始に先行し、同側の大腿二頭筋が50ミリ秒以上の間活動したことを報告している（図47）。

APAsは老化や疾患などで影響を受けるがその他にも影響を及ぼす要因がある。ホラックら[56]は、APAsに関与する姿勢調節筋の活動の出現や順序が、速い運動では自己ペースの運動や視覚刺激が合図の運動であっても類似したものを示し、遅い運動では変動があることを示している。また、運動開始前の初期重心位置によりAPAsの活動に差が出ることがクレンナ (Crenna) ら[57]により報告されている。

その他のAPAsに影響を及ぼす要因として、主運動のパフォーマンス（運動速度の変化、選択反応課題など）や主運動の種類（上肢挙上、片脚挙上など）、姿勢平衡の不安定性の有無などが関与する。また、APAsは外部の固定されたバーを握るなどの堅固な姿勢での運動では出現しないとされる。

また、APAsの成分は空間的（spatial）、時間的（temporal）、量的（quantitative）の3つの要素に分けられる。空間的とは、どの筋が活動するかであり、時間的とはその筋の活動順序である。量的とは、活動筋の振幅の大きさを表している。フォースバーグ（Forssberg）ら[58]によると姿勢調節は中枢神経で異なる2つのレベルで構成されると示唆している。第1のレベルは筋活動の簡単な構成がなされ、第2のレベルでは体性感覚、前庭感覚、視覚入力の相互作用により、第1のレベルで産出されたパターンが空間的、時間的に洗練化される。

　量的な調節に関して、ホラックら[46]は姿勢調節筋の応答の大きさは外乱の予測や経験により変化すると述べている。中枢神経系は空間的、時間的、量的に主運動が開始される前に姿勢筋活動を選択しているのである。この事前の選択を神経系は「central set（中枢セット）」として機能させている。この中枢セットは感情の変化や感覚運動の状態、過去の経験、動揺に先行する注意などその時の環境や文脈による影響を受ける。また、直面する課題に利用される感覚の重みづけにも影響を受ける。

　ガエリー（Gahéry）[59]はAPAsを主運動より100ミリ秒以上も前から活動を開始するpreparatory APAs（pAPAs）と、主運動開始100ミリ秒前から50ミリ秒後の間のaccompanying APAs（aAPAs）に分類している。pAPAsは主運動筋の活動に先行する姿勢筋の補償作用であり、運動により生じる不安定性に備えるAPAsである。一方、aAPAsは運動開始のその時点のためにプログラムされており、運動自体からはフィードバックを受けないとされる。

　高草木[60]は、予測的姿勢制御プログラムが補足運動野（SMA：supplementary motor area）において構成されており、そこからの皮質網様体投射と網様体脊髄路を介して、予測的姿勢調節を実現していると仮説立てている。また、ヤコブス（Jacobs）ら[61]は、小脳－皮質ループが過去の経験に基づき姿勢反応を調節し、基底核－皮質ループが現在の文脈に基づき姿勢反応を事前に選択し、最適化すると仮説立てている。

　ここでは、立位におけるAPAsを中心に述べてきたが、立位以外の肢位においてもAPAsは機能する。APAsは人間の複雑なシステムの賜物であり、その機能的意義は多岐にわたる。それは主に、主運動の遂行前に生じるであろう重心動揺を予測し、前もって姿勢を調節すること、また、主運動を生じさせるために姿勢平衡を崩す方向に調節すること（特に歩行）、来るべき主運動の運動成果を高めるために付加的に働くことなどが挙げられる。

　私たちが常に姿勢に注意が向いていないにもかかわらず、目的とする運動や動作が円滑に、かつ、効率よく行うことができるのは、このAPAsが機能しているからである。

文　献

1) Sherrington CS：The integrative action of the nervous system. Yale University Press, 1947.
2) 日本生理学会（編），猪飼道夫：生理学講座 姿勢・運動・睡眠 第5版．中山書店，1953．
3) 中村隆一，他：基礎運動学 第6版補訂．医歯薬出版，2012．
4) Palmer CE：Studies of the center of gravity in human body. Child Development 15：99-180, 1944.
5) Steffen JS et al.：3D postural balance with regard to gravity line；an evaluation in the transversal plane on 93 patients and 23 asymptomatic volunteers. Euro Spine J 19：760-767, 2010.
6) 奈良勲，内山靖（編），内山靖：姿勢調節障害の理学療法 第2版：理学療法からみた姿勢調節．医歯薬出版，2012．
7) Horak FB, Macpherson JM：Postural orientation and equilibrium. In：Rowell LB et al.（eds.）：Handbook of Physiology, Section 12：Exercise：Regulation and integration of multiple systems. Oxford University Press, 1996.
8) Shumway-Cook A, Woollacott MH（田中繁，高橋明・監訳）：モーターコントロール 研究室から臨床実践へ 原著第4版．医歯薬出版，2013．
9) 山本伸一（編），野頭利幸：作業療法における上肢機能アプローチ：バランス器官としての上肢の役割．

三輪書店，2012.
10) 石原義恕，今野孝彦（編），今野孝彦，他：これでできるリウマチの作業療法：Ⅱc日常生活動作（ADL）と上肢機能．南江堂，1996.
11) Jeannerod M：Intersegmental coordination during reaching at natural visual objects. In：Long J et al. (eds.)：Attention and performance Ⅸ. L Eribaum Associates, 1981.
12) Jeannerod M：The timing of natural prehension movements. J Mot Behav 16：235-254, 1984.
13) Greene DP, Roberts SL（嶋田智明・監訳）：日常生活活動のキネシオロジー 第2版．医歯薬出版，2008.
14) Brooks VB：The Neural Basis of Motor Control. Oxford University Press, 1986.
15) Jeannerod M：The neural and behavioral organization of goal-directed movements. Oxford University Press, 1990.
16) Gordon J et al.：Accuracy of planar reaching movements. Ⅱ. Systematic extent errors resulting from inertial anisotropy. Exp Brain Res 99：112-130, 1994.
17) Brand PW et al.：Clinical mechanics of the hand 3rd (ed.). Mosby Incorporated, 1999.
18) Bobath B：Adult hemiplegia；Evaluation and Treatment ed. 2. Heinemann Medical Books Ltd, 1978.
19) 田中幸子：寝返り動作の生体力学的特性と臨床への応用．理学療法 27：297-303, 2010.
20) 石井慎一郎：レクチャーノートVol.2 起居動作の臨床バイオメカニクス．南西書店，2011.
21) Manzoni T et al.：The callosal connections of the primary somatosensory cortex and the neural bases of midline fusion. Exp Brain Res 76：251-266, 1989.
22) Barra J et al.：Perception of longitudinal body axis in patients with stroke：a pilot study. J Neurol Neurosurg Psychiatry 78：43-48, 2007.
23) 久保裕子，他：姿勢・動作分析における身体重心点の視覚的評価の検討．理学療法学 33：112-117, 2006.
24) O'Sullivan PB et al.：Effect of different upright sitting postures on spinal-pelvic curvature and trunk muscle activation in a pain-free population. Spine 31：707-712, 2006.
25) Neumann DA（嶋田智明，有馬慶美・監訳）：筋骨格系のキネシオロジー 原著第2版．医歯薬出版，2012.
26) Cailliet R：Low-Back Pain Syndrome 3rd (ed.). F.A.Davis Company, 1981.
27) Janssen WG et al.：Determinants of the sit-to-stand movement：a review. Phys Ther 82：866-879, 2002.
28) 長部太勇，他：立ち上がり動作の生体力学的特性と臨床への応用．理学療法 27：312-320, 2010.
29) Yoneda T et al.：Analysis of Standing-up motion from a seated position. The Proceedings of the Third General Assembly of the Asian Confederation for Physical Therapy, 1988.
30) Millington PJ et al.：Biomechanical analysis of the sit-to-stand motion in elderly persons. Arch Phys Med Rehabil 73：609-617, 1992.
31) 石井慎一郎：動作分析 臨床活用講座 バイオメカニクスに基づく臨床推論の実践．メジカルビュー社，2013.
32) Khemlani MM et al.：Muscle synergies and joint linkages in sit-to-stand under two initial foot positions. Clin Biomech 14：236-246, 1999.
33) Riley PO et al.：Biomechanical analysis of failed sit-to-stand. IEEE Trans Rehabil Eng 5：353-359, 1997.
34) Cheng PT et al.：Leg muscle activation patterns of sit-to-stand movement in stroke patients. Am J Phys Med Rehabil 83：10-16, 2004.
35) Lombard WP：The action of two-joint muscles. American Physical Education Reviews 8：141-145, 1903.
36) Viel E（荻島秀男，倉石健二・訳）：PNF−神経筋促通手技．医歯薬出版，1985.
37) Jane Johnson（武田功，弓岡光徳・監訳）：セラピストのためのハンズ・オンガイド 姿勢アセスメント．医歯薬出版，2014.
38) 藤原勝夫，他：立位姿勢における足圧中心位置およびその規定要因に関する一考察．姿勢研究 4：9-16, 1984.
39) Fukuda T：Statokinetic Reflexes in Equilibrium and Movement. University Tokyo Press, 1984.
40) Fujiwara K et al.：Perceived standing position after reduction of foot-pressure sensation by cooling the sole. Percept Mot Skills 96：381-399, 2003.
41) 浅井仁，藤原勝夫：足底各部位を冷却した場合の姿勢調節の変化．体力科学 44：503-512, 1995.
42) 嶋田正博，他：足底，下腿三頭筋個別冷却後の立位姿勢制御に関する研究−閉眼での静的，動的立位姿勢制御の筋活動と重心総軌跡長比較−．理学療法科学 21：341-347, 2006.
43) Asai H, Fujiwara K：Perceptibility of large and sequential changes in somatosensory information during leaning forward and backward when standing. Percept Mot Skills 96：549-577, 2003.
44) Shumway-Cook A, Woollacott M：Motor Control：Theory and Practical Applications. Williams & Wilkins, 1995.
45) Creath R et al.：A unified view of quiet and perturbed stance；simultaneous co-existing excitable modes. Neurosci Lett 377：75-80, 2005.
46) Horak FB, Nashner LM：Central programing of postural movements；adaptation to altered

47) Nashner LM：Fixed patterns of rapid postural responses among leg muscles during stance. Exp Brain Res 30：13-24, 1977.
48) Do MC et al.：Influence of plantar cutaneous afferents on early compensatory reactions to forward fall. Exp Brain Res 79：319-324, 1990.
49) McIlroy WE, Maki BE：Do anticipatory postural adjustments precede compensatory stepping reactions evoked by perturbation? Neurosci Lett 164：199-202, 1993.
50) Horak FB et al.：Postural perturbations：new insights for treatment of balance disorders. Phys Ther 77：517-533, 1977.
51) Di Fabio FP et al.：Adapting human postural reflexes following localized cerebrovascular lesion；analysis of bilateral long latency responses. Brain Res 363：257-264, 1986.
52) Horak FB et al.：Postural inflexibility in parkinsonian subjects. J Neurol Sci 111：46-58, 1992.
53) Horak FB, Diener HC：Cerebellar control of postural scaling and central set in stance. J Neurophysiol 72：479-493, 1994.
54) Moore SP et al.：Human automatic postural responses：responses to horizontal perturbations of stance in multiple directions. Exp Brain Res 73：648-658, 1988.
55) Belen'kii VE et al.：Control elements of control of voluntary movements. Biofizika 12：135-141, 1967.
56) Horak FB et al.：The effect of movement velocity, mass displaced, and task certainty on associated postural adjustments made by normal and hemiplegic individuals. J Neuro Neurosurg Psychiatry 47：1020-1028, 1984.
57) Crenna P, Frigo C：A motor programme for initiation of forward-oriented movements in humans. J Physiol 437：635-653, 1991.
58) Forssberg H, Hirschfeld H：Postural adjustments in sitting humans following external perturbations；muscle activity and kinematics. Exp Brain Res 97：515-527, 1994.
59) Gahéry Y, Nieoullon A：Postural and kinetic coordination following cortical stimuli which induce flexion movements in the cat's limbs. Brain Res 149：25-37, 1978.
60) 高草木薫：ニューロリハビリテーションにおけるサイエンスー臨床と研究の進歩；運動麻痺と皮質網様体投射. 脊椎脊髄ジャーナル 27：99-105, 2014.
61) Jacobs JV, Horak FB：Cortical control of postural responses. J Neural Transm 114：1339-1348, 2007.

第15章 歩行の運動学

[1] 人間の歩行は巧緻運動である

ウォーキングとゲイト

あらゆる動物は移動（locomotion）を繰り返している。ここでの移動とはある場所から他の場所へと位置を移すことであり、自身の身体構造のみで行うものをさしている。したがって、車で移動する時のような、何か対象を操作して遂行するものではない。

人間の二足移動には、「歩行（walking, gait）」「走行（running）」「跳躍（jumping）」の3様式がある。これらを目的、文脈、状況などに応じて使い分けている。その中でも歩行は最も多く用いられる移動様式である。

人間はなぜ移動するのであろうか。人間以外の動物は食物を探すためなど、主に生き残るために移動する。つまり、種の保存という大きな前提に基づいている。一方、人間の移動は運動不足を解消するためかもしれないし、友人に会いに行くた

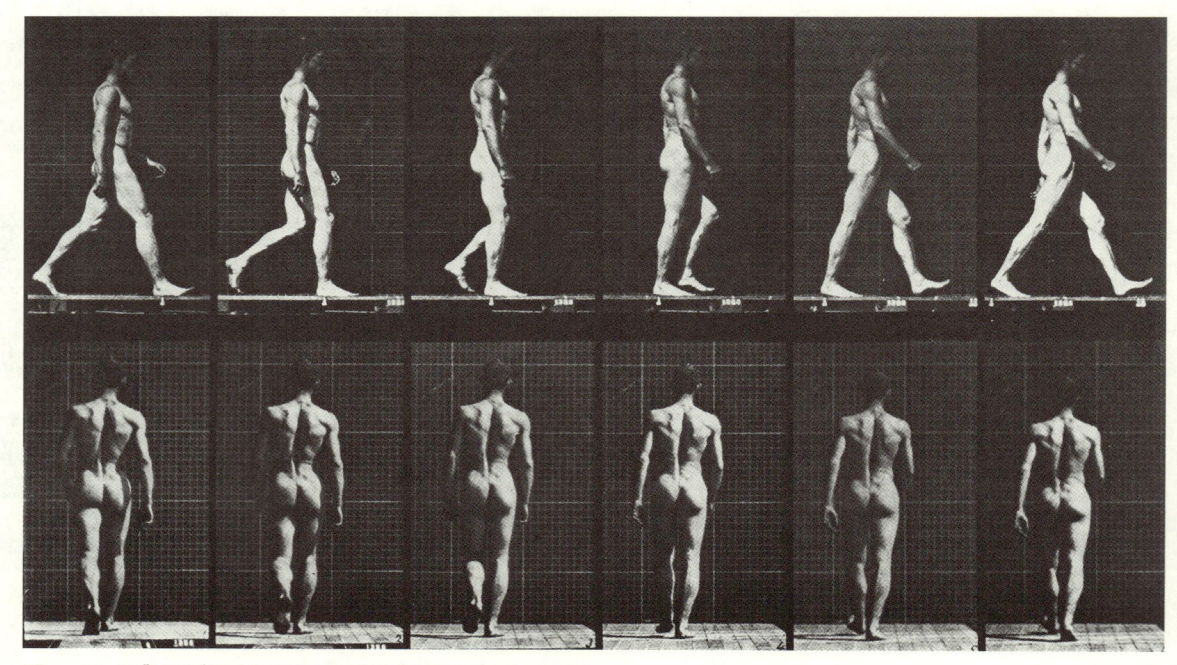

図1　マイブリッジによる歩行の連続写真（Muybridge, 1887）

めかもしれない。その際、大きな歩幅で歩く場合もあれば、より上肢を振って歩く場合もあるだろう。このように例を挙げればきりがない。

この点から、人間の歩行の特徴を2つの側面から捉えることができる。1つは「walking」であり、もう1つは、「gait」である。

「walking」として捉える場合は、歩く目的、その文脈、状況などが含まれる。これは社会的な側面からみた歩行といえる。

一方、「gait」とは「歩容」と訳され、姿勢と四肢形態を意味する。つまり「歩き方」である。これは生物学的な側面からみた歩行である。人間以外の霊長類でも二足移動を行う種はいるが、直立二足歩行（erect bipedalism）もしくは直立二足移動（erect bipedal locomotion）は人間に特徴的である。そのなかでも、下肢のアライメントが直線に配列されることは人間のみに認められる。

歩行を細分化して観察する

歩行（gait）は「一側下肢で身体を支持し、反対側下肢を振り出すことの連続である」と単純かつ粗大なものとして考えられてきた。その中で、1800年代後半にマイブリッジ[1]は、初めて人間の動的な歩行を連続写真におさめた（図1）。

これにより動的な歩行を細分化して観察できるようになり、歩行が単純かつ粗大なものではなく、各関節が協調して滑らかに遂行されていることが実証された。また、マイブリッジは片麻痺患者の杖歩行など、病的状態での歩行も写真におさめている。それらの歩行を比較すると、人間の歩行は時間的、空間的にも、多要素が関連する巧緻運動（skill movement）であることが見て取れる。したがって、歩行分析（gait analysis）においては、歩行を細分化して観察し、各関節の運動がどのように関連し合っているかを考えなければいけない。

さらにマイブリッジは、物体を持った状態での歩行など、日常生活にあふれる移動を写真におさめている。これは、歩行という巧緻運動が日常生活の中では、意図や目的、環境などによりさまざまに変化することを示している。つまり歩行は、巧緻運動であると同時に多様性に富んでいる。

この章では、基本となる「gait」の側面に焦点を当て、そのメカニズムを説明する。

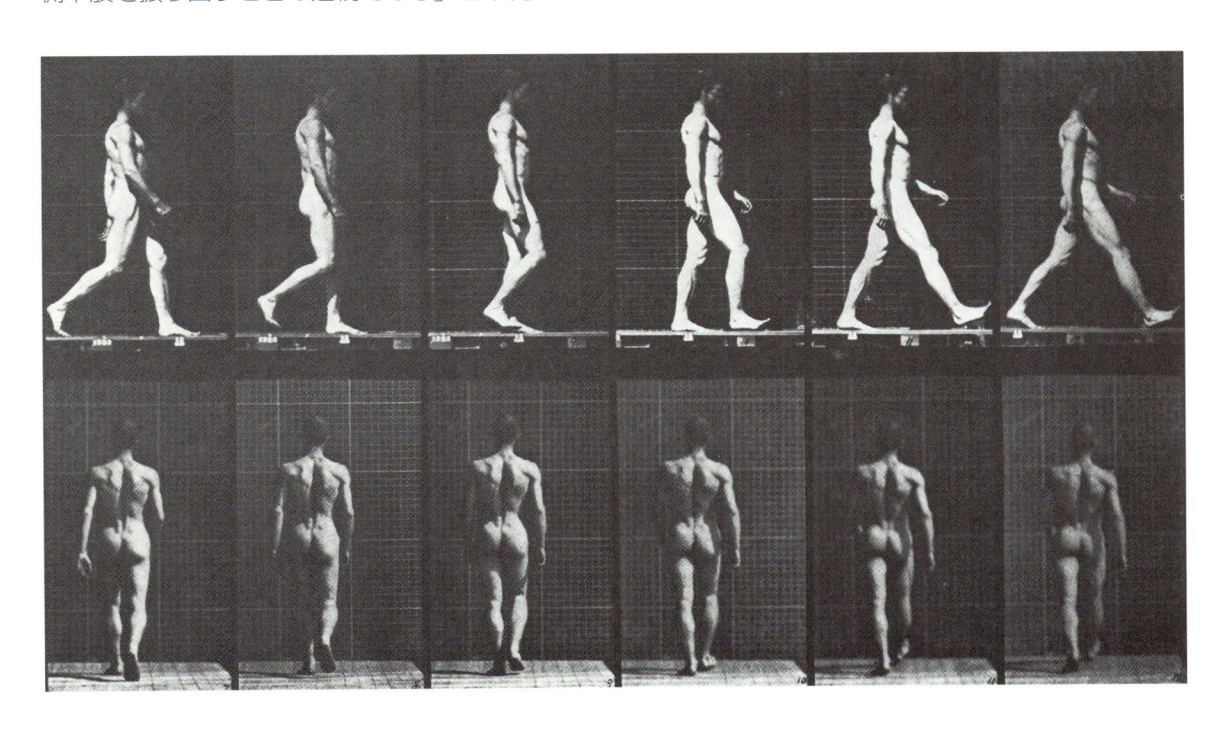

[2] 歩行周期

歩行周期の指標

　歩行周期（gait cycle）とは、一側下肢の地面、もしくは床（これ以降は地面とまとめて記す）への接地から、同側の下肢が再び接地するまでの間のことをさす。歩行のいずれの場面から開始してもよいが、接地の場面が最も明確であるため、通常は初期接地（後述）が開始点とされている。歩行周期には8つの指標がある。

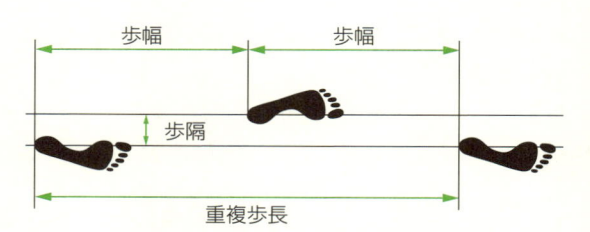

歩行周期の指標
❶ 1歩
❷ 歩幅
❸ 歩隔
❹ 足角
❺ 重複歩
❻ 重複歩長
❼ 歩行率
❽ 歩行速度

図2　歩幅、重複歩長、歩隔

① 1歩（step）
　一側の下肢が地面に接地して、反対側の下肢が地面に接地するまでをいう。

② 歩幅（step length）（図2）
　ステップ長とも呼ばれ、1ステップの距離であり、それは身長の約45％程度である。

③ 歩隔（step width）（図2）
　1ステップにおける両踵の中心間の距離（幅）であり、標準値は5〜13cmである。

④ 足角（foot angle）
　身体との進行方向と足部長軸がなす角度をいう。平均5〜7°である。

⑤ 重複歩（stride）（図2）
　一側の下肢が地面に接地して、同側の下肢が再度接地するまでの動作のことをいう。つまり一歩行周期を表す。

⑥ 重複歩長（stride length）
　ストライドにおける距離、または、一歩行周期の距離である。通常速度の歩行では、平均して身長のおよそ80〜90％である。よって、身長の高いものほどこの値は大きくなる。

⑦ 歩行率（cadence）
　歩調（step rate）とも呼ばれ、単位時間内の歩数のことをいう。歩/秒（steps/sec）や歩/分（steps/min）で表される。成人の平均ケイデンスは、男性で111歩/分、女性で117歩/分であるとされる。女性はストライド長が減少し、ケイデンスが増加する傾向にある。ただし環境や状況により変化する。

⑧ 歩行速度（walking speed）
　ある距離を移動するのに要した時間である。臨床では10m歩行速度が用いられることが多い。m/秒（m/sec）やm/分（m/min）、m/時（m/h）で表される。または、ケイデンスに歩幅を掛け合わせることで求められる。
　対象者が、自然な速度で行う歩行を自然歩行

(natural walking)、もしくは通常速度歩行という。滑らかな道での通常歩行速度は、男性で86m/分、女性で77m/分であるとされる。エネルギー消費の最も少ない速度での歩行は至適速度歩行と呼ばれ、通常70〜80m/分である。ケイデンスと同様に、環境や状況により変化する。

歩行周期の分類

歩行周期は大きく分けて、支持を行う立脚相（立脚期，stance phase）と、振り出しを行う遊脚相（遊脚期，swing phase）の2つに分類され、立脚相はさらに3つに分けられる（図3）。

[立脚相]

歩行周期中の足底が地面に接触している時期であり、全体の約60%を占める。そして、立脚相はさらに次の3つに分類される。

①初期両脚支持期（initial double limb stance）：
対象側の下肢が初期接地（initial contact）で始まり、両下肢が接地している期間である。これは全体の約10%を占める。

②単脚支持期（single limb stance）：
反対側下肢が遊脚相である期間であり、全体の約40%を占める。

③終期両脚支持期（terminal double limb stance）：
反対側下肢が初期接地で始まり、対象側下肢が地面から離れるまでの期間である。これは全体の約10%を占める。

[遊脚相]

足底が地面から離れ下肢が空中にある時期であり、全体の約40%を占める。

このように、人間は単脚支持期の時間が最も長い。それはこの時期に、床反力ベクトルの方向の変化、エネルギーの変換、遊脚相の時間の確保など多様な機能を達成するためである。また、立脚相と遊脚相の割合は歩行速度により変化し、走行（running）では両脚支持期がみられない。

歩行周期の細分化

アメリカのランチョ・ロス・アミーゴ国立リハビリテーションセンターによる各相の一般的な用語の定義に基づくと、歩行周期は8つの相に細分化される（図4）[2]。

第1相：初期接地（initial contact：IC）

＊踵接地（heel contact）：
歩行周期の0〜2%である。地面への最初の接触であり、歩行周期の開始と終わりを決定する。反対側は前遊脚期の始まりである。

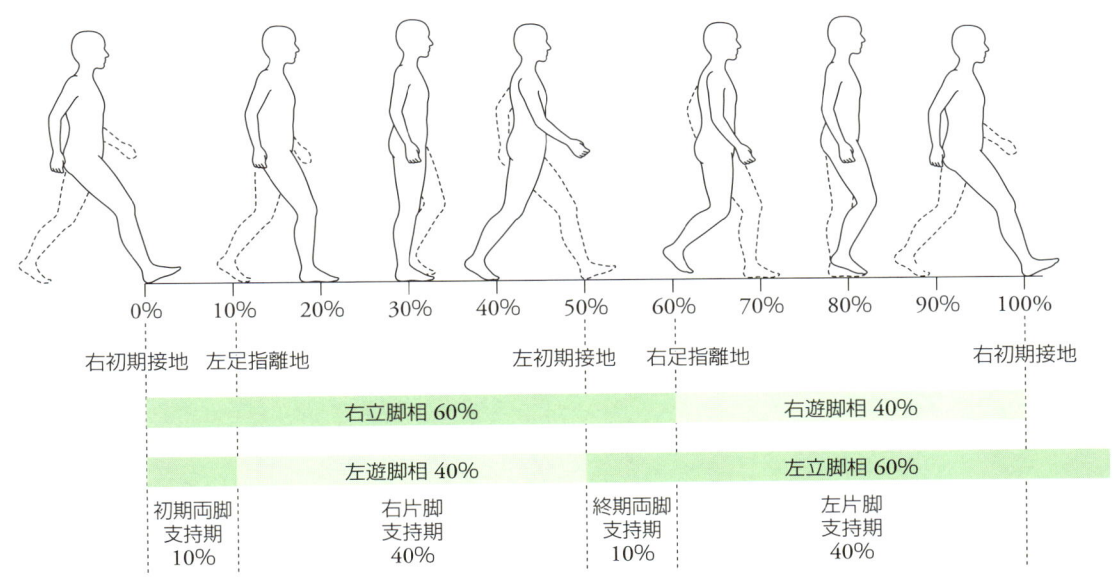

図3 歩行周期の分類

第2相：荷重応答期（loading response：LR）

* 足底接地（foot flat）：
  歩行周期の2〜12%である。初期接地後に足底が地面に接触し、反対側下肢が振り出されるまで（前遊脚期）続く。

第3相：立脚中期（mid stance：MSt）

* 立脚中期（mid stance）：
  歩行周期の12〜31%である。前半は単脚支持期であり、荷重が前足部に至るまで続く。反対側は遊脚初期と遊脚中期である。

第4相：立脚終期（terminal stance：TSt）

* 踵離床（heel off）：
  歩行周期の31〜50%である。この相で単脚支持期は終了する。踵の挙上で始まり反対側が初期接地するまで続く。反対側は遊脚終期である。

第5相：前遊脚期（pre-swing：PSw）

* 足指離床（離地、toe off）：
  歩行周期の50〜62%である。反対側の初期接地に始まり、同側の足指が離れるまで続く。反対側は初期接地と荷重応答期である。

* 従来の踏み切り（push off）は立脚終期と前遊脚期の間をさす。

第6相：遊脚初期（initial swing：ISw）

* 加速期（acceleration）：
  歩行周期の62〜75%である。足指の離地で始まり、反対側の足部と並ぶまで続く。反対側は立脚中期である。

第7相：遊脚中期（mid swing：MSw）

* 遊脚中期（mid swing）：
  歩行周期の75〜87%である。反対側の足部と並ぶことから始まり、脛骨が垂直になるまで続く。反対側は立脚中期である。

第8相：遊脚終期（terminal swing：TSw）

* 減速期（deceleration）：
  歩行周期の87〜100%である。垂直な脛骨の位置から始まり、足部が地面に接触するまで続く。反対側は立脚終期である。

なお、現在歩行周期についての用語はランチョ・ロス・アミーゴ方式が一般的となっており、従来運動学で用いられてきた用語とは異なっている。**表1**に両者の用語の比較を示す。

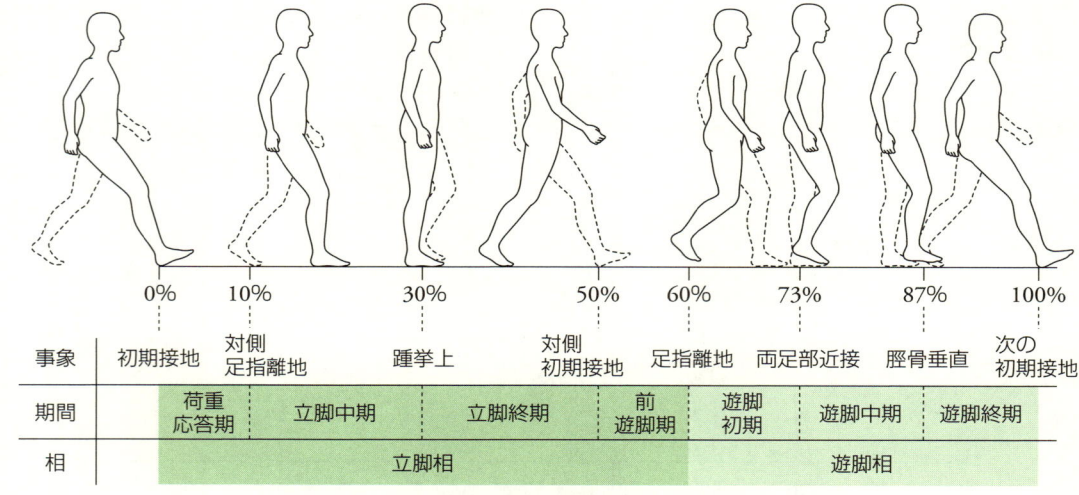

事象	初期接地	対側足指離地	踵挙上	対側初期接地	足指離床	両足部近接	脛骨垂直	次の初期接地
	0%	10%	30%	50%	60%	73%	87%	100%
期間	荷重応答期	立脚中期	立脚終期	前遊脚期	遊脚初期	遊脚中期	遊脚終期	
相	立脚相				遊脚相			

図4 歩行周期の各相

表1　歩行周期の用語

歩行周期　gait cycle	一方の踵が接地してから次に再びその踵が接地するまで	
1. 立脚相 stance phase	足と地面が接触を保っている時期	
従来の用語		ランチョ・ロス・アミーゴ方式
1) 踵接地 heel contact	踵が地面についた時	初期接地 initial contact
2) 足底接地 foot flat	足底が地面についた時	荷重応答期 loading response
3) 立脚中期 mid stance	全体重が同側の足にかかった時期、2)と4)の間	立脚中期 mid stance
4) 踵離床 heel off	踵が地面を離れ始めた時	立脚終期 terminal stance
5) 踏み切り push off	足が地面をけり離れる時期、4)から6)の間	
6) 足指離床（離地）toe off	足指が地面を離れる時	前遊脚期 preswingの終わり、遊脚初期 initial swingの始まり
2. 遊脚相 swing phase	地面から足が離れている時期	
従来の用語		ランチョ・ロス・アミーゴ方式
1) 加速期 acceleration	下肢を前方に振り出すために加速される時期	遊脚初期 initial swingの一部と遊脚中期 mid swing
2) 遊脚中期 mid swing	加速された下肢が体の直下を通り過ぎる時期	遊脚中期 mid swingの一部と遊脚終期 terminal swing
3) 減速期 deceleration	前方に振り出された下肢が減速される時期	遊脚終期 terminal swingの一部

[3] パッセンジャーとロコモーター

歩行時の身体は2つに区分される

歩行中の身体は、パッセンジャー（passenger）とロコモーター（locomotor）の機能の異なる2つに区分される。パッセンジャーとは骨盤と上半身のことであり、ロコモーターは骨盤と下半身をさし、骨盤はどちらにも属している。

パッセンジャー

パッセンジャーは頭部、頸部、体幹、骨盤で構成される。エルフマン（Elftman）[3]は、パッセンジャーの中で骨盤より上部の構造をHAT（Head, Arm, Trunk）と名づけた。パッセンジャーには次の3つの機能がある。第一にパッセンジャーは主にロコモーター上での姿勢保持、特に体幹の垂直性が求められる。第二にパッセンジャーはロコモーター上を前進する。これを体幹のグライダー機能（trunk glide）という。そして、第三にパッセンジャーが安定することで視覚の動揺が制御され、安定した視覚の確保が可能となる。

パッセンジャーの機能
❶ ロコモーター上での姿勢保持（特に体幹の垂直性）
❷ 体幹の前進（trunk glide）
❸ 安定した視覚の確保

ロコモーター

ロコモーターは骨盤と下肢、つまり、骨盤と大腿、下腿、足部、足指で構成される。ロコモーターには次の4つの機能が求められる。

ロコモーターの機能
❶ 立位の安定性の維持
❷ 接地の衝撃の吸収
❸ 推進力の生成
❹ エネルギーの温存

立脚相のどの相においても、立位が安定し重心移動を最小限におさめることが必要である。特に、単脚支持となる立脚中期では筋活動が変化するため、最も安定性が必要とされる。

接地の衝撃吸収には運動の減速が必要となる。そのためには、筋が遠心性収縮を行わなければならず、筋活動が最も求められる。それとは反対に、推進力を生み出すには重心と床反力の利用や腱の弾力性、わずかの筋力によって達成され、振り出された下肢は地面に接することなく前方に運ばれる。つまり、筋力以外の要素を用いることで筋活動を抑え、エネルギーを節約している。このようにロコモーターはパッセンジャーを能動的、受動的に支持し前進させる。

骨盤

骨盤はパッセンジャーとロコモーターを単純に連結している剛体ではない。骨盤には次の4つの機能がある。

骨盤の機能
❶ HAT－下肢間のハブ機能
❷ 衝撃の吸収
❸ 歩幅の調節
❹ 重心移動の調節

骨盤はHAT－下肢間のハブとしてHATの重量を両側下肢に伝達し、荷重による安定性をもたらす。逆に、床反力が骨盤を通して体幹に伝わり、脊柱の構造によってその衝撃が吸収される。

また、骨盤は回旋することで機能的な下肢長を延長させ、歩幅を調整するために機能している。また、それにより股関節の屈曲角度を減少させ、立脚相に重心が下降し過ぎないように調節している。

[4] 関節運動と筋活動

関節の角度変化

　歩行時の骨盤と下肢の各関節の角度変化を図5[4]に示す。骨盤の運動は股関節の運動と関連が深く、特に前額面での傾斜と水平面での回旋が重要である。股関節はあらゆる方向に運動が可能ではあるが、特に股関節伸展は人間に特有である。膝関節は一歩行周期中に2回の屈曲－伸展を行う。これをダブルニーアクション（double knee action：二重膝作用）という。足関節は一歩行周期中に1回ずつ底屈－背屈を行い、後述するロッカー機能と関連がある。距骨下関節の動きはわずかであるが、足部全体の安定性を高めることや、地面への適応において重要な役割をもっている。

　また、歩行は前進するために下肢の矢状面の運動範囲が最も大きい。そのため歩行を分析するに

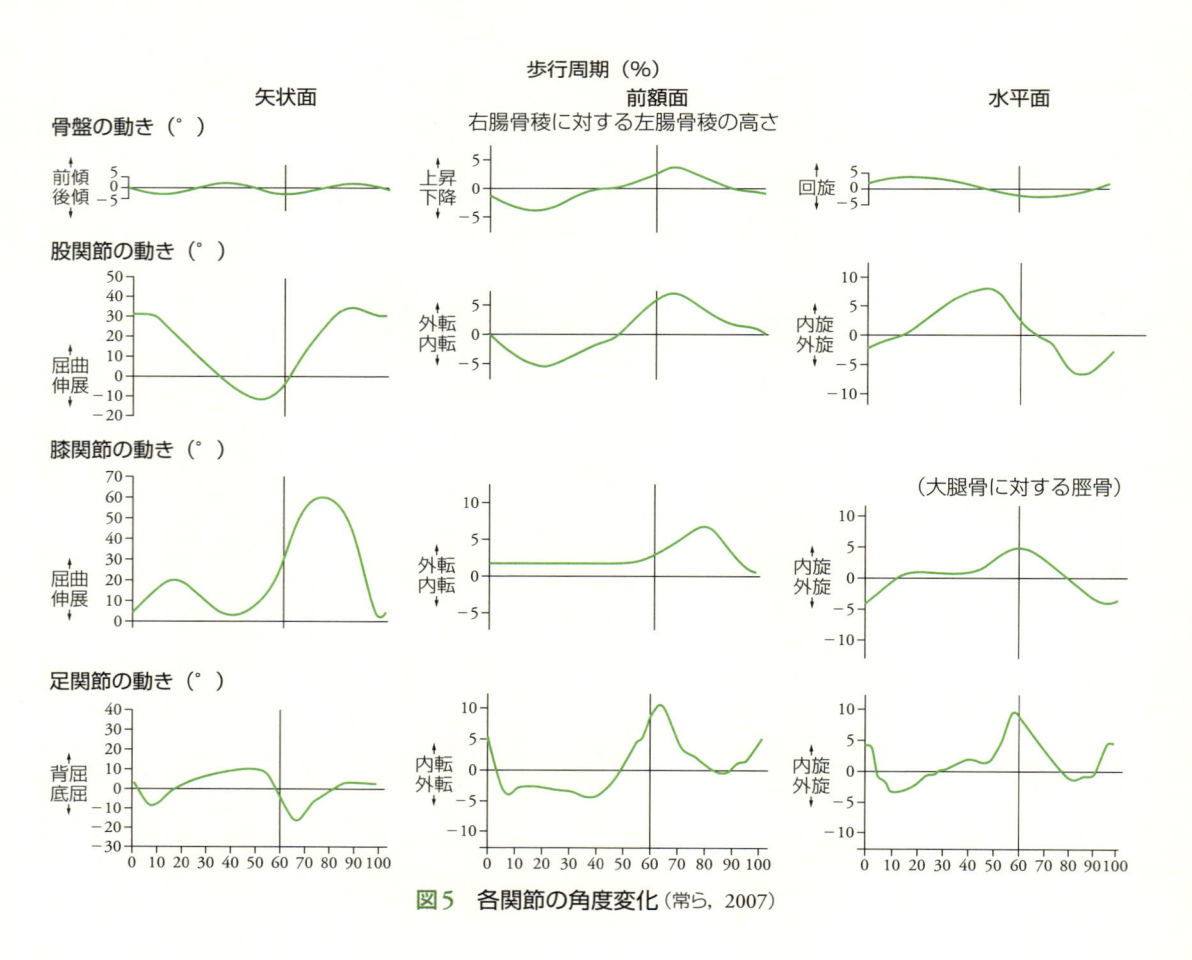

図5　各関節の角度変化（常ら，2007）

あたり、その角度変化を知っておく必要がある（図6）[5]。

筋活動

歩行時の下肢の代表的な筋活動を図7[6]に示す。全体に、初期接地から荷重応答期の間と前遊脚期付近での活動が高い。前者は衝撃の吸収に関与し、後者は推進力の生成と、重心の前方移動の抑制に関与している。ここでは歩行における代表的な筋の活動について説明する。

前脛骨筋

歩行周期中に常に活動しているが、初期接地後の活動が最も大きい。これは、踵接地により生じる足関節の急激な底屈を減速するために遠心性収縮を行っているためである。また、遊脚期には足尖、足底が地面に接触しないように活動している。

下腿三頭筋

立脚相において常に活動を続けている。これは、立脚終期までは下腿の前方傾斜を

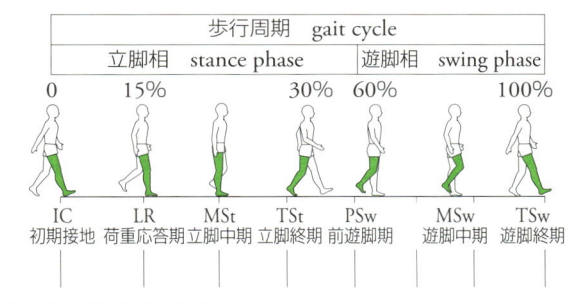

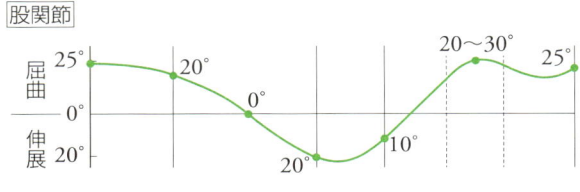

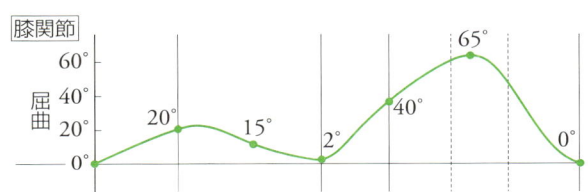

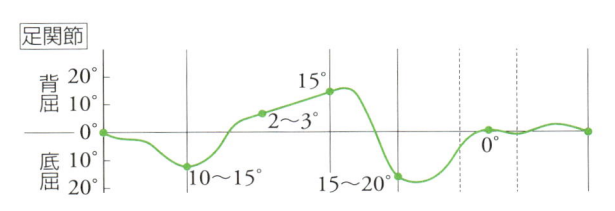

図6　下肢関節の矢状面における角度変化（Hughes, 1981 より改変）

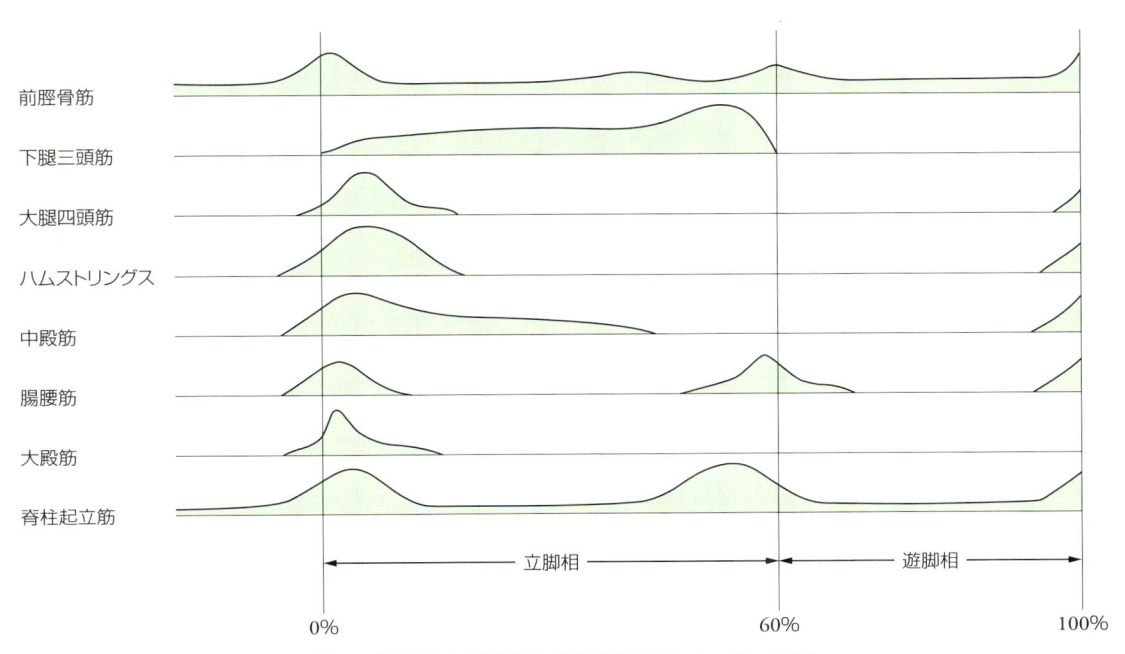

図7　歩行時の代表的な筋の活動（Eberhartら, 1954）

制御するため遠心性収縮を行い、前遊脚期には求心性収縮を行う。この求心性の収縮は、身体を前方に推進するためではなく、下腿を前方に加速させ、膝関節や股関節を屈曲させる。

大腿四頭筋

初期接地後の膝関節屈曲を制御するために遠心性収縮を行い、立脚中期には求心性収縮を行うことで膝関節は伸展する。

ハムストリングス

遊脚終期には膝関節伸展に対し遠心性収縮を行い、地面への踵の接地位置を調節する。初期接地時には、床反力により膝関節に一瞬発生する伸展モーメントに対し、遠心性収縮を行うことで膝関節を安定させる。立脚相の前半には、股関節屈曲を減速するために遠心性収縮を行うとともに、股関節回旋に作用する。

中殿筋

荷重応答期に最も活動する。それは、遠心性収縮にて反対側骨盤の下方への側方傾斜を防ぐ働きがある。

腸腰筋

立脚終期から遊脚初期の活動は歩行速度の調節を行う。

大殿筋

初期接地から荷重応答期に最も活動する。それは、遠心性収縮にて股関節屈曲、体幹屈曲を減速させる。また、腸脛靱帯を介して膝関節伸展に作用する。

脊柱起立筋

前脛骨筋と同様に歩行周期中に常に活動している。中でも初期接地から荷重応答期の間と、前遊脚期（反対則は初期接地と荷重応答期）で活動が最も大きくなる。これは、下肢が地面と接地することによる慣性で体幹が屈曲することを防ぐ働きをしている。

すべての筋において、瞬発的に活動するのではなく、その前から準備状態としての活動がある。それが徐々に活動が高まり、低下していくことに注意が必要である。これは、身体の予測的な制御を反映していると考えられる。

[5] 重心移動

上下(垂直)方向への移動(図8)

重心の上下方向への移動は、一歩行周期中に2度上昇し2度下降する。具体的には、左右の荷重応答期(歩行周期の5％および55％の時点)で最も下降し、左右の立脚中期(歩行周期の30％および80％の時点)で最も上昇する。また、その距離(振幅)は約4.5～5cmである。この重心の上下方向への移動による位置エネルギーの変化は、前進するために必要となる。

左右(側方)方向への移動(図8)

重心の左右方向への移動は、一歩行周期中に1度ずつ行われる。具体的には、左右立脚中期(歩行周期の約30％と約80％の時点)で最も外側に移動し、その距離は約2～2.5cmである。また、立脚終期(歩行周期の55％の時点)では、進行方向に対し中央に位置する。さらに、重心は左右方向において両足底の内側の間を移動している。

重心の上下方向への移動との関係性をみてみると、重心が最も低い時には左右方向ではほぼ中央に位置する。この時には、接地による衝撃の吸収が行われる必要があるため、重心は左右方向で最も安定した位置となる。また、重心が最も高い時には左右方向においてほぼ最大の外側移動となる。この時には、下肢を中心とした伸展作用により抜重されるため、重心は左右方向へ移動しやすくなる。これにより、一側下肢への荷重量が増加し対側下肢の振り出しを可能にしている。

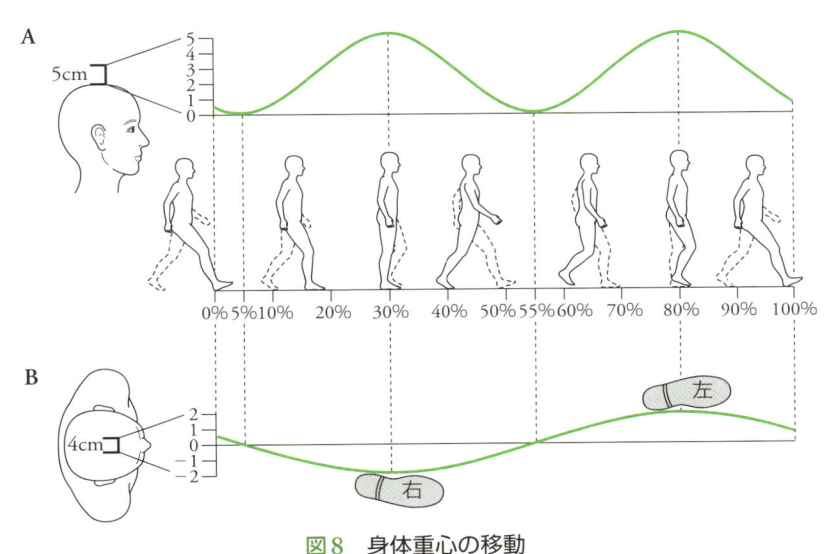

図8 身体重心の移動
A：上下方向 B：左右方向

[6] 床反力

歩行時の床反力は3つに分解される

　足底が地面に接触する立脚相にのみ床反力は働くが、一側が遊脚相の際には、対側が立脚相であるため、歩行中は常に床反力が働くことになる。床反力は重心の位置や、それに伴う関節モーメント（筋活動）と密接に関係している。たとえば、床反力と重心線（重力ベクトル）のずれにより、身体には回転する力が発生し、推進力や制動力（ブレーキ）の一助となる。また、床反力ベクトルと関節中心の位置関係から、関節モーメント（筋活動）の活動方向を推定できる。

　歩行時の床反力は、垂直成分、側方成分、前後成分の3つの方向に分解される（図9）。垂直成分は足底が接地した時の衝撃や、その緩衝（吸収）、重心の上下移動と関連する。側方成分は重心の前額面での移動と関連し、前後成分は歩行速度と関連がある。

垂直成分（図10）[7]

　初期接地では、遊脚終期での約1cmの高さから

図9　床反力の3つの分力

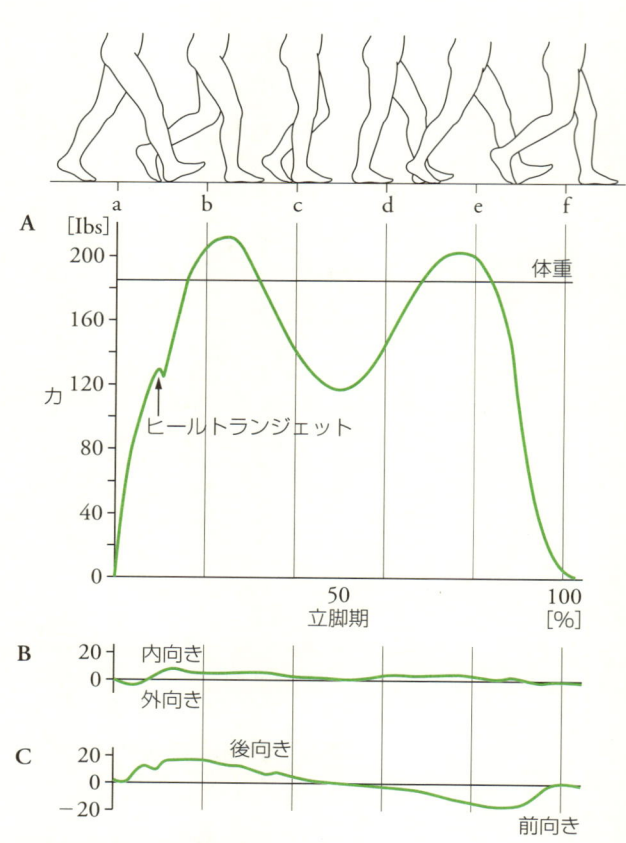

図10　正常歩行の床反力
A：垂直成分　B：側方成分　C：前後成分（Perry, 2012より一部改変）

の自由落下により、急激に地面との衝突が起きる。この時の一過性の床反力垂直成分の上昇は、「ヒールトランジ（ェ）ット」と呼ばれる。その後、下腿前面筋群の活動により急激な足関節底屈が制動され、徐々に床反力は上昇し、荷重応答期の終わりに最もピークを迎え身体重量を超える。

そして、徐々に下降を始め立脚中期には最も下降する。この相では重心は最も高い位置にあるため一見矛盾しているようにみえるが、立脚中期では上向きに働く運動量が多い（伸展関節モーメントが働く）ため相対的に抜重される結果である。垂直成分のもう一つのピークは立脚終期で踵が挙上し前足部圧が上昇する時である。

側方成分（図10）[7]

この側方成分は垂直方向や前後方向と比較すると小さいものである。初期接地から荷重応答期にかけては、小さい外向きの床反力が生じる。これは、踵外側接地により内側に向けて力が働いているためである。

それ以降は立脚中期の0ポイントを除き、立脚相を通して内向きの床反力が生じている。この床反力は重心の外側への移動に制動をかけ、立脚終期から前遊脚期に生じる対側への体重移動を加速させる働きをもつ。

前後成分（図10）[7]

足底と地面との剪断力が関与する。初期接地時は後方への床反力が大きくなる。これは、踵が前方へ滑らないようにするためである。この後方への床反力が歩幅の増大や歩行速度の上昇により増加する。

立脚中期には床反力はほぼ0の値をとり、立脚終期の終わりに最も前方への床反力が大きくなる。これは、下肢で床を押しつける力を反映している。この大きさは歩行速度の上昇により増加する。

一側下肢が初期接地の時、対側は前遊脚期である。このことから、床反力の前後成分では、初期接地の制動力と前遊脚期の推力が互いに働くことになり、この両者のバランスで身体の加速、減速を調整している。

[7] ロッカー機能と足圧の変化

ロッカー機能とは何か

　人間は他の霊長類と違い、運動エネルギーと位置エネルギーを巧みに利用しながら最小限の筋活動で歩行を行っている。そのためには、そのエネルギーの変換、つまり身体重量の落下を駆動力に変換するメカニズムが必要である。それは、踵、足関節、前足部、足指が連続的に回転軸（支点）となることで可能となる。ペリー（Perry）[7]は、それらの機能をロッカー機能（rocker function：揺りテコの動き）と名づけた。ロッカー機能は次の4つに分けられる（図11）。

4つのロッカー機能

1. ヒールロッカー
   （heel rocker：踵ロッカー）
2. アンクルロッカー
   （ankle rocker：足関節ロッカー）
3. フォアフットロッカー
   （forefoot rocker：前足部ロッカー）
4. トゥロッカー
   （toe rocker：足指ロッカー）

①ヒールロッカー

　初期接地時には身体の前方への落下により、約1cmの高さから踵は接床する。この落下による運動量を、前方への運動量に変換するのがヒールロッカーである。踵が足関節の後方で支点となることで、足関節には底屈方向のモーメントが発生するため前足部が地面に落下する。この落下を減速させているのが前脛骨筋であり、足部と脛骨を結びつけることで下腿を前進させる。
　さらに、この下腿の前進による膝関節屈曲を大腿四頭筋が抑制し、大腿骨と脛骨を結びつける。このように、ヒールロッカーは下肢全体の前進に影響を及ぼしている。
　ヒールロッカーでは踵骨の丸みをおびた形状も重要である。なぜなら、その形態により踵骨が転がるテコとして働き、身体が完全に止まることなく荷重応答期に移行するからである。

②アンクルロッカー

　荷重応答期で前足部が地面につくと、踵は支点としての機能を失い、その機能は立脚中期での足関節に継続される。これがアンクルロッカーである。具体的には、足関節を固定軸として下腿三頭筋の遠心性収縮により下腿の前傾に制動がかかる。そして、床反力ベクトルが足関節の前方に移動し、背屈方向のモーメントとして働くため足関節は受動的に背屈する。また、この機能により下腿が土台となることで、膝関節、股関節の伸展が生じ、重心は上昇する。

③フォアフットロッカー

　立脚終期には、床反力ベクトルが中足骨頭まで達する。ここでは、中足骨頭の丸みをおびた形状により円滑な転がりが生じる。つまり、下肢の前進の継続のために中足骨頭が回転中心となる。これをフォアフットロッカーとよぶ。この下肢の前進は下腿三頭筋の活動により減速される。

ヒールロッカー　アンクルロッカー　フォアフットロッカー　トゥロッカー

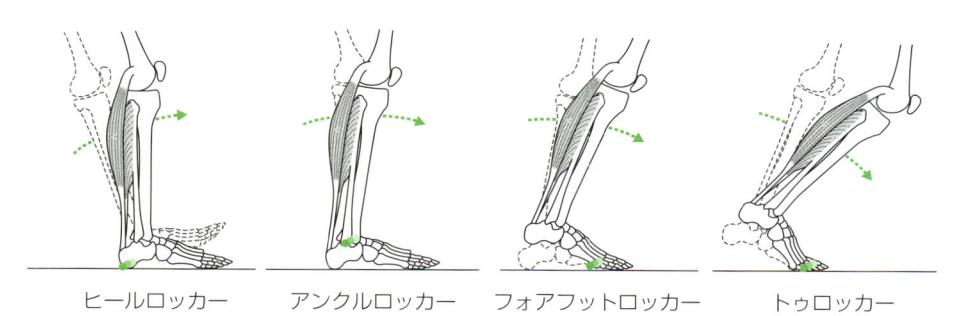

図11　ロッカー機能（Perry, 2012）

そして、フォアフットロッカーにより、中足部が下腿三頭筋の活動のための安定したレバーアームとなり踵が挙上する。また、この踵の挙上により地面との接触点と足関節中心までの距離分だけ機能的下肢長が延長するため、立脚中期で上昇した重心の急激な下降を防ぐことができる。

④トゥロッカー

この機能は前遊脚期で観察される。前足部内側の前縁と母指は下肢の前進の最終回転中心となる。これをトゥロッカーという。そして、この支点を軸とし、アキレス腱の弾性反跳（elastic recoil）により脛骨はさらに前進する。また、フォアフットロッカーと同様に踵の挙上により重心の下降を抑制する。

足圧分布とは何か

足底にかかる圧を足（底）圧とよぶ。歩行の立脚においては、必ずどちらかの足が地面と接しており、移動に伴い足圧は連続的に変化する。それは足圧分布として捉えられ、足底のどの部位が地面と接触しているかで表される（図12）。前述のロッカー機能は、歩行の支持点（軸）の変化であったが、この足圧分布は支持面の変化である。両者は完全に独立したものではなく、ロッカー機能が働くには必ず支持面が必要となる。そのため、ロッカー機能の変化と足圧分布の移動はほぼ重なり合う。

初期接地時には通常、踵のやや外側で地面に接触するため、足圧分布はここから開始される。続く荷重応答期では、踵での接触を維持し、立脚中期では、足底全体の接触となり歩行周期の約20％まで続く。この立脚中期では、0.1秒ほどで

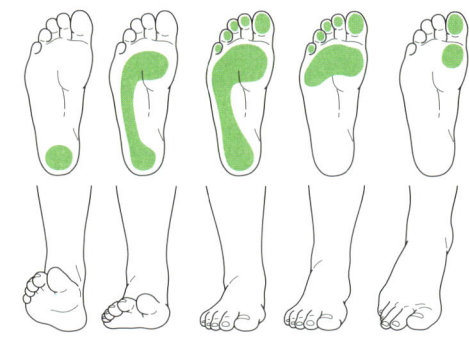

図12　歩行時の足圧分布

接触部位が踵から第5中足骨方向（足底外側）へ広がり、その後、第1中足骨頭へ急速に方向を変える。中足部の外側にかかる荷重量は踵圧の約10％程度である。この時点では、おおよそ踵－第5中足骨頭－第1中足骨頭を結ぶ三角形で接触が行われている。

立脚終期での踵挙上により、接触部位は足底全体から前足部のみへと変化する。ここでは、おおよそ第5中足骨頭－第1中足骨頭－母指を結ぶ三角形で接触していることとなり、通常、第2、3中足骨頭に圧が集中する。前遊脚期では母指と示指を含む、母指付近での接触となる。この接触部位に一致するように、足底のメカノレセプターは分布されている（図13）[8]。

また、足圧分布は多様性に富む。特に、立脚終期、前遊脚期での前足部圧は、第1中足骨頭部に圧が集中するものや第2、3中足骨頭部に圧が集中するものなどが報告されている[9]。また、静止立位から足指が浮いている（浮き指）場合では、足指まで足圧が達しない例があることが報告されており、履物の影響が指摘されている[10]。

プロダンサーの歩行時の足圧分布を調べた研

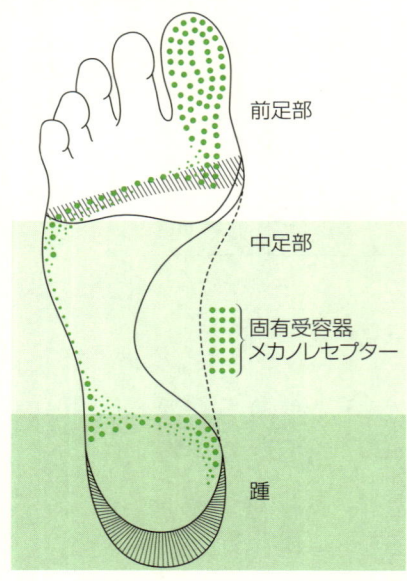

図13　足底のメカノレセプターの分布（Bizzini, 2000）

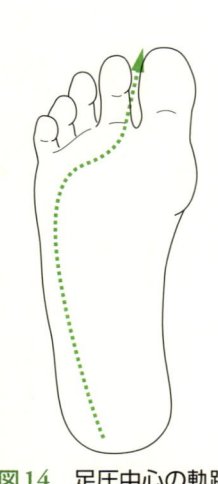

図14　足圧中心の軌跡

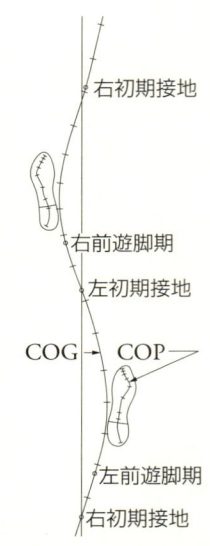

図15　足圧中心（COP）と重心（COG）の関係（Winter, 1995より一部改変）

究[11]では、そうでない者と比較し、中足部や外側部への荷重が少なく、前足部内側縁のピーク圧が増大し、後足部の荷重時間が延長していたと報告している。これは、ダンスの訓練が影響していると考えられ、習慣などによって足圧が変化することを示唆している。

また、足底全体を冷却した研究[12]では、踵や小指側への荷重が増加し、母指、母指球の荷重が減少することが報告されている。

足圧中心の軌跡

足圧中心（COP：center of pressure）とは、足圧分布の中で、床反力ベクトルが作用している点（床反力作用点）である。通常の歩行において、健常者の足圧中心の軌跡は、踵のやや外側から始まり、立脚中期で足底の中央よりやや外側を通過する。立脚終期から前遊脚期にかけては、第5中足骨頭から第1中足骨頭へと向きを変え、母指と示指の間を通る（図14）。足圧中心と重心（COG：center of gravity）の関係をみると、足圧中心が外側に偏位するのとほぼ同期して、重心も外側に偏位する（図15）[13]。また、重心は常に足圧中心より内側に位置し、足底には投影されず両足底の内側の間を

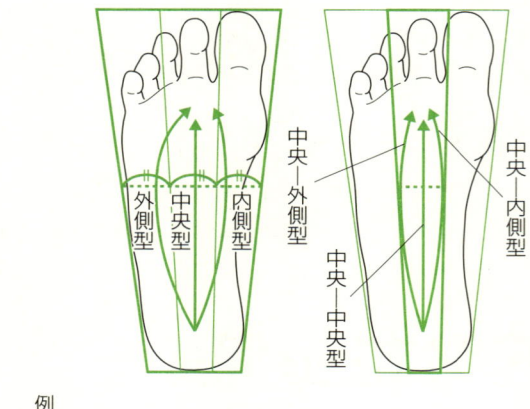

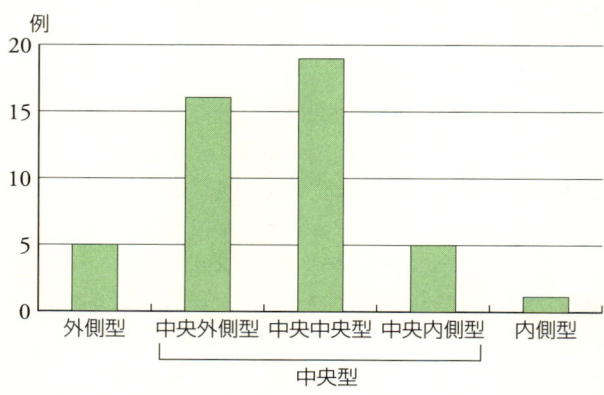

図16　足圧中心の型とその傾向（n：46）（本岡ら, 2005）

移動している。

足圧中心は立脚中期において、必ずしも外側を通るわけではなく中央付近や中央の内側を通る者もいることが報告されている（図16）[14]。高齢者と

若年者を比較した研究[15,16)]では、高齢者は中足部や中足指節間（MP）関節の可動性の低下により回内位になりやすく、内側縦アーチが低下する。そのため、踏み切り（push off）よりも引っぱり上げる（pull off）傾向にあり足圧中心は足指を通過しないことを報告している（図17）。

また、足底を冷却して足底感覚を部分的に低下させた研究[17)]では、後足部を冷却すると圧中心は踵より前方に偏位し、前足部を冷却すると母指側を通過せず後方偏位する。つまり、感覚の低下部位の足圧は低下し、感覚感受性の高い部位の圧が増える。また、それにより筋活動の位相が変化することが報告されている。

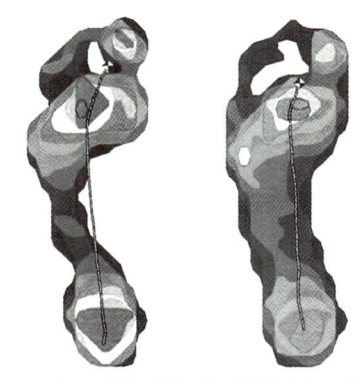

図17 若年者と高齢者の足圧中心の違い
左：若年者　右：高齢者
（Hylton, 2015より一部改変）

[8] 歩行の開始・停止・方向転換

歩行の開始 (図18)[18]

立位から歩行に至る1歩目は、一見単純に「足を出す」だけに見えるが、その背後には身体の巧みな制御が内包されている。そして、歩行の開始には①準備、②体重移動、③前進の3つの要素があり、それぞれで、足圧中心と重心（身体質量中心：COM）が、重要な役割を担っている。

[準備]

静止立位では通常、足圧中心が両側の中間に位置し、重心線と床反力ベクトルがほぼ釣り合った状態となっている。この状態では、抗重力筋として足関節底屈筋（特にヒラメ筋）が活動しており、この筋の弛緩と前脛骨筋の活性化により足底圧中心は、「遊脚側」側方、および後方に偏位し、床反力ベクトルが内側および前方に傾く。これにより、遊脚側の床反力ベクトルは増加し、相対的に立脚側の床反力ベクトルは軽減する。

なお、この時に、遊脚側下肢の股関節外転筋と腓骨筋の活動が生じる。この準備段階では、足圧中心のみが遊脚側に移動し、重心は移動していないことに注意が必要である。

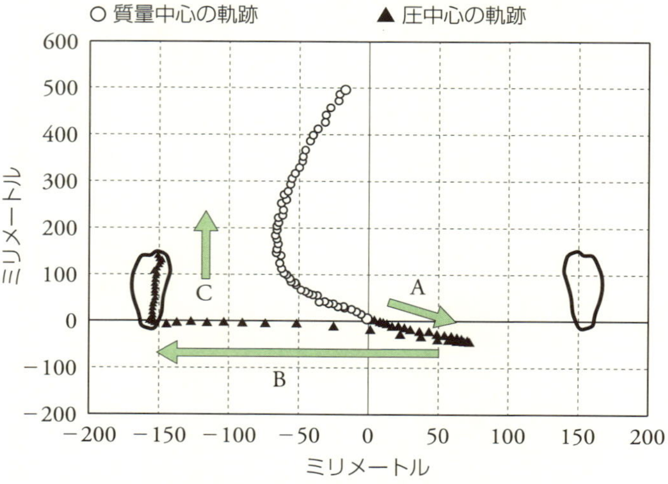

[体重移動]

準備段階で生じた床反力ベクトルと重心線とがずれることで、身体には回転力が加わる。そして、立脚側への体重移動が生じ荷重は増大する。それに伴い「立脚側」股関節外転筋、腓骨筋の活動が増加する。

遊脚側では膝関節が急速に屈曲を始め、続いてゆっくりとした股関節の屈曲と、足指離地に向けた足関節背屈が生じる。足圧中心は体重移動を通して立脚側に移動し、それに伴い重心も立脚側に移動する。ここでの重心は、足圧中心ほど外側には移動しない。

[前進]

遊脚側の足指離地により、足圧中心

図18 歩行開始時の質量中心と圧中心
A：準備の期間　B：体重移動の期間　C：前進の期間
（Martinら，2002）

は立脚側足部を前進する。重心は骨盤が前進する速度より速く、かつ、支持側下肢の足圧中心より前方に移動する。これにより、身体が前方に回転する力が働く。そして、重心は次の接床に備え、ゆっくりと遊脚側方向へ移動する。

歩行の停止（図19）[19]

歩行を停止するには身体の前方への回転を止めなければならない。歩行を急停止する場合、前方下肢の足圧中心が重心より先行する。そして、その2つとのずれにより身体には後方への回転力が加わり、重心の減速を導く。そのためには、遊脚側下肢の伸筋群が、立脚期に移行する前に働き、後方の立脚側下肢では、それ以上の前進を抑制する必要がある。これらが不十分な場合は、後方の立脚側の足指の上で重心を上昇させ、運動エネルギーを位置エネルギーに変換することで身体にブレーキをかける。

また、接地後に身体を減速させる時の筋活動は、立位動揺制御における足関節戦略に類似し、下肢遠位のヒラメ筋から近位の大腿二頭筋、脊柱起立筋に波及していく。

右、左と2歩踏み出す（2ステップ）ような、あらかじめ止まることを予定していた場合では、3つの相に分けて考えられる。まず、急停止と同様に、1歩踏み出した側の足圧中心が前方に移動し、床反力ベクトルが身体にブレーキをかけ重心が減速する。次に、2歩目を踏み出した下肢の足圧中心が外側に移動する。最後に、後方に足圧中心を移動させ、安定した立位をとる。

方向転換

方向転換には、スピンターンとステップターンの2つの戦略がある（図20）[20]。

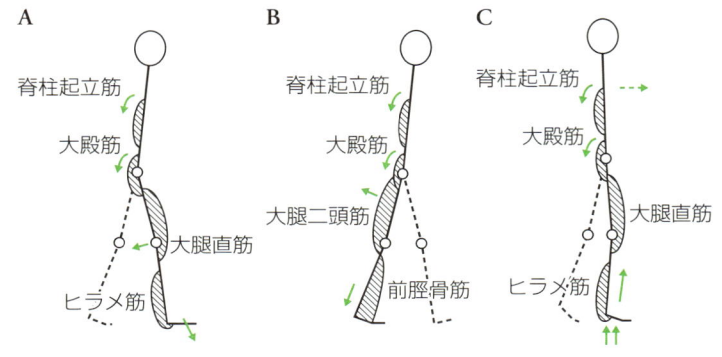

図19　歩行の急停止
A：ヒラメ筋による足関節底屈と膝関節伸展筋による膝関節伸展
B：後方下肢の前脛骨筋による足関節背屈
C：脊柱起立筋群の活動
（Haseら，1998）

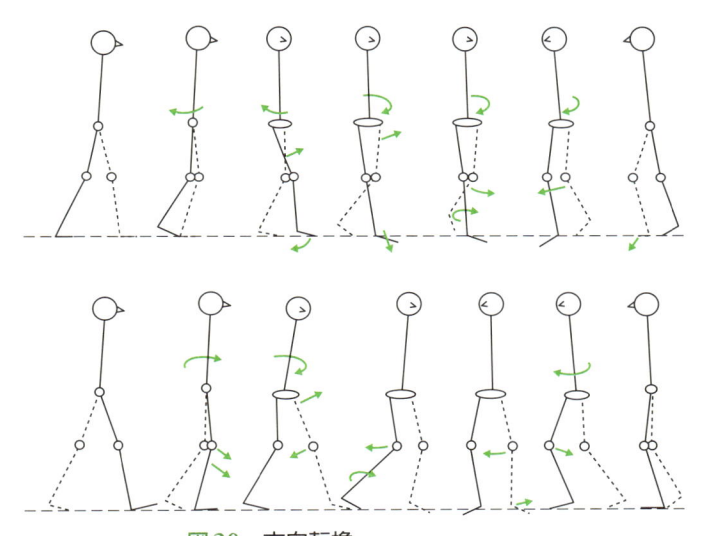

図20　方向転換
上：スピンターン　下：ステップターン
（Haseら，1999）

[スピンターン]

スピンターンでは、前方に振り出した下肢が軸脚となり、ブレーキをかけ身体を回旋させる。重心が足部より前方に位置する場合はこの戦略は利用できない。

方向転換するためには、重心の加速度を減少させる必要がある。遊脚側の大腿二頭筋と股関節内転筋は、股関節伸展と外旋に作用し、足指を外に向けながら、足部を前額面で正中位に接地させる。遊脚下肢が接地すると、伸筋群の働きにより軸脚として機能し、対側下肢が踏み切ることで回転させる力を生み出す。この方向転換の間、軸脚

の大殿筋は対側の骨盤を挙上させ、体幹は軸脚の後方に位置した状態となる。そして、身体の回旋による遠心力を制御しながら、新たな位置へ1歩踏み出すこととなる。

この戦略は支持基底面が狭いため、高度なバランス能力が要求されるが、小さな半径で方向転換が可能である。

[ステップターン]

軸脚となる下肢の大腿二頭筋、脊柱起立筋、その後のヒラメ筋の活動により前方への推進力にブレーキがかかる。そして、軸脚の大殿筋による対側骨盤の挙上と、前脛骨筋による足部の内反が、重心を回旋する方向へ移動させる。

対側が接地し伸筋群が作用すると、もともと軸脚であった側では足関節背屈、膝関節屈曲、股関節が外旋し、進行方向に下肢を向け、そこから、下肢の伸展と股関節の外転作用が立脚側として機能を始める。

スピンターンと比較し支持基底面が広いため安定性が高い。しかし、大回りになる欠点がある。

[9] 歩行分析

①初期接地
(initial contact：IC)（図21）

　歩行周期の0〜2％の時期であり、地面への最初の接地を行う相である。反対側は前遊脚期の始まりである。従来は踵接地（heel contact）とされていたが、踵以外で接地する場合に説明できないため、現在では、初期接地（initial contact）が用いられることが多い。

　接地の際には、直前の約1cmの高さからの自由落下により短時間に激しい床反力が生じ、その強度は体重の50〜125％に及ぶとされる。そのため、この相では衝撃の吸収を行う必要があり、遊脚相から続く筋の収縮と、ヒールロッカー機能を達成するために、踵の位置を決定する下肢の位置関係が重要である。

　また、前方への運動量の生成という機能も要求される。衝撃の吸収は、主に遠心性収縮で行われ

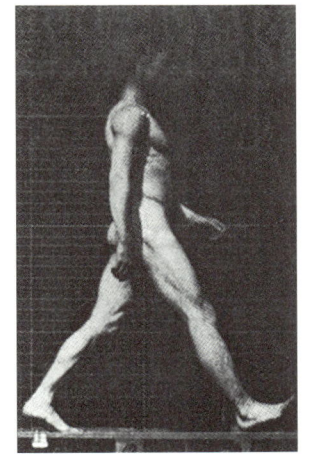

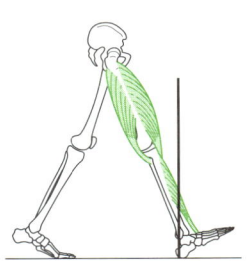

図21　初期接地（initial contact）

るが、それでは身体にブレーキがかかることになるため前進への運動量が低下してしまう。そこで、踵の形状を利用したヒールロッカーによって、前方への回転運動に変換される。

[機能]
　この相の機能は以下の2つである。

初期接地の機能
❶ 地面への接地（接床）と衝撃の吸収
❷ ヒールロッカーによるエネルギー変換

[各関節の詳細] ＊筋活動の詳細は**表2**に示す
▼中足指節間（MP）関節
　関節角度：伸展0〜25°
　床 反 力：—
　筋 活 動：長指伸筋、長母指伸筋
　知　　覚：足尖と地面との距離
▼距骨下関節
　関節角度：0°、もしくは軽度内反
　床 反 力：外反方向
　筋 活 動：前脛骨筋、長母指伸筋、後脛骨筋、長指伸筋
　知　　覚：足底の方向
▼足関節
　関節角度：0°、もしくは背屈3〜5°
　床 反 力：底屈方向

筋活動：前脛骨筋、長母指伸筋、長指伸筋
知　覚：中・前足部と地面との距離

▼膝関節
　関節角度：0〜屈曲5°（見かけ上は伸展しているようにみえる）
　　　　　　外旋約3°（大腿骨に対する脛骨の回旋）
　床反力：伸展方向（一瞬でわずかに働く）
　筋活動：大腿直筋以外の大腿四頭筋（大腿広筋群）、ハムストリングス
　知　覚：距離（矢状面上での足部の位置の決定）

▼股関節
　関節角度：屈曲20〜30°
　　　　　　内外転0°
　　　　　　外旋約3°
　床反力：屈曲方向
　筋活動：
　　矢状面：大殿筋（下部線維）、大内転筋、ハムストリングス
　　前額面：中殿筋、小殿筋、大殿筋（上部線維）
　知　覚：距離（矢状面上での膝関節の位置）
　　　　　方向（膝を進行方向に向け、踵外側部で接地）

▼体幹、骨盤
　関節角度：骨盤；前傾約10°
　　　　　　　　　側方傾斜0°
　　　　　　　　　前方回旋4〜5°
　　　　　　体幹；後方回旋4〜5°
　　　　　　　　　（骨盤と反対側への回旋）
　床反力：前傾方向（骨盤）
　筋活動：脊柱起立筋群（対側）
　　　　　多裂筋群（両側）
　　　　　腹直筋、外腹斜筋と内腹斜筋
　知　覚：骨盤；水平性（前額面）
　　　　　　　　方向（回旋）
　　　　　体幹；垂直性
　　　　　　　　対称性（前額面）
　　　　　　　　方向（回旋）

▼足底（踵）
　知　覚：特に、地面の硬度（接触圧）
　　　　　　　　　地面の性質（摩擦、水平性）

[ポイント]
①踵のやや外側での接地（図22）
　下肢の関節、特に、股関節と距骨下関節の運動により踵の空間的な位置が決定される。
②下腿前面筋群の遠心性収縮による足関節底屈の減速
③踵での地面の硬度の知覚
＊①〜③は、衝撃の吸収に必要である。
④ヒールロッカー
　下肢の落下のエネルギーを前方への運動量に変換する。つまり、前進に必要となる。
⑤膝関節の安定した支持
　床反力による膝関節への伸展方向のモーメントが膝関節を安定させ、ヒールロッカーによる屈曲作用に対抗する。これにより、膝関節は安定した状態で支持が開始される。反対に、股関節は床反力ベクトルが前方にあるため不安定になる。
⑥股関節20°の屈曲角度
　ペリー[7]によれば股関節屈曲20°では、踵接地時の床反力が前後方向成分より上下方向成分の力が大きくなり、下肢が前方に滑ることを防ぐと報告している。
⑦骨盤の回旋
　骨盤の回旋により機能的下肢長が延長し、股関節の屈曲角度が軽減することで重心の最低点が上昇する。また、両股関節中心を近づけ歩隔を狭くすることで、支持面がより重心の真下に近づきHATの左右動揺を減少させる。この骨盤の回旋は、股関節の回旋によりもたらされる（図23）。
＊骨盤の回旋と下肢伸展位のアライメント、対側立脚終期の足関節底屈により重心の下方移動が減少する（重心の最低点の上昇）。
⑧体幹の安定化
　支持側の股関節伸筋群が体幹の前方回転を、反対側立脚終期での股関節屈筋群が体幹の後方回転を制御することで、体幹が垂直方向に安定する（図24）。

表2 初期接地の筋活動

筋	収縮様式	作用
長指伸筋 長母指伸筋	等尺性、 または遠心性	足関節底屈の減速 足指中間位、または伸展位の保持
前脛骨筋	遠心性	足関節底屈の減速 足部外反の減速
後脛骨筋	遠心性	足部外反の減速 ＊単脚支持の間活動を続ける
大腿四頭筋（広筋群）	遠心性	膝関節屈曲の減速
ハムストリングス	遠心性	膝関節伸筋の制御（過伸展の予防） 股関節屈曲の減速 骨盤前傾の制御（体幹の安定化）
大殿筋（下部線維） 大内転筋	遠心性	股関節屈曲の減速 膝関節屈曲の減速（大腿骨を介して作用する） 骨盤前傾の制御（体幹の安定化）
中殿筋、小殿筋、 大殿筋（上部線維）	遠心性	骨盤の傾斜の制御 大殿筋（上部線維）は腸脛靱帯を介して膝関節伸展に働く
脊柱起立筋群 多裂筋群	遠心性	体幹の前方への回転の減速 ＊脊柱起立筋群の活動は反対側の方が大きい ＊多裂筋群の接地側の活動は反対側より大きい
腹直筋		骨盤前傾の制御（体幹の安定化） ＊活動は弱い
腹斜筋群	求心性、遠心性	体幹回旋の制御

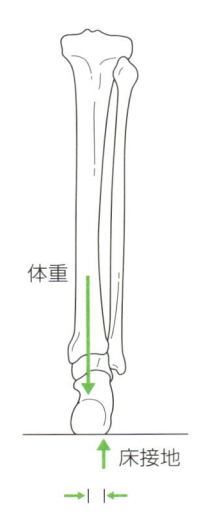

図22 踵外側での接地

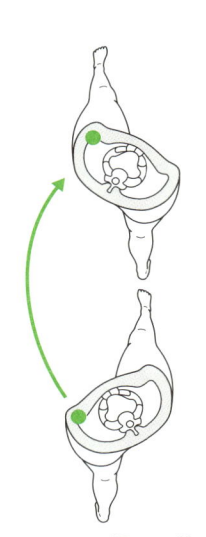

図23 骨盤の回旋

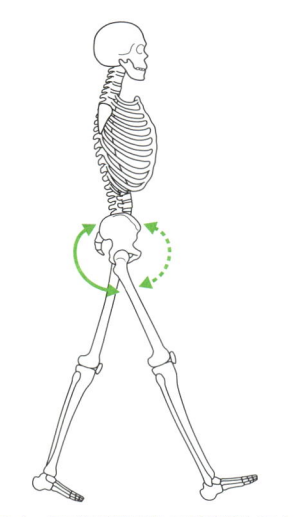

図24 両側股関節の筋活動により体幹が安定する

②荷重応答期
(loading response：LR)（図25）

　歩行周期の2〜12%の時期である。反対側は前遊脚期であり、重心位置が最も低くなる。前相での踵接地により足部は急速に底屈するが、下腿前面筋の遠心性収縮によりブレーキがかかり衝撃を吸収する。また、下腿前面筋の活動による膝関節の屈曲に対し、大腿広筋群が遠心性収縮を行うことでブレーキがかかり、さらに衝撃が吸収される。

　股関節では、外転筋群が遠心性収縮を行うことで反対側（前遊脚期）の骨盤の下方傾斜を制御し、同時に衝撃の吸収作用を担う。また、股関節外転筋や伸筋群が骨盤と大腿、下腿を連結することは、ロコモーターとHATを接続させる。この相の衝撃の吸収作用は、主に膝関節と股関節が担い、特に膝関節が重要である。

　この相では、衝撃の吸収と前進という2つの事象を達成しなければならず、各関節が前方への慣性力を遠心性に制御しているため、筋活動が一番要求される。

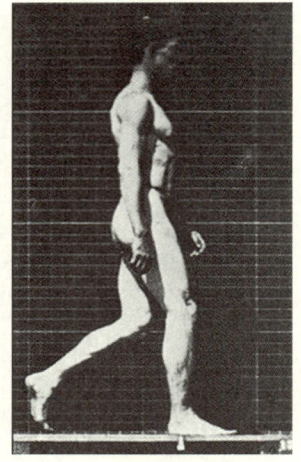

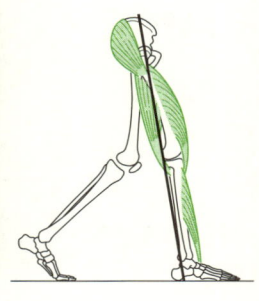

図25　荷重応答期（loading response）

［機能］
　この相の機能は以下の3つである。

荷重応答期の機能
1. 衝撃の吸収
2. 重心の下降の抑制
3. 前方への駆動力の継続

［各関節の詳細］ *筋活動の詳細は表3に示す

▼中足指節間（MP）関節
関節角度：0°
　*母指の指節間関節（IP関節）は屈曲、第2〜4遠位指節間関節（DIP関節）は伸展位または、中間位
床 反 力：−
筋 活 動：長母指伸筋、長指伸筋
知　　覚：足尖と地面との距離

▼距骨下関節
関節角度：外反5°
床 反 力：外反方向
筋 活 動：前脛骨筋、後脛骨筋
知　　覚：足底の方向

▼足関節
関節角度：底屈5〜15°
床 反 力：底屈方向
筋 活 動：前脛骨筋、長母指伸筋、長指伸筋、腓腹筋、ヒラメ筋
知　　覚：前足部と地面との距離

▼膝関節
関節角度：屈曲15〜20°
　　　　　わずかな内旋（大腿骨に対する脛骨の回旋）
　*距骨下関節の回内より生じる
　*この内旋により膝関節のロックが解除される（終末強制回旋運動［screw-home movement］）。
床 反 力：矢状面；屈曲方向（素早く、過度）
　　　　　前額面；内転方向（最大）
筋 活 動：
　　矢状面；大腿直筋以外の大腿四頭筋、（大腿広筋群）
　　　　　　大腿二頭筋（長頭）、半腱様筋、半膜様筋

水平面：大腿筋膜張筋
　　　　大腿二頭筋（長頭）
知　　覚：股関節－足関節間の距離
▼股関節
関節角度：屈曲20°
　　　　　内転約5°
　　　　　内旋約5°
床 反 力：
　矢状面：屈曲方向（素早く、強力）
　前額面：内転方向
筋 活 動：
　矢状面：大殿筋、大内転筋、ハムストリングス
　前額面：大腿筋膜張筋（後部線維）、中殿筋、小殿筋、大殿筋（上部線維）
　水平面：ハムストリングス
知　　覚：方向（特に前額面）
▼体幹、骨盤
関節角度：骨盤；前傾約8°
　　　　　　　下方傾斜4〜5°（反対側）
　　　　　　　前方回旋4〜5°
　　　　　体幹；後方回旋4〜5°（骨盤と反対側への回旋）
床 反 力：後傾方向（骨盤）
筋 活 動：脊柱起立筋群（反対側）
　　　　　多裂筋（両側）、腰方形筋（両側）
　　　　　外腹斜筋、内腹斜筋、腹直筋
知　　覚：骨盤；傾斜
　　　　　　　方向（回旋）
　　　　　体幹；垂直性
　　　　　　　対称性（前額面）
　　　　　　　方向（回旋）
▼足底（後足部）
知　　覚：特に地面の水平性
　　　　　地面の摩擦、硬度

[ポイント]
①重心が最も低くなる
②距骨下関節の外反（図26）
　距骨下関節の外反により横足根関節（ショパール関節）の固定が解除され、距舟関節と踵立方関節の軸が、より平行になる。それは、中足部の柔軟性を高め、支持面に適合しやすくなるとともに、前足部接地の衝撃を吸収する。
③股関節、膝関節屈曲と体幹前傾の減速
　大腿広筋群、股関節伸筋群の遠心性収縮が股関節、膝関節の屈曲を減速させる。また、股関節伸筋群が骨盤を介して体幹前傾を減速させる。
④遊脚側骨盤の側方傾斜の減速
　股関節外転筋群の遠心性、等尺性収縮による（図27）。
＊①〜④は衝撃の吸収のために必要である。
⑤受動的な股関節の伸展
　ヒールロッカーによる下腿の前方への移動と、それに対する大腿広筋群の活動により、大腿の前方移動が生じる。骨盤、体幹は慣性により前進が遅れるため、相対的に受動的な股関節伸展が生じ始める。
⑥膝関節の屈曲
　下腿前面筋の活動により、脛骨を垂直に位置させ、衝撃の吸収とともに続く重心の上昇の準備を行う（図28）[21]。
⑦反対側下肢の足関節底屈
　機能的下肢長を延長させ、重心の下降を防ぐ。
＊⑤〜⑦は、重心の過度な下降を抑制するために必要である。
⑧立脚中期に向けた膝関節の安定
　大殿筋の股関節伸筋としての活動が、大腿骨と脛骨の適合性を高め膝関節を安定させる。

表3　荷重応答期の筋活動

筋	収縮様式	作用
長指伸筋 長母指伸筋	等尺性、 または遠心性	足関節底屈の減速 足指中間位、または伸展位の保持 ＊長母指伸筋はこの相の終盤で活動を終える
前脛骨筋	等尺性、 または遠心性	足関節底屈の減速 足部外反の減速 ＊この相で筋活動が最大となる ＊足部の回内の運動の終わりとともに活動は終了する
後脛骨筋	遠心性、 求心性（後半）	足部外反の減速 ＊単脚支持の間活動を続ける
腓腹筋 ヒラメ筋	遠心性	足関節背屈（下腿の前方傾斜）の減速（この相の終わり） 足部の安定（ヒラメ筋の内反モーメントと、腓腹筋の外反モーメントによる） ＊この2つの筋はこの相の終わりに活動を始める。また、腓腹筋の活動開始はヒラメ筋と比較し遅延する
大腿四頭筋（広筋群）	遠心性	膝関節屈曲の減速 ＊この相で筋活動が最大となる
大腿二頭筋長頭 （外側ハムストリングス）	遠心性	脛骨の過度な内旋を予防 この相の前半で筋活動が最大となる
半腱様筋、半膜様筋 （内側ハムストリングス）	遠心性	脛骨の前方移動を制御 股関節内旋 活動がゆっくりと減少する（立脚中期前半まで活動する） ＊外側ハムストリングスとの時間差により、股関節が内旋する
大腿筋膜張筋	遠心性から 等尺性に 切り替わる	脛骨の過度な内旋を予防 反対側の骨盤の下方傾斜を制御 ＊この相で筋活動が最大となる
大殿筋（下部線維） 大内転筋	遠心性	股関節屈曲の減速 膝関節屈曲の減速（大腿骨を介して作用する） 骨盤前傾の制御（体幹の安定化） ＊この相の初期で最も筋活動が大きくなりこの相の終わりには活動を休止する（床反力ベクトルが股関節の後方を通るため）
中殿筋、小殿筋、大殿筋 （上部線維）	遠心性から 等尺性に 切り替わる	反対側の骨盤の側方傾斜を制御 大殿筋（上部線維）は腸脛靭帯を介して膝関節伸展に働く ＊この相で筋活動が最大となる
脊柱起立筋群	遠心性	体幹の前方への回転の減速 ＊脊柱起立筋群活動は反対側の方が大きい ＊接地側の多裂筋群の活動は反対側より大きい
多裂筋群		
腹直筋		骨盤前傾の制御（体幹の安定化） ＊活動は弱い
腹斜筋群	求心性、 遠心性	体幹回旋の制御 ＊外腹斜筋の活動は減少し内腹斜筋の活動が高まる

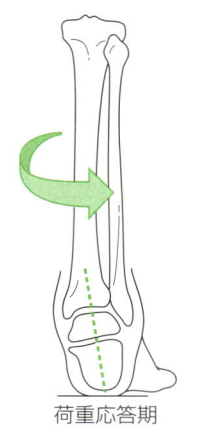

図26　距骨下関節の外反 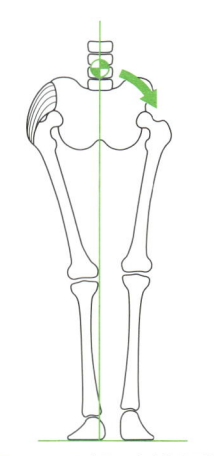　　図27　骨盤の側方傾斜 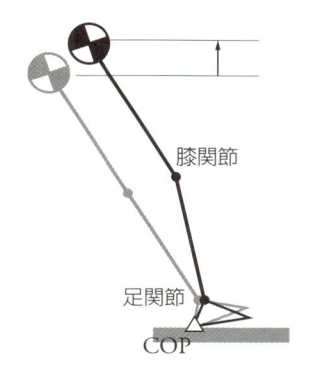　　図28　膝関節の屈曲により重心が制御される（Linら，2014より一部改変）

③立脚中期
(mid stance：MSt)（図29）

　歩行周期の12〜31％の時期である。反対側は遊脚初期〜遊脚中期であり、この相で重心が最も高い位置をとる。これは膝関節と股関節伸展により達成され、立ち上がり動作の殿部離床時のメカニズムと類似している。

　この相では地面に対し、足底全面接地の単脚支持となり、支持脚と遊脚を制御しながらHATを前進させる。前相と比較すると、ヒールロッカーからアンクルロッカーに移行し、制御された下腿の前方への移動に変わる。

　そして、立脚中期の後半では、下腿の前方への傾斜は下腿三頭筋（特にヒラメ筋）の遠心性収縮により制御され減速し、身体の前方への回転を生み出す。これにより、膝関節、股関節周りで床反力ベクトルの向きが変わるため両者の受動的な伸展と、屈筋群と伸筋群の活動交代が生じる。この筋の活動交代は反対側の遊脚相においても認められる。

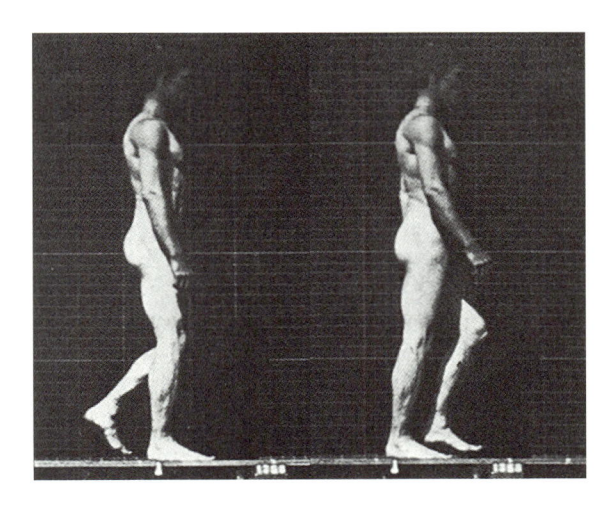

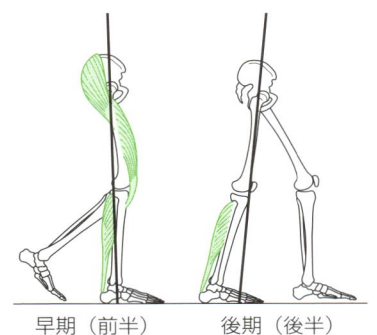

早期（前半）　　後期（後半）

図29　立脚中期（mid stance）

[機能]
この相の機能は、以下の4つである。

> **立脚中期の機能**
> ❶ アンクルロッカーによる床反力ベクトルの切り変わり
> ❷ 体重の支持
> ❸ HATの前進
> ❹ 重心の上昇

[各関節の詳細] *筋活動の詳細は**表4**に示す

▼中足指節間（MP）関節
関節角度：0°
床 反 力：—
筋 活 動：長指屈筋
知　　覚：中足骨頭と地面との距離

▼距骨下関節
関節角度：外反角度の減少
床 反 力：外反方向の減少
筋 活 動：後脛骨筋、ヒラメ筋、長腓骨筋、短腓骨筋、長指屈筋
知　　覚：足底の方向

▼足関節
関節角度：中間位から背屈2～5°
床 反 力：背屈方向
筋 活 動：ヒラメ筋、腓腹筋
知　　覚：下腿と地面との距離

▼膝関節
関節角度：屈曲5～15°（完全伸展ではない）
　　　　　内旋角度の減少（大腿骨に対する脛骨の回旋）
＊脛骨の外旋運動によるものであり、これにより膝関節がロックされる（終末強制回旋運動［screw-home movement］）。
床 反 力：
　矢状面：屈曲方向から伸展方向へ変化（遊脚肢で生じる推進力による）
　前額面：内転方向の減少
筋 活 動：大腿広筋群、腓腹筋、ヒラメ筋
知　　覚：股関節－足関節間の距離（垂直方向）

▼股関節
関節角度：0°
　　　　　内転の減少
　　　　　内旋2°
床 反 力：
　矢状面：屈曲方向から伸展方向に変化
　前額面：内転方向
筋 活 動：
　矢状面：内側ハムストリングス
　前額面：大腿筋膜張筋（後部線維）、小殿筋、中殿筋、大殿筋（上部線維）
　水平面：内側ハムストリングス
知　　覚：股関節－足関節間の距離（矢状面）
　　　　　下肢の方向（前額面）

▼体幹、骨盤
関節角度：骨盤；前傾8～10°
　　　　　　　　側方傾斜0°
　　　　　　　　回旋0°
　　　　　体幹；中間位（HATは支持側下肢へ最大移動する）
床 反 力：—（骨盤）
筋 活 動：脊柱起立筋群
　　　　　外腹斜筋、内腹斜筋、腹直筋
知　　覚：骨盤；水平性（前額面）
　　　　　　　　対称性（水平面）
　　　　　体幹；垂直性
　　　　　　　　対称性（前額面、水平面）

▼足底（全体）
知　　覚：踵－第1中足骨頭－第5中足骨頭での接触
　　　　　地面の水平性、硬度、摩擦

[ポイント]
①アンクルロッカー
　アンクルロッカーにより、床反力ベクトルが足関節軸の後方から前方に切り替わる（**図30**）。この機能により下腿が土台となり、膝関節、股関節の伸展が生じる。
②足底の支持面
　踵－第1中足骨頭－第5中足骨頭を結ぶ三角形の中で、特に、踵－第5中足骨頭間の

接触圧が高くなる（**図31**）。
③荷重時の足部のアーチ構造の低下（トラス構造）（**図32**）[22]
④荷重による足部横アーチ（第1、4、5中足骨頭）の拡大
⑤横足根関節の安定化
　距骨下関節が内反することで、距舟関節軸と踵立方関節軸が収束する。それにより、横足根関節の安定性が強化され、体重支持が可能となる。
＊②〜⑤により、安定した体重支持の土台となる。
⑥側方移動の制御
　前額面では、床反力ベクトルが膝関節中心の2.5cm内側を通るため、股関節外転筋の活動を介した腸脛靭帯の緊張により安定性がもたらされる（**図33**）。
⑦膝関節の伸展による体重の支持
　膝関節の伸展は2つの機構により行われる。

- 大腿広筋群の求心性収縮による能動的な伸展。
- 下腿の減速により大腿骨が前進し、床反力ベクトルが膝関節の前方を通過することによる受動的な伸展。

⑧股関節の伸展による体重の支持
　股関節の伸展は2つの機構により行われる。

- 内側ハムストリングスの活動による能動的な伸展。
- 床反力ベクトルが立脚中期の後半に股関節の後方を通過することによる受動的な伸展。

⑨重心の上昇
　膝関節、股関節伸展によってもたらされ、この重心の上昇により、続く立脚終期の前方移動が円滑に行うことが可能となる。

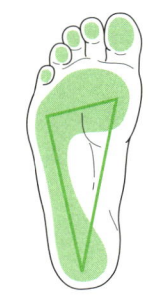

図31 踵－第1中足骨頭－第5中足骨頭で構成される三角形

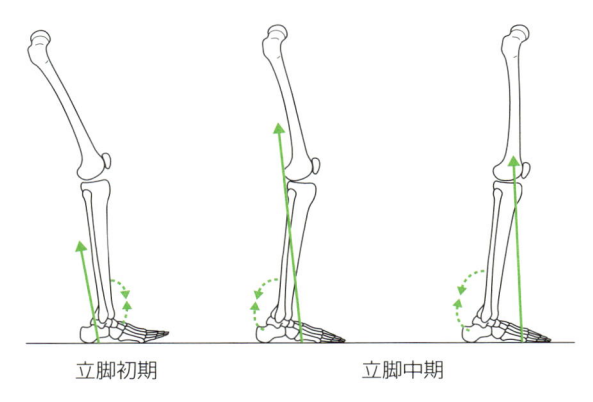

図30 アンクルロッカーによる床反力ベクトルの切り替わり
立脚初期　　立脚中期

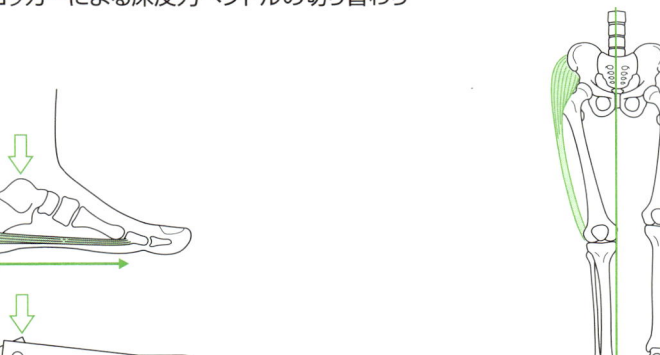

図32 足部のトラス構造 (川野, 2004)

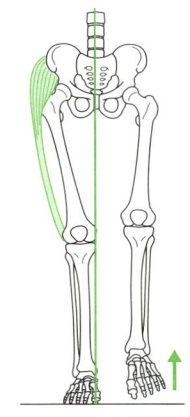

図33 腸脛靭帯による側方の安定性

表4 立脚中期の筋活動

筋	収縮様式	作用
長指屈筋	遠心性	支持基底面の拡大（横足根関節の安定化と中足骨と基節骨の連結） 前足部への荷重に反応して活動する
長腓骨筋 短腓骨筋	遠心性	ヒラメ筋、後脛骨筋の足部内反に拮抗する
後脛骨筋	求心性	足部外反の減速
腓腹筋 ヒラメ筋	遠心性	足関節背屈（下腿の前方傾斜）の減速 腓腹筋は緩やかな活動の上昇があり、重力モーメントが膝関節軸の前方に移動するまでは膝関節の屈筋として機能する ヒラメ筋はこの相の終わる前の短期間で活動が増加する ヒラメ筋は足部内反にも作用し距骨下関節を安定させる
大腿四頭筋（広筋群）	求心性	膝関節伸展 ＊この相の前半に主に活動する
半腱様筋、半膜様筋 （内側ハムストリングス）	求心性	股関節伸展 股関節内旋 床反力ベクトルが股関節の後方を通ると活動を終える
大腿筋膜張筋	遠心性から 等尺性に切り替わる	反対側骨盤の下方傾斜を制御
中殿筋、小殿筋 大殿筋（上部線維）	遠心性から 等尺性に切り替わる	反対側の骨盤の下制を制御 ＊骨盤の下方傾斜が4°程度で等尺性収縮に切り替わる
脊柱起立筋群	遠心性	体幹の前方への回転の減速 ＊活動は減弱する
多裂筋群		
腹直筋		骨盤前傾の制御（体幹の安定化） ＊活動は弱い
腹斜筋群	求心性、遠心性	体幹回旋の制御

④立脚終期
（terminal stance：TSt）(図34)

　歩行周期の31〜50％の時期であり、単脚支持が終了する。反対側は遊脚終期である。この相では、重心位置と足圧中心のずれによる身体の前方への回転作用と、反対側下肢の振り出しの勢いにより、重心は前方に移動する。

　支持脚では踵が地面から離れ、前足部〜中足骨頭がフォアフットロッカーとして働く。より少ない前足部のみで支持するため、特に足部の安定性が必要となる。また、フォアフットロッカーにより足部と下腿がMP関節上を転がることはロールオフ（roll off）と呼ばれ、このロールオフの加速度は下腿三頭筋の遠心性収縮により制御される。そして、足関節は最大背屈位となり中足骨頭が地面に押し付けられることで、推進力のためのエネルギーを蓄積する。つまり、推進力の生成の準備が行われる。

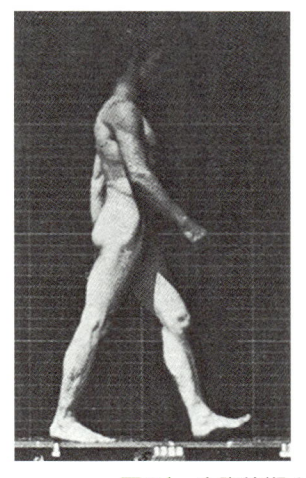

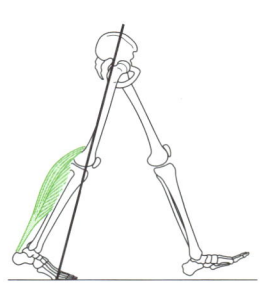

図34　立脚終期（terminal stance）

　また、床反力ベクトルが膝関節の前方、股関節の後方を通過するため、下肢には受動的な伸展（トレイリング肢位、trailing limb、trailing position）が生じる（図35）。

[機能]
　この相の機能は以下の3つである。

> **立脚終期の機能**
> ❶ 最大歩幅の獲得
> ❷ 推進力生成のための準備
> ❸ 重心の下降の抑制

[各関節の詳細] ＊筋活動の詳細は表5に示す

▼中足指節間（MP）関節
　関節角度：伸展30°
　床 反 力：伸展方向
　筋 活 動：長指屈筋、長母指屈筋
　知　　覚：踵と地面との距離

▼距骨下関節
　関節角度：外反2°
　床 反 力：内反方向
　筋 活 動：長母指屈筋、後脛骨筋、長腓骨筋、短腓骨筋、長指屈筋
　知　　覚：足底の方向

▼足関節
　関節角度：背屈10〜15°
　床 反 力：背屈方向（最大）
　筋 活 動：ヒラメ筋、腓腹筋
　知　　覚：踵と地面との距離（この相の終わりに踵は約4cm持ち上がる）

▼膝関節
　関節角度：屈曲2〜5°
　　　　　　内旋約1°（後半）（大腿骨に対する脛骨の回旋）
　＊この内旋により膝関節のロックが解除される（終末強制回旋運動［screw-home movement］）。
　床 反 力：
　　矢状面；伸展方向（最大）
　　前額面；内転方向
　筋 活 動：ヒラメ筋、腓腹筋、膝窩筋、大腿二頭筋（短頭）
　知　　覚：踵と地面との距離

▼股関節
　関節角度：伸展20°

内転位から外転位に切り替わる
内旋約8°
　床反力：
　　矢状面：伸展方向
　　前額面：内転方向の急激な減少
　筋活動：
　　矢状面：大腿筋膜張筋（前部線維）、長内
　　　　　　転筋
　　前額面：大腿筋膜張筋（前部線維）
　＊股関節は受動的に外転するため、少ない外
　　転筋の活動で骨盤の傾斜は保持される。
　知　覚：足関節－股関節の距離（矢状面）
　　　　　方向（水平面）
▼体幹、骨盤
　関節角度：骨盤；前傾約10°
　　　　　　　　　側方傾斜0°
　　　　　　　　　後方回旋4～5°
　　　　　　体幹；前方回旋4～5°（骨盤と反
　　　　　　　　　対側への回旋）
　床反力：前傾方向（骨盤）
　筋活動：脊柱起立筋群
　　　　　外腹斜筋、内腹斜筋、腹直筋
　知　覚：骨盤；水平性（前額面）
　　　　　　　　方向（回旋）
　　　　　体幹；垂直性
　　　　　　　　対称性（前額面）
　　　　　　　　方向（回旋）
▼足底（前足部、後足部）
　知　覚：特に、中足骨頭部の接触圧と後
　　　　　足部圧の解放

地面の水平性、硬度、摩擦

[ポイント]
①フォアフットロッカー
　中足骨頭が支点となり中足部が下腿三頭筋の安定したレバーアームとなり、踵が挙上する。この時足指屈筋群が中足骨頭と基節骨を連結させ、前足部支持面が拡大する。
②トレイリング肢位
　股関節伸展20°は、股関節の完全伸展と骨盤前傾、後方回旋により可能となり、膝関節伸展は、下腿三頭筋による下腿の制動により大腿骨が前方へ移動することで可能となる。この肢位は、歩幅の増大や弾性反跳を機能させるために必要となる。
③身体の前方への回転（自由落下）
　足圧中心より前方に重心があるため、そのずれにより身体は前方に回転（落下）する。この回転の勢いを利用して前進する。
④足関節底屈による踵の挙上
　踵の挙上により機能的下肢長が延長し、重心の下降を抑制する。
⑤足部の安定化
　足部の安定には以下の機構が必要である。
　・MP関節の伸展により足底腱膜は伸張され、緊張が増大する。これによりアーチが持ち上がり、中、前足部が安定する（ウィンドラス機構）（図36）。
　・距骨下関節の内反により横足根関節が固定される。また、第1中足骨に作用する

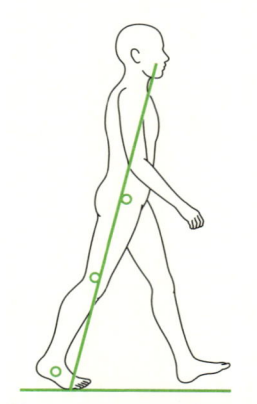

図35　トレイリング肢位

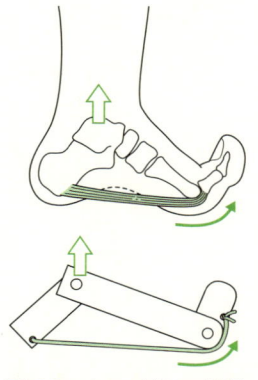

図36　ウィンドラス機構
（川野，2004）

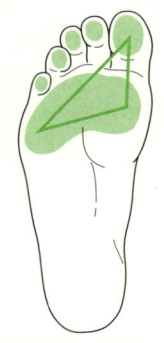

図37　第1中足骨頭－第5中足骨頭－母指で構成される三角形

長腓骨筋が前足部を安定させる。
⑥足底の支持面
　小指中足骨頭－母指中足骨頭－母指を結ぶ三角形内で主に支持する（図37）。また、足圧中心の前方への移動には後足部の圧の解放の知覚も重要となる。

表5　立脚終期の筋活動

筋	収縮様式	作用
長指屈筋 長母指屈筋	遠心性	支持基底面の拡大（横足根関節の安定化と中足指と基節骨の連結） 長指屈筋は横足根関節を安定させる 長指屈筋はこの相の開始とともに活動し、この相の終盤に最も筋活動が大きくなる 長母指屈筋は踏み切りに向け第1中足骨を安定させる 長母指屈筋は長指屈筋にやや遅れて最も筋活動が大きくなる
長腓骨筋 短腓骨筋	遠心性	ヒラメ筋、後脛骨筋の足部内反に拮抗する 長腓骨筋は第1中足骨に付着するため、その活動により前足部を安定させる
後脛骨筋	求心性	足部内反の作用により距骨下関節、横足根関節を安定させる
腓腹筋 ヒラメ筋	遠心性	足関節背屈（下腿の前方傾斜）の減速 ヒラメ筋は足部内反にも作用し、距骨下関節、横足根関節を安定させる ＊床反力ピークの直前に最も筋活動が大きくなる
膝窩筋	求心性	膝関節屈曲 一定したパターンを示さない
大腿二頭筋短頭	求心性	膝関節屈曲
大腿筋膜張筋	遠心性	股関節伸展の減速 反対側の骨盤の下方傾斜を制御
長内転筋	遠心性	股関節伸展の減速 反対側への体重移動を制御 ＊この相の終わりより活動を開始する
脊柱起立筋群 多裂筋群	遠心性	体幹の前方への回転の減速 ＊活動は減弱する
腹直筋	遠心性	骨盤の前傾の制御（体幹の安定化） ＊活動はさらに減弱する
腹斜筋群	求心性、遠心性	体幹回旋の制御

⑤ 前遊脚期
(pre-swing：PSw)（図38）

　歩行周期の50〜62％の時期である。反対側は荷重応答期で、重心が下降している相である。膝関節においては、次の相である遊脚初期の2/3程度の屈曲が生じる。そのため、支持はしているが機能性を考慮し遊脚相に分類される。この相では、母指と前足部内側の前縁がトゥロッカーとして踏み切りの最終支点を担う。そして、この時に左右下肢間で最終的な荷重の受け渡しがなされ、この相の終盤には、遊脚相で足尖や足底が地面と接触しないように下腿前面筋群の活動が生じる。

　また、この相の最も重要な機能は前方への推進力を生み出すことである。そのためには下腿三頭筋の活動が重要となり、その活動については異なる2つのメカニズムがある。

　一つは、前相（立脚終期）でのトレイリング肢位による足関節背屈位で中足骨頭を押し付けていた力が解放されることにより推進力が生み出されるものである。つまり、下腿三頭筋の筋腱複合体（特にアキレス腱）の緊張が急速に解放される「弾性反跳」によるものである。同様の現象は腸腰筋でも生じる。

　もう一つは、下腿三頭筋の求心性収縮による踏み切りである。これは、下腿三頭筋が活動することで前方への速度が生み出されるというものであ

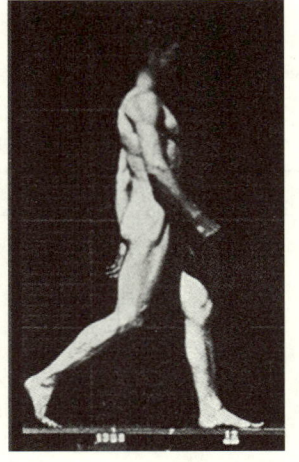

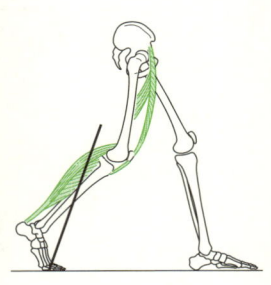

図38　前遊脚期（pre-swing）

り、いわゆるプッシュオフ（push off）である。

　このように同じ下腿三頭筋であっても活動の様式が異なるが、ノイマン（Neumann）[2]によれば、この2つのメカニズムは相反するものではなく、時系列により説明できると報告している。それは、まず下腿三頭筋の弾性反跳により、下肢が屈曲を始め次にプッシュオフが生じることで下肢を前方に加速させ、さらに下肢を屈曲させるのである。

　また、前相に引き続き重心は足圧中心より前方に位置する。そのため身体には前方への回転（落下）する力が作用し、これは推進力の一部となる。

[機能]
　この相の機能は以下の2つである。

> **前遊脚期の機能**
> ❶ 推進力の生成
> ❷ 遊脚期の準備

[各関節の詳細]　*筋活動の詳細は表6に示す

▼中足指節間（MP）関節
　関節角度：伸展60°
　床反力：伸展方向
　筋活動：長母指屈筋、長指屈筋
　知　覚：踵と地面との距離

▼距骨下関節
　関節角度：中間位
　床反力：内反方向がほぼ0になる
　筋活動：長腓骨筋、短腓骨筋、長指屈筋、長母指屈筋、後脛骨筋、ヒラメ筋、前脛骨筋、足指伸筋群
　知　覚：足底の方向

▼足関節
　関節角度：底屈15〜20°
　床反力：背屈方向の減少
　筋活動：ヒラメ筋、腓腹筋、前脛骨筋、足指伸筋群
　知　覚：踵と地面との距離

▼膝関節
　関節角度：屈曲40°
　　　　　　内旋約2°（大腿骨に対する脛骨の回旋）
　床反力：
　　矢状面：屈曲方向
　　前額面：内転方向が減少しほぼ0になる
　筋活動：薄筋、膝窩筋、（大腿直筋）
　知　覚：踵と地面との距離

▼股関節
　関節角度：伸展10°
　　　　　　軽度外転位
　　　　　　内旋約2°
　床反力：
　　矢状面：伸展方向の減少
　　前額面：内転方向が減少し、わずかな外転方向のモーメントに切り替わる
　筋活動：
　　矢状面；薄筋、長内転筋、縫工筋、（大腿直筋）
　　前額面；薄筋、長内転筋、縫工筋
　　水平面；薄筋、長内転筋、縫工筋
　知　覚：足関節−股関節間の距離（矢状面）
　　　　　下肢の方向（水平面）

▼体幹、骨盤
　関節角度：骨盤；前傾約8〜10°
　　　　　　　　　同側下制5°
　　　　　　　　　後方回旋4〜5°
　　　　　　体幹；前方回旋4〜5°
　　　　　　　　　（骨盤と反対側への回旋）
　床反力：後傾方向（骨盤）
　筋活動：脊柱起立筋群、外腹斜筋、内腹斜筋
　　　　　腹直筋
　知　覚：骨盤；傾斜
　　　　　　　　方向（回旋）
　　　　　体幹；垂直性
　　　　　　　　対称性（前額面）
　　　　　　　　方向（回旋）

▼足底（MP関節と母指、示指）
　知　覚：特に、中足骨頭部の接触圧と後足部圧の解放、母指と示指間の接触圧
　　　　　地面の傾斜、摩擦、硬度

[ポイント]
①トゥロッカー
　前足部内側の前縁と母指が、踏み切りの最終支点として、下腿三頭筋や腸腰筋のためのレバーアームを提供する。
②弾性反跳（図39）
　引き伸ばされたバネが元に戻ろうとする動きを弾性反跳（図39）という。歩行においては、それまで中足骨頭を押し付けていた下腿三頭筋の筋腱複合体（特にアキレス腱）の力や、トレイリング肢位により引き伸ばされた腸腰筋の力がこれにあたる。これらにより前方への推進力を得ることができる。
③下腿三頭筋の求心性収縮
　特に、腓腹筋（内側部）の活動により、最終的な下肢の前方への速度が生み出される。また、ヒラメ筋はその活動により体幹を前進させる働きがある。
＊股関節屈筋群のわずかな活動も推進力の生成に寄与する。
④反対側への荷重の移動
　薄筋、長内転筋と縫工筋の活動バランスにより、反対側下肢荷重への荷重の移動や、それに伴う股関節外転（遊脚側）を制御する。
　また、踵の挙上により、機能的下肢長が延長することで、重心の下降を防ぎ（図40）、反対側への荷重の移動を援助する。足圧中心は、母指と示指の間を通過することで、反対側への荷重の受け渡しを円滑にしている（図41）。
⑤足部の安定性
　ウィンドラス機構により足底腱膜が緊張し、足部に安定性をもたらす。
⑥下肢の屈曲
　この相での股関節、膝関節の屈曲は主にアキレス腱の弾性反跳と下腿三頭筋の求心性収縮によるプッシュオフによりもたらされる。膝関節の過度な屈曲は大腿直筋により制御される。

⑦遊脚期の準備
　弾性反跳と下腿三頭筋の求心性収縮による受動的な膝関節の屈曲と、下腿前面筋群の活動の開始は、これ以降の遊脚相におけるフットクリアランスやトゥクリアランスの確保に必要となる。

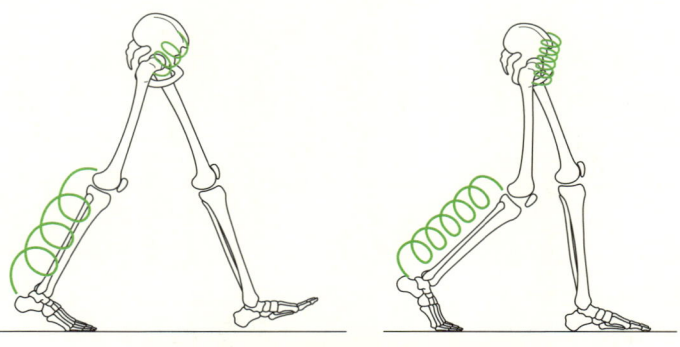

図39　アキレス腱と腸腰筋の弾性反跳

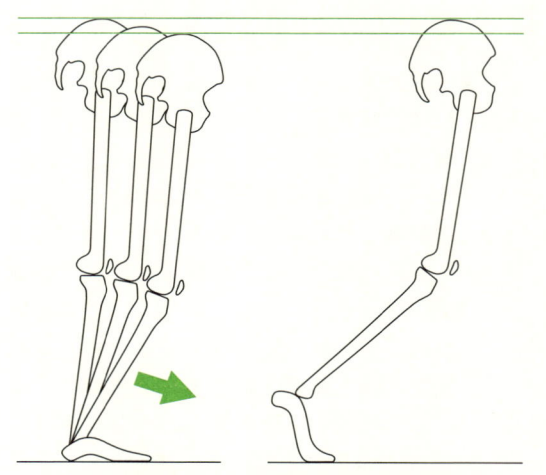

図40　踵の挙上により重心の下降を抑制する

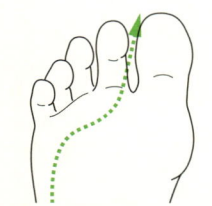

図41　母指と示指の間を足圧中心が通る

表6 前遊脚期の筋活動

筋	収縮様式	作用
長指屈筋 長母指屈筋	遠心性	横足根関節の安定化と中足骨と基節骨の連結 ＊この相の開始直後に活動が休止する
長腓骨筋 短腓骨筋	遠心性	ヒラメ筋、後脛骨筋の足部内反に拮抗する ＊この相の前半に減弱する
前脛骨筋、足指伸筋群	求心性	足関節底屈の減速 遊脚期に向けた足関節安定化 ＊この相の終盤に活動を開始する
後脛骨筋	求心性	足部内反の作用により距骨化関節、横足根関節を安定させる ＊この相の開始直後に活動が減弱する
腓腹筋 ヒラメ筋	求心性	腓腹筋は下肢を前進させる ヒラメ筋は体幹を前進させる
膝窩筋	求心性	膝関節屈曲 ＊一定したパターンを示さない
大腿四頭筋（直筋）	遠心性	過度な膝関節屈曲を抑制 股関節屈曲の補助
薄筋、長内転筋	求心性	股関節屈曲（低強度） 股関節屈曲（薄筋）（低強度） 股関節内転、内旋 ＊股、膝関節の屈曲はアキレス腱や腸腰筋の弾性反跳によるものが大きい 股関節内転、内旋は股関節外転の減速と対側下肢への体重移動を行う
縫工筋	求心性	股関節屈曲（低強度） 膝関節屈曲（低強度） 股関節外転、外旋 ＊股、膝関節の屈曲はアキレス腱や腸腰筋の弾性反跳によるものが大きい ＊股関節の外転、外旋作用は薄筋、長内転筋に拮抗し、前額面、水平面で股関節中間位を保持する
脊柱起立筋群 多裂筋群	遠心性	体幹の前方への回転の減速 ＊活動の増加
腹直筋		骨盤前傾の制御（体幹の安定化）
腹斜筋群	求心性、遠心性	体幹回旋の制御 ＊外腹斜筋の活動が低下し、内腹斜筋の活動が増加する

⑥遊脚初期
(initial swing：ISw) (図42)

歩行周期の62〜75％の時期であり、遊脚全体の約1/3を占める。反対側は立脚中期である。この相より足底は完全に地面から離れる。そのため、足尖と地面との距離の確保が重要となる。これは、クリアランスと呼ばれ、足部と地面との距離であるフットクリアランス (foot clearance) と、足尖と地面との距離であるトゥクリアランス (toe clearance) がある。

クリアランスを十分なものにするには、足関節背屈筋群の活動のみでなく、股関節、膝関節を屈曲する必要がある。特に、膝（関節）の高さを決定する股関節の屈曲が必要となる。

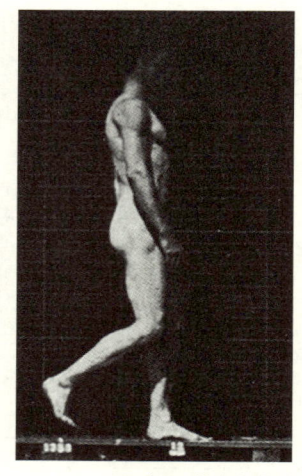

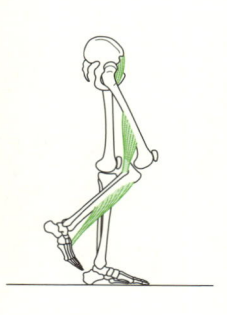

図42 遊脚初期 (initial swing)

[機能]
この相の機能は以下の2つである。

遊脚初期の機能
❶ フットクリアランスとトゥクリアランスの確保
❷ 下肢の前進

[各関節の詳細] *筋活動の詳細は表7に示す

▼中足指節間（MP）関節
 関節角度：0°
 筋 活 動：長母指伸筋、長指伸筋
 知　　覚：足尖と地面との距離

▼距骨下関節
 関節角度：0°
 筋 活 動：前脛骨筋、長母指伸筋、長指伸筋
 知　　覚：足底の方向

▼足関節
 関節角度：底屈5°
 筋 活 動：前脛骨筋
 知　　覚：足尖と地面との距離

▼膝関節
 関節角度：屈曲60°
 　　　　　内旋約1°（大腿骨に対する脛骨の回旋）
 筋 活 動：大腿二頭筋（短頭）、薄筋、縫工筋
 知　　覚：足底と地面との距離

▼股関節
 関節角度：屈曲15°
 　　　　　外転約5°
 　　　　　内外旋0°
 筋 活 動：
  矢状面：薄筋、長内転筋、縫工筋、大腿直筋、（腸骨筋）
  前額面：薄筋、長内転筋、縫工筋
  水平面：薄筋、長内転筋、縫工筋
 知　　覚：距離（矢状面上での膝関節の位置）
 　　　　　下肢の方向

▼体幹、骨盤
 関節角度：骨盤；前傾8°
 　　　　　　　　側方傾斜0°
 　　　　　　　　後方回旋4〜5°
 　　　　　体幹；前方回旋4〜5°
 　　　　　　　　（骨盤と反対側への回旋）
 筋 活 動：脊柱起立筋群
 　　　　　外腹斜筋、内腹斜筋、腹直筋
 知　　覚：骨盤；水平性（前額面）
 　　　　　　　　方向（回旋）
 　　　　　体幹；垂直性

対称性（前額面）
方向（回旋）

[ポイント]

①股関節と膝関節の屈曲

前相からの弾性反跳による推進力と、股関節屈筋、膝関節屈筋により下肢が屈曲する（図43）。この屈曲により足部は地面から挙上し、クリアランスの確保につながる。また、遊脚中期以降の膝関節伸展のために、この相での股関節屈曲は重要となる。

②下腿前面筋の活動

下肢を前方に振り出す際に生じる慣性は、足部を下方に引くように作用する。クリアランスを確保するためには、それに対抗する下腿前面筋の活動が必要となる（図44）。

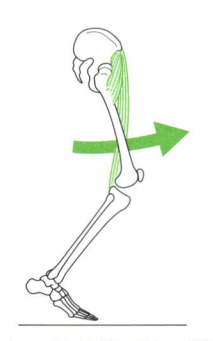

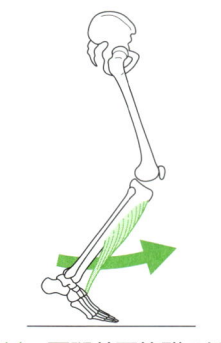

図43　股関節屈筋の活動　　図44　下腿前面筋群の活動

表7　遊脚初期の筋活動

筋	収縮様式	作用
長指屈筋 長母指伸筋	求心性	足指（MP関節）伸展 足関節背屈 ＊この相の終わり（脛骨が垂直になる）に筋活動が最も大きくなる
前脛骨筋	求心性	足関節背屈
大腿二頭筋短頭	求心性	膝関節屈曲 ＊活動は弱い
大腿四頭筋 （直筋）	遠心性	過度な膝関節屈曲を抑制し、股関節の屈曲を加速させ速度調整を行う
薄筋、長内転筋	求心性	股関節屈曲（低強度） 膝関節屈曲（薄筋）（低強度） 股関節内転、内旋 ＊薄筋の活動が最も大きくなる。縫工筋と違い活動が継続する
縫工筋	求心性	股関節屈曲（低強度） 膝関節屈曲（低強度） 股関節外転、外旋 ＊活動が最も大きくなる。この相の後半には活動が減弱する
腸腰筋	求心性	より速い歩行、あるいはゆっくりした歩行は腸腰筋の活動により調節される。自由歩行速度では腸腰筋の活動はあまりみられない
脊柱起立筋群 多裂筋群	遠心性	体幹の前方への回転の減速 ＊活動の増加
腹直筋		骨盤前傾の制御（体幹の安定化） ＊活動の増加
腹斜筋群	求心性、遠心性	体幹回旋の制御 ＊外腹斜筋群の活動が低下し内腹斜筋の活動が増加する

⑦遊脚中期
(mid swing：MSw)（図45）

歩行周期の75～87%の時期である。反対側は立脚中期であるため重心が上昇する。股関節は屈曲し、膝関節が伸展を始め、下腿が床に対し垂直位をとる。地面と足底との距離は約1cmである。

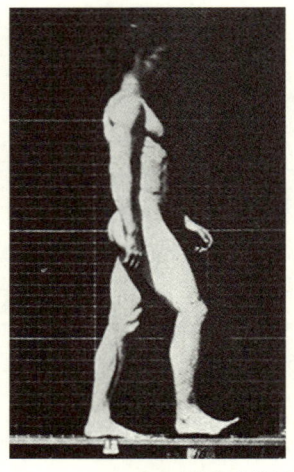

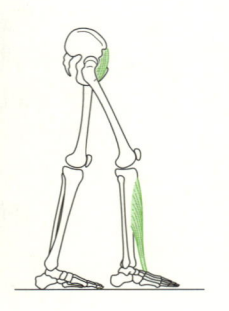

図45　遊脚中期（mid swing）

[機能]
この相の機能は以下の2つである。

遊脚中期の機能
❶ フットクリアランスとトゥクリアランスの確保
❷ 下肢の前進

[各関節の詳細] *筋活動の詳細は表8に示す

▼**中足指節間（MP）関節**
関節角度：0°
筋活動：長母指伸筋、長指伸筋
知　覚：足尖と地面との距離

▼**距骨下関節**
関節角度：0°
筋活動：前脛骨筋、長母指伸筋、長指伸筋
知　覚：足底の方向

▼**足関節**
関節角度：0°もしくは、背屈2～3°
筋活動：前脛骨筋
知　覚：足尖と地面との距離

▼**膝関節**
関節角度：屈曲25°
　　　　　外旋約2°（大腿骨に対する脛骨の回旋）
*この相の後半に下腿の慣性による伸展方向の関節モーメントが生じる。

筋活動：前半は下腿の慣性により筋活動を必要としない。
　　　　大腿二頭筋（長頭）、半膜様筋（後半）
知　覚：距離（足部の位置の決定）

▼**股関節**
関節角度：屈曲20～30°
　　　　　外転の減少
　　　　　外旋約8°
筋活動：長内転筋、薄筋、（腸腰筋）
　　　　遊脚初期に活動した屈筋の運動量により、股関節屈曲が増大する。
知　覚：距離（矢状面上での膝関節の位置）
　　　　下肢の方向

▼**体幹、骨盤**
関節角度：骨盤；前傾8～10°
　　　　　　　　側方傾斜0°
　　　　　　　　回旋0°
　　　　　体幹；中間位
筋活動：脊柱起立筋群
　　　　外腹斜筋、内腹斜筋、腹直筋
知　覚：骨盤；水平性（前額面）
　　　　　　　対称性（水平面）
　　　　体幹；垂直性
　　　　　　　対称性（前額面、水平面）

[ポイント]
①接床の構え
　足指伸筋群の働きにより、ウィンドラス機構が働き、接床時の衝撃の吸収に向けた足底の準備が行われる。
②受動的な膝関節の伸展
　この相では、足部が股関節より前方に位置すると膝関節の屈曲は停止する。膝関節屈筋が脱収縮することで、脛骨に加わる重力を利用でき、受動的な膝関節伸展が生じる（図46）。

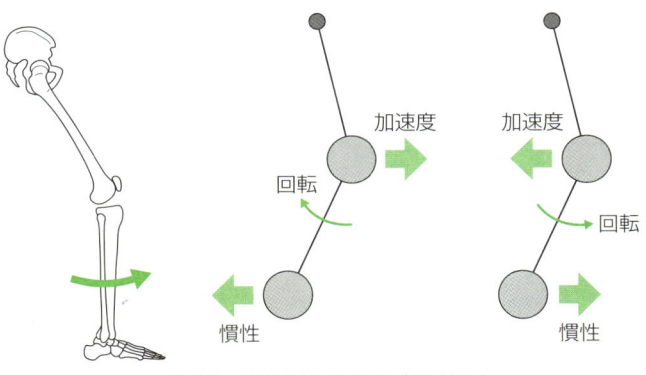

図46　慣性による膝関節の伸展

表8　遊脚中期の筋活動

筋	収縮様式	作用
長指伸筋 長母指伸筋	求心性、等尺性	足指（MP関節）伸展 足関節背屈 ＊この相の後半に活動が減弱し等尺性運動に切り替わる。すなわち、最小の筋活動でクリアランスを達成する
前脛骨筋	求心性、等尺性	足関節背屈 ＊この相の後半に活動が減弱し等尺性運動に切り替わる。すなわち、最小の筋活動でクリアランスを達成する
大腿二頭筋長頭 半膜様筋	遠心性	膝関節伸展の減速 ＊この相の後半に活動が開始する 　（前半は慣性により筋活動を必要としない）
薄筋、長内転筋	求心性	股関節屈曲（低強度） 膝関節屈曲（薄筋）（低強度） 股関節内転、内旋 ＊股関節屈曲25°で筋活動が最小となる ＊遊脚初期の屈曲の運動量により股関節屈曲はほぼ達成される
腸腰筋	求心性	より速い歩行、あるいはゆっくりとした歩行は、腸腰筋の活動により調節される。自由歩行速度では腸腰筋の活動はあまりみられない
脊柱起立筋群 多裂筋群	遠心性	体幹の前方への回転の減速
腹直筋		骨盤前傾の制御（体幹の安定化）
腹斜筋群	求心性、遠心性	体幹回旋の制御

⑧遊脚終期
(terminal swing：TSw)(図47)

歩行周期の87〜100%の時期である。反対側は立脚終期である。股関節は屈曲位で膝は0°まで伸展を行う。足関節は中間位であり、次に続く初期接地の位置を決定づける。

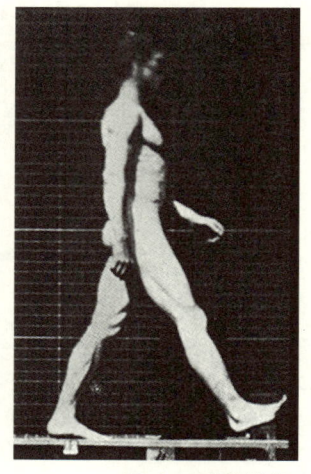

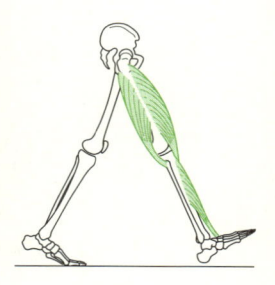

図47　遊脚終期 (terminal swing)

[機能]
この相の機能は以下の2つである。

> **遊脚終期の機能**
> ❶ 初期接地に向けた下肢、体幹の準備
> ❷ 下肢の前進

[各関節の詳細] *筋活動の詳細は表9に示す

▼中足指節間 (MP) 関節
関節角度：0〜25°
筋活動：長母指伸筋、長指伸筋
知　覚：足尖と地面との距離

▼距骨下関節
関節角度：0°
筋活動：前脛骨筋、長母指伸筋、長指伸筋
知　覚：足底の方向

▼足関節
関節角度：0°、もしくは、背屈3〜5°
筋活動：前脛骨筋
知　覚：踵と地面との距離
　　　　足尖と地面との距離

▼膝関節
関節角度：0〜屈曲5°
　　　　　外旋約5°（大腿骨に対する脛骨の回旋）
＊この外旋により膝関節がロックされる（終末強制回旋運動 [screw-home movement]）。
筋活動：半腱様筋、半膜様筋、大腿二頭筋（長頭）、大腿広筋群
知　覚：距離（矢状面上での足部の位置の決定）

▼股関節
関節角度：屈曲20〜25°
　　　　　内外転は0°に近づく
　　　　　外旋約3°
筋活動：
　矢状面：半腱様筋、半膜様筋、大腿二頭筋長頭、大殿筋（下部線維）、大内転筋
　前額面：大腿筋膜張筋、中殿筋、大殿筋（上部線維）
知　覚：距離（矢状面上での膝関節の位置）
　　　　下肢の方向

▼体幹、骨盤
関節角度：骨盤；前傾10°
　　　　　　　　側方傾斜0°
　　　　　　　　前方回旋4〜5°
　　　　　体幹；後方回旋4〜5°（骨盤と反対側への回旋）
筋活動：脊柱起立筋群
　　　　外腹斜筋、内腹斜筋、腹直筋

知　覚：骨盤：水平性（前額面）
　　　　　　　方向（回旋）
　　　　体幹：垂直性
　　　　　　　対称性（前額面）
　　　　　　　方向（回旋）

[ポイント]
①下肢、体幹の適切な配列（空間的な位置関係）
②足指伸筋群によるウィンドラス機構
③下腿前面筋群の活動（図48）
④股関節外転筋群の遠心性収縮
＊①〜④は、初期接地時に生じる衝撃の吸収の準備である。
⑤膝関節屈筋群の遠心収縮と、大腿広筋群の求心性収縮（図49）で膝関節伸展の調節を行う。
⑥股関節伸筋群の遠心性収縮
　股関節の屈曲を調節する。この調節により股関節は屈曲20°となる。
⑦骨盤の回旋
　骨盤の回旋は歩幅の調節や、機能的下肢長の延長により重心の下降を抑制する。それは支持側股関節が支点となることで可能となる。

表9　遊脚終期の筋活動

筋	収縮様式	作用
長指伸筋 長母指伸筋	等尺性	足指（MP関節）伸展 足関節背屈 ＊前相より筋活動が増加する
前脛骨筋	等尺性	足関節背屈 前相より筋活動が増加する。これにより足関節が中間位で接床可能となる
大腿二頭筋長頭 半膜様筋、半腱様筋	遠心性	膝関節伸展の減速 股関節屈曲の減速 ＊この相で筋活動が最大となり終盤には活動を弱める 大殿筋、大内転筋より優先的に活動する
大腿四頭筋（広筋群）	求心性	膝関節伸展 ＊受動的な膝関節伸展の不足を援助する
大殿筋（下部線維） 大内転筋	求心性	股関節屈曲の減速 ＊股関節屈曲20°に調節する ＊終盤には、ハムストリングスに変わり、初期接地に向け活動を強める
大腿筋膜張筋 中殿筋 大殿筋（上部線維）	遠心性	股関節内転の減速 ＊前相における股関節屈筋群（薄筋、長内転筋）による股関節内転に拮抗する
脊柱起立筋群	遠心性	体幹の前方への回転の減速 ＊活動の増加
多裂筋群	遠心性	
腹直筋		骨盤前傾の制御（体幹の安定化）
腹斜筋群	求心性、遠心性	体幹回旋の制御

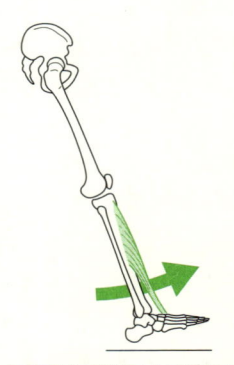

図48 下腿前面筋による接床の準備

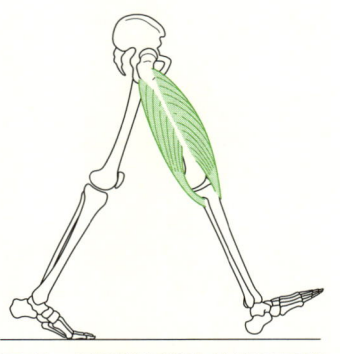

図49 膝関節屈筋と伸筋の同時収縮による接床の準備

[10] 歩行の決定要因

歩行の決定要因には5つの要素がある

1953年にサンダース（Saunders）ら[23]は、歩行時の重心の動揺を抑え、重心移動が滑らかでエネルギー効率のよい歩行のために「歩行の主要な決定因子」として以下の5つの運動学的なメカニズムが重要であると示した。

歩行の主要な決定因子
❶ 骨盤の回旋
❷ 骨盤の側方傾斜
❸ 立脚期の膝関節屈曲
❹ 足関節と膝関節の協調運動メカニズム
❺ 骨盤の側方偏位

＊原文では6つの決定因子となっているが、足関節、足部、膝関節はまとめられているため5つの決定因子とした。

骨盤の回旋（図50）[24]

骨盤の回旋は股関節の回旋によりもたらされ、前方、後方にそれぞれ約4°、全体で約8°回旋することになる。この回旋は股関節屈伸角度の減少をもたらし、重心の最低点を上昇させる。つまり、重心の下降を抑制する。また、骨盤の回旋により両股関節間の距離が直線に近づくように配列され歩隔は狭くなり、重心の側方への移動距離が減少する。

骨盤の側方傾斜（図51）

骨盤の傾斜は左右交互に生じ、それは荷重応答期に反対側である遊脚側の骨盤が約4°下方に傾斜する。この運動も骨盤の回旋と同様に股関節によってもたらされ、立脚側の股関節は相対的に内

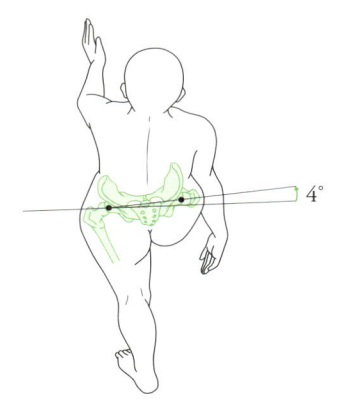

図50 骨盤は前後方向に約4°ずつ回旋する
（Hoppenfeld, 1984）

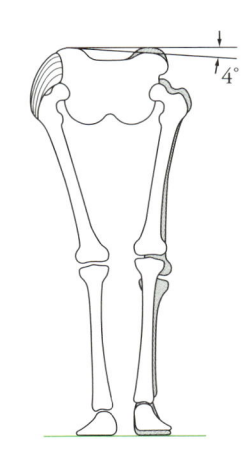

図51 荷重応答期に骨盤は反対側へ約4°傾斜する

転し、遊脚側は相対的に外転する。この骨盤の傾斜は重心の最高点を下降させる。つまり、重心の上昇を抑制する。

立脚相の膝関節屈曲（図52）25)

　立脚相の膝関節は、初期接地直後に伸展位から屈曲を始め、立脚中期の後半〜立脚終期には伸展、前遊脚期には屈曲する。この伸展－屈曲－伸展－屈曲の変化をダブルニーアクション（double knee action，二重膝作用）とよぶ。この運動により、接地後の衝撃の吸収や、重心の上下移動を制御している。特に膝関節の屈曲は機能的下肢長を短くし、重心の上昇を抑制する。

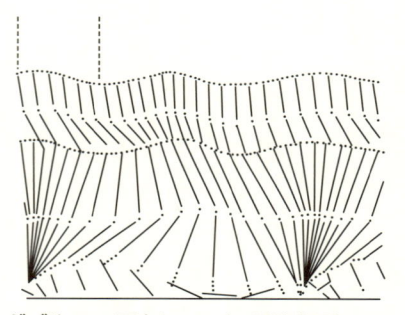

図52 ダブルニーアクション（二重膝作用）(Frizot, 1984)

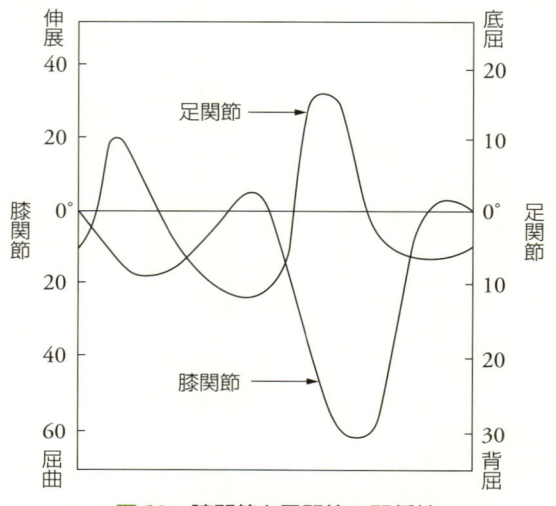

図53 膝関節と足関節の関係性

足関節と膝関節の協調運動メカニズム（図53）

　膝関節伸展と足関節底屈は重心を上昇させ、逆に膝関節屈曲と足関節背屈は重心を下降させる。歩行時には膝関節伸展と足関節背屈、膝関節屈曲と足関節底屈の組み合わせになり重心の移動を調節している。具体的には、遊脚終期から初期接地にかけて、膝関節伸展、足関節中間位となり踵から接床する。それにより機能的下肢長が延長し、重心の最低点を上昇、つまり重心の下降を抑制している。また、その後の荷重応答期にかけては、膝関節屈曲、足関節底屈となり重心を前方に移動させるとともに、重心の最高点を下降させ、重心の上昇を抑制している。また立脚終期から前遊脚期にかけては、膝関節屈曲、足関節底屈を行うことで機能的下肢長を延長させ、重心の最低点を上昇させ、重心の下降を抑制している。

骨盤の側方偏位（図54）24)

　骨盤の側方偏位は股関節の内転によってもたらされ、一側立脚中期に約2〜2.5cm側方に移動し、全体として約4〜5cm側方に移動する。歩隔が広がれば、骨盤の側方移動距離は増加し身体の不安定性をまねく結果となる。人間の場合、脛骨が大腿骨に対し外反（生理的外反）しているため

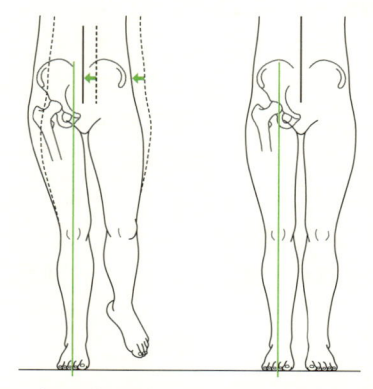

図54 骨盤は約2.5cm側方に移動する
(Hoppenfeld, 1984)

歩隔が狭く、脛骨が地面に対し垂直位をとる。その結果、骨盤の側方への移動距離はわずかであっても立脚側に重心が移動する。これにより、立脚側へ体重が移動（weight shift）し、反対側下肢が免荷されることで降り出しに過剰な努力が伴わなくなる。

これらの要因により重心の偏位が制御され、重心移動が滑らかとなり、歩行に伴うエネルギー消費を軽減できると考えられてきたが、近年では否定的な報告もなされている。特に、最も重心が高くなる立脚中期以前に生じる骨盤の傾斜、膝関節の屈曲は、重心の上昇を抑制するため、荷重応答期では抑制のタイミングが早すぎるとの指摘がある[26]。

このことに関してリンら[21]は、3次元動作解析装置を使用した歩行解析シミュレーションを行い、サンダースらの報告による6つの決定因子と比較した。その結果、決定因子はほぼ同じであるがその解釈が異なることを報告している。

重心の上下方向の制御に関しては、股関節屈曲、膝関節屈曲、足関節－足部の相互作用が大きく関与する。特に、立脚期の膝関節屈曲において、荷重応答期の膝関節屈曲は脛骨を垂直に位置させることで重心を上昇させ、前遊脚期の膝関節屈曲は逆に重心を下降させる役割をもつと述べている。また、前遊脚期での足関節－足部の相互作用にて、重心を約1.7cm下降させるとしている。

そして、骨盤の回旋や側方傾斜は、垂直移動の関与はわずかであり、重心の側方移動の制御に関しては、股関節の内転と、骨盤の側方傾斜が協調的に作用するとしている。

その他にも、サンダースらの歩行の6つの決定因子では滑らかな重心の軌跡は達成できずエネルギー効率に欠けるという報告があり、歩行時の足圧中心と重心の位置を結ぶ線を逆振子と見なした、歩行の逆振子モデル（inverted pendulum model）が提唱されている[27]。

[11]

歩行調節における3つのポイント

①衝撃の吸収

　遊脚終期から初期接地にかけて、踵は約1cmの高さからの自由落下を行う。これによる衝撃の吸収は、初期接地から荷重応答期に行われる課題である。それを達成するためには、安定した支持基底面の中で下肢、体幹の減速を行うことが必要である。これは、主に筋の遠心性収縮により関節運動を減速させることで可能となり、次の7つの事象により達成される。

遊脚終期における下肢、体幹の準備

　衝撃の吸収は、その衝撃が生じる前から準備が始まっている。つまり、以下のような初期接地に向けた筋活動の準備と関節の位置関係の調節がなされている。

　a. 膝関節屈筋群と伸筋群の活動バランスにより矢状面での足部の位置が決定される。
　b. 足指伸筋群の活動により、ウィンドラス機構が働き、足部を安定した状態にする。
　c. 足関節背屈筋群の活動により足関節が中間位に位置し、股関節のわずかな外旋により踵の外側で接床する。
　d. 股関節伸筋群の活動は、股関節屈曲を制御し、外転筋群の活動は骨盤傾斜の準備を行う。

踵での地面の性質の知覚

　最初に地面に触れる踵は、地面の性質を知るうえで重要な意味をもつ。それは、地面の硬度や傾きに応じて身体制御を変更する必要があるためである。たとえば、硬い地面の場合、衝撃の吸収をよりしなければならず、下肢の屈曲が強くなる。

脊柱の構造

　初期接地の衝撃は下肢、骨盤を通して体幹に波及するが、脊柱のS状弯曲がバネの役割を果たし、衝撃を吸収する。

距骨下関節の外反

　荷重応答期において、距骨下関節が自重により受動的に外反されることで横足根関節が解放され、地面との適合性が増加する。つまり、前足部が柔軟に対応することで衝撃が吸収できる。

足関節背屈筋群の遠心性収縮

　荷重応答期に生じる足関節底屈を減速させ、急激な前足部の接地を防ぐ。

大腿広筋群の遠心性収縮

　荷重応答期の脛骨の前方傾斜による膝関節屈曲を減速させることで、脛骨を垂直位に調整しロッカー機能による前方への勢いを調節する。

大殿筋、大内転筋、股関節外転筋群の遠心性収縮

　大殿筋、大内転筋は体幹の前傾による相対的な股関節屈曲を減速させ、一定した股関節角度を生

み出す。股関節外転筋群は、対側下肢の急激な免荷による骨盤の下方傾斜を減速させることで前額面上で衝撃の吸収を行う。

②重心の制御

歩行時の重心は上下方向に約4.5〜5cm、左右方向に全体で約4〜5cm移動する。もし重心を制御するメカニズムがなければ、上下方向に最大9cm、側方に最大8cmの幅で動くとされており、約2倍の移動量となる。そのため、重心の下降と上昇（上下移動）や左右移動を抑制するメカニズムが必要となる。

重心の下降の抑制

骨盤の回旋と、足関節・足部の複合運動の2つが関係する。骨盤の回旋は、股関節屈伸角度の減少をもたらし、それはちょうどコンパスのように重心の最低位を上昇させる。

そして、足関節と足部の運動は踵の位置を調節する。前遊脚期での足関節底屈による踵の挙上は、足部構造の長さ分を上方に持ち上げることになり、機能的に下肢長を延長し重心の下降を抑制する。

重心の上昇の抑制

荷重応答期と前遊脚期の膝関節屈曲と、骨盤の側方傾斜の2つが関係する。膝関節は屈曲することで身体全体が沈み込み、骨盤は反対側への下方傾斜により重心の上昇が抑制される。

左右（側方）移動の抑制

骨盤の回旋と側方偏位の2つが関係する。骨盤は回旋することで、両股関節間の距離が直線に近づくように配列され歩隔は狭くなる。そして、骨盤は膝の生理的外反とその回旋により狭くなった歩隔上を側方に移動することになり、重心の側方への移動距離は抑制される。

リンら[21]の、3次元動作解析装置を使用した歩行解析シミュレーションでは、荷重応答期の膝関節屈曲は重心を上昇させ、前遊脚期での膝関節屈曲が重心を下降させる（上昇の抑制）徴候があるとしている。また、足関節、足部の相互作用により重心が下降するとしている。

また、骨盤の回旋や側方傾斜は、上下移動の関与はわずかであるとしている。重心の側方移動の制御に関しては、股関節の内転と骨盤の側方傾斜は協調的に作用し、股関節の内転が身体重心の外側への移動を調節し、骨盤の傾斜が内側への移動を調節するとしている。

③身体の前進

身体が前進するためには、推進力を生成することが必要である。また、その推進力により前方に振り出された下肢が、地面に引っかからないようにしなければならない。そのためには、以下の5つの事象が必要となる。

推進力の生成

立脚終期において、足関節は背屈位、膝関節はほぼ伸展位で股関節は伸展位をとり（トレイリング肢位）、下腿三頭筋と腸腰筋は引き伸ばされた状態（遠心性収縮）になっている。そして、距骨下関節の内反や足底腱膜のウィンドラス機構により足部を動的に安定させ、フォアフットロッカーによる足部、脛骨のロールオフが生じる。前遊脚期では、引き伸ばされていた下腿三頭筋の筋腱複合体（特にアキレス腱）や腸腰筋の緊張が急速に解放され（弾性反跳）、推進力が生み出される。

また、前遊脚期には下腿三頭筋の求心性収縮により推進力が生成される（プッシュオフ）。ネプチューン（Neptune）[28]は、特に腓腹筋（内側部）の活動が重要であると報告している。

体幹（HAT）の前進

立脚終期から前遊脚期には、股関節屈曲、膝関節屈曲、足関節底屈により足圧中心が前方に移動する。しかし、重心はそれより前方に位置するため、その床反力ベクトルとのずれが、身体を前方に回転（落下）させる。これにより、体幹（HAT）は前進することができる。また、ヒラメ筋の活動が体幹（HAT）の前進を加速させる。なお、この時には体幹が直立肢位をとることが求められる。それにより重心の位置が高く保たれ、位置エネ

ギーが大きくなるとともに、床反力ベクトルとずれを最小限に留めることが可能となる。

また、この回転力に対しては、脊柱起立筋や受動的な股関節伸展が身体を後方に戻すように働く。そして、重心は反対側下肢に移動することで、次の推進力の生成に用いられる。

下肢の振り出し

下肢の振り出しは、股関節屈曲、膝関節の屈曲、伸展、足関節中間位によって達成される。弾性反跳により生成された推進力は、膝関節、股関節を屈曲させる。さらに、縫工筋と薄筋の活動が股関節屈曲を援助し、膝関節は慣性力により受動的に屈曲する。そして、股関節の屈曲に対し股関節伸筋がブレーキをかけることで、下腿に加わる慣性により膝関節は伸展する。

このように、膝関節の運動はアキレス腱、腸腰筋の弾性反跳と腓腹筋の求心性収縮、股関節の制御により受動的に生じている。また、遊脚相の下肢の運動は、その下肢の質量中心を前方に運ぶため、反対側下肢（立脚中期～立脚終期）の床反力ベクトルを前方に引く働きを有する。これは、次に生じる反対側下肢の振り出しに向けた推進力の生成に必要となる。

さらに、股関節の能動的な屈曲は身体を前方に引くため、重心を前方に加速させる働きをもつ。そして、遊脚終期の能動的な膝関節伸展は、身体をさらに前方に引く力を加える。よって、歩行速度を増加させる場合は、遊脚相に股関節屈曲と、膝関節伸展を能動的に行うことが必要となる。

フットクリアランスとトゥクリアランスの確保

振り出しの力が生成されても、足尖や足底が地面に引っかかっては十分な振り出しとはいえない。フットクリアランス、トゥクリアランスを確保するためには、前遊脚期での股関節屈曲と、遊脚相での下腿前面筋の活動が必要である。

股関節の屈曲は膝関節を受動的に屈曲させ、足部を挙上させる。また、遊脚相を通して下腿前面筋は活動し、足尖と地面との距離の調節を行っている。しかし、関節運動としてはほぼ中間位であり、前述した振り出しの機能を妨げることなく活動している。

ロッカー機能

初期接地時に、踵の落下による衝撃を吸収するのみでは歩行は停止してしまう。前進するためには、落下によるエネルギーを前方への運動量に変換する必要がある。その機能を担うのが、ヒールロッカーである。

このヒールロッカーにより生成されたエネルギーは、アンクルロッカー、フォアフットロッカー、トゥロッカーと支点を変えながら連続的に前方へ伝達され円滑な前進が可能となる。

[12] 歩行調節における各関節の機能

足指

足指には次の4つの機能がある。

足指の機能
❶ 支持基底面の拡大
❷ フォアフットロッカー
❸ トゥロッカー
❹ トゥクリアランスの確保

立脚相において足指が地面と接触を続けることで、支持基底面が拡大し身体動揺の軽減に寄与する。立脚終期にはMP関節が伸展しフォアフットロッカーとして機能し、前遊脚期ではさらにMP関節は伸展し、前足部の内側の前縁と母指とともに、トゥロッカーとして機能する（図55）。これは、踵が挙上することで重心が下降しすぎないようにするための支点となる。

また、足指伸展により足底腱膜が緊張し、踵を指側の方に引っぱることで、距骨下関節が内反となり、後足部と中足部が安定する。これはウィンドラス機構と呼ばれ、安定したトゥロッカー機能を支える仕組みである。遊脚期には、足尖が地面に引っかからないようにするトゥクリアランスの確保のために、足指伸筋群の活動が重要となる。

距骨下関節

距骨下関節には次の4つの機能がある。

距骨下関節の機能
❶ 衝撃の吸収
❷ 足部の安定化
❸ 重心の移動距離の微細な調節
❹ 地面の傾斜の知覚

初期接地時の踵外側接地により、荷重応答期では受動的に外反が生じる（図56）。この微細な運動により、荷重が分散され衝撃が吸収される。また、距骨は距腿関節と解剖学的に密に結びついているため、外反により内旋し、その運動の影響は下腿の内旋として近位部に波及する。そして、歩行中の脛骨、大腿骨、骨盤の回旋は近似したタイミングで同方向に生じる。

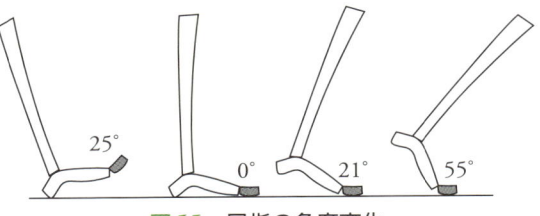

図55 足指の角度変化

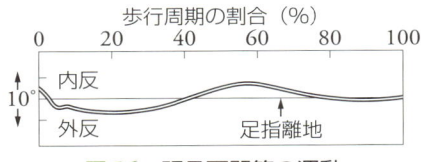

図56 距骨下関節の運動

内反の運動は距舟関節と踵立方関節の軸が収束することで足部に安定性をもたらす。この働きにより、立脚中期での単脚支持の安定性の増大や、フォアフットロッカー、トゥロッカー機能を間接的に安定させている。

また、距骨下関節の微細な運動は地面の傾斜を知覚し、足圧中心の位置を移動させる（図57）[29]。それは、特に重心の側方移動の制御、つまり、重心の移動距離の調節に関与している。注意すべきは、距骨下関節のみで行っているわけでなく他の身体部位、特に股関節内外転の運動と協調的に働くことで、身体重心の側方移動を制御している。

その他の足部

足指、距骨下関節以外の足部の構造においては、横アーチが重要な機能を果たす。

足部横アーチの機能

❶ 衝撃の吸収

立方骨と舟状骨間の動きや踵骨、距骨に対する立方骨、舟状骨の動きは、わずかながらであるが、後足部と中足骨の間をつなぐうえで重要である。後脛骨筋は舟状骨と立方骨の両者に付着し、長腓骨筋は立方骨に付着している。この2つの筋は索状に交叉しており、その筋活動バランスで足根骨を制動し、末梢にある中足骨（特にMP関節）の地面との接触を部分的に決定する。

その中で、遠位の横アーチを形成する第2、3中足骨頭は、中足部および後足部と一緒に動くことが多いが、第1、4、5中足骨頭はある程度独立して運動が可能である。そのため、横アーチの「翼部」として働き荷重時の接触面を広げ、衝撃を吸収する役割がある。チンパンジーの横アーチ（特に近位）は高さが低く、衝撃の吸収作用が乏しいことがうかがえる（図58）[30]。

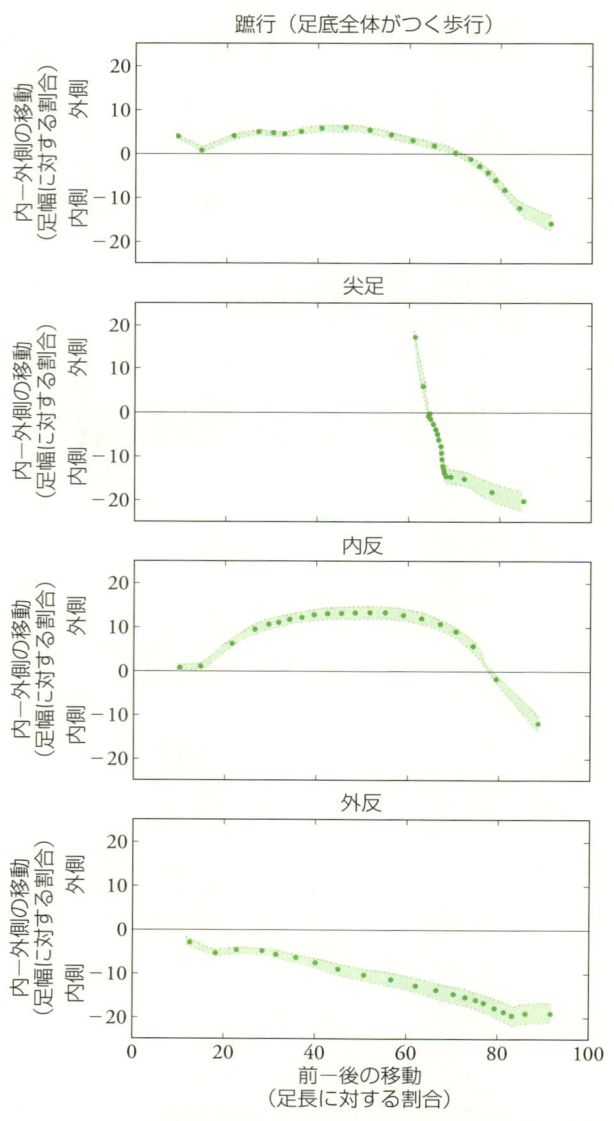

図57 4条件の歩行における足圧中心位置の移動の平均値
（Lugadeら，2014）

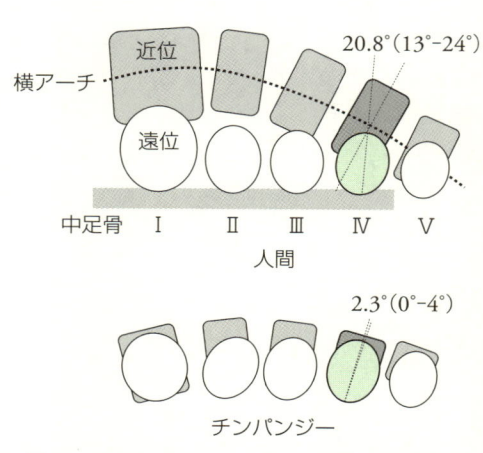

図58 ヒトとチンパンジーの横アーチの違い
（Wardら，2011）

足関節

足関節には次の5つの機能がある。

距腿関節の機能
❶ 衝撃の吸収 ❷ 重心移動の調節 ❸ フットクリアランス、トゥクリアランスの確保 ❹ アンクルロッカー ❺ 推進力の生成

下腿前面筋群の活動による足関節の背屈は、主に接地による衝撃の吸収や、荷重応答期において下腿を前傾させることで膝関節の屈曲を導き、重心の調節を行っている。また、遊脚相にはフットクリアランス、トゥクリアランスの確保に働く。

そして、下腿三頭筋により制動された背屈は、立脚中期に下腿の前方移動の制御（アンクルロッカー）を行い、前遊脚期においては、背屈位から解放されたアキレス腱の弾性反跳により推進力が生成される。また、腓腹筋（内側）の求心性収縮による足関節底屈が、下肢を前方へ加速させる。

足関節の底屈による踵の挙上は、前遊脚期に機能的下肢長を延長させることで、重心の下降を抑制している。また、歩行は地面の形状に適応して行わなければならず、そのためには足関節や距骨下関節などが細分化され、可変的に地面の情報を収集する必要がある（図59）[31]。それにより足底と地面との接触が安定、つまり、歩行の土台が築かれ種々の機能が達成される。

膝関節

膝関節には次の3つの機能がある。

膝関節の機能
❶ 衝撃の吸収 ❷ 重心移動の調節 ❸ フットクリアランスの確保

荷重応答期には、前脛骨筋の活動により、下腿が前傾し、膝関節は屈曲位をとる。この時、大腿広筋群が働き初期接地後の衝撃の吸収が行われる。

膝関節は伸展すると、股関節－足関節の距離が増大し、屈曲すると逆に減少する。このように膝関節は、下肢の中間関節として長さ（距離）の調節を行っている。したがって、膝関節のダブルニーアクションによる重心の調節（図52）[25]は、屈曲で重心が下降し、伸展で上昇すると考えられる。しかし、リンら[21]は、屈曲が重心の上昇にも関与している可能性を指摘している。いずれにしても、膝関節が重心制御に関与しており、それは、股関節、足関節と協調して行われている。また、人間以外の類人猿ではこのダブルニーアクション、特に伸展がみられない。

重心の側方への移動距離は、下肢が直線の配列のままであれば歩幅が広がり大きくなるはずである。しかし、人間の場合、大腿骨の内側傾斜による膝の生理的外反により、下肢が交叉せずに、かつ、脛骨が垂直位に位置する。それにより、歩隔が狭くなり、重心の側方移動距離は小さくなっている。

遊脚初期では、弾性反跳と股関節屈筋の働きにより膝関節が屈曲することで、足部と地面との距離を調節し、フットクリアランスを確保している。

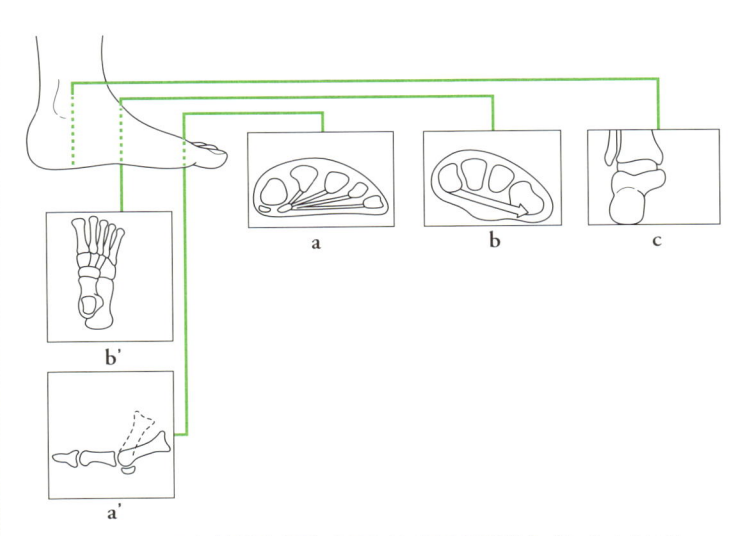

図59 必要な情報を収集するための足の細分化（Perfetti, 2008）

股関節

人間の歩行における股関節の機能は多岐にわたる。それは、他の霊長類と比較すると骨盤の形態が違うため、最も近い関節である股関節が改変を迫られた結果であるかもしれない。股関節には、次の7つの機能がある。

股関節の機能
❶ フォアフットロッカー
❷ 推進力の生成
❸ 下肢の方向づけ
❹ 反対側への体重移動
❺ 歩幅の調節
❻ 衝撃の吸収
❼ 重心移動の調節

立脚終期にトレイリング肢位（股関節伸展位）をとることでフォアフットロッカーが可能となり、腸腰筋の弾性反跳による股関節屈曲の推進力を生成する。

立脚終期から前遊脚期にかけての股関節の回旋は、下肢を振り出す方向を決定づける。また、回旋運動と内外転運動を通して反対側へ円滑な荷重の伝達を行っている。

遊脚相になると、接地に向けた最適な歩幅の調節を行う。これは、骨盤の回旋が重要であるが、それは立脚側の股関節が支点となり行われる（図50）[24]。この歩幅において、初期接地時の股関節屈曲20°は、接地以降に踵が滑らないために必要な角度である。

そして、初期接地から荷重応答期にかけては、反対側下肢が急激に免荷されることで反対側の骨盤が傾斜、すなわち股関節が内転する。この際に立脚側の股関節外転筋群が遠心性収縮を行うことで、その傾斜速度を調節し、付加的な衝撃吸収作用として機能する。また、大腿骨頭と寛骨臼においては、接触面を変化させることで衝撃を緩和する機能を備えていることが報告されている[32]。

重心の移動においては、他の関節と協調して運動することで上下、左右方向の移動距離の調節を行っている。上下方向は股関節の屈曲と伸展、左右方向では内転が主な役割を担う。

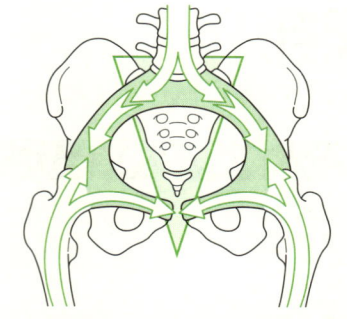

図60 骨盤のHAT－下肢間のハブ機能
（Kapandji, 2010）

骨盤

骨盤には次の4つの機能がある。

骨盤の機能
❶ 歩幅の調節
❷ 重心移動の調節
❸ 衝撃の吸収
❹ HAT－下肢間のハブ機能

骨盤の運動は主に股関節により制御される。股関節の回旋に伴う骨盤回旋は、歩幅の調節を行い、状況や文脈に応じた最適な歩幅が選択される。股関節内転に伴う骨盤の側方傾斜は、上下方向での重心上昇を減少させ、骨盤の側方への偏位は左右方向において、重心の移動距離を調節している。

また、荷重による衝撃の吸収では前述したように、立脚側股関節外転筋の遠心性収縮により、骨盤の落下速度が減速されることで行われている。

さらに、骨盤はパッセンジャーとロコモーターのどちらにも属しており、ハブとしての機能をもつ。骨盤によってHATの重量が下肢に分散され、土台となる下肢に一定の重量を付加することで、適度な重りとしての安定性を供給する。また、下肢に加わる床からの力をHATに伝達することで、脊柱の柔軟性を介した衝撃の吸収を促す役割がある（図60）[33]。

体幹、頸部

体幹、頸部の機能は次の5つが挙げられる。

体幹、頸部の機能
❶ 体幹の前進（trunk glide） ❷ ロコモーター上での姿勢保持 ❸ 視覚の安定化 ❹ 位置エネルギーの獲得 ❺ 衝撃の吸収

歩行時の身体は、重心を上下、左右に位置を変えながら前進しなければならない。ロコモーターがその役割を担い、パッセンジャーはロコモーターの上を運ばれる。それは、トランクグライド（trunk glide：体幹滑走）と呼ばれ、前進する際には、体幹は垂直に維持することと、前額面における身体の左右対称性が求められる。

それには、体幹筋の活動のみでなく両側の股関節筋の活動が必要である。それは、体幹に対しそれぞれ逆方向に回転させる力を発生させることで垂直性を維持している。それらにより、歩行中に頭部はほぼ位置を変えず配列され、頸部の安定化と合わせて安定した視覚情報を提供する土台となる。また、この垂直肢位は重心の位置を高くすることに貢献する。その結果、位置エネルギーの獲得につながり、それは、前方への推進時の回転力に変換される。

歩行時の体幹は、一歩行周期中に左右回旋が1回ずつ生じる。脊柱内でみてみると、T7/8を境としてそれより下部（下部体幹）は骨盤の回旋の影響を受け、上部（上部体幹）は逆方向に回旋する（図61）[34]。このような逆方向の運動を起こすためには、身体垂直軸（LBA：longitudinal body axis）の形成とその安定化が求められる。身体垂直軸をもとにした上下部体幹の回旋運動が起きることで、身体をゆるく締め、荷重による衝撃吸収に備えることが可能となる。また、脊柱のS字状の弯曲は、クッションのように働くことで荷重による衝撃を分散、吸収する働きがある。

上肢

歩行中の上肢には以下の機能がある。

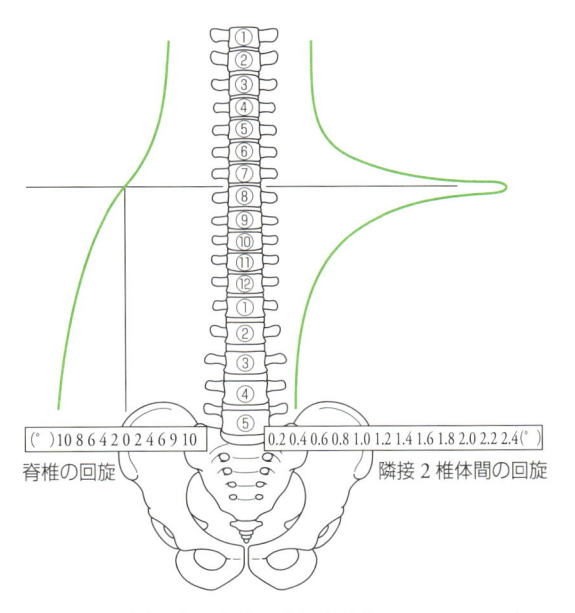

図61 歩行時の脊柱回旋可動域 (Kapandji, 2010)

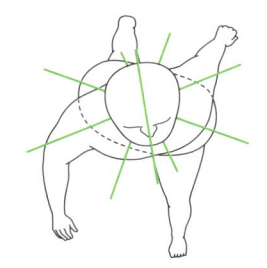

図62 上肢と下肢の逆方向への運動 (Kapandji, 2010)

上肢の機能
❶ 体幹回旋の調節

肩関節、肘関節は体幹の回旋に伴い、一歩行周期で1回ずつ屈伸を行う。肘関節は肩関節の運動による慣性の影響を受け、肩関節の動きに若干遅れる。肩関節では、三角筋中部、後部線維、大円筋の活動により体幹に当たらずに伸展することが可能で、屈曲は受動的に生じる。上肢のこれらの動きは、下肢の運動に伴い生じる身体の回旋運動を最小限にするために作用している（図62）[33]。

しかし、歩行時の上肢の運動は、通常歩行時に生じる小さな動揺の安定性に貢献するといったものや、そうではなくて、大きな動揺が起きた時にバランスを回復させるために使用されるといったものなど一定の見解を得ていない。

[13] 歩行の障害

疾患に特有な歩容が出現する

　歩行の障害とは、歩行のメカニズムが何らかの原因で障害（機能障害）され、日常生活の中で円滑な歩行が行えない状態（活動制限）や社会生活の中で歩行が手段として活用できない状態（参加制約）である。歩行の障害では典型的な歩容が観察できるものがあり、正常歩行からの逸脱と捉え、異常歩行（abnormal gait）とよばれる。または、残存した機能を用いての代償歩行とも考えられる。異常歩行の分類としては次の5つがある（表10）。

脚長差

　片脚の短縮による両下肢の脚長差が3cm以内では、短縮側の立脚期に反対側の骨盤が挙上、それに伴う体幹の側屈が生じるが、歩容はほとんど正常と変わらないとされる。脚長差が3cmより大きくなると、代償運動を用いても代償しきれず、短縮側立脚期にはつま先立ちや遊脚側下肢関節の過度な屈曲が認められる。また、短縮側遊脚期に骨盤が過度に下方に傾斜するトレンデレンブルグ歩行（後述）が認められる。

関節の拘縮、変形

　変形性関節症や関節リウマチなどでは関節の拘縮や変形が生じることがある。拘縮、変形が生じた関節では可動性が低くなり、残存する関節でその機能を代償する。たとえば、膝関節の30°以上の屈曲拘縮が生じると、初期接地や立脚終期の膝関節伸展が困難となり踵での接地や推進力の生成が困難になる。また、歩行中は常に下腿が前傾するため脚長差が短縮した際の歩行に類似する。

関節保持の静的不安定性

　静的状態において関節のゆるみ（loosening）があると、関節は不安定になり脱臼の可能性が大きくなる。下肢の中で特に股関節は、その形態により大腿骨頭が寛骨臼から脱臼しやすい。先天性股関節脱臼では、大転子が高位となり中殿筋の収縮効率が低下するため、トレンデレンブルグ歩行（後述）が生じやすい。また、関節の不安定性により関節可動域が過剰になり、関節の動揺を呈する。たとえば、膝関節では荷重応答期に過度に屈曲し、立脚中期で急激に伸展するスナッピング現象がある。

体重負荷の能力の欠如

　立脚期では一側下肢で体重を支えなければいけないが、その際に下肢関節に疼痛が生じると立脚時間を短縮する歩行が認められる。これらは逃避性歩行（antalgic gait）

表10　異常歩行の分類

異常歩行の分類	
原因	例
①脚長差	片脚の短縮
②関節の拘縮、変形	股、膝、足関節の拘縮、変形
③関節保持の静的不安定性	股関節脱臼
④体重負荷能力の欠如	疼痛
⑤動的欠陥、筋不全	神経、筋の麻痺

分廻し歩行　反張膝　骨盤の挙上　内反尖足　内側ウィップ　トレンデレンブルグ歩行

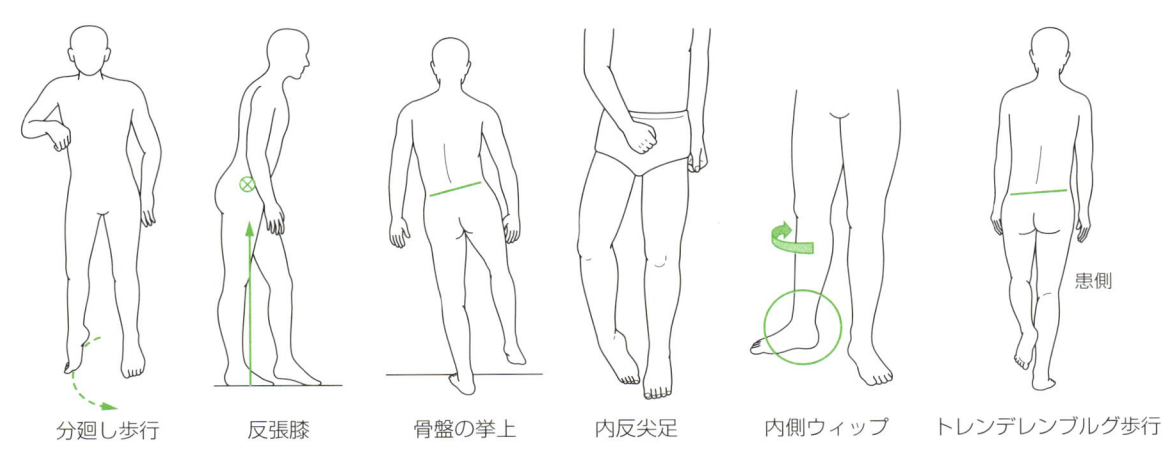

患側

図63　片麻痺患者にみられる歩行

と呼ばれる。反対に、急激な動作を避けるため、立脚時間を延長させる場合もある。

動的欠陥、筋不全

これは神経や筋の麻痺によるものをさし、疾患特有の異常歩行を呈することが多い。しかし、疾患と異常歩行は1対1の関係ではなく、さまざまな要素が複雑に絡み合うため必ずしもその異常歩行が出現するわけではないことに注意が必要である。以下に、疾患による代表的な異常歩行を示す。

片麻痺（図63）

片麻痺患者の歩行では、遊脚相の分廻し歩行と立脚相の反張膝がよく観察される。その他、立脚相のトレンデレンブルグ歩行、立脚終期から前遊脚期にかけての内反尖足や内側ウィップ、遊脚相での骨盤の挙上がみられる。

分廻し歩行（circumduction gait）

遊脚相において下肢が進行方向に対しまっすぐ振り出せず、外側に半円を描くような振り出しとなる。股関節が運動の中心軸になるが、股関節が機能不全を起こしている場合、体幹や骨盤挙上が駆動力になる。下肢伸筋群の筋緊張亢進で生じることが多い。

反張膝（[sway] back knee）

荷重応答期から立脚中期にかけ膝関節が過伸展する。膝関節に伸展方向の外部モーメントを働かせ、骨（大腿骨－脛骨）での支持となる。膝折れの代償や、足関節底屈筋の筋緊張の亢進、骨盤の後方回旋などにより生じる。

骨盤の挙上（pelvic hike）

遊脚期にフットクリアランス・トゥクリアランスを確保するため骨盤が挙上する。

内反尖足（equinovarus foot）

下腿三頭筋などの筋緊張の亢進により、足尖が内下方を向く。そのため初期接地は前足部の外側で接地し、立脚終期から前遊脚期にかけては、小指側での踏み切りとなる。

内側ウィップ（medial whip）

股関節回旋筋の低緊張や内反尖足などにより立脚終期から前遊脚期にかけ股関節が外旋し、踵骨が内側を向く。これは、分廻し歩行につながる要因の一つである。

トレンデレンブルグ歩行（Trendelenburg gait）

遊脚側の骨盤が過度に下制した歩容のことである。麻痺側下肢は伸展運動パターン（伸展の共同運動）を呈することが多い。そのため、立脚中期に中殿筋の活動が抑制されることや、股関節内転筋群の筋緊張の亢進により、骨盤の水平性が維持できず過度に下方傾斜する。

痙直型脳性麻痺(図64)

シザース歩行、はさみ足歩行(scissors gait)
両股関節が屈曲、内転、内旋位、膝関節は屈曲位、足関節・足部が内反尖足の構えをとる。両膝が重なるようにして歩き、両下肢がもつれてしまう。

シザース歩行

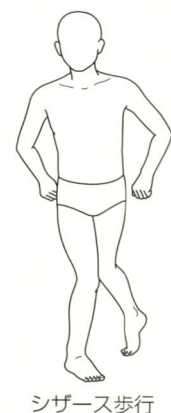

図64 痙直型脳性麻痺患者にみられる歩行

パーキンソン病(図65)

パーキンソン病では病態の進行度合いにより歩行は変化する。

小刻み歩行(short-stepped gait)
体幹が前屈し、下肢は全体に屈曲位を呈する。歩幅は短く、足底を地面に擦るように歩行する。

小刻み歩行　すくみ足　加速歩行

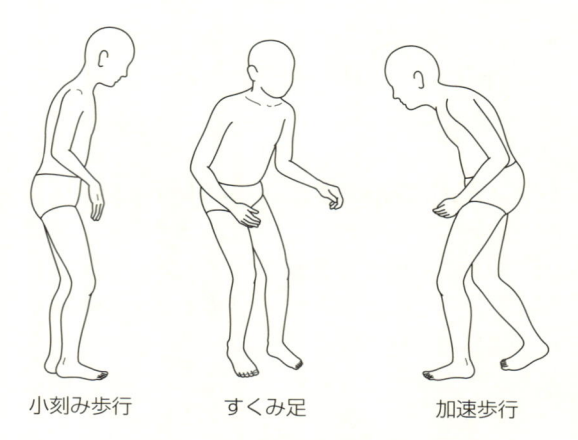

図65 パーキンソン病患者にみられる歩行

すくみ足(freezing of gait)
足底が地面に張りついたようになり振り出しが困難になる。方向転換や歩行開始時によく観察され、狭い空間を通過する際に顕著である。外部刺激(視覚、聴覚など)の手がかりがあれば、歩行速度や歩幅の増大がみられる(paradoxical kinesia)。

加速歩行(festinating gait)、前方突進歩行(propulsive gait)
歩幅が次第に狭くなり、歩行率が増大し前方に倒れ込むような歩行となる。突進現象の結果として観察される。

失調症(失調性歩行：ataxic gait)(図66)

同じ失調性歩行であっても疾患により特徴的な歩容が観察される。

小脳性歩行(cerebellar gait)
小脳失調患者に観察され、歩隔が広く(wide base)、身体が前後左右に動揺し、直線に歩くことが困難となる。歩幅は不規則で、速度は遅くなる。また、歩行のリズムは一定ではなく、両脚支持期が延長する。片側の病変では、患側方向へ歩行の軌道が偏っていく。

酩酊歩行(drunken gait)、よろめき歩行(staggering gait)
酔っ払いのような歩行で千鳥足となる。前庭迷路性の障害により生じ、小脳性歩行と違い、前進と後進で身体が偏位する方向が逆になる。

脊髄癆性歩行(tabetic gait)
脊髄癆により脊髄の後根と後索が障害されると深部感覚に障害が生じる。そのため、歩行時に足を急速に高く上げ、投げ出すように踵から強く叩きつける。また、視線が常に下肢に向けられる。

末梢神経疾患(図67)

末梢神経疾患は損傷する筋により歩容が変化す

全が生じると、下垂足（drop foot）を呈し、遊脚期に地面とのクリアランスを確保するため下肢を高く挙上し、つま先から投げ出すように歩行を行う。完全な麻痺ではなく筋が弱化している場合は、初期接地期に急激な足関節底屈が生じるスタンプ歩行（stamp gait）がみられる。

踵歩行（calcaneal gait）

脛骨神経麻痺などによる足関節底屈筋の機能不全が生じると、常に足関節背屈位での歩行となる。

大殿筋歩行（gluteus maximus gait）

大殿筋は股関節伸筋であり、この筋が機能不全を起こすと、初期接地直後に体幹を伸展、骨盤を前方偏位させ、股関節に伸展の外部モーメントを発生させながら歩行する。

大腿四頭筋歩行（quadriceps femoris gait）

大腿四頭筋は膝関節伸筋であり、この筋が機能不全を起こすと反張膝や膝折れを呈する。初期接地直後に膝の不安定性を呈するものは、自身の手で大腿を押して膝関節伸展させることがある。立ち上がり時にみられる、一度体幹を前傾させ上肢で大腿を押し込んで起立するものは、登攀（とはん）性起立（Gowers徴候）と呼ばれる。

トレンデレンブルグ歩行（Trendelenburg gait）

立脚側の中殿筋の機能不全や股関節内転筋の機能不全、脚長差が3cm以上の場合に、立脚中期に遊脚側骨盤が過度に下制した歩容となる。中殿筋歩行（gluteus medius gait）とも呼ばれる。両側で

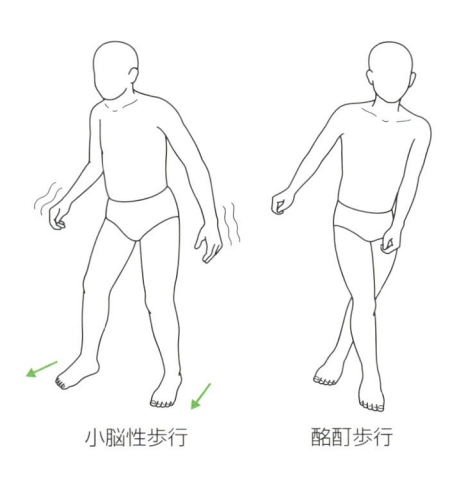

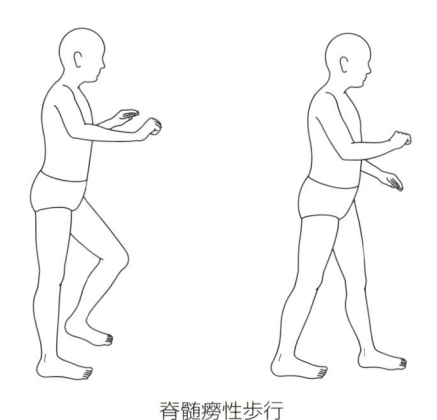

図66 失調症患者にみられる歩行

（小脳性歩行／酩酊歩行／脊髄癆性歩行）

る。神経と筋肉の関係がある程度明確であるため、代償動作として典型的な歩容として観察されることが多い。

鶏歩（steppage gait）

腓骨神経麻痺などによる足関節背屈筋の機能不

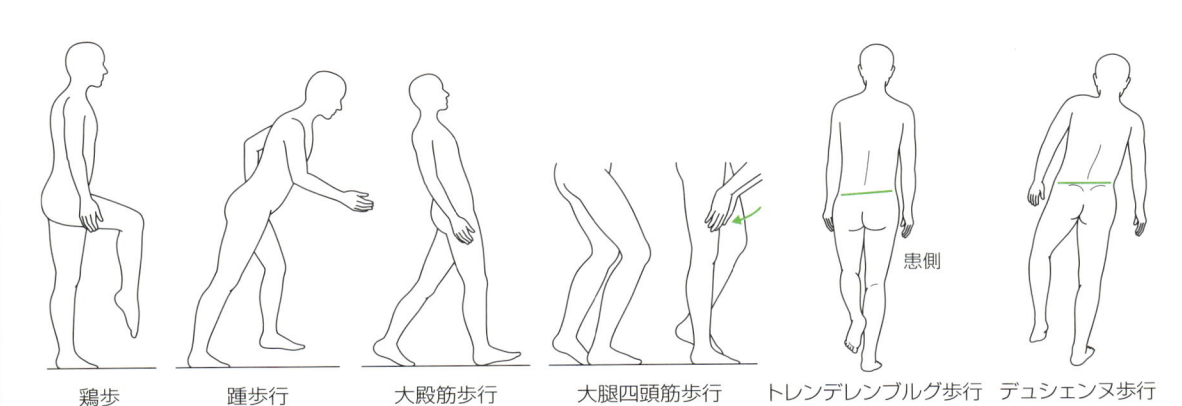

図67 末梢神経疾患患者でみられる歩行

（鶏歩／踵歩行／大殿筋歩行／大腿四頭筋歩行／トレンデレンブルグ歩行／デュシェンヌ歩行）

生じる場合は、アヒル歩行（duck gait）と呼ばれる（後述）。

デュシェンヌ歩行（Duchenne gait）

主に、トレンデレンブルグ歩行での遊脚側骨盤の傾斜に対し、立脚側に体幹、頸部を側屈させることで、重心を保とうとするために生じる。両側で生じる場合は動揺歩行（waddling gait）と呼ばれる（後述）。

筋ジストロフィー（図68）

筋ジストロフィーでは、筋の麻痺や機能不全により、典型的な歩容が観察されることが多い。

アヒル歩行（duck gait）

両側の中殿筋の機能不全により、両側にトレンデレンブルグ歩行が生じ、骨盤を左右に振るものである。

動揺歩行（waddling gait）

両側の中殿筋の機能不全により、両側にデュシェンヌ歩行が生じ体幹を左右に振るものである。

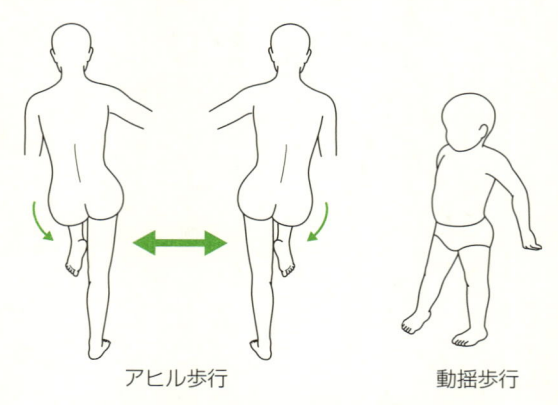

アヒル歩行　　　　　動揺歩行
図68　筋ジストロフィー患者にみられる歩行

ここまで疾患による異常歩行を説明してきたが、臨床においてはその歩行を主に視覚分析しなければいけない。そこで、歩行の全体像の把握のために、一例として図69に片麻痺患者の異常歩行の分析チャートを示す。

歩行分析チャート

日付： 年 月 日

①基本情報
氏　名：＿＿＿＿＿＿＿＿＿　　年齢：＿＿＿歳　　性別：男・女
診断名：＿＿＿＿＿＿＿＿＿　　体重：＿＿＿kg　　身長：＿＿＿cm

②歩行条件
歩行場所：＿＿＿＿＿＿＿＿　　自立度：＿＿＿＿＿＿＿　　履物：＿＿＿＿＿＿
歩行補助具：＿＿＿＿＿＿＿　　装具：＿＿＿＿＿＿＿＿
歩行パターン：常時二点支持・二点一点交互支持／前型・揃型・後型　　歩行条件：普通速度・早足

③測定項目
歩幅：右＿＿＿cm／左＿＿＿cm　　歩隔：＿＿＿cm　　10m歩行速度：＿＿＿m/min
ケイデンス：＿＿＿steps/min　　連続歩行可能距離：＿＿＿m

④異常歩行

立脚相				遊脚相			
部位	現象	有無	出現時期	部位	現象	有無	出現時期
体幹	屈曲			体幹	伸展		
	伸展				過度な回旋		
	過度な回旋						
	側屈						
骨盤	過度な回旋			骨盤	過度な回旋		
	回旋無し				回旋無し		
	トレンデレンブルグ				挙上		
股関節	過度な外旋			股関節	分廻し		
	伸展の欠如				過度な外旋		
	過度な外転				シザース（内転・内旋）		
	シザース（内転・内旋）						
膝関節	膝折れ			膝関節	屈曲の欠如		
	反張膝				過度な屈曲		
	スナッピング						
	過度な屈曲						
距骨下関節足関節	尖足（過剰な底屈）			距骨下関節足関節	クリアランスの低下（足尖・足底の地面への接触）		
	内側ウィップ				内反		
	外側ウィップ				過度な背屈		
足指	屈曲（clow toe）			足指	屈曲（clow toe）		
	過剰な母指伸展				過剰な母指伸展		
接地	前足部接地			上肢	振り無し		
	全面接地						

備考：

（用語）　初期接地（IC）　荷重応答期（LR）　立脚中期（MSt）　立脚終期（TSt）　前遊脚期（PSw）　遊脚初期（ISw）　遊脚中期（MSw）　遊脚終期（TSw）

図69　歩行分析チャート（例）

[14] ヒトの二足移動の特徴

ヒトと類人猿の二足移動の違い

直立二足歩行（erect bipedal locomotion）はヒトに特有な動作である。チンパンジーや調教されたサルなどでは、二足移動は行えても直立二足移動は行うことができない。

では、ヒトと類人猿の二足移動の違いは一体何であろうか。以下の7つが挙げられる。

> **ヒトと類人猿の二足移動の違い**
> ❶ 体幹の垂直性
> ❷ 下肢アライメントの直線配列
> ❸ 股関節伸展
> ❹ 推進力の生成
> ❺ 重心の側方制御
> ❻ 足圧分布と母指-示指間での踏み切り
> ❼ 上肢の振り

体幹の垂直性

体幹の垂直性は骨盤の形態の違いが深く関与している。ヒトの骨盤は腸骨が幅広く、高さが低い。そして、腸骨翼は前方に弯曲している。また、寛骨臼では歩行周期に応じた荷重受け入れの特定化が認められ（サルでは関節面が一様）、仙骨の仙岬角は鋭角になっている。これらのことが、体幹を垂直に位置させ、かつ、脊柱のS字弯曲を導き、荷重による衝撃の吸収に関与している。また、このS字弯曲により重心が股関節の直上に配列され、脊柱に対する屈曲モーメントを軽減させることで体幹の筋活動を最小にしている。

さらに、体幹が垂直に位置することは、位置エネルギーの増大をまねき、それは立脚中期以降の身体の前方への回転に利用される。

下肢アライメントの直線配列

立脚中期の体幹の垂直性と同様に、下肢のアライメントが直線に配列されることは二足移動時の位置エネルギーの増大をまねき、筋活動量の節約や、エネルギー効率に貢献している（**図70**）[35]。

サルまわしの芸ザルとして二足肢位の調教を受けたニホンザルは、腰椎の前弯はみられるが下肢のアライメントが直線に配列されることはみられない。また、膝関節はヒト様のダブルニーアクションが出現するとの報告があるが、立脚中期の膝関節伸展はほぼみられない[36]。

股関節の伸展

立脚終期の股関節の0°以上の伸展（トレイリング肢位）は、下肢の機能的長さの延長による重心の垂直方向への動揺の軽減や、前方への推進力生成に重要な要素である。特に後者の推進力生成においては、股関節が伸展することで前足部へ荷重が増大する。このことは、二足移動時の床反力の垂直成分に表され、ヒトは二峰性を示すがサルなどは接床時の一峰性にとどまる。

また、筋を比較すると、ニホンザルでは中殿筋（股関節伸展筋として働く）や、大腿二頭筋（股関節伸展、膝関節屈曲させる）が発達しているが、ヒトでは大殿筋、大腿広筋群、ヒラメ筋が相対的に大きいなどの筋構成が異なり、なかでも股関節と骨盤を結ぶ大殿筋の形態変化が、ヒトの二足移動に深く関与している[37]。

さらに、チンパンジーの二足移動時の関節トルク（モーメント）と、ヒトの二足移動を比較した研究[35]においては、股関節、膝関節において発揮する関節トルク（モーメント）が逆位相になっていることが報告されている（図70）。たとえば、立脚相後半には、ヒトは膝関節が受動的に伸展するため、膝関節の伸展筋の活動は必要ないが、チンパンジーでは、逆にそれが必要となる。

また、脊髄には中枢パターン発生器（CPG：central pattern generator）と呼ばれる、屈曲－伸展の周期的な運動出力を脊髄運動ニューロンに与える機構が存在する。股関節の伸展による筋紡錘からのCPGへの求心性入力は、股関節屈筋群の活動を喚起する。つまり、ヒトの股関節の伸展はエネルギー消費の少ない歩行に必要不可欠である。

推進力の生成

ヒト（成人）は、足部における足根骨の割合が50％を超えており、この後足部の増大は、アキレス腱のテコとしての働きを強め、推進力の生成に寄与している。

また、この推進力の生成には、前述の股関節、

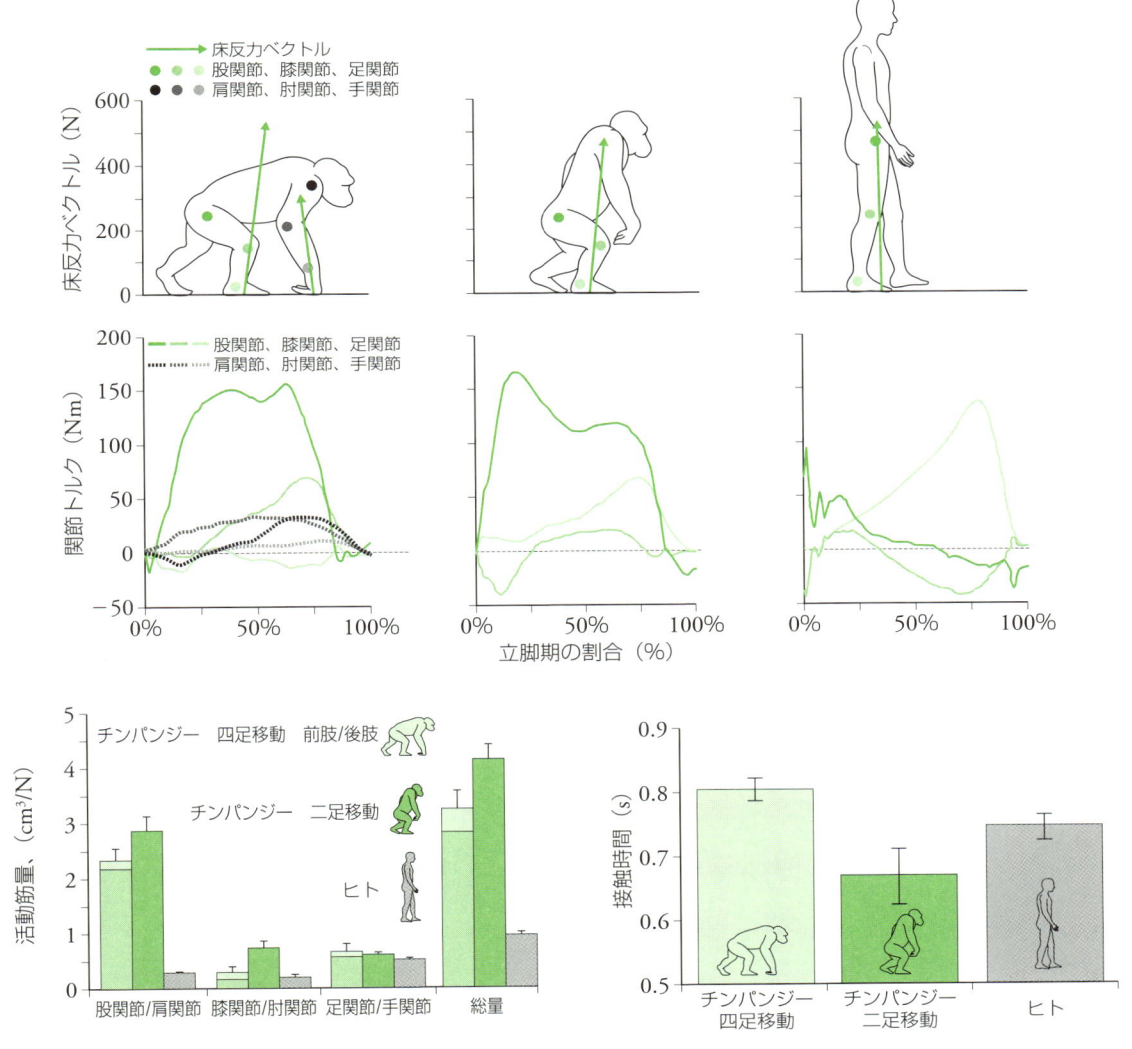

図70 ヒトとチンパンジーの移動メカニズムの比較 (Soclol, 2007)

膝関節伸展位での前足部の荷重が必要となる。それは、この機能により弾性反跳を利用できるためである。そして、体幹の垂直肢位と下肢アライメントの直線配列が、身体の前方回転による推進力を生み出すことに貢献している。

重心の側方移動制御

ヒトでは膝の生理的外反や、骨盤回旋により歩隔は狭くなり、重心が支持面の真下に投影されるようになる。これにより、重心の側方移動距離が小さくなる。類人猿などでは、ヒトと比較すると、床反力の側方成分において、内外側への移動距離が多い。また、骨盤に付着する中殿筋は、股関節伸筋として機能していたが、ヒトでは側方制御に必要な股関節外転筋として機能している。

足圧分布と母指―示指間での踏み切り

類人猿では荷重時に足底が一様に接地するが、ヒトでは足部のアーチが上昇しており、立脚中期には、トラス構造により地面と柔軟な接触が可能となる。この働きは地面への適応性をもたらし、足関節、距骨下関節と協調しながら動くことで動きは小さいながらも足圧中心のコントロールを可能としている。

チンパンジーの足圧分布は、初期接地時に、踵と前足部外側が同時に地面と接触し、その後の内側方向への荷重の移動が生じず、後方から前方へ直線的に移動する。また、踵骨が地面から離れる時には、踵立方関節が支持点となり、足底外側が接地した状態のままである。これを「midtarsal break」と呼び、類人猿の足部における踵立方関節の可動性の結果であると考えられている[37]。

踏み切りに関しては、チンパンジーなどは第1指と第2指が平行に位置していないため、母指への足圧は少なく、第2、3指で踏み切る形になっている。ヒトにおいては母指―示指間での踏み切りが観察される。これにより、対側への荷重の伝達が円滑に行われ、身体動揺の少ない歩行になる。

上肢の振り

上肢を振っての歩行は、ヒトに特有なものである。なぜヒトは上肢を振っているのか。これは、通常下肢の屈伸運動と逆位相で生じることで、身体の回旋運動を最小限にするためであると考えられている。特に、初期接地から荷重応答期の、身体に衝撃の吸収が求められる相において、上肢は後方に引かれている。これは、身体の前方への加速を体幹の回旋を通して緩和している。

この肩関節の伸展動作は、股関節の伸展同様に脊髄のCPGを駆動することが報告されている。

人間における歩行の特徴は、ここに述べたような人間以外の霊長類との運動学的、運動力学的違いのみではない。人間の歩行は、赤ちゃんと手をつなぎながら、友人と会話をしながらなど、常に状況と文脈が存在し、それに適応しながら行われている。これは、意図や目的を達成するために、人間の歩行が自動化されていることが大きな要因であると考えられ、人間の移動の特徴の一つである。また、嬉しいことがあれば視線をあげて胸をはり、悲しいことがあれば肩を落としてうつむいて歩くなど、歩行は姿勢と同様に、自己表現の一つの手段としての側面も持ち合わしていることも、人間の歩行の特徴である。

文　献

1) Adam HC (eds.): Eadweard Muybridge ; The Human and Animal Locomotion Photographs. Taschen, 2010.
2) Götz-Neumann K (月城慶一, 他・訳): 観察による歩行分析. 医学書院, 2005.
3) Elftman H : The functional structure of the lower limb. In : Klopsteg PE, Wilson PD (eds.): Human Limbs and Their Substitutes. McGraw-Hill, 1954.
4) 理学療法科学学会 (監修), 常冬梅, 他: ザ・ROM : 正常歩行とROM. アイペック, 2007.
5) Hughes J et al. : Normal and pathological gait. In : Introductory Biomechanics, Prosthetics and Orthotics, Section 3. National Center for Training and Education in Prosthetics and Orthotics, University of Strathclyde, Grascow, 1981.
6) Eberhart HD et al. : The principal elements in human

locomotion. In : Klopsteg PE, Wilson PD (eds.) : Human Limbs and Their Substitutes. McGraw-Hill, 1954.
7) Perry J（武田功, 他・訳）: 歩行分析 正常歩行と異常歩行 原著第2版. 医歯薬出版, 2012.
8) Bizzini M : Sensomotorische Rehabilitation nach Beinverletzungen ; mit Fallbeispielen in allen Heilungsstadien 19 : Tabellen. Georg Thieme Verlag, 2000.
9) 宮原健次 : 圧力分布測定器で測定した正常成人における歩行時の足底圧分布. 日整会誌 67 : 449-462, 1993.
10) 長谷川正哉, 他 : 静止立位時の足趾接地状態が歩行に与える影響. 理学療法科学 25 : 437-441, 2010.
11) Prochazkowa M et al. : Analysis of foot load during ballet dancers' gait. Acta Bioeng Biomech 16 : 41-45, 2014.
12) 地神裕史, 田中尚喜 : 足底感覚と足圧分布. 理学療法 23 : 1237-1245, 2006.
13) Winter DA : Human balance and posture control during standing and walking. Gait Posture 3 : 193-214, 1995.
14) 本岡勉, 他 : 健常者の歩行分析－足圧中心は足部外側を通るか－. 日足外会誌 26 : 22-25, 2005.
15) Hessert MJ et al. : Foot pressure distribution during walking in young and old adults. BMC Geriatr 5 : 1-8, 2005.
16) Mentz HB : Biomechanics of the Ageing Foot and Ankle : A Mini-Review. Gerontology 61 : 381-388, 2015.
17) Nurse MA, Nigg BM : The effect of changes in foot sensation on plantar pressure and muscle activity. Clin Biomech 16 : 719-727, 2001.
18) Martin M et al. : Gait initiation in community-dwelling adults with Parkinson disease : comparison with older and younger adults without the disease. Phys Ther 82 : 566-577, 2002.
19) Hase K, Stein RB : Analysis of rapid stopping during human walking. J Neurophysiol 80 : 255-261, 1998.
20) Hase K, Stein RB : Turning strategies during human walking. J Neurophysiol 81 : 2914-2922, 1999.
21) Lin YC et al. : Quantitative evaluation of the major determinants of human gait. J Biomech 47 : 1324-1331, 2014.
22) 川野哲英 : ファンクショナル・エクササイズ－安全で効果的な運動・動作づくりの入門書－. ブックハウスHD, 2004.
23) Saunders JB et al. : The major determinants in normal and pathological gait. J Bone Joint Surg Am 35-A : 543-558, 1953.
24) Hoppenfeld S（野島元雄・監訳）: 図解 四肢と脊椎の診かた. 医歯薬出版, 1984.
25) Frizot M : Etienne-Jules Marey. Centre National de la Photographie 77, 1984.
26) Card SA, Childress DS : What determines the vertical displacement of the body during normal walking? Journal of Prosthetics and Orthotics 13 : 64-67, 2001.
27) Kuo AD : The six determinants of gait and the inverted pendulum analogy ; A dynamic walking perspective. Hum Mov Sci 26 : 617-656, 2007.
28) Neptune RR et al. : Contributions of the individual ankle plantar flexors to support, forward progression and swing initiation during walking. J Biomech 34 : 1387-1398, 2001.
29) Lugade V, Kaufman K : Center of pressure trajectory during gait ; A comparison of four foot positions. Gait Posture 40 : 719-722, 2014.
30) Ward CV et al. : Complete fourth metatarsal and arches in the foot of Australopithecus afarensis. Science 331 : 750-753, 2011.
31) Carlo Perfetti : 足－運動に対する実用論的分析の試み. 認知運動療法研究 8 : 19-45, 2008.
32) Eckstein F et al. : Quantitative analysis of incongruity, contact areas and cartilage thickness in the human hip joint. Acta Anat 158 : 192-204, 1997.
33) Kapandji AI（塩田悦仁・訳）: カパンジー機能解剖学Ⅱ 下肢 原著第6版. 医歯薬出版, 2010.
34) Kapandji AI（塩田悦仁・訳）: カパンジー機能解剖学Ⅲ 脊柱・体幹・頸部 原著第6版. 医歯薬出版, 2010.
35) Soclol MD et al. : Chimpanzee locomotor energetics and the origin of human bipedalism. Proc Natl Acad Sci USA 104 : 12265-12269, 2007.
36) Ogihara N et al. : Ground-reaction-force profiles of bipedal walking in bipedally trained Japanese monkeys. J Hum Evol 53 : 302-308, 2007.
37) Aiello L, Dean C : An Introduction to Human Evolutionary Anatomy. Academic Press, 1990.

第IV部
行為する人間

絶えず変化し続けるものを描こうとすれば、画家はその軌跡をいつまでも、どこまでも追っていくしかない。

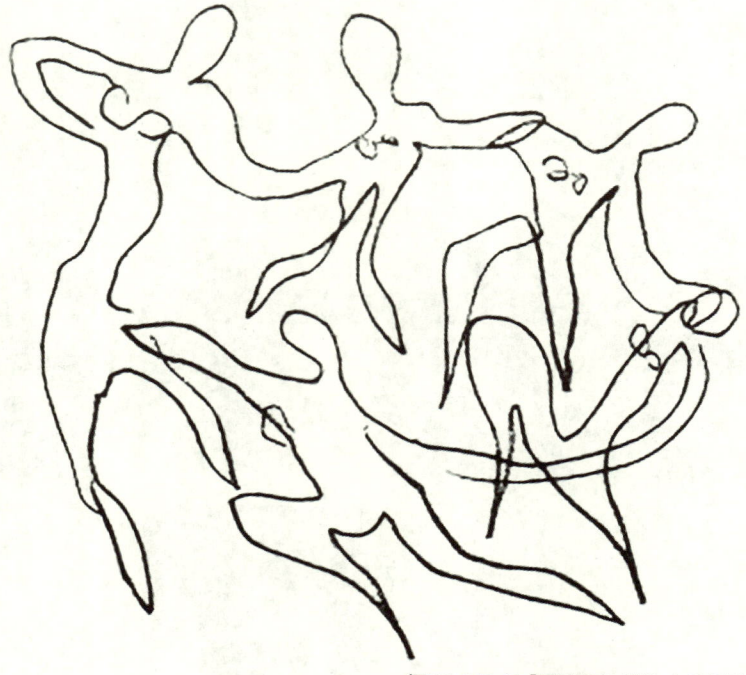

(アンリ・マティス「下界からの一群が…」1943年)

身体と世界との境界線は絶えず変化する。
それでも動き続けるものを制御して、そこに形を生み出そうとする欲望と能力とを、人間はもっている。

第16章

行為のニューラルネットワーク

[1]
行為に向けられた観察者のまなざし

生命のシステム論

　生命とはさまざまな構成要素から何かしらの機能を生み出す「システム」である。河本[1]は生命のシステム論を3つの世代に分けている。第一世代は開放性の「動的平衡システム」であり、外界との間で物質エネルギーを交換しながら自己を維持し続けるシステムである。これは恒温動物が体温を保つメカニズムや気圧・外傷・病原体の侵入など内外のさまざまな擾乱のなかで巧みに生理学的な恒常性を保つシステム、つまり「ホメオスタシス」を実現させる。しかしながら、生命システムの特徴である自らを形づくる機能、すなわち単純な要素から複雑な秩序が生み出されるメカニズムである「創発（emergence）」という現象は含まれていない。

　創発特性とは、たとえば丸い棒と平らな板をある関係で結びつけると「揺れる」という機能が生み出されるように、それぞれの要素だけでは持ち得ていない別の機能が、ある関係性によって生じてくることである。この創発特性を備えたのが第二世代の「自己組織化システム」である。これは開放性の動的非均衡システムであり、ある状態を維持するのではなく、物質やエネルギーが継続的に流入/流出する状況のもとで、偶然のゆらぎを契機として動的な秩序が形成される。つまり、無秩序な初期状態から、何らかのきっかけで秩序が「創発」されるということであり、生成プロセスが次の生成プロセスの開始条件となって、反復的な秩序生成が行われるというものである。このようなメカニズムは脳波や筋活動にもみられる現象であるが、自発性・多様性はない。

　マトゥラーナ（Maturana）とバレラ（Varela）[2]は、「オートポイエティック・システム」という自ら境界をつくりだしながら、継続的・半永久的に、多様な創発現象を続けていくシステムを提示した。これが第三世代システムである。オートポイエーシスとは「自己（オート）」を「創り出す（ポイエーシス）」という意味で、「構成素が構成素を産出するという、産出プロセスのネットワーク」として定義される。自らのメカニズムにより、自己循環的・自己言及的に、つまり閉鎖的に作動することであり、これによって生物は常に自分自身を更新し続け、一方でその更新プロセスを制御して構造としての統合を維持するようにできていると考えるものである。このシステムには自律性、自己同一性（個体性）、境界の自己決定性、入力と出力の不在という4つの特性があるといわれる。自律性は、生物が外的な刺激や環境条件下で、自己を保持し続ける動的平衡であり、自己同一性は、栄養素を取り入れ自分自身の一部へと変換し、組み込むことである。また境界の自己決定は、たとえば免疫システムのように自己と非自己の境界を区別する特性である。そして、このシステム最大の特長が、入力と出力の不在である。空間的に存在する生命体に物質とエネルギーの入出力があるのは自明のことであるが、ここでいう「入出力の不在」の理解には、「観察者」と「行為

者」という視点の区別が必要となる。

西垣[3]は、これを次のように記している。「生命体は、それ自身の視点から見ると、本来、外部と内部を区別できず、幻覚と現実の区別がない。学生は教室で先生の質問に反応して受け答えし、入出力を行っているように見えるが、それをみとめるのは実は他者である級友の観察者だけである。本人にとっては、現実の応答も夢のなかでの応答と違わない。カエルは空中に浮かぶ黒い点という刺激を受け、それに飛びかかるが、それがハエかゴミか、入出力関係をとらえているのは横で眺めている実験者だけなのである。生命体自身は内部も外部もなく、ただひたすら行為を行っているに過ぎないのだ」。

通常は観察者／記述者がシステムの境界を見定めるが、行為より観察／記述は常に遅れることから、オートポイエーシス理論では、「自己」は行為によって区切られると考える。このように、オートポイエーシス理論の最大の特長は、生命現象を外部から観察し、記述する形式がとられていたのに対し、多様な創発を繰り返し、限りなく形態を変化させながら存続する生命現象を、システム自身にそってシステムの様相を眺めるよう視点の移動を要求したことである。

この視点は、行為を観察する者にとって重要である。通常、視覚的に動作や行為を環境との関係として分析する時、常にそこには分析する観察者がいる。しかし、動作や行為にはそれに先立って、主体があり行為者の脳の心的操作があるため、内部観察の視点の重要性を提供する。つまり、どのように動いているかだけではなく、どのように認識し、どのように注意し、どのようにイメージし、どのように情報を構築しているか、といった主体しか感じ得ない、見えないプロセスへの視点の移動を要求するのである。

身体と精神

バレラ[4]は、「認知とは世界の表象ではなく世界を生み出すことである」と述べている。たとえば私たちの目の前にある景色は、脳に直接映し出されるわけではなく、脳が認知する過程を経てそのように見えていると意識される。脳が認知する過程は、その前提として身体が環境と関わる必要があり、認知することにとって身体は情報の受容表面となる。ただし、単に多くの情報が入っているだけでは脳は情報の構築ができない。情報はその行為の意図・目的によってその都度組織化され、身体の関わり方を変えることでまた情報を変えることができる。たとえばリンゴは、色、大きさ、重さ、形、表面性状、味、といった要素によって構成されているが、身体を介してどのように関わろうとするか、食べたいのか、隣の人に手渡したいのか、切りたいのか、投げたいのか、によって構築される情報が変化する。これはただ受動的に知覚され認知しているのではなく、能動的に「身体を介して世界に意味を与えている」[5]ということであり、これを「身体化された認知（embodied cognition）」[6]と呼ぶ。これは身体運動が機械的な筋収縮や関節運動の集合と見なせないことを意味する。身体は精神（心）を生み出し、精神は身体がなければ成立しないことから、この両者は不可分である。

身体運動は筋や関節といった個別の特性が一定の条件で関係性が組織化される時、新たなシステムの特性が生まれることの連続である（創発特性）。道具や機械は基本的に固定化されたシステムであり、たとえば不安定板や時計などは、「揺れる」あるいは「時を刻む」といった特性を生み出すための要素の関係性は変えることができない。自己組織化能力をもつ人間の運動システムは、それを構成する肩、肘、手の骨・筋といった要素により、ボールを投げる、子どもの頭を撫でる、コップを取る、顔を覆うなど、目的・状況・文脈に応じてその都度可変的に構成要素間の関係性を組織化している。これは人間の運動がただ生きるために動くだけではなく、社会的な関係性の中で生きるために動くことで初めて生存に有利になるからであり、運動の意味の多様化に適応するために人間の神経系（nervous system）が柔軟性（flexibility）・可塑性（plasticity）を獲得してきたものと考えることができる。

[2] 行為を生み出す神経システムの基礎

神経系の成り立ち

　運動を行っている場面を見ている時、そこにはその運動が観察されるより前に必ず神経系（nervous system）の働きが存在する。時間的・空間的に無限とも思える運動の自由度の背景には、神経系における動物の系統発生的進化（図1）[7]と、人間の個体発生的成熟・発達（図2）がある。

　またマクリーン（MacLean）は恒温動物の脳は原始爬虫類脳（protoreptilian brain）、旧哺乳類脳（paleomammalian brain）、新哺乳類脳（neomammalian brain）という3型の階層システムから構成される（三位一体脳説）としている。原始爬虫類脳（古皮質）は動物としての生存・本能に関与する脳

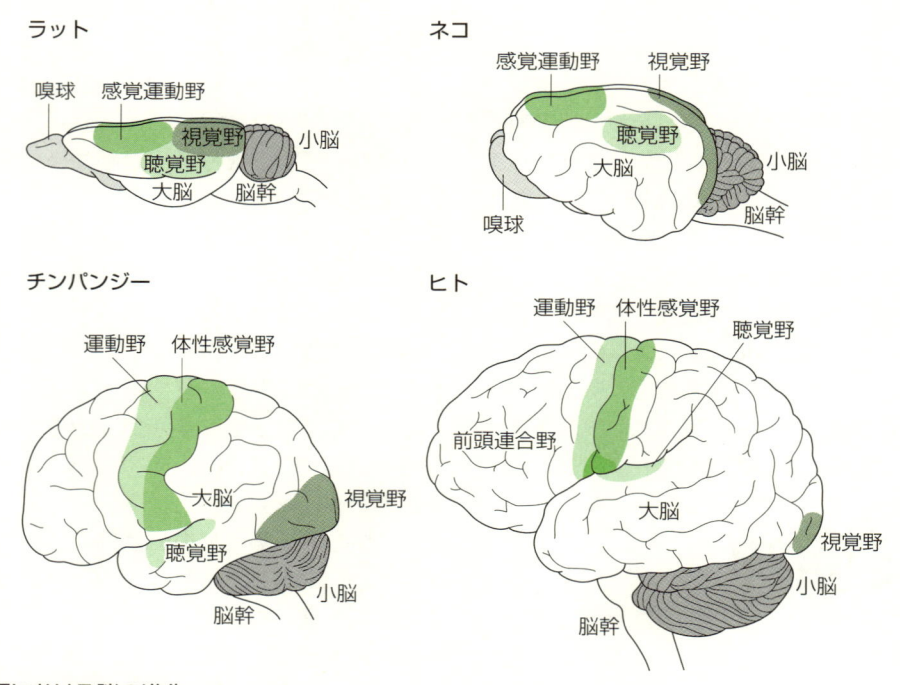

図1　哺乳類における脳の進化
系統発生において哺乳類では、それ以前の爬虫類や両生類と比べ嗅球が退化し、大脳が発達した。特に高等霊長類では感覚の処理や思考、記憶を高度に処理する連合野の発達が著しい。ヒトでは大脳皮質の30%を前頭連合野が占めている。
（坂井ら，2011）

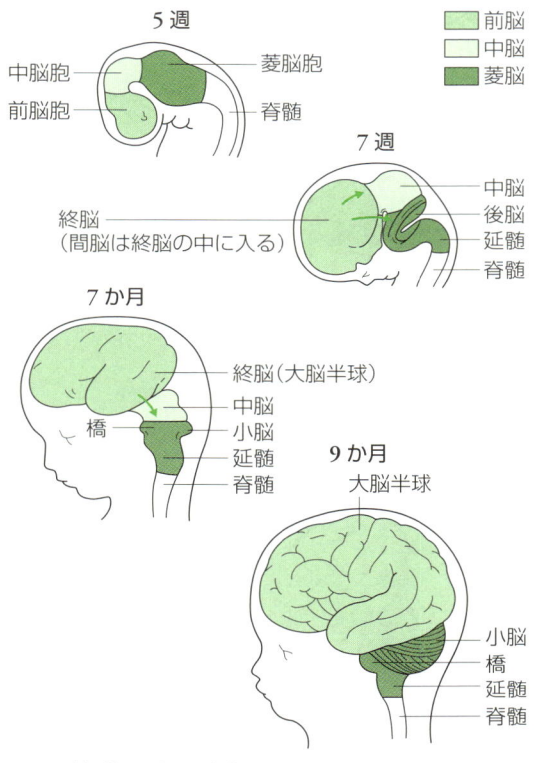

図2　胎児期の脳の発達

個体発生において、受精後1本の神経管から前脳胞、中脳胞、菱脳胞という3つの膨らみが発生する。それが前脳、中脳、菱脳と分化し、そこから前脳は終脳と間脳に、菱脳は後脳と髄脳に分かれる。さらに髄脳は延髄へ、後脳は橋と小脳へと発達していく。大脳の神経細胞はさらに発達し肥大化するため、それを頭蓋内に納めようとおりたたまれて溝と回が形成される。受精後17週には大脳皮質の神経細胞数は140億個となり、その時点をピークとして数は増加せず、20歳以降はむしろ減少していく。ただし出生後には膨大な数の情報の入出力によって、神経細胞の伝達効率やシナプスの結びつきの構造変化が生じることで可塑的に最適化され続ける。

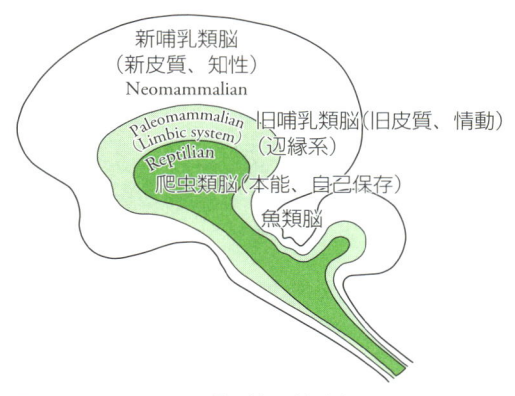

図3　マクリーンの「三位一体脳」(MacLean, 1994)

幹、間脳、基底核、脊髄からなり、旧哺乳類脳（旧皮質）は主に情動および感情に関与する大脳辺縁系に相当し、新哺乳類脳（新皮質）はさまざまな高次脳機能を生み出す大脳新皮質をさしている。大脳皮質は人間特有の認知や理性さらには社会性といった非常に高次な機能を担うが、それらの機能は生存機能、情動機能など進化的には古い脳との相互的な関係の上に成り立っているといえる（図3）[8]。

神経系の構成要素

神経系は、中枢神経系（central nervous system：CNS）と末梢神経系（peripheral nervous system：PNS）から構成される（図4）[9]。

中枢神経は脳（brain）と脊髄（spinal cord）からなり、それぞれ頭蓋腔と脊柱管内に存在する神経細胞と神経線維が集まった組織である。脳は、大脳（cerebrum）、間脳（diencephalon）、小脳（cerebellum）、脳幹（brain stem）に大別される。そのうち大脳は終脳（telencephalon）とも呼ばれ灰白質の大脳皮質（cerebral cortex）とその下層にある白質および大脳基底核（basal ganglia）からなる。脳幹はさらに中脳（midbrain）、橋（pons）、延髄（medulla oblongata）に分けられる。脊髄は対応する脊椎により頸髄、胸髄、腰髄、仙髄、尾髄の5つに大別される。

末梢神経系は、神経系から脳と脊髄を除いたすべての部分から構成されており、脳に出入りする12対の脳神経（cranial nerve）、脊髄に出入りする31対の脊髄神経（spinal nerve）からなる。機能的にみると感覚神経（sensory nerve）［求心性神経（afferent nerve）］と運動神経（motor nerve）［遠心性神経（efferent nerve）］からなる体性神経（somatic nerve）、交感神経系（sympathetic nervous system）と副交感神経系（parasympathetic nervous system）からなり主に内臓に分布する自律神経（autonomic nerve）に分けられる。

これらの構成要素からなる神経系は、全身に張り巡らされた末梢神経系と部位ごとに多様な機能を有した中枢神経系との情報ネットワークによって、絶えず身体外部環境および身体内部環境の情報を収集、伝達し、それらの情報を分析、比較、統合することで適切な運動のプログラムをつくっている。それを実行、調整しながら運動によって

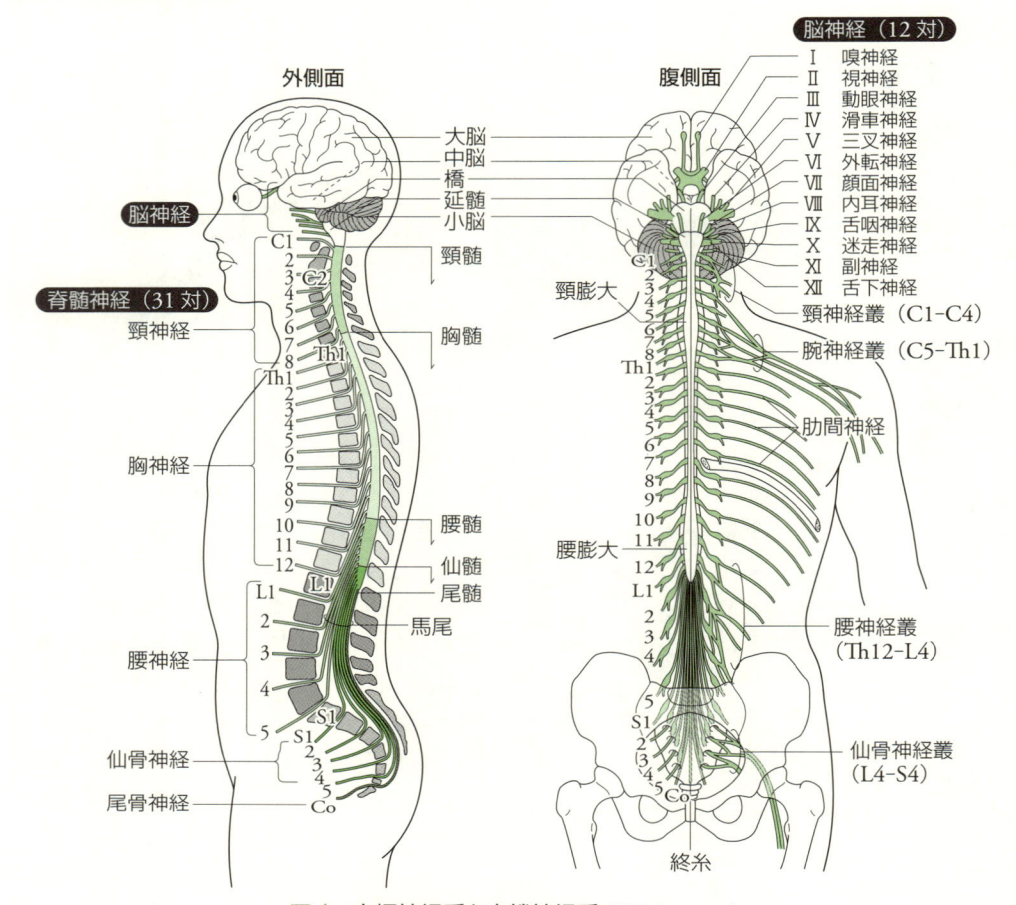

図4 中枢神経系と末梢神経系(坂井ら, 2012)

外部環境に働きかけると身体と環境とが相互作用（interaction）を起こすことになり、それがまた情報源となって運動プログラムの材料としての知覚が生まれるという円環的な働きをしているのである。さらに神経系は運動と感覚を司るだけではなく、注意や記憶、自己意識の形成と更新、身体内外の空間座標の構築、言語を用いた運動行動の改変や学習といった高次機能を担い、生物としての恒常性を保つとともに人間らしさとしての他者との関係や文化といった社会的営みの中での行為を実現している。

神経系の情報伝達

神経系における情報伝達は、ニューロン（神経細胞；neuron）が別のニューロンへと活動電位（action potential）による電気的信号が伝導していくことによって生じるが、ニューロン間の情報の受け渡しは神経伝達物質（neurotransmitter）による化学的信号によって行われており、その部分をシナプス（synapse）と呼ぶ。

ニューロンの基本構造は、細胞体（cell body）、樹状突起（dendrite）、軸索（axon）、軸索終末（axon terminalもしくは神経終末；nerve terminal）の4つに大別できる（**図5**）[10]。

細胞体は核をもちその周囲を細胞質が取り囲んでおり、灰色をしている。このことから細胞体が存在している部位は灰白質（gray matter）と呼ばれる。

樹状突起は情報を受け取る部分で細胞体につながる。突起の数や分岐の仕方はニューロンごとに異なっており、1本のものを単極性、細胞体の反対側から2本出ているものを双極性、3本以上のものを多極性、さらに細胞体から出た1本の突起がしばらくして2つに分岐するものを偽単極性という。感覚ニューロンは双極性もしくは偽単極

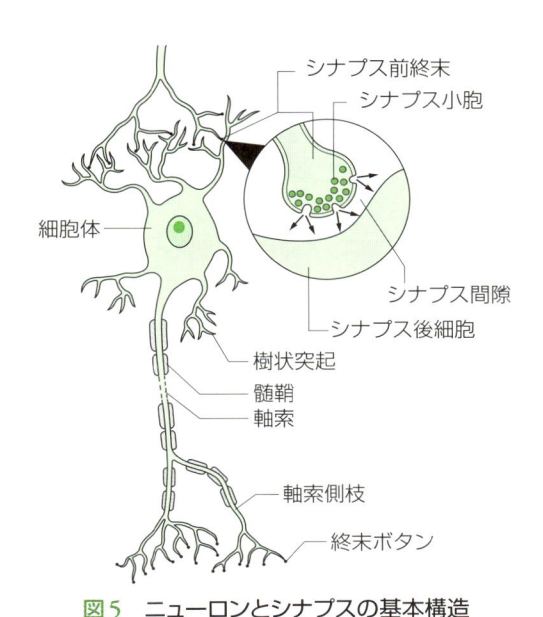

図5 ニューロンとシナプスの基本構造
(Crossmanら，2008)

性、運動ニューロンは多極性の形態が多く、単極性は下等動物にみられる。

　軸索は神経線維（nerve fiber）とも呼ばれ、情報を次のニューロンへと伝える部分であり、1つのニューロンに対して1本しか存在しないが、いくつかの側枝（collateral）によって異なる部位に同時に情報を送ることができる。長さは数μmのものからヒトでは1mになるものもあり、基本的に髄鞘（myelin sheath）に取り囲まれた構造をしている。これは電気的絶縁体の性質を有しており、髄鞘に覆われていない部分はランヴィエの絞輪（node of Ranvier）と呼ばれ、神経興奮は絞輪から次の絞輪へと跳躍伝導（saltatory conduction）をして伝わっていくため、有髄線維は伝導速度が速い。一方、髄鞘をもたない軸索のみの神経線維を無髄線維といい、伝導速度は遅い。軸索は太い方が伝導速度は速く、細い方が遅い（表1）。新生児では神経線維の直径が細く、髄鞘化（myelination）も不完全なため伝導速度が遅くなっている。

　髄鞘は中枢神経系ではグリア細胞の1種であるオリゴデンドロサイト（希突起膠細胞：oligodendrocyte）、末梢神経系ではシュワン細胞（Schwann cell）が幾重にも取り巻くことによって形成している。また髄鞘で覆われている軸索の存在している部位は白く見えるため白質（white matter）と呼ばれる。

　このように神経線維は、それぞれ構造の違いにより伝導効率が異なるが、その働きはいかに興奮を伝えるかに集約される。1つの細胞が閾値に達すれば活動電位を発生し、達しなければ活動電位は発生しないことを「全か無かの法則（all-or-none law）」といい、活動電位が発生した場合、その大きさは常に一定である。さらに神経の興奮伝導には以下の原則がある。

神経興奮伝導の三原則

❶ 絶縁性伝導（isolated conduction）：
1本の神経線維が興奮しても隣接する他の神経線維は興奮しない。

❷ 不減衰伝導（decrementless conduction）：
軸索の直径が一定ならば興奮の大きさは減衰せず一定の大きさで伝導する。

❸ 両側性伝導（double conduction）：
一点を刺激すると興奮は両方向に伝導する。ただし、生体内では不応期があるので感覚神経は受容器からの興奮を中枢へ、運動神経は運動神経細胞からの興奮を効果器に伝える一方向性伝導となる。

　シナプスは信号を送る側のシナプス前細胞、受け取る側のシナプス後細胞、両者間のシナプス間隙により構成される（図5）[10]。活動電位が神経終末まで伝わると細胞膜に脱分極が生じ、神経終末に存在するカルシウムイオンチャネル（Ca^{2+}）が開く。するとCa^{2+}が神経終末に流入して濃度が上昇するのをトリガーにして、シナプス小胞がシナプス前膜に融合し、神経伝達物質をシナプス間隙に放出する（開口分泌：exocytosis）。放出された神経伝達物質は、シナプス後膜にある受容体に結合して膜電位の変化を生じさせる。またその時、受容体に結合しなかった神経伝達物質と結合した神経伝達物質は、ともに酵素による分解や拡散、シナプス前膜への再取り込みにより、すぐにシナプス間隙から取り除かれる。

　こうして1つの細胞体の多数の樹状突起に対して、他のニューロンからの軸索終末の多数が時間的・空間的広がりをもってここに終わり、シナプスを形成する。そしてその細胞体は信号を重ね合わせて統合し、生じた活動電位が1本の軸索を伝わって枝分かれした軸索終末へ至り、シナプス結

表1 （a）神経線維の特徴と機能、（b）感覚神経線維の分類

(a) 神経線維の特徴と機能

	髄鞘の有無	直径（μm）	伝導速度（m/sec）	機能
Aα	有髄（厚い）	12〜20	70〜120	運動線維（骨格筋）感覚線維（筋紡錘、腱器官）
Aβ		5〜12	30〜70	感覚線維（触圧覚）
Aγ		3〜6	15〜30	運動線維（錘内筋）
Aδ		2〜5	12〜30	感覚線維（温・痛覚）
B	有髄（薄い）	1〜3	3〜15	自律神経節前線維
C	無髄	0.5〜2	0.2〜2	自律神経節後線維 感覚線維（痛覚）

(b) 感覚神経線維の分類

	受容器の種類	表aとの対応
Ia	筋紡錘の一次終末	Aα
Ib	腱器官	Aα
II	筋紡錘の二次終末、触圧覚受容器	Aβ、Aγ
III	自由終末（温・痛覚）	Aδ
IV	自由終末（痛覚）	C

合した部分で神経伝達物質を放出する。これを繰り返しながら他のニューロンや筋細胞へ情報を伝達している。

ヒトの脳においてはこの大脳で数百億個、小脳で千億個、脳全体では千数百億個が存在しており、1つのニューロンは他のニューロンといくつものシナプスを形成することから、脳全体におけるニューロンの働きの組み合わせは天文学的な数のパターンが存在することになる。

神経―筋と中枢神経の「シナプス」

脊髄前角に起始する運動ニューロンと筋線維との間では最も単純なシナプス伝達が行われており、このシナプス部を神経筋接合部（neuromuscular junction）と呼ぶ。神経筋接合部では個々の筋線維が単一のシナプスから入力を受けるという特徴をもつため、原則として1本の筋線維に対して神経筋接合部は1箇所しかない。ここでの神経終末は髄鞘を失って筋線維の表面に広がる形になる。これに接する筋線維表面は運動終板（motor endplate）と呼ばれ、軸索末端の終末ボタン（terminal button）に対応したくぼみをもっている。終末ボタンにはシナプス小胞（synaptic vesicle）が密に存在し、活動電位が軸索終末に達すると神経伝達物質であるアセチルコリン（acetylcholine：ACh）がシナプス間隙に放出される。シナプス後膜にはニコチン型アセチルコリン受容体が存在し、AChが結合すると陽イオンチャネルが開き、濃度勾配にしたがってNa^+が細胞内に流入し終板電位（endplate potential：EPP）が生じる。1回の神経インパルスで発生する終板電位は、筋線維の活動電位の閾値を大きく上回るため、神経インパルスが到達すれば必ず筋線維が収縮する。またシナプス間隙のアセチルコリンは、アセチルコリンエステラーゼにより分解される。

このように神経筋接合部におけるシナプス伝達の特徴は、アセチルコリンという一つの神経伝達物質が作用していることと、シナプス前ニューロンの活動電位が必ずシナプス後細胞である筋線維に伝わり活動電位を発生させることである（図6）[9]。

一方、中枢神経系のシナプス伝達は、神経筋接合部におけるシナプス伝達とは異なる3つの特徴がある。まず1つ目は、1個のニューロンに対して複数のニューロンがシナプス結合している点である（図7）。これは個々のニューロンの活動電位による入力量は通常小さいため、シナプス後ニューロンに活動電位を発生させるためには多数の入力信号を統合する必要があるためである。

2つ目は、興奮性と抑制性の2種類のシナプス伝達が起こる点である。興奮性シナプス伝達では、シナプス後ニューロンに興奮性シナプス後電位（excitatory postsynaptic potential：EPSP）が生じ、抑制性シナプス伝達では、抑制性シナプス後電位（inhibitory postsynaptic potential：IPSP）が生

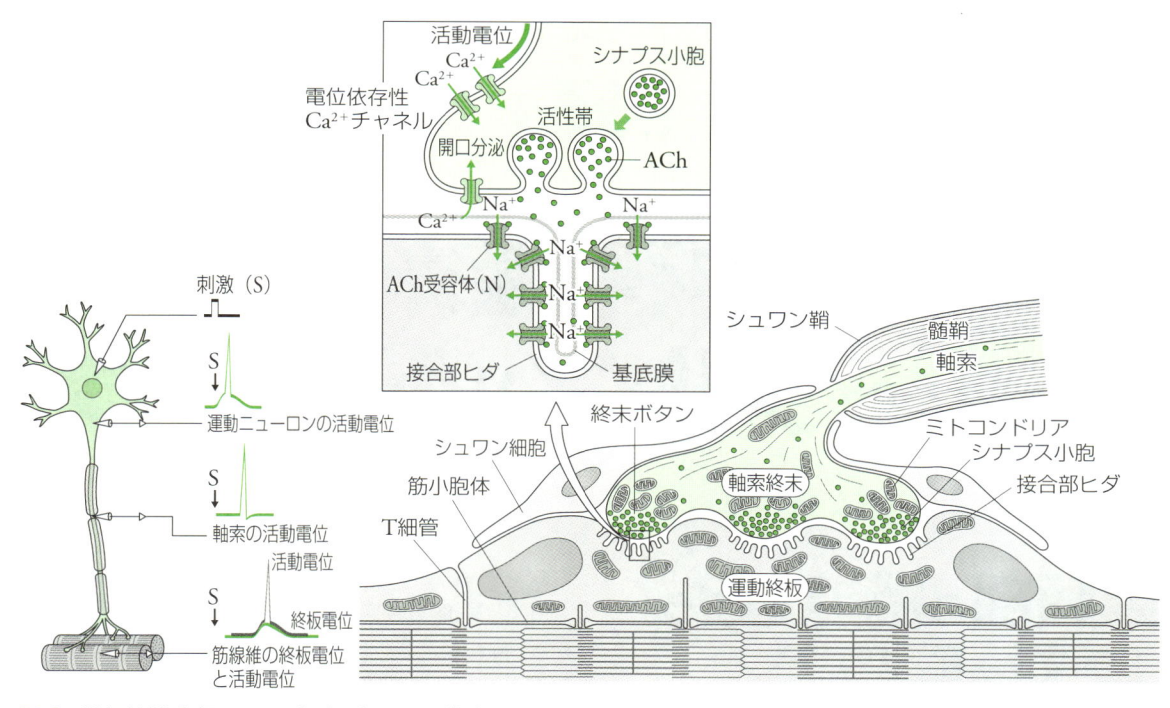

図6　神経筋接合部のシナプス伝達（左）と構造（右）
神経筋接合部は1本の筋線維が1つのシナプスから入力を受ける。シナプス小胞が集まり、シナプス前膜に融合している活性帯とシナプス後膜の接合部ヒダが向かい合う構造になっていることによって、神経から筋への興奮伝達は速やかで確実に行われる。
（坂井ら、2012）

じる。

　そして3つ目が化学信号としての神経伝達物質の種類が多く、またおのおのの種類に対して多数の受容体が存在する点である。神経伝達物質は60種類以上が確認されており[7]、ニューロンがどの神経伝達物質を放出しているのかによってシナプス後ニューロンへの作用が異なる。また神経伝達物質の受容体には大別してイオンチャネル型と代謝調節型の2種類があり、この受容体の種類によっても異なった応答がみられる。中枢神経系において主な興奮性神経伝達物質はグルタミン酸（glutamate）で、抑制性のものはGABA（γ-aminobutyric acid）である。脊髄では主にグリシン（glycine）が抑制性神経伝達物質として機能している。他に自律神経系で重要な神経伝達物質であるアセチルコリンやノルエピネフリン（norepinephrineまたはノルアドレナリン noradrenaline）、精神機能にも強く関与するドーパミン（dopamine）やセロトニン（serotonin）、その他いくらかの神経ペプチド（neuropeptides）など多くの神経伝達物質がさまざまな脳・神経の機能を調整している。またその種類ごとにグルタミン酸作動性系、GABA作動性系、コリン作動性系などの呼称によってニューロンの性質が分類される。

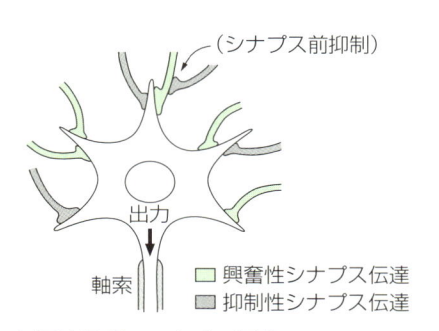

図7　中枢神経系のシナプス伝達
中枢神経系のニューロンが活動電位を発生させるためには複数の入力を加算する必要があるため、1つのニューロンに対して多数のニューロンがシナプス結合している。また多種の神経伝達物質と受容体の組み合わせによって作用が異なることと、シナプス伝達が興奮性・抑制性のいずれも生じることが特徴である。

[3] 末梢神経系のニューラルネットワーク

頭頸部の機能を担う12対の脳神経

　末梢神経系は、解剖学的に脳神経と脊髄神経に分けられる。

　12対の脳神経は基本的に脳幹に出入りする（図8）[9]。しかし嗅神経（Ⅰ；olfactory nerve）は大脳の一部である嗅球に入ることから厳密には中枢神経系に含まれ、視神経（Ⅱ；optic nerve）は間脳に出入りしている。また脳神経は主に頸部より上の口腔・顔面周囲機能を司るが、迷走神経（Ⅹ；vagus nerve）は胸・腹部にも広く分布する。第Ⅷ脳神経は内耳神経・前庭蝸牛神経・聴神経のいずれかで呼称される。

　脳神経核の分類において、「特殊」（special）とは頭部の機能においてのみ存在するもので、「一般」（general）とは、頭部に限らずその他の四肢・体幹にも該当するものをいう。また「体性」（somatic）とは体性機能（動物機能）に関与していること、すなわち視覚、聴覚、平衡覚、皮膚の表在感覚（温痛覚、触覚、振動覚）、固有感覚（深部感覚）などの体性感覚と、骨格筋による体性運動のことをさす。一方、「臓性」（visceral）とは内臓の

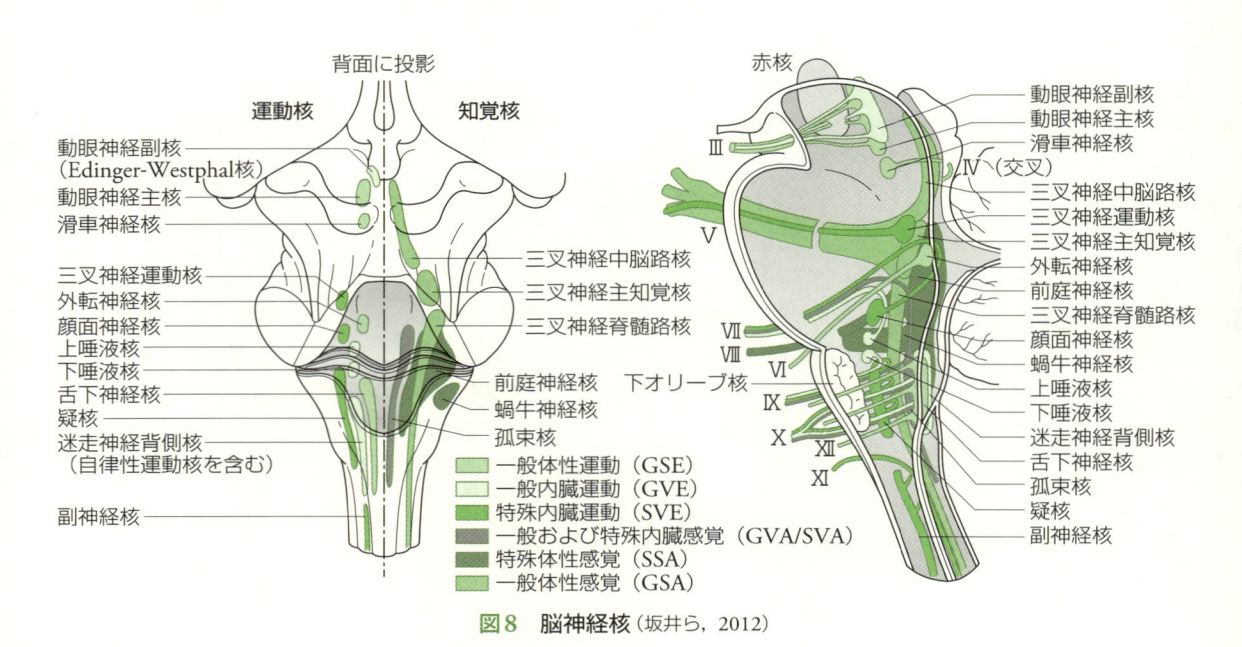

図8　脳神経核（坂井ら，2012）

感覚（臓性感覚）や消化、循環、生殖、排便、排尿などの臓性機能（植物機能）に関与していることをさす。

次に各脳神経の主な働きと特徴を記す（**表2、図9**）。

四肢・体幹の機能を担う31対の「脊髄神経」

頸部以下の機能は脊髄から左右の椎間孔を経て出入りする31対（頸神経cervical nerve：8対、胸神経thoracic nerve：12対、腰神経lumbar nerve：5対、仙骨神経sacral nerve：5対、尾骨神経coccygeal nerve：1対）の脊髄神経が担う。脊髄の下端部の高さは生後すぐの段階では第2〜3腰椎に位置するが、成人になると椎骨などの骨成長により第1〜2腰椎の高さまで上昇する。そのため脊髄神経

脳神経核の分類

求心性神経（知覚性神経）
❶ 一般体性感覚
　（general somatic afferent：GSA：体性感覚）
❷ 一般臓性感覚
　（general visceral afferent：GVA：内臓感覚）
❸ 特殊体性感覚
　（special somatic afferent：SSA：視覚、聴覚、平衡覚）
❹ 特殊臓性感覚
　（special visceral afferent：SVA：味覚、嗅覚）

遠心性神経（運動性神経）
❶ 一般体性運動
　（general somatic efferent：GSE：体節に由来する骨格筋［横紋筋］を支配）
❷ 特殊臓性運動
　（special visceral efferent：SVE：鰓弓に由来する横紋筋を支配）
❸ 一般臓性運動
　（general visceral efferent：SVE：内臓の平滑筋、眼筋、唾液腺などを支配）

図9 脳神経の機能（Gilroyら，2010）

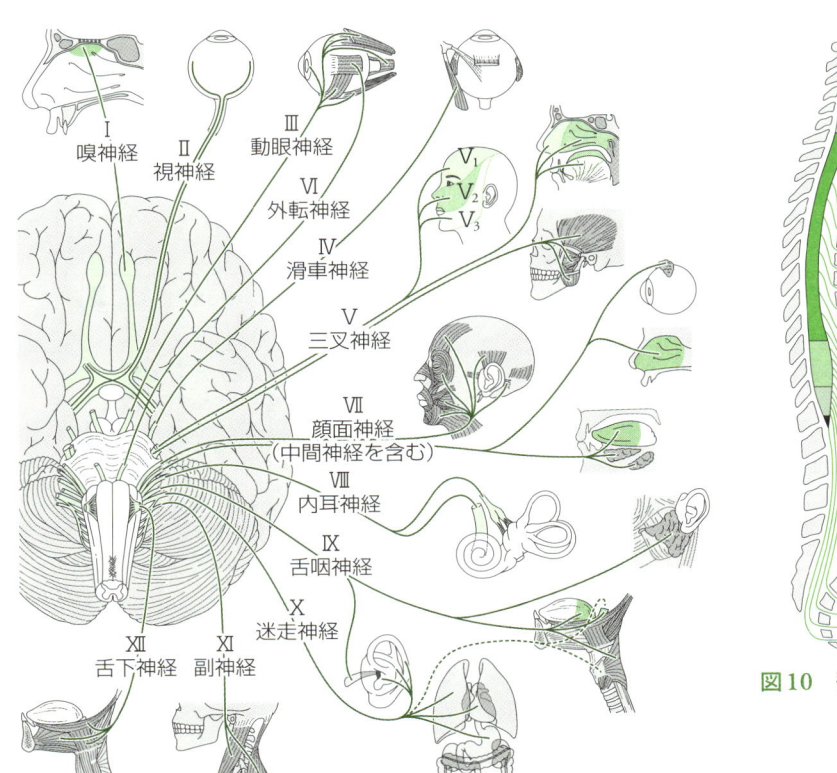

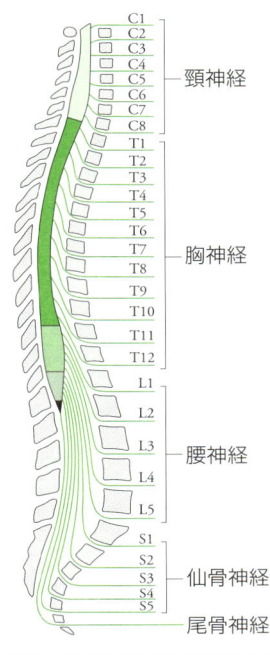

図10 脊椎と脊髄神経の高位

が脊髄を出て行く位置と椎間孔から出て行く位置とがずれており、下位の脊髄神経ほど脊柱管内を走る距離が長くなる。腰仙髄から出た脊髄神経は束となって馬尾（cauda equina）を形成する。また第1頸神経は後頭骨と第1頸椎の間から出て、第8頸神経は第7頸椎と第1胸椎との間から出るため、頸神経は7個の頸椎に対して8対の頸神経があることになる（図10）。

表2　脳神経の神経線維構成と支配部位

脳神経		神経線維構成	支配部位	機能
Ⅰ	嗅神経	感覚性	嗅上皮	嗅覚
Ⅱ	視神経	感覚性	網膜	視覚
Ⅲ	動眼神経	運動性	上・下・内側直筋、下斜筋、上眼瞼挙筋	眼球運動
		副交感性	毛様体神経節を介して瞳孔括約筋と毛様体筋	縮瞳と遠近調節
Ⅳ	滑車神経	運動性	上斜筋	眼球運動
Ⅴ	三叉神経	感覚性	顔面、頭皮、角膜、鼻腔、口腔、脳硬膜	体性感覚
		運動性	咀嚼筋	開口と閉口
			鼓膜張筋	鼓膜の緊張
			口蓋帆張筋	口蓋帆の緊張
Ⅵ	外転神経	運動性	外側直筋	眼球運動
Ⅶ	顔面神経	感覚性	舌の前2/3	味覚
		運動性	表情筋	表情形成
			アブミ骨筋	耳小骨の緊張
			顎二腹筋後腹	舌骨の運動・固定
			茎突舌骨筋	舌骨の運動・固定
		副交感性	顎下神経節を介して唾液腺、翼口蓋神経節を介して涙腺と鼻腔粘膜の腺	唾液分泌、涙分泌 鼻腔粘液分泌
Ⅷ	前庭蝸牛神経	感覚性	前庭器	平衡覚（頭部の位置と運動）
			蝸牛	聴覚
Ⅸ	舌咽神経	感覚性	咽頭、舌の後1/3	体性感覚と味覚
			耳管、中耳	体性感覚
			頸動脈小体と頸動脈洞	化学受容と圧受容
		運動性	茎突咽頭筋	嚥下
		副交感性	耳神経節を介して耳下腺	唾液分泌
Ⅹ	迷走神経	感覚性	咽頭、喉頭、食道、外耳	体性感覚
			大動脈小体と大動脈弓	化学受容と圧受容
			胸部内臓、腹部内臓	内臓感覚
		運動性	軟口蓋、咽頭、喉頭、食道上部	発語、嚥下
		副交感性	胸部内臓、腹部内臓	心臓血管系；気道、胃腸管のコントロール
Ⅺ	副神経	運動性	胸鎖乳突筋と僧帽筋	頭と肩甲骨の運動
Ⅻ	舌下神経	運動性	内舌筋と外舌筋	舌の運動

脊髄には運動ニューロンが多く集まるために灰白質が大きくなった頸膨大、腰膨大という膨らみが存在する（図11）。頸膨大からは主に上肢を支配する腕神経叢（brachial plexus）が、腰膨大からは主に下肢を支配する腰仙骨神経叢（lumbosacral plexus）が形成される（図12）。つまり脊髄神経は脊髄を出た後に上下の髄節から吻合し、その後再配分されてそれぞれ名称のついた末梢神経となっていく。胸神経だけは神経叢をなさずそのまま肋間神経となる。

1つの脊髄節が支配する皮膚感覚領域を皮膚分節（デルマトーム：dermatome）といい、頭側から尾側へと輪状の帯となっている（図13）。触覚に対するデルマトームは広く重なり合っているが、その他の痛覚や温度覚は境界が明瞭である。体幹の筋は発生過程で真皮と同様体節から分化するため分節性がみられ、筋節（ミオトーム：myotome）と呼ばれる。

体性神経と自律神経

末梢神経は機能的に体性神経（動物機能）と自律神経（植物機能）に分けられる。

体性神経は四肢・体幹と中枢とを連絡する機能をもち、感覚神経と運動神経がある。感覚神経は身体内・外に生じた変化を感覚受容器が捉え、その情報を中枢神経に伝える。感覚は3種類に大別され、1つ目は体性感覚（somatic sense）と呼び、皮膚および粘膜の触覚、圧覚、温痛覚などの情報である表在感覚と、筋、腱、関節などの固有受容器からの情報である深部感覚がある。2つ目は特殊感覚（special sense）と呼び、視覚、聴覚、嗅覚、味覚などで、3つ目は内臓感覚（visceral sense）と呼び、空腹や満腹感、尿意・便意、口渇感などの内臓に由来するものをさす。運動神経は中枢からの運動指令を主に骨格筋に伝え、随意運動（voluntary movement）を行う。

自律神経は内臓や血管の平滑筋や心筋など体内のあらゆる部位に分布しており、相反した作用をもつ交感神経と副交感神経により二重支配をしている。つまり交感神経はアドレナリン作動性神経

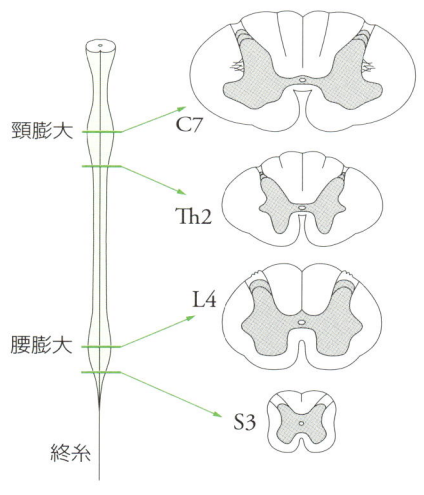

図11　脊髄の各レベルの断面

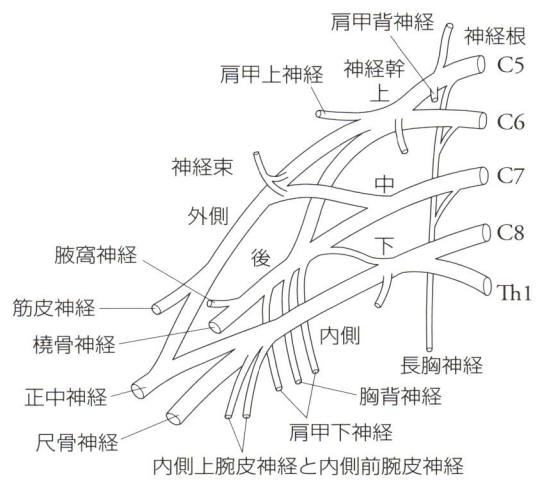

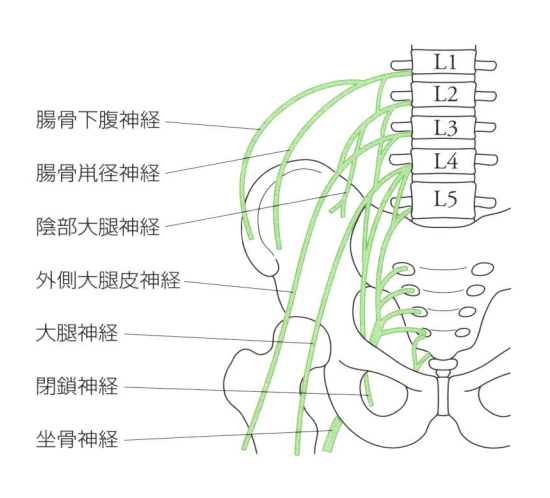

図12　腕神経叢（左）と腰仙骨神経叢（右）

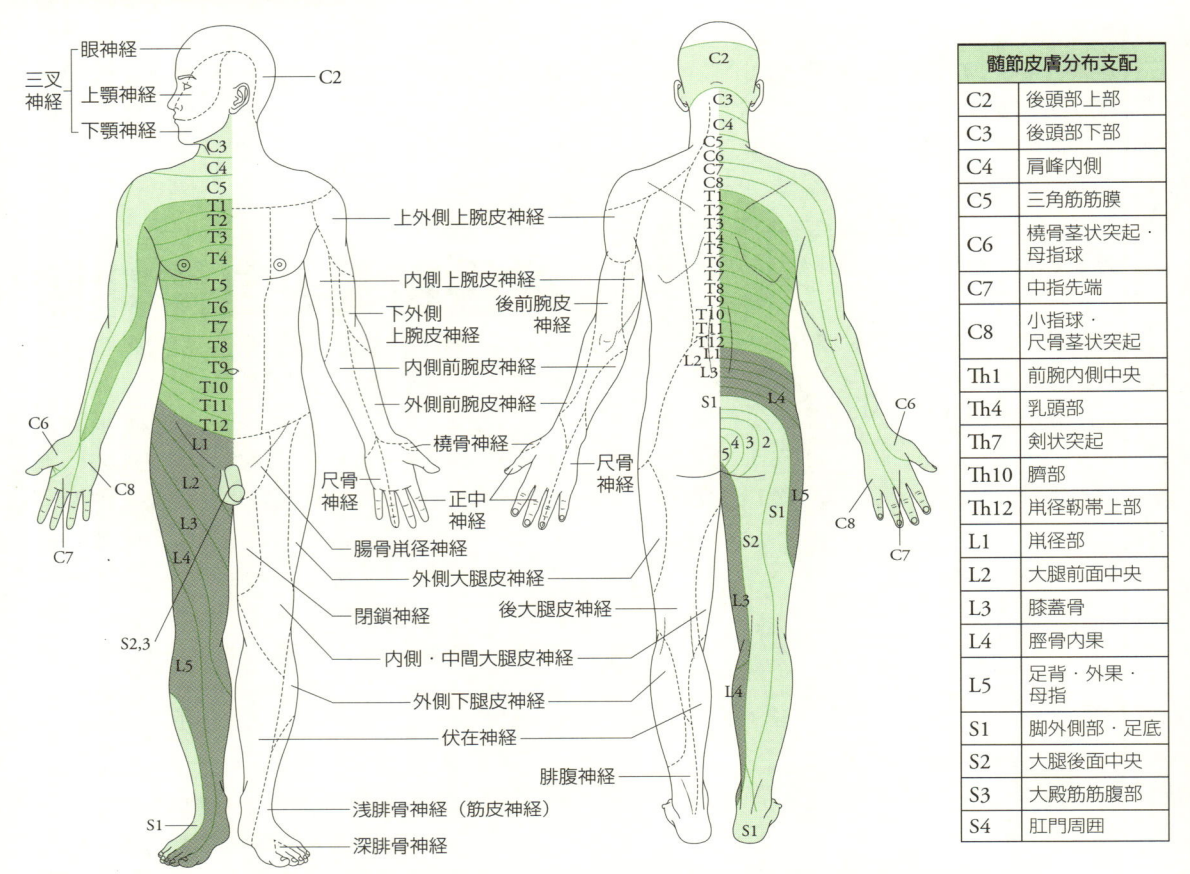

髄節皮膚分布支配	
C2	後頭部上部
C3	後頭部下部
C4	肩峰内側
C5	三角筋筋膜
C6	橈骨茎状突起・母指球
C7	中指先端
C8	小指球・尺骨茎状突起
Th1	前腕内側中央
Th4	乳頭部
Th7	剣状突起
Th10	臍部
Th12	鼠径靱帯上部
L1	鼠径部
L2	大腿前面中央
L3	膝蓋骨
L4	脛骨内果
L5	足背・外果・母指
S1	脚外側部・足底
S2	大腿後面中央
S3	大殿筋筋腹部
S4	肛門周囲

図13 右体側；脊髄神経のデルマトーム、左体側；名称のついた末梢神経の皮膚分布

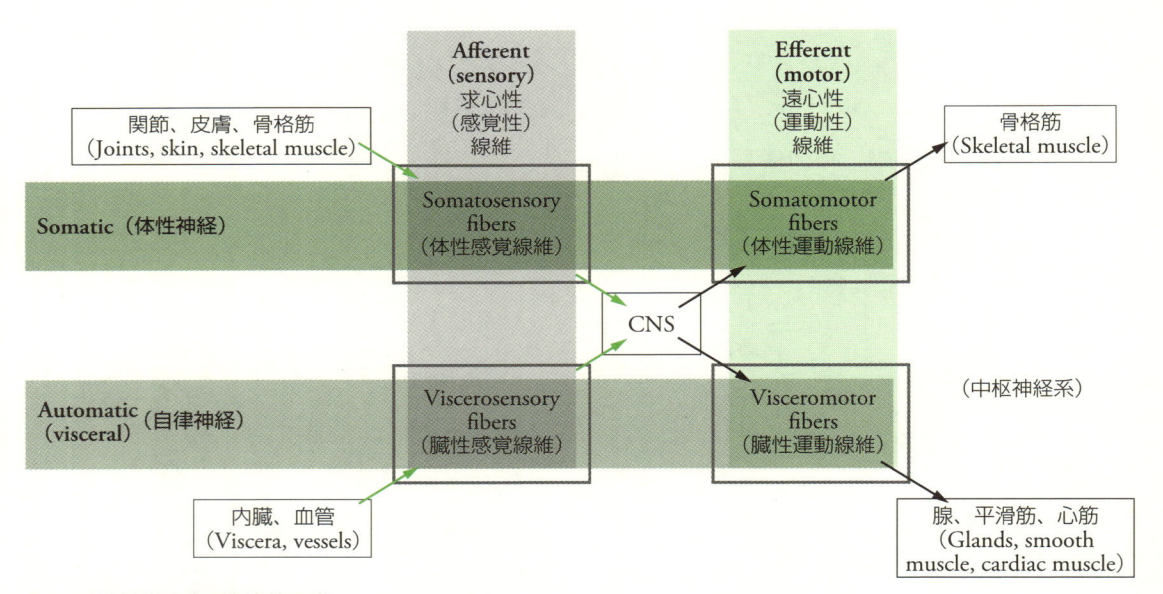

図15 末梢神経系の機能的区分
末梢神経系は中枢から出て行く方の遠心性（運動性）線維と、中枢へ戻る求心性（感覚性）線維に分けられる。機能的には外界との相互作用を仲介する体性神経と、内臓の機能を調節する自律神経に分けられる。
(Gilroy, 2010)

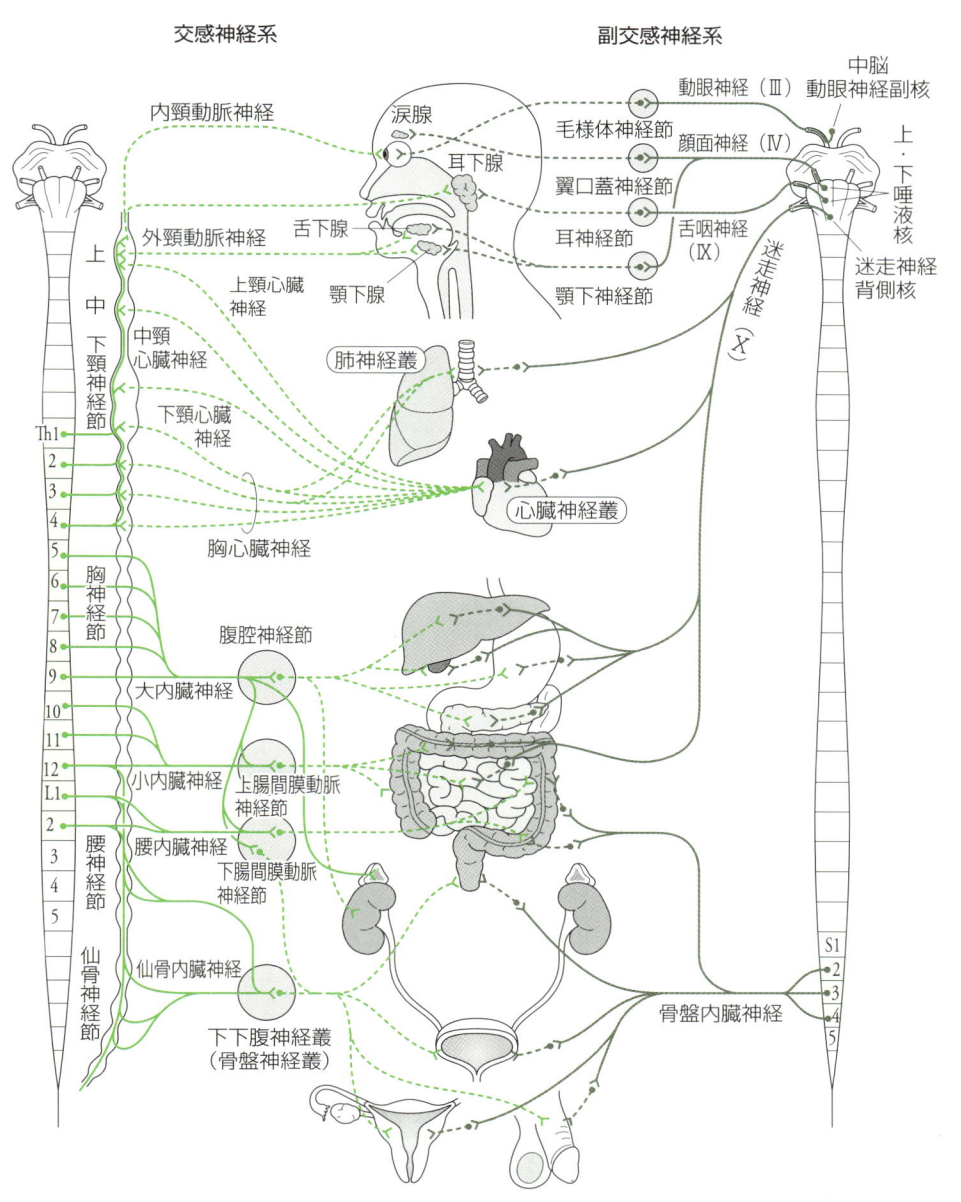

図14 自律神経系の支配部位（実線；節前線維、破線；節後線維）（坂井ら，2012）

で身体の活動を主に促進する方向に働き、副交感神経はコリン作動性の神経で身体の活動を主に抑制する方向に働く。また交感神経は胸髄および上位腰髄の側角から、副交感神経は脳幹（中脳・延髄）および仙髄（S2〜4）から起こり標的器官を支配している（**図14**）[9]。自律神経系は、この相反した二重支配を制御することで体温調節・循環・呼吸・消化・分泌といった生命維持機能を調整し、恒常性（homeostasis）を保つ基盤となっている。

このように末梢神経系の神経線維は求心性に体性感覚・臓性感覚を中枢神経系に伝え、そこからプログラムされた情報が遠心性に体性運動・臓性運動を末梢の器官に伝えている。また身体が外部環境と相互作用することを仲介するように体性神経が存在し、同時に内臓機能の調整を自律神経によって行うことで、恒常性を保ちながら新たな運動を生み出すことができるよう機能しているのである（**図15**）[11]。

以下に上肢と下肢の末梢神経と筋の神経支配の対応を記す（**図16〜23**[12]、**表3〜4**）。

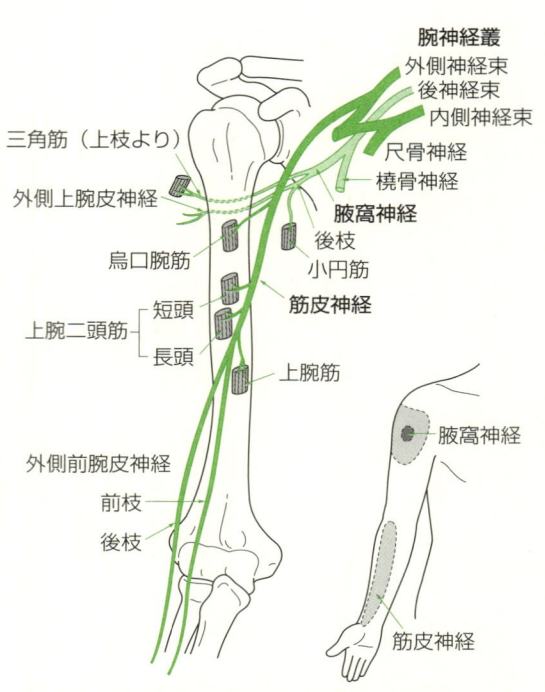

図16 筋皮神経（C5, 6）および腋窩神経（C5, 6）
（Joseph, 1982）

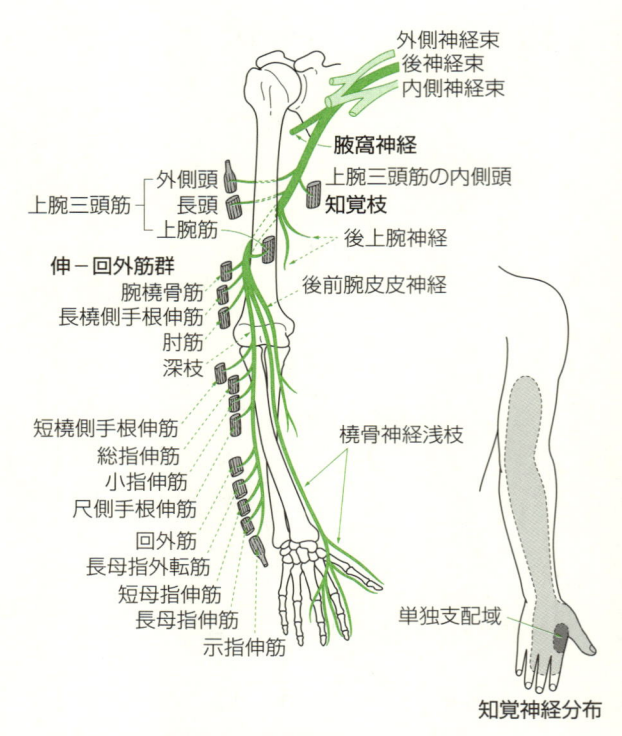

図17 橈骨神経（C6〜8, T1）
（Joseph, 1982）

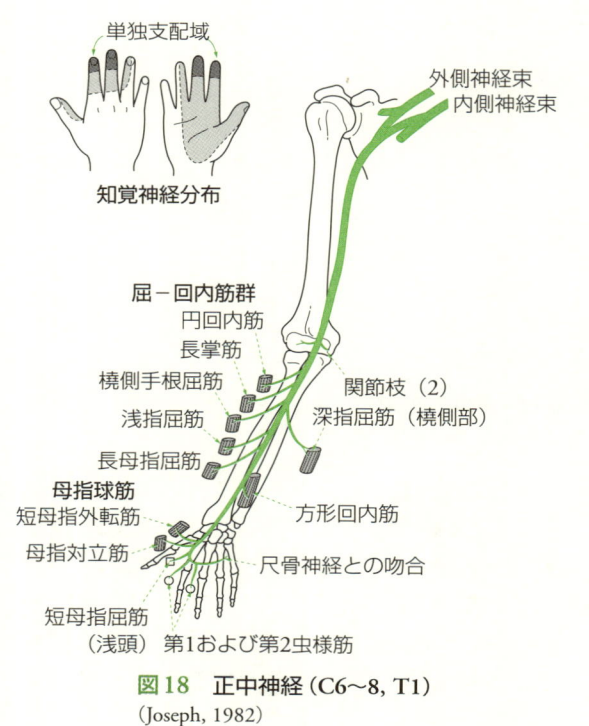

図18 正中神経（C6〜8, T1）
（Joseph, 1982）

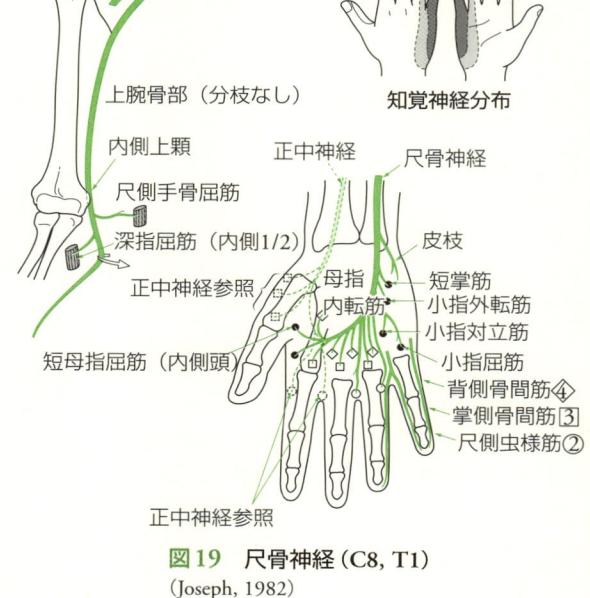

図19 尺骨神経（C8, T1）
（Joseph, 1982）

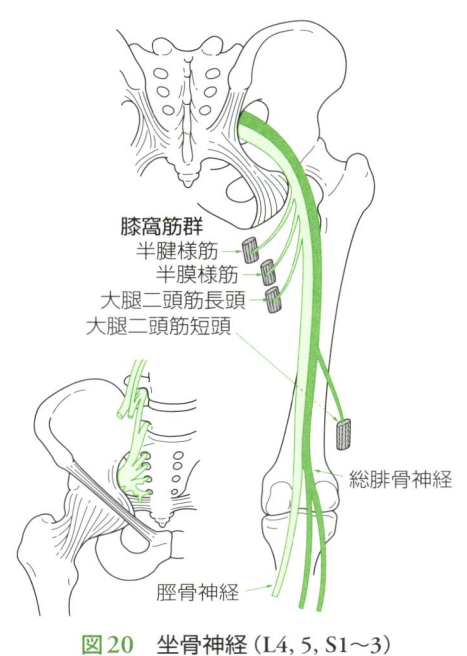

図20 坐骨神経（L4, 5, S1〜3）
（Joseph, 1982）

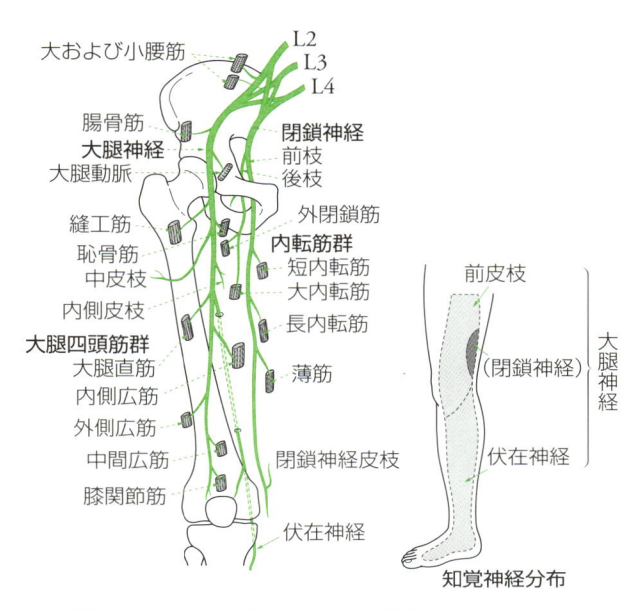

図21 大腿神経（L2〜4）および閉鎖神経（L2〜4）
（Joseph, 1982）

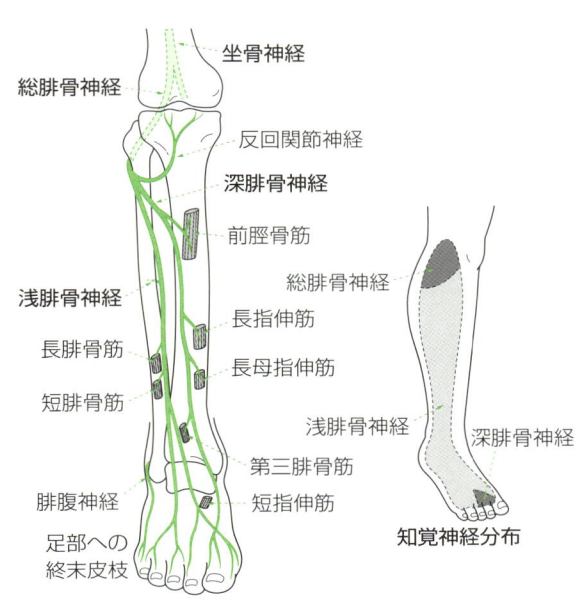

図22 総腓骨神経（L4, 5, S1, 2）
（Joseph, 1982）

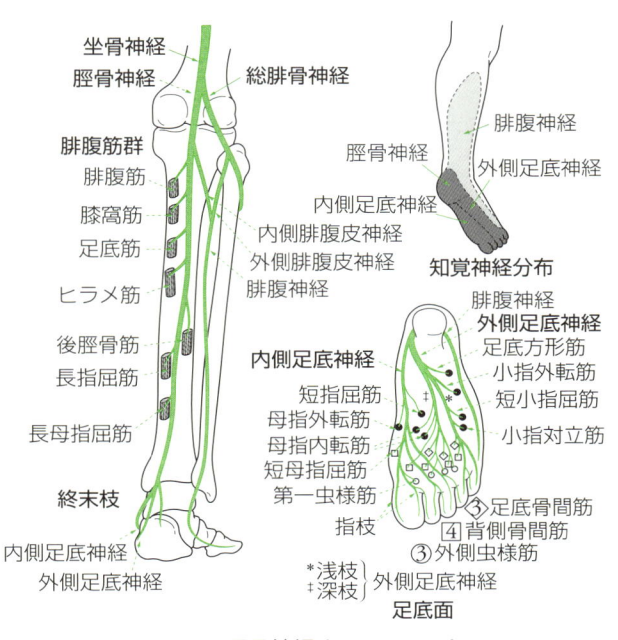

図23 脛骨神経（L4, 5, S1〜3）
（Joseph, 1982）

表3　各末梢神経と筋の神経支配

上肢		下肢	
神経	筋	神経	筋
副神経	僧帽筋 胸鎖乳突筋	腰神経叢	大腰筋
頸神経	肩甲挙筋	仙骨神経叢	内閉鎖筋 大腿方形筋 梨状筋 上双子筋 下双子筋
胸背神経	広背筋		
肩甲背神経	菱形筋 肩甲挙筋	大腿神経	腸骨筋 縫工筋 恥骨筋 大腿直筋 外側広筋 中間広筋 内側広筋
長胸神経	前鋸筋		
内側・外側胸筋神経	大胸筋		
腋窩神経	三角筋 小円筋		
肩甲上神経	棘上筋 棘下筋	上殿神経	中殿筋 小殿筋 大腿筋膜張筋
肩甲下神経	肩甲下筋 大円筋	下殿神経	大殿筋
筋皮神経	烏口腕筋 上腕二頭筋 上腕筋	閉鎖神経	大内転筋 短内転筋 長内転筋 恥骨筋 薄筋 外閉鎖筋
正中神経	円回内筋 方形回内筋 橈側手根屈筋 長掌筋 浅指屈筋 深指屈筋（橈側） 長母指屈筋 短母指外転筋 短母指屈筋（浅頭） 母指対立筋 虫様筋（第1、2）	脛骨神経	大腿二頭筋（長頭） 半腱様筋 半膜様筋 長指屈筋 腓腹筋 膝窩筋 足底筋 ヒラメ筋 後脛骨筋 長母指屈筋
尺骨神経	深指屈筋（尺側） 短母指屈筋（深頭） 母指内転筋 短小指屈筋 小指外転筋 小指対立筋 短掌筋 虫様筋（第3、4） 背側骨間筋 掌側骨間筋	腓骨神経	大腿二頭筋（短頭）
		深腓骨神経	前脛骨筋 長母指伸筋 第3腓骨筋 長指伸筋 短指伸筋
		浅腓骨神経	長腓骨筋 短腓骨筋
橈骨神経	長橈側手根伸筋 短橈側手根伸筋 尺側手根伸筋 上腕筋 肘筋 回外筋 指伸筋 示指伸筋 小指伸筋 長母指伸筋 短母指伸筋 長母指外転筋	内側足底神経	虫様筋（第1） 短母指屈筋 短指屈筋 母指外転筋
		外側足底神経	虫様筋（第2、3、4） 母指内転筋 底側・背側骨間筋 足底方形筋 小指外転筋 短小指屈筋 小指対立筋
2重神経支配筋			
上腕筋 深指屈筋 短母指屈筋 虫様筋	筋皮神経と橈骨神経 正中神経と尺骨神経 正中神経と尺骨神経 正中神経と尺骨神経	恥骨筋 大腿二頭筋	閉鎖神経と大腿神経 脛骨神経と腓骨神経

表4 筋の髄節レベル

C1	C2	C3	C4	C5	C6	C7	C8	T1	T2,3,4	T5,6	T7,8	T9,10	T11	T12	L1	L2	L3	L4	L5	S1	S2	S3
	胸鎖乳突筋															腸骨筋						
	肩甲挙筋															恥骨筋						
		僧帽筋														縫工筋						
			菱形筋													内側広筋						
				三角筋												大腰筋						
				棘上筋												大内転筋						
				肩甲下筋												短内転筋						
				大円筋												長内転筋						
				棘下筋												大腿直筋						
				小円筋												外側広筋						
				上腕二頭筋												中間広筋						
				上腕筋												薄筋						
				腕橈骨筋													外閉鎖筋					
					烏口腕筋												大腿筋膜張筋					
					前鋸筋												中殿筋					
					大胸筋												小殿筋					
					円回内筋												前脛骨筋					
					回外筋												後脛骨筋					
					橈側手根屈筋												第3腓骨筋					
					長橈側手根伸筋												長指伸筋					
					広背筋												長母指伸筋					
					上腕三頭筋												大腿二頭筋短頭					
					肘筋												内閉鎖筋					
					方形回内筋												大腿方形筋					
					尺側手根伸筋												上双子筋					
					指伸筋												下双子筋					
					示指伸筋												長腓骨筋					
					小指伸筋												短腓骨筋					
					短橈側手根伸筋												短指伸筋					
					長母指伸筋												第1虫様筋					
					短母指伸筋												大殿筋					
					長母指外転筋												半腱様筋					
						尺側手根屈筋											半膜様筋					
						長掌筋											大腿二頭筋長頭					
						短小指屈筋											長指屈筋					
						短掌筋											長母指屈筋					
							浅指屈筋											梨状筋				
							深指屈筋											腓腹筋				
							長母指屈筋											膝窩筋				
							短母指外転筋											足底筋				
							短母指屈筋											ヒラメ筋				
							母指内転筋											短母指屈筋				
							母指対立筋											短指屈筋				
							小指外転筋											母指内転筋				
							小指対立筋											底側・背側骨間筋				
							虫様筋											足底方形筋				
							背側骨間筋											小指外転筋				
							掌側骨間筋											短小指屈筋				
																			小指対立筋				
																			第2-4虫様筋			
		横隔膜																				
									内肋間筋、外肋間筋													
												腹直筋										
												外腹斜筋										
														腹横筋								
														内腹斜筋								
																	腰方形筋					

※筋の髄節レベルは、諸家による報告に差がある。本表は「新・徒手筋力検査法 原著第9版（Hislopら，2014）」を元に制作した。

[4] 中枢神経各部のニューラルネットワーク

身体と脳の情報を相互連絡する「脊髄」

　脊髄は身体の感覚および内臓系の働きを自動的・反射的に制御する内部構造をもつとともに、身体の情報を脳へ、脳の情報を身体へと連絡する役割をもつ。脊柱管の中にあり、長さ40〜45cm、左右径およそ1cmの楕円柱形状をしている。腰膨大より尾側では先が細くなって脊髄円錐（conus medullaris）となり、その下端は神経細胞を有しない結合組織の終糸（filum terminale）となっている。また脊髄は外側から硬膜、クモ膜、軟膜という3つの髄膜（spinal meninges）に覆われている（図24）。

　表面には縦走する溝があり、まず脊髄を左右に分けている深い溝が前正中裂と後正中溝である。そして左右の外側面にある前外側溝からは前根（ventral root）、後外側溝からは後根（dorsal root）と呼ばれる脊髄神経の根糸が出ている。

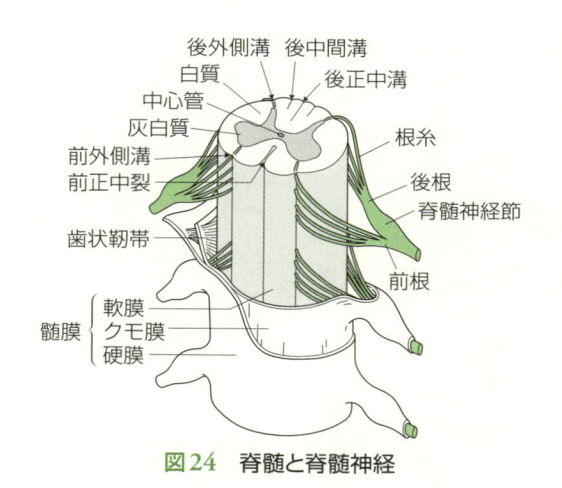

　脊髄の横断面を見ると白質部分にはこれらの溝に挟まれた部分が3箇所あり、それぞれ前索（ventral funiculus）、側索（lateral funiculus）、後索（dorsal funiculus）と呼ばれる。またこのうち、上位胸髄および頸髄の後索では、後中間溝によってさらに薄束（gracile fasciculus）と楔状束（cuneate fasciculus）に分けられる。

　灰白質部分は突出した部分が3箇所ある蝶形をしている。腹側にあり主に運動ニューロンが存在する前角（ventral horn）、背側にあり主に感覚ニューロンが存在する後角（dorsal horn）に加え、第2胸髄〜第1腰髄では自律神経ニューロンが多く存在する側角（lateral horn）がある（図25）。また脊髄への入出力について、前根は遠心性（運動性）、後根は求心性（感覚性）の神経線維から構成されていることをベル・マジャンディの法則（Bell-Magendie's law）という。

　脊髄はレベルごとに白質と灰白質の割合や形状が異なる。これは灰白質において運動ニューロンの多く存在する頸膨大・腰膨大部では前角が大きくなり、胸髄では自律神経ニューロンが多いことにより側角が大きくなることと、白質において上位脊髄になるにしたがい上下行神経線維が多くなるため頭側ほど面積が大きく、尾側ほど小さくなっていくためである。

図24　脊髄と脊髄神経

図25 脊髄の横断面

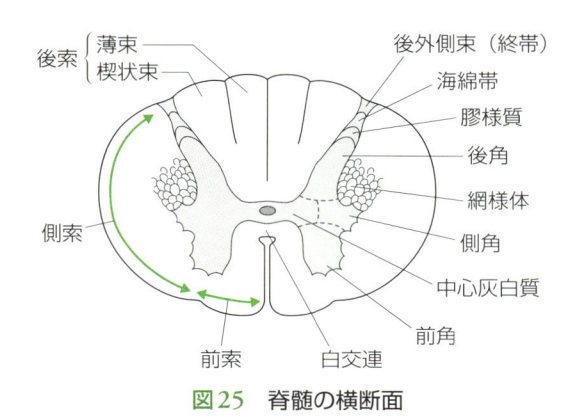

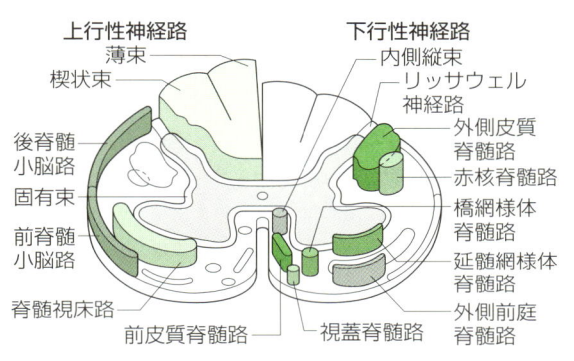

図26 脊髄白質の伝導路
上行路（求心路・感覚路）と下行路（遠心路・運動路）が通る白質の部位を示す。
（Crossman & Neary, 2008）

　白質にはいわゆる運動神経路（motor tract）として上位の中枢から脊髄に伝導する下行路（descending tract）と、いわゆる感覚神経路（sensory tract）として末梢の各種感覚受容器からの情報を脊髄から上位中枢へと伝導する上行路（ascending tract）が通る。さらに脊髄の髄節間を相互連絡している固有脊髄線維（propriospinal fiber）もしくは髄節間線維（intersegmental fiber）と呼ばれる固有束（fasciculus proprius）が、灰白質との境界部に帯状に集まっている（図26）[10]。

生命維持に最も重要な役割をもつ「脳幹」

　脳幹は動物の生命維持に最も基本的な機能をもつ。脳幹の構造物は、上・下行性伝導路および中継核、小脳との連絡路、散在する神経細胞からなる網様体（reticular formation）、さまざまな自律神経の中枢に加え、12対の脳神経のうち嗅神経（Ⅰ）、視神経（Ⅱ）を除く10対の脳神経核である。睡眠・覚醒、呼吸・循環の調節および歩行や眼球運動、咀嚼と嚥下、姿勢調節、筋緊張調整、排尿といった多様な機能は、多種の神経核から構成され運動・感覚の制御に関わる脳幹の構造から生み出される。一般に中脳・橋・延髄の3つが脳幹を構成する部位であるが、広義には間脳を含める場合がある。

　脳幹の最上部にある中脳は、腹側面に左右1対の大脳脚（cerebral peduncleもしくはcrus cerebri）がある。また背側面には上下に2対の隆起があり、それぞれ上丘（superior colliculus）、下丘（inferior colliculus）と呼ばれる。上丘は視蓋（tectum opticum）ともいい視覚の反射に関与し、下丘は聴覚の中継核としての役割をもつ。動眼神経（Ⅲ：oculomotor nerve）と滑車神経（Ⅳ：trochlear nerve）の脳神経核は中脳に存在する。

　橋は腹側の橋底部と橋被蓋に分けられる。橋底部には橋核（pontine nuclei）のニューロンが群をなして散在しており、このニューロン群の軸索が横走して横橋線維（transverse pontine fiber）を形成する。これが橋の名前の由来である。この線維は中小脳脚（middle cerebellar peduncle）を通って小脳に達している。三叉神経運動核（Ⅴ：trigeminal nerve）、外転神経（Ⅵ：abducens nerve）、顔面神経（Ⅶ：facial nerve）、内耳神経（Ⅷ：vestibulocochlear nerve）の脳神経核は橋に存在する。また三叉神経感覚核は上位頸髄から脳幹のほとんど全長にわたって存在している。

　延髄は脳幹の最下部で、腹側部は脊髄から引き続いて前正中裂、前外側溝が見られる。腹側が球状に膨れている形状から球（bulb）といい、延髄の運動性脳神経核の障害によって生じる構音・嚥下障害、舌運動障害などは末梢性のものを球麻痺（bulbar palsy）、中枢性のものを仮性（偽）球麻痺（pseudobulbar palsy）と呼ぶ。さらに大脳皮質から脳神経核への下行制御系を皮質延髄（核）路（corticobulbar tract）といい、延髄の呼称には球（bulb）が用いられることが多い。前正中裂には前索が発達した錐体（pyramid）と呼ばれる隆起があ

り、下部では錐体交叉（pyramidal decussation）が見られる。錐体の外側には側索が隆起したオリーブ（olive）があり、内部には下オリーブ核が存在しており、側索の線維は下小脳脚を形成して小脳に連絡する。

延髄の上部では脊髄の中心管が開放され第4脳室となり、その底面は菱形窩（rhomboid fossa）と呼ばれる。第4脳室の最下端は嘔吐中枢である最後野（area postrema）がある。感覚情報を伝える後索からの線維の延長である薄束・楔状束は、延髄で小さな隆起をなしてそれぞれ薄束結節・楔状束結節となる。

舌咽神経（Ⅸ；glossopharyngeal nerve）、迷走神経（Ⅹ；vagus nerve）、副神経（Ⅺ；accessory nerve）、舌下神経（Ⅻ；hypoglossal nerve）の脳神経核は延髄に存在する。下オリーブ核の背側には疑核（nucleus ambiguus）があり、舌咽・迷走・副神経に接続して咽頭・喉頭の筋群を支配する（図27）。

脳幹網様体は中枢神経に上行性投射をしており、広範囲を調節して睡眠、覚醒、脳機能の修飾に関わっている。脳幹網様体の構造的特徴は、神経細胞が核を形成せず散在し、各細胞からの樹状突起が網状に広がり、神経線維も散在性に走行していることである。入力は大脳、小脳からの投射と末梢からの感覚を受けており、出力は上行性に脳の広範囲への投射と脊髄への下行性投射をもつ。また介在ニューロンを介して脳神経核と神経回路網を形成し、脳神経が制御する運動や自律神経制御にも関与する。

脳幹網様体はモノアミン系のさまざまな作用の異なる神経伝達物質ごとに、異なった広範囲の投射先をもっている（汎性投射系）。また脳幹からの上行性投射によって、脳全体の興奮度や意識－覚醒レベルを増強させる系を上行性賦活系という。代表的な調節系の特徴を示す。

①コリン作動性ニューロン（cholinergic neuron）
脚橋被蓋核や外背側被蓋核から視床の髄板内核へ投射した後、海馬や大脳皮質の広範囲に軸索を広げるものと、Meynert基底核から大脳皮質の広範囲に投射するものとがある。これらの投射は大脳の興奮度合いを高め、間接的に注意や感覚に対する反応性の調節に関わる。

②ノルアドレナリン作動性ニューロン（noradrenergic neuron）
橋の網様体にある青斑核から起始して大脳だけでなく間脳・小脳・辺縁系・脊髄といったあらゆる中枢神経系に最も広く分布する系である。よって学習や記憶、不安や気分、痛みといったさまざまな機能の調節に関わる。

③セロトニン作動性ニューロン（serotonergic

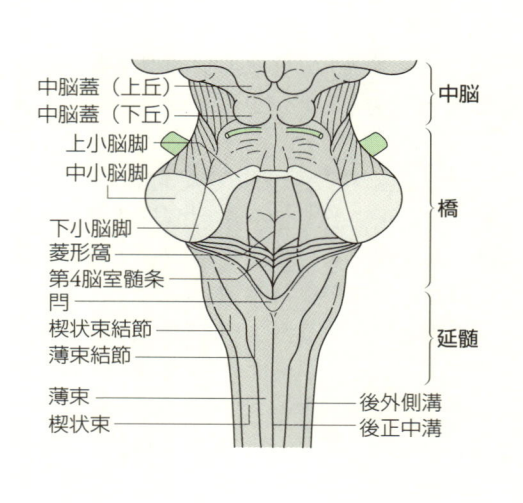

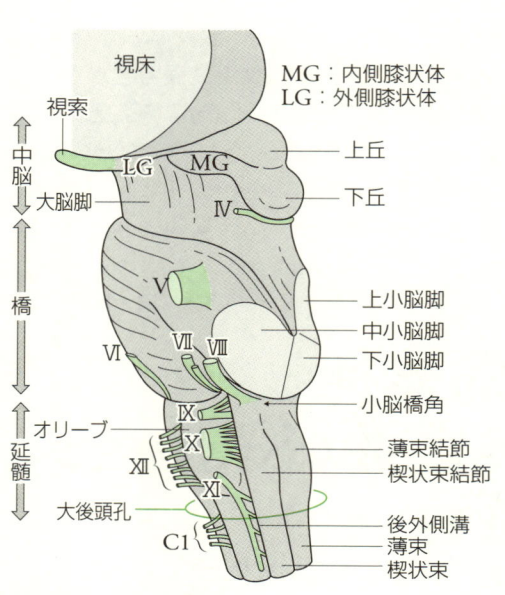

図27 脳幹の構造（左：背側面・右：外側面）

neuron)
脳幹のほぼ全長にわたって分布する縫線核から起始してノルアドレナリン作動性ニューロンと同様に中枢神経内に広く分布する。特に前脳へ投射するものは睡眠-覚醒のサイクルに関与し、また脊髄への投射では痛覚受容の調整に関与するものがある。

④ドーパミン作動性ニューロン（dopaminergic neuron）
中脳の黒質と腹側被蓋野から大脳基底核の線条体、扁桃体や側坐核を含む大脳辺縁系および前頭皮質領域へ投射する。黒質からの投射は主に大脳基底核の調節系としての働きをもち、腹側被蓋野からの投射は主に種々の行動に対する動機づけや強化学習に関与する報酬系としての働きをもつ。

大脳皮質と下位脳のハブ機能をもつ「間脳」

間脳は中脳と終脳の間にあり、また両大脳半球の間にある灰白質の塊で、視床（thalamus）、視床上部（epithalamus）、視床下部（hypothalamus）より構成される（図28）。

間脳のうち中枢神経系で最大の神経核をもち、感覚の中継核の役割をもつのが視床である。大きさも間脳の4/5を占めている。嗅覚を除くすべての感覚は視床核でニューロンを乗りかえ、視床放線（thalamic radiation）と呼ばれる線維となり、視床皮質路を形成して大脳皮質へ投射される。

視床を出入りする有髄神経は、Y字形の内側髄板（internal medullary lamina）を形成しており、視床核を前、内側、外側、腹側

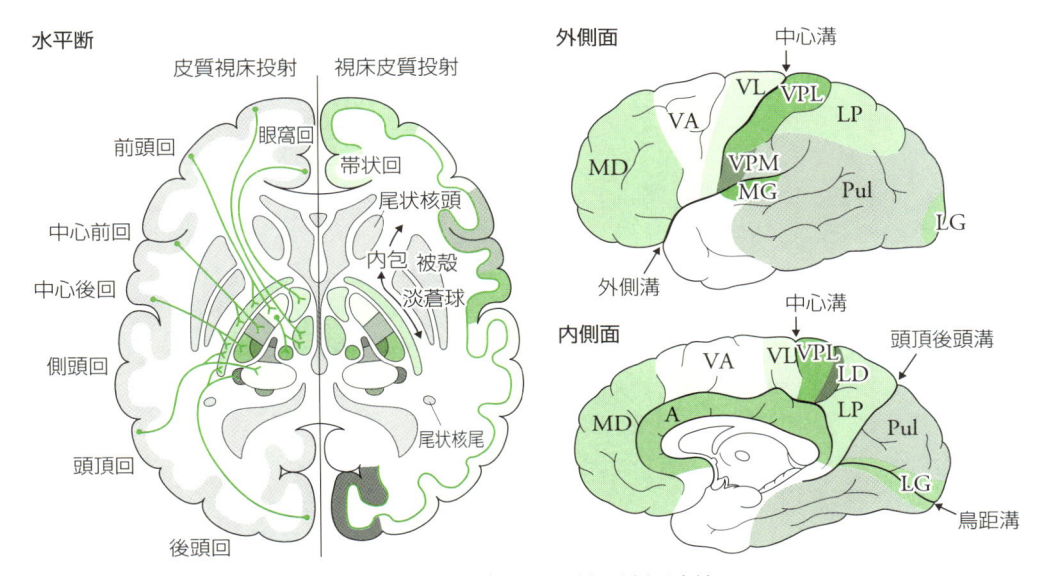

図28 間脳の構造

図29 視床と大脳皮質の神経連絡
視床核の名称は表5を参照

表5 視床核の入出力と機能

	視床核		入力	出力	機能
特異核	感覚	後外側腹側核 VPL: ventral posterolateral nucleus	内側毛帯、脊髄視床路	頭頂葉体性感覚野	体性感覚（四肢・体幹）の中継核
		後内側腹側核 VPM: ventral posteromedial nucleus	三叉神経核、孤束核	頭頂葉体性感覚野	体性感覚（頭部・顔面）および味覚の中継核
		内側膝状体 MG: medial geniculate body	下丘、外側毛帯	側頭葉聴覚野	聴覚の中継核
		外側膝状体 LG: lateral geniculate body	視索	後頭葉視覚野	視覚の中継核
	運動	外腹側核 VL: ventral lateral nucleus	小脳核、大脳基底核	運動野	錐体路・錐体外路に関与
		前腹側核 VA: ventral anterior nucleus	淡蒼球	運動前野	錐体外路に関与
	情動	背内側核 MD: medial dorsal nucleus	内嗅皮質、扁桃体	前頭前野	感覚に基づく情動
		前核群 A: anterior nuclei	乳頭体、海馬	帯状回	情動・記憶に関与（大脳辺縁系）
連合核		視床枕核 Pul: Pulvinar nuclei	上丘	視覚連合野など	視・聴・体性感覚の連合、立体認知
		後外側核 LP: lateral posterior nucleus		頭頂連合野、帯状回	感覚情報の連合
		背外側核 LD: lateral dorsal nucleus		頭頂連合野	情動の発現
非特異核		正中中心核 CM: centromedian nucleus	脳幹網様体、視床下部	大脳皮質全域、大脳基底核	上行性賦活系の一部
その他		網様核 R: reticular nucleus		他の視床核	他の視床核の活動を調節

に区切っている。内側髄板にも内部に、髄板内核群（intralaminar nuclei）という核がある。視床後部には視床枕核、内・外側膝状体があり、外側には網様核が存在する。

視床核の重要な遠心性線維には、感覚の中継核として一次感覚野に投射するほか、小脳・大脳基底核からの入力を受け、大脳皮質の運動関連領野に投射する線維、連合野や辺縁系に投射する線維などがある。視床核を機能別にみると、①感覚野や運動野の特定領域に投射する中継核の役割をもつもの（特異核）、②大脳皮質の広い領域に投射するもの（非特異核）、視床上・下部からの核や中脳からの入力を受け連合野に投射するもの（連合核）に分けることができる。また視床核と大脳皮質は基本的に双方向性に投射していることについては、中枢神経全体の機能を考えるうえできわめて重要である（図29）。表に視床核の入出力の関係とそれぞれの機能を示す（表5）。

視床上部は間脳の最尾側レベルの背外側にあり、松果体（pineal body）、手綱核（habenular nucleus）より構成され、比較的小さい領域である。松果体は内分泌腺であり、メラトニン（melatonin）の分泌によって睡眠・覚醒サイクルすなわち概日リズム（circadian rhythm）の調節に関与す

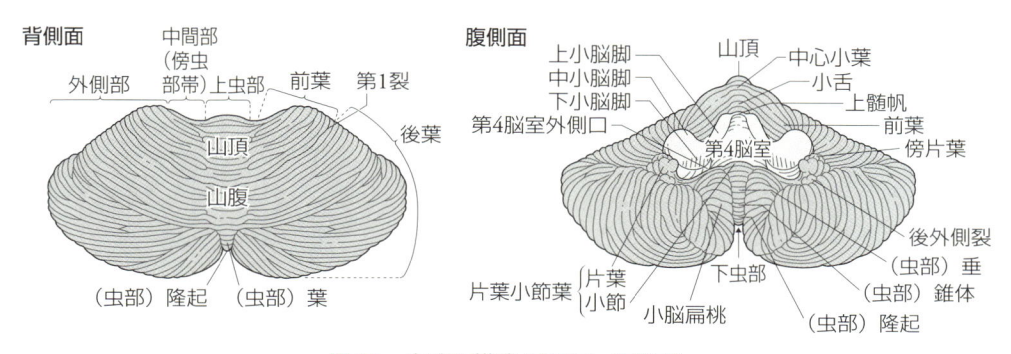

[4] 中枢神経各部のニューラルネットワーク ● 537

図30 小脳の構造（背側面・腹側面）

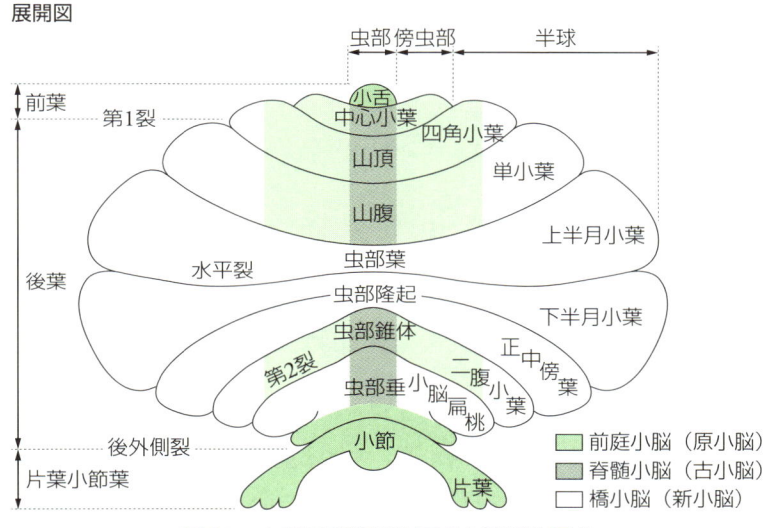

図31 小脳の形態学的区分と機能的区分

る。
　視床下部は間脳の最下部にあり、さまざまな機能の異なる神経核群から構成される。内分泌系、自律神経系の中枢であり、体温調節、摂食・飲水、糖質代謝調整、体液量調整といった生命維持に欠かせない恒常性を保つための最高中枢である。また反応するだけでなく摂食や性行動などの本能行動、大脳辺縁系との強い結びつきによる恐怖や防御・逃走行動といった情動行動など、行動を伴って調整するという特徴をもっている。さらに視床下部はホルモンの分泌を行う下垂体（pituitary gland）と連携をして内分泌系を調整している。

運動の協調性と学習を担う「小脳」

　小脳は左右の半球（cerebellar hemispheres）と正中にある虫部（vermis）からなる。脳幹の背側に位置し上部は小脳テントの下部に面している。脳全体の重量のうちおよそ10％程度を占めるにすぎないが3層の小脳皮質と小脳核の中には脳の全ニューロンの50％以上が含まれている。3対の小脳脚（cerebellar peduncle）によって脳幹と連絡しており、それぞれ上小脳脚は中脳、中小脳脚は橋、下小脳脚は延髄と結びつく（図30）。

　小脳皮質は灰白質、髄質は白質からなり、髄質には大脳や脳幹・脊髄からの入力と小脳皮質からの出力線維（プルキンエ線維；Purkinje fiber）の中継核が存在する。内側から室頂核（fastigial nucleus）、球状核（globose nucleus）、栓状核（emboliform nucleus）、歯状核（dentate nucleus）と並ぶ。歯状核は特に大きな神経核で高等霊長類ほど発達している。また栓状核（前中位核）と球状核（後中位核）はヒト以外の脊椎動物では連続しており、まとめて中位核と呼ばれる。

　小脳の表面には水平に走る小脳溝（cerebellar fissures）とそれによって隔てられた小脳回（cerebellar folium）という膨らみが見られる。特に深い小脳溝によって前葉（anterior lobe）、後葉（posterior lobe）、片葉小節葉（flocculonodular lobe）の3葉に分けられる。

また、系統発生順と機能的側面から以下のように区分される（図31）。

原小脳（archicerebellum）；系統発生学的に最も古く、片葉小節葉からなる。魚類では小脳のほとんどをこの部位が占める。原小脳は内耳にある前庭器から頭部の位置や傾きといった平衡覚の入力を受け、頭部と眼球の運動を制御し、身体の平衡を保つ機能をもつことから前庭小脳（vestibulocerebellum）とも呼ばれる。前庭小脳の線維連絡は前庭器⇒前庭神経（あるいは同側前庭神経核でニューロンを乗りかえてから）下小脳脚⇒片葉小節葉の順で入力され、室頂核で統合された後に前庭神経核や網様体に出力される。

古小脳（paleocerebellum）；虫部・傍虫部からなり、爬虫類や鳥類から見られるようになる。古小脳は脊髄を上行してきた主に深部感覚（下半身は側索、上半身は後索を上行）の入力を受け、四肢・体幹の筋緊張の調節と姿勢保持の機能をもつことから脊髄小脳（spinocerebellum）と呼ばれる。脊髄小脳の線維連絡は前・後脊髄小脳路と後索路（楔状束核小脳路）⇒下小脳脚⇒虫部・傍虫部の順で入力され、室頂核・中位核で統合された後に上小脳脚を通って下行性には対側の赤核や網様体に、上行性には視床を介して大脳皮質に出力される。

新小脳（neocerebellum）；小脳半球に相当し、ヒトで最も発達している。新小脳は橋を介して大脳皮質の運動野を中心とした広範囲から入力を受け、運動の円滑化と運動のプログラムに関与することから橋小脳（pontocerebellum）あるいは大脳小脳（cerebrocerebellum）と呼ばれる。橋小脳の線維連絡は2系統の入力をもち、1つは大脳皮質の前頭葉・頭頂葉の広い範囲⇒皮質橋路⇒橋核⇒（交叉）⇒中小脳脚⇒小脳半球の順に入力される系で、2つ目は対側下オリーブ核⇒登上線維⇒下小脳脚⇒小脳半球の系である。これらはいずれも歯状核で統合され、上小脳脚を通って対側の視床を経由して大脳皮質運動関連領野に出力

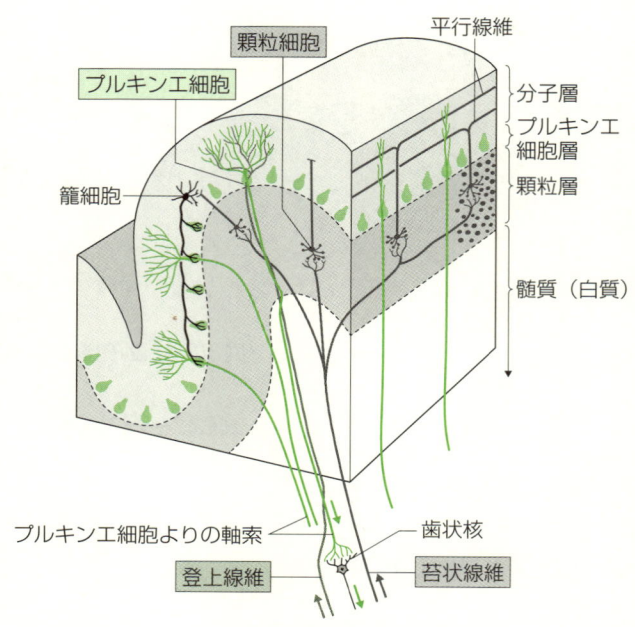

図32 小脳皮質の構造

される。このように特に新小脳は大脳皮質との間に相互的な神経伝導のループを形成しており、これを大脳－小脳連関という。

小脳皮質はどの部分も一様なきわめて規則的構造をしており、以下の3層から構成される（図32）。

分子層（molecular layer）；星状細胞（stellate cell）、バスケット細胞（籠細胞；basket cell）と顆粒細胞の軸索である平行線維（parallel fiber）および扇状に広がったプルキンエ細胞の樹状突起よりなる。

プルキンエ細胞層（Purkinje cell layer）；巨大なプルキンエ細胞が列になって並んでいる。

顆粒細胞層（granule cell layer）；ゴルジ細胞（Golgi cell）と小さな顆粒細胞（granule cell）よりなる。顆粒細胞は小脳の神経細胞の95％を占め、軸索は主として分子層で平行線維となって垂直に存在するプルキンエ細胞の樹状突起にシナプス結合する。1個のプルキンエ細胞に対しておよそ20万本の平行線維がシナプスを形成しており、この構造が長期抑圧（LTD：long term depression）と呼ばれる可塑的変化のメカニズムの基盤となる。

小脳における神経連絡を模式的に記す（図

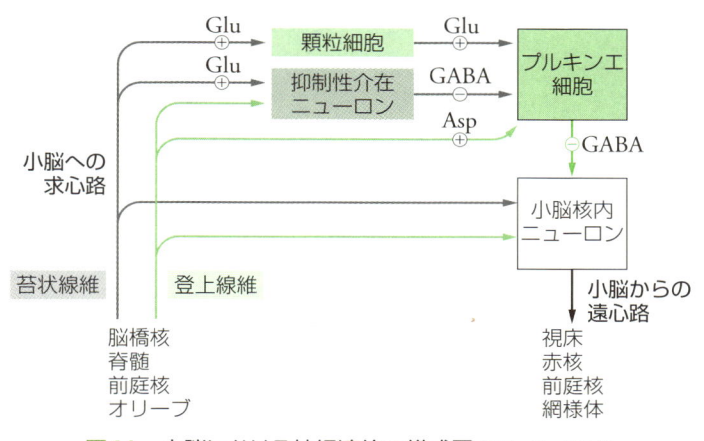

図33　小脳における神経連絡の模式図（Bährら, 2010）

33)[13)]。まず小脳皮質へは次の2系統より入力がある。

- **苔状線維（mossy fiber）**；前庭神経核、脊髄、橋核、網様体などから起こり、小脳皮質の顆粒細胞に終わり、興奮性の働きをもつ。
- **登上線維（climbing fiber）**；延髄下オリーブ核から起こり、下小脳脚を通って対側小脳皮質のプルキンエ細胞に終わり、きわめて強い興奮性作用をもつ。

苔状線維、登上線維のいずれも小脳皮質に至る前に小脳核に対しても側枝を出して終止している。

小脳皮質にある神経細胞のうち、顆粒細胞のみが唯一の興奮性ニューロンである。介在ニューロンとして機能するゴルジ細胞、星状細胞、バスケット細胞と小脳皮質からの唯一の出力線維であるプルキンエ細胞は抑制性ニューロンである。ゴルジ細胞は興奮性の顆粒細胞と負のフィードバック回路を形成しており、顆粒細胞の入力で興奮して、顆粒細胞が興奮しすぎないよう抑制する働きをもつ。また平行線維からの入力は抑制性介在ニューロンを介すか、もしくは直接プルキンエ細胞に作用しており、それぞれ相反する働きをもつ。すなわち平行線維がバスケット細胞、星状細胞を介してプルキンエ線維に作用すると抑制性に、直接作用すると興奮性に働くことになる。プルキンエ細胞の軸索は、小脳核、前庭神経核に抑制性に投射し、小脳核を介して脊髄、網様体、前庭神経核、赤核、視床などへ作用する。

このように小脳皮質は複数領域から求心性入力を受けるとともに、各求心線維は側枝を出して小脳核に達する。小脳皮質の複雑であるが規則的な多シナプスの経路を経て最終的にはプルキンエ細胞に到達する。プルキンエ細胞から小脳核へはGABA作動性の抑制性投射である。小脳核では小脳皮質への求心線維の側枝を介する情報と、小脳皮質の神経回路にて修飾されたプルキンエ細胞からの情報が統合され、その結果が小脳からの遠心情報として各領域へと投射されているのである。また小脳は前庭感覚、触覚、固有感覚、視覚、聴覚といった空間知覚に必要な情報が3つの小脳脚を通して入力され、小脳核を介して運動関連領域に出力されている。こうしたフィードバック回路と反射回路を通じて、小脳は平衡機能の維持、筋トーヌスの調整、運動の正確な遂行といった協調的な運動制御を無意識的に行っている。

運動プログラムの発現を調節する「大脳基底核」

大脳基底核は、尾状核（caudate nucleus）、被殻（putamen）、淡蒼球（globus pallidus）からなり、尾状核と被殻を合わせて線条体（corpus striatum）、被殻と淡蒼球（内節 medial segment・外節 lateral segment）を合わせてレンズ核（lenticular nucleus）と呼ばれる。さらに機能的な結びつきの強い視床下核（subthalamic nucleus）、黒質（substantia nigra）を含めて構成される。黒質は緻密部（pars com-

大脳基底核の位置と構成

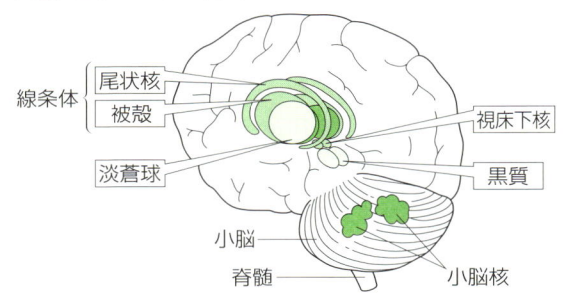

図34　大脳基底核の位置と構成

2つの信号の流れ

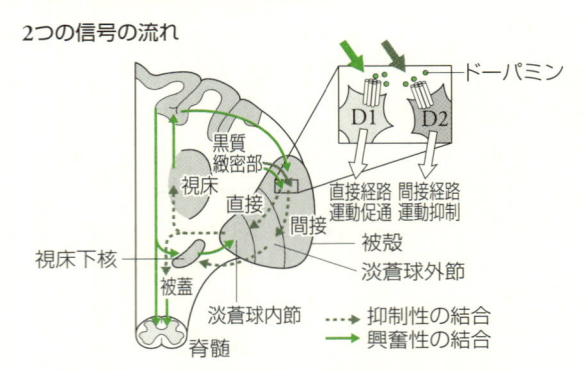

図35 大脳基底核における神経連絡の流れ
(田中ら，2006)

pacta）と網様部（pars reticulata）に分けられる（図34）。

大脳の底部にある灰白質の塊で、内包（internal capsule）によって間脳と隔てられている。ヒトでは大脳新皮質が運動の最高位中枢となるが、鳥類以下の種では大脳基底核が最高位となっている。各神経核群の位置関係は、淡蒼球が被殻の内側にあり、視床下核と黒質は淡蒼球より腹側の正中近くにある。線条体は大脳皮質の主に前頭葉の運動に関連する広い領域から入力を受ける。線条体は淡蒼球へ投射し、淡蒼球は黒質へ投射して、淡蒼球の内節と黒質網様部から出力される。

大脳基底核の神経回路は抑制結合がつながった独特の特徴をもつ（図35）[14]。大脳皮質からの入力を受けるのは線条体で、最終的には淡蒼球の内節に投射するが、それには直接路と間接路があり、もとになる線条体の神経細胞は異なる。線条体から直接淡蒼球内節に至る系を直接路（direct pathway）、淡蒼球外節へ投射し、さらに視床下核を経由して淡蒼球内節に至る系を間接路（indirect pathway）という。

淡蒼球内節は大脳基底核の出力細胞で、視床および中脳の被蓋へ投射する。また、大脳基底核内における経路ではないが、大脳皮質から視床下核に対して単シナプス性に投射して淡蒼球内節へ至る系をハイパー直接路（hyper-direct pathway）という。大脳基底核の機能を理解するため、まず以下の前提を確認する必要がある。

1. 線条体および淡蒼球の投射性ニューロンは抑制性である（GABA）。
2. 淡蒼球内節・黒質網様部からは、視床、脚橋被蓋核、上丘に抑制性に働いている。
3. 大脳皮質から線条体には入力のみで、線条体から直接戻る線維はない。
4. 黒質緻密部の細胞はドーパミンを伝達物質としている。
5. 視床下核は興奮性である（グルタミン酸）。
6. 線条体（尾状核・被殻）から淡蒼球への投射系には直接路と間接路がある。

淡蒼球内節の細胞は普段、活動電位を高い頻度（10～200Hz）で持続的に発射していて、視床を抑制し続けている。視床は大脳皮質の運動関連領野に興奮性に結合（視床大脳皮質投射；thalamo-cortical projection）しているので、淡蒼球内節の持続的な活動は大脳皮質運動関連領野の活動をも抑制していることになる。線条体の細胞は普段ほとんど活動電位を発射していないが、大脳皮質からの興奮性入力（皮質線条体投射；corticostriatal projections）を受けると一過性に活動する。この線条体細胞の活動は直接路によって淡蒼球内節の持続的活動を一過性に抑制し、それによって視床と大脳皮質運動関連領野の活動を一過性に高める。このような抑制作用によって投射先の抑制作用を弱め、結果的に興奮性作用もたらすことを脱抑制（disinhibition）という。一方、間接路には抑制性細胞が1個余分に余っているので、その働きは直接路とは逆で、線条体の活動は視床と大脳皮質の活動を抑制する方向に働く。このように大脳皮質が大脳基底核を介してまた大脳皮質へと戻ってくる神経回路を大脳皮質－基底核ループ

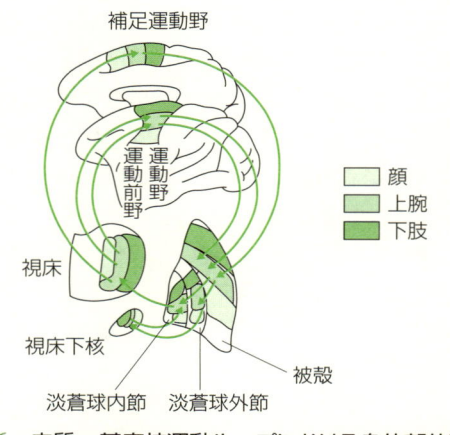

図36 皮質－基底核運動ループにおける身体部位再現

（cortico-basal ganglia loop）と呼び，随意的な運動制御に関わる（図36）．また基底核の出力は脳幹の活動も調節（基底核－脳幹系；basal ganglia-brainstem system）しており，随意運動に付随する自動的な運動制御に関与する．

すなわち大脳基底核の機能は，体部位局在があることと，大脳皮質からの信号の神経インパルスの到達順序を踏まえ次のようになる．
①まずハイパー直接路を興奮させ視床－大脳皮質投射ニューロンや脳幹ニューロンを広く抑制する．
②次に直接路を経由する信号が出力核に到達して，基底核出力を減少させる（脱抑制）ため標的ニューロンが活動する．
③最後に間接路の信号が出力核に到達して，標的ニューロンの活動は再び抑制される．

こうして大脳皮質による不必要な運動プログラムの発現を抑制するとともに，必要な運動プログラムを適切なタイミングで遂行するよう時間的・空間的な調節をしている．また黒質緻密部の細胞は，伝達物質としてドーパミンを放出し，これによって大脳基底核の働きを調節している．脳内にあるドーパミン受容体は5つ以上存在していると考えられているが，線条体の直接路と間接路の細胞はドーパミンの異なったタイプの受容体をもち，正反対の影響を受ける．直接路の細胞はD1受容体をもち，ドーパミンが結合すると大脳皮質からの入力による活動が促通される．これに対して，間接路はD2受容体をもち，ドーパミンの結合により活動が抑制される．したがって，黒質緻密部からドーパミンが放出されると，直接路の働きが優勢になり視床と大脳皮質の活動が高められる．

大脳基底核は運動系ループ（motor loop）以外に，眼球運動系ループ（oculomotor loop），前頭前

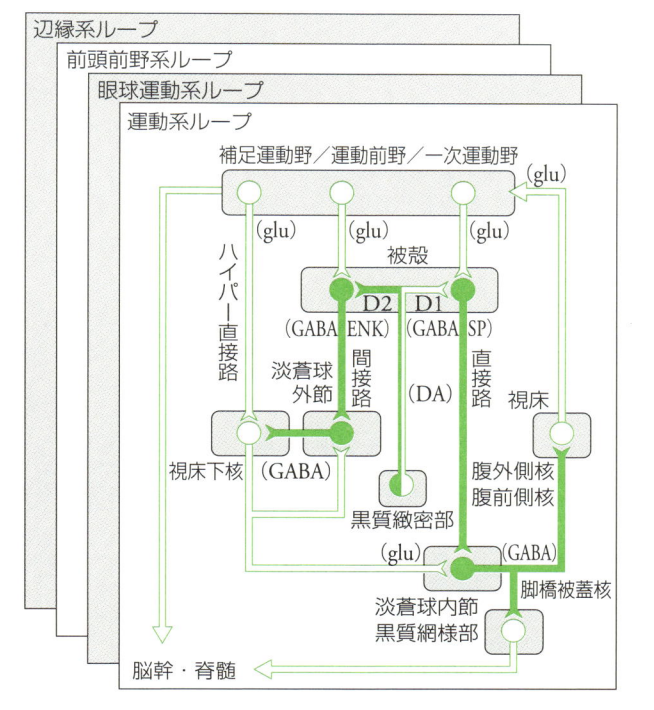

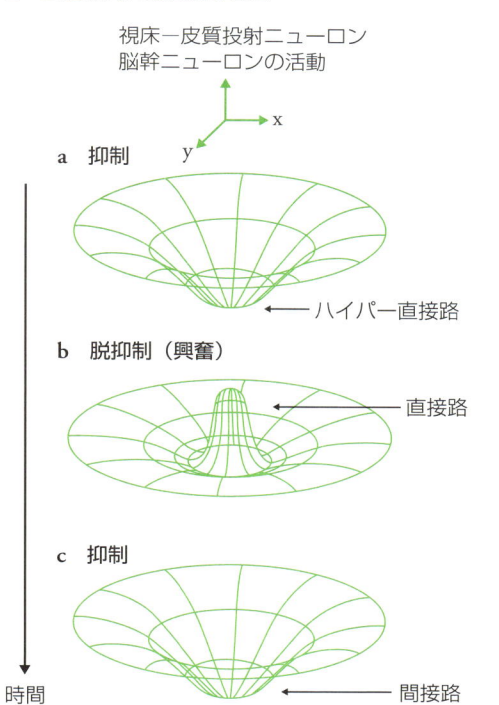

図37 大脳基底核の神経回路（左），神経回路の時間的・空間的作用（右）
A：興奮性ニューロンは白で，抑制性ニューロンは緑で示している．glu：グルタミン酸，GABA：γアミノ酸，DA：ドーパミン，D1・D2：ドーパミンD1・D2受容体
B：ハイパー直接路（大脳皮質－視床下核－淡蒼球）、直接路、間接路を介した入力により，視床－大脳皮質ニューロンに誘発される時間的・空間的な興奮性の変化を模式的に示している．
（高草木，2003）

野系ループ（prefrontal loop）、辺縁系ループ（limbic loop）など、異なった脳領域と対応する基底核、視床間で経路を形成し、眼球運動や高次脳機能、情動といった複数の機能の調節に関与している（図37）[15]。

情動と記憶をつくる「大脳辺縁系」

大脳辺縁系（limbic system）は、主に海馬体（hippocampal formation）、海馬傍回（gyrus parahippocampalis）、嗅内野（area entorhinalis）、帯状回（gyrus cinguli）、乳頭体（corpus mamillare）、扁桃体（corpus amygdaloideum）、中隔野（septum）によって構成される。左右大脳半球をつなぐ交連線維の脳梁（corpus callosum）をリング状に取り囲む古皮質（archicortex）と旧皮質（paleocortex）といった古い皮質領域の総称であり、脳幹と新皮質の移行帯に存在する（図38）。

魚類ではすでに辺縁系が存在し、また哺乳動物とヒトではその発達にあまり差がないことから、基本的には動物に共通する本能や情動などの機能に関与する。

大脳辺縁系に含まれる各領域は、記憶形成に重要なパペッツ回路（Papez circuit）と呼ばれる閉じた神経連絡路を形成している。この回路は海馬から脳弓を介して乳頭体へと向かい、そこから乳頭体視床路（tractus mamillotegmentalis）となって視床前核に終わる。ここでシナプス結合した後に視床帯状束路（tractus thalamocingularis）を経て帯状回に至り、そしてまた海馬へと戻る（図39）[13]。海馬（hippocampus）と海馬傍回は密な神経連絡をもち、海馬傍回へは大脳皮質連合野から視覚・聴覚・体性感覚・嗅覚といった各種感覚情報とその他の辺縁系から情動情報の入力を受ける。それらの情報処理を経て、海馬傍回からはほとんどすべての大脳皮質領域に遠心性投射があり、過去の経験と関連づけられて行動に影響を及ぼす。扁桃体も各連合野からすべての感覚情報と概念としてまとめられた高次な情報を受け取って、情動および社会的経験に対する情動の形成に関与する。ま

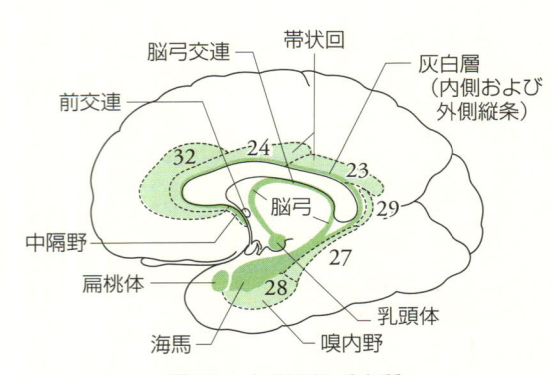

図38　大脳辺縁系皮質

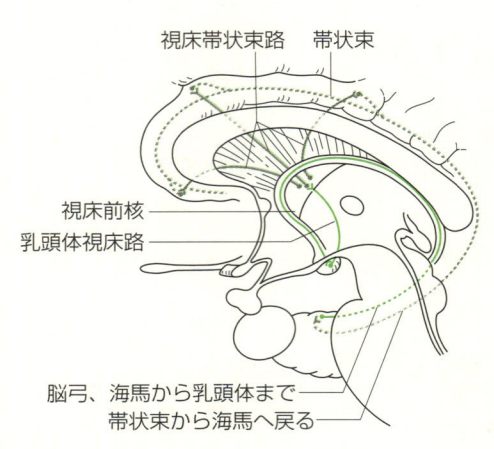

図39　パペッツ回路
神経連絡が海馬から始まり脳弓－乳頭体－視床前核－帯状回－帯状束を経て海馬へと戻り、環を形成する。
（Bährら，2010）

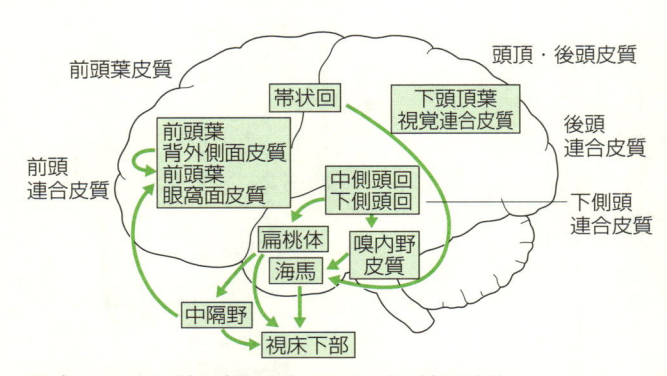

図40　大脳皮質連合野と大脳辺縁系の神経連絡
大脳辺縁系は大脳皮質連合野から多くの入力を受けており、最終的にはすべて視床下部に投射している。視覚・聴覚・触覚などの外界の情報は頭頂・後頭連合野で統合されそれが前頭連合野や側頭連合野に送られることで概念的にまとめられる。この情報が大脳辺縁系に伝達され経験や社会的行動の情動的側面や記憶・学習における過去の経験との関連づけがなされる。それらの入力情報は運動のプログラムに影響を及ぼし、また自律神経系の制御など生体の恒常性を保つことにも関与する。
（Crossman & Neary, 2008）

た乳頭体は中脳や網様体とも連絡しており、大脳辺縁系はその内部で閉じている系ではなく脳幹、間脳、新皮質の間の連絡路を形成して広範に影響をもつ（**図40**）[10]。

大脳辺縁系の活動は、最終的にすべて自律神経系と内分泌系の中枢である視床下部に投射される。情動（emotion）とは、ある主観的感情とそれに伴う情動表出（emotional expression）の両者を合わせたものである。すなわち出来事に対して快・不快、喜怒哀楽や恐怖といった主観的感情を抱く時、同時に表情や筋緊張の変化、あるいは心拍数や血圧、呼吸数といった身体反応が生じている。大脳辺縁系の扁桃体には大脳皮質からのあらゆる感覚情報に加え、海馬で処理された記憶情報が入力されることで、単なる感覚の情報から情動的な意味づけがなされた情報となる。この情報は大別すると2通りの出力経路をたどる。大脳皮質へと投射された情報は、高次な認識としての主観的な感情体験を生じさせ、視床下部や脳幹への投射は、自律神経系や内分泌系、骨格筋系に影響を及ぼし本能行動や情動行動を生じさせることになる（**図41**）。

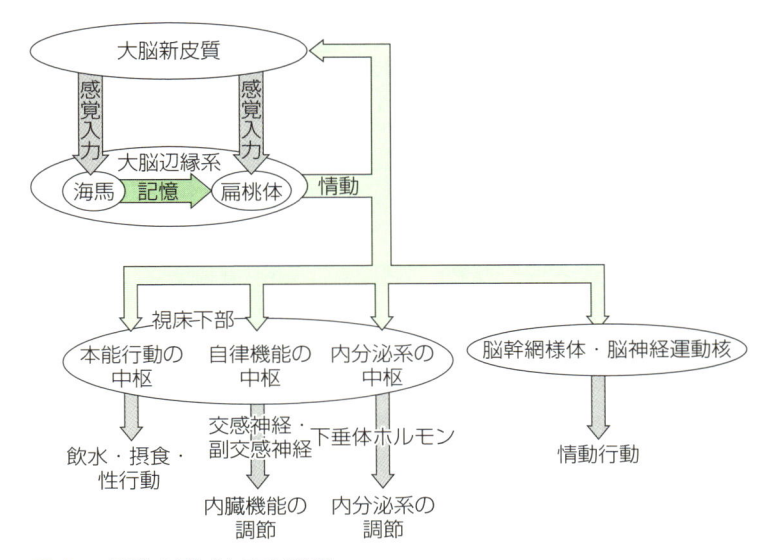

図41　情動の形成と表出機構
扁桃体に入力される大脳皮質からの感覚情報は、海馬の記憶情報と照合され情動的な価値づけがなされる。扁桃体からは視床下部、脳幹網様体、脳神経核へと出力され、自律神経系や内分泌系、骨格筋系によって情動が表出される。また大脳皮質への出力は、主観的感情の体験を生じさせる。

人間らしさを司る「大脳」

大脳は大脳縦裂（longitudinal cerebral fissure）により左右の大脳半球（cerebral hemisphere）に分けられる。表層2～4mmは灰白質層で神経細胞が分布する大脳皮質（cerebral cortex）、深部は白質層で神経線維が走る大脳髄質（cerebral medulla）で構成される。また大脳の底部には基底核がある。大脳の神経細胞は140億個ともいわれ、それぞれが多数のシナプスを形成していることから、脳の働きのパターンは無限ともいえる組み合わせを有する。

大脳皮質は隆起した脳回（gyrus）とそれを隔てる脳溝（sulcus）によって複雑なパターンのしわを形成する。これによって大脳皮質の70％程度は溝内部に入り込んでおり、表面積は外観よりも非常に広くなっている。

大脳半球は脳溝によって前頭葉（frontal lobe）、頭頂葉（parietal lobe）、側頭葉（temporal lobe）、後頭葉（occipital lobe）の4つの葉に区分される。外側溝（lateral sulcusまたはSylvius）は前頭・頭頂葉から側頭葉を隔て、その深部にはもう一つの皮質領域である島（insula）が存在する。島は味覚の一次領域であると同時に、帯状回や扁桃体と神経連絡をもち、嫌悪・痛みといった情動に関与する。無意識的な情動だけでなく、前頭前皮質とも神経連絡をもち、社会的嫌悪や他者との共感・社会的学習・意志決定といった意識的経験にも関与している。この島を覆う部分を弁蓋（operculum）といい、さらに眼窩部（pars orbitalis）、三角部（pars triangularis）、弁蓋部（pars opercularis）に分けられる。左半球の三角部・弁蓋部には運動性言語野（Broca）がある。

中心溝（central sulcusまたはRoland）は前頭葉と頭頂葉の境界で、前方には一次運動野（primary motor area）が存在する中心前回（precentral gyrus）が位置する。その前には上・中・下前頭回（superior, middle, inferior frontal gyrus）があり、上・下前頭溝により分けられる。

中心溝の後方は一次体性感覚野（primary somatosensory area）が存在する中心後回（postcentral gyrus）がある。中心後回の後方には頭頂間溝（intraparietal sulcus）があり、上頭頂小葉（superior parietal lobule）と下頭頂小葉（inferior parietal lobule）を区分する。下頭頂小葉には高次な言語機能に重要な縁上回（supramarginal gyrus）、角回（angular gyrus）がある。

頭頂葉と後頭葉は内側面の頭頂後頭溝（parieto-occipital sulcus）により隔てられる。後頭葉の内側面には鳥距溝（calcarine sulcus）があり、ここを中心として一次視覚野（primary visual area）が存在する。

側頭葉は外側溝と上・下側頭溝（superior, inferior temporal sulcus）によって、上・中・下側頭回（superior, middle, inferior temporal gyrus）に区分される。上側頭回の上面には一次聴覚野（primary auditory area）に相当する横側頭回（transverse temporal gyrus）があり、後部には感覚性言語野（Wernicke）が存在している。

大脳半球内側面の深部で脳梁の直上には大脳辺縁系の帯状回（cingulate gyrus）があり、大脳皮質とは帯状溝（cingulate sulcus）によって隔てられている（**図42**）。

大脳皮質は嗅脳（古皮質）、海馬（原皮質）などの一部領域は基本的に3層構造をしているが、大部分は系統発生的に新しい新皮質（neocortex）であり、基本的に6層構造をしている。

- Ⅰ（分子層）：主に樹状突起と軸索の層で細胞体は少ない。
- Ⅱ（外顆粒層）：主に皮質内や皮質領野間の連絡に関与する顆粒細胞と介在ニューロンの層である。
- Ⅲ（外錐体細胞層）：典型的な錐体細胞（pyramidal cell）がある。連合線維や交連線維はⅡ・Ⅲ層から起始する。
- Ⅳ（内顆粒層）：多数の顆粒細胞が分布する。視床の特殊核からの投射線維が終止している。
- Ⅴ（内錐体細胞層）：大型の錐体細胞（Betz）と介在ニューロンが存在する。Betzの巨大錐体細胞は大脳基底核や脳幹、脊髄に投射する。
- Ⅵ（多形細胞層）：さまざまな形の細胞が分布する。連合線維と視床への投射線維が起始して

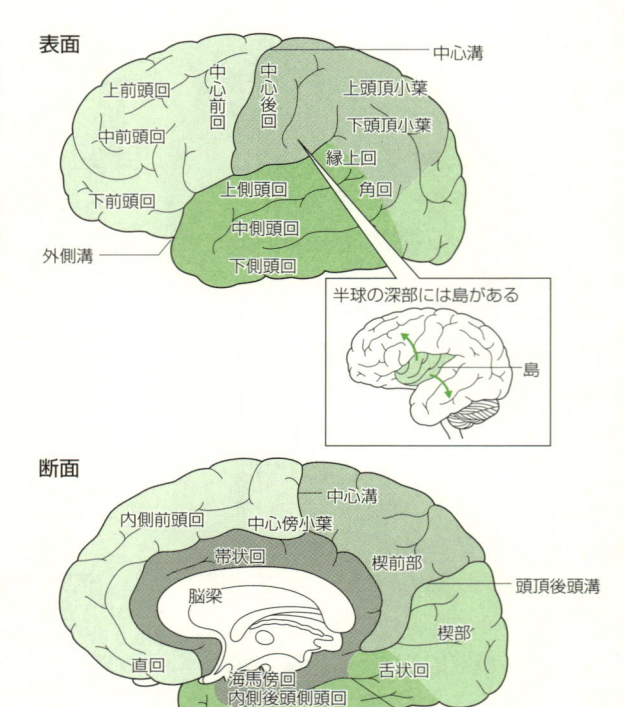

図42　大脳半球の構造

いる。

高次脳機能を生み出す「大脳皮質連合野」

運動と感覚の一次領域を除いた皮質領域を連合野（association area）といい、認知、思考、言語、空間知覚といった高次脳機能を担う。連合野の特徴は一次領域の間に存在して、高等動物になるほど大脳皮質に占める割合が増えてくることと、発達において髄鞘化が遅いことである。髄鞘化は跳躍伝導を生じさせることで神経伝導効率を上げ、神経伝達の速度と確実性を保障するために重要な生物学的変化である。また一次運動野と一次体性感覚野は、末梢の身体と直接的な入出力があるため体部位再現（somatotopy）がある。

つまり体性感覚や視覚・聴覚といった末梢から直接入る一次感覚領域と、末梢に直接出力する運動野では出生時にすでに髄鞘化が始まり、末梢と直接連絡をしない連合野は一次領域からの情報を時間と経験の積み重ねにより発達過程でゆっくり

と統合・連合していくことを意味する。

　系統発生においても特にヒトでは言語や思考、合目的的行為や社会的行動といった複雑で高次な行為が求められる環境で生存していくために発達してきた領域であるといえる。また連合野の損傷では領域ごとに失語（aphasia）・失行（apraxia）・失認（agnosia）に大別されたさまざまな高次脳機能障害が現れる。

　一次運動野より前の領域にはブロードマンの6野にあたる運動前野（premotor area）と補足運動野（supplementary motor area）がある。これらに帯状回の直上にある帯状皮質運動野（cingulate motor area）を加えた領域は、運動実行の前段階で運動の企画に関わることから高次運動野と呼ばれ運動皮質に含まれる。またブロードマンの18、19野にあたる視覚前野（prestriate visual area）は、一次視覚野（primary visual area：ブロードマン17野）に入力された視覚情報に対して、形や色・動きなどを抽出しており、単一の感覚に属する情報に限られた統合を行っている。各種感覚は単一モダリティ連合野（unimodal association area）にて処理を受けた後に、異種感覚モダリティ連合野（multimodal sensory association area）に送られ、他の複数の感覚情報と統合される（図43）[16]。このように単一の感覚ではなく、複数の感覚モダリティを統合している領域が一般的に連合野と呼ばれており、次の3領域に区分される（図44）[16]。

①側頭連合野（temporal association area）：側頭葉のうち一次聴覚野を除く領域をさす。下部は特に物体認知や顔認知に関わり、上部は高次聴覚情報処理、内側部はエピソード記憶に関わる。

②頭頂連合野（parietal association area）：体性感覚野の後方の領域から後頭葉の前方までの領域で、空間認知や高次な体性感覚情報の処理、身体図式の形成に関わり、自己身体状況や自己周辺状況に適した随意運動を達成するための情報が統合される。

③前頭連合野（frontal association area）：前頭葉で運動皮質よりも前の部分で、大脳皮質のおよそ30％を占める。背外側部は目標を達成するための遂行能力に関わり、予測的で計画立てられた行動を行うように働く。また注意対象の切り替えや行為に必要な情報を一時的に把持する作業記憶（working memory）の機

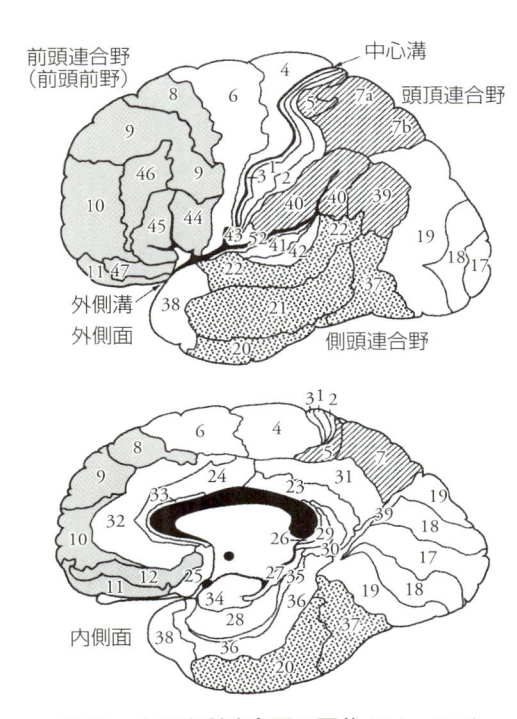

図43　大脳皮質連合野の区分（八木, 2006）

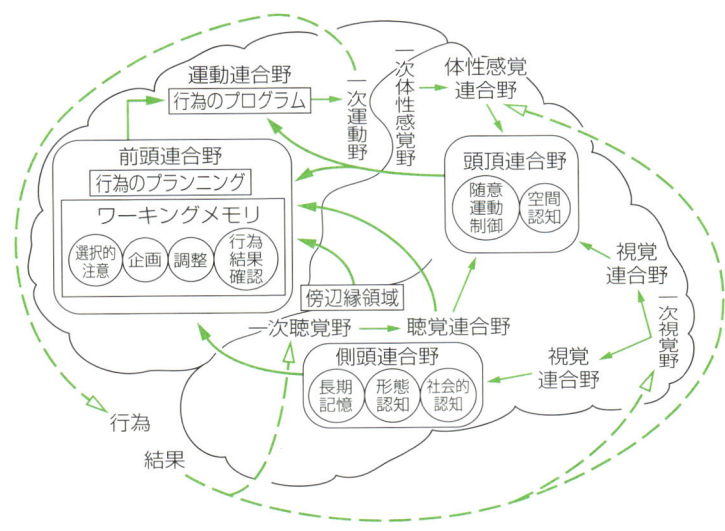

図44　生体内外の情報入力から行為の発現に至るまでの過程における大脳皮質連合野の機能の概要（八木, 2006）

能を有する。眼窩部、腹内側部は性格形成や社会的判断・行動や感情表出に関わる。前頭連合野は頭頂連合野・側頭連合野からの情報も受け取り、複雑な行動計画と実行を可能にしている。

こうして単一の各種感覚情報は、連合野にて他の感覚と統合され、それらが前頭連合野へと収束することで、外界の認知、自己の状況認知がなされ、これに基づいて必要な行動が企画・調整される。そして運動関連領域が運動のプログラミングを行い、一次運動野が脊髄に対して実行を要求することで筋活動として目に見える運動が確認される。さらにこの運動は計画にあった結果が得られたかどうかを評価・判断するための感覚情報として、あるいはその情報をもとに新たな行動を生み出すために再び脳へとフィードバックされている。

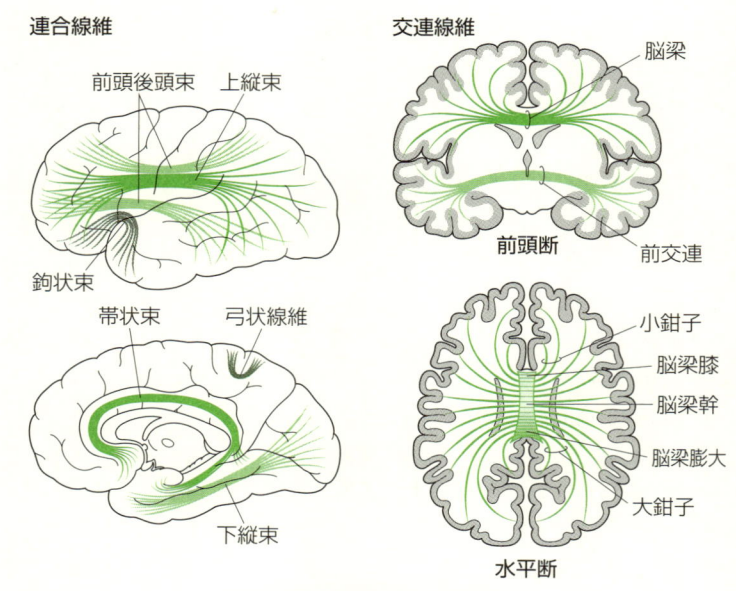

図45 連合線維と交連線維

多数の神経線維が存在する「大脳髄質」

大脳髄質は主に有髄神経線維とその髄鞘をなしているグリア細胞からなり、次の3つに分類できる（図45）。

①投射線維（projection fibers）：これには皮質から内包に向かい脳幹・脊髄へと投射する遠心性線維と、視床から広い範囲の皮質に終わる求心性線維がある。また視床と皮質間は相互結合がある。この遠心性線維と求心性線維が放線冠（corona radiata）を構成して、内包（internal capsule）に続いている。内包は前脚（anterior limb）、膝（genu）、後脚（posterior limb）に分けられる。

②連合線維（association fibers）：同側半球の皮質間を結ぶ線維で、短いものから遠く離れた皮質間を結ぶ長いものがある。この連合線維により重要な各皮質領域が互いに連絡し、多くのシナプス結合を有することができ、大脳皮質の連合機能、統合機能による高次な脳機能を可能にしている。

上縦束（fasciculus longitudinalis superior）は、前頭葉と頭頂・後頭・側頭葉を連絡している。その延長である弓状束（fasciculus arcuatus）は、側頭葉の言語野間を結んでいる。下縦束（fasciculus longitudinalis inferior）は、側頭葉と後頭葉を結び、鉤状束（fasciculus uncinatus）は、前頭葉眼窩部と側頭葉を結ぶ。上・下前頭後頭束（fasciculus frontooccipitalis）は前頭葉と後頭葉あるいは視床との連絡をし、帯状束（cingulum）は大脳辺縁系における連絡をしている。また白質ではなく皮質内を走行し近位および遠位を連絡する弓状線維（fibrae arcuate）も連合線維に含まれる。

③交連線維（commissural fibers）：左右半球を結ぶ線維で、基本的に鏡像関係にあり、互いに対称となる皮質同士を結んでいる。脳梁（corpus callosum）は、大脳縦裂の底で左右の前頭・頭頂・後頭葉および側頭葉の一部同士を結ぶ交連線維である。脳梁の前後の長さは大脳半球に対して短いため、皮質に投射する際には扇状にカーブを描いて広がる。前交連（anterior commissure）は、左右の下前頭回、中前頭回、嗅脳を結び、一部は左右側頭葉を連絡する。また他にも左右海馬を結ぶ海馬交連（hippocampal commissure）などがある。

[5] 脊髄反射のサーキット

　四肢の随意運動および反射には、体性感覚系、大脳基底核、小脳、大脳皮質運動関連領域、錐体路、脊髄運動ニューロン、末梢運動神経、筋が関わり、さらに姿勢保持には前庭・迷路系、脳幹、脊髄下行路系が加わってその制御に関与する[17]。

筋の感覚受容器

　骨格筋には、筋の状況を検出する2つの受容器がある。一つは筋紡錘（muscle spindle）で錘外筋線維（extrafusal muscle fiber）と並列に存在し、その中には錘内筋線維（intrafusal muscle fiber）[核袋線維（nuclear bag fiber）・核鎖線維（nuclear chain fiber）]があり感覚神経の末端が終止する。筋が伸張されると主にIa群線維、II群線維を介して「筋の長さ」と「筋の長さが変わる速さ」の情報を上行させる。もう一つはゴルジ腱器官（Golgi tendon organ）で錘外筋線維と直列に位置し、筋と腱の移行部に存在している。筋が収縮するとIb群線維を介して「筋の張力」の情報を上行させる（図46）。

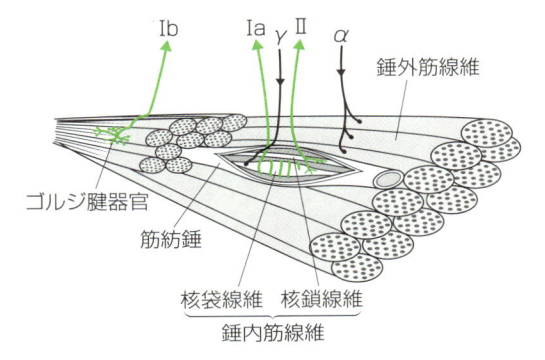

図46 骨格筋の受容器と運動ニューロン

前角の運動ニューロン

　下位運動ニューロン（lower motor neuron）は、α運動ニューロン（alpha motor neurons）とγ運動ニューロン（gamma motor neurons）の2つに大別され、いずれも起始細胞は脊髄前角に存在する。前者は支配する錘外筋線維を収縮させ、入力はIa群線維、上位運動ニューロン、そして最も豊富な入力は脊髄内介在ニューロンから受ける。後者は支配する錘内筋線維を収縮させる。錘内筋はその構造上両極部分の収縮を引き起こし、中央部を引っぱるように働く。この働きは筋紡錘の張力を一定に保ち、筋の長さに対する感受性を維持する役割を担う。

α-γ連関

　α運動ニューロンが活動して錘外筋が収縮を始めると、錘外筋と並列についている筋紡錘は緩んだ状態になり、筋の長さの情報は送られないことになる（脱負荷）。しかし、実際にはγ運動ニューロンが同時に働き、筋紡錘を引っぱることでIa群線維の活性を維持している。これをα-γ連関（α-γ linkage）という。つまり随意運動、反射運動のいずれにおいても運動の発現にはα運動ニューロンの経路の他に、γ運動ニューロン⇒錘内筋線維⇒Ia群求心性線維⇒α運動ニューロン⇒錘外筋線維というγ経路（gamma loop）が機能していることになる（図47）[18]。また前角には錘外筋線維と錘内筋線維の両方を同時に支配し、1つ

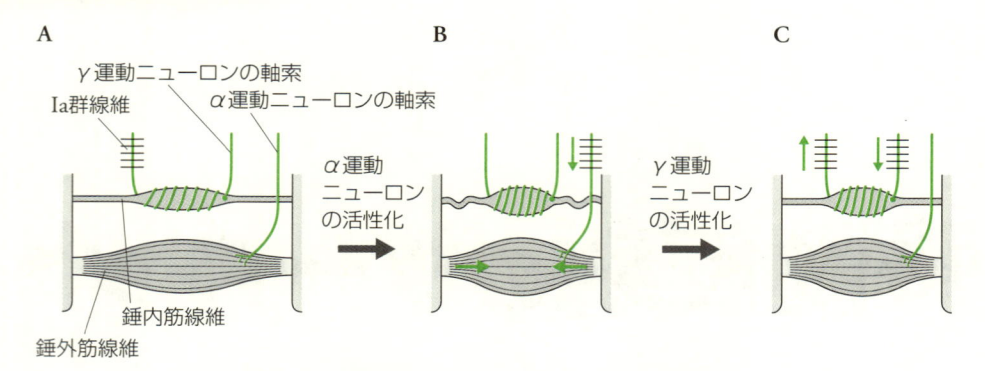

図47 γ運動ニューロンの機能 (Bearら, 2007)

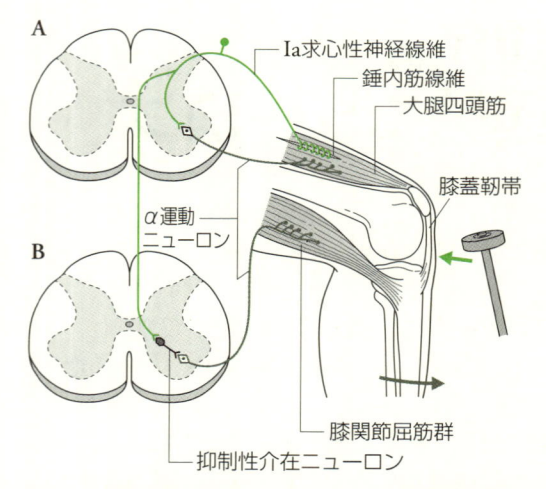

図48 膝蓋腱反射を例にした伸張反射と相反性抑制

でα-γ連関の機能を担っているβ運動ニューロン（beta motor neurons）の存在も確認されている。

伸張反射

「ある筋が伸張されると、その筋が収縮することによって筋の長さを一定に保とうとして働く」これが筋伸張反射（myotatic reflex）あるいは伸張反射（stretch reflex）である。筋の伸張は筋紡錘によって検知され、その情報はただちにIa群線維を上行してα運動ニューロンに直接興奮を伝え、引き伸ばされた筋を収縮させる。伸張反射は、検知した求心情報を直接運動ニューロンに結合させる単シナプス反射（monosynaptic reflex）であり、伸張された筋が自らの情報によってその筋を収縮させる自原性興奮（autogenetic excitation）である。その機能は、筋緊張を維持し、筋の長さすな

わち関節の位置を反射性に制御して姿勢や肢位を保持することである。また伸張反射には、筋が急激に伸張される時に現れる相動性伸張反射（phasic stretch reflex）と伸張が続いている間持続して現れる緊張性伸張反射（tonic stretch reflex）の2種類がある。伸張反射の一つで神経学的検査として頻繁に用いられる膝蓋腱反射（patellar tendon reflex）あるいは深部腱反射（deep tendon reflex）は、相動性伸張反射に該当する（図48）。

相反性抑制と反回性抑制

筋紡錘からの情報は、単シナプス性に興奮性入力を送るだけでなく、同時に1個の介在ニューロンを介して拮抗筋のα運動ニューロンに抑制性の入力を送る。これを拮抗抑制（antagonistic inhibition）あるいは相反性Ia抑制（reciprocal inhibition）〔相反神経支配（reciprocal Innervation）〕という。一方、運動の最中は抑制を受けていた拮抗筋がただちに主動筋として働くよう切り替える必要があり、この作用を担うのがレンショウ細胞（Renshaw cell）という抑制性の介在ニューロンである。レンショウ細胞は運動ニューロンの軸索から出た側枝（axon collateral）と結合し、その運動ニューロン自身を抑制すると同時に拮抗筋の抑制性介在ニューロンにも抑制的に働く〔反回性抑制（recurrent inhibition）〕（図49）[19]。また興奮性シナプス伝達を行うシナプス前ニューロンの神経終末部にシナプスをつくり、興奮性シナプス伝達効果

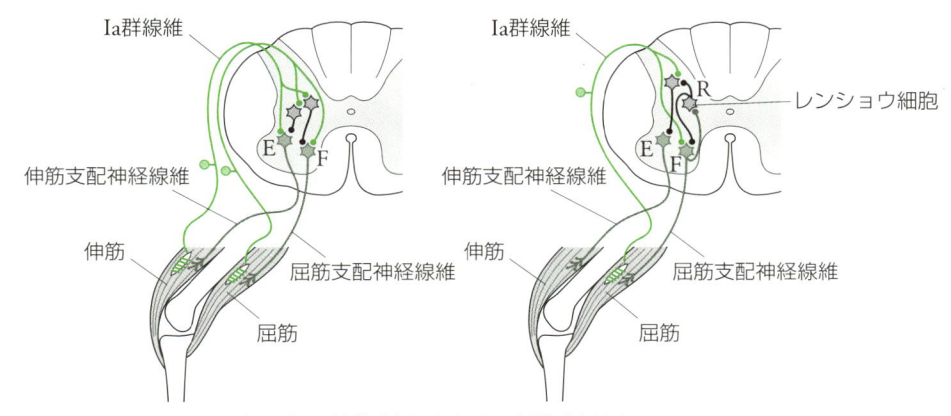

図49 相反性抑制（左）と反回性抑制（右）(神野, 2003)

を抑制する働きをシナプス前抑制（presynaptic inhibition）といい、これらの抑制性作用が伸張反射の機能的な働きを支える。

逆筋伸張反射

ゴルジ腱器官から送られる筋の張力の情報は、Ib群線維によって上行し脊髄内で抑制性介在ニューロンに結合してα運動ニューロンを抑制する。これを逆筋伸張反射（reverse myotatic reflex）あるいはIb抑制（Ib inhibition）という（図50）。極端に筋に張力がかかるような状況では過負荷から守るために働き、通常は運動中の筋張力を検知し収縮力を調節するために働く。この反射は2シナプス反射（disynaptic reflex）であり、自らの筋の運動ニューロンを反射性に抑制する自原性抑制（autogenetic inhibition）である。また、この介在ニューロンは皮膚や関節からの求心性線維や上位運動ニューロンの遠心性線維の作用も受けている。

屈曲反射と交叉性伸展反射

足底に侵害刺激が加わるとその足を引っ込めようとする反射運動が起こる。これを屈曲反射（flexion reflex）という。足底に受けた痛覚情報は複数の興奮性介在ニューロンを経て最終的にその肢のすべての屈筋を支配するα運動ニューロンを興奮させ、同時に抑制性介在ニューロンによって伸筋を支配するα運動ニューロンを抑制させる。この時対側の下肢には伸筋が興奮し屈筋が抑制されることで体重を支持するように働く反射が起こる。これを交叉性伸展反射（crossed extension reflex）という。いずれも皮膚からの入力により複数のシナプスを介して反射運動が発現する特徴をもつことから多シナプス反射（polysynaptic reflex）と呼ばれる（図51）。

脊髄反射の下行性制御機構（図52）[20]

[背外側系]

主に脊髄側索を下行する線維群であり、外側皮質脊髄路（lateral corticospinal tract）と赤核脊髄路（rubrospinal tract）がある。主として対側の四肢遠位筋群の運動ニューロンに投射し、屈筋群には興

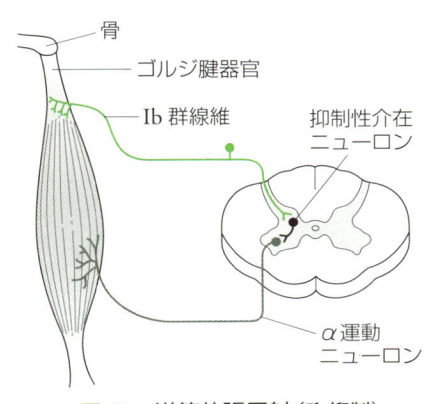

図50 逆筋伸張反射（Ib抑制）

奮性、伸筋群には抑制性に働く。皮質脊髄路のうち一次運動野に起始する線維は脊髄運動ニューロンに直接シナプス結合する。しかし、運動前野、補足運動野、帯状回運動野からも起始しており、多くは脊髄介在ニューロンにシナプス結合し、脊髄運動ニューロンの活動を間接的に制御する。さらには頭頂葉から起始するものもあり、脊髄後角と脳幹の感覚核に投射して上行する体性感覚入力を下行性に調節している。赤核脊髄路は、中脳の赤核から起始して、抑制性あるいは興奮性の脊髄介在ニューロンを介して脊髄運動ニューロンを制御する。

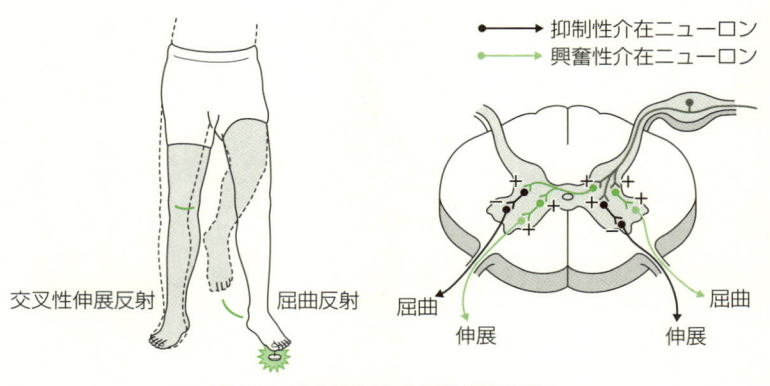

図51 屈曲反射と交叉性伸展反射

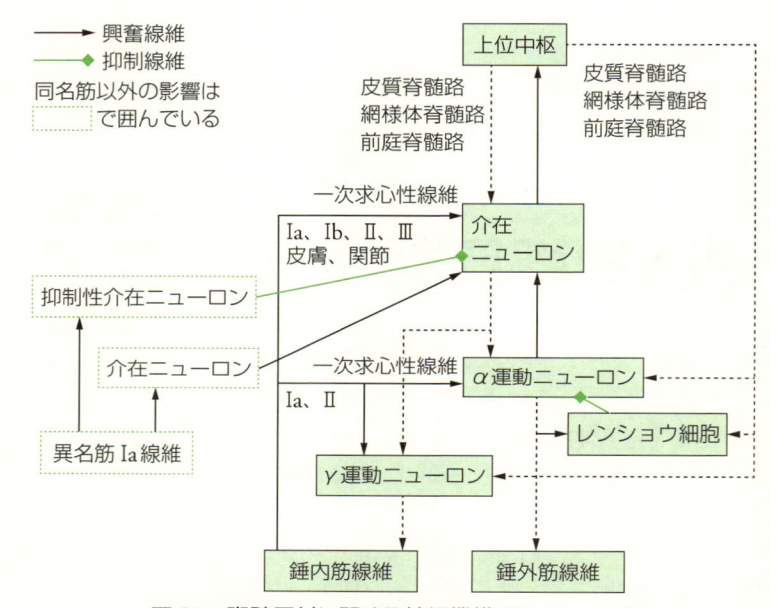

図52 脊髄反射に関する神経機構（鈴木ら，2000）

[腹内側系]

主に脊髄前索を下行する線維群であり、前皮質脊髄路（anterior corticospinal tract）、前庭脊髄路（vestibulospinal tract）、網様体脊髄路（reticulospinal tract）などがあり、主として体幹筋や四肢近位筋群の運動ニューロンに投射する。前庭脊髄路は、外側前庭神経核から起始して同側を下行するものと、内側前庭神経核から起始して両側性に下行するものがある。前者は主に下肢伸筋群の運動ニューロンに対して直接興奮性に、屈筋群には介在ニューロンを介して抑制性に作用する。後者は主に体幹、頸部の筋群に対して興奮性、抑制性の両方に作用している。これらは前庭器官が外乱刺激を検出すると、前庭脊髄反射（vestibulo-spinal reflex）、前庭頸反射（vestibulo-collic reflex）、前庭動眼反射（vestibulo-ocular reflex）を起こして姿勢を保つように機能している。

網様体脊髄路は、橋網様体脊髄路と延髄網様体脊髄路に大別され、前者は同側を下行して伸筋群に対し興奮性に作用し、後者は両側性に下行して屈筋群に対し興奮性に作用する。つまり両者は反対の作用をもち、特に抗重力筋の姿勢保持や歩行などの頭・頸部、体幹、四肢の協調的な制御に関与している。また、網様体脊髄路の活動は感覚入力や神経伝達物質、睡眠・覚醒状態に強く修飾されるとともに、大脳皮質運動野からの入力を豊富に受け、随意運動時の姿勢制御にも中心的な役割をもつ。

[大脳基底核]

大脳基底核は、大脳皮質の広い範囲から入力を受け、その出力は一部脳幹に下行し、大部分は視床を介して大脳皮質に戻る。独特の神経構造により適切なタイミングで運動の選択がなされるよう大脳皮質を制御しており、神経伝達物質である

ドーパミンによりその活動が修飾されている。基底核から脳幹への投射は、中脳被蓋にある脚橋被蓋核が筋緊張の抑制系としてコリン作動性ニューロンに始まり、橋・延髄網様体脊髄路を下行し、脊髄の抑制性介在ニューロンを介して脊髄運動ニューロンを抑制している。一方、促通系としてはモノアミン作動性下行路（青斑核脊髄路・縫線核脊髄路）がある。大脳基底核は抑制系の活動を調節するとともに、二次的に促通系の活動を変化させることで筋緊張を制御する。

[小脳]

　小脳は、大脳皮質の広範囲に起始した皮質脊髄路の側枝から橋核を経由して入力を受ける。その構造は大きく正中付近の虫部と左右半球に区分され、それぞれ投射先が異なっている。前者は主に腹内側系の下行性線維の神経核である前庭神経核、脳幹網様体に出力して体幹、四肢近位筋群の運動ニューロンを制御する。後者は背外側系の赤核と、視床腹外側核を経由して大脳皮質運動野に投射し、皮質脊髄路として再び下行して四肢遠位筋群を制御する。また、小脳へは脊髄小脳路を介して固有感覚情報が入力されており、意図した運動と実際行った運動との比較照合が行われ、運動学習に関与する。

[6] ヒトの行為と脳機能システム

人間の「錐体路」

　錐体路（pyramidal tract）あるいは皮質脊髄路（corticospinal tract）は、系統発生的に新しく、哺乳類で初めて見られるようになり、ヒトで最もよく発達した脳内最大の下行性線維束である。多くの異なる皮質領域に起始をもち、前頭葉では一次運動野、運動前野、補足運動野、帯状皮質運動野から、頭頂葉では一次感覚野と、さらに高次な5、7野に由来する。また錐体路の起始細胞は、形状の特徴から錐体細胞（pyramidal cell）といい、特に一次運動野の巨大錐体細胞はBetz細胞と呼ばれ、すべて大脳皮質の第Ⅴ層に位置する。これら錐体路をなす軸索の起始細胞を錐体路ニューロン（PTNs：pyramidal tract neurons）という。「錐体路」の名称は、下行する際に延髄の錐体を通ることに由来しており、これら起始細胞の名称に由来しているのではない。

　大脳皮質の第Ⅴ層に起始した軸索は、放線冠を形成し、内包の前脚と後脚を通るが、一次運動野からの線維はほとんど後脚を通って中脳に至る。中脳では大脳脚を通り、橋では橋核の間をいくつかの束に分かれて通過し、延髄で再びまとまった束となる。延髄下部ではおよそ90％が対側へ交叉しており、これを錐体交叉（pyramidal decussation）という。交叉した線維は外側皮質脊髄路となって対

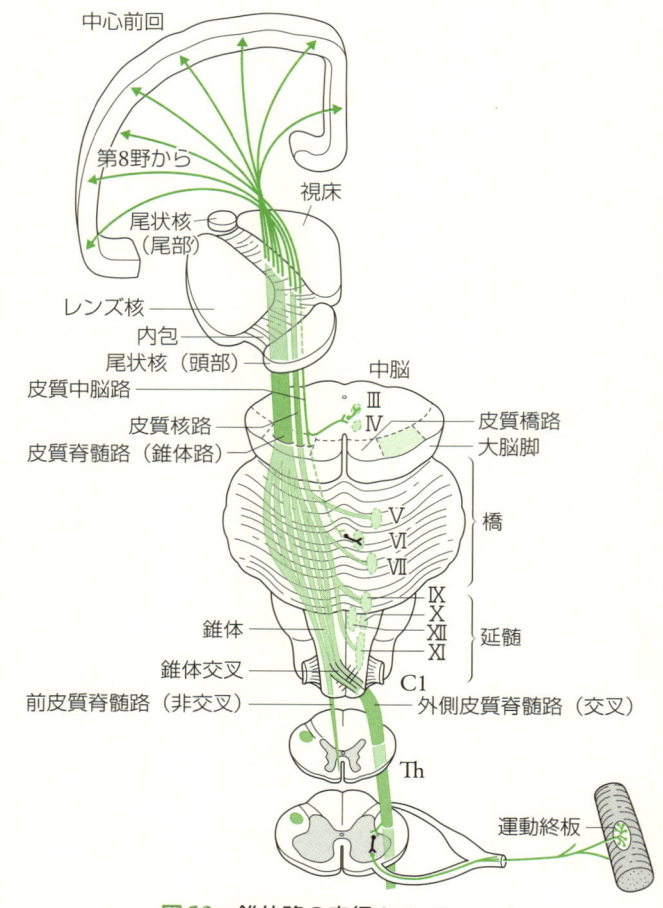

図53 錐体路の走行（Bährら，2010）

側の脊髄側索を下行し、脊髄前角の主に四肢遠位の制御に関わる外側領域の運動ニューロンと中間層の介在ニューロンに終止する。非交叉線維は前

皮質脊髄路となって同側の脊髄前索を下行し、そのまま同側の脊髄前角と、脊髄レベルで交叉して対側の脊髄前角に終止する。前皮質脊髄路は結果的に両側の脊髄前角の主に四肢近位と体幹の制御に関わる腹内側部の運動ニューロンと介在ニューロンにつく（図53）[13]。

錐体路の投射先は主に、①直接運動ニューロンにつくもの、②介在ニューロンを介して運動ニューロンにつくもの、③皮質下のその他の運動起始核につくもの、④上行性の感覚核につくものがある。直接運動ニューロンにシナプス結合するものは特に系統発生的に新しく、運動野の後方で感覚野に近い側にあるNew M1と呼ばれる領域に起始する成分で、特に手・指の制御に関わる運動ニューロンにつく。このような運動ニューロンに直接シナプス結合する皮質脊髄路細胞は特にCM細胞（cortico-motoneuronal）と呼ばれ他の皮質脊髄路細胞と区別される。1つの皮質脊髄路細胞の軸索は軸索側枝を出し複数の運動ニューロンを同時に支配している。また複数の一次運動野領域が1つの運動ニューロンに向けてシナプス結合しており、一次運動野のニューロンと投射する運動ニューロンとは完全な1対1の関係にあるわけではない（図54）[21-24]。

New M1の細胞はさらに手の触覚に対する感受性も有しており、人間に特異にみられるより精緻な手の随意運動制御を担っているといえる。錐体路の多くは抑制性もしくは興奮性の介在ニューロンを介して運動ニューロンにシナプス結合する（図55）[25]。これらは一次運動野の中でも前方にあるOld M1と呼ばれる領域やさらに前の補足運動野や運動前野、帯状皮質運動野に起始する成分である。皮質下には赤核や網様体核といった皮質脊髄路以外の運動起始核が存在しており、大脳皮質からの下行投射はこれらの核に分枝を出して制御している。さらに上行性の感覚路である後索-内側毛帯路がシナプス結合する後索核や脊髄後角へも投射する。錐体路線維は感覚核に対して抑制性制御をしていると考えられており、運動指令として下行するとともに、その運動指令が運動自体に

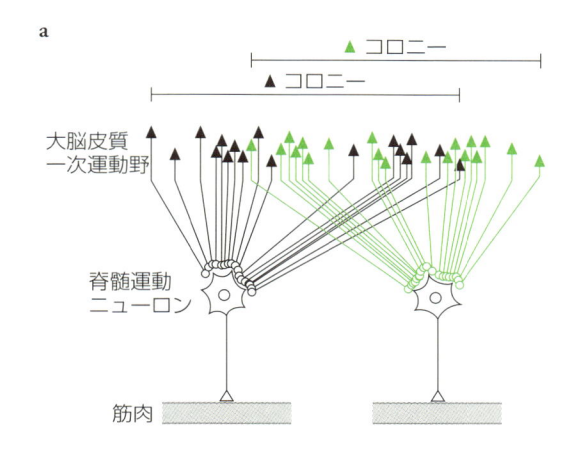

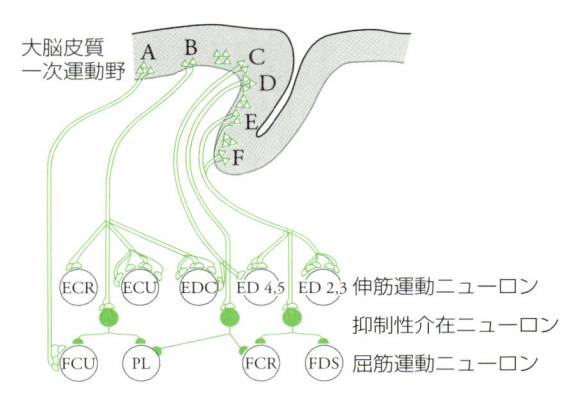

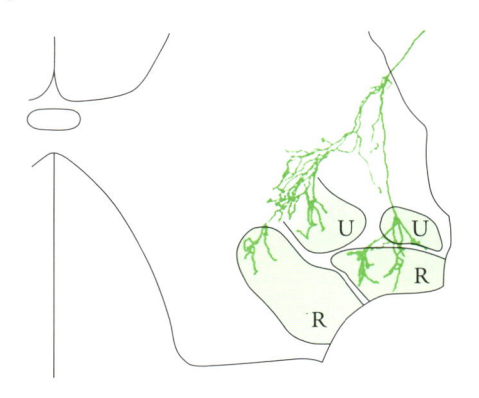

図54　一次運動野と前角細胞における収束と発散

a　ある筋肉を収縮させる一次運動野の領域は重なり合いがある。また重なり合う領域の刺激には異なった筋肉の収縮が観察される。（Andersenら，1975）
b　皮質脊髄路細胞の1つの軸索が脊髄前角の複数の筋の運動ニューロンを支配する。U：尺骨神経運動ニューロンプール、R：橈骨神経運動ニューロンプール（Shinodaら，1981）
c　1つの皮質脊髄路細胞が複数の前角細胞や介在ニューロンにシナプス結合して、結果的に複数の筋肉の制御に関与している。（Cheneyら，1985）

（小澤瀞司，福田康一郎，2009）

よって生じる感覚入力を予期的に相殺し、大脳皮質に上行する感覚情報を淘汰している（図56）[26]。

皮質延髄路（corticobulbar tract）あるいは皮質核路は、皮質脊髄路と同じく一次運動野に起始する。皮質脊髄路が脊髄前角に投射するのに対し、皮質延髄路は脳幹の脳神経運動核に終止して顔面・口腔周囲の運動を制御する。脳幹に終わるため延髄錐体を通らないが、大脳皮質に始まり運動核に終わる点が皮質脊髄路と機能的に同様であるため錐体路に含まれる。また基本的には脳幹内で交叉して対側を支配するが、顔面神経核に投射する一部の線維などでは同側を含む両側性の支配をしている。

錐体路の軸索は、出生直後は未熟であり生後2年間で髄鞘化が急速に進み、伝導速度が向上する。その後さらに思春期頃まで髄鞘化が進み、長い時間をかけて発達していく。このように錐体路は脊髄運動ニューロン以外にも複数の投射をもち、また長期にわたり発達をする経路であり、その役割は人間に特異的な巧緻動作、感覚路への情報伝達の制御など多くの機能を果たしている。

運動を企画する「高次運動野」

一次運動野から脊髄運動ニューロンに対して運動の実行を出力する以前に、なにかしらの運動を行うためには、どのような運動を行うのかをあらかじめプログラムする過程が必要になる。運動開始の動機はさまざまであるが、脳内に常に入ってくる感覚情報と、すでに脳に存在する記憶情報が、さまざまな組み合わせで運動の発現を促している。そしてそれらの情報を使って、目的・目標を達成するための動作の手順や種類、どの関節を、どの筋をどの程度関わらせるかを選択し、それらをどのような時間的・空間的パターンで構成するかを企画する過程に至る（図57）[27]。このように外界や体内の情報および記憶情報は、運動を行おうとする意図の発現のためにも、運動の選択・企画・構成のためにも必要となるが、一次体性感覚野、一次視覚野、一次聴覚野といった感覚の一次領域に入ってくるだけでは生体にとって意味がない。大脳皮質の連合野は、これら一次領域からの多感覚情報を統合して生体にとって意味ある情報にまとめあげる。ただし連合野は直接一次運動

図55　一次運動野の分類
一次運動野には古い運動野と新しい運動野が存在し、それぞれ前角細胞に対するシナプス結合の仕方と機能が異なる。Old M1：BA4a野、New M1：BA4p野、BA：Brodmann area、Gyrus：脳回、Rostral：吻側、Sulcus：脳溝、Caudal：尾側、In：介在ニューロン、Mn：運動ニューロン
（Rathelotら，2009より一部改変）

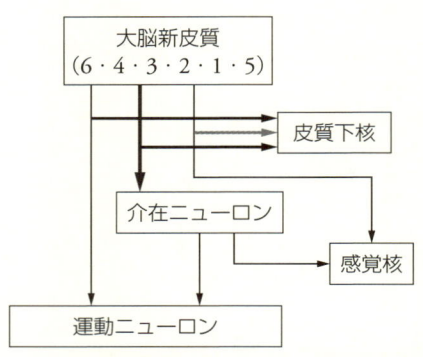

図56　いわゆる"錐体路"の神経線維連絡の概要
錐体路は運動野からだけでなく、感覚野からも起始している。また、脊髄運動ニューロン以外にも体性感覚核や脊髄後角にも作用するほか、視床核や脳幹の中継核にも側枝を出す。
（水野，1995）

野との結びつきが少ないため、高次運動野である補足運動野、運動前野、帯状皮質運動野が中継する。また高次運動野は、視床を介して大脳基底核、小脳からも運動の構成や調節に必要な情報を受けている。

つまり高次運動野は運動発現・調節のための情報入力を、大脳皮質連合野、小脳・大脳基底核から広範に受け取り、必要に応じて適切にプログラムされた情報を一次運動野に出力している。一次運動野以外に運動野と呼ばれる領域が多数存在するおかげで、運動を行うさまざまな場面や自分の身体の状況もしくは外部環境の状況がそのつど変わっても、適応的に目的・目標を達成することができるのである（図58）[27]。

[補足運動野の機能と線維連絡]

補足運動野は、固有補足運動野と前補足運動野に分けられる。

固有補足運動野からは、一次運動野、運動前野、帯状皮質運動野、視床、大脳基底核（線条体）、脳幹（赤核、橋核、オリーブ核、網様体核）、および脊髄に出力されており、運動関連領域への投射が強い。一方、前補足運動野からは、固有補足運動野、運動前野、帯状皮質運動野、視床、線条体、脳幹に出力されており、一次運動野および脊髄への直接出力がないのが特徴である。

また固有補足運動野へは、上頭頂連合野、その他の運動野（双方向性）、視床（小脳、基底核より）から入力があり、前補足運動野へは、下頭頂小葉、前頭前野、その他の運動野（双方向性）、視床（小脳、基底核より）からの入力がある。前補足運動野は、特に高次な連合野からの入力を受けており、より複雑な認知的処理を担っている。

補足運動野は、複雑な時間構成を必要とする動作、記憶依存性の動作時、動作の構成を新たに学習する時、前補足運動野は、動作の認知的構成を強く要求した時、動作の手順を新たに学習する時、動作の状況や要求が変化した時に、細胞活動の増加が確認されている。その他にも広義の補足運動野（固有・前）には、運動イメージによる活動、動作開始の準備期間、動作と動作のつなぎ期間の活動がみられており、記憶依存的、自発的運動への関与と複数運動の順序制御に密接に関与している。

[運動前野の機能と線維連絡]

運動前野は、背側運動前野と腹側運動前野に分けられる。

運動前野からは一次運動野に最も多く出力があり、その他には補足運動野、帯状皮質運動野、頭頂葉、大脳基底核（線条体）、視床、脳幹（赤核、網様体核）および脊髄に対して出力する。また運動前野へは頭頂葉、前頭前野、一次運動野、視床（小脳、

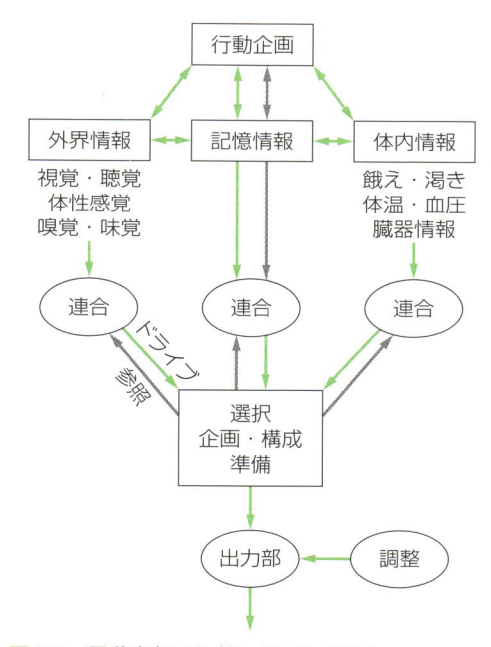

図57 運動実行より前に必要な過程（丹治, 1999）

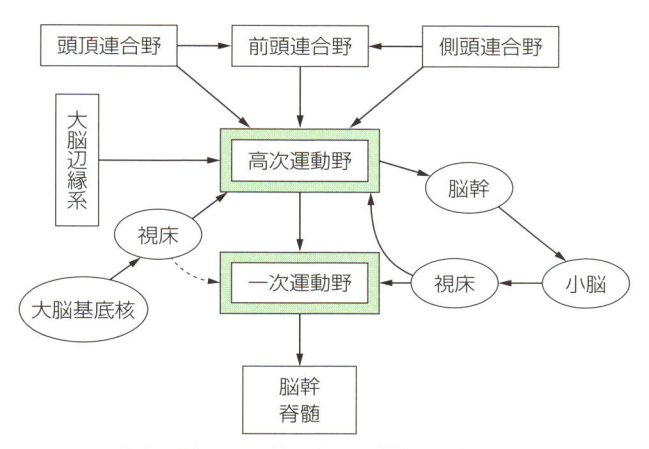

図58 運動の発現と調節に必要な情報の流れ（丹治, 1999）

大脳基底核）から入力があるが、背側と腹側では特に頭頂葉の異なる領域から入力される。背側運動前野は、頭頂連合野の前方にある上頭頂小葉（5野）から、腹側運動前野は頭頂連合野の後部領域の頭頂間溝（後壁）から強い入力が認められる。頭頂葉の5野では皮膚、筋、関節からの感覚情報の複数の組み合わせに応答する細胞がみられており、空間における体の状態、位置を認識する働きがあり、また頭頂間溝では視覚と触覚のいずれにも反応を示すバイモーダルニューロンや、視覚・触覚・聴覚のいずれにも反応するトリモーダルニューロンが多く、異種感覚を統合する働きがある。

背側運動前野は、到達運動時の外発刺激による方向指示に対して予期的に細胞活動が増加する。ある物体に正確に手を伸ばすためには、視覚的・聴覚的情報から、手をどの方向に、どれくらいの距離に持っていけばいいかを見積もる必要があり、背側運動前野はこのような運動の大きさをあらかじめ決めることに関与する。一方腹側運動前野は、握る、つまむ、かき出す、ボタンを押すといったそれぞれ特定の動作中にだけ著明に活動する細胞がみられる。さらにミラーニューロンと呼ばれる自分以外の個体が同一の動作をしているのを見ているだけの時にも活動する細胞が確認されており、特に上肢の遠位部が物体をどう扱うか、すなわち把握運動の種類の決定に関与する。

運動前野の機能は、視覚などの外部を認識する情報として捉えた目標の空間的位置やどのような大きさ・形状かといった情報を、上肢運動に必要な身体位置変化の情報に変換する過程で重要な役割をもつ。

[帯状皮質運動野の機能と線維連絡]

帯状皮質運動野は、大脳辺縁系の一部である帯状回の直上に位置する。

帯状皮質運動野へは帯状回、前頭葉眼窩面、扁桃核、海馬、側頭連合野、頭頂連合野、視床からの入力がある。つまり大脳辺縁系から豊富な入力を受け取り、さらに前頭前野から行動全体の遂行状況に関する情報、側頭・頭頂連合野から周囲の状況に関する情報を受け取っている。また一次運動野、補足運動野、前補足運動野、運動前野、脳幹、脊髄に出力しており、情動・内的欲求や身体状態の情報を受け、前頭前野の情報を参照しながら個体が必要とする運動・行動の情報を複数の運動野に送っている。

帯状皮質運動野の細胞活動は、動作開始に先行して働くこと、視覚・聴覚・振動覚のいずれを開始信号としても活動すること、動作を自発的に開始する時により強く働くことから、補足運動野の内発的運動制御への関わりと、運動前野の外発的運動制御への関わりの両方の特徴をもっている。また報酬に関する情報に基づいた動作の随意的選択過程、つまり報酬が少なくなればより多く得られるよう運動を切り替える時に重要な働きをする。

アノーキンの行為システム

ロシアの神経生理学者アノーキン[28]は、動物が行動するために何に取り巻かれているのか、動物が環境を評価し続け、どのように行動を調節するのかといった脳の心的機構を考慮することの重要性を指摘した。これは、随意運動は固定化された1個の鎖（リング）ではなく、環境状況の変化に連続的に対応し続ける「機能系（functional system）」であるとの主張である。機能系とは、たとえば「消化機能」や「呼吸機能」という場合も同様で、これらの機能を一定の組織の機能と考えるのは不十分である。消化であれば、食物を胃に送り、胃液の影響下での食物の加工がなされ、これに肝臓や脾臓の分泌物が関与し、胃壁と小腸壁の収縮により摂食物を管に沿って進め、最後に分解された栄養素の吸収が必要となる。また、呼吸であれば、胸郭の拡張と収縮を可能にするために、脳幹と高次構造からなる自律神経の体系的な神経セットにより制御されている横隔膜や肋間筋を構成要素として含む複雑な筋肉装置が不可欠であり、これによって肺を拡張して肺胞へ酸素を供給し、肺胞壁を通して血液中に酸素を拡散させている。これらの全過程は単純な部分の「機能」ではなく、分泌、運動、神経装置といったさまざまな段階に配置された多くの環（要素）を含む全体的な「機能系（functional system）」である。

ここで重要なことは、いずれも目的がありそれに向かって各要素が関係づけられることで、その目的を達成するための機能が生まれているという点である。行為も同様に常に目的がある。機能系は、「生態が、質的に規定されたあらゆる活動を動的に形成する過程で形づくられる統合されたユニット」と定義されている。行動を遂行するために、このユニットは中枢構造と末梢構造の選択的な結合と統合を行う。つまり主体は、中枢神経系と複数の筋や関節を目的に応じて選択的に結合しながら随意運動を行っていると考えることができる。関節運動や筋収縮は、主体と環境がどのような相互関係を構築しようとしているかという意図と関係づけられない限り機能的な意味をもたないのである。この認知的な機能系の組織化過程は「機能系の再編成（reorganization of functional system）」の概念と呼ばれる。

アノーキンはこうした機能系の神経生理学的基盤を、「条件反射の生理学的構築理論（1961）」で示した。これは、人間の学習がどのような仕組みで獲得されるかをモデル化しており、次の段階に区分されている（**図59**）[28]。

- **第1段階**：求心信号の統合（afferent synthesis：視覚野、聴覚野、体性感覚野などで求心性情報が加工される段階）
- **第2段階**：行為の受納器（acceptor of action：運動プランやプログラムが運動前野や補足運動野で想定される段階）
- **第3段階**：効果器装置の形成（formation of the effector apparatus：運動野からの遠心性出力が試みられる段階）
- **第4段階**：求心性信号の回帰（return afferentation：運動に伴う感覚のフィードバック情報が運動のプランやプログラムと比較照合される段階）

この理論は「意図と結果が合致する」必要条件を、求心性信号の回帰が行為受納器において合致することとした点に特徴がある。運動前野や補足運動野の予測（知覚仮説、運動表象）と行為の結果のフィードバックに誤差が生じると定位反応（oriented reflex；おや何だ反射）が出現する。ここで周囲の環境を能動的に知る必要性が生まれ、新たな知覚探索が必要になる。そしてそのために運動プログラムは更新される。脳の機能系では運動を

Stage Ⅰ：求心性信号の統合（afferent synthesis）
（感覚野や感覚連合野で求心性入力を知覚する段階）

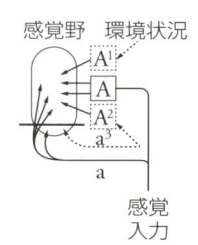

Stage Ⅱ：行為の受納器の完成（acceptor of action）
（運動プランが運動前野や補足運動野で表象される段階）

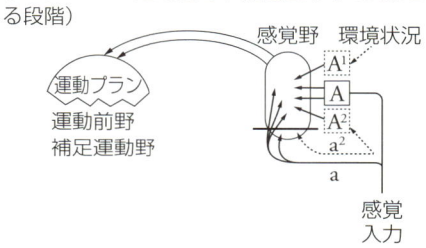

Stage Ⅲ：効果器装置の形成（formation of the effector apparatus）
（運動野からの遠心性出力が試みられる段階）

Stage Ⅳ：求心性信号の回帰（return afferentation）
（運動に伴う感覚と運動プランが照合される段階）

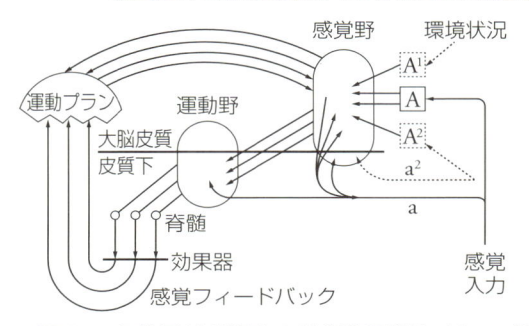

図59 条件反射（学習）の神経生理学的メカニズム
(Anokhin, 1974)

「行為を遂行するために外界から適切な情報を選択する手段」と捉えている。外部環境の変化によってたちまち変化する自己の脳をベースに行為の見積もりが生成され、運動のプログラムがつくられる。それに対して過去のさまざまな状況の経験から発生する行為の意志決定が影響を与える。また、運動のイメージは「まだ遂行されていない一連の作業の結果を予測する過程が活性化されたものである」と考えられており、出力に対する入力の照合だけではなく、運動の準備状態としての内部表象と運動後の結果の知識を比較照合するメカニズムが脳内には存在していることを意味している。

運動プログラムを生成するために合成される求心情報は、単に視覚・聴覚・触覚・圧覚・関節覚といった多感覚モダリティだけでなく、辺縁系からの情動の情報や過去の記憶経験の情報のほか、より高次な他者との関係や社会的文脈といった多くの脳領域によって生成される情報である。実際に人間は同じ質量の物でも誰から受け取るか、どのような価値があるか、今それを行ってよいかなどの複雑な状況分析をもとに行為を変えている。この行為のモデルは、同時に学習のモデルであり人間の行為はこのような知覚運動円環と比較照合の繰り返しによって生成され続けている（**図60**）[29]。

身体保持感と運動主体感

ギャラガー（Gallagher）[30]は、自己感（sence of self）がどのように成立しているかを考えるうえで、「この身体はまさに自分のものである」という意識を"身体保持感（sense of body ownership）"、また「この運動を行っているのはまさに自分自身である」という意識を"運動主体感（sence of agency）"として分けた。通常自分が運動を行っている時は、身体保持感と運動主体感の両方を伴うが、たとえば他動的に動かされている時や、誰かに触れられる際には身体保持感だけが生じる。

身体保持感あるいは身体の所有感の生起には、前頭前野と頭頂葉に存在する複数の感覚に反応す

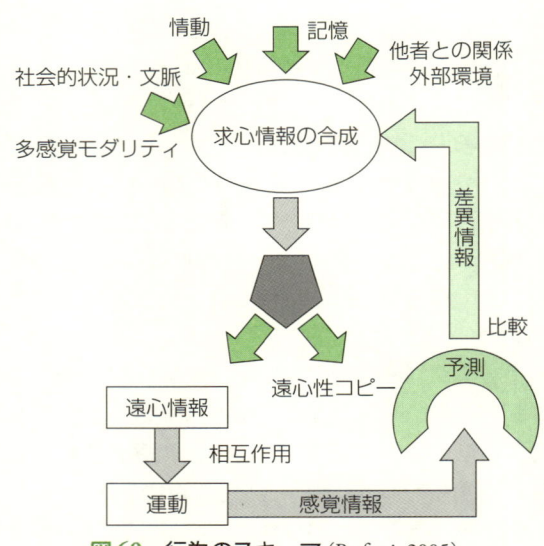

図60 行為のスキーマ (Perfetti, 2005)

るバイモーダル、トリモーダルのニューロンが重要な役割をもつ。つまり、視覚と体性感覚あるいは聴覚情報などが空間的・時間的に同期して入ってくる場合、それは整合性があると判断され、この身体に生じている現象として認知される。またこのような意識可能な自己身体認知は身体イメージ（body image）と呼ばれ、一方意識できないが身体イメージの基礎をなしているものを身体スキーマ（body schema）という。これらはリアルタイムに絶えず入力される多感覚の情報のマッチングによりアップデートされ続けているダイナミックな身体表象である。

運動主体感の生起には、運動する以前に生じている運動プログラムの遠心性コピー（efference copy）情報が、実際に運動することで生じた感覚フィードバック情報と一致するか否かが重要となる。遠心性コピーの情報は、高次運動野で生成される運動プログラムの内容であるから、こんな運動を行うとこんな感覚が返ってくるはずだという予測情報である。これは頭頂葉に実際の感覚が返ってくる際に比較・照合される必要があるため、高次運動野は一次運動野には運動実行のために、頭頂葉にはフィードバックと比較・照合のために神経信号を送っていることになる。この予測と実際の比較照合過程において、動いているのはまさに私の身体であるという運動主体感が生じる（**図61**）[31]。

このような身体意識の成立の背景には前頭-頭頂の神経ネットワークが特に重要な役割を担っているが、これは基本的に視覚や触覚といった外受容感覚のネットワークであり、人間の自己感の形成にはさらに島皮質の特に右半球前部を中心とした内受容感覚のネットワークが重要である。内受容感覚は、皮膚や筋などから上行する体性神経信号と、血行・リンパ行性に上行する体液性の化学信号、内臓感覚の自律神経信号によって構成され、これらの身体情報は体性感覚野、島、帯状皮質に到達したのちヒトで特に発達している前部島（anterior insula cortex）に統合される（図62）[32]。

つまり自己感は、視覚や触覚などの外受容感覚と、内臓や血中の情報などの内受容感覚の両方のボトムアップ情報が統合されることが基盤となっているが、これらは理想的な状態を仮説的・予測的に生成されるトップダウンモデルの随伴発射あるいは遠心性コピーと、身体を介したオンラインのボトムアップ情報とが比較照合されなければならない。そこで生じた予測誤差（prediction error）を最小化するべくまたモデルをアップデートするという循環によって統一的で整合性のある自己が維持される。

人間の運動制御と運動学習には身体と外部環境との相互関係を表象する内部モデルが必要とされており、それには「順モデル（forward model）」と「逆モデル（inverse model）」がある。たとえば視覚的に捉えた物体を目標とする時、目標から逆算してそれを手にするのに必要な関節や筋の動きを推定する。これが逆モデルである。一方、実際にそれを行うと手がどのように動くかの予測が成立する。これが順モデルである。すなわち、行為を行う際の目的・目標に対しては逆モデルを用いて運動プログラムを立て、必要な運動指令を生み出す。それをもとに実際に運動を行うが、それと同時にこの運動指令の遠心性コピー情報が身体運動の予測として順モデルを成立させる。実際に運動を行うと同時にこの推定された逆モデルと予測される順モデルとが比較照合されることで、

不一致があればその段階での修正が可能となるため、外部環境や状況に応じた円滑で調節された運動の実行が可能となる。また順モデルで成立させた予測には運動の予測とともに、「こういう運動を行えばこんな感じが生じるはずだ」という感覚の予測が含まれているため、実際に生じた感覚の求心情報と一致することにより、「これを行っているのは私である」という運動の主体感が生じるといえる。またこのような予測と実際の求心情報の不一致、あるいは異なる求心情報間の不一致が生じた場合、自分の身体、自分の運動といった主体感が成立せず、適切な運動プログラムの生成に影響を及ぼすことになる。

ミラーニューロン・システム

高次運動野である腹側運動前野には、つまむ、握る、引っかくといった特定の行為をコードしているニューロンがある。これらは行為ごとに選択的な応答を示し、また対象の視覚提示だけでも活動する。これらのニューロンは感覚情報から運動

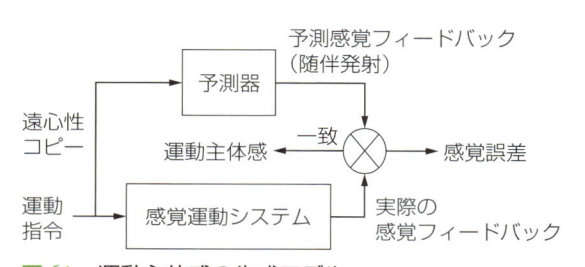

図61 運動主体感の生成モデル
予測である遠心性コピー情報と実際の感覚フィードバック情報が一致することによって運動主体感が生起される。
（Blakemoreら，1999）

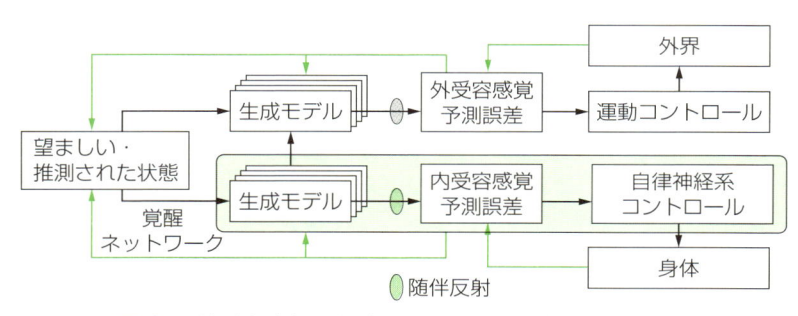

図62 外受容感覚と内受容感覚の内的モデル（Seth, 2013）

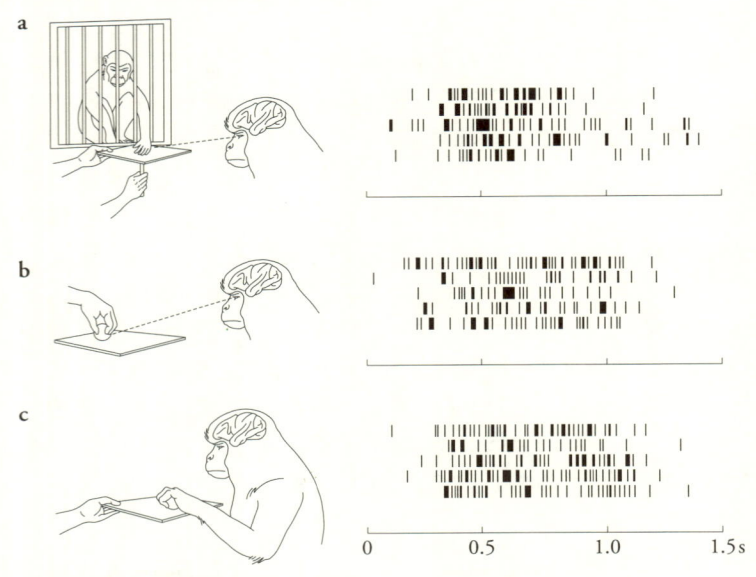

図63　ミラーニューロン
a　他のサルのつまみ動作観察時の運動前野腹側部（F5）の神経活動
b　ヒトのつまみ動作観察時の運動前野腹側部（F5）の神経活動
c　サル自身が実際につまみ動作を行っている時の運動前野腹側部（F5）の神経活動
実際のつまみ動作時（c）と他者（サル・ヒト）のつまみ動作観察時の運動前野腹側部（F5）は同様の活動を示す。
（Rizzolattiら，1996）

情報に変換することが標準的な機能であり、こうした特性をもつものを標準ニューロン（キャノニカルニューロン：canonical neuron）という。視覚対象が引き金となる場合、対象のアフォーダンス、すなわち物体がもつ行為の可能性を表現している。アフォーダンスはそれだけで行為が決定されるわけではなく、1つの物体がもついくつもの行為可能性のうち、主体の意図との関係によって選択される。

標準ニューロンは、サルのF5abと呼ばれる領域で確認されており、次のような特徴がある。

標準ニューロンの反応特性

❶ F5abニューロンは頭頂間溝のAIP（anterior intraparietal area）と豊富な線維結合をもつ。
❷ 手や口による特定の目標志向性行為を遂行している時に強い活動を示す。
❸ 特に把握ニューロンは行為遂行前・遂行中における手の把握様式に選択性をもつ。
❹ AIPニューロンと同様に、3次元対象を視覚的に提示しただけで対象に選択的な強い応答を示す。

AIPは視覚的な対象の形状、大きさ、方向といった属性によく反応するニューロンが存在していることからF5ab－AIPネットワークはcanonical neuron systemと呼ばれる。つまりcanonical neuron systemは対象に固有の特性を手の把握運動に変換するうえで決定的な役割を担い、AIPからの対象の属性に関する情報と、F5abにある手の運動のプロトタイプとのマッチングにより、その状況における最適な運動のモデルが選択される。またヒトでも同様の神経活動が確認されており、視覚情報を手がかりとする状況に応じた運動の選択は、サル、ヒトを問わず、頭頂間溝前外側部－腹側運動前野の神経回路によるcanonical neuron systemにより達成される。

同じく腹側運動前野のF5c領域において、他者の行為を観察している時、自己がその行為を遂行する場合と同様に活動するニューロン集団が発見され、ミラーニューロン（mirror neuron）と名づけられた。ミラーニューロンは、基本的に把握運動のカテゴリーに応じて反応するニューロンが異なり、そのカテゴリーごとに他者行為の観察時に反応するニューロンが一致している（図63）[33]。

またサルはヒトと同様の道具使用は行わないが、道具を使ってつかむ、握るといった最終的な目的・ゴールが同じであれば、実行時と観察時で同様の活動を示す。また視覚的観察だけでなく、動作に伴う聴覚的情報によっても、その動作時に活動するニューロンの発火が生じる。たとえばピーナッツの殻をむく時に働くF5ニューロンは、その動作の音を聞いている時にも反応することから、視覚－聴覚など感覚のモダリティを超えて動作自体を表現する。

このような活動を示すニューロンは下頭頂小葉のPFGと呼ばれる領域にもみられ、観察している動作者の意図・目的によって反応の仕方が変わる特徴をもつ。たとえばサルに目の前のえさに手を伸ばして取らせ、それを別の容器に移すか口に運

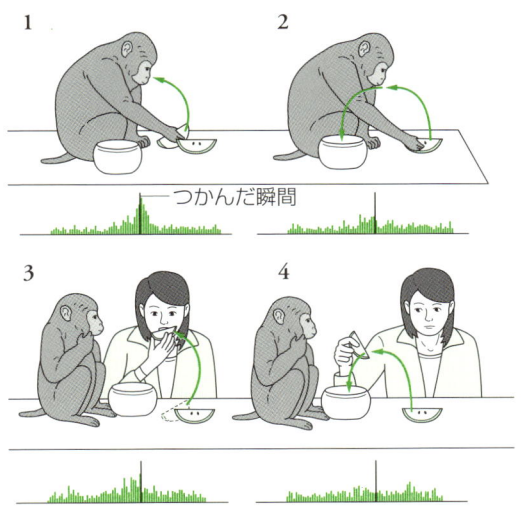

図64　意図を反映したミラーニューロン活動
(Rizzolattiら，2006)

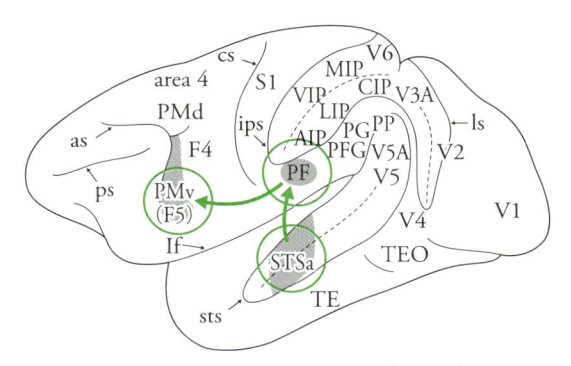

図65　サルのミラーニューロン・ネットワーク
ミラーニューロン・システムによる観察・実行のマッチングはSTSa（上側頭溝）⇔PF（下頭頂小葉）⇔F5c（腹側運動前野）からなる神経ネットワークが中心となり達成される。
(村田，2003)

ぶかを行わせ、今度は同じことをヒトが行っているのを観察させると、取るところまでは同じ反応であるが、最終的な目的が食べるために口に運ぶといった意図を含む際に異なる活動がみられる（図64）[34,35]。

さらに側頭葉の上側頭溝（STS）でも他者行為に反応する視覚性ニューロンが存在する。ただし、この領域のニューロン活動は、実際の運動時には活動がみられないため、ミラーニューロンとは呼ばれない。しかし下頭頂小葉のPFGと線維結合があり、ミラーニューロン・システムとしてPFGに視覚情報を送る役割をもつ。これらのことからサルのミラーニューロン・システムによる観察・実行マッチング機能は、STSa－PF－F5cからなる神経ネットワークにより達成される（図65）[36]。

その他サルのミラーニューロンの特徴には次のようなものがある。

対象指向性・目的指向性
対象物のないパントマイムの動作には反応しない。外発的刺激に対する運動プログラムの構成に関わる領域であることから、物体との関係の中に目的や意図が存在する場合に反応がみられる。

運動の抽象的な表現
動作の一部が見えない時でも活動することがある。遮蔽された向こう側に対象物があるかないかの認知により異なる。見えなくても事前にあることを知っていれば、直接の視覚刺激がなくても他者動作観察時の反応がみられる。

現実世界の刺激に反応
テレビ画面やスクリーンに映された運動にはほとんど活動しない。視覚刺激といっても3次元の自然な物体性状が認知できる方が反応しやすい。

ヒトにおける他者行為観察時には、腹側運動前野（ブロードマン6野）、下前頭回（ブロードマン44野、45野）、上側頭溝および下頭頂小葉（ブロードマン40野）で活動がみられる。腹側運動前野は手の特に把握運動制御に関わる領域であり、下前頭回は運動性言語野であるブローカ領域に該当している。また下頭頂小葉は縁上回、角回により構成されており、きわめて高次な多感覚統合領域である。これらは他者の行為を構成する身体部位の変化に伴い、賦活領域も体部位局在にしたがって移行する（図66）[37]。

ヒトのミラーニューロン・システムは周辺の状況と行為との関係から文脈性や意図の理解を含んだ活動を示す。ある光景（状況）から隔離された行為（行為）と状況に当てはめられた行為（意図）の観察中の脳活動において、行為と意図の条件では視覚野と頭頂－前頭回路が活動し、状況だけの条件では上側頭溝、頭頂葉下部が活動せず運動前野が顕著に活動する。状況だけの条件での運動前野の活動は標準ニューロンのアフォーダンスに対する反応と考えられ、意図条件ではミラーニュー

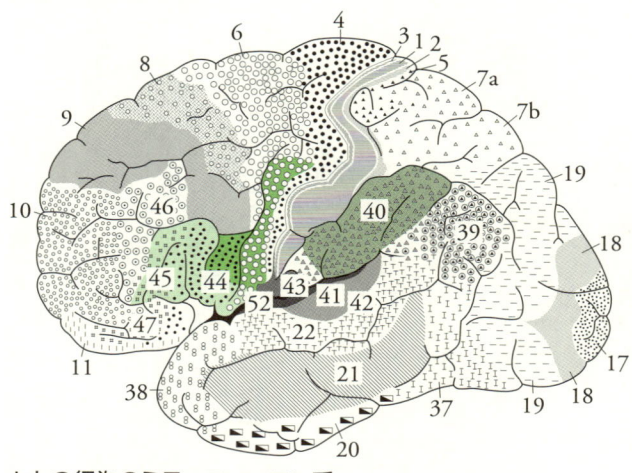

ヒトのミラーニューロン・システムによる観察・実行マッチング機能も、サルとほぼ同様に、**上側頭溝⇄頭頂連合野⇄腹側運動野**からなる神経ネットワークにより達成される。

図66　ヒトの行為のミラーニューロン系
■：行為をしている時、他者の行為を観察しているときに活性化する頭頂葉領域（BA40；縁上回）
■：上記と同じ条件で活性化する前頭葉領域（下前頭回弁蓋部BA44）
■：特定の条件で他者の行為を観察しているときに活性化する前頭葉領域（下前頭回三角部、眼窩部BA45）BA44はサルのF5の相同部位。またBA45を含めてブローカ野と呼ばれる
（上記3つにBA6野を含めることもある）
（Rizzolatti & Sinigaglia, 2009）

ロンのみられる下前頭回後部の背側部の活動が顕著となることから、ミラーニューロンは観察された行為だけでなく、どんな意図でその行為が行われたかもコードしていると考えられる。また同じ把持条件であるにもかかわらず、その状況から「片づけるため」につかむ行為より、「飲むため」につかむ行為の方がより強い活動を示すことから、生体にとって有意味な行為の意図の方がより反映される（図67）[38]。

サルとヒトではミラーニューロンの活動様式にいくつかの違いがみられている。たとえばサルは2次元の画像やスクリーンに映された運動を見てもほとんど反応しないが、ヒトでは写真やビデオによる2次元画像でもミラーニューロン・ネットワークは活動する。しかし、ヒトでも2次元より実際に他者行為を観察する方が強い活動を認める。またサルは対象・目的のある行為の観察で反応する性質をもつが、ヒトでは対象物のないパントマイム

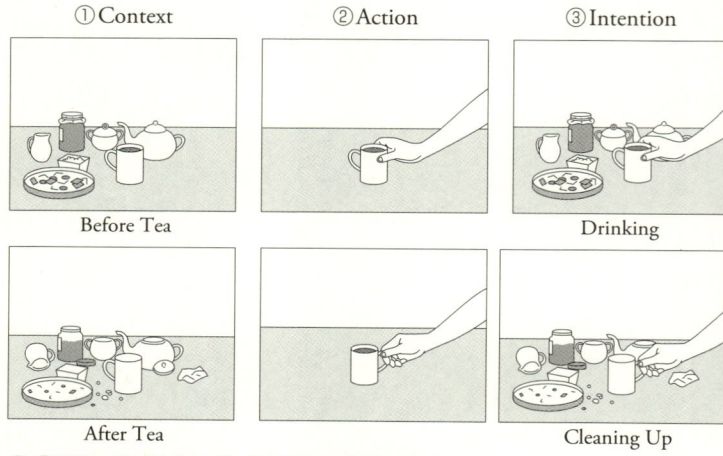

①Context　②Action　③Intention

Before Tea　　Drinking

After Tea　　Cleaning Up

①「状況」②「行為」③「意図」の条件の観察
①食事の準備がされたテーブル（上）、食後のテーブル（下）
②手全体でコップを持つところ（上）、指先で取っ手をつかんでいるところ（下）
③飲むためにコップをつかむ（上）、片づけるためにコップをつかむ（下）

図67　行為の文脈と意図をコードするミラーニューロン
それぞれの脳活動において「行為」と「意図」の条件では、視覚野と運動のコード化に関与する頭頂—前頭ネットワークが活性化する。「状況」のみの場合対象物のアフォーダンス、つまり「つかむことができる」運動可能性に対し運動前野の標準ニューロンが活動する。何のためにつかむかがわかる「意図」の条件では他と比較して前頭回後背側部の活動増加がみられる。さらに「飲むため」の「意図」条件において最も活動がさかんになる。
（Iacoboniら，2004）

や、新規で意味のない動作の観察でも活動する。ただし、観測する動作の対象が明示されている場合の方が模倣的反応の反応時間が短縮し、模倣時

のブローカ野の活動が強まることから、ヒトでも対象・目的指向性は存在している。

社会脳と人間の運動

ミラーニューロンは自己の行為によって活動するとともに、他者が同じ行動をしているのを観察する時にも活動する。この働きは、人間らしい行為の神経基盤であると考えられるが、詳細は研究途上である。ただし脳内にはミラーニューロン・システム以外にも複数の領域でミラー様のニューロン活動が確認されており、鏡像自己認知（mirror self-recognition）、共同注意（joint attention）、模倣（imitation）、共感（sympathy）、他者視点の取得（perspective-taking）、心の理論（theory of mind）、メンタライジング（mentalizing）、マインドリーディング（mind reading）といった自己と他者の認知発達にとって重要な他者理解のメカニズムが脳内には存在している（図68、表6）[39]。

人間は単に環境に適応して運動するだけでも、本能にしたがって欲求を行動化するだけでもなく、他者との関係や社会的状況などに応じて行為を行っており、それを含めたものが人間の運動である。ブレークモア（Blakemore）は、他者理解を伴った「社会脳」獲得の背景には模倣し、他者行為を内的にシミュレートする必要があり、それには扁桃体、前帯状皮質、前頭前野内側部、下前頭回、頭頂間溝、側頭－頭頂接合部、後部上側頭溝、前部島皮質といった領域間のネットワークがその基盤であることを示している。さらに前頭前野内側部、上側頭溝、下頭頂小葉、側頭－頭頂接合部は、文脈に応じて模倣を抑制する能力の発達にも関わり、それが自他を弁別し他者に生じていることを推論、解釈する「メンタライジング」を可能にするとしている（図69）[40]。

森岡[41]は、社会性の獲得について「個人の単独の脳機能だけでは不可能であり、異なる脳と脳との情報交換を通じてはじめて実在化してきたものである」と述べており、人間らしい運動は、物理的環境だけでなく、もう一つの環境としての他者

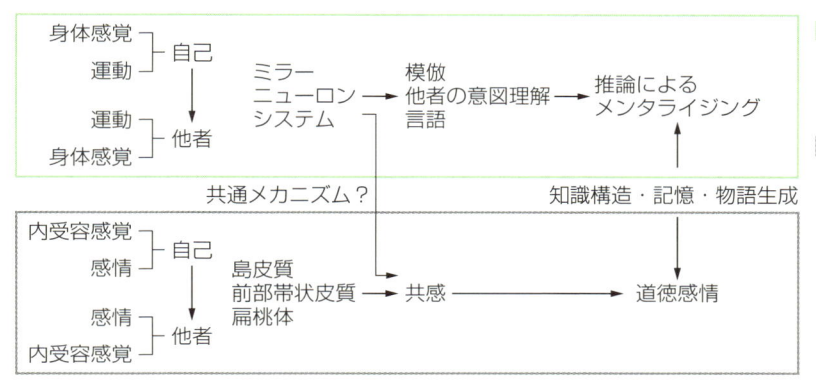

図68　自己認識と他者理解の枠組み（子安ら，2011）

- □ 運動とその感覚による身体保持感と自己主体感の成立と、それによる他者理解の道筋（ミラーニューロン・システム）
- □ 運動以外の感覚や感情による自己意識の発生と、それによる他者理解の道筋（ミラー・メカニズム）

表6　他者理解に関わる対応領域（子安ら，2011）

メンタライジング（心象化）	メンタライジングネットワーク	側頭－頭頂接合部 前頭葉内側部 頭頂葉内側部
共感（感覚・情動の理解）	大脳辺縁系・体性感覚野（ミラーメカニズム）	扁桃体 前頭眼窩野 島皮質
運動・行為認識	ミラーニューロンネットワーク	下前頭回 頭頂連合野 上側頭溝後部

と、振る舞いの共有、情動の共有、視線の共有といった共感システムを発達させるための身体を介した相互作用によって発達・学習されるものであるといえる。

　人間の運動の背景にある神経システムは、未だその全貌が明らかにされていない。しかし、こうしたきわめて柔軟で、可塑的に発達・学習する人間の運動を理解しようとする時、それが単純な運動であれ、複雑な運動であれ、あるいは病的な運動であっても、それら目に見える運動の背景には必ず神経システムの働きが「過程」として存在することを認識しておくことが重要である。リハビリテーションに携わるものは、どのように動いているかという「結果」だけを観察するに留まらず、患者はなぜそのように動いているのか、何をどのように知覚しているのか、何に対して注意をし、どのように予測し、どのように記憶しているのかといった、目に見えない問題に気づくことができる観察者のまなざしを獲得しなければならない。

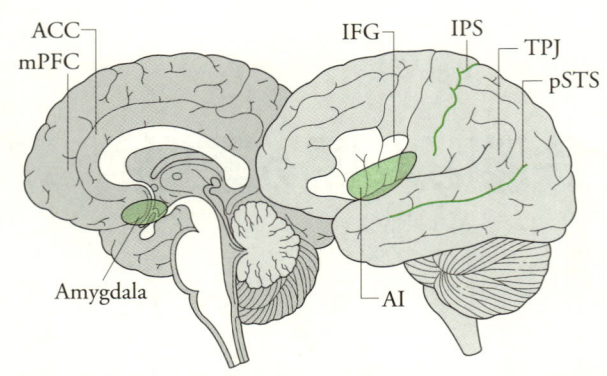

図69　「社会脳 (social brain)」ミラーニューロン・システムおよびメンタライジングに関わる神経回路
〔略語〕ACC：前帯状皮質、mPFC：前頭前野内側部、IFG：下前頭回、IPS：頭頂間溝、TPJ：側頭頭頂接合部、pSTS：後部上側頭溝、AI：前部島皮質
他者理解を伴った「社会脳」獲得の背景には模倣し、他者行為を内的にシミュレートできるだけでなく、文脈に応じて模倣を抑制する能力の発達が重要であり、それが自他を弁別し他者に生じていることを推論、解釈する「メンタライジング」を可能にする。前頭前野内側部（mPFC）、上側頭溝（STS）、下頭頂小葉（IPL）、側頭頭頂接合部（TPJ）は、メンタライジングにより賦活が認められるとともに、模倣の抑制に関わる。
(Blakemoreら，2008)

文　献

1) 河本英夫：オートポイエーシス；第三世代システム．青士社，1995.
2) Maturana H, Varela F（河本英夫・訳）：オートポイエーシス：生命システムとはなにか．国文社，1996.
3) 西垣通：基礎情報学；生命から社会へ．NTT出版，2004.
4) Maturana H, Varela F（菅啓次郎・訳）：知恵の樹；生きている世界はどのように生まれるのか．朝日出版社，1987.
5) Perfetti C（小池美納・訳）：認知神経リハビリテーション入門．協同医書出版社，2016.
6) Varela F, Thompson E, Rosch E（田中靖夫・訳）：身体化された心；仏教思想からのエナクティブ・アプローチ．工作舎，2001.
7) 坂井建雄，久光正（監修）：ぜんぶわかる 脳の事典．成美堂出版，2011.
8) MacLean PD（法橋登・訳）：三つの脳の進化ー反射・情動脳・理性脳と「人生らしさ」の起源ー．工作舎，1994.
9) 坂井建雄，河原克雅（編）：人体の正常構造と機能．日本医事新報社，2012.
10) Crossman AR, Neary D（野村嶬，水野昇・訳）：神経解剖カラーテキスト．医学書院，2008.
11) Anne M Gilroy et al.（坂井建雄・監訳）：プロメテウス解剖学コア アトラス．医学書院，2010.
12) Joseph G Chusid（山根至二，他・訳）：神経学；基礎から臨床 第2版．金芳堂，1982.
13) Mathias Bähr, Michael Frotscher（花北順哉・訳）：神経局在診断．文光堂，2010.
14) 田中啓治，岡本仁（編）：脳科学の進歩ー分子から心までー．放送大学教育振興会，2006.
15) 高草木薫：大脳基底核の機能；パーキンソン病との関連において．日本生理学会雑誌 35：113-129，2003.
16) 八木文雄：神経心理学ー認知・行為の神経機構とその障害ー．放送大学教育振興会，2006.
17) 吉尾雅春，森岡周（編）：神経理学療法学；標準理学療法学，専門分野．医学書院，2013.
18) Bear MF et al.（加藤宏司，他・訳）：神経科学ー脳の探求．西村書店，2007.

19) 神野耕太郎：運動の生理学－骨から神経まで 第3版．南山堂，2003．
20) 鈴木俊明，他：反射．総合リハビリテーション 28：515-520，2000．
21) 小澤瀞司，福田康一郎（編）：標準生理学 第7版．医学書院，2009．
22) Andersen P, Hagan PJ, Phillips CG, Powell TP：Mapping by microstimulation of overlapping projections from area 4 to motor units of the baboon's hand. Proc R Soc Lond B Biol Sci 188:31-36, 1975.
23) Shinoda Y, Yokota J I, Futami T：Divergent projection of individual corticospinal axons to motoneurons of multiple muscles in the monkey. Neuroscience Letters 23：7-12, 1981.
24) Cheney PD, Fetz EE, Palmer SS：Patterns of facilitation and suppression of antagonist forelimb muscles from motor cortex sites in the awake monkey. J Neurophysiol 53：805-820, 1985.
25) Rathelot JA et al.：Subdivisions of primary motorcortex based on cortico-motoneuronal cells. ProcNatl Acad Sci USA 106：918-923, 2009.
26) 水野昇：いわゆる〝錐体路〟の神経解剖学．神経内科 43：297-305，1995．
27) 丹治順：脳と運動－アクションを実行させる脳．共立出版，2001．
28) Anokhin PK：Biology and neurophysiology of the conditioned reflex and its role in adaptive behavior. Pergamon Press, 1974.
29) Perfetti C（小池美納・訳）：脳のリハビリテーション：認知運動療法の提言［1］中枢神経疾患．協同医書出版社，2005．
30) Gallagher S：Philosophic conceptions of the self；implications for cognitive science. Trends in Cognitive Science 4：14-21, 2000.
31) Blakemore SJ et al.：Spatio-temporal prediction modulates the perception of self-produced stimuli. JCogn Neurosci 11：551-559, 1999.
32) Seth AK：Interoceptive inference, emotion, and theembodied self. Trends Cogn Sci 17：565-573, 2013.
33) Rizzolatti G et al.：Premotor cortex and the recognition of motor actions. Brain Res Cogn Brain Res 3：131-141, 1996.
34) Rizzolatti G, Fogassi L & Gallese V：Mirrors in the mind. Scientific American 295：54-61, 2006.
35) Rizzolatti G, Fogassi L & Gallese V：他人を映す脳の鏡．日経サイエンス2007年2月号 18-26，日経サイエンス社，2007．
36) 村田哲，神代真里：サルの運動前野のミラーニューロンとBroca野の機能．神経研究の進歩 47：684-693，2003．
37) Rizzolatti G, Sinigaglia C（柴田裕之・訳）：ミラーニューロン．紀伊國屋書店，2009．
38) Iacoboni M et al.：Watching social interactions produces dorsomedial prefrontal and medial parietal-BOLD fMRI signal increases compared to a resting-baseline. Neuroimage 21：1167-1173, 2004.
39) 子安増生，大平英樹（編）：ミラーニューロンと心の理論．新曜社，2011．
40) Blakemore SJ：The social brain in adolescence. NatRev Neurosci 9：267-277, 2008.
41) 森岡周：リハビリテーションのための神経生物学入門．協同医書出版社，2013．

第17章

行為の運動学習

[1] 運動学習が運動行動を生み出す

運動行動の分類

　私たち人間は、洋服を着替える、料理を作る、歯を磨く、字を書く、パソコンを打つなどの日常生活をはじめ、走る、蹴る、跳ぶ、投げるなどの遊びやスポーツなど、多くの身体運動を行う。この身体運動を運動心理学では「運動行動（motor behavior）」と呼んでいる[1]。

　この運動行動は、運動（movement）、動作（motion）、行為（action）の3つの要素に分けられている。運動とは、身体各部位が時間の経過に伴って空間的に位置を変えることであり、筋収縮やそれに伴う関節運動のことをさす。動作とは、運動の組み合わせによる意味をもった動きのことをさし、さらに、行為をいくつかに分割した要素の1つのことをさす。行為とは、動作の有機的な組み合わせで、目的概念を有し主体の意図が関与している動きをさす。コップを手に取る（リーチング）という「行為」を例に説明を加えると、この「行為」は、①対象物に腕を伸ばす、②対象物に対して手を構える、③物体を握る、④物体を操作するなど一連の「動作」で構成され、さらに、これらの「動作」は上肢の各関節の「運動」によって成り立っている（図1）[2]。このように、私たちの運動行動は、これらの要素が階層的に関連し合っており、「運動」を基礎に「動作」が成り立ち、各動作の組み合わせによって「行為」を行うという関係になっている。

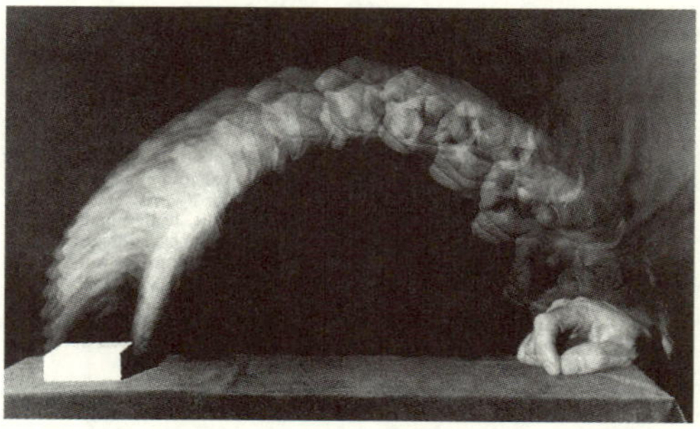

運動能力の分類

　このような日常からスポーツ場面におけるさまざまな運動行動の遂行には、個人のもつ「運動能力（motor ability）」が関与する。この運動能力の分類（構成要素）に関して、心理学者のニックスとフライシュマン（Nicks & Fleishman）[3]は、筋力（strength）、柔軟性とスピード（flexibility-speed）、平衡性（balance）、協応性（coordination）、持久性（endurance）の5つの性質があることを示している（表1）。さらにフライシュマンは、運動能力には一般的能力と特殊運動能力の異なる2つの性質があることを強調している[4,5]。

　一般的能力は、「運動体力」とも呼ばれ、筋力や持久力のように運動を遂行するのに必要なエネルギーを生産する能力のことをいう。この能力は多くの運動行動の基盤となっており、共通性の高い能力となっている。一方、特殊運動能力は、「運動技能（スキル）」とも呼ばれ、運動体力とは対照的

図1　リーチング・グラスプ動作（Schmidt, 2011）

表1　運動能力の分類における諸要素 (Fleishman, 1964)

● **筋力の領域（strength area）**
瞬発力（explosive strength）……………………………… 瞬間的に最大の力を出す能力
動的筋力（dynamic strength）…………………………… 継続的な筋力の使用に耐える能力
静的筋力（static strength）………………………………… 力量計などによって測定される筋力の出し得る最大の力量

● **柔軟性とスピードの領域（flexibility-speed area）**
可動域としての柔軟性（extent flexibility）…………… 身体または関節の可動性
動的な柔軟性（dynamic flexibility）…………………… 曲げるとか伸ばすという運動を素早く繰り返す能力
方向転換のスピード（speed of change of direction）…… 比較的狭い場所で、短い時間に疾走の方向を素早く変え得る能力
走のスピード（running speed）………………………… 短距離走や長距離走のスピード
四肢の運動のスピード（speed of limb movement）…… 腕とか脚を素早く動かす能力

● **平衡性の領域（balance area）**
静的バランス（static balance）…………………………… 固定した状態で身体の平衡を維持する能力
動的バランス（dynamic balance）……………………… 作業を遂行しながら身体の平衡を維持する能力
物体のバランスをとる能力（balancing object）……… 身体やその一部で、物体のバランスをとる能力

● **協応性の領域（coordination area）**
四肢相互の協応性（multi-limb coordination）………… 両手、両足、手足などの同時的運動を協応する能力
全身協応性（gross body coordination）………………… 全身を使った大筋運動において、いくつかの別個の能力を統合する能力

● **持久性の領域（endurance area）**

に柔軟性やスピード、平衡性、協応性のことをさしており、感覚を手がかりとした状況判断や意志決定、予測などの過程を通して運動行動をコントロールする能力のことをいう。また、運動技能は、運動種目によって環境や状況がすべて異なり、手がかりとなる感覚情報が異なるため、特殊性が高い能力ということになる。

また、運動体力や運動技能は、運動種目によって比重が異なってくる。たとえば、重量挙げのような運動種目であれば運動体力の比重が高く、ゴルフのパットなどでは運動技能の比重が高い。また運動体力と運動技能が同じくらい関係する運動種目も多く存在する。このように、どのような運動行動の遂行にも運動体力と運動技能の両方が関与しており、その程度は連続体として位置づけられる[6]。

運動技能（運動課題）の分類

運動技能（スキル）は、運動行動の種類や種目によって、さらにはその時の環境・状況によって多種多様性を示す。以下に一般的な運動技能の分類を示す[1]。

大筋運動活動と小筋運動活動

運動技能は、大筋運動技能（gross motor skill）と小筋運動技能（fine motor skill）に分類される。この大筋と小筋という用語は、骨格筋の形態学的分類における筋の大きさによって区別されている。

大筋運動技能とは、大きな、全体的な、明白な、という性質があり、走ったり、跳んだり、泳いだりするような身体の大筋群の収縮や使用を含んでおり、身体全体が運動することを意味する。

一方、小筋運動技能は、繊細な感受性に富むという性質があり、手先や足先の運動のように身体のある部分が正確な反応を行うために限られた範囲内で動くことを意味する。しかし、両者間にははっきりとした区別はなく、強さや正確性、タイミングなどの要因は、大筋運動技能にも小筋運動技能にも基礎として存在している。つまり、私たちの運動行動をそれぞれの技能の連続的な変化として考える必要がある。

オープンスキルとクローズドスキル

スポーツなどの運動行動に伴う運動技能（スキル）は、その運動行動が行われる環境の安定性によってオープンスキル（open skill；開放スキル）とクローズドスキル（closed skill；閉鎖スキル）の2つに分類されている。

オープンスキルは、運動行動の遂行に伴い環境が絶えず変化し、予測不可能な不安定な環境の中で遂行されるスキルのことで、サッカーやバレーボール、ボクシングなどの種目が含まれる。

一方、クローズドスキルは、運動行動の遂行に伴い環境の変化が少なく、予測可能な安定した環境の中で遂行されるスキルのことで、陸上や水泳、ゴルフなどの種目が含まれる。

対象の動きと人の動き

フィッツ（Fitts）[7]は、運動行動遂行者の身体と環境の対象との関係を静止しているか、動いているかによって、4つのタイプに分類した（表2）。

タイプⅠでは、環境をなす対象も運動行動遂行者も静止している場面であり、この時、遂行者には、自身のタイミングで運動行動を実施することができる。例として、ゴルフでドライバーを打つ、針に糸を通すが挙げられる。

タイプⅡとタイプⅢでは、運動行動遂行場面が部分的に流動的である時に現れる。タイプⅡでは、運動行動遂行者が静止しており、対象が動いている場面で、野球の打撃や鳥を銃で狙うなどが例として挙げられる。一方、タイプⅢは、運動行動遂行者が動いており、対象または場面が静止している場面で、バスケットのレイアップシュートや野球の一塁への送球が例に挙げられる。

タイプⅣは、運動行動遂行者と対象者の双方が動いている場面であり、動いているプレーヤーへのランニングパスが例として挙げられる。

自己ペース課題、外部ペース課題

運動技能は、運動行動遂行者に何を要求するかによっても分類することができる。自己ペース課題（self-paced task）は、運動行動遂行者のタイミングでその動きを開始でき、その運動速度や強度なども運動行動遂行者自身で決定できる課題である。一方、外部ペース課題（externally-paced task）は、運動行動遂行者の動きを対象に合わせなければならない課題である。テニスを例に挙げると、前者はサーブに該当し、後者はラリーに該当する。

運動パフォーマンス

運動行動の良し悪しは運動体力と運動技能という2つの異なる能力で構成されている運動能力によって決まってくる。また、このような運動能力を実際に実行する運動行動遂行能力のことを「運動パフォーマンス（motor performance）」という。これは客観的に観察される運動行動の途中経過と最終的な結果の運動成績を意味している。

しかしながら、この運動パフォーマンスは運動能力のみが直接的に関与しているのではない。「練習中はできるのに試合本番になるとぜんぜんできなくなる」というように、ある一定の運動能力を備えているにもかかわらず、その運動能力をうまく発揮することができないという現象がそうである。そして、このように運動能力がうまく発揮できない時に関与してくる要因のことを「パフォーマンス変数」という。

このパフォーマンス変数には、疲労や睡眠不足などが影響する「生理的な要因」、気温や湿度といった気象条件やその運動を遂行するための道具や設備などが影響する「環境的な要因」、さらに、運動行動時の緊張や不安、プレッシャーなどが影響する「心理的な

表2 運動遂行者と環境の対象の関係による分類（Fitts, 1964）

		環境の対象	
		静止している	動いている
運動者の身体	静止している	（タイプⅠ） 例：ゴルフボールを打つ	（タイプⅡ） 例：バッターがボールを打つ
	動いている	（タイプⅢ） 例：レイアップシュートを打つ	（タイプⅣ） 例：動いている人にランニングパスをする

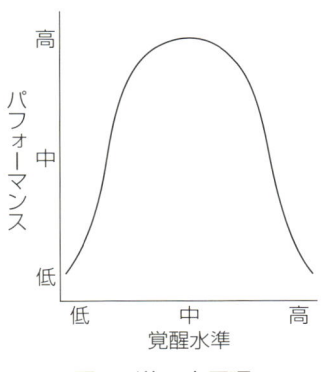

図2　逆U字原理

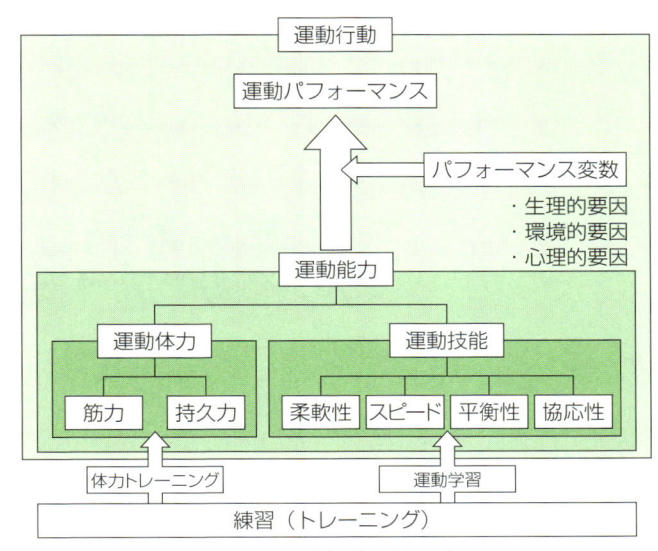

図3　運動行動の諸要素

要因」がある。特に、心理的な要因は運動パフォーマンス時の大脳皮質における神経細胞の興奮の強さである覚醒水準（arousal level）に非常に大きな影響を与えるといわれている[6]。

覚醒水準と運動パフォーマンスは逆U字曲線の関係（図2）となっており、覚醒水準が低い時には運動能力が十分に発揮できず、覚醒水準が高くなるにつれて運動パフォーマンスは向上していく。しかし、覚醒水準がある程度以上に高くなると逆に運動パフォーマンスが低下する。

"わかる"運動技術と"できる"運動技能

運動技能（スキル）と類似した用語に「運動技術（テクニック）」がある。運動技術とは、特定の運動課題を効果的に遂行するための合理的かつ効率的な運動行動の実施方法、いわば運動行動のやり方のことをいう。私たちは運動行動を向上させるために、人から指導を受けたり、本を読んだり、ビデオを見たりして、「この動きはこのようにすればうまくできるんだ」といったように、その運動行動のやり方を理解する。

しかし、運動行動のやり方が理解できたからといって、その運動行動が正しく遂行できるかというとそういうわけでもない。このように、実際に運動行動を実施する場面においては理解することとできることには大きな違いがある。

それに対して、運動技能とは、運動行動時の環境や身体内部などの感覚を手がかりに状況判断、意志決定、予測などの認知プロセスを通して運動行動をコントロールする能力のことをいい、"できる"という形で身につけた能力が運動技能ということになる。つまり、運動技術を学習目標として練習を行い、その結果身についた能力が運動技能となる。いわば、この運動技術と運動技能の統合過程が運動学習ということである[6]。

こうした運動学習によって生み出される運動行動の諸要素を図式化しておく（図3）。

[2] 運動学習理論

運動学習とは知覚―運動の協応過程である

運動学習（motor learning）とは、「練習や経験に関係した一連のプロセスであり、結果として熟練した運動を遂行するための能力に比較的永続的な変化をもたらすもの」と定義されている[2]。

運動行動における運動能力は運動体力と運動技能に分けられており、この定義の中で示されている「熟練した運動を遂行するための能力」とは、運動技能のことを表す。運動技能は身体内外から発する感覚を手がかりに中枢神経系を通して運動行動をコントロールする能力であることから、運動学習において知覚系と運動系の協応関係を構築していくことが重要となる。

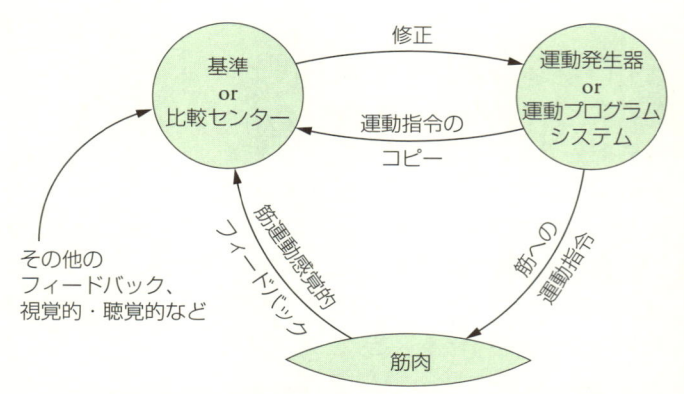

図4 運動学習と誤差検出・誤差修正メカニズムのモデル
（Keel & Summers, 1976）

運動学習の理論

アダムズの閉回路理論 (closed loop theory)

アダムズ（Adams）[8]は、従来の学習理論である連合説（ある特定の刺激に対して、特定の反応が生じるといった理論）に対する批判のうえに立ち、サイバネティクス（cybernetics）における閉回路の考え方を学習の理論へ発展させた。

サイバネティクスにおける閉回路の考え方は以下のようなものである（図4）。ヒトは環境から情報を取り入れ、その情報を手がかりに目標とする正しい運動行動を引き起こすであろう運動プログラムを生成して運動行動を開始する。そして、その運動行動の経過や結果を再び情報として取り入れ（フィードバック）、意図している運動行動すなわち目標と比較して差異を調べる（誤差検出：error detection）。そして誤差が発見されたなら、現在行っている運動行動もしくは次の運動行動を修正するよう試みる（誤差修正：error correction）。これを繰り返すことで、正しい運動行動が学習されるという考えである[9]。

アダムズは、フィードバックが生起する以前の運動行動の選択を開始するように働く限定的な運動プログラムのことを記憶痕跡（memory trace）と呼び、フィードバック情報と比較して誤差を検出するための内的基準のことを知覚痕跡（perceptual trace）と呼んだ。知覚痕跡は、過去の運動行動の経験によって形成され、この運動行動を実行すればこのような感じがするといった予期や期待のことを表す。運動行動遂行中、知覚痕跡は実際の運動行動によって生起されるフィードバック情

報と比較され、次の運動行動を修正するための手がかりを提供する役割がある。正しい運動行動が繰り返し行われることで記憶痕跡や知覚痕跡が明瞭かつ強力になっていくと考えられている。

シュミットのスキーマ理論 (schema theory)

アダムズの閉回路理論では、運動行動の基準となる記憶痕跡や知覚痕跡は、過去に経験した運動行動によって形成されると考えられている。これは、これまで一度も経験したことがない運動行動でさえ正しく行えるという事実を説明することができない。また、1つの記憶痕跡に対して1つの知覚痕跡が対応して形成されると考えられているため、ほとんど無限といっていいほど多くの痕跡を貯蔵しなければならなくなる。椅子に座るという運動行動を閉回路理論に当てはめてみると、デスクの椅子に座る場合とソファに座る場合とで座るという運動行動は同じであるにもかかわらず、椅子の座面の高さや柔らかさが異なるため、別々の基準が必要になるということである。要するに、身のまわりにはさまざまな形をした椅子が存在するため、それぞれに対応する基準が必要となり、アダムズの考え方は合理的ではないことがわかる。

そこでシュミットは[10]、認知心理学における「スキーマ（schema）」という概念を持ち込み、これらの新奇性と貯蔵の問題点を克服するとともに、広範な運動行動に応用できるよう発展させた。

スキーマとは、記憶に貯蔵された一般的な概念を表現するデータの構造のことであり、あるデザイナーが作製した新規な椅子を見ても椅子だとわかるように、特定の概念を表象するための構造化された知識の集合と考えられている。シュミットは、運動行動において、内面化される基準や運動行動の実行を指令する筋命令としての運動プログラムが、実際に行われる個々の具体的な運動行動と1対1の関係性で結びついているのではなく、それらが抽象化された一種のルール（スキーマ）として形成されていると仮定し

た。そのため、サッカー選手がインサイドキックパスをする際は、近くの人に対しても遠くの人に対しても同じような運動パターンでパスをすることができるのである。

この共通した運動パターンのことを一般運動プログラム（generalized motor program）といい、この中に相対的力（relative force）、相対的時間（relative timing）、運動等価性（motor equivalence）という3つのパラメータがある。相対的力とは、運動行動実施に伴う力の相対的な出力が異なっていても、お互いの筋の出力のバランスは変化しないことをいう（図5）[11]。相対的時間とは、運動行動実施に伴う運動行動時間が相対的に異なっていても、それぞれの運動の時間（タイミング）は変化しないことをいう（図6）[2]。運動等価性とは、運動行

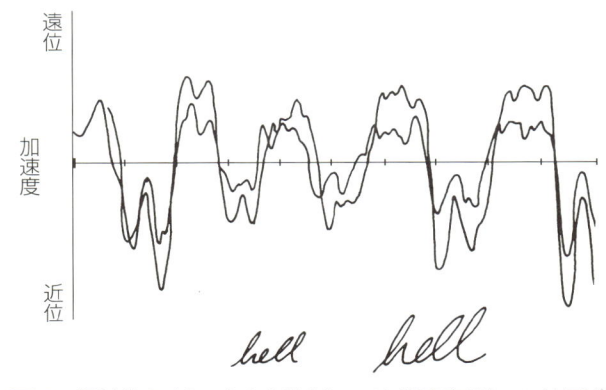

図5 相対的力（字の大きさが変わっても加速度パターンは同じ）（Hollerbach, 1978）

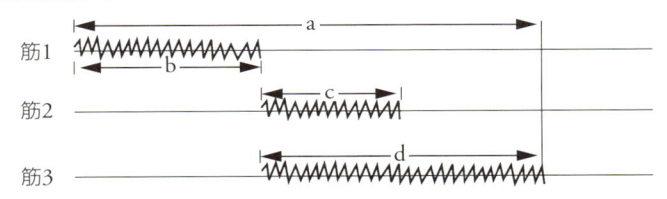

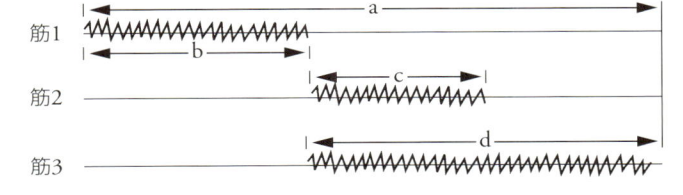

図6 相対的時間（運動行動時間が異なっても筋活動のタイミングは同じ）（Schmidt & Lee, 2011）

動実施を行う身体部位が異なっていても、運動パターンに変化がないことをいう（図7）[12]。運動行動遂行にあたり、これらのパラメータが調整されることによって、近い相手や遠い相手など、相手の距離に応じてインサイドキックパスするように、それぞれの目標とする運動行動結果に応じた運動行動が産出されるのである。

シュミットのスキーマ理論では、「再生スキーマ（recall schema）」と「再認スキーマ（recognition schema）」という2つのスキーマから構成される「運動反応スキーマ（motor response schema）」を想定している[13]。「再生スキーマ」（図8）とは、相対的力や相対的時間などのパラメータと運動行動遂行の結果との関係が抽象化されたもので、運動行動を生成する働きがある。「再認スキーマ」とは、そのパラメータと運動行動遂行時に生じる感覚情報との関係が抽象化されたもので、期待どおりの運動行動ができたかどうかを評価する働きがある。

この2つのスキーマは、運動学習時に生じる次に示す4種の情報が貯えられ、これらの情報の関係が一般的なルールとして貯えられることによって形成されると考えられている。

運動学習における4種の情報

❶ 初期条件（initial conditions）
運動行動を開始する直前の身体および環境についての情報。
❷ 反応明細（response specifications）
一般運動プログラムをどのように実行するかを決定する力やスピードなどのパラメータの情報。
❸ 感覚経過（sensory consequences）
運動行動遂行に伴って生起する感覚情報。
❹ 反応結果（response outcome）
運動行動遂行の結果ならびにその結果とフィードバック情報との誤差。

①と③と④の関係が抽象化されて再認スキーマを、①と②と④の関係が再生スキーマを形成してゆくと想定している。

スキーマ理論における運動制御の流れを図に示す（図9）[10]。まず、目標となる運動行動の結果と初期条件が入力されると、再生スキーマによって

図7　運動等価性（異なる身体部位で書かれた書字の類似性）
A：利き手　B：手首固定利き手　C：非利き手　D：口にくわえて　E：足に固定して
（Railbert, 1977）

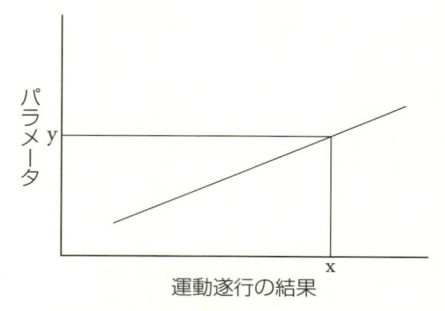

図8　スキーマ関数（再生スキーマ）
（Schmidt, 1982）

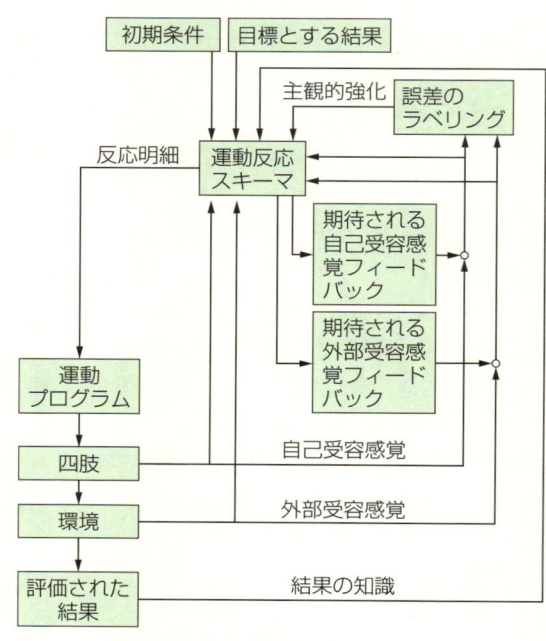

図9　スキーマ理論（Schmidt, 1975）

一般運動プログラムをどのように実行するかについての反応明細が生み出され、その反応明細に基づいて運動プログラムが筋肉に指令を発し運動行動が実行される。それと同時に再認スキーマは誤差検出のための基準として働く2種類の期待される感覚経過を生み出す。1つは目標としている運動行動を実行したらこのような動きの感覚がフィードバックとして得られるであろうという筋運動感覚的な予期・イメージ、もう1つは視覚的あるいは聴覚的な予期・イメージである。運動行動の実行によって生じた感覚経過は、1つは自己受容感覚として前者と比較され、1つは外部受容感覚として後者と比較され、もう1つは最終的に得られた運動行動の結果として始めに入力された目標と比較され、運動反応スキーマをより正確なものとするため使われる。これらの過程を繰り返し行うことで新しい運動反応スキーマが形成されるということになる。

運動行動は3つの段階を経て学習される

心理学者のフィッツとポズナー（Posner）[14]は、運動学習の進展に伴う運動技能の変化に関して3つの段階があることを示している。第1段階を認知段階（cognitive stage）、第2段階を連合段階（associative stage）、第3段階を自動化段階（automatic stage）に区分した。

運動学習の段階
● 認知段階
● 連合段階
● 自動化段階

認知段階は、これから学習する運動行動（運動課題）に関する性質や方法などの運動技術を理解する段階である。ここの段階で重要なことは、どこの身体部位が関わっているのか、どのような動きで構成されているのか、どのように動かせばいいのか、どこに注意を向ければいいのかなど、獲得する運動技能を宣言的な知識として理解することである。理解を進めるうえで、指導者による示範や教示によって与えられた情報を理解し、自身でも運動行動の方法を言語的に思考することが最もさかんに行われることから言語－認知段階とも呼ばれる。また、この段階では、その運動行動を効果的に遂行するために、過去に経験した運動行動の中から類似した動きを探し出し、それをもとに新しい運動プランをつくる段階でもある。この段階の運動行動は試行錯誤的な性質をもち、運動行動の理解ができていても実際にはうまく遂行できない段階である。

連合段階は、運動段階（motor stage）とも呼ばれ、練習を重ねることでぎこちなかったり不正確であったりする運動行動から、より協調的に安定した運動行動が遂行できるようになる段階である。また、この段階の初期には、運動行動遂行者自身が主観的に意識する動作と第三者から客観的に観察される動作とのずれ（運動の不感性）がみられる。そのため、この段階では、運動行動遂行者に対して適切なフィードバック（feedback）を与えることが重要となる。学習者はフィードバックを手がかりに練習を重ねることで、動きの誤りや誤差を検出し修正が図られ、運動行動遂行の際には意識的に動きに注意を向けなくても、自然にその動きが誤りなくかつ効率的に行える状態となる。

自動化段階は、注意を必要としない自動的な運動行動の獲得を意味する。この段階では運動行動遂行時の自身の動きに対して注意を向ける必要がなくなるために、戦術や相手の動きなど他のことに注意を向けることができるようになる。そのため、心理的な余裕が増え、どのような場面においても柔軟に対応することができ、安定したパフォーマンスを発揮することができるようになる。

運動学習の状況を評価するパフォーマンス曲線

運動技能は練習に伴って向上する。この学習に伴うパフォーマンスの経時的な変化を、横軸に練習回数や練習時間、縦軸にパフォーマンスの結果

を表す運動行動の正確性や得点などをプロットしてグラフ化したものを「パフォーマンス曲線」という。一般的にパフォーマンス曲線は、直線型、負の加速曲線型（凸型）、正の加速曲線型（凹型）、S字型の4つに分類される（**図10**）[1]。

以前はこれらのパフォーマンス曲線の形状の違いがなぜ生じるのかという問題が議論されてきたが、課題の内容や練習方法、学習者の学習段階、さらには、パフォーマンスの指標を何にするかによって示される曲線がすべて異なってくるため、最近ではあまり重要視されていない。

それではパフォーマンス曲線を描くことはどのような意義があるのだろうか。1つ目には、パフォーマンス曲線の結果によって練習方法や指導方法の善し悪しの判断ができるということがある。パフォーマンスの向上がみられなければ、練習方法や指導方法に問題がある可能性があり、パフォーマンス曲線の形状が練習や指導を再検討するための一つの目安になる。2つ目には、学習者の学習意欲を高めるための手段になるということがある。パフォーマンス曲線を描くことによって、自身のパフォーマンスの経時的な状況を視覚的に把握することができるため、学習者への動機づけや活気づけのための手段になる。

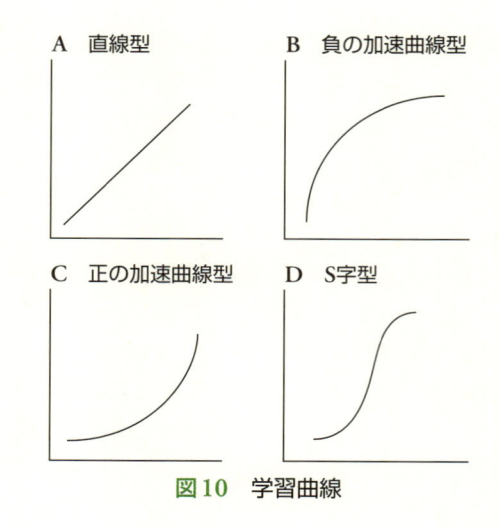

図10 学習曲線

A 直線型
B 負の加速曲線型
C 正の加速曲線型
D S字型

[3] 運動学習における知覚の役割

知覚と運動をつなぐ認知過程

運動学習において、環境情報ならびに身体内の感覚情報をもとに運動行動の発現が生じる。このように運動行動においては入力系である知覚（perception）と出力系である運動は別々に存在しているわけでなく、きわめて複雑に相互作用し合っている。この知覚系と運動系の相互関係において、Aという情報が入力されたらA'という運動が出力する、Bという情報が入力されたらB'という運動が出力されるなど、ある特定の状況の下である特定の反応しかできないという反射的な運動が成立しているわけではない。むしろ、Aという情報が入力されてもA'だけでなくBやCなどさまざまなパターンで反応を示すことができる。つまり、知覚と運動は独立に機能しているわけではなく、中枢神経系を通じて階層的かつ並列的な情報処理を行っている。運動行動の発現に至るまでに、知覚系で収集した外界情報から運動行動に必要な情報を抽出し、外界の表象や身体内外の空間の認識、運動イメージの形成が行われ、これらの情報をもとに運動行動の計画がなされ、運動系である筋肉に指令を出すという過程を経る[15]。

このように、入力された情報や伝達された情報がさまざまな過程を通じて最終的に運動行動の発現に至る全過程を認知過程（cognitive process）という。運動行動の学習過程においては、脳の認知過程を循環させる必要があり、学習者はこれらを自発的かつ意識的に調整し組織化させることで新しい運動行動を発現させている。要するに、運動学習するためには、知覚、注意、記憶、判断、イメージ、言語などの認知過程を活性化させることが重要となる[16]。

知覚の循環

認知科学者のナイサー（Neisser）[17]は人間の認知活動について知覚循環モデルを提起している（図11）。これによれば、私たちは自らのもつ対象図式（object schema）にしたがって活動の方向づけがなされ、対象の探索を行い情報の抽出が行われる。この探索結果、抽出された情報に応じて対象図式を修正することになる。そして、修正を受けた図式をもとに次の探索活動の方向づけがなされ

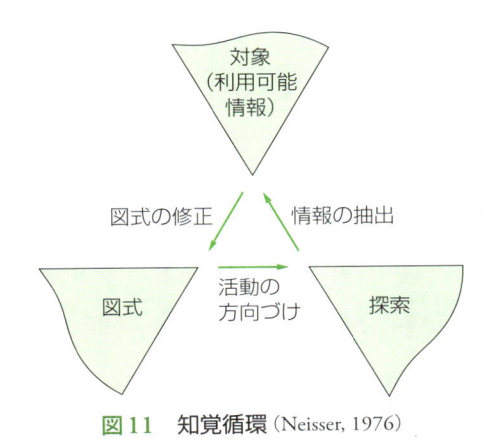

図11 知覚循環（Neisser, 1976）

る。このように知覚は、対象となる環境と常に循環的に相互作用しながら互いに支え合っている状態となっている。つまり、知覚と運動は円環的なサイクルとなっており、その循環過程の中で知識や運動行動が発達してくるのである。

運動イメージ

　運動イメージ（motor image）とは、身体を実際には動かさずに運動行動している姿を想像することである。さらに運動イメージは、あたかも自分自身が運動行動を行っているような筋感覚イメージ（kinesthetic motor imagery）と、他者が運動行動を行っているのを見ているような視覚イメージ（visuo motor imagery）の2つに分けられる。また、運動学習における運動技能の向上のために、筋感覚イメージを利用することが有効であるといわれており、このような運動のイメージを用いた練習のことをメンタルプラクティス（mental practice）という。

　運動イメージを用いたメンタルプラクティスが有効である理由に、運動イメージの想起時と実際の運動行動時の脳の活動部位が非常に似通っているということがある。運動行動を実行する前には、運動行動の計画や準備などに関わる補足運動野などの運動関連領野が活動する。運動イメージの想起時にもこの運動関連領野の賦活が生じる[18-20]。運動イメージを想起させることで、運動行動遂行のための計画や内容、期待される運動行動結果の運動感覚がシミュレートされる[21]ため、円滑に運動行動が遂行できるかどうかを確認することができる。つまり、運動技能の獲得における知覚と運動を結びつける過程にメンタルプラクティスを使用することで、イメージ上で検出された誤差からプログラムを修正し、これを繰り返すことで運動技能の学習が促進されると考えられる。

　また、想起した運動イメージの明瞭性や統御可能性が高いほどメンタルプラクティスの効果があるといわれており[22]、事実、今まで経験のない運動行動の運動イメージは想起が難しいため、メンタルプラクティスの効果をあげることは困難である。そのため、メンタルプラクティスを実施する際には、身体的トレーニングを組み合わせて実施することで効果をあげることができる。

キネステーゼ

　臨床現場において、文献的によりよいと思われる治療や指導方法を症例に適応しても、動作の獲得に難渋することが多々あると思われる。このように、うまく動作を獲得できない症例に対して、どのように対処していけばいいのであろうか。

　ある動作がうまくできない症例というのは、どう動いていいのか、どう動いているのかということがわからない状況に陥っている可能性がある。こういう状況の時に、客観的データをもとにした治療を実施したところで、ある一定の運動能力は高めることはできるが、それによって目標とする動作ができるようになるという保証はない。また、セラピストが呈示するさまざまなフィードバックは学習者である症例にとっては理解しがたい内容になりうる。このような治療内容を続けると、結果的に、その動作ができるかどうかの重要な点を症例まかせにしてしまうことになる[23]。

　このような症例には、動ける身体をもつこと、さらには運動ができそうだと感じる能力を高める必要がある。この能力は「運動感覚能力」といわれ、金子[24]によれば、運動感覚とは感覚生理学における運動の自己受容性感覚が意味されているのではなく、フッサールの造語による「キネステーゼ（kinesthese）」、つまり運動（キネーシス）と感覚（アイステーシス）の不可分な結合としての知覚を意味している。

　新しい動きの獲得もしくは障害によってできなくなった動きを再獲得するには、頭で理解するだけではなく、また機械的に反復するだけではなく、自分の身体で試行錯誤しながらも、自分の身体をどのように動かせばどんな動きになり、どんな動き方に変わったのかを知り、今ここで動いた直下の感じを再認識する能力を高めることが重要である。そのためにも、症例は知覚と運動との相互関係で生じる知覚を通じて、自身の身体と対話しながら運動能力を高めていく必要がある。また、セラピストは症例に自分自身の動き方に関する「運動形態（モルフォロギー）」に対して意識を向けさせるように働きかけていくことが必要となる。

[4] 運動学習における注意の役割

注意の分類

　注意（attention）とは、あらゆる認知機能の基盤となっており、私たちを取り巻く環境にある膨大な情報の中から適切な情報を取捨選択する機能であるといえる[25]。

　注意の機能は、ある事柄に一定の時間集中し続ける「持続的注意」、複数の情報から適切な情報を選び出す「選択的注意」、複数の刺激に同時に注意を向ける「分割（配分）的注意」、状況に応じて他の物や事象に注意を変える「転換的注意」の4つに分類される[26]。

注意の分類
● 持続的注意
● 選択的注意
● 分割的注意
● 転換的注意

　このように私たちには注意のさまざまな要素が備わっているため、音楽を聴きながら自動車を運転することができたり、運転中に救急車のサイレンが聞こえた時にその状況に応じた行動を起こすことができたりする。つまり、注意は運動行動を調整するために重要な役割を担っているのである。

選択的注意

　私たちは運動行動に伴って、外界や身体から常にさまざまな感覚情報を受け続けており、運動行動の学習の促進を図るうえで、いくつかの特定の情報に意識を向ける必要がある。このように特定の情報のみに選択的に意識を向けることを「選択的注意（selective attention）」という。この選択的注意は知覚や認知の処理過程のどの段階で作用しているのであろうか。この疑問に関して、早期選択説（early-selection theory）と後期選択説（late-selection theory）の2つのモデルが提案されている。

　チェリー（Cherry）[27]は、被験者にヘッドホンを装着させて、右耳と左耳に異なった文章を同時に聞かせ、片方の耳から聞こえてくる文章に注意を向けさせ、復唱させるという両耳分離聴（dichotic listening）による追唱法を行った。復唱後、注意を向けさせた方とは反対側の耳に聞かせた文章の内容を尋ねても、被験者はほとんど答えることができなかった。このことは、注意を向けなかった感覚情報は、入力の早期の段階でフィルターにかけられ、知覚されていなかったことを示している。

　このような実験結果をもとにブロードベント（Broadbent）[28]は、さまざまな情報が入力された後に注意選択フィルターを切り替えることで、処理する情報を選択し、最終的に残った情報だけが高次な意味的な情報処理に至るという早期選択説（early-selection theory）を提案した（図12a）。

　その後、トリーズマン（Treisman）[29]は、両耳分離聴を実施させる時に、聞かせる文章を途中で入れ替える（注意を向ける方の耳には文章Aを、注意を

向けない方の耳には文章Bを呈示、途中で、文章Aは文章Cに、文章Bは文章Aに入れ替える）方法にて追唱法を行った。その結果、注意を向ける方の耳から聞こえてくる文章の復唱を求められていたにもかかわらず、多くの被験者は途中で非注意側の文章Aの続きを復唱した。つまり、文章の意味的な連続性に引きずられた結果が得られた。このことから、注意を向けさせなかった情報も完全に遮断されるのではなく、意識しないまま意味処理がなされることが判明した。この結果から、早期選択説における注意選択フィルターは刺激の遮断機構としてではなく、注意による選択を受けない情報を消失させずに減衰させる減衰モデル（attenuation model）を提案した（図12b）。

これに対して、モレイ（Moray）[30]は、両耳分離聴による追唱法を改良して、注意を向けていない側の耳に自分の名前を挿入させて実験を行い、その結果、実験者は自分の名前が呈示されたことを認識していた。この実験は、注意における情報選択は既有の知識に依存していることを示しており、ドイチェとドイチェ（Deutsch & Deutsch）[31]は、すべての情報は意味処理の段階まで処理された後に、注意によって最も重要な情報だけが選択される後期選択説を提案した（図12c）。

トップダウン注意とボトムアップ注意

対象に注意を向けるという注意の制御には、トップダウン注意とボトムアップ注意の2つのタイプがある。トップダウン注意とは、本棚から読みたい本を探すなどの場合に、自分自身の意志で注意を高めたり、分散させたり、持続させたりする自発的・意図的な注意の制御のことである。一方、ボトムアップ注意とは、ある突然大きな音がして、その音の方向に注意が喚起されるなどの場合で、注意を半ば強制的に引きつける、いわば反射的・非意図的で素早い注意の制御のことである。

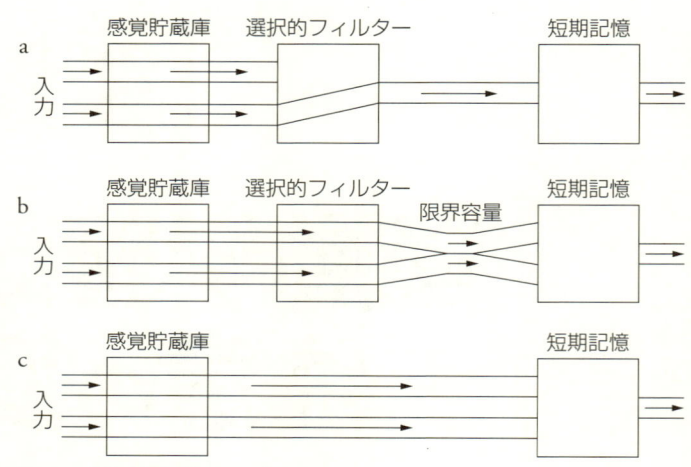

図12 選択的注意のモデル
a：ブロードベンドのモデル　b：トリーズマンのモデル　c：ドイチェとドイチェのモデル

内的焦点と外的焦点

運動学習において内在的フィードバックの情報は新しい運動行動を学習するうえで重要な情報であり、その情報に対して選択的に注意を向ける必要がある。その注意の向け方は、身体に意識的な注意を向ける「内的焦点（internal focus）」と、身体以外からもたらされる情報に意識的な注意を向ける「外的焦点（external focus）」に分けられる。内的焦点の対象となる情報に、触覚、運動感覚、力量感覚、そして、平衡感覚を含む身体の姿勢や身体部位の位置関係などが例として挙げられる。外的焦点に関しては、蹴ったボールがどこにどのように飛んだのか、蹴った時どのような音がしたかなどが例として挙げられる。どちらの注意の向け方が効率的に運動学習を促すことができるのであろうか。

内的焦点と外的焦点を比較した研究においてウォルフ（Wulf）ら[32,33]は、運動行動遂行中に運動感覚などの内的焦点を行うより、運動行動の効果もしくは結果などの外的焦点に注意を向けた方が高いパフォーマンスおよび学習効果を導くことを示している。また、スポーツ分野においても外的焦点が運動学習に有効であるとする報告が数多く存在する。このような知見を踏まえて、運動学習時にはすべて外的焦点に注意を向けさせればよいの

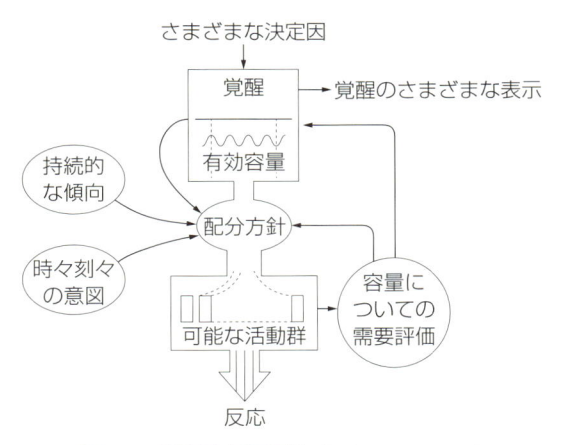

図13 注意容量モデル (Kahneman, 1973)

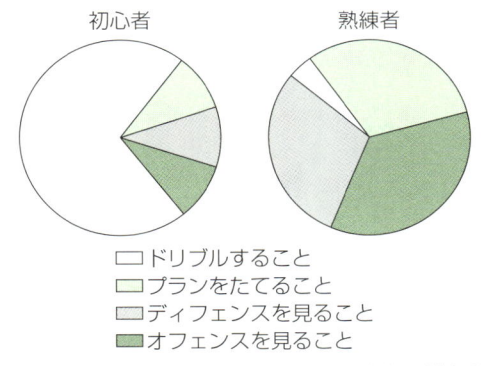

図14 バスケットボールの初心者と熟練者の情報処理容量の相対的な配分 (Cox, 2012)

であろうか。パーキンス=チェッカート (Perkins-Ceccato) ら[34]は、初心者の運動学習において外的焦点より内的焦点の方が効果的であることを報告し、一方では、内的焦点と外的焦点間でパフォーマンスや学習に違いを認めないという報告[35]もある。これらの違いは、学習する運動行動の難易度[36]や学習の進行段階[14]で大きく異なってくると考えられている。

実際、外的焦点が有効であると述べている研究の運動課題をみてみると、その運動自体が実験の練習段階で自動化を起こしやすい動作であることが多く、自動化された運動行動の制御に内的焦点を向けることによって、かえって運動行動の遂行を妨げてしまうことがある[37]。

さらに、注意の向けやすさは、身体から生起される運動感覚や力量感覚などの内的焦点と運動行動後の結果などの外的焦点と比較した場合において、内的焦点は非常に知覚・意識しにくい情報である。また、フィードバックの与える内容においても、運動感覚や力量感覚などは学習者自身の一人称的な知覚であるため、外在的フィードバックより情報が抽象的になり、フィードバックの与えにくさが生じる。つまり、その運動行動が外的焦点に向けやすいのか、内的焦点に向けやすいのかによっても結果は異なってくるのである。

以上のことから、運動学習における注意の焦点化において、どちらも運動学習においては重要な役割を果たすが、その運動技能の特徴や学習者の学習進行段階を考慮したうえで判断していく必要があるだろう。

注意の容量

私たちは運動行動を遂行しながらも、相手の動きを見たり、戦術を考えたりなど同時に複数のことを意識することができる。このように同時に生じる2つ以上の事象や刺激のすべてに注意を分割して、それと同時に処理を行うことができる。

カーネマン (Kahneman)[38]は、このような注意の分割という側面から注意容量のモデルを提唱した (**図13**)。このモデルにおいて、ヒトが情報を処理するためには何らかの注意資源 (attentional resources) を必要としており、この注意資源には一定の限界を有する容量 (capacity) が存在する。私たちはこの容量の限界以内で容量を配分しながら、認知的活動を遂行しているとされている。

この注意資源の容量の配分量は認知的課題ごとに常に一定に決まっているわけではなく、その課題の難易度であったり、その課題に対して慣れているかどうかで変わってくる。

たとえば、バスケットボールのドリブル時に、初心者であればボールをつくことに集中しなければいけないが、熟練者になれば初心者が注意していた内容にあまり注意せずにドリブルができる。これは、ドリブルという運動課題に対して、初心者はかなりの注意資源が必要だが、熟練者になるにしたがい、必要とされる注意資源の量が少なくなっていくためだと考えられる (**図14**)[39]。この注意を必要とする処理過程のことをコントロール処理または「意識的制御 (controlled processing)」と呼び、注意を必要としない処理過程のことを「自動的処理 (automatic processing)」と呼ぶ[40]。

[5] 運動学習における記憶の役割

記憶プロセス

記憶とは、過去の経験を保持し、ある時に必要に応じてこれを想起する過程あるいは機能のことをいう。私たちの運動行動の基盤は記憶であり、その運動行動の獲得（学習）も記憶能力が重要な役割を果たす。

記憶プロセスにおいて、何かを記憶しようとする際には、情報を受け取り、それを保持し続け、必要な時に取り出すという3つの段階に分けられる。この3つの段階を心理学的には記銘（memorization）、保持（retention）、想起（remembering）という用語を用いる（情報科学においては、符号化［encoding］、貯蔵［storage］、検索［retrieval］という用語が用いられる）。このいずれかのプロセスがうまく実行されない場合には、情報の忘却（forgetting）が生じる。

記憶の分類

記憶は情報の保持時間の長さによって、感覚記憶（sensory memory）、短期記憶（short-term memory）、長期記憶（long-term memory）に区分される。

また、長期記憶はその記憶内容から「宣言的記憶（procedural memory）」と「非宣言的記憶（declarative memory）」に大別される（図15）[41]。

宣言的記憶は、顕在記憶（explicit memory）とも呼ばれ、記憶を想起する際に思い出しているという意識が伴い、あるいはその記憶内容を言語化できる記憶のことである。宣言的記憶はさらに、言葉の意味や物品の名称といった一般的な知識（knowledge）に関する意味記憶（semantic memory）と、個人的な過去経験で特定の時間的・空間的文脈の中に位置づけることのできる出来事に関するエピソード記憶（episodic memory）に分けられる。一方、非宣言的記憶は、潜在記憶（implicit memory）とも呼ばれ、記憶を想起する際に思い出しているという意識が伴わない、あるいは必ずしも言語化できるとは限らない記憶のことである。非宣言的記憶はさらに、自転車の乗り方や水泳といった技能（skill）や歯磨きの順序といった習慣（habituation）に関わる手続き記憶（procedural memory）、先行刺激（プライム）が後続刺激に影響を及ぼすプライミング（priming）、パブロフの犬に代表される古典的条件づけ（classical conditioning）に分類される。

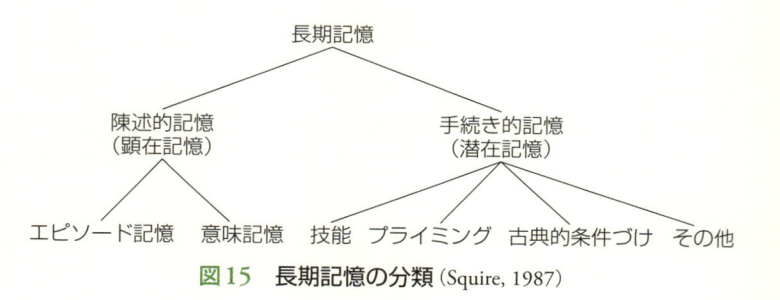

```
                    長期記憶
                   /        \
        陳述的記憶              手続き的記憶
        （顕在記憶）             （潜在記憶）
         /    \              /    |    |    \
   エピソード記憶 意味記憶  技能 プライミング 古典的条件づけ その他
```

図15　長期記憶の分類（Squire, 1987）

一方、アトキンソンとシフリン（Atkinson & Shiffrin）[42]は記憶の区分を情報処理の観点から理論化した「多重貯蔵モデル（multi-store model）」を提唱した（図16）。

このモデルによると、外界からの情報は、まず「感覚登録器（sensory register）」に感覚記憶として保持される。感覚登録器は感覚器官からの情報を正確に短時間保持する働きをするもので、視覚、聴覚、運動感覚、触覚などの感覚情報によって保持様式が異なっていると考えられている。感覚登録器に入力された感覚記憶のうち、選択的注意（selective attention）によって選出されたものだけが、短期記憶に相当する「短期貯蔵庫（short-term store）」に送られ、そこで30秒程度と一時的に保持される。また、短期貯蔵庫の一度に保持できる容量は視覚情報では7±2チャンクと限られており、新しい情報が次々に入ってくるため、能動的に情報にアクセスし続けなければ、保持した情報は消失（忘却forgetting）してしまう。この連続的なアクセスをリハーサル（rehearsal）と呼び、これは情報を保持する機能に加えて、情報を長期記憶に相当する「長期貯蔵庫（long-term store）」に転送する機能も有する。リハーサルの回数が多いほど、その情報が長期記憶として定着する可能性が高くなる。

系列位置効果

この多重貯蔵モデルを裏づける根拠に、系列位置効果（serial position effect）がある（図17）。この効果は、無意味の記銘リストを1項目ずつ呈示し、すべて呈示し終わった直後にリスト内の項目を順序かまわず自由再生させると、呈示順序の最初と最後にある項目の再生率が高く、リストの中間部の再生率が劣るという現象である。最初の再生率が高いことを「初頭効果（primary effect）」、最後の再生率が高いことを「親近性効果（recency effect）」という。

多重貯蔵モデルによると、初頭効果がみられるのは、最初の数項目は比較的リハーサルが行いやすく、必然的に長期記憶貯蔵庫に転送される可能

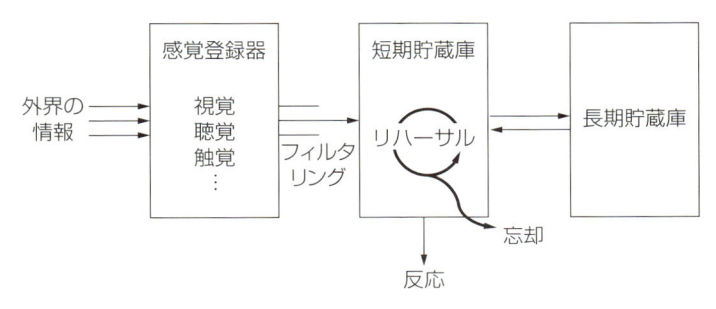

図16 多重貯蔵モデル（Atkinson & Shiffrin, 1968）

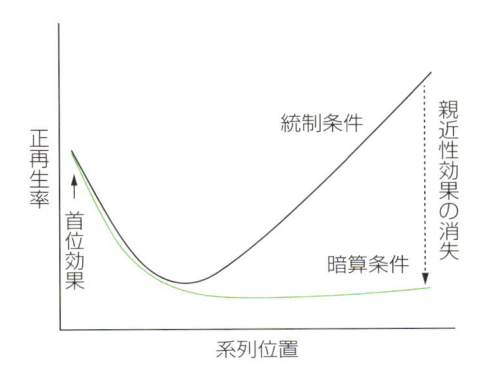

図17 系列位置曲線と初頭効果、親近性効果

性が高いからとされている。一方、親近性効果は、最後の方に呈示される項目は短期貯蔵庫に留まっていて、そこからすぐに読み出されるからとされる。実際、すべての項目を呈示後、暗算課題などの妨害刺激を再生させると、初頭効果には変化がないのに対して親近性効果が消失する。このように、系列位置効果を説明するためには、短期記憶と長期記憶とは別の貯蔵庫として仮定する必要があると結論づけている。

ワーキングメモリ

多重貯蔵モデルでは短期記憶は静的な情報の保管庫としての役割を担うと考えられてきた。しかし、バドリーとヒッチ（Baddeley & Hitch）[43]は、短期記憶を単なる入れ物のような保持システムではなく、情報の保持や処理などの人間の認知的活動を果たす中央実行系の役割があるとし、短期記憶という言葉の代わりに「ワーキングメモリ（working memory：作業記憶）」という言葉を用いて、短期記憶の動的な働きを強調した。

バドリー[44]のワーキングメモリのモデルには、

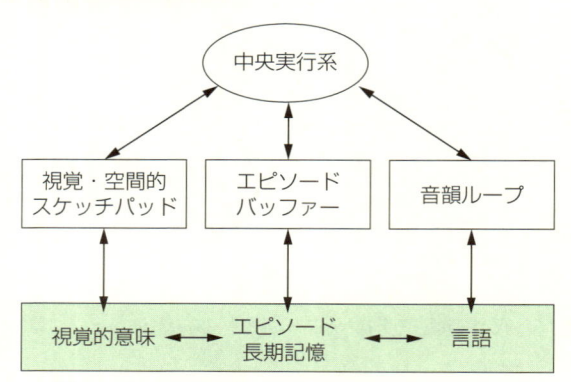

図18 ワーキングメモリモデル (Baddeley, 2000)

音声や言語のような音韻的情報を一時的に保存する「音韻ループ (phonological loop)」、視空間的情報を一時的に保存する「視空間スケッチパッド (visuo-spatial sketchpad)」、そして、複数の情報を統合し時間的流れを付加する「エピソードバッファ (episodic buffer)」の3つのサブシステムが想定されている（**図18**）。これらサブシステムは、多重貯蔵モデルでは短期貯蔵庫に該当する。また、このモデルには、音韻的情報や視空間的情報を保持するシステムだけではなく、これらの情報の制御を担う「中央実行系 (central executive)」というシステムが想定されている。中央実行系は、注意の制御、処理資源の確保・配分、サブシステムへのアクセスとコントロールを行っている。

要するに、ワーキングメモリは、会話、読書、暗算などの人間の認知的活動を行う時に必要となる情報を短期的に保持し、利用可能な状態に処理し、さらに、長期記憶から必要な情報を参照しながら複雑な情報処理を並行して行うしくみのことである。

運動行動の記憶構造

運動行動に関する記憶の内容としては、運動の仕方に関わる運動技術や指導者による指導内容などと言語情報に関するもの、そして、運動行動遂行中に生起される視覚、聴覚、運動感覚、触覚などの感覚情報などさまざまな情報が存在する。また、運動行動を遂行するための運動プログラムの情報も記憶として貯蔵されている。しかしながら、これらの運動行動の記憶と上記で示した記憶システムとの関わりについては十分に検討されているとはいえず、不明確なことが多い。そこで、運動学習における情報処理の流れを多重貯蔵モデルやワーキングメモリモデルを用いて説明を試みる。

運動課題が呈示されると、学習者は長期記憶からその運動行動に近い過去に経験した記憶を検索する。この長期記憶には、ある一定のまとまりをもつ知識が構造化されたものが貯蔵されており、新規な運動課題においても対応できる形式となっている。検索された記憶は短期貯蔵庫（ワーキングメモリ）に移動し、その記憶に基づいて運動プログラムが実行される。それと同時に、運動行動実施によって生じるであろう予期的な感覚情報がここに保持される。

運動行動の遂行に伴って生起されるさまざまな感覚情報は、感覚登録器に入力され、その中から選択的注意によりいくつかの特定の情報が抽出されて短期貯蔵庫（ワーキングメモリ）に送られ、運動行動遂行後、フィードバック（結果の知識、KR）が与えられるまで一時保存される。それとともに、入力された情報は予期的な感覚情報と比較照合される。KR遅延後、フィードバック情報が短期貯蔵庫（ワーキングメモリ）に入力され、運動行動遂行中の情報とフィードバックを受けた情報が比較照合される。これらの比較照合された情報のなかで誤差情報が生じていれば、その情報をもとに運動プログラムの修正が行われる。この時間帯がKR後遅延の時間である。そして、練習によってこの手順を繰り返すことで、最初に検索された運動プログラムが精緻化していく。最終的にこの精緻化された運動プログラムを繰り返し使用することによって、長期貯蔵庫に転送され貯蔵されることになり、再度その運動プログラムを使用する際には、注意を必要としない自動的な安定した運動行動が可能になる。

[6] 運動学習における感覚フィードバックの役割

運動学習において、運動行動の遂行に伴って生じる感覚情報を予期した運動行動の結果と比較照合（マッチング）していく必要性がある。この運動行動の遂行中もしくは遂行後に生じる感覚情報のことを感覚フィードバック（sensory feedback）という。また、感覚フィードバックをもとに運動行動を修正する過程のことをフィードバック制御（feedback control）という。

運動行動の遂行に伴って生じる感覚情報は多種多様であり、よりよくフィードバック制御をしていくために、これらの感覚情報の中から運動行動の修正に必要な情報を選択し、それをどのように運動行動の修正に活用していくかという「判断」という認知機能が重要な役割を果たす。ここではフィードバックの種類とともに、「判断」をよりよく促すための方略を示す。

内在的フィードバックと外在的フィードバック

フィードバックは、内在的フィードバック（intrinsic feedback）と外在的フィードバック（extrinsic feedback［増幅フィードバック：enhanced feedbackあるいは付加的フィードバック：augmented feedbackとも呼ばれる］）の2つに大別される（図

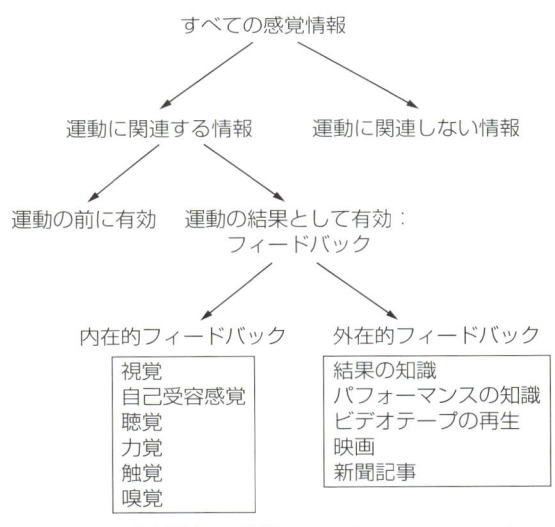

図19 感覚情報の分類システム（Schmidt, 1991）

19)[45]。

内在的フィードバックとは、運動行動の遂行に伴って必ず学習者が得ることができる感覚情報（視覚、自己受容感覚、聴覚、力覚、触覚、嗅覚）のことである。たとえば、サッカー選手がボールを蹴った時の、体幹の傾きや下肢の位置関係、ボールと足の接触位置やその圧、そして、ボールの軌道やその到達位置などの情報をさす。

一方、外在的フィードバックとは、運動行動遂行に伴って自然に学習者に入ってくる情報ではな

く、外部から人工的に付加された情報である。フィードバックを与える情報として、指導者からの指導のように言語的に情報を与える言語的フィードバック（verbal feedback）、VTRや写真などのような何らかの人工的手段を用いて映像などで情報を与える視空間的フィードバック（visuo-spatial feedback）などがある。

　また、外在的フィードバックの情報の内容には、結果の知識（knowledge of result：KR）とパフォーマンスの知識（knowledge of performance：KP）がある。KRとは、運動行動遂行の目標達成度や結果に関する情報のことである。100m走のタイムやボールをパスした際の到達位置の誤差などが例に挙げられる。それに対してKPとは、運動行動遂行の過程におけるフォームやタイミング、力量調節などの運動学的な情報のことをいう。KPに関する言語的フィードバックにおいては、運動行動がどのように遂行されたのかについての情報を与える「叙述的KP」と運動行動の修正点などの情報を与える「命令的KP」に分けられる。

フィードバックを与えるタイミング

　フィードバックを与えるタイミングにおいて、運動行動遂行中に並行して情報を与える同時的フィードバック（concurrent feedback）と運動行動遂行後に情報を与える最終的フィードバック（terminal feedback）がある。最終的フィードバックはさらに運動行動遂行直後に与える即時フィードバック（immediate feedback）としばらく時間を空けてから与える遅延フィードバック（delayed feedback）に分けられる。また、運動行動遂行の第1試行から次の第2試行までの時間間隔のことを試行間間隔といい、第1試行後からフィードバックを与えられるまでの時間間隔をKR遅延、フィードバックしてから次の試行までの時間間隔のことをKR後遅延と呼ぶ（図20）[46]。

　運動学習を促進させるタイミングとしては、運動行動遂行後すぐにフィードバックを与える即時フィードバックよりも遅延フィードバックが有効

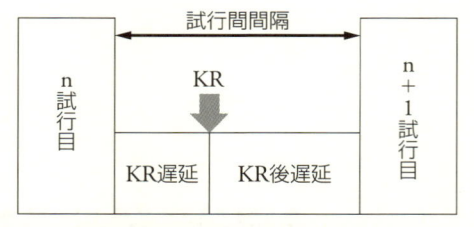

図20 試行間のKR遅延とKR後遅延（谷，2012）

だと考えられている。これは、運動行動遂行後の学習者は自身で得られる内在的フィードバックを用いて学習の促進につながる情報処理がなされるため、運動行動遂行直後の外在的フィードバックはこの情報処理を阻害してしまう。そのために、学習者に対してはKR遅延に時間的余裕を与える必要がある。しかし、KR遅延が長すぎると、前試行の運動感覚が忘却されてしまうために、外在的フィードバックを受けても、比較する情報が存在しなくなるので学習につながらない。一方、KR後遅延の時間帯は、内在的フィードバックと外在的フィードバックの関連づけを行い、次の試行に対する修正された運動プログラムの作成がなされる。そのため、KR後遅延の時間間隔も同様に情報処理を行う余裕を与える必要がある。また、学習を阻害する因子として時間間隔だけでなく、KR遅延に学習者に対して他の課題等を挿入することでも学習が阻害される。

フィードバックを与える頻度

　フィードバックを与える頻度に関して、以前は頻度を多くした方が学習を促進すると考えられてきたが、フィードバックの頻度が多くなると、学習者は外在的フィードバックへの依存性が高まり、フィードバックが与えられない状況においてそのパフォーマンスが大きく低下してしまう。この現象を「フィードバック産出依存性」という。これは、本来、学習者は自発的に運動感覚などの内在的フィードバックを利用してパフォーマンスの誤差を検出し修正していくが、外在的フィードバックが過多に与えられ、それに依存しすぎてしまうと、内在的フィードバックの処理が抑制され

るようになり、逆に悪影響を及ぼしてしまうのである。このようなフィードバック産出依存性を減少させるためにいくつかの方法が提案されている。

1つ目の方法が漸減的フィードバック（faded feedback）を用いる方法である[47]。この方法は、練習初期には高い頻度でフィードバックを与え、学習の進行に伴って頻度を減らしていく方法である。一般的に学習の初期段階は、どこの部位のどのような感覚に注意を向けたり、どのように修正したらいいのかわからないため、フィードバックの頻度を上げ、学習を効率的に促していく必要がある。注意の向け方や誤差検出能力が向上するなど、学習の進行とともにフィードバックの頻度を減らしていき、最終的に、学習者自身で外在的フィードバックに依存することなく運動行動を産出する能力を生じさせることである。

2つ目の方法は、帯域幅フィードバック（bandwidth feedback）を用いる方法である（図21）[48]。これは、運動行動の目標値から一定の幅を設け、その許容範囲内の誤差であればフィードバックを与えず、誤差が許容範囲を超えた時だけにフィードバックを与える方法である。この許容範囲は指導者の経験則によって異なってくる。学習初期の者は運動行動遂行の結果が許容範囲外になることが多く、おのずとフィードバックの回数も増えてくる。しかし、指導者などからフィードバックを受けることで運動行動の遂行能力が上がり、それに伴って誤差も許容範囲内に収まり始める。その結果、フィードバックの回数が漸減してくる。このように、この方法は副次的結果として漸減的フィードバックを生み出す。

3つ目の方法は、要約フィードバック（summary feedback）を用いる方法である[49]。この方法は、フィードバックを試行ごとに与えるのではなく、数試行後にその分のフィードバックをまとめて学習者に与える方法である。要約フィードバックは試行回数が多ければ多いほど有効であるとは限らず、学習した運動行動の保持テストの結果から5試行ごとのフィードバックが最適であると考

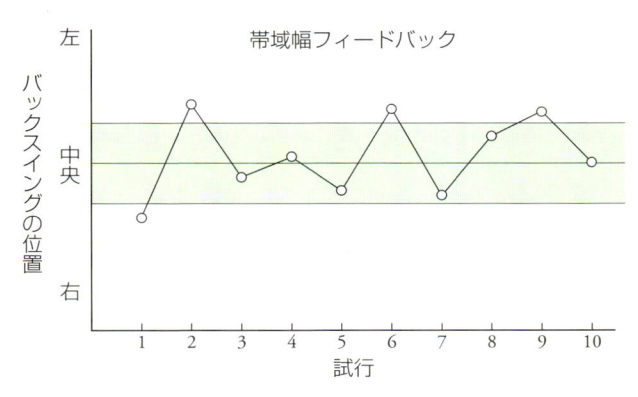

図21 帯域幅フィードバック（Sherwood, 1988）

えられている。しかし、この最適な回数は運動行動遂行の難易度によっても異なり、難易度が高いものほど試行数は少なくなってくる。また、要約フィードバックの内容において、その試行分の結果を平均した形で学習者に与える方法のことを平均フィードバック（average feedback）と呼ぶ。誤った運動行動の典型的なパターンを学習者に与えることがこの方法の内容となる。

フィードバックと動機づけ

動機づけ（motivation）とは、いわゆる「やる気」のことをさし、運動行動を開始させる「初発機能」、一定の目標に運動行動を導く「志向機能」、運動行動を強化する「強化機能」の3つの機能がある[1]。このやる気などの動機づけを高める手段にフィードバックがある。

運動学習者は、自らの運動行動の向上のために練習などを行うが、その目標が上手く達成しない、どう改善したらよいかわからない場合にやる気が減弱してしまう。そのため、指導者は学習者に対して、正しく詳しいフィードバックを与えることによって、学習者はその運動行動の改善点が明確になりやる気が高まる。さらに、学習者の正しい運動行動に対して、指導者から賞讃が与えられると、学習者はその運動行動がうまくできたという自己有能感や自己達成感が高まる。

[7] 運動学習における言語の役割

運動時の意識の志向性へ介入する言語

　運動学習の過程の中で言語教示（verbal instruction）は非常に重要な役割を担っている。学習者は、他者から言語教示を受けることで、運動行動遂行中に直面している課題の解決策を見出すことができる[50]。つまり、言語的教示は、学習者の身体に対する意識の志向性をコントロールすることができ、それに伴って、身体図式や運動イメージがより明確化され、自己の運動行動を制御していく運動学習が促進されるのである[51]。

　言語教示の具体的な内容に関しては一定の見解は得られていないが、ここでは内部世界の情報への言語教示、外部世界の情報への言語教示の2つに分けて説明していく。

　内部世界の情報への言語教示とは、いわゆる運動行動に伴って身体内で生起される感覚情報に意識の志向性をもたせることである。たとえば、足底にかかる荷重の圧力やその移動、姿勢の変化に伴う各身体部位の位置関係、各肢体の動きに伴う筋肉の収縮感、道具を握る時の力量感など、触圧覚、運動覚、関節覚、力量覚などの体性感覚情報に関する内容のことである。

　一方、外部世界の情報への言語教示とは、身体と環境の関係性に基づいた情報に志向性をもたせることである。たとえば、「腕をここの高さまで上げてください」「体を右斜めにある○○まで回して下さい」など、主に視覚情報を用いて、身体の動きを外部世界を指標にして理解してもらうことである。この方略は、運動行動の結果については非常に理解しやすい側面をもつが、運動行動の制御に必要な体性感覚情報はその視覚情報から変換する必要があるため、学習段階においては難易度が高くなる場合がある。

運動を理解するためのメタファー言語

　運動行動に伴う体性感覚情報は学習者の一人称的な体験となるため、言語として表現がしにくい場合がある。そういう一人称的な体験を言語表現させる方法にメタファーを利用する方法がある。メタファーとは、経験を通して主観的に認知される類似性に基づく比喩的な言語表現そのものをしており、抽象的な事象を理解し表現できる性質がある。つまり、「赤ちゃんに触れるように手を使う」などとメタファーを言語教示として使用することで、抽象的でわかりにくい運動行動のイメージを明確に引き出すことができるのである[52]。特に学習初期の段階であれば、運動行動を鮮明にイメージすることが難しいため、この時期にメタファーを使用することで、運動行動の遂行や練習の効果を上げることができる。

[8] 運動学習の転移と発達の最近接領域

学習の転移

　学習の転移（transfer of learning）とは、以前学習したことが後の学習に影響を与えることをいい、以前の学習が後の学習に促進的に影響を与える場合を「正の転移（positive transfer）」、反対に妨害的に働く場合を「負の転移（negative transfer）」という。これらの転移の条件に関して、オスグッド（Osgood）[53]は刺激と反応の関係性を示した学習の転移曲面モデルを用いて説明した（**図22**）。2種類の運動行動間の刺激と反応の両者ともに類似性がある場合には正の転移が生じ、刺激の類似性が高くても反応の類似性が小さい場合にはその反応の学習に負の転移が生じるようになる。

　また、シュミット[45]はスキル学習における転移に「類似性転移（near transfer）」と「異質性転移（far transfer）」の2種類があることを示した。類似性転移とは、実際の運動課題とは異なるものの、非常によく似た運動課題での練習によって転移を達成しようとするものである。異質性転移とは、幅広い多様な運動技能（スキル）を獲得するための最も一般的な能力、いわゆる運動行動の前提条件を発達させようとするもので、練習内容は目標とする運動課題とはまったく異なる。

　たとえば、野球の上手投げでボールを投げるピッチング動作が、何を持たずにもしくはタオルを持ってのシャドーピッチングの練習により実際のピッチング動作が向上した場合、これは、2つの運動課題（この場合は投球フォーム）間に共通項が多いために類似性転移が生じたということになる。一方、ソフトボールの下手投げの練習によって実際の上手投げのピッチング動作が向上した場合、これは2つの運動課題（投球フォーム）自体が異なっているため異質性転移が生じたということになる。

練習法

　運動学習を促す練習方法には、同じ運動行動の動きを何回も繰り返して練習を行う「恒常練習（constant practice）」と、運動行動をさまざまに変化させて練習を行う「多様性練習（variable practice）」の2種類がある。運動学習のスキーマ理論において、単一技能を反復して練習を行う恒常練習よりも、複数の技能を含む多様性練習の方が高い学習効果を得ることが明らかにされている[54]。

　多様性練習の試行順序に関して、1つの技能を

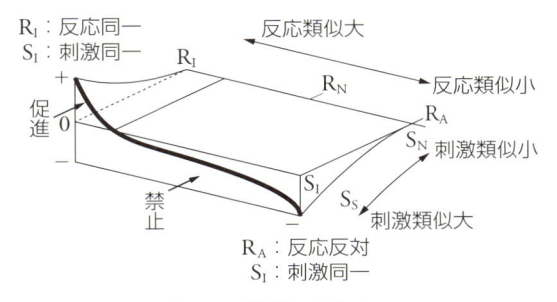

図22　オスグッドの学習転移曲面 (Osgood, 1949)

表3　多様性練習の構造例

ブロック練習	AAAAAA BBBBBB CCCCCC
シリアル練習	ABCABC ABCABC ABCABC
ランダム練習	BACACB CBABAC ABCBCA

連続して行った後に次の技能を連続して行う「ブロック練習」、1回ごとに異なる技能を系列的に行う「シリアル練習」、1回ごとに異なる技能をランダムに行う「ランダム練習」の3種類の練習構造が考えられている（表3）。また、多様性練習の試行順序の違いにおける学習効果に関しては、練習中はランダム練習よりブロック練習の方がより高いパフォーマンスを示すのに対し、保持に関してはブロック練習よりランダム練習の方が成績がよいといわれている[55]。この現象は「文脈干渉効果（contextual interference）」によって説明がなされている[56]。文脈干渉効果とは、複数の課題を実施すると課題間の干渉が生じ、各課題のパフォーマンスは抑制されるが、課題成績の保持は促進的に作用するものである。この文脈干渉効果が生じる要因に精緻化仮説と再構築仮説の2つの仮説が提案されている。精緻化仮説とは、複数の課題を実施するとそれぞれの課題内容がワーキングメモリ内で対比され、動きの違いが明確になり、より精緻な情報処理がなされるという考え方である[57]。再構築仮説は、課題ごとに動作の内容が異なるため1回ごとに運動プログラムを再構成しなければならない。そのため試行ごとに入念な情報処理がなされるため、より運動行動の記憶が強固になるという考え方である[58]。

　学習段階を踏まえた多様性練習の効果に関して、学習初期の認知段階では、学習者にとっては運動方法等の運動技術の理解が主となるために、運動技術の理解から運動技能につなげていくためにブロック練習が有効であるとされている。ブロック練習は練習中のパフォーマンスの向上も得やすいために、学習者が上達した実感を経験することができ、モチベーションの維持や向上にも有効であると考えられる。また、連合段階以降は、運動プログラムをより精密かつ強固に記憶させる必要があるため、ランダム練習もしくはシリアル練習が有効であるとされている。

発達の最近接領域

　多様な運動行動を獲得するためには、多様な運動経験を繰り返すことが必要だが、練習時間の量そのものが運動技能の獲得に結びつくとは限らない。つまり、質的な練習内容の設定が重要となる。

　発達心理学者であるヴィゴツキー[59]は、発達の最近接領域（zone of proximal development）の理論を提唱している。この理論は、問題解決において①他者からの援助なしに一人でできる領域、②他者からの援助があれば一人でできる領域、③他者の援助がなければ一人ではできない領域の3つの領域があり、この②の領域（①と③の差分の領域）が発達の最近接領域であると示した（図23）。

　要するに、一人で達成できない課題に対し、他者から指導を受けたり、他者の姿を模倣することで、その課題が達成できるようになる領域のことをさす。そして、指導者は学習者それぞれの最近接領域を発見し、それに働きかけることが教育ー学習の相互関係において重要な役割を担っている。

　以上のことから、できない運動行動に対する練習内容の設定においては、運動能力の実態に合わせて、その動きを単純化したり、動きのスピードをゆっくりにしたり、介助量を増やしたりして難易度を調整するだけではなく、運動感覚としての最近接領域である「わかるような気がする」「できそうな気がする」という身体状態感をもてる練習内容を呈示することも必要である。

　運動行動の運動学習は学ぶ者と教える者との相互作用であり、運動課題は発達の最近接領域に設定されていなければならない。

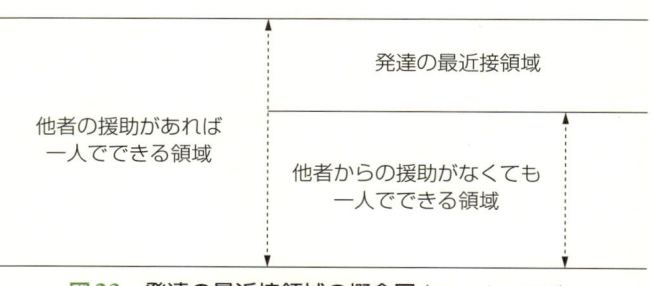

図23　発達の最近接領域の概念図（Vygotsky, 1978）

文　献

1) 松田岩雄, 杉原隆（編）：運動心理学入門. 大修館書店, 1998.
2) Schmidt RA, Lee T：Motor control and learning：A behavioral emphasis. Fifth edititon. Human KineticsPub, 2011.
3) Nicks D C, Fleishman EA：What do physical fitness-tests measure? A review of factor analytic studies. Educational and Psychological Measurement 22：77-96, 1962.
4) Fleishman EA：Structure and measurement of psychomotor abilities. In：Singer RN (ed.)：The psychomotor domain；Movement behavior. Lea & Febiger, 1972.
5) Fleishman EA：The structure and measurement of physical fitness. Prentice-Hall, 1964.
6) 杉原隆：運動指導の心理学. 大修館書店, 2008.
7) Fitts PM：Perceptual-motor skill training. In：Glasser R (ed.)：Training research and education. Academic Press, 1964.
8) Adams JA：A closed-loop theory of motor learning. J Mot Behav 3：111-149, 1971.
9) Keele SW, Summers JJ：The structure of motorprograms. Motor control. Issues and trends：109-142, 1976.
10) Schmidt RA：A schema theory of discrete motorskill learning. Psychological review 82：225-260, 1975.
11) Hollerbach JM：A study of human motor control-through analysis and synthesis of handwriting. Doctoral dissertation, Massachusetts Institute of Technology, 1978.
12) Raibert MH：Motor control and learning by the state space model. MIT Artificial Intelligence Laboratory, 1977.
13) Schmidt RA：The schema concept. In：Kelso JAS (ed.)：Human motor behavior；An introduction, Lawrence Erlbaum Associates, 1982, pp219-235.
14) Fitts PM, Posner MI：Human performance. Brooks/Cole Pub. Co, 1967.（関忠文, 野々村新, 常盤満・訳：作業と効率. 福村書店, 1981）
15) 乾敏郎（編）：認知心理学1 知覚と運動. 東京大学出版会, 1995.
16) Singer RN：Motor learning and human performance. 3rd. Macmillan, 1980.（松田岩男・監訳：スポーツトレーニングの心理学. 大修館書店, 1986）
17) Neisser U：Cognitive and reality；Principles and Implications of Cognitive Psychology. W H Freeman & Co, 1976.（古崎敬, 村瀬旻・訳：認知の構図；人間は現実をどのようにとらえるか. サイエンス社, 1978）
18) Roland PE, Larsen B, Lassen NA, Skinhoj E：Supplementary motor area and other cortical areas in organization of voluntary movements in man. Journal of neurophysiology 43：118-136, 1980.
19) Jeannerod M：The representing brain：Neural correlates of motor intention and imagery. Behavioral and Brain sciences 17：187-202, 1994.
20) Grezes J, Decety J：Functional anatomy of execution, mental simulation, observation, and verb generation of actions；a meta-analysis. Human brain mapping 12：1-19, 2001.
21) 内藤栄一, 定藤規弘：身体図式（ボディスキーマ）と運動イメージ. 体育の科学 52：921-928, 2002.
22) 西田保, 勝部篤美, 猪俣公宏, 小山哲, 岡沢祥訓, 伊藤政展：運動イメージの明瞭性に関する因子分析的研究. 体育學研究 26：189-205, 1981.
23) 三木三郎：新しい体育受容の運動学. 明和出版, 2012.
24) 金子明友：わざの伝承. 明和出版, 2002.
25) 鹿島晴雄, 半田貴士, 加藤元一郎, 本田哲三, 佐久間啓, 村松太郎, 吉野相英, 斎藤寿昭, 大江康雄：注意障害と前頭葉損傷. 神経進歩 30：847-858, 1986.
26) Sohlberg MM, Mateer CA：Effectiveness of an attention-training program. Journal of clinical and experimental neuropsychology 9：117-130, 1987.
27) Cherry EC：Some experiments on the recognition of speech, with one and with two ears. The Journal of the acoustical society of America 25：975-979, 1953.
28) Broadbent D：Perception and communication. Pergamon Press, 1958.
29) Treisman AM：Verbal cues, language, and meaning in selective attention. The American journal of psychology 77：206-219, 1964.
30) Moray N：Attention in dichotic listening：Affective cues and the influence of instructions. Quarterly journal of experimental psychology 11：56-60, 1959.
31) Deutsch JA, Deutsch D：Attention：Some theoretical considerations. Psychological review 70：80-90, 1963.
32) Wulf G, Höß M, Prinz W：Instructions for motor-learning；Differential effects of internal versus external focus of attention. Journal of motor behavior 30：169-179, 1998.
33) Wulf G, McNevin N, Shea CH：The automaticity of complex motor skill learning as a function of attentional focus. The Quarterly Journal of Experimental Psychology Section A 54：1143-1154, 2001.
34) Perkins-Ceccato N, Passmore SR, Lee TD：Effects

of focus of attention depend on golfers' skill. Journal of sports sciences 21：593-600, 2003.
35) Castaneda B, Gray R：Effects of focus of attention on baseball batting performance in players of differing skill levels. Journal of Sport and Exercise Psychology 29：60-77, 2007.
36) Wulf G, Su J：An external focus of attention enhances golf shot accuracy in beginners and experts. Research quarterly for exercise and sport 78：384-389, 2007.
37) Beilock SL, Carr TH：On the fragility of skilled performance；what governs choking under pressure? Journal of experimental psychology General 130：701-725, 2001.
38) Kahneman D：Attention and effort. Prentice-Hall, 1973.
39) Cox RH：Sport psychology；Concepts and applications 7th. McGraw Hill Higher Education, 2012.
40) Shiffrin RM, Schneider W：Controlled and automatic human information processing Ⅱ. Perceptual learning, automatic attending and a general theory. Psychological review 84：127-190, 1977.
41) Squire LR：Memory and Brain. Oxford University Press, 1987.
42) Atkinson RC, Shiffrin RM：Human memory：A proposed system and its control processes. The psychology of learning and motivation 2：89-195, 1968.
43) Baddeley AD, Hitch G：Working memory. The psychology of learning and motivation 8：47-89, 1974.
44) Baddeley A：The episodic buffer：a new component of working memory? Trends in cognitive sciences 4：417-423, 2000.
45) Schmidt RA：Motor learning and performance；from principles to practice. Human Kinetics Books, 1991.（調枝孝治・監訳：運動学習とパフォーマンス．大修館書店，1994）
46) 谷浩明：フィードバック・教示と運動学習．理学療法ジャーナル 46：19-24, 2012.
47) Winstein CJ, Schmidt RA：Reduced frequency of knowledge of results enhances motor skill learning. Journal of Experimental Psychology：Learning, Memory, and Cognition 16：677-691, 1990.
48) Sherwood DE：Effect of bandwidth knowledge of results on movement consistency. Perceptual and Motor Skills 66：535-542, 1988.
49) Lavery JJ, Suddon FH：Retention of simple motor skills as a function of the number of trials by which KR is delayed. Perceptual and Motor Skills 15：231-237, 1962.
50) 松田岩男：運動技能の指導と言語教示や示範．体育の科学 29：444-446, 1979.
51) 永山貴洋，北村勝朗，齊藤茂：器械体操競技選手の学習方略に対して比喩的な指導言語が与える影響の定性的分析．教育情報学研究 3：67-76, 2005.
52) 楠見孝（編）：メタファー研究の最前線．ひつじ書房，2007.
53) Osgood CE：The similarity paradox in human learning：A resolution. Psychological review 56：132-143, 1949.
54) Moxley SE：Schema：The variability of practice hypothesis. Journal of Motor Behavior 11：65-70, 1979.
55) Goode S, Magill RA：Contextual interference effects in learning three badminton serves. Research Quarterly for Exercise and Sport 57：308-314, 1986.
56) Shea JB, Morgan RL：Contextual interference effects on the acquisition, retention, and transfer of a motor skill. Journal of Experimental Psychology：Human Learning and Memory 5：179-187, 1979.
57) Shea JB, Zimny ST：Context effects in memory and learning movement information. Advances in Psychology 12：345-366, 1983.
58) Lee TD, Magill RA：Can forgetting facilitate skillacquisition? Advances in Psychology 27：3-22, 1985.
59) Vygotsky L（柴田義松・訳）：思考と言語．新読書社，2001.

第18章

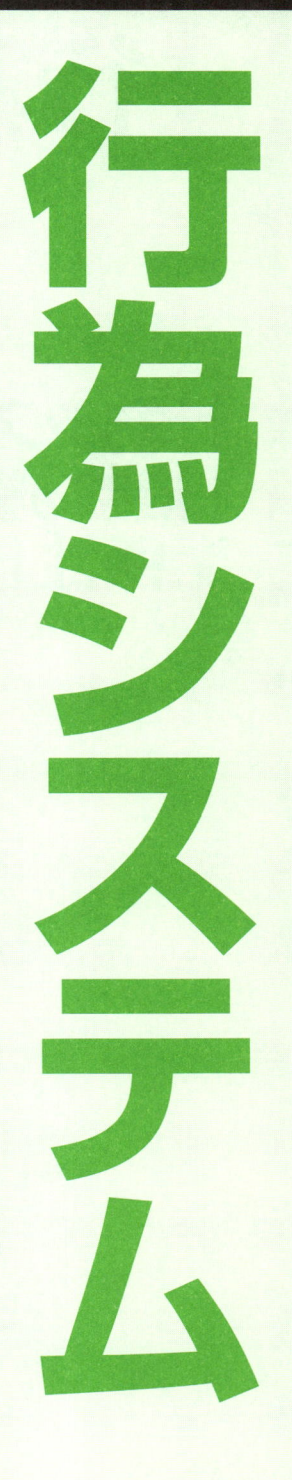

行為システム

[1] 行為はシステムによって制御されている

行為システムを「複数の機能間の関係性」と定義する

「システム (system)」は「複数の構成要素間の関係性」と定義できる。近年、行為をシステムの視点から捉えようとする「運動制御モデル (motor control model)」が提言されている。しかしながら、その学問的な潮流には2つの大きな流れがある。一つは「行為の運動制御モデル」であり、外部から客観的に分析できる複数の構成要素間の関係性をシステムと捉えている[1]。もう一つは「行為の認知的運動制御モデル」であり、脳の内部の主観的な認知過程における複数の構成要素間の関係性をシステムと捉えている（図1）[2]。

人間の「行為システム (action system)」の解明は運動科学の最大の課題であるといえるが、本来、人間そのものをシステムと見なすべきである。人間をシステムと見なすことによって、行為もまたシステムの産物であることが理解できるだろう。

そして、ここでは行為システムを「複数の機能間の関係性」と定義する。行為システムにおける構成要素の一つ一つを機能と解釈することで、行為の運動制御モデルと行為の認知的運動制御モデルを融合できるのではないだろうか。

なぜなら、ここでいう「機能 (function)」とは行為に必要な情報を生み出す「働き」のことであり、複数の機能が関係づけられて行為が生まれるからである。

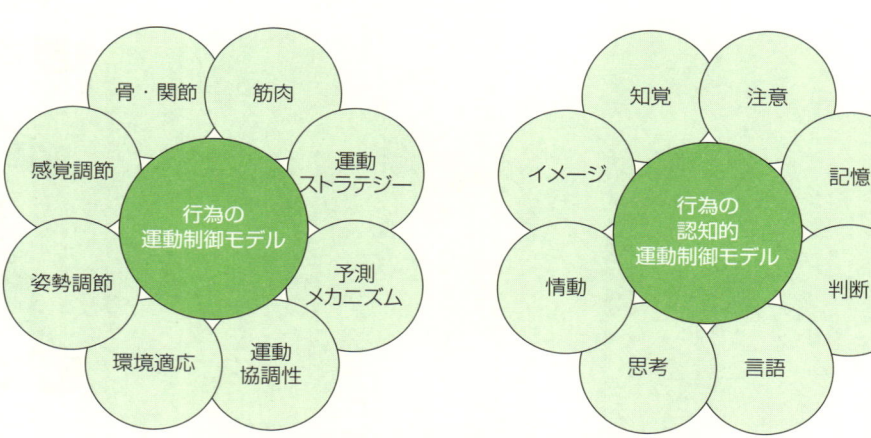

図1 「行為の運動制御モデル」と「行為の認知的運動制御モデル」

以下、「行為は複数の機能が関係づけられた結果として創発する」と仮定したうえで、その理論的背景と上肢、体幹、下肢の行為システムを具体的に説明する。

運動は「身体と環境の相互作用」である

　行為システムの理解への出発点は古典的な「運動」という概念からの脱却である。そのためにはまず、運動を「身体と環境の相互作用 (interaction)」と捉える必要がある。システムの視点から人間の行為をみると、すべての運動は身体と環境の相互作用を前提としている。それによって脳（中枢神経系）で行為に必要な「情報 (information)」が構築される。

　身体と環境との相互作用とは何だろうか。ペルフェッティ[3]は「身体を情報の受容表面」と捉えたうえで「環境世界との関係性をつくりだすために、中枢神経系は情報を収集しなければならない。そのためには物体との段階的な相互作用に準じた運動（筋収縮）シークエンスの組織化が要求される。中枢神経系が必要とする情報は物体との相互作用を通して入手される」と述べている。

　身体は皮膚、関節、筋、神経系を介して常に環境世界と接触している。環境には物体が溢れている。運動することによって身体と物体とが接触し、何らかの知覚が生起する。また、その知覚によって次の運動が計画される。運動と知覚はどちらが原因でどちらが結果なのかわからない。したがって、人間の行為は「身体と環境の相互作用」に根ざした「知覚運動連鎖」の循環回路と見なすことができる（図2）。

　そして、身体と環境の相互作用は「知覚情報を収集して環境に適応する」という目的をもっている。これを最初に指摘したのはユクスキュル (Uexkull)[4]である。彼は1909年の『動物の環境と内的世界』で次のように指摘している。

　　動物の身体自体がその種固有の環境の中心を形成する。われわれ観察者はその環境のなかにではなく、外に立ってそれを見ているわけだ

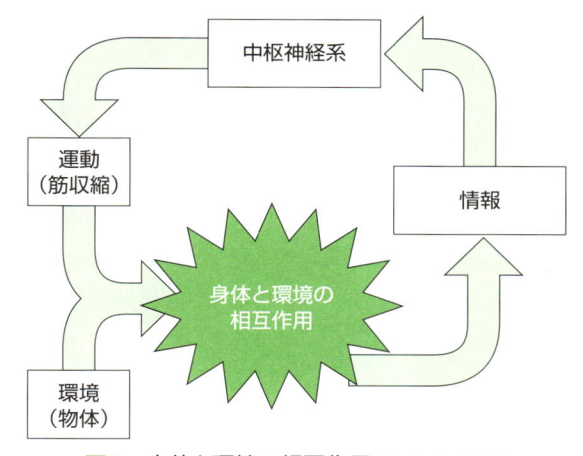

図2 身体と環境の相互作用 (Perfetti, 1998)

が、そのわれわれの眼に映じる最も際立った事実は、動物の環境が当該の種のみに属する事物によって充ち満ちているということである。したがって、ミミズの世界には、ミミズ的事物しか存在せず、トンボの世界にもまたトンボ的事実しか存在しない、等々と主張できる。

　また、ユクスキュル[5]は、こうした動物固有の世界がつくりだされるのは「機能環（機能円環）」によるとした。

　　環境の諸事物は、それ自体として、その動物種に対し二重の関係性を有するという特質がある。まず、それらの事物は動物の感覚受容器に固有の刺激を送る。次にそれらは動物の運動器官が捉えることが可能な固有の対象領域を呈示する。

　　すべての動物がその環境内の事物に対してもつこの二重の関係を基準として、環境を2つの部分にわけることができる。一つは「知覚世界」であり、もう一つは「運動世界（活動世界）」である。

　　知覚世界と運動世界は、常に同一の客体の上で重合している。この基本的な命題は、すべての動物がその環境に存在する事物にぴたりと適合しているという驚くべき事実を意味している。客体は、こうして知覚世界と運動世界の機

能を二重に満たす基体として、環境の事物となる。

高等動物においては、神経網が形成する個々の知覚神経網に、同様の神経網が形成する活動神経網が対応している。この活動神経網から神経回路が一定の筋肉に達し、それらの筋肉の全体が、一つのグループとして統一された行動を形成するように統括している。

こうしてはじめて、すべての動物的行動の基幹に、一つの閉じた「環」が埋め込まれていることがわかってくる。その環は行動において、主体と客体を連結している。客体からいくつかの刺激が同時に発して、知覚神経網へと連結され、それが活動神経網へと受け渡される。活動神経網は運動器官に一定の運動形態を割り振る。それらの運動は、再び客体に適合する形で実現される。このようにして、主体と客体を連結する環が閉じられる。わたしはこれを「機能環」と呼ぶことにしたい。

つまり、ユクスキュル[6]は「主体と客体が機能環によって連結されてはじめてそれは主体にとって有意味的な対象になる」と考えたのである。

これは運動と知覚の一元論を主張するヴァイツゼッカー（Weizsacker）[7]の考え方とも一致する。彼は『ゲシュタルトクライス』という本で、行為を「知覚運動連鎖」の結合関係として捉え、それを「コヘレンツ（即応）」と呼んでいる。

また、ナイサー[8]は運動を予期的なスキーマ（知識の枠組み）と捉え、運動は「知覚循環」だと強調している。彼は運動を知覚の予期と照合についての認知的な知識だとしている。

運動するためには知覚しなければならない

さらに、ギブソン[9]も運動における「能動的触覚（アクティブタッチ）」の重要性を指摘し、「運動するためには知覚しなければならないが、知覚するためには運動しなければならない」としている。

このように多くの学者たちが動物や人間の運動と知覚を区別せず、運動を「知覚する行為」と見なしている。つまり、身体と環境の相互作用という視点は、人間の運動を「知覚運動循環」と解釈することに他ならない。

運動は知覚探索である

人間が世界を知覚するためには「運動（筋収縮シークエンス）」が必要である。この運動の本質についてペルフェッティ[3]は「運動は世界を知覚するためのストラテジー（戦略）である」とし、さらに「このストラテジーがどれだけ洗練されたものであるかは、運動を行う主体の中枢神経系のもつ組織化能力に関わってくる」と述べている。

この視点は運動を関節運動や筋収縮に限定していない。運動を「知覚探索」と解釈している。身体を使って物体をどのように「知覚（perception）」するかに対応した筋収縮シークエンスを運動ストラテジーと呼んでいる。

また、知覚は感覚ではない。感覚は情報の源泉であり、知覚は情報の構築である。たとえば、手でグラスを持つとさまざまな感覚が感じ取れる。そこからいくつかの知覚が想起できるはずである。たとえば、グラスの大きさや形が知覚できる。また、グラスの表面素材、硬さ、重さなども知覚できる。こうした客観的な情報としてグラスを捉えることが知覚である。運動と物体の相互作用が複数の知覚を生み出している。もし、手を動かすことができなければグラスの複数の属性は知覚できない。つまり、手の運動は知覚探索の連続だといえる（図3）。

さらに、知覚は認知ではない。認知とは知覚に自己にとっての何らかの意味を与えることである。たとえば、目の前のグラスとの「距離」は知覚だが、その知覚を「グラスは手を伸ばすと取れる場所にあるので水を飲もう」といったふうに、自己の行為の意味と関係づけるのが認知である。

次に、この運動による知覚探索を足部と地面（床）との相互作用の観点から考えてみよう。歩行もまた知覚探索の連続である。ペルフェッティとプッチーニ（Puccini）[10]によれば、歩行時に足は「地面の水平性（傾斜）」、「地面の性質（表面素材や

[1] 行為はシステムによって制御されている ● 597

硬さ)」、「体重移動（足圧中心の軌跡）」などを連続的に知覚している（図4）。

したがって、足の運動も知覚探索の連続だといえる。床の柔らかさや硬さは下肢の筋収縮力がなければ知覚できない。自己の体重移動（足圧中心の軌跡）も下肢の筋収縮力がなければ知覚できない。歩行時には運動を介した自己の身体の空間的な知覚と地面との接触的な知覚が生起する。そうした情報から「私は地面の上や階段を一人で歩ける」という認知が生まれる。

運動は知覚仮説である

重要なのは、複数の情報が運動による知覚探索によって生み出されていることである。また、その知覚情報は心的イメージとして予測（予期）されている。脳は「運動イメージ（motor image）」を活性化させて知覚を先取りしている。

したがって、知覚探索は未来の期待であり、知覚情報は単に物体や地面の属性を脳が受動的に受け取ったものではない。知覚情報を外部世界から受け取っていると感じられるのは、視覚のメタファーとして知覚を理解する時の錯誤にすぎない。この知覚の能動的な性質を理解するためには、運動イメージの想起の時点で物体の属性の中のどの情報を得たいかを選択し

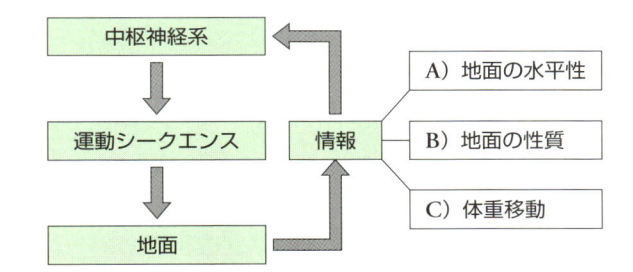

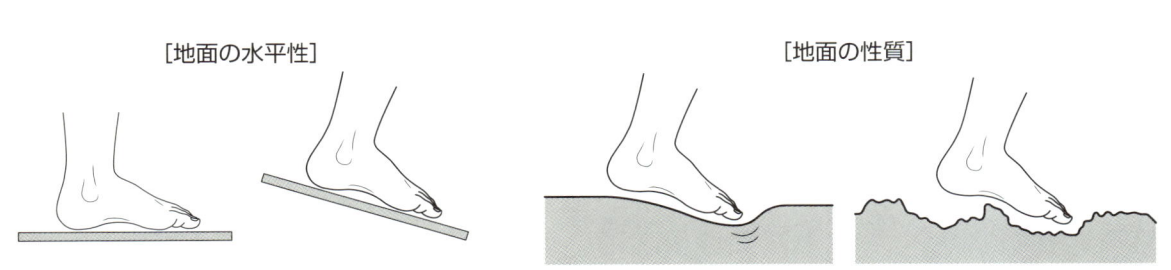

図3 手の運動による知覚探索 (PucciniとPerfetti, 1987)

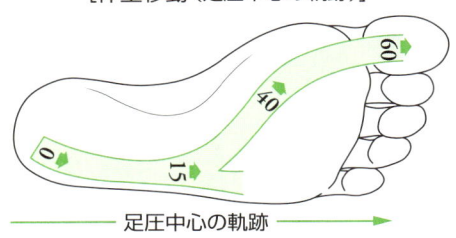

図4 足の運動による知覚探索 (Perfetti, 1986)

ている点に注目すべきである。ペルフェッティによればそれは予測的な「知覚仮説」であり、身体が物体とどのような関係を結びたいと意図したかによって違ってくる。こうした知覚仮説が運動後の感覚フィードバック情報と比較照合される。

しかしながら、知覚仮説は完全に自由というわけではない。人間は社会文化的な知性によってつくられた空間性（方向、距離、形）や接触性（表面の肌理、硬さ、重さ）という客観的な指標（パラメータ）に準拠して物体を知覚するからである。物体や地面のどの知覚の指標を行為に利用したいかによって知覚仮説は決定される。

そして、それは脳が行為のための知覚情報を組織化しているからに他ならない。同時に知覚は単なる感覚の集合ではなく行為に利用するための情報であることを示唆している。情報が存在しない世界で人間は行為することができない。

運動は「認知する行為」である

また、運動によって生じる知覚情報には意味が付与される。この知覚情報の意味に着目すると運動は言語と類似しており、運動も言語も「認知する行為」だと解釈できる。運動も言語も何かを知るための目的ある行為なのである。

したがって、運動も言語も他者（外部環境）との対話のようなものであり、前後の文脈（context）を抜きにして理解することはできない。この点についてペルフェッティとプッチーニ[10]は、言語学者のオースチン（Austin）[11]の「言語行為論」を参考に、言語と運動の類似性を次のように指摘している。

言語と運動の類似性

1. 発語行為……………運動（筋収縮）を遂行する。
2. 発語内行為…………環境世界の一部と一定の相互作用をつくる。
3. 発語媒介行為………その相互関係から明確な結果を得る。

言語も運動も他者や物体との相互作用に根ざした行為の基本構造を有している点に着目すべきである。そして、これは「認知する行為」についての本質的な解釈上の問題を投げかける。

運動（筋収縮）を環境世界との対話と見なすことは、運動を筋収縮ではなく「何かを知るための手段」と見なすことである。ペルフェッティは、行為を「意図に始まり、結果の確認に終わる」と定義している。ある意図や期待や予測に基づいて運動を開始し、それが実現したかどうかの結果までを含むのが「認知する行為」である。つまり、行為は主体が運動によって物体や他者からどのような情報を得ようとしているかによって決定されるということである。

たとえば、トイレに入ろうとしてドアが閉まっている時の行為について考えてみよう。あなたは運動（筋収縮）を遂行して肘関節を伸展し、手背でドアを叩くだろう（発語行為のレベル）。それはドアをノックして「トントン」という音を発生させたいからであり、そのためには手背とドアの面を衝突させ、一定の音の高さを発生させる必要がある。つまり、あなたは「トントン」という音の発生を予測し、その適度な音量が発生する程度に運動とドアとの相互作用をつくりださなければならない（発語内行為のレベル）。そして、もし、ドアの中から他者による同様な「トントン」という音が聞こえたら、あなたはトイレに入る行為を止めてしまうだろう。ドアを叩いて音を発生させるという自己の運動に対する明確な結果を他者から得たからである（発語媒介行為のレベル）。これはドアを叩くというあなたの行為が他者の行為を促すという相互関係的な行為であったことを物語っている。

この場合、つまり発語媒介行為レベルでは、行為は外部世界との対話という形式となっており、トイレに入るという意図に始まり、入れないという結果の確認に終わっている。だから、運動は自己と他者の間主観的な文脈に基づく「認知する行為」だといえる。

[2] "認知する行為"という捉え方

「運動」の概念を超える

人間の運動の最大の特性は「認知する行為」を遂行する点にある。古典的な「運動」の概念を超えることは容易ではないが、この視点に立脚すると行為の運動制御モデルと行為の認知的運動制御モデルを融合的に捉えることができる。

「認知する行為」という視点は「行為の構成要素を関節可動域、筋力、反射、反応、バランス能力、協調性などの組み合わせ」と見なす運動の要素還元論や「行為を刺激－反応の反復」と見なす行動主義の視点を超えるものである。それによって行為という連続した一つの全体を生み出すのは「複数の機能間の関係性」であると見なすことができる。

「認知する行為」の本質を理解するためには、バレラ[12]が『知恵の樹』という本で述べた「すべての行為は認識であり、すべての認識は行為である」とするアフォリズムが参考になるだろう。彼は行為と認知を区別する心身二元論や極端な心身一元論の両方を批判し、心身合一的な科学思想を提言している。つまり、「認知とは"知覚に導かれる行為"」なのだと主張している。また、「認知とは世界を知ることではなく、世界を生み出すことである」とも述べている。

バレラの主張には心身二元論に基づく身体と精神の区別への批判がある。重要なのは、運動の要素還元論や行動主義では行為と認知を明確に区別しているため、行為の学習過程や行為の階層構造を説明できないという点である。

また、行為を説明しようとする時、認知科学の立場から運動の要素還元論や行動主義を批判して認知の重要性を持ち出すことがある。しかしながら、認知科学は認知を重要視しているものの依然として「行為と認知」とを区別している。それは心身二元論に基づく古典的な「運動」の概念からまだ脱却していない。

ここで強調しているのは、人間の行為をシステムと見なすことは、行為を「認知する行為」と見なすべきだという主張である。つまり、1つの行為において行為と認知という2つの何かを遂行しているのではなく、「認知する行為」という1つの行為を遂行しているということである。人間というシステムは心身合一的に行為を生み出していると解釈しない限り、古典的な「運動」の概念を超えることはできない。

行為の外部観察と内部観察

これまでの「運動」の概念を超えるということは、身体と精神を相互作用する一つのシステムと捉える視点をもつということである。バレラ[12]は、それを次のようなアナロジーで説明している。

ずっと潜水艦の中だけで生きてきた人間を想像してみよう。彼はそこから出たことはない。潜水艦の操縦の仕方は教えられている。さて、僕らは岸辺に立ち、潜水艦が優美に浮上してくるのを見ているところだ。それから僕らは無線を使って、なかにいる操縦士に呼びかける。「おめでとう！　あなたは暗礁を避けて、みごとに浮上しましたね。あなたは潜水艦の操縦が、本当にお上手ですね」。潜水艦の中の操縦士はとまどってしまう。「なんですか、その暗礁とか浮上とかって？　私がやったのはただいくつかのレヴァーを押したりノブを回したりして、いろんな計器のあいだに、ある関係を作りだしただけのことなんですよ。それらは全部、私がよく馴れている、あらかじめ決った手続きにしたがっているんです。特別な操作は何もしなかったし、それになにより、あなたがたは潜水艦とかおっしゃってますね。何のご冗談でしょうか。

　ここには人間が行為を観察する時に陥りやすい罠への注意が喚起されている。まず、観察者は潜水艦の動きを観察することができる。潜水艦の動きは身体の動きに相当する。その動きを行為として見ることができる。これが第1の「表象主義（客観主義）」の罠である。また、観察者は操縦士が計器を使って潜水艦の動きを制御していたと観察することもできる。計器のスイッチを入れれば潜水艦の動きは自動的につくられる。これが第2の「唯我論（観念論）」の罠である。
　しかし、「潜水艦の動きは計器間の関係性によってつくられている」というのが事実である。1つの計器には1つの機能があり、複数の計器の関係性が潜水艦の動きを生み出している。
　そして、人間の行為の観察においては「外部観察」と「内部観察」という区分を持ち込むことが重要である。なぜなら、「認知する行為」は「運動の連続」であると同時に「知覚の連続」だからである。これについてバレラ[12]は次のように述べている。

　　行為という言葉は、ある個体の位置あるいは姿勢の変化であり、外部観察者はそれをある環境との関係において見た動きあるいはアクションとして描写するに過ぎない。また、周囲の環境世界を否定し、自己の内面がすべてを決定しているとする認識上の孤独を肯定する観念論を信じるわけにはいかない。

　つまり、「認知する行為」は1つだが、外部観察と内部観察という2つの視点から分析できる。
　外部観察とは「どのように動くか」ということである。運動の全体、部分、細部を分析したり、運動の変化を分析する時、運動する身体が「どのように動いているか」を分析することである。
　内部観察とは「どのように知覚しているか」ということである。運動する主体が同時に絶え間ない知覚の変化をどのように経験しているかを分析することである。また、ペルフェッティ[13]によれば、何に注意を向けているか、どのような運動イメージを想起しているか、どのような記憶を使っているのか、行為をどのように言語で語るのか、それは第三人称か第一人称か、どんな比喩（メタファー）を使うのかといった意識経験の分析も含まれる。

行為の共時的分析と通時的分析

　さらに、行為の観察は「共時的分析（synchronique）」と「通時的分析（diachronie）」に区別することができる。外部観察に共時的分析と通時的分析とがあり、内部観察にも共時的分析と通時的分析とがある。
　共時的分析とは、行為のある一瞬を静止した身体各部の空間的な位置関係として分析する視点である。たとえば、歩行における踵接地の瞬間の身体の空間的な位置関係の分析は共時的観察である。観察者は、ある時点の姿勢に注目することで、その身体各部の空間的な位置関係が正常歩行であるか異常歩行であるかがわかる。それは外見的にも違うし、脳がどのような知覚情報を得ているかも違う。行為のある一瞬を切り取って身体各部の空間性や床との接触状況を分析することが重要である。ある時点の姿勢にどのような異常が発

生しているかを共時的観察することは、行為のある一瞬における身体各部にどのような問題が発生しているかを分析することにつながる。

このように共時的分析は、行為のある一瞬の「全体」「部分」「細部」といった複合的な「つながり（connection）」を観察することを可能にする。

一方、通時的分析とは、行為を時間の継起に沿った身体各部の空間的な位置関係の変化として分析する視点である。たとえば、正常歩行では踵接地期後に足底接地、立脚中期へと移行してゆく。その時、足関節は背屈0°（踵接地）から底屈15°（足底接地）へ、そして再び軽度背屈位（立脚中期）へと経時的に変化する。また、足底と地面との接触関係は、後足部の踵のみ、足底全体、前足部の母指球や小指球、母指へと連続的に変化してゆく。これによって足底から得る地面の知覚情報も連続的に違ってくる。

こうした行為の時間的な変化に着目して身体の空間性や地面との接触状況の変化を分析するのが通時的観察である。それによって、行為のある一瞬の異常が前後とどのような関係性にあるかを分析することができる。行為のある一瞬に生じた異常は、その前の異常によって発現しているかもしれないし、その後の異常を引き起こすかもしれない。

このように通時的分析は、行為の「過去」、「現在」、「未来」といった文脈的な「つながり（connection）」を観察することを可能にする。

行為の創発

行為の創発とは何だろうか。行為の創発とは「行為が生み出される」ことである。そして、行為は「複数の機能間の関係性」によって生み出される。

システムには固有の創発特性がある。ペルフェッティ[3]は創発特性の説明として「時計」の比喩を使っている。時計は「時を刻む」という創発特性をもっている。それは各部品の機能間の関係性のあり方によって生み出されている。各部品をすべて集めると合成特性としての時計の重量が生み出される。しかし、単に各部品を集めただけでは時計は時を刻まない。各部品が正しく組み立てられて機能しなければ時計は時を刻むことはできない。機能間の関係性としてのシステムが時を刻むという時計の創発特性を生み出している。

そして、一般的に行為を創発するための練習や経験を学習過程という。行為の学習過程には意識経験に根ざした心的イメージの再組織化が不可欠である。また、行為が複数の情報の構築によって創発されるということは、情報の構築が合成特性ではなく創発特性であることを意味している。情報の構築は脳の創発特性の一つであり、脳が情報をどのように構築するかが行為の創発特性を決定する。

したがって、新しい行為を創発するためには、行為の創発過程の中に新たな情報の構築を介入させる必要性が生じる。

行為の創発特性と創発過程とは違う。特に、運動科学の領域において行為の創発過程を厳密に説明するモデルは存在していない。無限の運動の自由度をもつ身体と無限の思考の自由度をもつ精神とが生み出す行為の創発過程を説明するモデルはまだつくられていない。近年では、マトゥラーナとバレラの「オートポイエーシス（autopoiesis）」と呼ばれる生命システムの行為の自己組織化モデルが注目されている[14]。

しかしながら、中枢神経系に階層性があるなら、行為の創発過程にも階層性があることは間違いない。ここではその基本モデルを提案し、それを「行為システム」と呼ぶ。

[3] 行為システムの階層性

行為、機能、サブ機能、機能単位

　行為システムの考え方に立脚する場合、1つの行為（運動シークエンスの連続）は複数の機能（構成要素）の組み合わせから産出されると解釈することが重要である。これによって、行為が時系列的に観察できると同時に、行為と機能の2つの階層性に区分できる。

　次に、機能（構成要素）は多関節運動が多いため、それを単関節運動によるサブ機能の組み合わせだと仮定すると、行為、機能、サブ機能の3つの階層性に区分できる。そして、サブ機能を生み出しているのは身体と環境の相互作用に基づく機能単位（知覚情報）だと仮定することにより4つの階層性に区分できる。つまり、1つの行為を4段階の階層構造の機能の組み合わせによって産出される「創発過程」と解釈する。

　そして、これを「行為システムの階層性」と呼ぶ。もちろん、行為レベルや機能レベルは複雑な身体と環境の相互作用であり、それらは身体各部のさまざまな移動を伴う点で知覚の難易度は高い。それらは多関節運動であるため一挙に多くの体性感覚が発生する。これに対してサブ機能レベルや機能単位レベルの身体と環境との相互作用における知覚の難易度は低く、その体性感覚は意識化しやすい。

　また、機能単位レベルの身体と環境の相互作用は、必ずしも行為、機能、サブ機能レベルの関節運動と同様である必要はない。たとえば、サブ機能レベルがある関節の屈曲運動であっても、機能単位レベルの関節運動は屈曲、伸展、内転、外転、内旋、外旋であってもよい。なぜなら、屈曲運動を知覚するためには、他の運動との差異を知覚する必要があるからである。

　つまり、機能単位レベルは、その運動から具体的な1つの行為を推定することは難しい。機能単位レベルの知覚情報はさまざまな行為に「汎化（転移）」する。たとえば、ある関節の屈曲運動の知覚はさまざまな行為に使用される。

　また、機能単位レベルの身体と環境の相互作用は単関節運動ではあるが、運動の空間性、時間性、強度が異なっていたり（他動運動、自動介助運動、自動運動）、他の関節との空間的な位置関係が異なっていたり（背臥位、座位、立位）、知覚情報も空間情報（方向、距離、形）や接触情報（表面、硬さ、重さ、摩擦）によって異なる場合がある。

　行為システムでは、このように行為を4つの階層性（行為、機能、サブ機能、機能単位）に区分して分析する。そして、複数の機能単位（身体と環境との相互作用の意識できる知覚の最小単位）が1つのサブ機能を産出し、複数のサブ機能が1つの機能を産出し、複数の機能が1つの行為（全体の運動シークエンス）を創発させるのである。

行為の創発過程
行為
⇑
機能
⇑
サブ機能
⇑
機能単位

> **行為システムの階層性**
>
> [行為（アクション）] ………… 上位レベル
> - 行為の全体（ゲシュタルト）
> - 行為の全体の運動シークエンス
> - 意図に始まり結果の確認に終わる
> - 目的を達成するための中枢−末梢構造の統合ユニット（Anokhin）
> - 複数の機能の連続によって運動シークエンスの時系列が形成される
>
> [機能（ファンクション）] ……中位レベル
> - 行為の複数の構成要素（コンポーネント）
> - 行為の運動シークエンスを分割する部分
> - 多関節運動によって情報を構築する機能（function）のレベル
> - 行為を空間的・時間的に分割した複数の「各相（フェーズ）」
> - 複数のサブ機能よって1つの機能が形成される
>
> [サブ機能（サブファンクション）]
> - 機能の部分
> - 機能の複数の構成要素（サブコンポーネント）
> - 単関節運動によって情報を構築する機能（function）のレベル
> - 構成要素を空間的・時間的に分割した複数の「サブ機能」
> - 複数の機能単位によって1つのサブ機能が形成される
>
> [機能単位（ユニット）] ……… 下位レベル
> - サブ機能の複数の機能単位
> - 身体と環境との相互作用における意識できる知覚の最小単位
> - 知覚運動システム
> - 空間性や接触性についての知覚情報
> - 行為の運動シークエンスとは汎用的に関連する

1）行為（アクション）

　行為とは目的をもつさまざまな日常生活動作のことである。たとえば、「上肢を使って物体を操作する」とか、「下肢を使って直立二足歩行する」ことが行為である。

　これらの行為は外部観察的に「運動シークエンスの連続（身体運動の空間的、時間的、強度的な変化の連続）」と見なすことができる。つまり、行為は身体の多領域を巻き込んで「共時的」に動きの空間を形成すると同時に、その動きが目的を実現するために連続的に変化していく「通時的」な文脈性を有している。行為には空間的な体幹や四肢の動きがあり、時間的な始まりや終わりが含まれている。そして、その「全体」が行為であり、行為は機能の連続によって形成される。

2）機能（ファンクション）

　行為の全体は複数の機能の連続と見なすことができる。ある1つの機能は行為の構成要素（コンポーネント）となっている。行為は複数の機能（構成要素）に分割することができる。行為は機能の組み合わせである。

　機能は情報を生み出す「働き」を意味する。そして、1つの機能に異常が生じると行為を全体として正しく遂行することができなくなる。しかし、1つの機能に異常をきたしても、行為の目的は達成されることがよくある。たとえば、代償的な行為の達成である。しかし、正しい行為の遂行にはすべての機能が正しく働かなければならない。

　上肢、体幹、下肢の行為は次のような「機能」に区分できる。

> **上肢・体幹・下肢の機能**
>
> [上肢の機能]
> - 到達機能（リーチング機能）
> - 接近機能（アプローチ機能）
> - 把持機能（グラスプ、ピンチ機能）
> - 操作機能（オペレーション機能）
>
> [体幹の機能]
> - 対称性機能
> - 垂直機能
> - 支持機能
> - 到達機能
>
> [下肢の機能]
> - 推進機能（離床期の踏み切り機能）
> - 到達機能（遊脚期の振り出し機能）
> - 緩衝機能（踵接地期の接床機能）
> - 支持機能（立脚中期の支持機能）

3）サブ機能（サブファンクション）

　各機能には「サブ機能」がある。サブ機能は機能の構成要素である。機能が身体各部の多関節運動による機能であるのに対して、サブ機能は身体各部の単関節運動による機能と考えることができる。1つの機能は複数のサブ機能から形成される。機能はサブ構成要素の組み合わせである。複

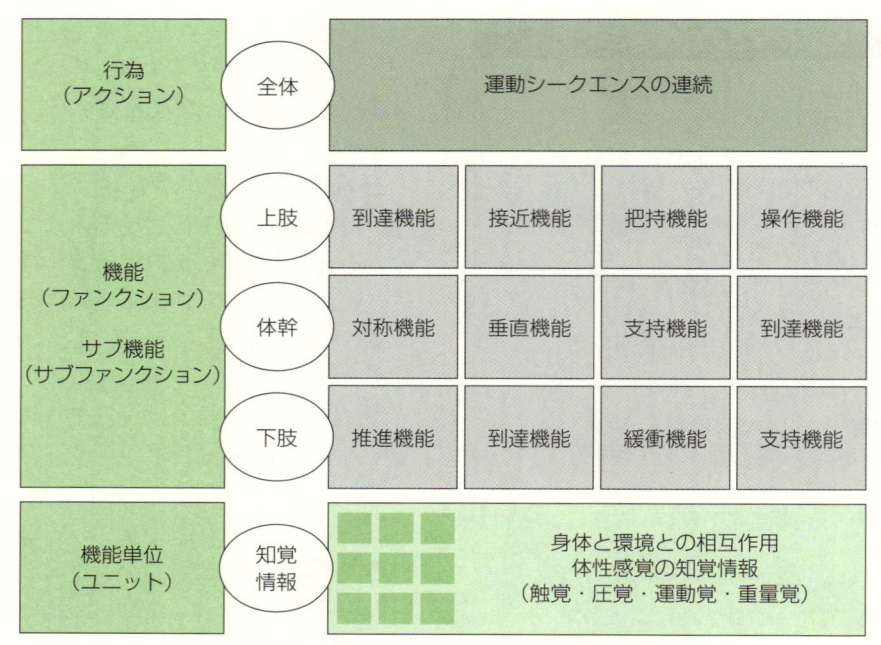

図5 行為システム（行為、機能、サブ機能、機能単位）

	全体	運動シークエンスの連続			
行為（アクション）					
機能（ファンクション） サブ機能（サブファンクション）	上肢	到達機能	接近機能	把持機能	操作機能
	体幹	対称機能	垂直機能	支持機能	到達機能
	下肢	推進機能	到達機能	緩衝機能	支持機能
機能単位（ユニット）	知覚情報	身体と環境との相互作用 体性感覚の知覚情報 （触覚・圧覚・運動覚・重量覚）			

数のサブ機能が組み合わさって1つの機能がつくられる。つまり、サブ機能は機能の下位区分である。

4）機能単位（ユニット）

サブ機能は複数の「機能単位」から形成されている。機能単位とは「意識することができる身体と環境との相互作用の最小単位」である。広い意味では「行為」も「構成要素」も身体と環境の相互作用だが、そうしたレベルでの相互作用は空間的、接触的に非常に複雑な情報処理が必要であり、患者にそれを求めても困難で解釈できない。

それに対して機能単位レベルでの身体と環境との相互作用は非常に単純な相互作用であり、運動によって発生する各種の体性感覚モダリティ（触覚、圧覚、運動覚、重量覚）に準じて区分できる。

また、この機能単位レベルでの身体と環境の相互作用によって「知覚情報」が構築される。知覚情報とは感覚ではなく、四肢の運動覚に基づく空間の方向、距離、形や皮膚の触圧覚に基づく接触の表面、硬さ、重さ、摩擦などをさす。

特に、機能単位が意識可能な最小単位であるという点が重要である。また、機能単位は単関節運動の動きや物体の属性や性状の知覚探索である場合が多く、その身体の動きを見るだけでどのような行為（運動シークエンス）を行っているかは明確ではない。たとえば、肘関節の屈伸運動による「距離」という知覚情報は、さまざまな上肢の行為において使用される。

したがって、機能単位は行為や機能のように運動シークエンスとして外部観察することはできない。また、機能単位はあくまでも行為に必要不可欠な「運動によって生じる知覚情報」である。それは運動の方向や距離の知覚や物体の表面性状や硬さの知覚であり、手で物体を把持（グラスプ、ピンチ）するとか、体幹をリーチングするとか、下肢で体重を支持するといった機能は有していない。機能単位は知覚情報であり、サブ機能や機能を産出するための前提条件と解釈すべきである（図5）。

[4] 上肢、体幹、下肢の行為システム

上肢の行為システム

上肢の行為システムは「行為」「機能」「サブ機能」「機能単位」より形成される（図6）。

[行為]

上肢の行為とは、たとえば「上肢を伸ばして机の上の物体を手で操作すること」である。

[機能]

上肢の行為の機能は次の4つに区分できる。

到達機能（リーチング機能）
- 到達機能は肩関節や肘関節の運動によって物体への方向性や距離を調節する機能である。

接近機能（アプローチ機能）
- 接近機能は前腕や手関節の運動によって物体の形への空間的な手や手指の向きをつくる構え（プリシェーピング）機能である。

把持機能（グラスプ、ピンチ機能）
- 把持機能は物体をつかんだりつまんだりするために手と物体との空間的、接触的な相互作用を調整する機能である。

操作機能（オペレーション機能）
- 操作機能は手の能動的触覚（アクティブタッチ）によって物体を使用する機能である。

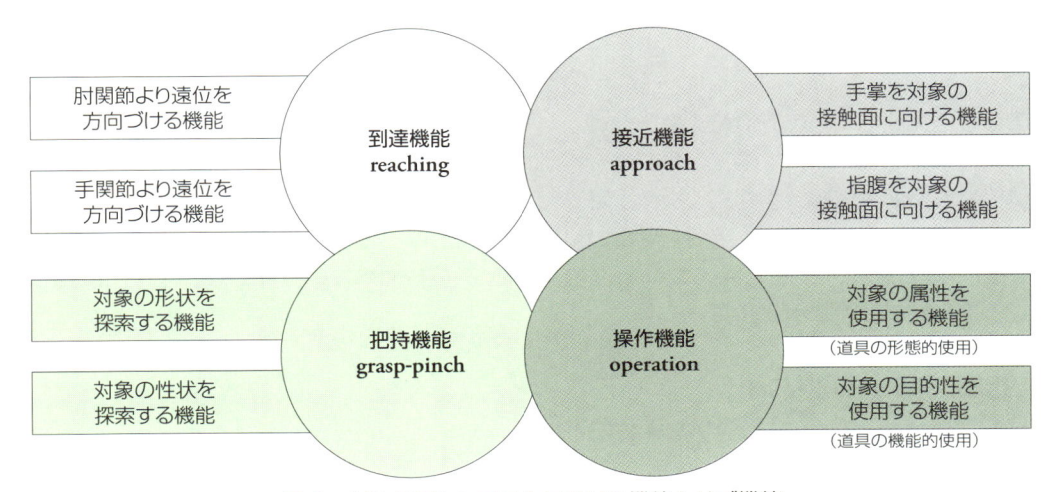

図6 上肢の行為システムにおける機能とサブ機能

到達機能 reaching
- 肘関節より遠位を方向づける機能
- 手関節より遠位を方向づける機能

接近機能 approach
- 手掌を対象の接触面に向ける機能
- 指腹を対象の接触面に向ける機能

把持機能 grasp-pinch
- 対象の形状を探索する機能
- 対象の性状を探索する機能

操作機能 operation
- 対象の属性を使用する機能（道具の形態的使用）
- 対象の目的性を使用する機能（道具の機能的使用）

第IV部 行為する人間

[サブ機能]

到達機能のサブ機能
- 肩関節で物体に向かって方向づける機能
- 肘関節で物体との距離を調節する機能

接近機能のサブ機能
- 前腕関節と手関節で手掌を物体の接触面に向ける機能
- 手指の指腹を物体の接触面に向ける機能

把持機能のサブ機能
- 手掌や手指で物体の大きさや形状を探索する機能
- 手掌や手指で物体の属性を探索する機能

操作機能のサブ機能
- 手で物体の属性を使用する機能（物体の形、硬さ、表面、重量といった属性の使用）
- 手で物体の目的性を使用する機能（物体の道具性の機能的な使用）

[機能単位]

サブ機能は複数の機能単位より形成される。
- 肩関節や肘関節の運動による「方向」「距離」「形」の空間知覚
- 前腕、手関節、手指や母指関節の運動による「方向」「距離」「形」の空間知覚
- 手掌による「表面」「硬さ」「重さ」「摩擦」の接触知覚
- 手指の指腹による「表面」「硬さ」「重さ」「摩擦」の接触知覚
- 母指の指腹による「表面」「硬さ」「重さ」「摩擦」の接触知覚
- 手の能動的触覚による物体の空間知覚と接触知覚
- 手の体性感覚間の同種感覚情報変換
- 手の体性感覚と視覚の異種感覚情報変換
- 肩関節、肘関節、前腕、手関節の操作手順

機能単位における知覚情報は、空間知覚については各関節の運動覚が、接触知覚については触覚、圧覚、筋感覚などの識別が必要である。

[上肢の行為システムのポイント]

到達機能（リーチング） は肩関節が物体への方向を、肘関節が物体との距離を調節するが、肩甲骨のプロトラクション（上方回旋、外転、挙上）を伴うことを忘れてはならない。また、体幹の到達機能が加わることで身体周辺空間が拡大する。

接近機能（アプローチ） はリーチングの後半1/3の時点で始まる予測的な前腕、手関節、手指の複合運動であり、プリシェーピングと呼ばれる。それは物体と手がどのような関係を結びたいかによって決まる。特に、物体と手の接触面の構築が重要であるが、それは道具の機能によって異なってくる。

把持機能（グラスプ、ピンチ） は物体と手の接触関係であり、精密握りや力握りをはじめとする把持やさまざまな手指の指腹を合わせるつまみのバリエーションがある。特に、人間の場合は母指の対立機能が重要であり、母指のCM関節は到達運動による方向づけを、MP関節とIP関節は距離の調節を行うとともに、指腹は接触関係を維持し、そうした空間知覚や接触知覚と他指の動きを連動させて物体を操作している。

つまり、手の対立機能は上肢の行為システムにもう一つの精緻な手指の行為システム（母指と四指の到達機能、接近機能、ピンチ機能、操作機能）を二重の入れ子のように組み入れていると考えるべきである。

操作機能（オペレーション） は物体の物理的な属性を道具として外部世界に働きかける場合と、道具の機能を介して外部世界に働きかける場合とがある。いずれも能動的で精緻なアクティブタッチと呼ばれる知覚を必要とする。また、重量調節も必要であり難易度は高い。さらに、両手動作として操作する場合もあるし、さまざまな姿勢で操作する場合もある。脳の高次機能が要求され、運動と知覚の空間性、時間性、強度の調節という点で、人間の運動技能の頂点に位置する。

上肢の行為システムの理解のために、ピカソの「母と子」（1921）（図7）を見てみよう。子どもがリーチングとアプローチによって、母親の顔をグラスプやオペレーションしようとしている。

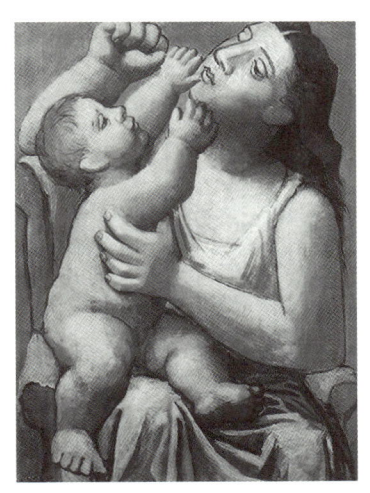

図7 上肢の行為システム（ピカソ「母と子」, 1921）

体幹の行為システム

体幹の行為システムは「行為」「機能」「サブ機能」「機能単位」より形成される（図8）。

[行為]
体幹の行為とは「上肢や下肢の行為に体幹の動きを連動させる」ことである。

[機能]
体幹の機能は次の4つに区分する。

対称機能
- 対称機能とは背臥位、座位、立位、歩行で体幹の（肩甲帯－脊柱－骨盤）の左右対称性を維持して"身体の正中線"を構築する機能である。

垂直機能
- 垂直機能とは座位、立位、歩行で体幹（肩甲帯－脊柱－骨盤）の直立性を維持する機能である。

支持機能
- 支持機能とは座位、立位、歩行で体幹（肩甲帯－脊柱－骨盤）を空間のある位置で保持したり、目標に対して方向づける機能である。

到達機能（リーチング）
- 到達機能とは座位や立位で上肢のリーチングに連動して体幹（肩甲帯－脊柱－骨盤）を屈伸、傾斜、回旋させる立ち直り機能や平衡機能である。

[サブ機能]

対称機能のサブ機能
- 体幹と床面や背面の壁との接触関係を左右対称に構築する機能
- 体幹各部（両肩関節と骨盤）の空間関係を左右対称に構築する機能

垂直機能のサブ機能
- 両肩関節を両股関節の上に垂直に位置させる機能（腰椎－骨盤リズム）
- 体幹（骨盤含む）を壁や床面に対して直立に位置させる機能

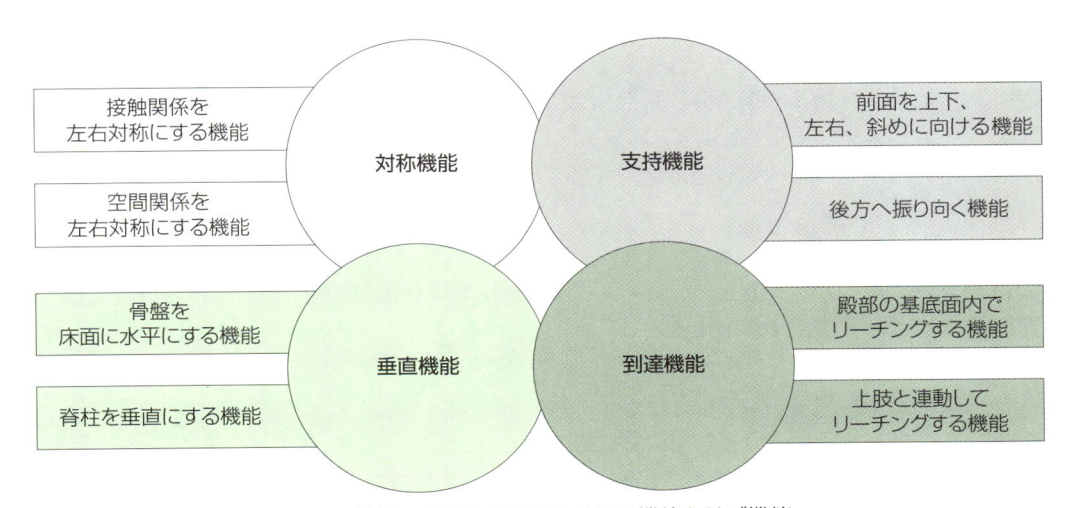

図8 体幹の行為システムにおける機能とサブ機能

支持機能のサブ機能
- 体幹の前面を脊柱の屈伸、左右傾斜、側屈によって目標に向ける機能
- 体幹を垂直軸で回旋させて、後方へ振り向く機能

到達機能のサブ機能
- 重心が殿部や足底の基底面内での体幹のリーチング機能
- 重心が殿部や足底の基底面外に移動する上肢と連動した体幹のリーチング機能

[機能単位]
サブ機能は複数の機能単位より形成される。
- 左右の肩甲帯―脊柱―骨盤の水平性の接触知覚
- 左右の肩関節―股関節の垂直アライメントの空間知覚
- 骨盤傾斜の「方向」「距離」の空間知覚
- 胸腰椎前傾と胸腰椎後傾の「方向」「距離」の空間知覚
- 肩甲帯と頭部（頸部）の「方向」「距離」「形」の空間知覚
- 脊柱直立位での屈伸、傾斜、回旋運動による「方向」「距離」「形」の空間知覚
- 脊柱直立位での殿部の「表面性状」「硬さ」「体重負荷」の接触知覚
- 体幹の複合運動による傾斜の「方向」「距離」「形」の空間知覚
- 座面の傾斜の空間知覚
- 体幹の複合運動による殿部での「表面性状」「硬さ」「体重負荷」の接触知覚

機能単位における知覚情報の構築は、空間知覚については脊柱の運動覚が、接触知覚については背中と殿部の触覚、圧覚、重量覚などの識別が必要である。

[体幹の行為システムのポイント]
体幹の対称機能としては"身体の正中線"の知覚が重要である。この身体を左右に分割する正中線は座位や立位での姿勢制御の基準線となる。身体の正中線は右半身と左半身の両方からの体性感覚情報の差異を比較させることによって知覚される。また、体幹の対称性は脊柱の偏位だけでな く、肩甲帯や骨盤の偏位によっても生じる。したがって、左右の肩や骨盤の空間的な位置を比較することも重要である。

体幹の垂直機能は人間に特有な姿勢制御である。まず、座位の基底面の広さと重心位置を知覚する必要がある。座位の重心の高さは胸骨レベルにあり、座位が不安定な場合は基底面の後方に重心を位置させようと体幹を前屈し、重心を前方に移動させることが多い。これに対して体幹の垂直位は、両肩が両股関節の垂直線上に位置する姿勢である。そして、この体幹の垂直性は、運動学的には両股関節の上に両肩を位置させる腰椎骨盤リズムによって得られる。腰椎―骨盤リズムとは、骨盤前傾（相対的な股関節屈曲角度）と腰椎前弯の2箇所の関節の動きが協同的に連動して、人間に特有な脊柱の垂直性を生み出す運動学的なメカニズムのことである（図9）。脊柱の垂直性のためには骨盤を前傾し、腰椎を前弯させる必要がある。これによって立位から椅子に座る時の緩衝作用としての「体重のショック吸収」が可能となる。

体幹の支持機能は対象物に方向づける機能であり、体幹の屈伸、傾斜、回旋の組み合わせである。この機能によって、外乱に対して直立状態を保持したり、座位や立位で上方、下方、側方、後方に向かって行為することができる。視線や頭部の動きとも連動する。

体幹の到達機能は予測的な姿勢制御であり、立ち直り反応や平衡反応と連動している。特に、上肢のリーチング機能を補助する機能として重要であるが、高いバランス機能が求められるため転倒する危険性を含んでいる。この機能の獲得によって、さまざまな空間での行為の可能性と自由度が生まれる。

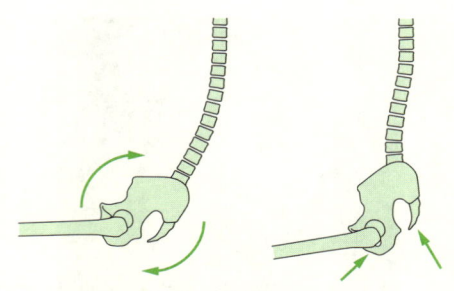

図9 体幹の腰椎―骨盤リズム

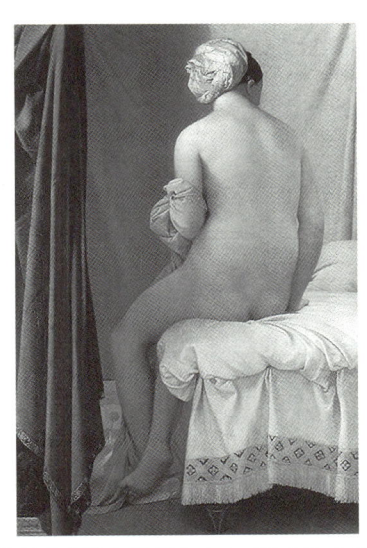

図10 体幹の行為システム（アングル「ヴァルパンソンの浴女」，1808）

体幹の行為システムの理解のためにアングルの「ヴァルパンソンの浴女」（図10）を見てみよう。彼女は体幹の対称性を崩しつつ、垂直性を維持し、右側にやや回旋しながら支持して方向づけようとしているが、まだ到達運動（リーチング）はしていない。右手を視線の方向にリーチングすれば体幹のリーチングが連動するであろう。

下肢の行為システム

下肢の行為システムは「行為」「機能」「サブ機能」「機能単位」より形成される（図11）。

[行為]
下肢の行為とは「下肢を使って地面の上を直立して歩くこと」である。

[機能]
下肢の機能は次の4つに区分する。

緩衝機能（踵接地期の機能）
- 緩衝機能とは踵を地面に接地してショックを吸収する機能である。

支持機能（立脚中期の機能）
- 支持機能とは一側の下肢で体重を支えながら体幹を前方に移動する機能である。

推進機能（踏み切り期の機能）
- 踏み切り機能は身体全体を前方に推進する機能である。

到達機能（遊脚期の機能）
- 到達機能は空中で足部を前方に運ぶ振り出し機能である。

[サブ機能]

緩衝機能のサブ機能
- 踵を地面に接近（アプローチ）する機能
- 踵や足底を地面に接地する機能

支持機能のサブ機能
- 片足で体幹を保持する機能
- 体重を支持しながら体幹を前方に移動させる

推進機能
- 踵を離床する機能
- 前足部を離床する機能

到達機能
- 骨盤、股関節、膝関節で足部を前方に運んで接地点を決定する機能
- 足背屈のクリアランス機能

緩衝機能
- 足部の床との接触面を決定する機能
- 床の水平性と属性の知覚探索機能

支持機能
- 体重を支持する機能
- 体幹を前方に移動するグライダー機能

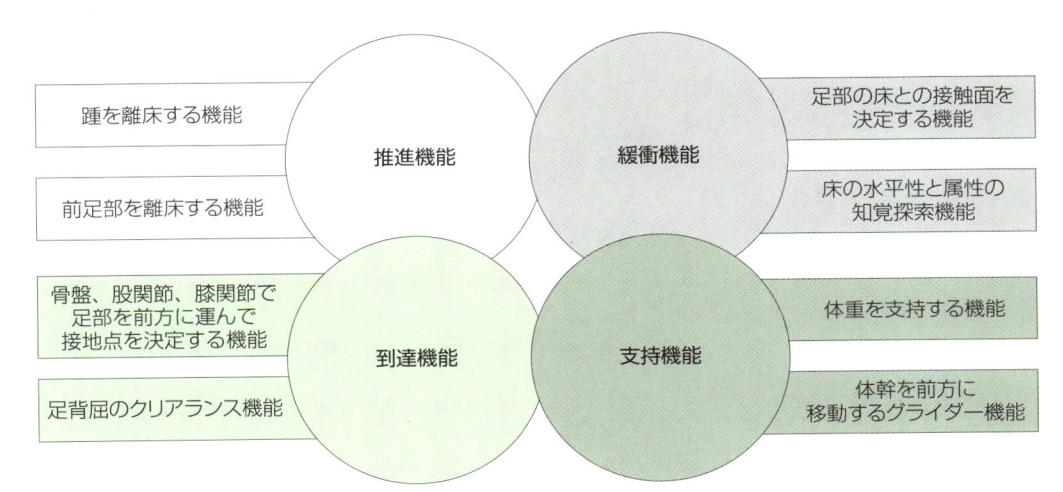

図11 下肢の行為システムにおける機能とサブ機能

グライダー機能
推進機能のサブ機能
- 踵を地面から離す機能
- 前足部（母指球－小指球、母指）で踏み切る機能

到達機能のサブ機能
- 下肢を持ち上げて方向づける機能
- 足部の接地点を決定する機能

[機能単位]

サブ機能は複数の機能単位より形成される。
- 骨盤の「方向」「距離」「形」の空間知覚
- 股関節の「方向」「距離」「形」の空間知覚
- 膝関節の「方向」「距離」「形」の空間知覚
- 足関節の「方向」「距離」「形」の空間知覚
- 距骨下関節の「方向」「距離」の空間知覚
- 母指関節の「方向」「距離」の空間知覚
- 足指関節の「方向」「距離」「形」の空間知覚
- 足底の「表面」「硬さ」「重さ」の接触知覚
- 母指の「表面」「硬さ」「重さ」の接触知覚
- 足底の「表面」「硬さ」「重さ」の接触知覚
- 足底の「機能面（接触面）」の空間知覚

機能単位における知覚情報は、空間知覚については各関節の運動覚が、接触知覚については触覚、圧覚、重量覚などの識別が必要である。

[下肢の行為システムのポイント]

緩衝機能（踵接地期－足底接地期）は足部による地面の水平性、硬さ、体重の知覚が求められる。これには足関節と距骨下関節による運動覚、足底の触覚、圧覚、下肢筋の重量覚などが必要である。また、踵接地は膝関節の完全伸展位だが、足底の全面接地に伴って足背屈と膝の屈曲が生じる。それに伴って股関節も伸展してゆくが、体幹は直立位を維持しなければならない。

支持機能（立脚中期）は最も難易度の高い機能である。まず、基底面が最も狭い。そして、一側下肢で全体重を支え、同時に骨盤の水平位を維持しながら回旋させて、反対側下肢の振り出しを成功させなければならないからである。トレンデレンブルグ現象による骨盤の下降やデュシェンヌ徴候による体幹の側方傾斜が生じやすい。そのために一本杖を反対側の上肢でつく必要があるかもしれない。

推進機能（踏み切り期）は踵離床に伴って下腿三頭筋の足底屈力が増すが、膝の伸展力も加わる。この時、足指のMP関節が伸展し、地面との接地は母指球－小指球－母指で形成される三角形となり、床反力は主に小指球から母指球へと移動する。この床反力のベクトルには垂直分力と前方への水平分力とがあるが、前方への水平分力の増加を知覚する必要がある。また、最終的には長母指屈筋の母指屈曲力が床反力となって足指離床となる。したがって、母指による荷重量の知覚が求められる。そして、これらの床反力の知覚ができなければ、踏み切り時に股関節が外旋して足部のウィップ（回旋）が出現する。

到達機能（遊脚期）は下肢の前方への振り出しだが、その方向性は股関節が決める。それは足先の方向で観察できる。しかしながら、遊脚期における下肢の各関節の動きは複合的である。

すなわち、下肢の前方への振り出しは、①骨盤回旋、②股関節の屈曲、③膝関節の伸展の3つの多関節運動であり、この角度変化によって接地する場所が決定される。

したがって、代償運動が多く、骨盤を引き上げながら回旋させて下肢を棒状にして歩いたり、股関節を過度に屈曲あるいは外転して膝関節が伸展位のままで歩いたりする。その典型が脳卒中後の片麻痺患者に見られる分廻し歩行である。

また、到達機能における足部は床に足尖が接触しないように背屈位を保持してクリアランス（通過）しなければならない。また、遊脚後期では接地期への準備として踵が床面に接地するように背屈位に構える必要がある。これは足部の予測的なプリシェーピングであり、接近（アプローチ）機能が求められる。

下肢の行為システムの理解のために、マイブリッジ[15]の「歩行」の連続写真を見てみよう。歩行という行為が緩衝機能、支持機能、推進機能、到達機能の連続であることがわかるだろう（**図12**）。

[4] 上肢、体幹、下肢の行為システム ● **611**

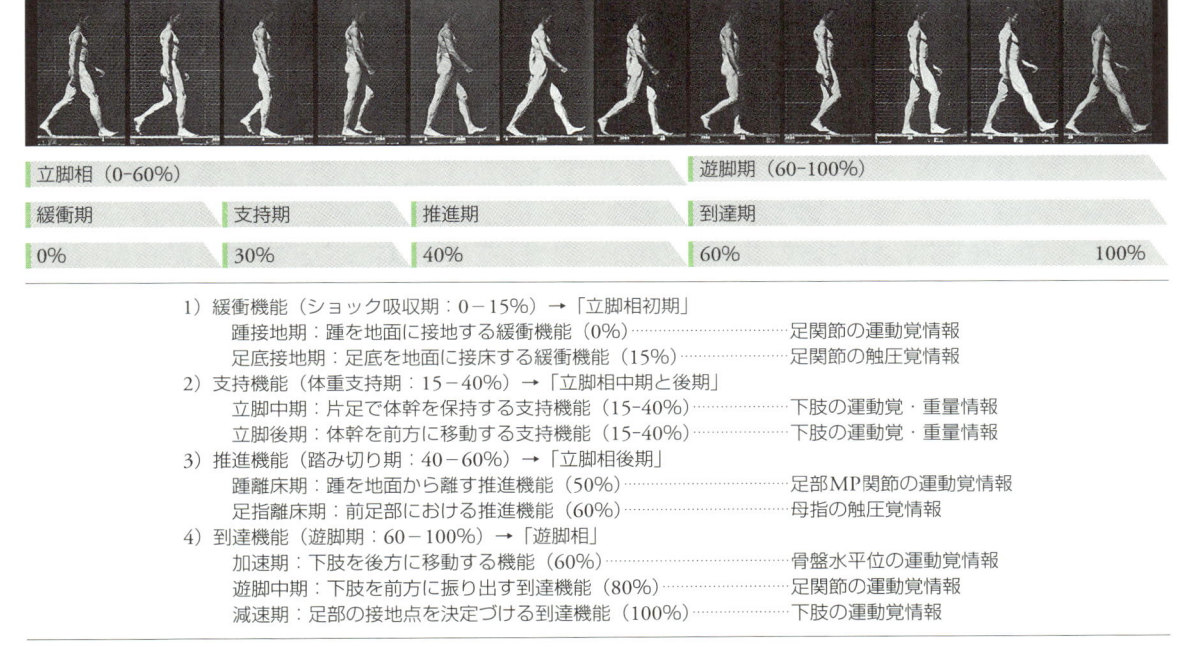

立脚相（0-60%）			遊脚期（60-100%）	
緩衝期	支持期	推進期	到達期	
0%	30%	40%	60%	100%

1) 緩衝機能（ショック吸収期：0-15%）→「立脚相初期」
   踵接地期：踵を地面に接地する緩衝機能（0%）……………足関節の運動覚情報
   足底接地期：足底を地面に接床する緩衝機能（15%）………足関節の触圧覚情報
2) 支持機能（体重支持期：15-40%）→「立脚相中期と後期」
   立脚中期：片足で体幹を保持する支持機能（15-40%）……下肢の運動覚・重量情報
   立脚後期：体幹を前方に移動する支持機能（15-40%）……下肢の運動覚・重量情報
3) 推進機能（踏み切り期：40-60%）→「立脚相後期」
   踵離床期：踵を地面から離す推進機能（50%）………………足部MP関節の運動覚情報
   足指離床期：前足部における推進機能（60%）………………母指の触圧覚情報
4) 到達機能（遊脚期：60-100%）→「遊脚相」
   加速期：下肢を後方に移動する機能（60%）…………………骨盤水平位の運動覚情報
   遊脚中期：下肢を前方に振り出す到達機能（80%）…………足関節の運動覚情報
   減速期：足部の接地点を決定づける到達機能（100%）………下肢の運動覚情報

図12 歩行における行為、機能、サブ機能、機能単位（Muybridge, 1887）

行為を生み出す 12の機能

　行為システムにおける機能とは、上肢の到達機能、接近機能、把持機能、操作機能、体幹の対称性機能、垂直性機能、支持機能、到達機能、下肢の緩衝機能、支持機能、推進機能、到達機能の合計12の機能のことである。

　一見、人間の行為は多様に見えるが、人間のすべての行為は、基本的に上肢、体幹、下肢の行為システムにおける12の機能の組み合わせと考えることができる。

　また、その行為システムの階層性における各レベルは意識によって制御できる「認知する行為」という点ではつながっており、各レベルの違いは身体と環境の相互作用における知覚の難易度である。ここには行為の発達や学習が知覚情報の複雑性を増してゆくうえでの原理がある。人間の行為は個別にそれぞれ獲得されるのではなく、12の機能の情報の関係性が多様化してゆくことで生まれるのであろう。

　また、ここで考慮しておくべき重要な点は、リハビリテーション医学の「障害モデル」における「機能障害（impairment）」「能力障害（disability）」「社会的不利（handicap）」という捉え方と、行為システムの「機能」の捉え方の違いについてである。

　たとえば、これまでのリハビリテーション医学では、機能を「心理的、生理的、解剖的な構造または機能の何らかの喪失や異常」と定義してきた。そして、その機能障害によって日常生活における行為ができないことが「能力障害」とされてきた。

　しかし、行為システムでは、機能障害を「12の機能（構成要素）」の障害と解釈する。本来、「機能（function）」とは「働き」を意味し、何らかの明確な目的を有していなければならない。つまり、リハビリテーション医学における関節機能障害（関節可動域制限）、筋機能障害（筋力低下、筋緊張異常）、運動機能障害（運動麻痺）、感覚機能障害（感覚麻痺）、高次脳機能障害、姿勢機能障害、歩行機能障害、遂行機能障害などの表現は「抽象的」であり、「具体的」な働きとしての機能の目的性が明確にされていない点で厳密には「機能」ではない。

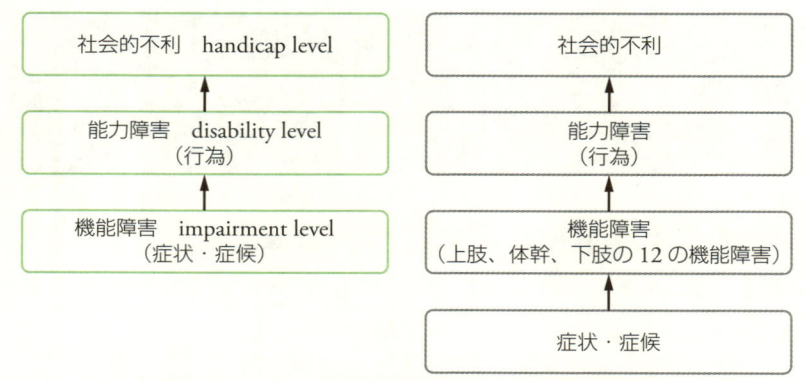

図13 リハビリテーション医学の「障害モデル」(左)との比較

一方、行為システムで規定している機能とは「働き」のことであり、行為を創発する機能（情報性）を有していることが前提となっている。したがって、症状や症候（たとえば、関節拘縮、変形、筋力低下、異常筋緊張、異常姿勢反射、運動麻痺、感覚麻痺、半側空間無視、失行など）は厳密には「機能」ではない。それらは行為を生み出す働きを有していないからであり、あくまでも各種疾患における症状や症候として捉えるべきである。そして、それらの症状や症候は「機能障害」のさらに下位レベルに相当する。

リハビリテーション医学の「障害モデル」では病的状態である症状や症候を「機能障害」と規定することによって矛盾を生じさせている。この症状や症候は「機能」ではないという指摘は、運動機能回復を目指す理学療法、作業療法の「運動、動作、行為の分析」に本質的な問題を投げかけるはずである（図13）。

人間というシステムは、知覚情報を獲得する手段である運動ストラテジーの数を増すことによって機能を形成し、その機能を組み合わせて行為を創発し、より豊かで多様な環境への適応性を獲得してゆく。

それが脳の神経可塑性の範囲内での「運動技能(skill)」の獲得であり、人間の意識に根ざした運動、動作、行為の発達や学習なのである。

行為の運動制御モデルと行為の認知的運動制御モデルの融合

ここでは、行為の運動制御モデルと行為の認知的運動制御モデルの融合（fusion）を提示する（図14）。しかしながら、より重要なのは機能（構成要素）レベルでの融合である。

行為システムにおける12の機能は外部観察と内部観察ができる。機能は客観的に外部世界における運動として観察できるし、主観的な脳の内部世界の認知過程としても質問することで観察できる。

その最も重要なポイントは、個々の機能に外部世界としての運動と内部世界としての認知過程が関与していることである。

たとえば、上肢の到達機能（リーチング）は肩関節と肘関節の運動の組み合わせによって出現する。それによって前方の物体に手を伸ばし、それが食べ物であれば口に運ぶことができる。そのリーチング運動は観察者が視覚的に分析できるし、関節運動のモーション・ピクチャーによって正確に計測できる。

同時に、到達運動における認知過程は脳の働きであり、それは行為者に観察者が問いかけ、その質問に行為者が言語で解答することによって推察することができる。それによって行為する主体の意識経験を知ることができる。

すなわち、行為システムの機能は客観と主観の

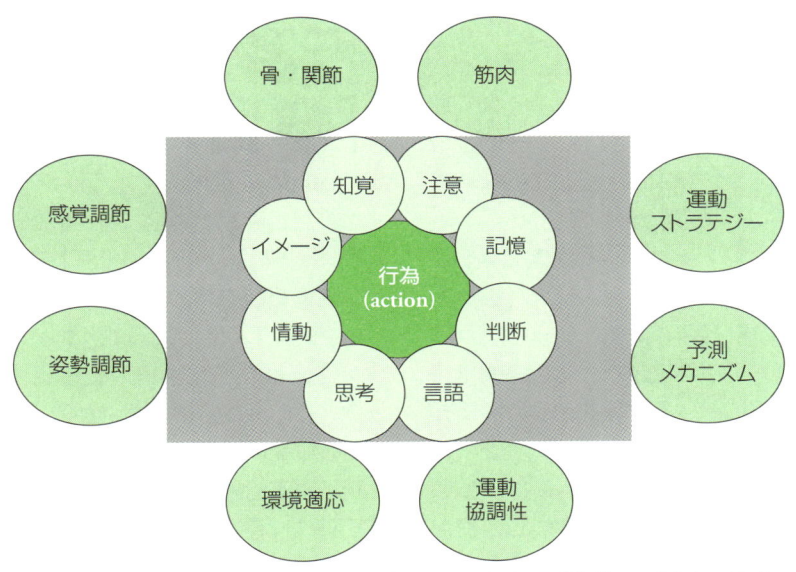

図14　「行為の運動制御モデル」と「行為の認知的運動制御モデル」の融合

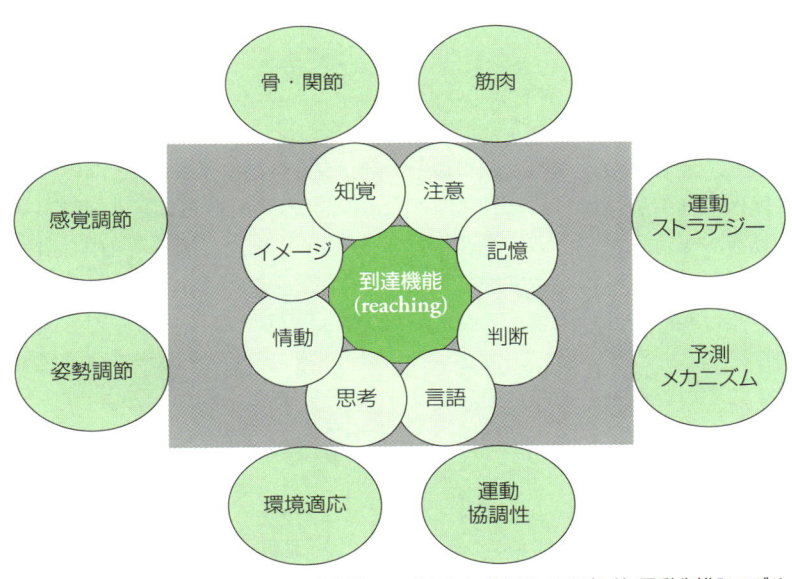

図15　機能レベルにおける「行為の運動制御モデル」と「行為の認知的運動制御モデル」の融合

両方を含んで分析する必要がある。つまり、12の機能の一つ一つの機能について「行為の運動制御モデル」と「行為の認知的運動制御モデル」を融合させて分析することができる（**図15**）。その視点が欠けた行為システムの分析では、人間の行為を理解することができない。

さらに、行為の観察の中心を行為ではなく1つの機能（たとえば到達機能）とする視点が重要である。また、1つの機能が働く時、脳ではアノーキンの「機能システム（予期と結果の比較）」が働いている。このように12の機能についての外部観察と内部観察を融合することによって、人間の行為が広く深く理解できる。

行為システムと「学習の転移」

現在、運動科学における行為の理論モデルとしては「反射理論」「階層性理論」「システム理論」

の3つが提案されている。行為システムは階層性理論とシステム理論を融合させた理論である。ただし、行為システムの階層性は古典的な脊髄、脳幹、中脳、大脳皮質レベルではなく、その上位（行為）－中位（機能、サブ機能）－低位（機能単位）はすべて大脳皮質レベルの階層性である。

そして、この行為システムは「要素還元論」ではない。行為システム（行為、機能、サブ機能、機能単位）のすべての要素は「身体と環境の相互作用（知覚運動循環）」である。また、その差異は身体と環境の相互作用における情報を処理する認知過程の複雑性（難易度）に対応している。

「行為の創発（emergence）」のためには、多数の要素間の関係性を複雑化させてゆく必要がある。また、行為、機能、サブ機能、機能単位のすべてが身体と環境の相互作用（知覚運動循環）でなければ、運動学習の成果としての「学習の転移（learning transfer）」は生じない。

学習の転移には「類似性転移」と「異質性転移」がある。類似性転移は行為に近似した行為を反復練習することで行為を創発しようとする。これは通常のスポーツ動作の練習やリハビリテーションにおける起居移動動作や歩行練習などの学習過程で使われる。一方、異質性転移は行為とは異なる知覚運動経験によって行為を創発しようとする。これはスポーツ動作のイメージ・トレーニングやリハビリテーションにおける運動麻痺の治療などの学習過程で使われる。高度なスポーツ動作は反復練習できないし、運動麻痺があれば行為を反復練習できないからである。

これまでの行為の理論モデルでは、類似性転移は説明できても異質性転移は説明できない。これに対して、行為システムは類似性転移と異質性転移の両方を説明しようとするモデルである。行為システムにおける要素間の関係性は、身体と環境の相互作用（知覚運動循環）が単純から複雑（機能単位→サブ機能→機能→行為）へと向かう"情報のつながり"を有している。人間の行為は、行為の「創発過程（学習過程における情報の認知的な組織化過程）」に「意図（情報の意味）」が介入することによって創発されるのである。

行為システムの「学習メカニズム」

行為は「行為の意図（intention）」に始まる。意図の想起は運動中枢（補足運動野・運動前野・運動野）における「行為の予測」である。この時、①運動情報が末梢の効果器（筋）を経由して感覚中枢（頭頂葉）に伝えられる神経経路と、②脳内で運動情報が感覚中枢に直接伝えられる経路があり、この2つの神経回路が行為システムの運動制御を可能にしている。つまり、脳内では行為の予測に対する感覚情報の比較照合が行われている。これは「運動指令のコピー（copy of motor command）」が運動中枢から感覚中枢へ送られることを意味し、それをアノーキン[16]は「行為受納器（1935, 1962, 1974）」、ベルンシュタイン[17]は「比較器（1967）」、ケルソ（Kelso）[18]は「遠心性コピー（1982）」、スペリー（Sperry）[19]は「随伴発射（1950）」と呼んでいる（図16）。したがって、あらゆる行為システム（行為・機能・サブ機能・機能単位）の学習メカニズムには、意図の想起（予測＝運動イメージ）と結果の比較照合が不可欠である。

そして、この意図の想起は知覚仮説である。意図は感覚ではなく知覚でつくられている。つまり、行為システムの学習は感覚入力では生じない。知覚は人間がどのような行為をしたいかによって心的に意志決定される。

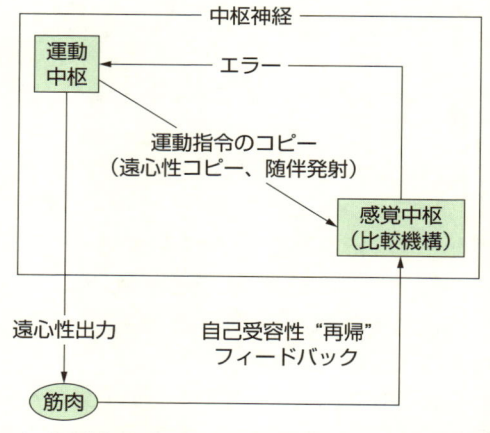

図16 運動指令のコピー（遠心性コピー、随伴発射）の概念（Kelso, 1982）

[5] 情報性の運動学へ

情報とは何だろうか？

　行為システムの考え方は「情報性の運動学」の必要性を投げかける。なぜなら、行為を創発する機能は「情報」としての価値と意味を有するからである。人間の行為は脳が情報を構築することによって創発される。今後の運動学は行為を創発する「機能」を重視し、「情報」をキーワードとした新しい「情報性の運動学」へと進歩すべきであろう。

　「情報（information）」とは何だろうか。ベイトソン（Bateson）[20]は情報を「差異によって生まれる差異（A difference which makes a difference）」と定義している。また、ペルフェッティ[21]によれば「情報とは内的に（in）、形成する（formation）もの」である。そして、「情報は物理的な差異を認知的な差異に変換することによって構築される」という。

　たとえば、ポケットの中に手を入れると物体に触れて体性感覚が生じる。それは物理的な差異である。人間はその物理的な差異から物体が財布であるとか鍵であると知る。これが認知的な差異への変換である。つまり、情報を構築することは脳が外部世界の差異を自己の内部世界の差異へと変換することに他ならない。

　また、情報を構築することは「認知（cognition）」することでもある。認知とは「知ること（knowing）」を意味する。そして、運動は外部世界を情報として認知するための手段であり、その認知は身体と環境との相互作用によってもたらされている。

　それは「脳の情報の構築は身体と環境の相互作用の解釈によって決まる」ということに他ならない。言い換えると、身体が変化しても環境が変化しても情報は変化する。あるいは、同じ物理的な差異に基づく身体と環境との相互作用であっても、脳がどのような認知的な差異を求めるかによって情報は変化する。

　ベイトソン[20]は「差異と比較があるところには精神過程が存在する」と述べている。たとえば、白い紙の上のインクは物質的なものであり、インクは精神的なものではない。インク自体は精神的なものではなく情報ではない。白い紙とインクの間にある差異こそが情報である。その差異を情報だと認知するのは脳の精神である。

　あるいは、机の平面にキズがあったとしよう。目を閉じて手指を机に接触させて平面を指腹で撫でながら動かしてみる。すると手指がキズに触れた瞬間に差異を感じる。しかし、あくまでも机の平面もキズも物理的な差異である。ところが机の平面と手指の指腹との相互作用によって「小さな凹部（窪み）」という認知的な差異を捉えることができる。

　これは「外部世界に存在する物質的な差異を、認知的な差異へと変換する」ことに他ならない。重要なのは、情報を構築するためには環境としての机の平面のキズだけでなく身体の動きが不可欠な点である。手指が動いて机の平面やキズと触れ合わなければ認知的な差異は生まれない。

　一方、机の平面で手指を動かす時、その手指が動いている方向や、手指が出発点から動いて停止した点までの距離の判断を求められたと仮定してみよう。その時の認知的な差異は「小さな凹部（窪み）」ではなく空間的な「運動方向」や「移動

距離」となる。つまり、身体の運動はさまざまな情報（＝認知的な差異）を構築するうえで決定的な役割を果たしている。

情報は、身体と環境との間で生まれている

そして、情報は身体（内部世界）にあるのでも、環境（外部世界）にあるのでもなく、情報は身体と環境との間（接点）で生まれている。認知的な差異は身体と環境との結節点にある。

たとえば、手指の先端が物体に触れる時、その物体の触感や硬さの情報は手指と物体の間で生まれているということである。脳は手と物体との関係性を捉えている。すべての情報は身体と環境との間で生まれている。

また、情報の構築は外部世界の物理的な差異に由来するが、自己の物理的な身体にも差異がある。つまり、人間の脳は自己の身体の認知的な差異を情報化することもできる。

人間の脳は能動的に情報をつくりだしながら発達、学習してゆく。つまり、身体は運動器官であると同時に感覚器官である。この運動器官であると同時に感覚器官でもある身体は「情報器官」であるがゆえに、人間は世界を知ることができる。

脳が意味ある情報を構築する時、新しい行為が創発する

また、人間は情報を比較することによって世界を認知する。同時に、その認知した世界で行為する。その行為によってまた新たな世界が生まれる。そして、情報は「認知する行為」のために構築される脳の産物である。脳が情報を構築できなければ世界を知ることはできないし、世界を生み出すこともできない。それは情報のない世界には意味がないからである。意味のない世界で人間は行為できない。

ここから「人間と機械の差異」について考えることができるだろう。ベイトソン[20]によれば、人間は物質としての身体をもつが、精神をもつがゆえに「機械」ではない。機械は「エネルギー（物理的な力）」の入出力で作動するが、人間は「情報（メッセージの伝達＝意味）」によって作動する。たとえば、機械にとっての「0」と人間にとっての「0」の意味は決定的に違う。機械にとって「ゼロ」は意味がないが、人間にとって「ゼロ」は情報としての意味がある。

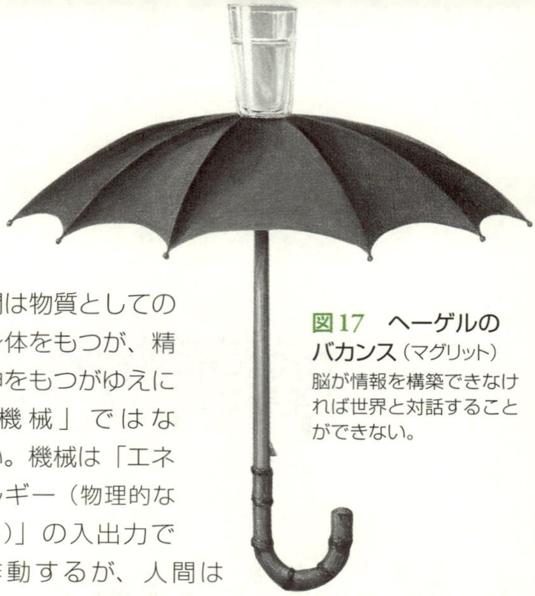

人間の行為はシステムの産出する情報の意味によって作動する。最後に、マグリットの一枚の絵画を見てみよう（図17）。ペルフェッティ[21]は、「この絵画にあなたは意味を与えることができるだろうか」と問うている。あなたの脳はこの傘とコップの組み合わせからどのような情報を構築しようとするだろうか。もし、あなたの脳が何も情報を構築することができなければ、あなたはこの絵画の世界と対話することができない。情報はこの絵画の「傘の機能」と「コップの機能」との関係性にあるはずだ。あるいは、その意味を解釈するためのヒントはタイトルの「ヘーゲルのバカンス」という言葉に隠されているはずだ。

行為システムとは「複数の機能間の関係性」であり、その関係性を変えることによって新しい世界が誕生するという特性がある。脳が意味ある情報を構築する時、新しい行為が創発する。そして、情報の意味は個人の「意図」、すなわち行為する主体の欲望や思考や想像力によって千差万別である。また、情報の意味は人間が生きてきた経験と記憶によっても千差万別である。

したがって、情報性の運動学を構築するためには、人間の行為における情報の意味を、人間に共通する三人称的な意味と個人の来歴に起因する一人称的な意味の両方から理解する必要がある。

図17　ヘーゲルのバカンス（マグリット）
脳が情報を構築できなければ世界と対話することができない。

文 献

1) Shumway C, Woollacott M：Motor control；Theory and practical application. Williams Wilkins, Baltimore, 1995.（田中繁，高橋明・訳：モーターコントロール；運動制御の理論と臨床応用．医歯薬出版，1999）
2) Perfetti C：Condotte terapeutiche per la reeducazion motoria dell emiplegico. Ghedini Editore, 1986.
3) Perfetti C, 宮本省三, 沖田一彦（小池美納・訳）：認知運動療法；運動機能再教育の新しいパラダイム．協同医書出版社，1998．
4) Uexkull J：Streifzuge durch die umwelten von tieren und menschenbedeutungslehre. S. Fischer Verlag GmbH, Frankfurt am Main, 1970.（日高敏隆・訳：生物から見た世界．新思索社，1995）
5) Uexkull J：Umwelt und innenwelt der tiere. Verlag von Julius Springer, 1921.（前野佳彦・訳：動物の環境と内的世界．みすず書房，2012）
6) Uexkull J：Das allmachtige leben. Christian Wegner Verlag, 1950.（入江重吉・訳：生命の劇場．講談社学術文庫，2012）
7) Weizsacker V：Der gestaltkreis；Teorie der einheit von wahrnehmen und bewegen. Georg Thieme Verlag, 1940.（木村敏・訳：ゲシュタルトクライス．みすず書房，1975）
8) Neisser U：Cognition and reality；principles and implications of cognitive psychology. W H Freeman and Company, 1976.（古崎敬・訳：認知の構図；人間は現実をどのようにとらえるか．サイエンス社，1978）
9) Gibson J：The ecological approach to visual perception. Lawlence Erlbaum Associates, 1986.（古崎敬・訳：生態学的視覚論．サイエンス社，1985）
10) Puccini P, Perfetti C：L'intervento riabilitativo nel bambino affetto da paralisi cerebrale infantile. I.B.S Sud, 1987.（小池美納・訳：子どもの発達と認知運動療法．協同医書出版社，2000）
11) Austin J：How to do things with words. Oxford University Press, 1962.（坂本百大・訳：言語と行為．大修館書店，1978）
12) Maturana H, Varela F：El arbol del conocimiento. Editorial Universitaria, 1984.（管啓次郎・訳：知恵の樹；生きている世界はどのようにして生まれるのか．ちくま学芸文庫，1997）
13) 宮本省三：片麻痺；バビンスキーからペルフェッティへ．協同医書出版社，2014．
14) Maturana H, Varela F：Autopoiesis and cognition；The realization of the living. D Reidel Publishing, 1980.（河本英夫・訳：オートポイエーシス：生命システムとはなにか．国文社，1991）
15) Muybridge E：The Human Figure in Motion. Dover Publications, 1955.
16) Anokhin P：Biology and neurophysiology of the conditioned reflex and its role in adaptive behavior. Pergamon Press, 1974.
17) Bernstein N：The coordination and regulation of movement. Pergamon Press, 1967.
18) Kelso G：Human motor behavior. Lawrence Erlbaum Associaters, 1982.
19) Sperry R：Neural basis of the spontaneous optokinetic response produced by visual inversion. Journal of Comparative Physiological Psychology 43：482-489, 1950.
20) Bateson G：MIND AND NATURE. Brockman Inc, 1979.（佐藤良明・訳：精神と自然；生きた世界の認識論．新思索社，2001）
21) Perfetti C（小池美納・訳）：認知神経リハビリテーション入門．協同医書出版社，2016．

第Ⅴ部

身体化された心

人間の多様なあり方を描くために、同時にそうしたものが存在できる一つの架空の世界像を描くという方法は、「群像」という絵画の伝統的な方法である。
絵を見る人の視線の動きに応じて次々とさまざまな人間性の一面がクローズアップされていくという工夫は、おそらく私たちが自分の身体をその時々に応じて意識するそのあり方にふさわしい方法なのであろう。

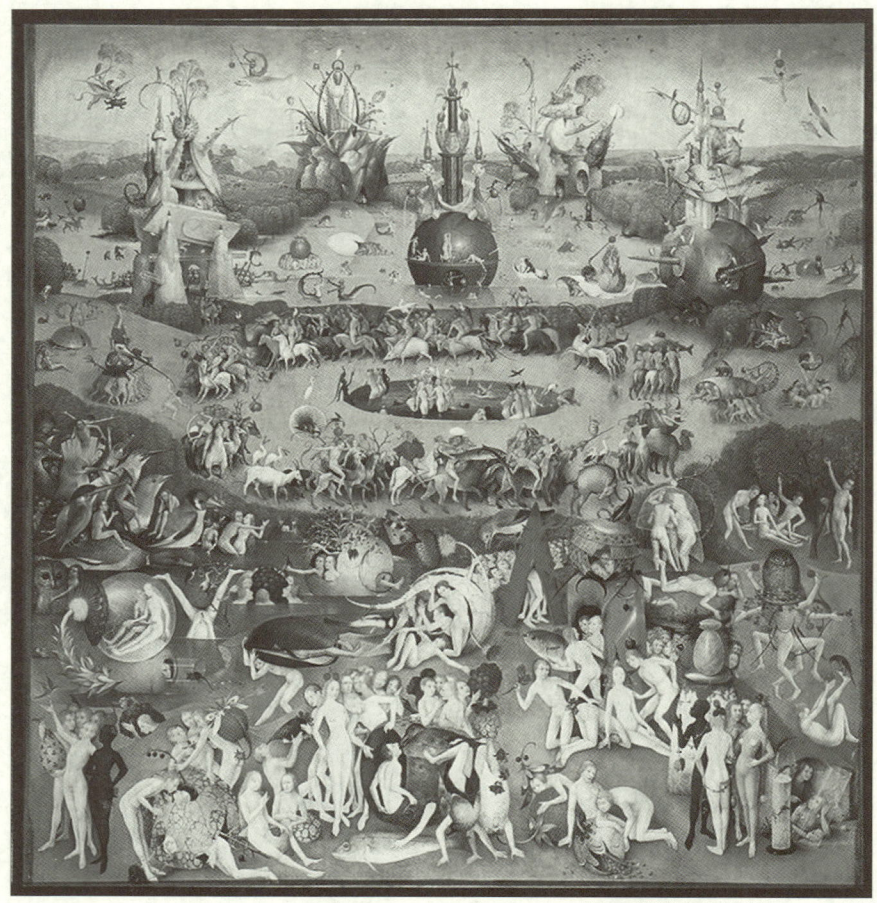

（ヒエロニムス・ボッシュ「悦楽の園」（部分），1500年前後）

絵に近づけばそこには自分の視線を動かすことによって開かれる多くの小さな世界があり、逆に絵から遠ざかれば同時にはその細部を見ることのできないかわりにそれらの細部が存在する一つの大きな世界の輪郭が現れる。
人間の運動は、動くことによって生まれるいくつもの実感が織りなされて見えてくる世界という認識の織物なのかもしれない。

第19章

運動の鍵盤支配型モデルを超えて

[1] 運動の鍵盤支配型モデルの誕生

デカルトは「精神は肉体を制御する」と考えた

人間の行為には「身体(body)」と「精神(mind)」をめぐる神秘性が潜んでいる。17世紀にデカルト[1]は「我思う、故に我あり(cogito ergo sum)」と定義した(図1)。この言葉は近代思想の出発点となった。それは人間の存在を神ではなく個人(私)の意識の明証性に立脚させるからである。彼は自分の存在を確信できるのは私が思考しているからであり、そうした意識の相関物として世界や身体が私にとって現れると考えた。

それによって私は「主体」となり、身体は「客体」となった。思考するのは主体としての精神であり、客体としての身体は物質だと解釈した。有名な「心身二元論」の誕生である。つまり、「精神は肉体を制御する」とされた。

また、18世紀にラ・メトリ[2]は精神が身体を「操り人形」のように動かしていると考え「人間機械論」を提案した。人間の身体は物体であり、「機械のメタファー」として解釈された。

"美しい音楽"を奏でるホムンクルスという幻想

19世紀前半にガルの骨相学が生まれ、1865年にブローカが運動性失語症患者の病変が左半球の前頭葉の一部に限局していることを発表して「脳の機能局在論」が始まった[3]。

そして、1870年にフリッチとヒツィヒ(Hitzig)[4]が、イヌの前頭葉(ローランド溝の前方の中心前回)

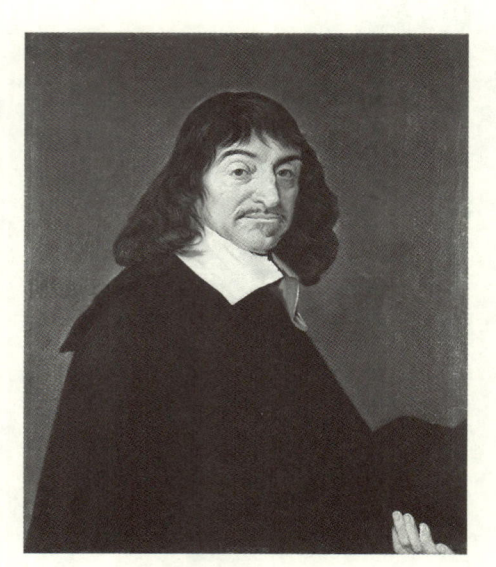

図1　ルネ・デカルトの肖像(フランス=ハルス, 1648)

に電気刺激を加えると前肢や後肢の筋肉が収縮するという発見をした。これは大脳皮質の「運動野（中心前回）」が「運動中枢（運動指令の源）」であることを意味する。運動中枢には解剖学的に配列された「身体部位再現（body representation）」があり、運動野のニューロンと四肢の筋肉は錐体路を介して点対点で結ばれていると考えられた。これは「運動野の筋再現説（muscle representation theory）」であった。

また、1887年に神経科医のジャクソン[5]はてんかん発作の臨床観察から「脳（中枢神経系）は筋肉については何も知らない。運動を知るだけである。仮に、手に30個の筋肉があるとすると、これらの筋肉が数千の異なる組み合わせで、つまり多数の運動が運動野に再現されている。それはまるでわずかの音符から多数の和音、音調、旋律を奏でることができるように…」と述べた。これは「運動野の運動再現説（motor representation theory）」であった。

19世紀末にはフェリエ（Ferrier）やシェリントン[6]が運動中枢の「地図（map）」をつくるための実験をサルで行った。フェリエは持続的に筋収縮を誘発するファラデー電流を使って大脳皮質の各領域を刺激した。その結果として出現する身体の動きは"意図的な"運動によく似ていた。サルの前肢は腹をかいたり、物体をつかもうとし、後肢は歩く時のように前方に向かって運動した。これは運動再現説を支持する知見であった。しかしながら、サルの運動中枢の地図は大脳皮質の広い領域にまたがっており、ローランド溝から後方の頭頂葉のみならず側頭葉や後頭葉の一部にまで及んでいた。一方、シェリントンはチンパンジー、ゴリラ、オランウータンなどの大脳皮質を短い筋収縮を誘発するガルバニー電流を使って刺激し、中心前回に限局した詳細な筋再現の地図をつくった。これによってローランド溝を境界として前方の中心前回が運動野（area 4）で、後方の中心後回が感覚野（area 3, 1, 2）であることが明らかになった。

その後、20世紀中期にペンフィールド[7]が人間の大脳皮質の運動野と感覚野を電気刺激し、唇、舌、顔面、手などが非常に大きい「ホムンクルス（homunculus）：脳の中の小人＝身体部位再現」を絵画的に描いた（図2）。デフォルメしたホムンクルスの姿は、多彩な表情をつくり、言葉を話し、手で道具を使うといった、人間の行為の複雑さと相関していた。外部世界と交流する頻度の高い身体部位の筋ほど、運動野のニューロンは広い領域を占めていた。これによって筋再現説が優勢となり、運動再現説は劣勢となった。

しかしながら、運動野の筋再現説も運動再現説も"運動と感覚を区別している"点では共通していることに注意すべきである。医学においては運動と感覚は「遠心性」と「求心性」として明確に区別される。これは運動麻痺や感覚麻痺の出現という事実によって科学的にも正当化されている。

人間の行為のメカニズムを考えるうえで重要なのは、こうしたホムンクルスの歴史的変遷によっ

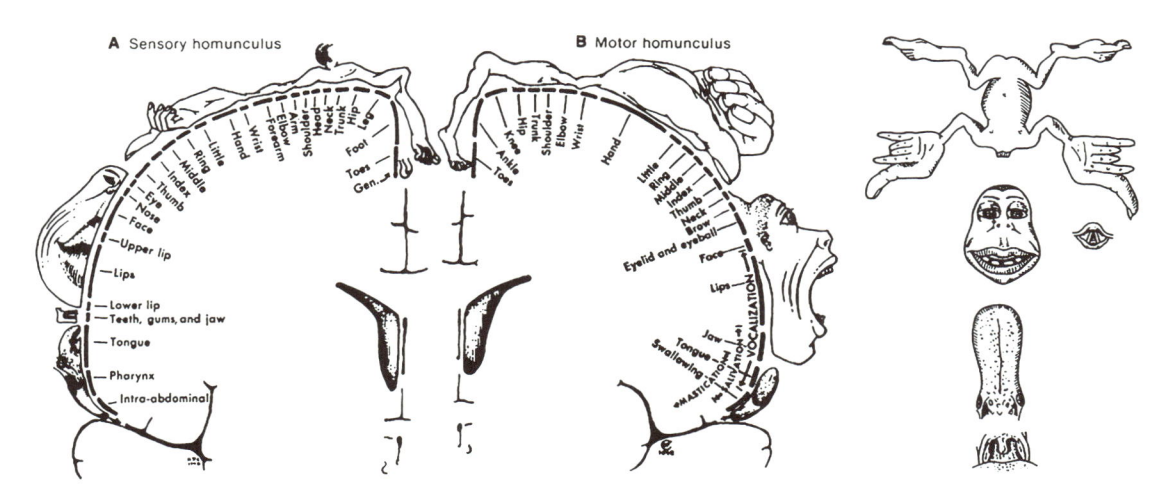

図2　感覚野と運動野のホムンクルス（Penfield & Rasmussen, 1950）

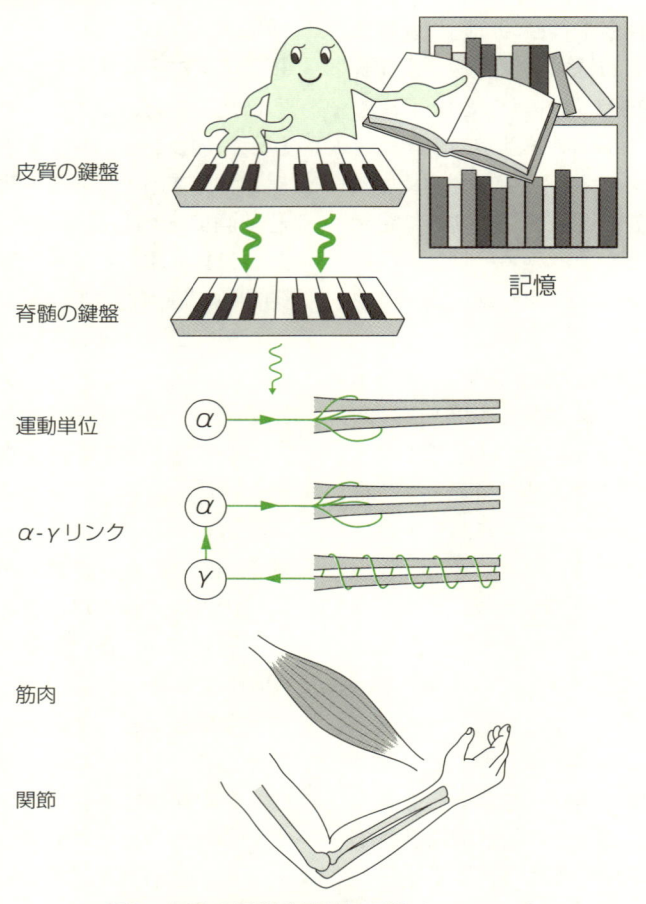

図3　運動の鍵盤支配型モデル (Kelso, 1982)

て「運動の鍵盤支配型モデル」が確立されたことである[8]。すなわち、それは「中枢のホムンクルスが運動野のピアノの鍵盤を組み合わせて叩き、その運動指令が末梢の筋収縮を引き起こし、行為と呼ばれる美しい音楽を奏でる」というものである。これは楽譜としての中枢の運動プログラムが運動野の鍵盤を演奏し、末梢の手足がメロディやリズムを奏でるという比喩である（**図3**）。

そして、運動の鍵盤支配型モデルによると、随意運動は何らかの感覚入力による運動出力ということになる。あるいは、行為は脳の内部の長期記憶に基づいて、音楽のような運動プログラムをホムンクルスが演奏することで実行されると解釈される。

ところが、ここには一つの決定的な謎がある。

それはホムンクルスが「運動野のニューロン（身体部位再現）」であるにもかかわらず、運動の鍵盤支配型モデルでは運動野のニューロンを奏でるのがホムンクルスだとされている点である。本来、ピアノの鍵盤に相当する運動野のニューロンがホムンクルスなのであり、それではもう一人のホムンクルスが運動野のニューロンを奏でることになってしまう。

運動野の鍵盤を叩いて"美しい音楽"を奏でるホムンクルスとは誰のことなのか。ホムンクルスはどのようにして"美しい音楽"を記憶しているのか。そして、ホムンクルスは"美しい音楽"を作曲しているのかという謎が残る。運動の鍵盤支配型モデルにおけるホムンクルスは幻想なのかもしれない。

[2] 頭のないカエル

反射の研究史

「反射（reflex）」の研究史はホムンクルスの研究史よりも古い。反射の概念をつくり行為と区別したのもデカルトである。17世紀にデカルトは人間が火に手を持ってゆくと引っ込めるという現象を観察し、その現象から脳への反射回路（入出力）を想像した（図4）。

その後の人間の行為のメカニズムを探ろうとした科学者の多くも反射の研究から出発している。科学者たちは行為の基礎には反射が存在すると考えていたからである。そこで、ここでは運動制御の研究史において反射がどのように解釈されてきたかに焦点を当ててみよう。

まず、人間は身体を能動的（意識的）に動かすことができる。これを「随意運動（voluntary movement）」という。一方、人間の身体は外部からの刺激に反応して受動的（無意識的）にも動く。これを「反射」という。また、反射的な動きを「反応（reaction）」と表現する場合もあるが、反射が意識的に制御できないのに対して反応は意識的に制御できるという違いがある。そして、いずれであっても、筋収縮が生じて身体が動くことが「行為」の前提条件である。

随意運動と行為の違いは、単に能動的に身体を動かす

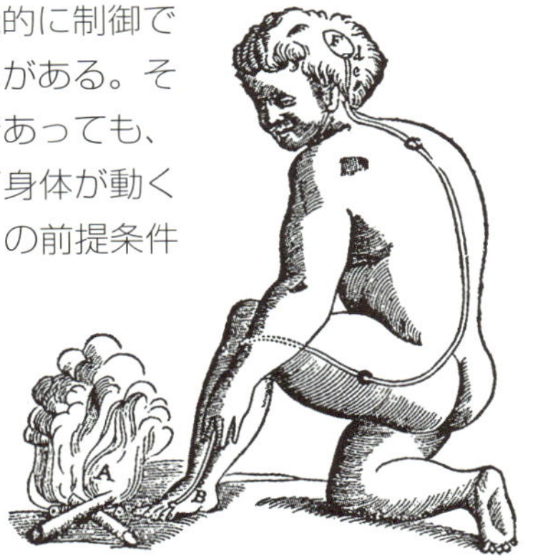

図4　デカルトは「反射」の概念をつくった

ことができても、それが目的をもっていない場合は随意運動であっても行為ではないという点である。行為は目的があるがゆえに「行為（action）」と呼ばれる。しかしながら、人間の能動的な身体の動きのほぼすべてには何らかの目的があるため、随意運動と行為は近似した概念である。

一方、反射と行為は違う。反射は運動を引き起こすが、反射によって生じる運動は行為ではない。たとえば、子どもの運動発達過程においては脊髄レベルの反射（屈筋収引、交叉性伸展反射）、脳幹レベルの姿勢反射（緊張性頸反射、緊張性迷路反射、陽性支持反応、連合反応）、モロー反射やランドー反応といった各種の反射と呼ばれる運動が発現する。成人においても膝蓋腱反射（大腿四頭筋反射）による膝関節の伸展運動が伸張反射（深部反射）として観察できる。これらの反射はすべて行為ではない。

しかしながら、反射と行為を対立する概念として想定することはできない。運動発達は反射、反応、行為へと環境適応してゆく学習過程であるが、その学習過程において反射は消失するのではなく行為に組み込まれてゆく。つまり、行為において反射は抑制されているが、状況の必要性に応じて出現する。特に、自己の生命を守る「逃避反射」や「防御反応」は残存する。したがって、行為の基礎には反射がある。

また、17世紀の後半にウィリス（Willis）が随意運動と不随意運動を区別して「反射の概念」を確立した。一方に自分の意志で自分の筋肉に命令して行為を制御する運動があり、もう一方に意志の制御を受けずに発現する運動があるとした。彼は随意運動は意志から、不随意運動は感覚から始ま

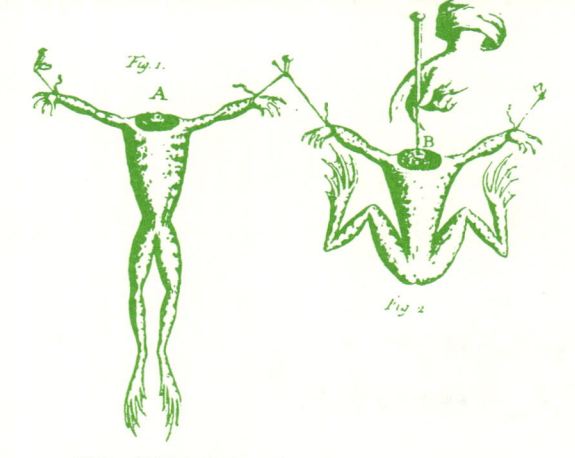

図5　頭のないカエル
運動の生起において脊髄が果たす役割を示す実験
A）断頭されたカエルは運動しない。
B）脊髄を物理的に刺激すると後肢が屈曲する。
　　脊髄を破壊した後では後肢は運動しない。
（Stewart, 1738）

ると考えた。

18世紀の1738年に描かれたスチュワート（Stewart）[9]の「頭のないカエル」の実験図は、すでに反射が科学の対象であったことを示すとともに、脊髄が反射の生成に果たす役割を暗喩している（図5）。切断頭されたカエルは脊髄を刺激すると後肢を屈曲する。脊髄を破壊して同じように刺激してもこの現象は起こらない。

1779年にプロチャスカ（Prochaska）は「反射とは刺激の反応として観察される運動」と定義した。彼は運動が規則的に出現することから、反射は「鏡への光線の反射」に似ていると考えた。それは入力光線（感覚刺激）による反射光線（運動）に等しいが、「われわれはその効果だけを通して知りうるが、理解はしていない」と述べている。

19世紀の1822年にベルとマジャンディが反射のメカニズムを解明する。彼らは脊髄には運動細胞があることを知っていた。そして、その運動細胞から前根を経て筋肉に向かって情報を伝える神経線維が運動神経であり、筋肉から後根を経て帰ってくる情報を運動細胞に伝える神経線維が感覚神経であることを突き止めた。彼らはイヌの前根を切断すると筋肉の運動麻痺が生じ、後根を切断すると皮膚の感覚麻痺が生じることを実験によって証明したのである。これによって運動神経は遠心性に、感覚神経は求心性に伝達されるという神経情報伝達の方向性の流れが解明された。これを「ベル＝マジャンディの法則」という。

1832年に人生のほぼすべての時間を反射研究に捧げたとされるマーシャル・ホール（Marshall Hall）は、カエルの実験から脊髄の運動細胞、運動神経線維、筋肉、感覚神経線維は「反射弓」という一つの独立した回路を構成しているという結論に達した。

1838年に出版されたミューラー（Müller）の『生理学原理』は19世紀に最も影響力のあった生理学のテキストとされている。そこでは反射の重要性が強調されており、運動を説明する時の「心的エネルギー」といった問題が完全に排除されているという。これによって感覚器官や身体の一部を刺激し、その運動反応を分析することが科学的に正当化されるようになった。

1863年にセチェーノフ（Sechenov）は『脳の反射』を出版する。彼は「人間の思考はすべて外的刺激に対する反射の結果である」として、人間の思考の起源を反射に求めた。「いかなる行為も、そもそもの原因は外界からの感覚刺激にあり、それなしでは思考というものすら考えられない」と述べている。

1866年にヴァルピアン（Valpian）は「反射とは身体のある部分からくる刺激によってその部分において生じる運動であり、いわゆる大脳以外の神経中枢の媒介によって生じ、したがって意志は介入しないものである」と定義した。

1875年に臨床神経科医のウェストファル（Westphal）が膝蓋腱反射を発見し、それ以後すべての医師が神経疾患の診断に反射の概念を応用するようになる。

1896年にはバビンスキー（Babinski）が脳損傷後の片麻痺における「病的反射（バビンスキー反射）」を発見するとともに、それが新生児にも出現すると報告した。

このように17世紀から19世紀末までは「反射の時代」であった。反射の概念が構築されたことによって人間機械論が擁護された。一見、人間の身体の動きを「霊気」や「魂」で説明する中世の暗黒時代の思考は、反射研究という科学の力によって追い払われたようにみえるが、実は、随意運動や行為は反射の集積と見なされ、行為する主体の「意識」や「意図」は完全に排除されていた。科学の合理は背理を生んでいたのである[10]。

[3] 反射から脳へ

反射は虚構か実存か？

　19世紀末から20世紀初頭にかけて、神経科学は三人の巨人を生んだ。ジャクソン、シェリントン、パブロフである。彼らは、行為する人間の神経メカニズムを探求し、「反射から脳へ」という科学的な進歩へと時代を導いた。

[ジャクソンの中枢神経系の階層説]

　1884年にジャクソン[11]は「神経系の進化と解体」という概念を提出した。これはダーウィンやスペンサーの進化論の影響下にある学説である。「進化（evolution）」とは単純なものから最も複雑なものへの道程である。また、「解体（dissolution）」とは進化の逆を意味する。

　ジャクソンによれば、進化とは、1）最低次のよく組織化された中枢から最高次の最も少なく組織化された中枢へ上行する道程（a passage from the most organized to the least organized）、2）最も単純なものから最も複雑なものへの道程（a passage from the most simple to the most complex）、3）最も自動的なものから最も随意的なものへの道程（a passage from most automatic to the most voluntary）である。一方、解体とは発達と逆の過程で、それは最も少なく組織化され、最も複雑で、最も随意的なものから、最も単純で、最も自動的な方へという順序で"分解すること"とされた。

　これは「中枢神経系の階層説（hierarchy of center nervous system）」であり、中枢神経系は「最下位」「中位」「最高位」に分けられた。最下位は脊髄前角細胞と脳幹の脳神経核、中位は大脳皮質のローランド領にある運動野、最高位は大脳皮質の前頭葉の前頭前野にあり、神経系進化のクライマックスとしての「心の基盤（organ of mind）」で、意識の身体的基盤を構成するとされた。

　ジャクソンは、1870年にフリッチとヒツィヒがイヌの前頭葉（運動野）に電気刺激を加えると手や足の筋肉が収縮するという発見や、1882年にブローカが人類学会で「人は左半球で語る」と述べた大脳の機能局在論を知っていたに違いない。ジャクソンによって中枢神経系の階層説が構想された。反射は神経系の最下位に、反応は中位に、随意運動や行為は最高位中枢に支配されるとされた。

　そして、これによって随意運動は心的な最高位中枢（前頭葉の前頭前野）が中位中枢（反応）や下位中枢（反射）を制御することによって発達してゆくとされ、行為は脳の心的な運動制御によってさまざまな運動技能（skill）を獲得するという考え方が確立された[12]。

[シェリントンの神経系の統合説]

　シェリントン[13]は脳の運動野と感覚野の身体部位再現を解明した。また、脊髄の伸張反射のメカニズムも詳細に解明し、相反神経支配の発見や固有受容器である筋紡錘の研究で有名だが、『神経系の統合作用』（1906）の中で次のように述べている。

　　単純な反射弓とは、純粋な抽象概念である。神経系のあらゆる部分はたがいに連結してお

り、どの部分であれ他のさまざまな部分に影響を与え、また影響を受けることなしに活動することは、まったく不可能である。主観的な知覚経験には、反射について知られていた原理をはるかにしのぐような神経機構が必要だ。

大島[10]が指摘しているように、シェリントンは反射が「虚構」であることを知っていた。反射の統合によって成り立つ運動の姿が行為ではないことを百も承知であった。動物が複雑に個体化すればするほど随意運動は反射から遠ざかる。彼は「脊髄人間は脊髄カエル以上にさまにならない（The spinal man is more crippled than is the spinal frog）」といっている[13]。

シェリントンは反射のメカニズムを探求したが、生きた人間の身体が一人一人「運動性を備えた個体（motor individual）」であることを認識していた。神経系の統合という言葉は、反射学説の金字塔と高く評価されるが、それは決して随意運動が反射の集積であるという意味ではない。

また、シェリントンは筋肉が運動器であると同時に感覚器でもあるというパラドックスを明らかにした。今日では身体に起源をもつ感覚を体性感覚（somatosensory）と呼ぶ。このソーマという言葉の語源は身体という意味である。体性感覚は皮膚に由来する表在感覚と、筋、腱、関節などに由来する深部感覚とに区分されている。

さらに、シェリントンは、運動器官である筋線維の中に、感覚器官である「筋紡錘（muscle spindle）」が存在することを実証し、それを自己固有感覚（proprioception）と名づけた。

自己固有感覚は筋感覚（muscle sense）、運動感覚（kinesthesia）と同義である。さらに、筋感覚や運動感覚は、身体各部の関節角度、筋収縮によって生じる動きや張力が複合された感覚であり、身体の「動きの感覚（sense of movement）」と「力の感覚（sense of effort）」であるといえる。さらに、動きの感覚は、「位置感覚（sense of joint position）」と「運動覚（sense of movement）」に、力の感覚は「抵抗感覚（sense of resistance）」と「重量覚（sense of weight）」に細分化される。

つまり、シェリントンの「神経系の統合」とは、視覚、聴覚、皮膚の触覚といった感覚器官のみでなく、運動器官とされていた筋肉も感覚器官であると捉えたうえで、それらの多感覚情報を行為に結びつけることが脳の統合作用であることをさしている。彼は脳からの運動指令によって収縮する筋肉は、自ら身体を自由自在に動かしつつ、自らの状態を自らの脳に伝えていることを科学的に解明したのである。

シェリントンは、そうした脳の統合機能が「私」を生み出す謎について次のように記している[14]。

　「私」は、この肉体と私自身との間の特殊な関係を直観します。「私」は、肉体に「私（me）」や「私の（mine）」といった言葉を当てることによって、このことを表わします。要するに、「私」は、自分自身は肉体を与えられた「私」であることを知っています。

［パブロフの条件反射説］

パブロフ[15]は「条件反射（condition reflex）」によって脳が反射を修正することを実証した。「パブロフの犬」の条件反射はカエルの脊髄反射とはまったく異なる反射である。条件反射は外部環境からの刺激に対する大脳皮質を介した規則的な応答と誤解される傾向にある。実際は動物の心理と外部環境の変化によってもたらされるさまざまな刺激との一時的かつ可変的な結合である。特に、条件反射には心的な期待や予期の想起があり、意識や精神と切り離したカエルの脊髄反射とは違う。

パブロフは肉体とは関係のない神秘的で不可解な霊魂を排除しようとしたのであって、その考え方の根底には「学習とは無限の環境への適応である」とする思想が流れている。条件反射はいわゆる反射のメカニズムの研究ではなく、行為の学習過程の解明を目的とした研究の出発点であったと解釈すべきなのである。行為を反射の集積と解釈する時代において、動物や人間の意識、記憶、注意、判断といったものを外部環境からの信号（情報）を処理する大脳皮質の機能に求めた功績は大きい。

なぜなら、「環境への適応」という概念は反射の支配からの脱却を意味し、人間の脳の「運動学習（motor learning）」という新しい世紀の扉を開いたからである。

パブロフは視覚、聴覚、体性感覚、嗅覚、味覚のすべてを、行為に結びつける脳の神経可塑性に対して、次のような言葉を残している[16]。

　外部世界は、音や色彩や、におい、接触などを知覚する感覚器官を通じて身体にたえず作用している。感覚器官からの刺激が、神経の数知れないみちびき手によって伝えられる時、大脳両半球には何が起きているのであろうか。

ジャクソン、シェリントン、パブロフは脳の運動制御機構を解明しようとしていた。ここには行為が多様な感覚と運動との連合によって生み出され、それは「学習する」ことで発達すると解釈する脳科学の曙がある。

そして、「随意運動の学習が行為を生み出す」と考えられるようになってゆく。また、「人間は行為を意識経験する存在であり、学習する脳を有している」ことが自明となってゆく。

20世紀前半には「人間の行為は機械的なものではなく、もっと生物学的で、その神経メカニズムは可変的なものである」と科学者たちは考え始めた。

[4] 生命の演ずる人形劇

メルロ゠ポンティの人間機械論批判

　さらに、20世紀前半の医学では脳の局在論と全体論の論議が盛んになる。特に、脳損傷患者の運動麻痺や高次脳機能障害の病態解釈が確立されてくる。その中でもドイツ・ゲシュタルト心理学派のゴールドシュタイン（Goldstein）[17]は『生体の機能』（1932）で、運動麻痺や高次脳機能障害は大脳皮質の多領域の複合的な機能障害の結果として出現することを明らかにした。たとえば、運動麻痺の直後に出現する患者の行動や異常動作は学習を必要としない代償運動であり、その発現には心的側面も含めた大脳皮質の全体の機能が影響するとして局在論を批判した。

　このゴールドシュタインの影響を受けて『行動の構造』（1942）を発表したのがフランスの哲学者メルロ゠ポンティ[18]である。彼は医学が人間の行動を「反射の集積」と解釈することを強く批判した。当時、すでに基礎科学においてはマグヌスが動物実験で姿勢反射（postural reflex）を発見しており、医学の世界において反射の概念は確立されていた。特に、臨床神経科医は患者の運動の異常を打鍵器による反射検査によって診断していた。運動の鍵盤支配型モデルは臨床に広がっていたのである。これに対してメルロ゠ポンティは次のように説明している[18]。

　ピアノの鍵盤は、受けた衝撃の順序や拍子に応じて、相互にまったく違ったメロディを生み出しうる装置であり、そして神経中枢の生理学において、どれほど鍵盤の比喩が使われたかは、よく知られている通りである。しかし、刺激の布置は、ピアニストの指がピアノに作用するように、有機体に作用するのであろうか。

　だがピアノそのものにおいてはハンマーとか弦のばらばらの運動が起こっているに過ぎず、そして、ピアノを座とする孤立した物理的現象がただ一つの全体的現象を構成したり、特有の節まわしやリズムをもったメロディが真に存在するのは、演奏者の運動構成や聞き手の神経系のうちになのである。

　したがって、有機体を鍵盤に比較するのは適当ではない。鍵盤の場合、働きかけるのはあくまでも外的刺激であり、外的刺激がそこに固有のゲシュタルトを描くと言われるとしても、単に鍵盤がその構成に寄与するからに過ぎない。

　これは随意運動が物理的な外的刺激によって営まれるとするワトソンの「行動主義（刺激－反応理論）」に対する反対表明であった。メルロ゠ポンティは反射を次のように解釈している[18]。

- 刺激は、デカルトの比喩にあるように、感覚表面にやってきて糸をひき、その糸が反応に関与する筋肉を支配するというものではない。「糸」などは存在しないのであって、刺激－反応の関係は、神経系内部の複雑な交互作用に媒介されるのである。
- 確かに反射は存在する。ただし反射は、特定の条件下で観察されうる特殊な場合の運動である。しかし、反射によって他の行動が理解されうるということにはならない。

- 反射とは、生物の基本的活動の特性ではなく、研究のためにわれわれが用いる実験装置に特有な病理学的分離の結果なのであり、それが動物の行動を構成する基本的要素とみられうるとすれば、それは擬人的錯覚によるにすぎない。
- 大脳と小脳の影響は少なくとも人間においては、すべての反射に介入する。人間においては、反射に注意を向けただけでも反射を制止するに十分なことは、はやくから知られている。いわゆる脊髄的な活動も大脳ないし小脳の影響に依存しているのである。
- 大脳の影響の介入は、行動を再組織化しそれをより高い水準の適応と生活へと高めるという働きをする。
- 適応した機能を保証するような驚くべき複雑さをもった構造の説明は、その機能自体が構造の発達を導く役をするのでないかぎり、生物学者にとって望みなき仕事であろう。

これらの記述からメルロ＝ポンティが反射の実存を否定しているのではなく、反射を行動の基本的な神経構造と捉える科学思想に強い批判を加えていることがわかる。

この批判は反射とは「生体に感覚刺激が入力されると必ず同じ運動出力が生じる」と断定する考え方に向けられている。反射を固定化した神経構造だと規定すると「反射は意志によって制御できない」ということになる。だから反射と定義されるわけだが、それでは脊髄から大脳皮質へと向かう随意運動の発達や行為の創発が説明できなくなる。

行動は「意味をもった全体（ゲシュタルト）」であり、行動を生み出す上位の大脳は下位の脊髄反射を意味的構造によって制御するというのがメルロ＝ポンティの反射批判の骨子であった。

そして、メルロ＝ポンティは「生命の演ずる人形劇」という言葉を発している。この言葉は人間の生命力が「自発的に身体を動かして人生の物語や意味をつくり出している」ということの比喩（メタファー）である。

メルロ＝ポンティは人間が環境に適応するために反射を制御している点を強調し、随意運動を「反射の集積」と説明する人間機械論に本質的な批判を投げかけた。そして、彼はこの反射がデカルトに由来することを知っていた。おそらく、彼にとって反射とはデカルトの別名であり、科学者や医師たちはデカルト主義者にみえていたはずである。彼の思想の背後にはデカルト批判の影がみえる。

その後、メルロ＝ポンティ[19]は『知覚の現象学』（1945）で、世界を知覚する身体こそが主体（＝自己）であるとする心身合一論を展開することとなる。しかし、彼の主張は医学の世界には届かなかった。運動の鍵盤支配型モデルに根ざした学問的潮流は続いた。

[5] ベルンシュタインの「運動制御理論」

運動の自由度とベルンシュタイン問題

　人間の随意運動を解明するためには「運動の鍵盤支配型モデル」を乗り越えてゆく必要があった。運動の鍵盤支配型モデルでは「人間の行為」は説明できない。だが、人間の行為には「途方もない複雑さ」がある。その解明や理解は簡単ではない。

　これに挑戦したのがロシアの運動生理学者ベルンシュタイン[20]である。彼は3次元空間で動く無限の「運動の自由度（degree of freedom）」を人間はどのように制御しているのかという謎を解こうとした。また、事前に決定した運動が外部環境の状況によって変化し、同じ筋の収縮でも異なる結果をもたらすという「運動の文脈（context）」の謎を解こうとした。これを「ベルンシュタイン問題（Bernstein problem）」という。

　人間の骨格を形成する数十の関節は約400の筋肉でつながっている。身体の動きは複数の関節運動と筋収縮の組み合わせであり、その運動の自由度は無限にある。ベルンシュタインは、こうした「無限の運動の自由度と運動の文脈はどのように制御されているのであろうか」という根源的な疑問をもった。いったい、脳（中枢神経系）はどのような仕組みで運動制御を実現しているのであろうか。

　ベルンシュタインは20世紀中期の運動野のホムンクルスが随意運動を制御しているとする欧米の考え方や人間の行動を条件反射で説明しようとするロシアのパブロフ学派に対して批判的な学説を提出した。

　まず、ベルンシュタインは随意運動を「多くの関節と筋の組み合わせによって実現される無限の運動の自由度をもった複雑なシステム」と捉えた。人間の行為を「システム」と捉えようとしたのである。ここに随意運動をめぐる運動制御理論の再出発点がある。彼は「無限の自由度を有する随意運動はどのように制御されているのであろうか」という根源的な疑問に対し、「この身体の生物機構システムは、どのような綿密な数学的分析によっても、一つの決まった公式―その公式に従えば運動野からの遠心性インパルスは四肢の動きを制御する―を発見することはできない」と主張した。

　この運動の鍵盤支配型モデルを否定する解釈によって、随意運動の発生器という神秘的な役割を脳の中のホムンクルスに付与する単純化された見解では、複雑な身体の動きを説明することはできないことが明白となった。

　ベルンシュタインによれば、運動には目的があり、目的を規定しているのは運動課題（task）である。運動課題は外的刺激に対する単純な直接的応答であることはほとんどなく、常に何らかの「未来のモデル」、つまり「達成しなければならな

いこと（Soll-Wert）」を含んでいる。運動課題には、これから何を達成したいかという心的な意図が想定されているし、恒常的で一定不変な結果（効果）が求められているのである。

たとえば、机の上のコップを取るという未来形の意図を有していれば、その運動課題はコップを取るという結果を達成することによって終了する。しかし、運動課題に一つの決定的な運動プログラムがあると仮定することは誤りである。なぜなら、運動課題は恒常的で固定的な運動プログラムによってではなく、可変的な、しかし恒常的な結果をもたらす運動プログラムによって遂行されるからである。

机の上のコップは右手でも左手でも取ることができるし、リーチングの空間的な運動軌道はさまざまであるし、異なる手指の握りで取ることもできる。さらにはコップを取る時の姿勢を変化させたり、スピードやタイミングを変化させても取ることができる。あるいは、口でくわえて取ることもできるし、場合によっては足で取ることも可能である。つまり、無数の異なる関節運動と筋収縮の組み合わせが、コップを取るという同一の恒常的な結果（効果）をもたらしているのである。

あるいは、机の上の一点をかなづちで叩くという行為の場合も同様である。この場合もリーチングの空間的な運動軌道はさまざまであるが、無数の異なる関節運動と筋収縮の組み合わせが、机の上の一点をかなづちで叩くという同一の恒常的な結果（効果）をもたらしている（図6）。

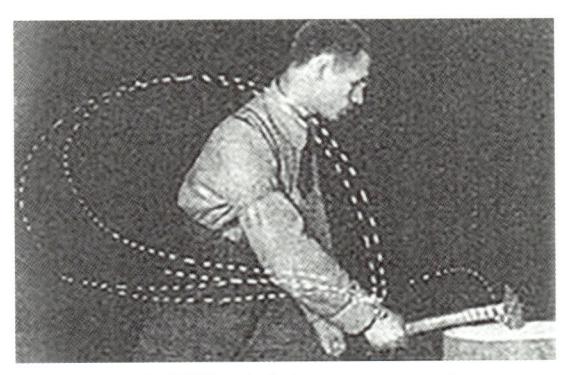

図6　運動の自由度（Bernstein, 1967）

行為の自己調節システム

こうした随意運動の多様性と選択は偶然的なものではなく、行為にとって原則的に不可欠なものである。また、この運動の自由度をすべて脳の中の小人であるホムンクルスが記憶していると仮定するには無理がある。そこで、ベルンシュタインは「随意運動は求心性インパルスの絶え間ない利用によってはじめて可能になる」ことを強調した。

これは運動の自由度の制御は「知覚調節」によって達成されているとする考え方である。つまり、視空間座標の変化、四肢の位置を示す運動覚情報、物体の特性を把握するための触覚情報、筋トーヌスや平衡感覚情報などの知覚調節が、行為の達成には不可欠であると解釈した。

それゆえ、運動課題の目的が規定されている場合の随意運動の遂行における決定的な役割は、遠心性インパルスから求心性インパルスへと移行する。これにより動かしている四肢の空間内での位置や筋収縮状態の信号が用意され、次の未来のモデル（Soll-Wert）と運動器官の現在の位置（Ist-Wert）の差異が見積もられ、この差異の係数が得られる。

これは随意運動をフィードバック―誤差検出―誤差修正という「閉じた環（closed-loop）」からなる「自己調整システム」と捉えている。運動は常に知覚によって参照され、犯した誤りを修正したり目標値との誤差をなくすよう調節されているとされた。

つまり、ベルンシュタインは行為が自己調節システムによって制御されていると捉えたうえで、脳を予測と結果の「比較装置」と解釈している（図7）。

身体知覚と運動プログラムの形成

また、ベルンシュタインは、こうした運動を知覚調節する経験により、大脳皮質に内部モデルと

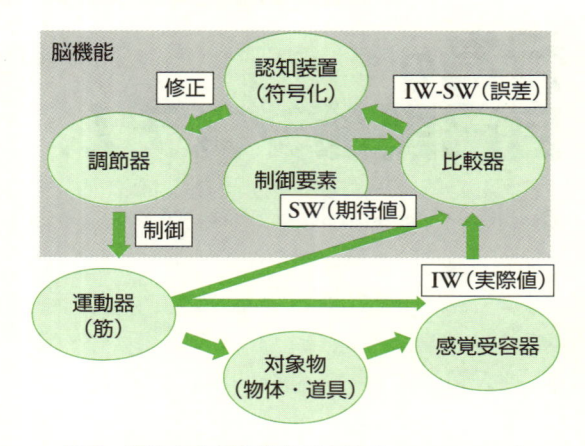

図7　行為の自己調節システム（Bernstein, 1965）

しての「身体知覚（perceptual frame of reference for body）」が形成されてゆくと仮定した。

　身体知覚とは空間認知や運動空間と呼ばれる脳の心理的な「自己の身体の空間表象」をさす。そして、この身体の内部モデルを脳内に仮定するアイデアは、「運動エングラム」の概念を生み出した。運動エングラムとは、求心性インパルスを経て形成される空間表象としての身体知覚を源とし、運動結果を予測し、末梢の関節運動や筋収縮の冗長性を保証する、汎用性の高い「運動プログラム」のことである。

　この運動プログラムは「運動スキーマ」の概念に近いもので、未来を予測し、出来事の出現確率を予知し、行為の構えや準備態勢を整える。つまり、運動実行前に筋収縮の結果を予測的に脳内シミュレートする心的操作機能であり、この運動プログラムが形成できなければ、人間は環境からの多様な刺激に対して合目的な筋収縮を準備することができない。

　随意運動としての行為は、無数の関節運動や筋収縮の組み合わせを前提とした運動の自由度制御ではなく、基準となる身体知覚に基づいて具体的な手段を決定する運動プログラムの改変によって発達してゆくとされた。これは脳の中に固定された運動プログラムが記憶されているとする考え方とは根本的に異なる概念であり、現代の「運動学習理論（シュミットのスキーマ理論など）」や「運動イメージ」の心理学や脳科学にも脈々と受け継がれている。

運動制御システムの発達

　さらに、ベルンシュタイン[21]は人間の運動制御システムの発達を5つの機能的なレベルに分類した。

運動制御システムの発達（Bernstein, 1965）

第1レベル：原始的運動（筋トーヌスを与え、身体の位置や体位を形成）
第2レベル：シナジー（感覚入力に対する定性的な運動パターンの形成）
第3レベル：運動空間の認知（身体知覚の形成）
第4レベル：行動（運動プログラムの形成）
第5レベル：活動（運動連鎖の形成）

　ここでは、伸張反射などに関わる反射的な筋トーヌスの維持が第1レベル、姿勢反射などの刺激に対する定性的な「シナジー（synergy：共同的な筋収縮シークエンス）」は第2レベルとされている。四肢の屈曲共同運動パターンや伸展共同運動パターンの形成がシナジーに相当する。この第2レベルでの外的な感覚信号や身体からの感覚信号を基に、空間認知や新しい運動への変換が生じ、身体知覚の形成が始まる。そして、この身体知覚の形成は空間概念の構築と連動しており、第3レベルで運動空間が認知される。第4レベルは行動の形成であり、運動の開始から終了に至る運動プログラムが、閉じた環での比較照合によってつくられる。第5レベルは異なる複数の運動課題を一連の運動連鎖として連続的・同時的に遂行する最高次の協調レベルであり、ここでは、姿勢と運動がさまざまな空間軸の変化に即座に対応することを可能にしている。

　ベルンシュタインは、より高いレベルへの移行が反射やシナジーを制御すると考えた。つまり、まず反射やシナジーに支配された状態から、空間を認知することによる身体知覚の形成、行動を生み出す運動プログラムの形成、そして運動連鎖の形成へと、中枢神経系が自己調節システムを拡大することによって運動の自由度が獲得されてゆくと説明した。

特に重要なのが第3レベルの運動空間の認知（身体知覚の形成）である。これによって目標志向型の行為が発現する。身体知覚の形成には自己と外部空間の関係性の認識も含まれており、この第3レベルで目の前の物体にリーチングして手でつかむといった行為ができるようになる。

そして、この視点は、脳の中の小人（運動野）が無数の運動の自由度を記憶していると仮定する当時の常識に根本的な変更を迫るものであったといえるだろう。なぜなら、ベルンシュタインの運動制御理論では、より高いレベルへの移行は身体知覚に基づいて具体的な手段を決定する運動プログラムの形成であると説明されている。この空間表象や運動プログラムの形成は運動野に局在する機能ではない。これは脳の中の小人であるホムンクルスが筋と運動パターンのいずれを制御するのかという論議に対する解答ではなく、その問題の立て方自体が誤りであることを強く示唆している。運動課題に対応した合目的な「運動シークエンス（筋収縮の時系列的な組み合わせ）」が発現するためには、無数の運動の自由度の中から状況に適応する筋収縮パターンを「選択」する必要がある。この選択は環境状況に応じた心的な運動プログラムの形成であり、それは運動野とは異なる他の大脳皮質領域がシステムとして担当していると仮定した点に、「ベルンシュタイン問題」の本質があったのである。

また、ベルンシュタインは、この考え方を脳損傷の運動機能の捉え方に応用することも提言している。特に、「特定の脳部位の欠損によって、ある機能が失われることは確かだが、事実の意味するところは、欠落した機能が失われた脳部位に局在しているということにはならず、単に、その神経機能にとって、当該の部位の存在が本質的な前提になっているのだということを示しているにすぎない」という指摘は重要であろう。

彼は、これを「つまり、ある時計から歯車をとると、時計が止まってしまうが、だからといって、時計の機能が除去された歯車にあるのだ、ということには決してならない」とも表現している。時計はシステムとして動いており、人間もまたシステムであるとする比喩である。

しかし、ベルンシュタインの著書は1965年まで英訳されず欧米の神経生理学者に紹介されなかった。その間の運動の神経生理学的研究の多くは、脳をブラックボックスとして捉える行動主義（刺激－反応理論）が主流であり、依然として大脳皮質は反射の集積の場と見なされ続けた。そして、21世紀の現代でも「運動の自由度（ベルンシュタイン問題）」の謎は解かれていない。

[6] アノーキンによる機能システムの概念

行為の学習メカニズム

　随意運動を反射の集積や統合と見なす神経生理学研究の流れにも強い批判が加えられた。その代表がロシアの神経生理学者のアノーキン[22]である。
　アノーキンは随意運動が反射の集積ではなく、主体の心的なあり方によって多様な変化をきたす可能性があることを動物実験で明らかにした。それは1930年代のネズミの脳の前頭葉が行為の前に電気的に活性化するという現象の発見から始まった。この現象は自発的な「予期（予測）」に対応する脳活動を意味していた。迷路の中で動く時、ネズミは道順を学習しようとして、この前頭葉の予期電位を主体的に活性化した。
　そして、アノーキンは、人間の行為の学習においても心的な主体性を認めるべきだと主張した。彼はパブロフの弟子であったが、この主張はアノーキン自身の記述によれば、「条件反射という刑務所からの脱出を図ること」でもあった。条件反射では学習の場を大脳皮質とするが、その学習は環境状況と動物の生理的欲求との関係に支配されていた。そこで、アノーキンは条件反射を超える生理学を求めた。さらに、心的な主体性を有する人間の「行為の学習の生理学」を確立しようとしたのである。

機能システムの再編成

　アノーキンは、随意運動は固定された1個の鎖（リング）ではなく、環境状況の変化に連続的かつ臨機応変に対応し続ける「機能システム」であると主張した。随意運動は画一的な環境に従属的に支配されているのではなく、自己の主体的な心的操作によって可変的に変化すると見なす斬新な概念モデルを提出した。
　これを「機能システムの再編成（reorganization of functional system）」の概念という。機能システムの再編成は、動物の行動の全体像を理解するための壮大な概念モデルであり、この概念はすべての正常な随意運動を説明する際に適用することができるし、病的状態における運動異常を分析する際にも適用できる。
　アノーキンによれば、生体の「機能」は大きく2つに分けられる。一つは一定の組織の作用としての要素的な機能である。たとえば、運動インパルスの発生は運動野のベッツ（Betz）細胞の機能であるし、インシュリンの分泌は膵臓の機能である。しかし、より高次で複雑な機能もある。たとえば、呼吸機能を考えてみよう。呼吸機能の目的は肺胞へ酸素を供給し、肺胞壁を通して血液中へ酸素を拡散させることである。
　この目的を果たしているのは単一の組織や臓器ではない。脳幹と高次神経構造からなる複雑な神

経システムの制御下で、胸郭の拡張と収縮を可能ならしめている横隔膜や肋間筋を構成要素（構成環）として含む全体的な「機能システム」の関与が必要である。これが機能システムとしてのより複雑な機能である。アノーキンはこのような機能システムの特徴として、その構造の複雑さとともに含まれる構成要素の可変性を挙げている。たとえば、肋間筋が働かなくなれば咽頭筋も動員されて呼吸を助けるようになる。このように可変的な手段により遂行されるが、あらゆる場合において一定不変の目的が達成されるということが機能システムの特徴である。

こうした機能システムの概念に立脚すると、随意運動という機能を果たしているのは運動野という単一の組織ではないことが理解できる。随意運動の障害において、ある目的はいくつかの筋の運動麻痺があっても達成可能であるし、ある場所の感覚麻痺があっても達成可能である。目的を達成するための「代償機能」は数多く存在する。この目的の実現に不可欠な運動の互換的特質が、人間のあらゆる随意運動に認められる。

たとえば、人間の二足歩行の機能的な互換的特性を考えてみよう。歩行機能の目的は身体の移動であるが、この目的を果たしているのは単一の関節や筋ではない。歩行は、中枢神経系の複雑な制御下で、複数の脊髄運動単位を含む全体的な機能系によって成立する。歩行にはさまざまな運動形態があり、それは異なる筋の組み合わせによっても可能である。また、ある筋が活動しなくなれば他の筋が歩行の達成に重要な役割を果たすようになるし、正常歩行が困難であれば異常歩行と呼ばれる正常とはまったく異なる運動形態での歩行が出現する。場合によっては二足歩行ではなく四足歩行によって移動という目的を達成するかもしれない。ここでも、可変的な手段により遂行されるが、あらゆる場合において一定不変の目的が達成されるという機能系の特徴が反映されている。

行為は、主体が一定の文脈の中で生物学的な必要性に基づいて明確な目的に向かって調節される。1つ、あるいは複数の構成要素が組み合わさって組織化された行為（たとえば、物体へのリーチングや歩行）は、それに関わる構成コンポーネントの総和（たとえば、脊髄の運動単位の動員による筋収縮の総和）であると考えてはならない。

つまり、関節可動域、関節運動、筋力、感覚、反射、バランスなどの要素の総和ではない。機能システムの再編成は、生体が行為をダイナミックに形成してゆく過程で結合される中枢構造（認知過程）と末梢構造（運動実行）の関係性を含んだ神経システムの改変であり、単一の構成構成（関節、筋、感覚、反射など）は互いに関係づけられない限り意味をなさない。

すなわち、行為は主体の目的や意味に関する脳の認知過程を抜きにして説明することはできず、その改変が環境に適応するための構成要素の関係性を変化させる。生体における複数の構成要素に対する組織化が、種に特有な生活環境の中で生存してゆくための唯一の保障なのである。

これを運動学習や運動発達学的な見地からみると、離れて存在する器官や組織としての構成コンポーネントは、個体発生において生存を最優先として個別的に発達し、やがてより複雑な環境に適応するために価値づけられた関係を形成するように発達するといえる。この発達的な変化はさまざまな文脈に合わせて自己と環境との複雑な相互関係を構築する必要性に導かれてゆく。

脳は、行為の複数の構成コンポーネントの空間的・時間的、強度的関係を機能的に再編成しながら、行為、すなわち意味のある運動シークエンスを実現するに至る。行為は「複数の構成要素の関係性」によって制御されるのであり、脳のニューロン活動はその機能システムを作動するために互いに関係づけられて活動する（図8）。

機能システムの神経メカニズム

さらに、アノーキン[23]は、こうした「機能システム」の神経生理学的メカニズムを明らかにしている（図9）。それは「条件反射の生理学的構築理論（1961）」と呼ばれるもので、人間の行為の学習がどのような仕組みで獲得されるかを焦点化している。

その神経生理学的メカニズムは第1段階から第4段階が想定されている。ただし、それは人間の

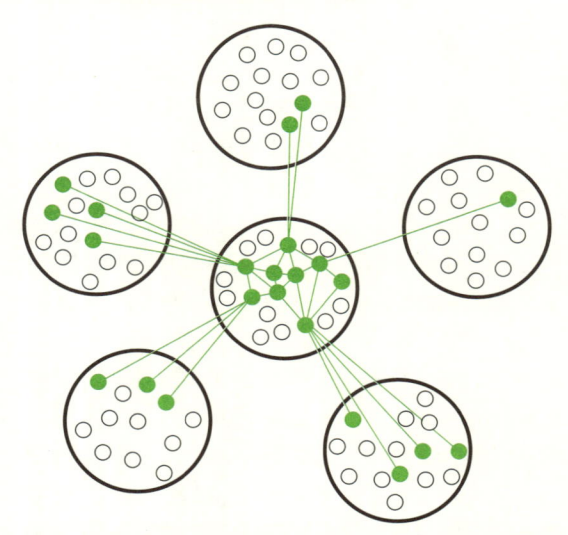

図8 脳のニューロン活動はその機能システムを作動するために互いに関係づけられて活動する（Anokhin, 1965）

機能システムの神経メカニズム（Anokhin, 1965）

第1段階：求心性信号の統合（afferent synthesis）
視覚野、聴覚野、体性感覚野などの外部からの求心性情報が加工される段階だが、内部の情動や記憶なども含まれる。

第2段階：行為受納器の完成（acceptor of action）
運動のプランやプログラムとしての意図が運動前野や補足運動野で想起される段階。

第3段階：効果器装置の形成（formation of the effector apparatus）
運動野からの遠心性出力が試みられて筋収縮が引き起こされる段階。

第4段階：求心性信号の回帰（return afferentation）
運動に伴う感覚のフィードバック情報が運動のプランやプログラムと比較照合される段階。

心的な脳活動である。

この理論のポイントは、この第1段階から第4段階の順序で行為が学習されるということである。特に重要なのは、意図の想起である「行為受納器（運動プログラム＝運動イメージ）」の興奮と「求心性信号の回帰」の流れが合致することが、意図と結果が合致する必要条件であるとされている点にある。

この2つの情報の流れが一致した時だけ、効果器の興奮が働いている装置へ到達されなくなり、個々の運動連鎖の中である特定の行為が完結する。どのような行為も、求心性信号の統合に始まって、求心性信号の回帰と行為受納器の合致に終わる。そして、求心性信号の回帰が、行為受納器の興奮と合致しなければ、その不一致が「定位反射（パブロフのいう"おや何だ反射"（環境の探索反射））」を引き起こし、周囲の環境を能動的に探索するための新しい運動プログラムの形成を求めるというものである。

行動主義から主体性の脳科学へ

アノーキンの機能システムの考え方により、脳（中枢神経系）は学習するシステムであることが具体的に説明された。これは当時の主流であったワトソンの「行動主義（刺激―反応理論）」的な生理学へのアンチテーゼであると同時に、ウィーナーが「サイバネティクス（cybernetics）」の概念を提示する以前の先駆的な業績である。

かくして、動物はもはや固定された1個の鎖ではなく、身体と環境の相互関係を自らが連続的に変化させてゆく「行為の可変性」を有していると考えられるようになった。これは動物や人間の主体性を肯定する画期的な研究成果であったといえるだろう。それにもかかわらず、その特徴である「複雑な行動における神経システムの機能的意味をみることの自由」は与えられず、行動主義や要素還元的な研究の台頭によって抑圧されていった。

しかしながら、指摘しておかなければならないのはウィーナー[24]がサイバネティクスの「感覚フィードバック」の概念を提示する以前に、アノーキンは随意運動における心的な予測と行為後の求心性信号の回帰が一致することの重要性を提起していたことである。

そこではもはや行為は反射の集積や固定された1個の刺激―反応図式ではなく、学習の結果と仮定されている。アノーキンは受動的な刺激―反応の生理学に対抗する、人間の心的な能動性を重視した「主体性の脳科学」を誕生させたのである。

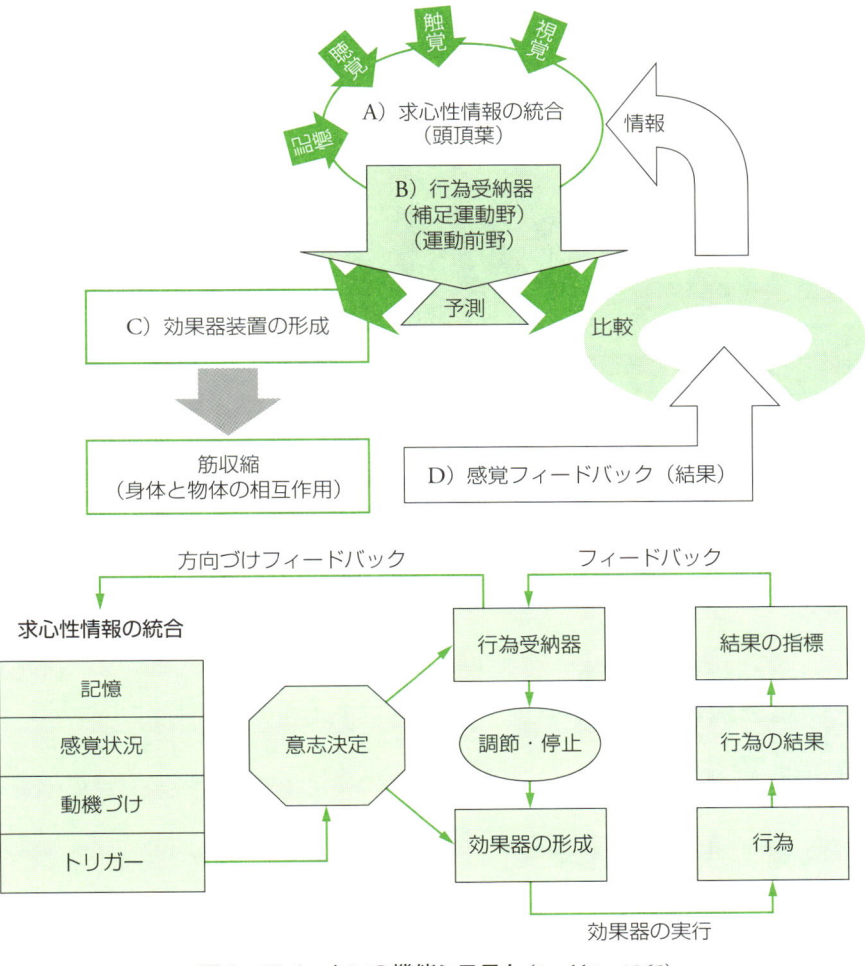

[6] アノーキンによる機能システムの概念 ● 639

図9 アノーキンの機能システム (Anokhin, 1965)

[7]

遠心性インパルスだけでは運動を制御することは不可能である

運動は認知過程の最後の鎖である

 こうしたベルンシュタインやアノーキンの学説を参考にして、「運動は認知過程の最後の鎖」だと解釈したのが神経心理学者のルリア[25]である。ルリアの『人間の脳と心理過程』では、その核心となる「遠心性インパルスだけでは運動を制御することは不可能である」とする命題が次のように提起されている[25]。

 80年前まではまだ随意運動は比較的単純なものであると思われていた。ベッツの解剖学上の発見に形態学的裏づけを得たフリッチュとヒッツィヒの古典的実験の後では、随意運動は中心前回、あるいは大脳皮質の運動野の第5層に位置する巨大錐体細胞の機能であるという見解が神経学において成立した。

 だがすでに数十年たった現在、随意運動の発生器という神秘的な役割を中心前回に付与する単純化された見解は、この機能の構造の現実の複雑さにふさわしいものではない、ということが最終的に明白になった。

 今は古典となったN・A・ベルンシュタインの研究（1935, 1947, 1966）によって示されたように、関節の複雑なシステムによって実現される随意運動は、どれも多く（実際には無限の）自由度をもった生物機構システムである。この上、更に、四肢の最初の位置のわずかな変化も、必要な運動実現にとって不可欠な神経支配の根本的変化を起こし、また、運動のそれぞれの瞬間に筋肉の収縮性が変化するということを付け加えるならば、どんな綿密な数学的分析によってさえ、一つの決まった公式—その公式に基づけば、遠心性インパルスは運動を制御し、この間断なく変化する運動系の正確な（不変の）終末効果をもたらすことができる—を発見することは不可能であることが明らかになろう。

 すなわち、「ただ遠心性インパルスだけでは、運動を制御することは原則的に不可能である」というこの命題こそ、ベルンシュタインをして、運動行為の生理学に対する当初の見解を根本的に変化させ、一面からは、随意運動のメカニズムにおける求心系の決定的役割に関する見解へ、他面からは、運動機構のいろいろな水準に関する見へ到達させたのである。

 多くの生理学のデータ（アノーヒン・他）や心理学のデータ（リープマン・他）と完全に一致しているベルンシュタインの観察は、安定した運動制御が求心性インパルスの間断ない利用によ

ってはじめて可能になることを示した。すなわち、それらのインパルスは統合されて、一定の求心野—それは運動図式を保証し、また運動インパルスが必要な結果を確保するためには必要不可欠な、神経支配の可塑的な修正をも保証している—を作り出すということを示したのである。

ベルンシュタインによって示されたように、これらの求心野は、運動の構成とか、所与の運動が解決しなければならない「運動課題」の性格に応じて、いろいろ異なった構造(水泳、ダンス、自由飛躍の運動の場合に見られる)には、運動感覚性の求心作用が求心性総合において主要な役割を果たす。

運動がある一定の空間的正確さの確保を必要とする場合(目標への移動・命中)は、一定の外部座標における定位を保証する「空間的統合」が主要な位置を占める。もし運動が対象的性格をもつ場合では、運動は対応する物の総合的形象によって決定され始める。この形象は、主体が操作しなければならない対象のパラメータに類似した筋肉神経支配の必要な複合を準備するのである。最後に、より複雑な「象徴的」運動(書字・絵画)においては、運動行為の新しい可塑性に富んだ調節形態を出現させるような、更に複雑な種類の求心性総合が決定的な役割を果たすようになる。

容易に理解されるように、複雑さの異なるいろいろな随意運動の構築において中心的役割を果たすこれらすべてのメカニズムは、複雑な機能システムとしての随意運動に関する新しい見解を作り出す。この機能システムが作動する際には、中心前回(運動行為の「出口」にすぎない)と同時に、中心前回の範囲を越え、また必要な種類の求心性総合を(対応する皮質下器官とともに)保証する、多くの大脳皮質諸領域が関与する。

運動行為の構築に緊密に関与しているこのような大脳皮質領域としては、頭頂葉の中心後回(運動覚性総合を保証する)、頭頂葉—後頭葉移行部(視空間総合を保証する)、前頭葉の運動前野(連続したインパルスを一つの運動メロディーに総合することを保証するのに本質的役割を果たしている)、最後に脳の前頭前部(それは運動を最初の意図に従わせたり、最初の意図と得られる行為の効果とを比較照合したりするのに重要な機能を担っている)を挙げることができる。

従って、当然、上述されたそれぞれの領域の損傷は随意運動の障害をもたらす。しかしながら、かくてまた当然、これらの領域のそれぞれの損傷に際して起こる随意運動の障害は、それぞれ他と異なる、独特の性格を帯びているであろう。

このように、ルリアは随意運動は脳の各領域の働きである認知過程(空間認知や意図と結果の比較など)を介して発現するのであり、筋収縮は「認知過程の最後の鎖」にすぎないと理解した。

運動メロディは自己組織化の産物である

こうして20世紀の中期に、古典的な「運動の鍵盤支配型モデル」は凌駕された。運動野のホムンクルスは、運動の「出口」にすぎないということである。

ルリア[26]は行為を「運動メロディ」と呼び、「運動の神経心理学」を体系づけた。運動メロディは人間が心的な認知過程(知覚、注意、記憶、判断、言語、イメージ)を活性化することによって出現する。ルリアが「運動は認知過程の最後の鎖」だと強調するのは、行為は「認知過程」を経て「運動実行」に至るからに他ならない。

脳の認知過程の組織化なくして行為は生まれない。それはまた人間の行為の学習の核心が「自己組織化」であることを示唆している。人間の行為は外部世界では環境に働きかけているように見える。しかし、人間の行為は内部世界の心的な認知過程を改変するという自己組織化によって創発されるということである。

[8]

"美しい音楽"を奏でる「運動野のピアノ」には音符と和音がある

シミウクルス

　20世紀後半に脳科学が進歩し、アレンと塚原[27]が「随意運動における脳の神経情報の流れ」を図式化したが、「運動プログラム」は「認知過程」に、「運動遂行」は「運動実行」に相当し、その科学的な妥当性を示している（**図10**）。

　また、20世紀後半の脳科学は、運動野のニューロンへの微小電極挿入法によって「多重身体部位再現」を確認した。また、解剖学的に1本の錐体路線維が脊髄レベルにおける複数の運動ループを支配しており、1個の運動野のニューロン刺激によって手の複数の筋が収縮することも確認された。

　近年では運動野には筋再現と運動再現の両方が共存していると同時に、脊髄の運動細胞レベルにも複数の筋に対する運動野からの支配が及んでいることが明らかにされている。さらに、運動野からの錐体路線維は脊髄の介在ニューロンを支配して感覚細胞の制御に関わっていることも明らかになっている。これは運動野が運動中枢であると同時に感覚調節中枢でもあることを示唆している。

　さらに、近年の運動野の研究で興味深いのは、シーバー（Schieber）[28]の「運動野のピアノ（cortical piano）」である（**図11**）。これは運動野のニューロン配置をピアノの鍵盤に喩えているために「運動の鍵盤支配型モデル」の復活を意味するかのように思われるかもしれない。しかし、シーバーによれば、運動野のピアノは無限の運動の自由度（運動パターン）を奏でることができるという。

　「運動野のピアノ」は一つ一つが「音符」であるが、運動パターンはその音符の組み合わせとしてのコード（和音表現）であると仮定している（たとえば、ABCDEという音符の組み合わせ）。そして、ピアノの鍵盤には「標準的な鍵盤」と「標準的でない数多くの鍵盤」がある。つまり、実

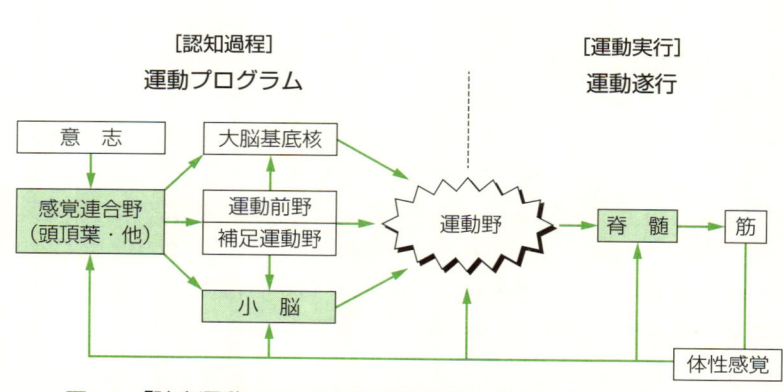

図10　「随意運動における脳の神経情報の流れ」（Allenと塚原，1976）

[8] "美しい音楽"を奏でる「運動野のピアノ」には音符と和音がある ● **643**

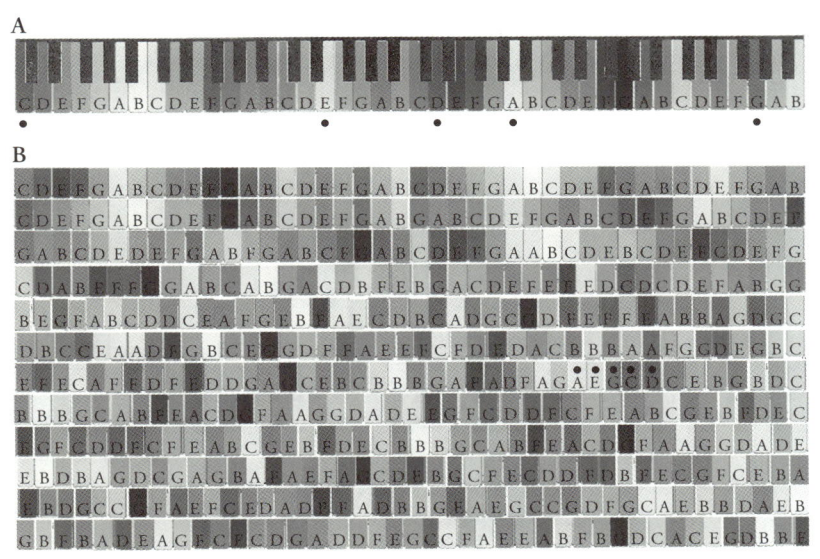

図11 運動野のピアノ (Schieber, 2001)

際のピアノには一つの鍵盤しかないが（標準的な鍵盤）、運動野のニューロン配列としての鍵盤には数多くの鍵盤がある（標準的な鍵盤と標準的ではない数多くの鍵盤）。

　これは、ある1つの筋を収縮させる運動ニューロン（たとえば、音符"A"）が、運動野では何度も何度も異なる場所に再現されており、目的とする行為に必要な運動パターンの発現に、他のさまざまな音符とコード表現によって組み合わされるというメカニズムである。

　そして、シーバーは、これをホムンクルスと呼ばずに「シミウクルス（simiusculus）」と呼んでいる。それはペンフィールドの身体の姿をしたホムンクルスではなく、行為の脳表象（運動のバリエーション）に一致した身体の姿をしていない"小さなサル"のことである。

　たとえば、これは単純化した比喩だが、図11のAの「標準的な鍵盤」において、離れて位置するCEDAGという音符（5つの黒丸）を同時に活性化させるコード（和音表現）によって、仮に、机の上のコップに直線的に手を伸ばすための運動パターン（複数の筋収縮シークエンス）が発現したとしよう（図11）。しかしながら、机の上のコップに放物線を描くように手を伸ばす運動パターン（複数の筋収縮シークエンス）が必要な場合は、図のBの「標準的ではない鍵盤」の1つが使われ、それは隣

り合ったAEGCDという音符（5つの黒丸）を同時に活性化させるコード（和音表現）によって発現される。また、机の上のコップに手を伸ばすことの失敗は、この音符の組み合わせであるコード（和音表現）の形成の失敗（たとえば、ABのみとかABCDEFG）ということになる。

　したがって、この「運動野のピアノ」では、運動野のニューロンの並列的かつ同期的な組み合わせにより、自由に運動パターンを奏でることができると考えられる。また同時に、標準的ではない数多くの鍵盤をもつことが運動学習過程や運動技能の発達だと解釈できる。それはまるで、実際のピアニストが自由にコード変化を組み合わせて運動メロディをつくり、"美しい音楽"を奏でる行為に似ている。

　さらに、この「運動野のピアノ」の仮説が重要なのは、運動野の筋再現説と運動再現説の両方を説明できる「多種身体部位再現」の可能性を説明できるからである。なぜなら、ピアノの鍵盤の一つの単位である音符（A）は筋再現であり、コードに相当する和音（ABCDE）は運動再現に相当する。つまり、標準的な音符の配列は先天的（遺伝的）で、その和音を反射や反応とすると、標準的でない音符の配列は後天的（習得的）で、その和音は行為の発達や学習の結果と解釈できる。

第V部　身体化された心

[9] 人間は"無限の意図の自由度"を奏でる

行為は意図に始まり、結果の確認に終わる

だが、これで完全にホムンクルスやシミウクルスの謎が解けたことにはならない。あるいは行為の謎が解けたことにはならない。なぜなら、運動野はあくまでも行為の「出口」にすぎず、より高次な認知過程の組織化なくして人間の行為は生まれないからである。

また、運動野のニューロンが運動の空間性、時間性、力量を知覚レベルでコード化している可能性もある。脳科学は運動野のニューロン活動と筋収縮量には相関性があることや、上肢のリーチング時の肩関節中心座標系の手の空間位置に対応する運動野の"方向性ニューロン"を発見している[29-31]。だとすれば、運動野のニューロンは運動によって知覚を生み出すニューロンであり、"知覚の自由度"を奏でる「出口」なのかもしれない。つまり、運動することは知覚することであり、運動を意図することに他ならないのである。したがって、人間は"無限の意図の自由度"を奏でる動物だといえるだろう。

いずれにせよ、人間は身体と精神とが合一したシステムであり、人間システムは新しい行為を創発するために、自らの「意図」によって"ホムンクルス（ペンフィールド）"の「神経可塑性（neural plasticity）」に働きかけるのではなく、自らの「意図」によってシミウクルス（シーバー）の「神経相関（neural correlates of consciousness：NCCs＝内部世界と外部世界の一致）」に働きかける。

シミウクルスとは行為の脳表象（運動のバリエーション）のことである。また、神経相関とは「意識に相関した脳活動」のことであり、コッホによれば、「外部世界の意識的な知覚や記憶を生み出すのに十分な、脳のニューロン活動電位の最小セットとしての同期化現象」のことである。そして、この神経相関がなければ意図は生まれない。

さらに、近年では脳科学の知見に基づいて行為システムがモデル化されている。たとえば、フリスら[32]は「行為の制御の解釈の基礎を形成する工学原理に基づく運動制御システムの基本的構成要素」（図12）を提唱しているが、それをバドリー[33]は次のように解説している。

　オムレツを作ろうとして、卵を手に取りたいと想像してみよう。目標は卵を割ることである。そこで、行為の望ましい状態は、あなたが卵をつかみ、ボウルの縁で卵を割る準備をすることにもっていくと仮定してみよう。制御器（運動に対する知覚）が一連の下位行為を設定し、卵とその位置の知覚を手を伸ばしつかむ運

動に結びつける。

これらは次に腕や手の実際の位置を考慮した運動、そして進行中の感覚フィードバックが伴う運動を導く運動コマンドを必要とする。このことは、今度は、その行為のパフォーマンスを考慮して、予測状態を推定するのに用いられる。

制御器（運動に対する知覚）は、卵の形態やその見込み上の重さと壊れやすさを含む、アフォーダンス（行為の可能性を与える知覚情報）群による影響を受ける。目標達成の首尾は3つの時点でモニターされる。これらのうちの一つは、望ましい状態と推定される実際の状態を一致させる。腕が伸び手が卵をつかむ形を取ると、実際の状態と望ましい状態の相違は目標が達成される点まで減少していく。

卵がわずかな斜面にあって自分と反対側に転がり始めていると仮定してみよう。私の手の予想される位置はもはや望ましい状態と一致しない。その不一致は腕をさらに伸ばすことによって制御器を調整する。また、このことは、望ましい状態と予測される状態の不一致が消失する点へと予測子（知覚に対する運動）を修正する。

つまり、行為の運動制御システムは、「予測と結果とを一致させる」ために作動している。行為の運動制御システムにおいて意図と結果が一致している場合、自己はそのことに気づかない。だから、日常の行為は無意識に行っている。しかし、不一致が発生するとすぐに気づく。その不一致を修正するためには、潜在化していた「知覚に対する運動（予測）」と「運動に対する知覚（結果）」との比較に意識を向けなければならない。この修正が行為の発達や学習である。

これはベルンシュタインの行為の自己調節シ

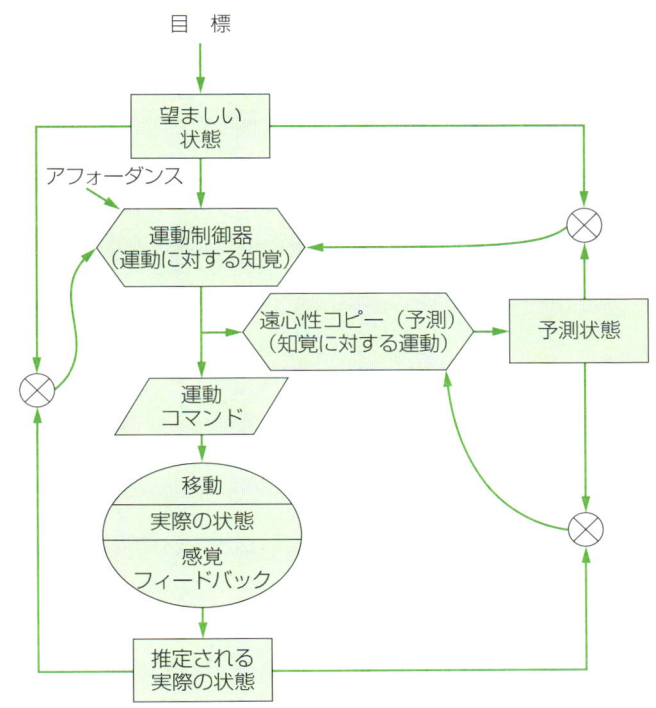

図12 行為の制御の解釈の基礎を形成する工学原理に基づく運動制御システムの基本的構成要素 (Frith, 2000)

ステム（1967）やアノーキンの機能システム（1961）における行為の学習モデルと同様である。脳は常に意図と結果とを比較している。したがって、ペルフェッティが提案しているように、行為は「意図に始まり、結果の確認に終わる」と定義すべきであろう。

デカルトは「我思う、故に我あり（Cogito ergo sum）」といったが、人間は「私の意識」によって「無限の運動の自由度」を奏でるのではなく、「無限の知覚の自由度」や「無限の意図の自由度」を奏でる。

そして、近年グラツィアーノ[34]は、運動野に「行為のレパートリー」が再現されていることを明らかにしている。その運動野のニューロン活動の結果が、私にとって意味のある行為の発露なのである。

文　献

1) Alain E：Etude sur Descartes. Paul Hartmann Editeurs, 1932.（桑原武夫・訳：デカルト．みすず書房，1971）
2) La Mettrie J：L'homme-machine. 1747.（杉捷夫・訳：

人間機械論．岩波文庫．1932）
3) Jeannerod M：De la physiologie mentale-histoire des relations entre biologie et psychologie. Editions Odile Jacob, 1996.（浜田隆史・訳：認知神経科学の源流．ナカニシヤ出版，2007）
4) Fritsch G, Hitzig E：Uber die elektrische erregbarkeit des grosshirns. Arch Anat Physiol Wiss Med 37：300-332, 1870.
5) Jackson J：On the comparative study of diseases of the nervous system. 1889.（in Taylor J：John Hughlings Jackson；Selected writings of John Hughlings Jackson 2：393-410）Basic Books, 1958.
6) Finger S：Minds behind the brain；A history of the pioneers and their discoveries（David Ferrier and Eduard Hitzing：The experimentalists map the cerebral cortex/Charles Scott Sherrington：The integrated nervous system）Oxford University Press, 2000.
7) Penfield W, Rasmussen T：The cerebral cortex of man. Macmillan Company, 1950.（岩本隆茂・訳：脳の機能と構造．福村出版，1986）
8) Kelso G：Human motor behavior. Lawrence Erlbaum Associaters, 1982.
9) Jeannerod M：Le cerbeau-machine. Librairie Artheme Fayard, 1983.（浜田隆史・訳：大脳機械論．白揚社，1988）
10) 宮本省三・沖田一彦（選），大島知一：運動制御と運動学習；運動の協同制御 機能単位を求めて．協同医書出版社，1997，pp49-108.
11) Jackson J（秋元波留夫・訳）：ジャクソン；神経系の進化と解体．創造出版，2000．
12) Critchley E：John Hughlings Jackson；Father of English Neurology. Oxford University Press, 1998.
13) Sherrington C：The integrative action of the nervous system. Yale University press, 1906（Reprinted 1961）.
14) Eccles J, Gibson W：Sherrington, his life and thought. Springer International, 1979.（大野忠雄・訳：シェリントンの生涯と思想．産業図書，1987）
15) Frolov P（林髞・訳）：パブロフ及其學派．科學知識普及會，1938．
16) Pavlov I（川村浩・訳）：大脳半球の働きについて；条件反射学．岩波書店，1975．
17) Goldstein K：Der aufbau des organismus. Den Haag, 1934.（村上仁・訳：生体の機能．みすず書房，1992）
18) Merleau-Ponty M：La Structure du comportement. Presses Universitaires de France, 1942.（滝浦静雄・木田元・訳：行動の構造．みすず書房，1964）
19) Merleau-Ponty M：Phenomenologie de la perception. Gallimard, 1945.（竹内芳郎・小木貞孝・訳：知覚の現象学．みすず書房，1967）
20) Bernstein N：The coordination and regulation of movement. Pergamon Press, 1967.
21) Bernstein N：On dexterity and its development. Mark L Latash, 1996.（工藤和俊・訳：デクステリティ；巧みさとその発達．金子書房，2003）
22) Anokhin P：Biology and neurophysiology of the conditioned reflex and its role in adaptive behavior. Pergamon Press, 1974.
23) Red'ko V, Prokhorov D, Burtsev M：Theory of Functional Systems；Adaptive Critics and Neural Networks. in Proceedings of International Joint Conference on Neural Networks 3：1787-1792, 2004.
24) Wiener N：Cybernetics；Control and communication in the animal and the machine. Massachusetts Institute of Technology, 1948.（池原止戈夫, 他・訳：ウィーナー・サイバネティックス．岩波文庫，2011）
25) Luria A（松野豊・訳）：人間の脳と心理過程．金子書房，1976．
26) Luria A（鹿島春雄・訳）：神経心理学の基礎．創造出版，1999．
27) Allen G, Tsukahara N：Cerebrocerebellar communication system. Physio Rev 54：957-1006, 1974.
28) Schieber M：Constraints on somatotopic organization in the primary motor cortex. J Neurophysiol 86：2125-2143, 2001.
29) Evarts E：Relation of pyramidal tract activity to force exerted during voluntary movement. J Neurophysiol 31：14-27, 1968.
30) Georgopoulos A：Spatial coding of movement；A hypothesis concerning the coding of movement direction by motor cortical populations. Exp Brain Res（Suppl）7：327-336, 1983.
31) Caminity R：Making arm movements within different part of space；Dynamic aspects in the primate motor cortex. J Neurosci 10：2039-2058, 1990.
32) Frith C, Blakemore S, Wolpert D：Abnormalities in the awareness and control of action. Philosophical Transaction of the Royal Society in London B 355：1771-1788, 2000.
33) Baddeley A：Working memory, thought, and action. Oxford University Press, 2007.（井関龍太, 他・訳：ワーキングメモリ：思考と行為の心理学的基礎．誠信書房，2012）
34) Graziano M：The organization of behavioral repertoire in motor cortex. Annu Rev Neurosci 29：105-134, 2006.

第20章

空間を生きる

[1] 空間の誕生

空間認知

人間は空間を生きる[1]。胎児は母親の真っ暗な子宮の中で動いている。この時期から潜在的（サブリミナル）な身体意識は始まっているのかもしれない。誕生後は光、音、味、臭、触に満ち溢れた感覚世界を知覚し、物体や他者と相互作用しながら「運動発達」してゆく。

やがて、子どもは6か月頃より左右や遠近を含んだ3次元空間に準拠して行為するようになり、1歳ぐらいで外部世界における「物体の永続性（たとえば、玩具の上にハンカチをかぶせて一時的に隠しても、玩具が以前と変わらずにその空間に存在し続けていると想像すること）」を理解する。

「空間認知（spatial cognition）」とは、「物体や身体の位置、方向、形態、大きさ、間隔、奥行きなどが3次元空間に占めている状態を知覚し、それに意味を与える能力」である。

しかし、ピアジェ[2]はこの直接的な空間認知のみでなく想像的な「物体の永続性」の理解を含めて、空間認知の「認知発達」と捉えている。

そして、ピアジェ[3]は「認知発達の形式としての空間」という観点から、空間認知の形成における3つの原則を強調している。

空間認知の形成

1. 空間認知は生得的ではなく経験によって形成される。
2. 空間認知は行為の組織化を通して形成される。
3. 空間認知は非ユークリッド空間（心理的空間）からユークリッド空間（物理的空間）へと形成される。

子どもの運動発達には空間認知を前提条件とした認知発達が必要であり、「運動発達と認知発達は不即不離の関係にある」といえるだろう。

空間モザイク

ブルーナー[4]は人間が何かを知るためには3つの「脳表象（brain representation）」が必要だとしている。

3つの脳表象

- 行為的表象（enactive representation）：運動
- 映像的表象（iconic representation）：視覚
- 象徴的表象（symbolic representation）：言語

空間認知は世界を知るための脳表象である。したがって、運動すること、見ること、聞くことが一体となって「空間を知る」に至る。空間には「体性感覚空間」「視覚空間」「聴覚空間」という3つの「心的空間」が存在し、それらが一つの「物理的空間」を生み出すということである。

この「心的空間」と「物理的空間」の区別は、マッハ（Mach）[5]の「生理学的空間（感性的直感空間）」と「物理的空間（計測的空間）」の区別に由来する。彼は、心的空間（非ユークリッド空間）と物理的空間（ユークリッド空間）を異なる空間認知と見なすとともに、空間はまず手足を有する身体の具体性によって捉えられ、視覚空間や聴覚空間は身体の運動を媒介にして統一的な3次元空間として把握されるとした。

また、アービブ（Arbib）[6]は、心的空間は唯一無二の絶対空間ではなく、「モザイク」のようなも

のとして脳内で組織化されていると主張している。空間を複数の空間から構成されたモザイク状のものとしてみるということは、抽象的な概念と思われるかもしれないが、脳の空間認知のメカニズムを考えてゆくうえで重要な意味をもっている。人間の脳は体性感覚と視覚や聴覚を比較照合することによって、一つの空間を生み出していると考えられる。

　ここでは脳がどのように一つの空間を形成しているかを考えてみよう。ペルフェッティ[7]によれば人間は身体を使って空間認知する。たとえば、閉眼していても、テーブルの上に置かれたコーヒーカップを上肢で探索すれば、それがどの方向にどれくらい離れた所にあるか言い当てることができる。また、コーヒーカップの方向と距離を判断する作業は視覚を使って行える。コーヒーカップを打ち鳴らせば同じ作業を聴覚によって行い空間的な位置を判断することもできる。コーヒーの香りがすれば、嗅覚によって方向や位置を判断することもできるだろう。

　このように脳では複数の感覚がモザイクのように組み合わさって空間認知が形成されている。さらに、脳が過去、現在、未来を想起する時にも、常に空間認知は「多感覚空間（multisensory space）」としてイメージされる。

どこの空間と何の空間

　脳科学では空間認知を大きく2つに区分する。視覚的な空間認知によって物体がどこにあるか、物体が何かを知ることができる。

　こうした視覚的な物体認知をミルナー（Milner）は「どこの空間（where system）」と「何の空間（what system）」と呼んでいる[8]。

　また、閉眼して、手を使って自分の周辺空間を探索し、接触した物体の位置を聞かれたら、その位置を答えることもできる。物体を手にした時にそれが何であるかと聞かれたら、その大きさとか重さとかコーヒーカップのようだというように答えることもできる。これは体性感覚の「どこの空間」と「何の空間」に対応している。

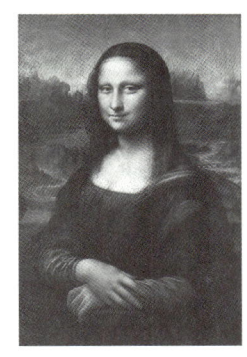

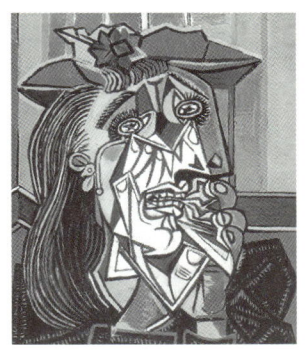

図1　遠近法とキュービズムの空間性の比較（レオナルド・ダ・ヴィンチとピカソ）

　あるいは、目を閉じて音楽を聴いていても、どこの方向や距離からピアノの音が聞こえてくるかがわかる。これは聴覚の「どこの空間」と「何の空間」に対応している。

　さらに、コスリン（Kosslyn）[9]によれば、右半球は「どこの空間」に、左半球は「何の空間」に深く関与している。

空間の創発

　空間は脳の創発特性の一つである。視覚には何かを見る機能がある。聴覚には何かを聞く機能がある。体性感覚には動くという機能がある。しかし、これらの感覚にはもう一つ重要な機能がある。それは「空間を生み出す」という機能である。

　脳は単に空間を認知しているのではなく、空間を創発している。それはレオナルド・ダ・ヴィンチの遠近法による絵画やピカソのキュービズムによる絵画を見れば明らかだろう（図1）。遠近法の場合、空間認知の座標中心（原点）は1つである。キュービズムの場合、空間認知の座標中心（原点）は複数ある。これは視覚による空間認知が遠近法に相当し、体性感覚による空間認知がキュービズムに相当することを示している。人間の脳は「空間を誕生させる」のである。

　以下、脳表象としての「身体表象」について記したうえで、「空間表象（space representation）」を身体空間、身体周辺空間、身体外空間の3つに区分して、その脳内メカニズムを説明してゆく。

[2] 身体表象

身体表象とは"脳の中の身体"である

　自己についての最も基本的な神経メカニズムは身体を表象する脳システムである。また、脳の「身体表象（body representation）」は空間性を有している[10]。マリー（Murray）[11]によれば、身体表象は「広範囲にわたる多感覚信号（体性感覚的、視覚的、聴覚的、前庭的、本能的）および運動信号の統合」を含んでおり、「自己の身体は世界で最も多感覚な"物体（object）"である」という。

　人間の物理的な身体は脳で「表象（representation；再現、代理、表現）」されている。「脳表象（brain representation）」とは環境世界の物体や現象（出来事）を「あるものの代わりにある何か」として認知することである。つまり、脳は世界を直接的に認知するのではなく、世界を何らかの情報に変換して認知している。

　その意味で物理的な身体は「脳の中の身体（body in the brain）」として「身体表象」されている[12]。それは現実の物理的な身体ではなく、ニューロンレベルで「身体部位再現（body representation）された身体」である[13]。

　代表的なのが「体性感覚（somatic sensation）」に由来する頭頂葉の第一次体性感覚野（area 3, 1, 2）と第二次体性感覚野（area 43）のニューロン配列としての「身体部位再現（ホムンクルス）」である。上頭頂小葉（area 5, 7）にも身体部位再現が存在する。また、視床や小脳にも体性感覚に由来する身体部位再現は存在する。

　つまり、脳内のさまざまな領域で身体表象がなされているが、自己の「身体意識（body awareness）」に関わるのは主に頭頂葉の身体部位再現である。

自己を身体意識として自覚することを"身体表象"と呼ぶ

　身体意識とは脳が身体表象している状態を意識することである。それは身体を精神的な身体として意識することである。人間の場合、この内部世界に存在する「目に見えない身体」を意識化する認知能力が他の動物よりも顕著に発達している。

　そして、この身体表象の意識化が自己意識を導く。それは自己の源泉であり、身体と環境の相互作用によって可変的に変化するものであり、意味づけられて長期記憶として貯蔵される。

　たとえば、第一次体性感覚野には触覚の地図（ホムンクルス）が再現されている。その皮膚表面の触覚は手や顔面で繊細に細分化されており、感覚野における占有領域が広い点が人間の特徴である。したがって、触覚のホムンクルスは解剖学的な身体と相関しておらずプロポーションが異なる。

　特に、手や顔面は他の身体部位に比べて「2点識別覚（2-point discrimination：2点の触覚の最小の距離を知覚する値）」が発達している。ところが、触覚の「空間定位（point localization）」、すなわち触れられた場所が身体のどこかを定位して知覚する精度については身体各部で差異はほとんどない。つまり、第一次体性感覚野のレベルですでに皮膚表面の触覚は3次元で正確に空間定位されて

いる（図2）[14]。

　これによって蚊に刺された時にすぐにその刺激された皮膚表面の場所がわかる。また、四肢を運動した時に物体や地面と身体のどこの皮膚表面が接触するかがわかる。あるいは身体と物体とが接触した時の皮膚表面の触覚的な面積や圧中心がわかる。これは触覚の身体表象が接触的な身体意識の基盤となっていることを示唆している。

　もちろん、こうした体性感覚に由来する身体意識は触覚だけではない。四肢の関節の動きに由来する運動覚や筋収縮に由来する運動感覚による身体表象も空間的な身体意識の基盤を形成している。

　だから、あなたは目を閉じても自己の身体の存在を感じ取れるはずだ。それが体性感覚（触覚、圧覚、温覚などの表在感覚と位置覚、運動覚、筋覚、重量覚などの深部感覚）に由来する身体表象である。また、目を開くと自己の身体が見えるはずだ。これは視覚による身体表象である。体性感覚の身体表象は内的な「体性感覚表象」を形成し、視覚の身体表象は外的な「視覚表象」を形成し、その一致によって自己の身体意識を自覚している。そして、この身体意識としての身体表象が行為するための3次元空間座標となる。

身体表象には"オンライン身体表象"と"セマンティック身体表象"がある

　このように脳の身体表象は行為を遂行するために存在する。行為においては姿勢や四肢の運動の変化が発生する。その変化をリアルタイムで多感的にモニターするために、必要に応じて身体表象は意識化される。これを「オンライン身体表象」という[15]。

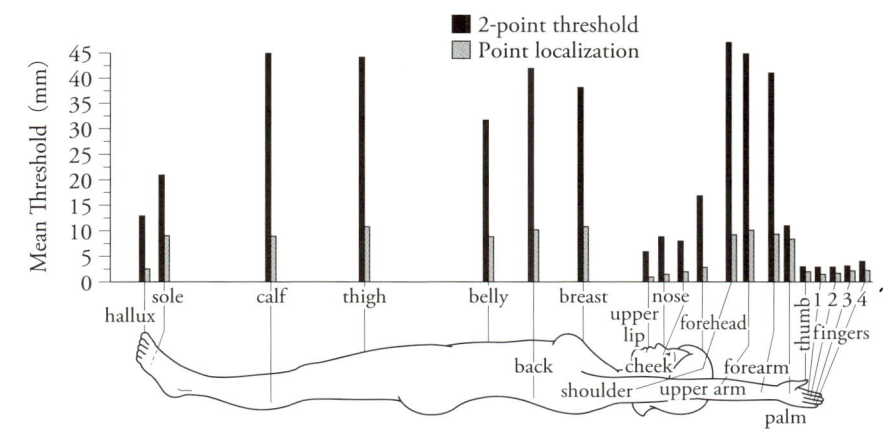

図2　皮膚の触覚の2点識別覚と空間定位の値の分布（Saunders, 1965）

　オンライン身体表象は意識が自己の身体以外に向けられた時は無意識に作動している。これがいわゆる「自動化された行為」である。また、オンライン身体表象は発達や学習によって長期記憶される。それによって現在の行為を過去の行為と比較したり、現在の行為を未来の行為へと導くことができる。

　ポランニー（Polanyi）[16]は、こうした無意識的に長期記憶されている「運動記憶」を身体の「暗黙知（tacit knowing）」と呼んでいる。暗黙知は言語で説明することが困難である。

　一方、身体表象は意味づけられて記憶されている。この身体表象は多様な身体経験によるさまざまなエピソードを伴っており、社会的かつ個人的な価値が付与されており、さまざまな側面から意味的に概念化されている。

　つまり、身体表象は自己の「身体知識」としても長期記憶されている。そして、これを「セマンティック身体表象」という[17]。セマンティックとは意味づけられているということであり、どのように意味づけられるかは個人の経験によって変わってくる。ただし、この身体知識は言語で説明することができる。

　通常、セマンティック身体表象はリアルタイムに行為する神経ネットワークと接続していないが、オンライン身体表象と断絶しているわけではなく、必要に応じていつでもオンライン身体表象の神経ネットワークに接続される。

身体表象は"身体図式""身体構造記述""身体イメージ"に分類される

神経心理学では、こうした身体意識に関わる身体表象を「身体図式」と「身体イメージ」に区分することが多い。「オンライン身体表象」が身体図式で、「セマンティック身体表象」が身体イメージに相当する。

しかし、近年、コスレット（Coslett）[17]らは身体表象を次の3つに区分している。

身体表象の分類
❶ 身体図式（body schema） ❷ 身体構造記述（body structural description） ❸ 身体イメージ（body image）

「身体図式（body schema）」は「オンライン感覚運動表象（on-line sensorymotor representation）」である。これは身体各部の「空間的な位置関係」の表象である。脳の領域としては主に上頭頂小葉野（area 5）が対応している。コスレット[17]によれば「身体図式は行為や姿勢の制御といった運動システムを修正するための、身体空間のダイナミックな表象」である。また、ボッチーニ（Bottini）[18]によれば「身体姿勢からの情報を再現したものが身体図式であり、この身体図式が体性感覚、視覚、前庭覚などを目覚めている間オンラインで表象している」という。

したがって、身体図式は感覚運動システムであり、運動の脳内シミュレーションの神経基盤だといえる。たとえば、物体の「メンタル・ローテーション（心的回転）」や自己の身体運動の「脳内シミュレーション」に関与する。そして、コスレット[17]が指摘しているように、身体図式は頭頂葉の機能であり、実際の行為や運動イメージの想起に必要な神経基盤と考えるべきであろう。この身体図式の障害によって個人空間の無視（半側身体失認）が生じることがある。

「身体構造記述（body structural description）」は「身体の空間的な地図（topological map of the body）」である。バックスボウム（Buxbaum）[19]によれば「身体構造記述は身体の異なる部分間の関係ではなく、身体表面の境界と形に関する情報の表象」である。また、ボッチーニによれば「身体構造記述は身体部分の位置」と定義できる。たとえば、「鼻は顔面の中心」にあり、他の身体部位との関係では「鼻は目の近く」にある。

シリグ（Sirigu）[20]によれば「身体構造記述は言語システムではなく、視覚入力による身体表象」である。そして、この身体構造記述の障害によって「自己身体部位失認（autotopagnosia）」が生じる。それによって身体部位の定位ができなくなる。たとえば、ピック（Pick）[21]によれば「身体部位の位置をたずねても別の場所を指したり、"わからない"と反応する。また、言語的に身体部位の名称は答えられるが、口頭指令による身体部位の定位はできず、特に視覚的に見えない背中などの定位が困難である」という。自己身体部位失認は左頭頂葉連合野の病変で出現する。

「身体イメージ（body image）」は「身体の意味的かつ言語的な表象（semantic and lexical representation of the body）」である[22]。ボッチーニ[18]によれば「身体イメージは身体に関連する姿勢、意味、語彙、身体各部の名称などの情報」を含み、「それは身体各部の機能であると同時に、身体と物体（道具）との関係性」でもある。また、「身体イメージは言語システムと結びついており、思考にアクセスする」という。そして、この身体イメージの障害の例としては、左半球の頭頂葉連合野の角回（area 39）の病変によって生じる「ゲルストマン症候群（左右失認、手指失認、失算、失書）」がある。

人間は行為する時、自己の物理的な身体の動きを参照する。しかし、同時に常に自己の"身体意識"を参照する。脳は物理的な身体の動きと身体意識の両方を身体表象している。また、自己の"脳の中の身体"を動かすことによって、それに外部世界の身体の動きを一致させようとする。それが行為の発達や学習である。身体を介して環境世界を変化させるというより、自己の身体表象を変化させることによって、環境世界との新しい関係性をつくるのである。

[3] 空間表象

空間には"身体空間""身体周辺空間""身体外空間"がある

　脳は空間を表象する。つまり、自分の姿勢や近くの状況や遠くの風景を「空間認知（spatial cognition）」している。

　たとえば、私は今、机の上のパソコンを見ながら手でキーボードを打っている。その手の操作によって文字が次々と画面に変換されてゆく。画面と手に交互に注意を集中しており、意識の中心に言葉の意味がある。

　しかしながら、同時に椅子に座っている自分の姿勢が一つの全体的な意識として想起されている。だから、安定した座位姿勢を保持しながら頭部や体幹や手を動かしている。

　これが今の身体の状態なのだが、その状態から別の行為をすることも多い。視野の近くには本やコーヒーカップが置かれており、時々、それに手を伸ばして本のページをめくったり、コーヒーを飲んだりする。それは私の周辺であり、その時には本やコーヒーカップに触れている手の操作が意識の中心にある。

　また、何気なく右側を向くと、そこには窓があり、遠くの風景が目に入る。運動場があり、松林があり、その向こうには海と空が広がっている。その風景は手を伸ばしても触れることのできない環境である。

　これは脳が身体から周辺へ、さらに風景へと広がる3つの「現実空間（3次元空間）」を表象して

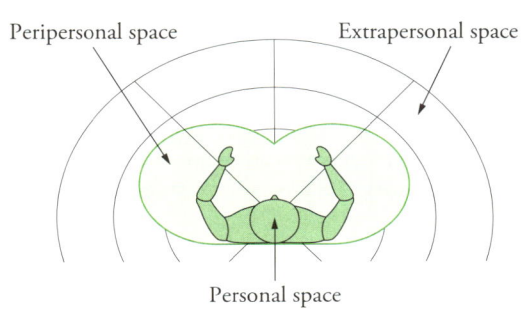

図3　身体を中心とした空間表象（身体空間、身体周辺空間、身体外空間）（榎本，2011）

いるということである[23]。そして、それらの「空間表象（spatial representation）」は次のように分類できる（**図3**）[24]。

身体を中心とした空間表象の分類

❶ 身体空間（personal space＝個人空間、自己が占める空間）
❷ 身体周辺空間（peripersonal space＝身体近傍空間、近位空間）
❸ 身体外空間（extrapersonal space＝外部空間、遠位空間）

　これは「身体を中心とした空間表象」の分類であり、これらの空間で行為するために、脳は「身体空間」としての身体の位置の変化、「身体周辺空間」としての身体や物体の変化、「身体外空間」としての物体の変化や風景などを常にモニターしなければならない。

空間には"視覚空間""体性感覚空間""聴覚空間"がある

人間が「空間を生きる」ということは、こうした「身体を中心とした空間表象」の世界の中で行為するということである。

そして、それは視覚、体性感覚、聴覚などの感覚入力を脳が空間情報に変換することによって形成されている。脳には視覚空間、体性感覚空間、聴覚空間という3つの空間が存在するということである[25]。

感覚モダリティに対応した空間表象
❶ 視覚空間
❷ 体性感覚空間
❸ 聴覚空間

視覚空間、体性感覚空間、聴覚空間はそれぞれの感覚モダリティに対応して個別に脳表象されている。あるいは、それらは「多感覚空間（multisensory space）」として表象されている。つまり、生きている空間が一つの空間世界として認知できるのは、異種感覚空間が重なり合って一つの空間として脳で情報変換されていることを意味する。

たとえば、両手で拍手してみよう。両手の手掌が目の前で接触するのが見える。その位置（方向と距離）は視覚によって知ることができる。しかし、その位置は目を閉じていても上肢の体性感覚によって知ることができる。また、その位置は音を聞くことによって聴覚でも知ることができる。それが、異種感覚空間が重なり合って一つの空間として脳で情報変換されているということである。

空間には"自己中心座標空間"と"環境中心座標空間"がある

視覚空間、体性感覚空間、聴覚空間はそれぞれ空間の座標中心を有し、その座標中心を基準にして3次元的に空間認知する。また、それは「自己中心座標空間（body-centered systems）」と「環境中心座標空間（object-centered systems）」によって参照される。

自己中心座標空間とは「身体中心座標系」と呼ばれる「自己の身体を基準とする空間（egocentric space）」である。一方、環境中心座標空間とは「物体中心座標系」と呼ばれる「環境内のある物体を基準とする空間（allocentric space）」である。空間の座標システムモデルをまとめると次のようになる。

自己中心座標空間（egocentric space）
❶ 網膜中心座標系
❷ 頭部中心座標系
❸ 体幹中心座標系
❹ 四肢中心座標系

環境中心座標空間（allocentric space）
❶ 物体中心座標系

網膜中心座標系は眼球の網膜中心窩を基準とする空間認知である。頭部中心座標系とは頭部の中心線を基準とする空間認知である。体幹中心座標系とは体幹の中心線（身体の正中線）を基準とする空間認知である。四肢中心座標系は各肢の中心線や関節を基準とする空間認知である。

これらはそれぞれ2次元座標だが、その組み合わせによって上下、前後、内外という3次元が形成されるとともに、自己にとっての左右という座標が形成される。

一方、物体中心座標系は注意を向けている外部世界の物体を基準とする3次元座標であり、これは自己の位置とは異なる場所からの空間認知である。

一つの外部空間が形成されるためには、これら複数の自己中心座標系と環境中心座標系を利用して、身体や物体の空間的な位置を同じ一つの場所の表象へと変換しなければならない。

この変換には「同種感覚情報変換（視覚間、体性感覚間、聴覚間の変換）」と「異種感覚情報変換（視

覚－体性感覚間、視覚－聴覚間、体性感覚－聴覚間の変換）」がある。また、前庭迷路覚との変換も必要である[25]。

たとえば、ある場所から実際に見た3次元空間の風景は、それを同じ場所から写した写真の2次元の風景と同じであると認知できる。また、目を閉じて右の上肢を3次元空間で動かし、それを左の上肢で同様に3次元空間で模倣できる。これらは同種感覚情報変換である。

一方、視覚的に見た物体の空間的な位置と手で触れている物体の空間的な位置と、音を発する物体の空間的な位置とは、同じ一つの3次元空間内の場所でなければならない。これらは異種感覚情報変換である。

そして、行為はこの多感覚統合された一つの空間で遂行される。ただし、脳は行為の遂行に必要な視覚空間、体性感覚空間、聴覚空間のいずれかを優先的に参照する。

空間には"行動空間""知覚空間""シンボル空間"がある

カッシーラー（Cassirer）[26]は、空間を「行動空間」「知覚空間」「シンボル空間」の3つに区分している。

行動空間とは動物がいかなる概念やイメージも媒介とせず、行為によって直接的に環境に適応する時の空間経験をさす。

知覚空間は環境との直接的な接触を前提としながら、人間の内部に物体の概念やイメージを伴って現象する空間である。

シンボル空間とは、環境の直接性から解放されて、環境を何らかの記号（言語や地図）に置き換えることによって構築した空間を意味する。これは人間に特有な「言語空間」や「意味空間」と呼べるだろう。

人間は「非現実空間」をイメージする

さらに、脳は「非現実空間」を想像する。なぜなら、意識は空間を表象するだけではなく、時空間をイメージ上で変容させることもできるからである。

たとえば、実際には椅子に座っているのだが、目を閉じて自分が椅子から立ち上がる運動イメージを想起したり、机の上の本を手に持ってページを開く行為を想起したり、運動場でサッカーをしている自分や他者のイメージを想起することができる。

それは未来に実際に生じる可能性があるかもしれないし、単なる幻想かもしれない。また、それは自分が体験した過去の記憶かもしれない。しかし、画家が現実の世界を表象しながら空想の世界を想像してキャンバスに絵を描くように、人間はさまざまな空間での出来事を自由に想像することができる。あるいは、誰でも人生において将来こんなことがあればいいとか、こんな自分になりたいとイメージすることがあるように、非現実的なことを想像することができる。

つまり、脳は非現実空間を表象する。つまり、未来空間、記憶空間、仮想空間、幻想空間、空想空間などを想像する能力を有している。これは他の動物にはない人間の脳の最大の特性である。

空間の中心には「私の身体」がある

そして、すべての空間の中心にいつも「私の身体」がある。私の身体は自己の「身体意識」であり、身体空間に相当する。自己の身体空間がなければ身体周辺空間や身体外空間を表象したり、想像することができない。あるいは、身体意識は体性感覚空間であり、自己の体性感覚空間がなければ視覚空間や聴覚空間を認知することができない。

この身体意識は「私自身」であると同時に、「生

きる空間」を創発する源泉である。空間表象は自己の静的な身体と動的な身体に根ざして形成されてゆく。したがって、動物の種によって形成される空間はそれぞれ異なるだろう。

　もちろん、身体周辺空間や身体外空間が視覚や聴覚によって認知できることは確かだが、それは身体意識に根ざした「身体の延長」として空間表象されるのであり、自己の身体意識という「世界の中心」なくして外部空間は生まれない。これは目を閉じてみれば明らかであろう。その時、身体を使って手探りしない限り外部空間は生まれない。

　したがって、空間表象は基本的に自己中心座標系に基づいており、物体中心座標系は自己中心座標空間のメンタル・ローテーション（心的回転）の産物であると考えられる。

　また、自己中心座標空間では頭部や体幹の正中線が「左右の概念」の基軸となっている。自己の身体を左右に区分する空間認知が形成されなければ、外部世界に左右は存在しない。身体意識には「身体の正中線」があり、それによって空間内でどのように行為してもいつも空間表象には左右が存在することになる。

[4] 身体空間

個人空間、あるいは自己が占める空間

　身体空間（個人空間）とは、「自己が占める空間」であり、自己の「身体表象」や「身体意識」そのものである[27]。しかし、それは静的な身体と動的な身体により規定される空間であるため、解剖学的な形態と動きに規定されている。

　また、身体空間は「身体感覚空間」や「体性感覚空間」とも呼ばれる。体性感覚には表在感覚（触覚、圧覚、温度覚、痛覚）と深部感覚（位置覚、運動覚、重量覚）などがあるが、それら複数の体性感覚を素材としてつくられる「一つの動的な身体のゲシュタルト（全体）」が身体空間である。

　しかしながら、この身体空間を理解することは簡単ではない。その理解の困難さは身体空間が「頭、体幹、上肢、下肢といった複数の部分からなる一つの全体」である点に由来する。それは身体空間が単に体性感覚によって「感じる」空間ではないということである。これは、単に手が何かの物体に触れたことを感じても、その触覚だけが身体空間ではないという意味である。その手が何かの物体に触れた時の頭、体幹、上肢、下肢の全身を含めた「自己の身体として一つに構成された知覚」が身体空間である。

　たとえば、自己の身体に何かが触れると、それは手指の先端、肩、背中、足底といった身体のどこに触れられたかがわかる。また、肘関節や膝関節を屈伸すれば、手や足がどちらの方向に動いたかもわかる。

　これは身体の「空間定位（＝空間の方向づけ：orientation of space）」と呼ばれるもので、人間は体性感覚を「どこの空間」として認知していることを物語っている。しかしながら、身体空間は、身体に何かが触れた時の、身体のどこかが動いた時の、その体性感覚の「空間定位」のことでもない。その空間定位の基準となる頭、体幹、上肢、下肢の全身を含めた「自己の身体全体の地図のようなもの」が身体空間である。

　そして、この身体全体の地図の密度は物理的な身体の解剖学的基準に必ずしも相関しない。体性感覚が細分化されている手足や顔面といった身体部位における脳地図（第一次体性感覚のホムンクルス）の空間密度は広いという特徴がある。

　したがって、身体の形態を構成する骨格の大きさや身体の表面を包む皮膚の面積とも完全には相関しない。また、身体空間は静的に一つに固定化したものではなく、「動的な変容性」をもった「身体空間（body space）」と捉える必要がある。

　つまり、身体空間は身体が何かに触れたり、身体が動いた時に感じる部分的な表在感覚や深部感覚のことではなく、脳内で自己を一つの動的な全体として直感する主観的な表象なのであり、その身体空間は受動的に感じるだけでなく能動的にイメージ想起して動かすことができる点で「運動空間（movement space）」でもあるといえる。

　たとえば、私がパソコンの画面を見たり、手でキーボードを打っている時、その背後で椅子に座って机に向かっている自分の座位姿勢が一つの全体的な意識として想起されている。この座位姿勢を「一つの動的な身体のゲシュタルト（全体）」としてイメージ想起する脳表象が身体空間である。

　したがって、座位姿勢において入力されている

さまざまな体性感覚は部分的な材料にすぎず、体性感覚に由来して脳表象された座位の「姿勢（体位・肢位）空間」や「運動空間」が身体空間であり、もし、私が椅子に座った状態から立ち上がれば、起立動作や立位姿勢としての身体空間が脳内でアップデートされることになる。

身体図式
（ボディ・スキーマ）

そして、身体空間はヘッドとホームズ（Head & Holmes）[28]が「身体図式（body schema）」と名づけたものに他ならない。彼らは1911年に身体図式を次のように定義している。

> 身体図式とは"姿勢図式（postural model）"、または"体位モデル（position model）"で、視覚的、触覚的、運動覚的な空間印象が総合されたもの。

この定義から、ヘッドとホームズが身体図式が多感覚的で、主に視覚と体性感覚によって形成される自己の身体空間についての全身姿勢の主観的な印象と解釈していたことがわかる。そして、この身体図式のアイデアは脳損傷患者の観察から生まれたことを彼らは次のように記している[29]。

> 大脳皮質疾患患者は、他者による四肢の他動運動の際に、ある運動が起こったことを認めても、その運動がどの方向に向かい、どの程度の量や大きさであったかを理解できなかった。このことからわかるように、もし現在の体位の諸感覚が、それに先立つ何物かと関係づけられないならば、身体のいかなる部位の位置をも見いだすことは不可能である。あるいは、表面の粗さを知覚するといった具合に、体位を直接知覚することは不可能である。すなわち、すべての場合において、四肢の新しい位置は、ある以前の体位に関係づけられているのである。そうした体位の認知は、恒常的に意識の中心野にあるのではないが、常に自らを尺度となし、その尺度に従って、我々は連続的な体位の変化を認知するのである。

ここで最も重要なのは、身体図式が「常に自らを尺度」として、四肢の運動や姿勢の変化を認知するという点である。外部の何かではなく、自らの現在の体位の知覚を尺度として、自己の空間的な変化を内的に捉えるのであり、その際の基準モデルが身体図式だとしている。そして、この点については次のように説明している[29]。

> この結合された基準、すべての引き続いて起こる体位の変化が意識にのぼる前にこれに準拠して測られるような、そうした基準に対し、我々は「図式」という言葉を提案する。我々は位置の絶え間ない変化によって、常に変化する我々自身の「体位モデル」を、いつも作り上げている。新しい体位や運動は、すべてこの可塑的な図式の上に記録され、変化した体位により引き起こされた新しい感覚群はすべて、大脳皮質の活動により、この図式と関係づけられる。現在の体位の認知は、この関係の完成に即座に引き続いて起こるのである。

身体図式は大脳皮質に記録されている過去の基準であり、その過去の基準と現在の体位や四肢の運動との"比較"によって現在の体位の認知ができるということである。

これは身体図式と姿勢変化や四肢の運動変化との関係性が「地と図」の関係であることを示唆しているように思われる。身体図式は基準となる「地」であり、姿勢変化や四肢の運動変化が「図」であることで、身体の動きという「運動形態（モルフォロギー）」をもった「一つのゲシュタルト（全体）」が知覚されて意識にのぼるということであろう。

次に、ヘッドとホームズは身体図式と運動命令との関係について次のように説明している[28]。

> 姿勢の変化によって生じる空間印象の変化を身体図式と照合し、運動命令を下す。

これは姿勢の変化を感じ取るためには、その基準となる身体図式との照合が必要だとしている点で、身体図式には基準となる身体図式と基準とは異なる身体図式があると想定していることがわか

る。身体図式は複数あるが、基本的な身体図式と応用的な身体図式があると考えたようだ。そして、それらの身体図式に基づいて運動命令を下すとしており、身体図式は行為の前提であって運動指令の機能を有してはいないと解釈している。ただし、身体図式が運動プログラムであるかどうかについては触れていない。

さらに、ヘッドとホームズは身体図式と身体イメージの関係を次のように説明している[28]。

> 意識下で働くのが身体図式で、それが意識化されたものが身体イメージである。

彼らは身体図式と身体イメージを無意識的なものと意識的なものという点から区別しているのだが、これは「視覚的、触覚的、運動覚的な空間印象」という定義とは矛盾する。なぜなら、身体図式が印象であるなら「感じられる」かもしれないし、身体図式が無意識的なものであれば印象は生じないはずだからである。しかし、印象というのは実感できるかというと、必ずしもそうではない。誰かを見て何らかのその人の印象をもつ時、その印象はリアルな実感ではないからだ。

この身体図式が意識的なものか無意識的なものかは微妙だが、おそらく彼らは「意識化されたものが身体イメージ」であることを強調するために区分したものと思われる。

そのためヘッドとホームズ以降の研究者の多くは、通常の行為において身体図式は意識にのぼっていないと解釈した。そして、身体図式はいつも行為の背後に潜んでいると抽象的に理解した。だが、人間は行為の後に自分の姿勢を記憶しようと思えば記憶でき、それがどのような姿勢であったかを言語化できる点では、身体図式は意識できるといえるかもしれない。

ここでは身体図式を無意識的なものとする考え方が誤っている可能性を指摘しておこう。実は、過去の身体図式がなければ現在の体位は認知できない。なぜなら、河野[29]が指摘しているように「身体図式は意識によって想起される過去のうちに沈殿したままの"記憶"といったものではなく、むしろ、一つの"習慣"として、それも身体を動かす限り絶えず我々につきまとうという意味

で最も基本的な習慣として、常に現在を裏で支え、現在と過去とを参照させることでそれを位置づける役割を果たすもの」だからである。

つまり、身体図式は無意識的に形成されてゆく傾向はあるものの、意識によって捉えられる体位の変化や四肢の運動の変化は、それがどのような変化であっても過去と現在との比較参照なのであり、現在の体位の変化や四肢の運動はすべて過去に形成された身体図式と関係づけられて意識にのぼるということである。この身体図式の意識への関わり方をヘッドとホームズは「タクシーメーターの比喩」として次のように説明している[29]。

> 丁度、タクシーメーター上では、走行距離はすでにシリングやペンスに変換されて我々に示されるのと同じであり、体位や他動運動を認知するためのテストの最終結果は、測られた体位の変化として意識にのぼるのである。

したがって、人間が自己の体位の変化や四肢の運動を意識することは、単に現在の身体をリアルタイムで意識しているのではなく、過去と現在の"変化(差異)"を意識しているのだと解釈しなければならない。それは"比較参照"によって生成される意識であり、過去として参照する運動前の身体図式なくして身体の動きは意識化できないということである。

さらに、ヘッドとホームズは、脊髄、脳幹、視床と大脳皮質の選択的な損傷後に起こる身体感覚の神経学的な解離に基づいて、身体図式を「深部感覚スキーマ」と「表在感覚スキーマ」の2つに区分している。

ヘッドとホームズは、身体図式には、身体の位置と変化を表象する筋の自己固有受容器(筋紡錘)および運動覚の求心インパルスに由来する「深部感覚スキーマ」と、身体の表面で触覚刺激の空間的な位置を合図する皮膚からの求心インパルスに由来する「表在感覚スキーマ」があると考えたようだ。

そして、「深部感覚スキーマ」を「姿勢スキーマ」と呼び、それを意識的な身体イメージから独立しているものとしている。また、無意識的な身体図式は筋の自己固有受容器と運動覚よりなると

解釈し、「表在感覚スキーマ」は意識的なものだとしている。彼らは、身体図式と身体イメージの間に無意識と意識の境界線を引いたのではなく、深部感覚スキーマと表在感覚スキーマの間に境界線を引いている。

つまり、身体スキーマと身体イメージの間に無意識と意識の境界線を引いたのは、その後の学者たちである。しかしながら、ヘッドとホームズは、この神経学的な区分に固執する一方で、「身体図式が単独で自己固有受容器系と触覚系に必ずしも限定されなければならないというわけではなく、視覚およびおそらく聴覚器官からの情報も組み込まなければならない」とも述べている。これは身体図式が多感覚統合として形成されるものであるかどうかという問題を含んでいる。

その他、ヘッドとホームズ以外にも身体図式について言及している学者たちは数多くいる。まず、1922年にピック[21]は、「身体図式は、視覚的な身体の個別図式と、触覚・運動覚からなる身体の知覚図式から構成されており、それは思考に至るまで意識化された"自己の身体意識"である」としている。

また、1923年にシルダー（Schilder）[30]は「身体図式とは、個人が各自もつ自己の身体についての空間像」と簡素に定義している。この定義は最も広く一般化しているが、より正確には「自己の身体あるいは自己身体像についての自覚であり、身体感覚全体から構成される自己身体の空間像のことである」としている。

シルダーは「自覚」という言葉を使うことで、身体図式が意識されるものであり、各種の精神・神経疾患では自己の身体意識がさまざまに病的変容することを明らかにした。ただし、彼は身体図式を視覚と体性感覚の知覚に限定しており、身体イメージは情動や社会イメージ的な側面を含むとしている。

身体図式と身体イメージの区別

こうした身体図式と身体イメージの区別は、ヘッドとホームズが身体図式の意味を二重化し、「意識されない身体図式（生理的）」と「意識される身体図式（心理的）」に区分したことに始まる。彼らは後者の「意識される身体図式（心理的）」を「身体イメージ」と呼んだ。シルダーの身体図式と身体イメージの区別も同様である。

そして、この身体図式は身体イメージとは異なるという概念は、ピックが頭頂葉損傷によって発生する「身体失認」の症状を報告したことによって定着する。身体失認とは、頭頂葉損傷と反対側の手足が無くなったように感じ、自分の手足を見ても自分の身体の一部だと認識できない症状である。これは「半側身体失認」と呼ばれるが、ピックはこれを自己の身体の視覚的イメージの喪失によると考えた[31]。

しかしながら、実際の患者は自己の身体を「無視」するだけでなく、運動麻痺した手足を否定する「病態失認」を伴っていたり、その麻痺した手足は「先生の手です」と言って他者のものだと主張することもあり、「身体失認」が単なる視覚イメージの喪失でないことは明らかである[32]。

このように身体図式と身体イメージは区分されるが、その差異はかなり曖昧で類似しており、学者によって異なった意味で使われることも多い。

たとえば、1958年にゲルストマン（Gerstmann）は、身体イメージを「身体図式であり、人が自分の身体や身体的自己について心の中に形づくる内的な画像（inner picture）であり、モデルであり、はっきりとした意識の外側（outside of central consciousness）にあるものである」と述べている。彼は身体図式と身体イメージを同義なものとしており、無意識的なものだと考えている[33]。

しかしながら、身体図式や身体イメージを無意識的なものと捉えることは、人間の実際の意識経験と大きく乖離してしまう。なぜなら、人間は身体を動かす時に、それを身体図式と呼ぶかどうかは別として、自己の身体意識について参照しているからである。

私が今、椅子に座っていることを「空間表象」できるからこそ、脚を組み直したり、体重を移動することができる。あるいは、椅子から立ち上がろうとして、上肢が椅子の肘掛けに接触すれば、瞬間的に上肢の動きを変えることができるし、下肢に体重を荷重する時に足底が床に全面接地して

いなければ、すぐに足関節の動きを変えることができる。そして、もし、それが空間表象できなければ動けないことも直感的に理解できる。

また、身体イメージの存在も明らかである。クレンペラー（Klemperer）[34]が、身体イメージとは「心に浮かぶその人自身の変化する身体の表象からなっているだけでなく、それは知覚、情動、概念、行為、社会との関係によって形成され、それらと常に相互関係をもっている」と述べているように、身体イメージは個人差はあるものの多次元的な印象や概念として存在していることは間違いのない事実である。

したがって、身体図式は「知覚情報によって形成される"自己の身体の空間表象"」であり、一方、身体イメージは「自己の知識や記憶からなる"自己の身体についての概念"」だと考えればよいだろう。

また、身体イメージという用語を使う場合、それが身体の知覚や情動をさしていれば狭義の身体イメージ、それが身体の概念や知識、美意識などの社会的側面、他者の身体性などを含めてさしていれば広義の身体イメージと区別できるであろう。

身体図式の神経基盤

このように身体空間（個人空間）は「自己の占める空間」「体性感覚空間」「身体空間」「運動空間」「身体図式」などと呼ばれ、いわゆる「身体イメージ」とは概念的に区別されている。次に、ここでは身体空間の神経基盤について、その理解につながるいくつかのキーワードをピックアップしながら説明する。

①頭頂葉の身体部位再現

大脳皮質の頭頂葉には体性感覚の情報処理における階層性がある。まず、頭頂葉はローランド溝の後方に「第一次体性感覚野（area 3, 1, 2）」がある。そこではペンフィールドのホムンクルスに準じた体性感覚（触覚・圧覚・運動覚）の「身体部位再現（representation）」がなされている。

第一次体性感覚野には皮膚、関節、筋からの感覚入力があるが、それらは3a野⇒3b野⇒2野⇒1野へと情報が統合されてゆく。たとえば、3a野には手指の関節からの運動覚が入力し、3b野には手掌や手背の触覚が入力するが、2野や1野ではそれらの複数の感覚入力が収束し、物体の情報の統合と特徴検出がなされる（図4）[35]。

次に、第二次体性感覚野（43野）には身体各部の同種体性感覚間（触覚と触覚間や運動覚と運動覚間）の関係が再現されている。また、上頭頂小葉の5野には異なる体性感覚間（触覚と運動覚間、圧覚と運動覚間など）の複合的な関係が再現され、7野には視覚と各種の体性感覚間の関係が再現されている。つまり、視覚と複数の体性感覚との異種

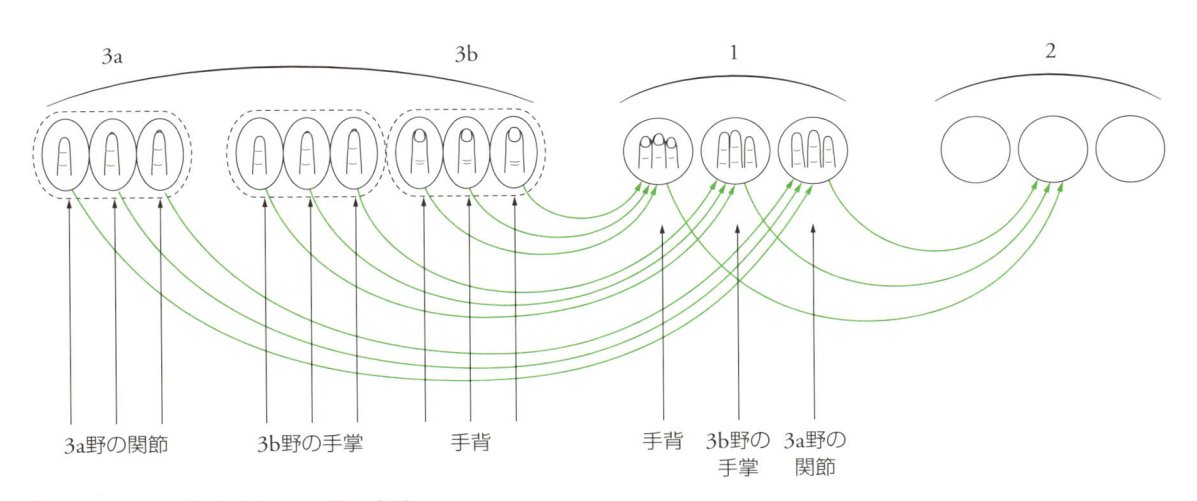

図4 位置と感覚モダリティ情報の収束
3a野の関節（joint）と3b野の手掌（ventral）と手背（dorsal）の皮膚からの個別情報が1野、2野で収束し情報の統合と特徴抽出が行われる。
（Kandel & Jessell, 1991）

感覚情報変換がなされている。

さらに、下頭頂小葉に相当する「頭頂葉連合野（39野、40野）」の角回や縁上回周辺では、体性感覚、視覚、聴覚間の異種感覚情報変換や人間に特異的な言語や意味の概念化がなされていると考えられている[36]。

こうして体性感覚の情報処理を複雑化させているのが頭頂葉の階層性であり、便宜的に第一次感覚野は体性感覚、上頭頂小葉は知覚、下頭頂小葉は認知に対応していると考えてよいだろう[37]。

そして、これらはすべて第一次体性感覚野の「身体部位再現（ホムンクルス）」をより高次レベルで情報処理してゆくことを示しており、このいずれの部位が損傷を受けても身体空間としての身体意識は変容する。ただし、その変容のタイプは、体性感覚の麻痺（表在感覚麻痺・深部感覚麻痺）から身体図式や自己感（自己所有感覚・自己主体感覚）の意味的な変容までさまざまである[38]。

つまり、身体空間は頭頂葉の階層的な体性感覚の情報処理過程を神経基盤としており、その"脳の中の身体"は同種感覚情報と異種感覚情報とに関係づけられた多感覚統合に基づく身体図式としての身体意識であり、その異常は自己の身体の「どこの空間」と「何の空間」の変容をもたらすということである。

②身体図式に対応する頭頂葉連合野のニューロン

脳科学において身体図式に対応するニューロンの存在が発見されたのは1973年のことである。当時、第一次体性感覚野（area 3, 1, 2）に「身体部位再現（ホムンクルス）」が存在することはペンフィールドらによって実証されていたが、その体性感覚の情報処理における頭頂葉の階層性についてはわかっていなかった。したがって、長い間、ヘッドやホームズの身体図式の考え方は臨床所見から推察された仮説に留まっていた。

1973年に、酒田[39]はサルの頭頂葉への微小電極挿入法によって第一次感覚野の後方の上頭頂小葉（area 5）のニューロン活動を調べた。そして、それらのニューロンは単純な皮膚への触覚刺激や単一の関節運動の刺激にはあまり反応せず、いくつかの関節運動の組み合わせか関節運動と触覚刺激の組み合わせに反応することを発見した。

こうした複数の感覚入力に反応するニューロンを「バイモーダルニューロン（bimodal neuron）」というが、その中には、両手を擦り合わせるとか、手掌で足背に触るとか、両脚を開くといった複雑な姿勢のポーズに反応するニューロンも含まれていた。このことから、上頭頂小葉には、上肢の複数の関節運動の組み合わせから左右の多数の関節運動の組み合わせに至る階層的な神経回路が再現されていると推察された。そして、さまざまな姿勢のポーズには、それぞれに対応するニューロン群のセットがあり、そのどれが活動するかによって自己の姿勢や四肢の運動パターンを識別するようになっていると考えられた。

酒田[40]は、この身体図式に対応するニューロン活動の発見について、ヘッドとホームズが身体図式を「タクシーメーターのようなものだ」と比喩していたことを想定し、「この様なオンラインの情報処理メカニズムが、おそらく触運動的な身体図式の実体であって、姿勢の変化によって絶えず変化するタクシーメーターのようなものではないらしい」と述べている。つまり、頭頂葉の第二次感覚野には、数値に変換した何かではなく、さまざまな姿勢のポーズに対応する身体図式が、複数のニューロン活動のセットとして再現されているということである。つまり、姿勢のポーズや運動パターンの組み合わせとニューロン活動とは「意識の神経相関」として直接的に関係づけられているということである。

また、酒田[40]は、「もう一つ重要なことは、頭頂葉の上頭頂小葉には関節の受動的な運動に反応するニューロンばかりでなく、能動的な随意運動の時に活動するニューロンがかなり多い」点を指摘している。そして、次のように述べている[40]。

> これはおそらく随意運動の「運動指令信号（motor command signal）」がフィードバックされた「随伴発射」または「遠心性コピー」と呼ばれる知覚性の反応であろうと推定される。これは身体が動いた時に、それが自分の意志による能動的な運動か、外から加えられた力による受動的な運動かを区別するために必要であり、それと同時に、予測を伴った滑らかな運動

の制御をするために必要な情報である。頭頂葉連合野の損傷と運動麻痺を併発した患者で、よく自分の手足が麻痺していることに全く気がつかない"病態失認"という症状が起こる。これなどはおそらく随伴発射（遠心性コピー）を受ける領域が破壊されたためと考えられる。

つまり、運動野からの運動指令には、遠心性に脊髄の運動ニューロンに下行して筋収縮による関節運動を生じさせる経路（錐体路）とは別に、随伴発射（遠心性コピー）として上頭頂小葉（5野・7野）の身体図式に関わるニューロンへと向かう経路があり、その後者のどのような関節運動を運動指令として発動したかの予測情報と実際の筋収縮によって生じた関節運動との「比較」が感覚フィードバックを介してなされており、その差異の照合のために上頭頂小葉には身体図式に関わるニューロンのセットが存在すると解釈できる。

これはアノーキン[41]の機能システムにおける「行為受納器（運動指令と随伴発射のメカニズム）」の考え方とまったく同様であり、身体図式は予測した運動（知覚仮説や運動イメージ）と実際の運動の結果との差異を比較するための身体意識として、上頭頂小葉にニューロンレベルで組織化されていることを示している。上頭頂小葉の身体図式は運動を予測した段階でケルソ[42]のいう「随伴発射（遠心性コピー）」によってアップデートされ、その運動が予測どおりであったかどうかを知るための神経メカニズムに組み込まれている。

③意図や運動イメージの基盤としての身体図式

さらに、1980年代になると、脳科学は脳血流の分析装置の開発により、サルではなく人間の脳の運動制御メカニズムを解明してゆくが、身体図式に関わる研究としてはローランド[43]による報告が興味深い。

ローランドは、感覚刺激なしで手の指先に注意を集中する課題を人間に求めた時の脳活動領域を調べた。つまり、実際に右の手指に触覚刺激を加えずに、それを予期して右の手指に注意を集中すると、頭頂葉の第一次体性感覚野に最も脳血流の増加が認められた（図5）。これは身体の一部に注意を集中すると対応する体性感覚野の身体部位

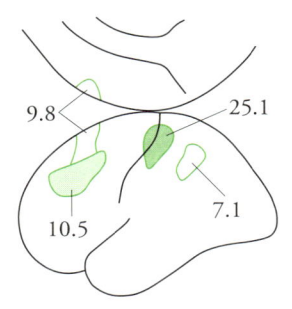

図5 感覚刺激なしで指先に注意を集中する時の脳血流の増加率（頭頂葉の第一次感覚野、第二次感覚野、前頭葉などに増加が認められる。数字の単位：ml100/gmin）
(Roland, 1980)

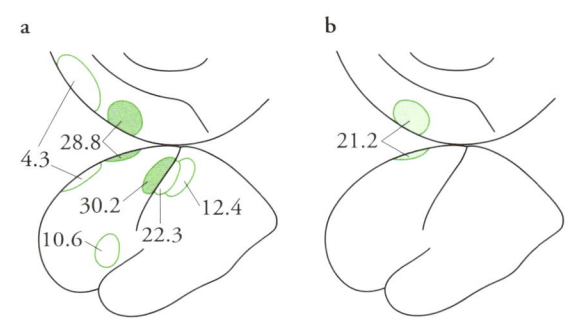

図6 一定の運動プログラムによって、「実際に手指を動かした場合（a）」と「実際には手指を動かさないで心の中で運動イメージを想起した場合（b）」の局所脳血流の増加率の比較 (Roland, 1980)

（指先の感覚）の感度を上げていると推察された。
これは実際に感覚刺激がなくても、感覚入力を意識的にイメージするだけでも感覚野のニューロンが活性化することを示している。また、同様の結果は口唇においても認められた。たとえば、人間はキスをする前に、キスによって生じる唇の触覚は予測されており、唇の感覚野のニューロンは事前に活性化しているということである。

また、ローランドは、運動イメージ時には前頭葉の補足運動野が活性化することも明らかにした。実際に一定の運動プログラムに沿った手指の筋収縮を伴う運動を行うと運動野の脳血流が最も増加する（図6-a）。その時、運動プログラム中枢の補足運動野や運動により刺激された手指の体性感覚野も脳血流が増加する。しかし、実際に手指は動かさないで、頭の中で運動のプログラムに従っている時は、補足運動野のみ脳血流が増加する（図6-b）。

つまり、この実験結果は身体図式と運動イメージが大脳皮質の異なる領域で制御されていることを示唆していた。身体図式の中枢は頭頂葉（体性感覚野と上頭頂小葉）、運動イメージの中枢は前頭葉（運動前野や補足運動野）である可能性が高まった。身体図式の延長線上に運動イメージがあるが、両者は別々の領域でそれぞれ組織化されている。運動イメージの想起は前頭葉の高次運動領域の活動としての"意図"であり、その運動プログラムの受け入れ準備として活性化するのが上頭頂小葉の身体図式だと解釈できる。

このローランドの報告以後、脳科学においても身体図式は身体意識であり、運動イメージは意図であると解釈されてゆく。したがって、身体空間としての身体図式は随意運動の「地」であり、運動イメージは「図」だと考えるべきであろう。

運動イメージの活性化には身体空間としての身体図式が不可欠だが、運動イメージは身体周辺空間や身体外空間の環境や物体との相互作用を含んだ仮想的現実であり、体性感覚や視覚の知覚仮説として行為に先行して予測的に想起される。

④幻肢と幻肢痛

一方、身体図式については病的状態の症状や各種の心理学的な実験によっても論議されてきた。特に、病的状態における自己の「身体空間」の変容は、体性感覚間（同種感覚情報間）の解離または体性感覚と視覚間（異種感覚情報間）の解離として出現する。それによって自己の身体が「どこの空間」に位置するのかわからなくなったり、身体の大きさ、形態、重さ、存在感などが異質なものと感じられたり、身体が「何の空間」に触れているのかわからなくなる。

近年の脳科学は、大脳皮質で体性感覚、視覚、聴覚の感覚情報を「どこの空間」と「何の空間」に区分して情報処理したうえで、それを多感覚統合したうえで自己の身体空間と外部空間を認識することを明らかにしているが、頭頂葉の体性感覚の情報処理に異常が発生すると、自己の身体空間としての身体図式が大きく変容し、外部空間との適切な相互作用が混乱して行為することができなくなる。それは統合失調症や脳卒中後の半側身体失認や病態失認などに代表されるが、最も有名なのが四肢切断後の「幻肢（phantom limb）」である。

幻肢とは存在しない手足があるように感じる現象であり、これは「どこの空間」の変容を意味する。幻肢には、大塚[44]によれば①実大型（幻肢が元の四肢の形態を残している）、②遊離型（幻肢が切断端より遊離し部分的に残っている）、③断端密着型（幻肢が縮小して切断端に密着している）、④痕跡型（幻肢が切断端に痕跡程度に残っている）、⑤断端嵌入型（幻肢が切断端のうちにはまり込んでいる）があるが、これらは数か月から1年で短くなる傾向があり、最後には消えてしまうこともある。これは体性感覚野のニューロンが可塑性を有しており、その再組織化が身体意識としての「どこの空間」を変化させることを物語っている。

また、同時に幻肢では「何の空間」の変容も出現する。すでに存在しない手足にさまざまな感覚が生じることが報告されている。断端部に強烈な痛みを発生させる「幻肢痛（phantom pain）」がその典型例だが、顔面に手で触れると幻肢の表面を水が流れると感じることがあるという。

さらに、ラマチャンドラン（Ramachandran）[45]によれば、両手を入れる箱を用意し、その箱の中央に鏡をはめ込み、残存する手を見るとあたかも失った手が存在するかのように見える。このバーチャルリアリティ（仮想的な現実）の状態で残存する手を動かすと鏡に映った手が動いているような錯覚が生じる。この錯覚を利用すると幻肢痛が軽減するという。

これは"脳の中の身体"としての身体空間が脳内地図の再編成によって変化することを示している。自己の身体意識は経験により変化する可能性を秘めているということである。

⑤ゴムの手の錯覚

近年では身体空間の錯覚として「ゴムの手の錯覚（rubber hand illusion）」が研究されている[46]。これは机の上に実際の手に似たゴムの手を置き、他者が机の下に隠した本物の手とゴムの手の両方に、棒などで触れて同期的な触覚入力を一定時間加えると、見ているゴムの手があたかも自分の手であるように感じる錯覚である。しかし、触覚入力が同期していなければ錯覚は生じない。

これは身体空間には視覚情報が影響しているも

のの、身体空間は基本的に体性感覚優位で形成されることを示している。

⑥筋（腱）への振動刺激による運動錯覚

四肢の筋肉の腱（tendon）にバイブレーターで振動刺激を加えると、あたかも関節運動が生じたかのような「運動錯覚（motor illusion）」を起こすことができる[47]。これは身体空間（身体図式）の形成には、皮膚の触覚や関節の運動覚のみならず、筋収縮が寄与していることを示す確実な証拠である。たとえば、肘関節を屈曲する上腕二頭筋の腱にバイブレーターで振動刺激を加えると肘関節が伸展する錯覚が得られ、拮抗筋である上腕三頭筋の腱に振動刺激を加えると肘関節が屈曲するような錯覚が得られる。

筋には筋紡錘と呼ばれる感覚器官があり、その筋の伸張情報を脳に求心性に伝達するグループⅠa情報は、脊髄レベルで主動筋に促通の、拮抗筋に抑制の入力をする。したがって、通常では上腕二頭筋が収縮すれば上腕三頭筋が抑制されて肘関節の屈曲が出現する。これは「相反神経支配」と呼ばれるメカニズムであり、主動筋が収縮する時には拮抗筋は必ず抑制されている。しかしながら、腱への振動刺激では、この相反神経支配とは逆の運動イメージが出現する。つまり、この錯覚は、振動刺激された筋の収縮に対応した運動錯覚ではなく、腱紡錘（ゴルジ腱器官）からの自己抑制（GⅠb）により生じる主動筋への過剰抑制による運動錯覚だと考えられる。

こうした運動錯覚（motor illusion）の研究としてラックナー（Lackner）[48]の報告が興味深い。彼は鼻を示指と親指でつまんだ状態で上腕二頭筋に振動刺激を加えると、鼻が高く伸びるような錯覚が起こることを報告している。これは「ピノキオ錯覚（Pinocchio illusion）」と呼ばれる。筋への振動刺激による錯覚は正常ではありえない身体空間を生じさせる。つまり、ピノキオ錯覚では、関節

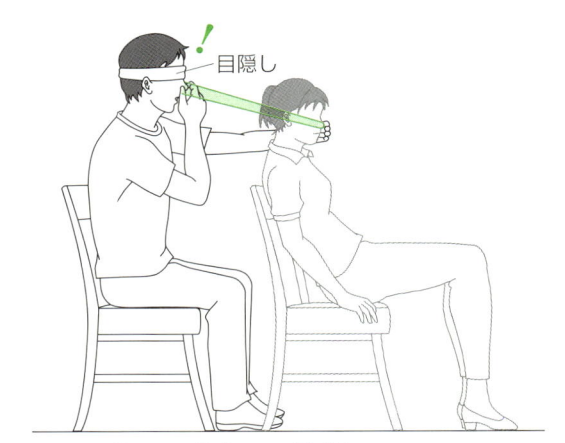

図7 触覚による「ピノキオ錯覚」(Ramachandran, 2009)

運動部位ではない鼻という部分の形そのものが動くという意識経験が生じている。

同様に、内藤[49]は仏に祈る時のように左右の手掌を合わせた状態で両側の手関節の屈筋の腱に振動刺激を加えると、実際には合わせた両手は動かないにもかかわらず、両手が片方の手を通り抜けて動く錯覚が生じることを報告している。これは筋への振動刺激による錯覚が解剖学的な物理的制約を超えた身体意識として発生することを示している。

⑦触覚刺激による運動錯覚

また、この「ピノキオ錯覚」は触覚錯覚（touching illusion）でも生じる。ラマチャンドラン[50]によれば、座位で閉眼し、右手で自分の鼻に触れ、左手で前方に座っている他人の鼻に触れ、両方を同時にゆっくりと撫で続けていると、約50％の確率で数分後に鼻が長くなったように感じる（Phantom nose illusion）という（図7）。

このように身体空間には筋紡錘からの「自己固有感覚（proprioception）」や皮膚の「触覚」が寄与しており、それは身体空間が筋収縮によって変容することを示唆している。

[5] 身体周辺空間

身体を囲んでいる空間、あるいは身体と物体が相互作用する空間

リゾラッティやガレーゼ（Gallese）ら[51]は身体周辺空間（peripersonal space：身体近傍空間，近位空間）を「我々の身体を囲んでいる空間」と定義している。そして、身体周辺空間は「物体に手が届く空間（リーチング空間）」、あるいは「身体と物体が相互作用する空間」でもある。

たとえば、食卓に多数の品々が並べられた家庭での夕食を想像してみよう。あなたはいつもの椅子に座っている。これから家族で食事をするわけだが、目の前にはさまざまな食器やグラスや瓶や調味料が置かれている。

まず、それらの物体が「どこの空間」に配置されているかは視覚によって確認できる。同時に、それらの物体は手の届く所に置かれている。この手の届く範囲が身体周辺空間である。また、その外側には壁や窓で囲まれた部屋がある。それは外部空間であり、身体周辺空間ではない。

これからあなたは右手に箸を持って食事を始める。左手である位置に置かれた一つの器に手を伸ばし、その料理を自分の前の一枚の皿に取り、右手の箸を使って料理を食べ始めるだろう。この時、すでに左手は一枚の皿と相互作用している。一方、右手は箸という道具を介して料理と相互作用している。相互作用とは行為の前提条件であり、身体だけでも、物体だけでも相互作用は生じない。行為は身体周辺空間での身体と物体との相互作用によって遂行される。さらに、食事をするために座っていること自体もまた身体と物体との相互作用であることも忘れてはならないだろう。

こうした何気ない日常生活のすべての行為が身体周辺空間で遂行されている。また、この身体周辺空間はあなたの移動によって外部空間における場所を変えるのだが、身体周辺空間はいつもあなたとともにある。

たとえば、あなたが車に乗り込もうとすれば、そこに身体周辺空間ができる。さらに、あなたがサッカーの試合に出場すれば、その身体周辺空間は常に変動する。相手の選手がまわりにいなければ地面やボールとの相互作用が身体周辺空間だが、相手の選手が近くに来れば身体周辺空間は変動する。つまり、身体周辺空間は刻々と変化するという特徴がある。

人間が身体周辺空間に存在するさまざまな物体と適切に相互作用するためには、その物体がどこにあるのか、それはどの方向なのか、近いのか遠いのかといった、自己の身体を中心とした空間知覚が必要である。その自己中心座標系を基準として、物体に対して何をしたいのかを決めたうえで、物体に対して身体がどのように動くべきかを選択しなければならない。そうした運動計画された行為の前提条件となっているのが自己中心座標系による身体周辺空間の知覚である。

この自己中心座標系を基準として、物体に対して身体がどのように動くべきかを選択するということは、その基準は自己の身体であることを意味している。つまり、身体周辺空間は自己の「身体空間（身体図式）」がなければ知覚できない空間である。

したがって、身体周辺空間は「身体化された空間（embodiment space）」であると同時に、外部世界の物体の知覚を伴う「物体空間（objective space）」でもある。言い換えると、「自己の身体と物体との関係性を表象している空間」と解釈すべきであろう。あるいは、「物体の情報性が行為の可能性を与える」という意味で「アフォーダンス空間（affordance space）」と呼べるだろう。

そして、それは箸や杖の使用のような「道具（tools）」を介して「身体の延長（extension）」をもたらすこともある。すなわち、身体周辺空間は「拡張された身体」を生み出すという特殊性がある。

身体周辺空間は多感覚空間である

身体周辺空間で身体と物体が相互作用する時、脳は身体の変化と物体の位置の変化の両方を常にモニター（監視）しなければならない。

これは意識にとって2つの注意が求められるということである。身体と物体の相互作用においては「身体の操縦」と「物体の操作」が必要であり、内的な自己の身体の位置の変化への注意だけでなく外部世界の物体の位置の変化への注意も必要となる。そのため意識は複数の体性感覚（触覚、圧覚、運動覚、重量覚など）と視覚表象に交互に注意を向けたり、それらに同時に注意を向けることが求められる。

これは身体周辺空間には頭頂葉の上頭頂小葉に存在する「バイモーダルニューロン（bimodal neuron）」が関与していることを推察させる。

身体周辺空間は目で物体を見ながら手で把持することと密接に関係しており、こうした多感覚表象ができるからこそ、物体を手で操作することができる。外部空間の遠くにある物体には上肢をリーチングしても届かない。その物体を使用したいのであれば、歩いて自己の身体全体を物体の方へ移動させなければならない。

それゆえ、身体周辺空間で行為するには、脳は物体が外部空間ではなく身体周辺空間に位置していることを表象しなければならない。どのようにして脳は物体が外部空間に位置していることを表象するのだろうか。あるいは、脳は物体が身体周辺空間に位置していることを表象するのだろうか。

物体が外部空間に位置していることを表象する感覚は限定されている。それを表象することができるのは視覚、聴覚、嗅覚などである。また、体性感覚のうち、皮膚の温度受容器だけは少し離れた位置からの放射熱を感じることができる。

一方、身体と接触している物体はすべての感覚で表象することができる。すなわち、体性感覚（触覚、圧覚）や味覚でも知ることができる。

したがって、身体周辺空間での感覚情報処理の方が、外部空間に位置する物体を知ることよりもより複雑で、より多重的な感覚情報処理を必要とすると仮定できる。

つまり、身体周辺空間は基本的に視覚、体性感覚、聴覚が「多感覚統合（multisensory integlation）」された「多感覚空間」である。近年の脳科学は、動物と人間で身体周辺空間の表象を研究しているが、それは多感覚による表象であることが判明している[52]。

たとえば、動物や人間に鏡やビデオモニターを使って自分自身を見せた状態で、視覚的な映像と聴覚的な現象に身体が分離するような実験状況をつくることができる。そうした身体周辺空間の脳表象の錯覚を発生させる研究によって、外部世界に新しい身体があると視覚的に認識するような脳表象に変化することがわかった。

そして、この実験状況は異なる感覚間の不一致を誘発する。鏡やビデオモニター上で視覚的な映像と聴覚的な現象に身体が分離される時、どちらか一つの位置に自分の身体が存在しているように感じる。その一方で、身体はもう一つ別の位置にもあるとも感じる。それは体性感覚の自己固有受容器的な身体の位置感覚を介した自己の存在である。つまり、鏡やビデオモニターを使った通常では起こりえない実験によって錯覚状態をつくると、自己の身体は複数存在するかのように感じるということである。

これは身体周辺空間の自己を認識するための視覚空間、聴覚空間、体性感覚空間が表象されていることを示唆しており、通常の脳表象ではそれらのうちの一つの感覚が自己を身体として認識しな

がら、他の感覚を外部空間の認識に向けることを示唆しているのかもしれない。

したがって、身体空間が主に体性感覚を基盤に形成されているのに対して、身体周辺空間はより多感覚的で錯覚を生じる可能性があるといえる。

また、ここで指摘しておきたいのは、ヘッドとホームズ[28]が最初に「身体図式（body schema）」と称したものと身体周辺空間との関係性である。

実は、ヘッドとホームズは身体図式には物体（たとえば、テニスのラケット、食卓用のナイフやフォーク、または自転車など）が組み込まれると述べている。つまり、彼らの身体図式の考え方においては身体空間と身体周辺空間は区別されていない。

また、ヘッドとホームズは、脊髄、脳幹、視床と大脳皮質の選択的な損傷の後に起こる身体感覚の解離に対する神経学的な理解に基づいて、身体図式を2つの体性感覚に準拠して次のように区分している[28]。

> 第1の身体図式である「姿勢スキーマ」は、身体の位置と変化を表象し、主に自己固有受容器（筋紡錘）および運動覚の求心インパルスに由来する。
>
> 第2の身体図式である「皮膚スキーマ」は、身体の表面で触覚の刺激の位置を合図している皮膚からの求心インパルスに由来する。

これら2つの身体図式は深部感覚系と表在感覚系の区別に準拠しているが、彼らは深部感覚系に由来する姿勢スキーマは無意識的なもので、自己の身体の意識的な身体イメージからは独立しているとした。そして、その後の研究者たちはこの解釈に基づいて身体図式（無意識）と身体イメージ（意識）についての定義や概念化を行ったのである。

しかし、ヘッドとホームズによる身体図式を体性感覚（自己固有受容器と皮膚感覚受容器）のみに限定する解釈については疑問が残る。まず、体性感覚は普段は無意識的だが意識化することもできる。そして、深部感覚には関節の運動覚と筋感覚があり、関節の運動覚は意識できる。また、筋の自己固有感覚情報が意識できるかどうかという謎が残っている。

さらに、身体図式には視覚情報や聴覚情報も組み込まれている可能性がある。そうすると身体図式を体性感覚に起因する身体意識とは断定できなくなる。さらに、身体空間と身体周辺空間を比較すると、身体周辺空間が物体や道具使用を伴う空間であるため、より意識的な多感覚空間であると解釈する必要がある。

このように身体図式の概念は混乱しており抽象的な用語として使用されることが多い。そこで、ここでは「身体空間としての身体図式は体性感覚に由来する身体意識であり、身体周辺空間は多感覚空間である」という区分を提案しておきたい。

また、身体空間と身体周辺空間の脳表象の差異と類似性を理解することは、身体図式の障害や半側空間無視などの注意障害によって空間認知に苦しんでいる脳損傷患者の治療に重要である。

なお、身体周辺空間は多感覚統合された多感覚空間であるが、多感覚統合については次のような複数の解釈がある。

多感覚統合の解釈

❶ 同種・異種感覚情報の空間的、時間的な同時性
　……たとえばバイモーダルニューロン
❷ 同種・異種感覚の情報変換
　……体性感覚間、あるいは視覚-体性感覚間
❸ 多感覚による運動イメージ
❹ 身体空間、身体周辺空間、身体外空間の統合
❺ 過去（記憶）、現在、未来（イメージ）の統合
❻ 共感覚（synesthesia）
　……ある感覚が他の感覚を想起する心的現象、メタファー

身体周辺空間で行為の準備状態がつくられる

日常生活での行為のほとんどは身体周辺空間で行われるが、行為の「準備状態（set）」も身体周辺空間でつくられる。行為は「意図に始まり、結果の確認で終わる」が、それに対応して次のような準備状態が形成される必要がある。

行為の準備状態

❶ 行為のプラン
　……行為の目的とこれから行う行為についての外的・内的な選択
❷ 行為の可能性
　……アフォーダンス（affordance＝物体や環境が人間に対して与える行為の可能性）
❸ 行為の"構え"
　……身体と物体の相互作用による空間性と接触性の変化の予測
❹ 行為の運動イメージの想起（＝知覚仮説）
　……運動イメージの選択によって多感覚入力の変化に対して大脳皮質の感覚領域を準備状態にする（preafference＝随伴発射）
❺ 行為の確認の指標
　……意図と結果の比較を何によって判断するかの選択

によって頻繁に変わるということである。行為における自己の身体と物体の空間の位置、行為の目的に応じた身体と物体の関わり方において、それぞれ異なる身体周辺空間に意識の志向性を連続的に向けることが要求されるということである。

そのために身体周辺空間における行為の認知的な難易度は非常に高くなる。特に、物体や道具使用を伴うために手の運動技能や運動の巧緻性が求められており、意識的な注意の集中、選択、分散が求められる。身体周辺空間の行為では「受動的な注意」よりも「能動的な注意」によって行為のエラーを減らさなければならない。

人間は日常生活において身体周辺空間での行為を簡単に制御しているようにみえるが、こうした行為における能動的な注意の組織化も運動技能や運動の巧緻性と同様に発達や学習の結果である。

身体周辺空間内の物体を手で操作する

さらに、身体周辺空間は物体を手で直接操作することと密接に関係している。身体周辺空間が表象できるからこそ、物体を手で把握したり操作することができる。外部空間の遠くにある物体には上肢をリーチングしても届かない。その物体を使用したいのであれば、歩いて自己の身体全体を物体の方へ移動させなければならない。

特に、物体を手で操作するには、視覚による物体の空間的な位置情報と触覚による物体の接触情報が重要であり、主に視覚は外部世界に存在する複数の物体を区分し、触覚は自己と物体とを区分する。

身体周辺空間はこうした複数の感覚モダリティの刺激に反応する多感覚ニューロンの働きによって形成される空間であり、視覚空間、体性感覚空間、聴覚空間が高度に統合されている。

また、身体周辺空間内での「身体の操縦」と「物体の操作」においては空間的な注意の配分の優先度が決定的な役割をもつ。身体周辺空間では能動的に注意を向ける場所が行為

身体周辺空間でのハプティクタッチ

身体周辺空間の最大の特徴は、手で物体を表象して操作することである。それは「感覚－運動的な対話（sensorimotor continuum）」である。また、その対話はレダーマン（Lederman）[53]によれば次の順序で発達してゆく（図8）。

ハプティクタッチの発達

❶ 物体の静的な触覚感知（tactile sensing）
❷ 物体の動的な触覚感知（active haptic sensing）
❸ 物体の把持（prehension）
❹ 巧緻運動（skill movement）

このうち、身体周辺空間において手で物体に触れることを「ハプティクタッチ（haptic touch）」

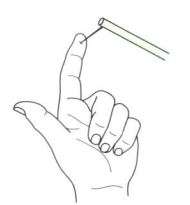

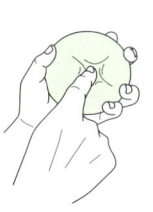

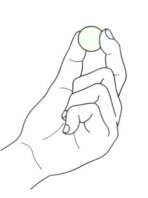

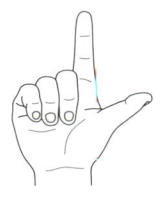

図8　手の触覚感知、動的な触覚感知、把持、巧緻運動（Lederman）

という。hapticoとは"手で触れること"を意味するギリシャ語である[54]。

一般的にhapticは"触覚的な"、haptic glanceは"触覚を喜ぶこと、触知すること"、haptic senseは"接触感覚"、haptic impressionsは"手触り"、haptic perceptionは"触覚的な知覚"、haptic explorationは"触覚的な探索"を意味する。

一方、カッツ（Katz）[55]はハプティクタッチを「purposive touch（意図をもって触れること）」と定義し、ギブソンは「haptic system」だとしている。これは「身体システムの使用による身体に近接した世界への個人的な感受性」という意味である。

また、ハプティクタッチは触覚のみでなく圧覚（pressure sense）、運動覚（kinaesthesis）、筋覚（proprioception）も関与する複合感覚（combining touch）でもある。

つまり、ハプティクタッチはすべての動物にとって本質的な世界との接触感であり、特に人間の場合は手と物体が互いに触れ合っている状態を発達させた「触知覚」であり、それは身体周辺空間の内にもう一つの「接触空間（haptic space）」を形成する。

そして、レダーマン[53]は、「ハプティクタッチは、現実にさらされることに始まり、物体を触知し、その特性の"内的表象"を形成して終わる」と述べている。

ハプティクタッチは本棚に置かれた一冊の本を手で取る時のような日常的な行為の中に満ち溢れているが、それは「身体を媒体にして物体を表象する」ことである。しかし、手で触れた物体が何かを脳が表象するためには手を物体に持っていくことも必要であり、それは感覚－運動システムを含んでいる。したがって、手を使って物体を表象するために次のような認知的な過程（手続き）が必要である。

手を使って物体を表象する認知的な過程

❶ 物体の視覚表象
　（物体の網膜座標空間）
❷ 運動感覚表象（kinesthetic representation）
　（自己の関節運動の空間的な位置や筋感覚）
❸ 物体の位置の空間座標表象
　（身体中心座標と物体中心座標の協調）
❹ 物体の形態表象（configural representation）
　（接触ポイント間の角度と距離）
❺ 物体の接触における皮膚、関節、筋からの感覚入力の統合
　（物体の属性の知覚）
❻ 物体の使用表象（oriented representation）
　（記憶や視覚との参照）

また、人間は手を使って物体のさまざまな性状を知ることができる。レダーマン[54]によれば、手を使って物体の「表面素材」「硬さ」「温度」「重さ」「形や大きさ」「輪郭や縁」などを識別することができる。

こうした手の運動を介した物体の性状の識別は「能動的触覚（active touch）」とも呼ばれる。「受動的触覚（passive touch）」でもある程度の識別は可能だが、手は基本的にアクティブタッチによって物体を認識して操作する。ハプティクタッチとアクティブタッチはほぼ同義語だが、重要なのは手が物体と触れる時には必ず指腹や手掌の接触部位や接触面積が変化することである。

手による物体の把持（prehension）は、①筒握り（cylindrical grasp）、②指尖つまみ（tip-to-tip pinch）、③鉤握り（hook grasp）、④3指つまみ（jaw chuck）、⑤手掌面握り（pulp prehension / grasp）、⑥横つまみ（lateral prehension / pinch）に分類されるが、手の接触状態はそれぞれ違っている（図9）。そして、これは接触状態の空間性の変化である。手で物体を把持する時には、この「触覚空間」を予測するイメージ想起が重要である。

岩村[56]は手の接触空間が第一次体性感覚野（area 3, 1, 2）に身体部位再現されており、それを「機能面（functional surface）」と名づけている。それは解剖学的な手の表面の単なるコピーではなく、手の「握り（grasp）」や「つまみ（Pinch）」の機能面として身体部位再現されている。つまり、手の動きによって物体に触れる時の身体表面

の接触空間が再現されているということである。そして、それは手がどのような物体と相互作用してきたかという経験によって可変的である。

このように身体周辺空間における身体と物体の相互作用は接触的にも空間的にも複雑である。また、手と物体とが接触する時、そこに接触情報が生じる。この接触情報は手と物体との間で生じており、それを内的に知覚すれば自己の手の触覚となるが、それを外的に知覚すれば物体表面の素材感となる。どちらとして感じるかは皮膚の表在感覚への意識の志向性によって決まる。

さらに、手で物体を持つと、ある形状と体積と重さを有する物体が手の中に存在することが知覚できる。それは手指の深部感覚を介して知覚されているのだが、それは身体周辺空間内にもう一つの物体空間が入れ子状に多層に出現しているともいえる。あるいは、手に複数の小さな物体を持てば、複数の物体空間が多様に出現する。

したがって、身体周辺空間は多層空間を形成しており、それはハプティックタッチが身体と物体の関係性を生み出すからだといえるだろう。

身体周辺空間は多感覚空間であると同時に、身体を介して物体を表象して操作することで、それぞれの物体を使用する空間を生み出している。

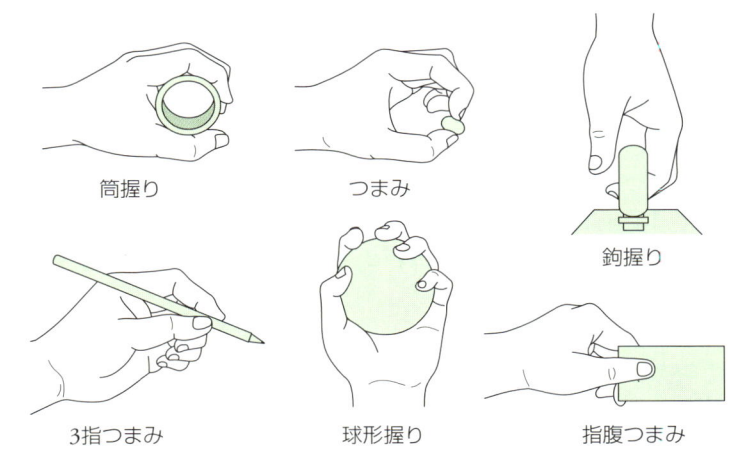

図9 手の握りとつまみにおける「接触空間（機能面）」の変化

（筒握り／つまみ／鉤握り／3指つまみ／球形握り／指腹つまみ）

身体周辺空間の神経基盤

身体周辺空間における「どこの空間」と「何の空間」

近年の脳科学は、動物と人間で身体周辺空間の表象を研究しているが、それは多感覚統合による表象であり、その表象は可塑的であることが判明している。

身体周辺空間は分散した大脳皮質および皮質下脳域のネットワークの相互作用で表象される。たとえば、上肢でリーチングする時、手と物体の位置を空間化して表すために、脳は空間での手と物体との位置関係を計算しなければならない。

そのような脳表象は、種々の異なる参照フレーム（たとえば複数の身体中心座標や網膜中心座標）で生成される必要がある。視野に入ってくる身体や物体は視空間の地図に対応して形成されるが、それには網膜中心座標の参照フレームが関与する。それには後頭葉から頭頂葉へ向かう背側ルートと呼ばれる「どこの空間」と後頭葉から側頭葉へ向かう腹側ルートと呼ばれる「何の空間」が活性化する。一方、頭部中心座標、体幹中心座標、四肢中心座標には第一次体性感覚野から上頭頂小葉に向かう「どこの空間」と「何の空間」が活性化する。また、最近、第一次体性感覚野からの「どこの空間」に関する情報は運動野にも送られていることが判明している。

網膜中心座標は網膜上の画像の位置を後頭葉へと投射する視覚系の情報処理である。目で外部世界を見る時、網膜上では対象の輪郭や上下左右の相対的な位置関係は保たれたまま逆転している。これを「網膜位相信号（retinotopic input）」という。視覚野ではこの信号の逆転状態を、普段見ているような外部世界に変換している。いわゆる「逆さメガネ」はその変換を網膜の前のレンズで一度逆転させているため、外部世界が反転して見える。こうした視覚系の情報処理によって手や物体が自己の眼球を座標原点としてどこの場所に位置するかを空間認知する。

頭部中心座標は頭部の屈伸、側屈、回旋などの運動を加味して手や物体が眼球中心座標のどの方

向に位置するかを空間認知する。これには聴覚信号や前庭迷路系を参照する場合もあるだろう。

体幹中心座標系と四肢中心座標系は視覚－触覚の身体周辺空間（visuotactile peripersonal space）と視覚－運動覚における手と物体の空間関係（visuokinetic peripersonal space）を認知する。これは多感覚の地図であり、頭頂葉連合野（上頭頂小葉・下頭頂小葉）、運動前野、補足運動野、第一次運動野などの参照フレームも関わってくる。

たとえば、あなたが駅のホームを歩く場合を考えてみよう。左側には線路があり、そこに転落すると大変なことになる。その身体外空間としての線路の位置は網膜中心座標や頭部中心座標が認知しているが、足元の地面の状態は身体周辺空間であり、四肢中心座標系が認知している。

あなたの視覚連合野が目の前の外部世界の状況を認知し、頭頂葉連合野は地面の上をまっすぐに歩くことを認知している。視覚連合野はあなたと線路との距離をモニターし、頭頂葉連合野は自己の身体の位置を維持して移動するリアルタイムな姿勢をモニターしている。この2つの情報の流れは運動前野や補足運動野でさらに処理される。そして、それは常にあなたの身体の空間移動が目的に向かう位置を維持しているかどうかをモニターし、線路に転倒してしまう危険を回避する運動を準備し、第一次運動野からの運動指令（motor command）がそれを実行している。

そして、この時、身体空間（身体図式）は身体周辺空間を必要に応じて意識化している。酔っ払っている時には身体意識が完全に無意識化し、身体周辺空間の制御が困難となり、駅のホームを歩きながら転落してしまう危険性が増すのである。

身体周辺空間は自分と空間との関係性、物体の存在と自分の空間での位置、その物体との関わり方などを多感覚的に統合し、自己の身体の行為がどの空間のどこの位置で遂行されているかをモニターしているのである。

身体周辺空間における多感覚的な予期

身体周辺空間の神経基盤として重要なのは、外部から自己に危害を及ぼす物体が接近している場合、それを予期して回避するニューロンを含んでいることである。この危険を避ける能力が生きるうえでいかに重要かは誰でもわかるだろう。何かが自分に向かって飛んできたら、それがどのような物体であるかを認知する前に、反射的に顔をそむけたり身体全体で衝突を避けようとする。それには物体の移動を空間的に瞬時に捉える視覚的な予期と、このままでは自分の身体のどこの部分に衝突するかという触覚的な予期が同期していなければならない。

脳科学ではそれを「多感覚的な予期（multisensory anticipation）」と呼んでいる。それが多感覚的であるのは、視覚と触覚が別々に予期されて表象されるのではなく、それを一つの状況として表象する「バイモーダルニューロン（視覚と触覚の両方をコード化する）」が頭頂葉連合野や運動前野に存在するからである。たとえば、顔のある部分を触れられるとあるニューロンが活性化するが、顔の近くに光や物体が来ても活性化する。あるいは、手に光が当たると活性化し、手に物体が触れても活性化するようなバイモーダルニューロンがある。

ベルトーズ（Berthoz）[57]によれば、「空間内を飛んでくる物体の視覚的な予期は、これから触れられる身体部位への接触的な予期」でもある。リゾラッティ[58]は、この視覚と触覚との多感覚的な予期に反応するニューロンを前頭前野で発見した。そして、「身体は予期接触を利用して、身体周辺空間を形成し、視覚的に近い位置にある頸、腕、手、口などの身体各部位やその周囲の対象物（物体）の位置を突きとめる」と述べている。

身体周辺空間は身体の両側性ニューロンと結びついている

身体周辺空間での行為の場合、左右の身体を同時に動かす必要がある。たとえば、食事の時は左手と右手を同時に使用する。こうした両手動作が発達しなければ日常生活動作は獲得できない。

また、片手を使用する時も、両手を使用する時も、すべての日常生活動作は体幹や下肢も含めた姿勢制御が求められる。

この時、右半身からの体性感覚は左の第一次感覚野に、左半身からの体性感覚は右の第一次感覚野に入力されている。

しかし、第二次体性感覚野（area 43）では、身体の両側性に体性感覚が入力された時に反応する

ニューロンが発見されている。田岡[59]によれば、そうした身体の両側性ニューロンが顔面、上肢、手、体幹、下肢のすべてで身体部位再現されている。また、これらの情報の統合によって「身体の正中線（midline）」も構築されている（**図10**）[60]。

こうした身体の両側性ニューロンは両手動作や姿勢制御における右半身と左半身の協調性に寄与していると考えられる。たとえば、両手で大きなボールを持つ場合、その両手の運動によって自己の身体にどのような触覚入力が生じるかは、左右の手掌、殿部、足底などの接触部位のすべてで両側性に予期されているのであろう。

すなわち、身体の両側性ニューロンは、身体周辺空間における運動の受け入れ準備に利用されていると考えられる。身体の両側性ニューロンの組み合わせは多数あるが、それは人間の行為における身体と物体との相互作用の多様性を反映している。

身体周辺空間で行為する時、意識は身体空間や身体外空間にも注意を向けることができる

さらに、身体周辺空間で行為する時、意識の志向性は、身体周辺空間のみならず身体空間や身体外空間にも注意を向けることができる点が重要である。あるいは、身体周辺空間で行為している時、意識の志向性は視覚空間、体性感覚空間、聴覚空間のいずれにも注意を向けることができるし、それらの自己中心座標系のどの座標を基準にするかの選択もできる。

たとえば、人間が歩く時、意識的な注意は他の対象に向けられていることが多い。遠くの風景を見たり、誰かと会話しながら歩く時、意識の志向性は風景の美しさや会話の内容に向けられており、地面や足に意識的な注意を集中しているわけではない。しかし、時に地面の突起物に足が衝突して転倒するかもしれない。これは歩くという身体周辺空間での行為において意識の志向性を外部空間に向けていたことによる転倒である。

また、外部空間から物体が高速で身体に接近する時、私たちは自動的に物体と身体との衝突を瞬

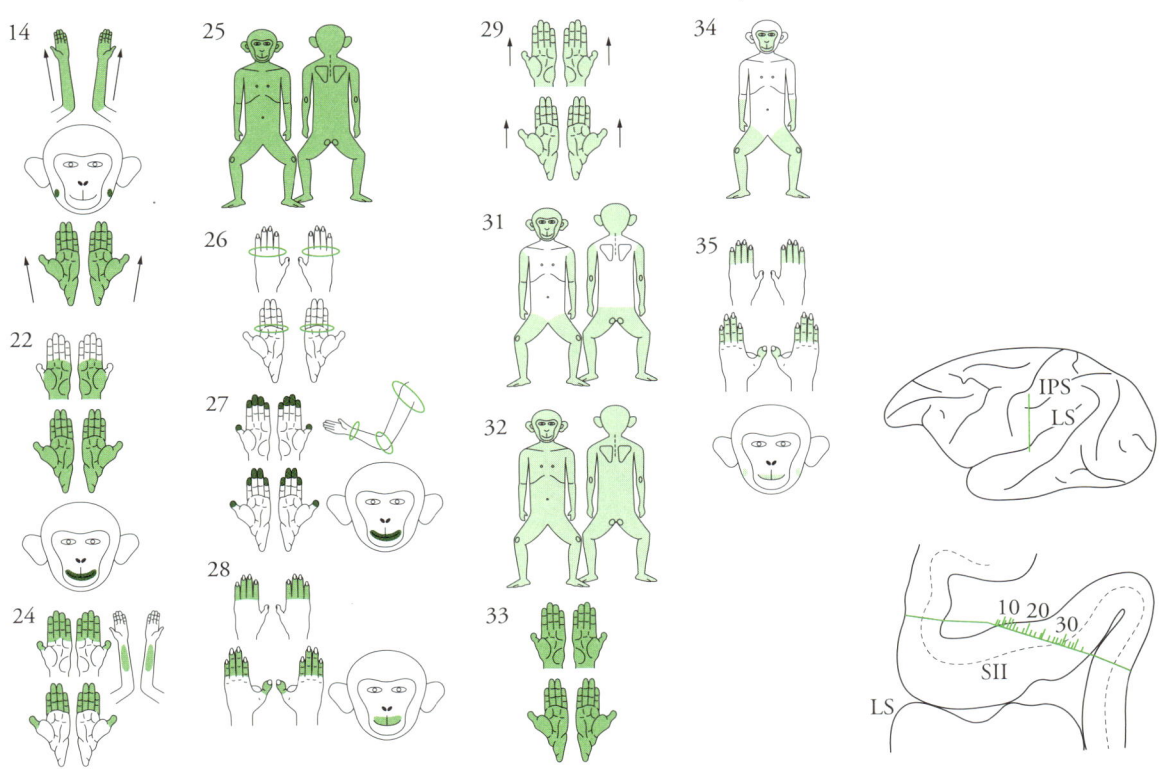

図10 第二次体性感覚野における身体の両側性ニューロン（田岡, 1998）

間的に回避しようとする。この場合の意識の志向性は外部空間に向けられているが、身体周辺空間や身体空間での行為は自動化されている。これは道路を歩いている時、後方から自動車のクラクションが聞こえただけでも、瞬間的に衝突を回避して身体を移動させるような場合にみられる。

どのようにして、これらの複雑で急速な感覚運動シークエンスが脳で表象されたり運動プログラムされているのだろうか。それには脳のどの領域が関わり、視覚、体性感覚、聴覚情報を多感覚情報処理し、状況を判断し、適切な運動制御を達成するかが明らかにされる必要があるが、その神経メカニズムの解明は容易ではない。

しかしながら、身体周辺空間の形成においては視覚、体性感覚（触覚や関節の運動覚のみならず筋の固有受容器を含む）、聴覚、前庭迷路覚などの変換と統合が必要であり、特に物体を手で操作したり直立二足歩行するといった人間の進化を反映した行為が、この身体周辺空間での空間表象に基づいて遂行されていることは間違いない。

身体周辺空間における運動イメージの想起

いわゆる運動イメージは身体周辺空間における脳内シミュレーションと解釈すべきである。

通常、運動イメージを想起した場合、後頭葉、頭頂葉の第一次感覚野や上葉頂小葉、前頭葉の運動前野や補足運動野、小脳などが活性化される。このうち、上頭頂小葉は身体周辺空間に関わる身体図式や身体イメージの中枢で、運動イメージの想起は前頭葉の運動前野や補足運動野の働きと考えられている[61]。

しかしながら、頭頂葉の損傷によっても運動イメージの障害が生じる。運動イメージを運動前野や補足運動野の"意図"と仮定すると、この頭頂葉の損傷で運動イメージが想起できないことは理解しがたいかもしれない。しかし、運動イメージを知覚仮説（予測される知覚）と理解すると、その意図に随伴する知覚表象としての頭頂葉のニューロン活動が意識化できない状態と解釈できる。

運動イメージには視覚イメージと体性感覚イメージがあり、三人称でも一人称でも想起できる。ただし、運動イメージが身体図式や身体イメージと異なるのは、それが意図的かつ動的であるとともに、具体的な行為の一部あるいは全体として表象されるという点である。つまり、運動イメージは空間的であるだけではなく、時間や強度を組み込んだ運動シークエンスの一部あるいは全体として想起されている。これは運動イメージが行為の「脳内シミュレーション」であることを示唆しており、脳の多領域を巻き込んだ脳表象の組織化なくして想起できないことを示している。したがって、厳密には運動イメージの中枢は大脳皮質の一つの領野に局在していない。

運動イメージは他者の行為の観察や模倣（ミラーニューロン）、記憶、道具、言語などによっても変容する点で、おそらく脳の多領域を巻き込んだ身体周辺空間での行為の表象の想起能力として習得されるものであろう。

意図は前頭葉ではなく頭頂葉で発生しているのかもしれない

しかしながら、近年の脳科学研究において、シリグら[62]は「運動の意図は運動が実行される前に頭頂葉活動の増加の結果として現れる」ことを報告している。長い間、運動の意図は随意運動を発現する源泉であり、その脳領域は前頭葉だとされてきた。しかし、シリグら[63]はかつてペンフィールドが大脳皮質を電気刺激してホムンクルスの概念をつくったように実際に人間の大脳皮質を電気刺激し、その時の「気持ち」を言語で答えさせている。特に、シリグらは脳腫瘍摘出手術中に患者の許可をあらかじめ得たうえで頭頂葉連合野の角回周辺を電気刺激した。角回周辺を電気刺激しても実際に運動は生じない。下記に、その時の会話の一部を記す。

検者：あなたは何か感じましたか？
患者：はい、私は自分の足を動かしたいと感じました。
　　　どのようにと説明することはできませんが……
検者：どちらの足ですか？
患者：（足を見ながら）この足です。
検者：どのようにあなたは足を動かそうとしたのですか？
患者：私にはわかりません。

ただ、動かそうと望んだだけなのです。

このように頭頂葉連合野の電気刺激によって「運動の意図」が発生している。ここでは"自分の足を動かしたいと感じた""動かそうと望んだ"と言語表現している。運動の意図は、運動が実行される前に頭頂葉連合野の活動の結果として現れている。

一方、前頭葉の運動前野の刺激では手や足や口が実際に動いたが、患者には自分の身体を動かそうとする意識的な意図や自覚がなかったと報告している。つまり、運動前野への電気刺激によって生じた運動は「無意識的な運動（unconscious movement）」であると患者は感じている。

そして、この実験結果より、シリグらは「自分が運動を実行しているという主観的な感覚は、運動それ自体からは生じず、それ以前の意識的な意図と予測の結果の一致から生成される」と主張している（図11）[63]。つまり、頭頂葉連合野の損傷はどのような運動をしようかの意図を消失させる可能性がある。

身体周辺空間では"身体表象の拡張"が起こる

近年、自己の身体が物理的な制約を超えて、外部世界の物体を自己の身体として認識する脳の神経メカニズムが注目されている。そして、これを「身体表象の拡張（extended body）」という。

メルロ＝ポンティ[64]によれば、「身体運動は運動的であると同時に知覚的なものであり、その運動知覚経験に根ざした身体運動の学習によって自己の身体空間が形成され、さらに身体空間は道具の使用によって"延長する"」という。

この身体空間の延長という現象が身体表象の拡張であり、日常的な生活の中に溢れている現象である。それは箸、フォーク、ナイフなどを使うこと、靴を履いて歩くこと、外科医がメスで手術すること、楽器を演奏すること、野球やゴルフをすること、自動車の運転をすることなど、さまざまな道具を使用することのすべてに関わっている。

そして、この現象は近年の脳科学研究によって

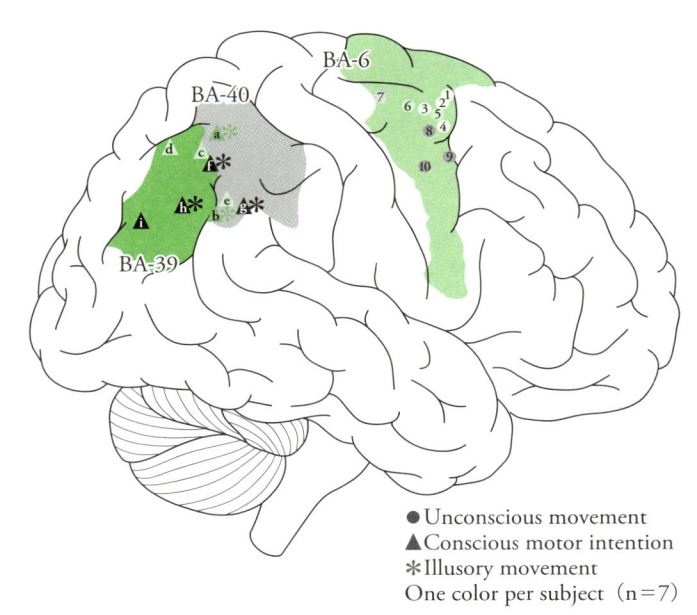

図11 前頭葉の電気刺激では無意識的な運動経験が生じ、頭頂葉連合野の角回周辺への電気刺激では意識的な運動の意図が生じた（Sirigu, 2009）

● Unconscious movement
▲ Conscious motor intention
＊ Illusory movement
One color per subject （n＝7）

頭頂葉連合野のニューロン反応として確認されている。入來ら[65]は、サルに「熊手」の道具使用を学習させた後に、頭頂葉連合野の視覚と触覚のバイモーダルニューロン（多感覚ニューロン）の視覚受容野が道具にまで延長することをニューロンレベルで確認している。つまり、そのニューロンは熊手を使用する前には手の触覚受容野に対する視覚受容野をもっていたのだが、熊手の使用を学習した後では、その視覚受容野は熊手の先端まで手が延長したかのように拡張されていたのである。これは熊手を持つ手ではなく、手の届かない餌を取る熊手の先端の動きに対して視覚と触覚のバイモーダルニューロン（多感覚ニューロン）が反応したことを示している。さらに、遠くの餌を取ろうとせず単に熊手を受動的に持っている時には、視覚受容器の拡張は生じず、その範囲は手の領域に留まっていた（図12）[66]。

これは身体周辺空間が能動的な道具使用によって拡張されることを示しており、その道具は自己の身体の一部に組み込まれて空間認知されていることを物語っている。したがって、身体周辺空間は身体を介した行為によって形成される動的な空間だといえるだろう。

人間が箸を使って食事をする時、ペンで字を書

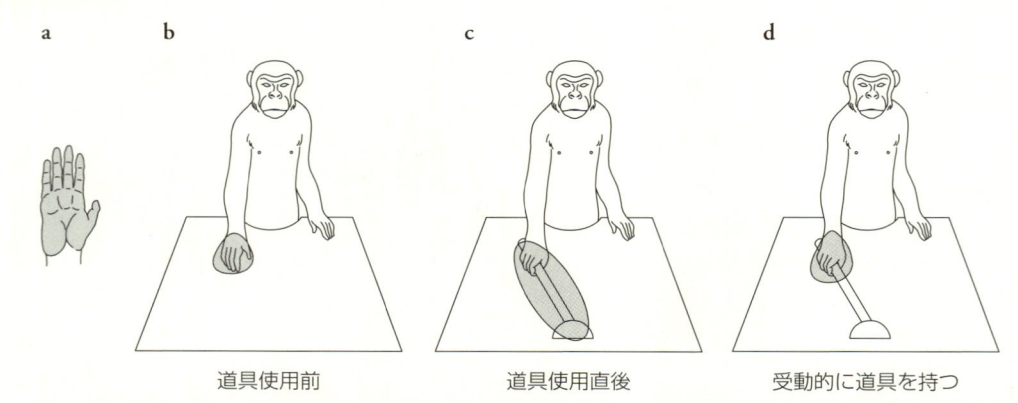

図12 a：サルの手の触覚受容野　b：道具使用前の視覚受容野　c：道具使用直後の視覚受容野　d：道具を受動的に手で持っている時の視覚受容野（Iriki, 2004, figure 1 改変）

く時、野球選手がバットを振る時、靴を履いて歩く時、自転車に乗る時、自動車を運転する時など、さまざまな道具を使用する時、こうした「身体表象の拡張」が生じている。

ミラーニューロン空間で模倣や間主観性が生じる

　身体周辺空間で道具や他者との意味ある関係性の絆が結ばれる。子どもは身体周辺空間で他者の行為を「模倣（imitation）」する。リゾラッティ[67]によれば、模倣によって頭頂葉や前頭葉の「ミラーニューロン（mirror neuron）」が活性化し、世界には他者と共有している行為があることを学習してゆく。さらに、ガレーゼ[68]が強調しているように、行為や認知が「間主観的共有複合体（shared manifold of intersubjectivity）」であることを理解し、社会的に意味のある模倣、他者との間主観的なコミュニケーション、感情、人の心を読む、共感する、推理する、価値を判断する、自己と他者を区別せず"私たち"という概念をもつ、相互理解といった「社会脳（social brain）」を発達させてゆく。つまり、社会脳の発達は身体周辺空間での模倣や間主観的な経験が基盤である。

　だとすれば、空間の分類を再考すべきかもしれない。これまで空間は身体空間－身体周辺空間－身体外空間の3つに分類できると説明してきた。そして、身体周辺空間は「物体に手が届く空間（reaching space）」だとされている。この考え方は身体と環境との物理的な距離を基準としたものである。しかしながら、空間を「自己が占める空間」と「外部空間」に二分すると、外部空間は「身体表面にごく近い空間（pericutaneous space）」、「手の届く範囲の空間（reaching space）」、「遠い空間（far space）」の3つに分類される。そして、この分類に準拠すると身体周辺空間は「手の届く範囲の空間」であるものの、模倣や間主観性は「遠い空間」でも経験される。

　ここで特に強調しておきたいのは、模倣や間主観性が「手の届く範囲の空間」のみならず「遠い空間」で視覚を介して頻繁に行われていることである。たとえば、鏡に写し出された自分の顔や姿を見るのは「手の届く範囲の空間」には限定されない。あるいは、10m離れた位置に立っている友人が「サヨナラ」と手を振れば、それに反応してこちらも「サヨナラ」と手を振ることができる。これは「遠い空間」である。さらに、二人の眼によるアイコンタクトや言語による会話は「手の届く範囲の空間」でも「遠い空間」でも可能である。

　このように模倣や間主観性に立脚すると身体周辺空間は道具を使用しなくても身体外空間に延長している。もちろん、他者とコミュニケーションしなければ、身体外空間は遠い空間の風景でありつづけ、身体周辺空間は消失してしまう。身体外空間の中の身体周辺空間は、物理的な空間というより、他者とのコミュニケーションや身体と環境の相互作用の可能性を導く「間主観空間」であり、どのような行為を意図するかによって心的に膨張したり縮小したりするということである。

したがって、身体周辺空間は「ミラーニューロン空間（mirror neuron space）」と呼べるだろう。それは身体周辺の手の届く物体や他者と、あるいは視覚的に確認できる遠い空間の物体や他者とコミュニケーションすることができる「行為空間（action space）」である。

また、それには人工的な「仮想空間（virtual reality space）」も含めることができるだろう。視覚的なバーチャルリアリティはコンピュータ制御によって作り出された環境空間（サイバースペース）を現実の身体周辺空間や身体外空間として知覚させるものであり、時空を超える近未来的な技術でもあることから、人間の認知を拡張する可能性を秘めている。

したがって、この現実の行為空間にも、現実ではない仮想空間にも、ミラーニューロン空間が存在しているといえるだろう。

ミラーニューロン・システム

人間の行為の発達や学習という視点から「ミラーニューロン空間」を考える場合、他者の身体の動きについての観察や認識を無視するわけにはいかない。なぜなら、子どもは生まれた時から自分ではない母親や他者によって育てられるのであり、その母親や他者も身体を有しており、その身体の動きを観察したり、他者の身体と触れ合うことによって発達してゆくからである。

特に、行為の発達や学習においては「模倣」という側面が重要であることはよく認識されている。そして、模倣することも一つの行為であり、言語も模倣の延長線上に出現してくる。

リゾラッティらが前頭葉のブローカ野周辺で発見したミラーニューロンは模倣に深く関与するニューロンであり、他者の行為を自分の行為と比較するという特徴がある。また、そうしたミラーニューロンは頭頂葉連合野でも発見されている。模倣は頭頂葉と前頭葉をつなぐ弓状束を介した相互連絡による「ミラーニューロン・システム」として行為を生み出す基本的な神経メカニズムだと考えられるようになった[69]。

そのミラーニューロン・システムのポイントは、他者の行為の観察を通して、その行為を自分自身の行為として「共感的に脳内シミュレーション」し、そこから他者や自己の行為の目的、特性、能力などを抽出して推測するというものである。

特に、他者の行為を観察する時、あたかも脳内でその行為をシミュレーション（運動イメージ）しているかのように、脳のニューロンレベルで行為の実行系が活性化することが知られている。また、その時の脳活動は実際に行為を実行する時とほぼ同じ領域が活性化することが明らかになっている。

ただし、サルにも人間にも他者の身体の動きを模倣するミラーニューロン・システムがあるが、人間には指差しやジェスチャーのように他者の身体の動きの意味（その動きが表示している他の何か）を模倣するミラーニューロン・システムがある。前者は日常生活の行為の学習に、後者は言語の学習に深く関与していると思われるが、「手でつかむ」という行為が「幸せをつかむ」という言語の意味的なメタファーであることを考えると、人間の脳にはミラーニューロン・システムが多重かつ拡張的に形成されている可能性がある。それには他者の身体の動きや言語に「共感」するという社会脳まで含まれる。

身体性シミュレーション仮説

こうした事実から、ガレーゼ[70]は他者の行為の観察の際には自分自身の行為の実行系が重要な役割を果たすと考え、それを「身体性シミュレーション仮説（embodiment simulation hypothesis）」と呼んでいる。すなわち、さも自分が行っているかのように、他者の行為を自分の行為に置き換えることで、その行為の身体意識を表象したり、その行為がどのような意図で遂行されたかといった情報が抽出されるわけである。また、他者の行為への共感も身体性シミュレーションによって生み出される。

もちろん、それには一定の制約や限界があり、

他者の高度で巧緻的な運動技能を観察する場合には、それを自己の行為として脳内シミュレーションすることは困難である。おそらく、その場合はそれに近い行為をシミュレーションしようとすると思われるが、それは正確な身体意識や運動イメージの想起ではないであろう。

　ミラーニューロン・システムは「身体性シミュレーション仮説」を検証する感覚－運動系の脳内シミュレーションである。また、ペルフェッティによれば、行為の脳内シミュレーションは「行為の観察（視覚的分析）」「模倣」「運動イメージ」「言語記述」など、多感覚統合的な情報変換を伴うものである。

　このような意味で身体周辺空間は社会生活におけるミラーニューロン空間へと広がっており、人間にとっての外部空間は「身体化された空間」あるいは「アフォーダンス空間（行為の可能性のある空間）」となり、最終的に「生きる環境の情報空間」として認知されるのであろう。

[6]
身体外空間

外部世界の風景

　人間は世界内存在であり、世界は宇宙の果てまで広がっている。また、人間は視覚優位の動物である。五感で感覚する外部情報の80％は視覚だといわれている。特に、人間は「外部世界」を視覚によって知覚する能力が高い。身体外空間とは主に「視覚空間」であり、眼球運動と頭部の運動の操作と調節によって眼前に広がる風景のことである。それは3次元の「遠い空間」であり、手で届かない空間でもある。

　しかしながら、身体外空間の物体や他者の位置は、手の届く範囲の空間と同じように、運動プログラムを想起できるように脳内で情報変換され、身体中心座標系として表現されている。たとえば、夜空に浮かぶ月は遠い空間に存在するが、その位置は上肢をリーチングすれば手で触れることができると思えるような「方向」に存在する。遠い空間に向かって他者が「指差し（ポインティング）」すれば、その延長線に位置する物体や他者は遠い空間に存在することが認知できる。「記憶イメージ」に浮かぶ行為や風景も、視覚空間あるいは遠い空間として保持されている。

　また、絵画、写真、テレビ、映画といった人工物の映像は、網膜中心座標系の視野の中に別の視覚空間あるいは遠い空間が写し出されていることになる。顔のズーム・アップ映像が映れば、それを身体周辺空間だと錯覚するかもしれない。

　1895年にリュミエール兄弟がパリで初めて映画を上映した時、画面から列車が観客に向かって走って来るようなシーンがあり、その瞬間に観客の多くは驚いて逃げるような身体の動きをしたという逸話が残っている。身体外空間には動く物体が存在し、その物体と自己との関係性によって身体外空間の意味は変わってくる。また、歩いたり、走ったり、車で移動すると、身体外空間の風景は常に変化してゆく。さらに、身体外空間の空間認知には環境中心座標も利用される。それが混乱すると道に迷ったりする。自動車の運転では地図のナビゲーションがそれを助けてくれる。こうした記号による空間地図を見ることも、広い意味で身体外空間に含まれる。

オプティカルフロー

　人間が歩いたり、走ったり、車で移動すると、身体外空間の風景は常に変化してゆく。身体外空間に向かって人間が移動する時、風景は移動する方向とは逆方向に流れてゆく。速く移動すれば流れは速くなる。近くの風景は速く流れ、遠くの風景はゆっくりと流れ去ってゆく。

　視覚の「オプティカルフロー（optical flow, 光学的流動）」とは、前方に移動してゆく時の風景の後方への流れのことである。生理学的には、視野の各点が眼球の網膜上を一定の法則に従って移動する時、各点の位置の移動に対応して網膜上に光の流れが起きる。この光の流れがオプティカルフローである。

　オプティカルフローが発生することによって、身体が動いていると感じる「自己移動感」が生じる。通常の歩行や走行などでの自己移動感には視覚と体性感覚の一致が必要である。自動車などの乗り物に乗っている場合は視覚のオプティカルフローのみで自己移動感が生じる。駅に停車した列

車に座っていると、隣の列車が発車したにもかかわらず、自分の列車が発車したと錯覚することがある。これは「オプティカルフロー錯覚」である。

オプティカルフローには2つの基本的な特性があり、身体が対象に直線的に接近したり遠ざかる移動の場合には「放射状のオプティカルフロー」が起こり、身体が回る場合には地球が回るかのような「回転性のオプティカルフロー」が起きる。

ギブソン[71]の生態心理学の視知覚理論では、視覚のオプティカルフローにおける立位の姿勢調節メカニズムが研究されている。リー (Lee)[72]の「動く部屋」の実験では、部屋の中で立位姿勢を直立位に保持させていて急速に前面と左右の壁を前方に動かすと、立位姿勢は後傾し、逆に壁を後方に動かすと前傾して転倒する。この部屋の床は動かない見かけ上の「動く部屋」に対する姿勢反応は、体性感覚刺激ではなく視覚のオプティカルフローによって生じている。

身体外空間の空間認知では、時々刻々に変化する視界を素早く捉え、その目標物に対して身体の動きを的確に適応させなければならない。その際には中心視野と周辺視野の調節が必要であるし、物体や他者のダイナミックな動きを追視したり予測する必要もある。そうした動的視力は日常生活動作はもとより、各種のスポーツ動作の場面において不可欠である。そして、この身体の運動制御には、視覚、聴覚、体性感覚、前庭の感覚情報を運動に変換する神経メカニズムが作動している。

特に、視覚情報は後頭葉からの頭頂葉と側頭葉に至る「どこの空間」の経路と「何の空間」の経路を経て、最終的には運動前野に至るとされている。そして、行為の遂行能力は身体外部空間の空間認知の精度と密接に関連しており、視覚のオプティカルフローにも「どこの空間のオプティカルフロー」と「何の空間のオプティカルフロー」があると考えられる。

広義な身体イメージ

一方、身体外空間には自己と他者の身体の形態と動きが見える。この点も視覚的な運動制御には重要である。同時に、私の身体は身体外空間に存在して他者から見られる身体である。そして、自己の身体を自己が見ることによって、あるいは他者から私の身体はこのように見られているだろうと想像して、身体外空間に存在している私の「身体イメージ」が形成されてゆく。

身体外空間としての身体イメージは、広義な意味での身体イメージであり、外部世界の物体、風景、出来事などの脳表象と基本的には変わらない。しかし、それは知識、感情、思考、社会、他者のまなざし、価値、美意識などと強く結びついたイメージである。

たとえば、自分の体型についてのイメージが「やせ型」「普通」「肥満型」「超肥満」のどれに相当するかと聞かれたら、すぐにイメージでどれに相当するか答えられる。また、その体型が社会的に「カッコイイ」とか「美しい」といわれるかどうかも答えられる。また、人間の顔は個人によって異なるが、その顔の印象もまた身体イメージの一つである。クレンペラーが、身体イメージとは「心に浮かぶその人自身の変化する身体の表象からなっているだけでなく、それは知覚、情動、概念、行為、社会との関係によって形成され、それらと常に相互関係をもっている」と述べているように、身体イメージは個人差はあるものの多次元的な印象や知識、そして社会的な概念として存在している。

身体知識あるいは身体概念の形成

近年、シリグら[73]は身体表象の脳内モデルを提唱し、人間の身体表象は4つのシステムからなると仮定している。

身体知識、身体概念の形成
● 身体の意味的表象システム
● 身体の視空間的表象システム
● 身体のオンライン表象
● 身体の運動表象システム

第1のシステムは「身体の意味的表象システム」であり、それは身体に関連した知識として記憶されている。たとえば、身体各部の名称、機能、部

位間の機能的関係性、さまざまな意味記憶などであり、言語入力を受けている。

第2のシステムは「身体の視空間的表象システム」であり、身体の構造、形、可動性、空間的な位置関係、全体と部分の分析などの情報を含み、視覚入力を受ける。

第3のシステムは「身体のオンライン表象」であり、関節や筋からの運動情報、前庭迷路系の情報、感覚フィードバック情報などを含む体性感覚→運動システムで、現在の姿勢を3次元空間で動的に調整する。

第4の「身体の運動表象システム」は、「身体のオンライン表象」と相互作用するが、より抽象的なレベルや文脈に依存したシステムである。たとえば、運動を介して何かを象徴しようとする場合の比喩的なイメージや知識と関わっている。

つまり、人間の行為は、こうした「身体知識」や「身体概念」の全体に根ざして生み出されているのであり、それが「外部世界に存在している"私"」なのである。

[7]
「私」というイメージ

外部世界に存在している「私」

ギャラガー[74]によれば、「私（self）」は、私自身の身体（body）の記憶、想像、概念、知識、愛、嫌悪感などを「身体イメージ（body image）」として知覚する。それは「心的表象（mental representation）」であると同時に、身体に対する「信念（beliefs）」であるという。

また、身体イメージには次の3つの因子が含まれている。

> **身体イメージの3つの因子**
> ❶ 自己の身体に対する情動的な態度
> ❷ 自己の身体の知覚的な経験
> ❸ 身体の概念的な理解

そして、身体イメージの機能は次の3つがあるという。

> **身体イメージの3つの機能**
> ❶ 世界との「志向的な関係性」をつくる
> ❷ 知覚の可能性を広げる
> ❸ 志向的な意識（注意）を強制する

まとめると、身体空間（身体図式）は「体性感覚情報によって形成される"自己の身体の空間表象"」であり、身体周辺空間（狭義の身体イメージ）は「身体と物体との相互作用に根ざした空間表象」であり、身体外空間（広義の身体イメージ）は「自己の知識や記憶からなる"自己の身体についての概念"」だと考えればよいだろう。

いずれの空間も経験によって形成されるが、これらの空間はすべて自己の身体経験に由来して形成されているという意味で「身体化された空間」である。

そして、その「身体化された空間を生きている」のが「自己感」をもつ「私」なのであるが、その「私」もまた「私というイメージ」の総体である。つまり、物理的に実存しているのは身体であり、「私」というものが物理的に実存しているわけではない。

自己感（sense of self）

身体図式や身体イメージの総体としての自己の身体意識は「自己感（sense of self）」を生み出す。自己感とは「身体が自分に属する」という"感じ"である。つまり、最高次の「身体感覚」であり、「自己を自明なものとして感じている状態」だといえる。

人間は「我を忘れている」こともあるが、この自己感はいつも"私"としてある。ただし、身体がなければ自己感はない。したがって、自己感は解剖学的な身体に拘束されるという制約のうえで成立している。もし、身体の一部が切断されると自己感は変容する可能性がある。四肢切断後の幻肢（phantom limb）の変容がそれを物語っている。あるいは、脳に病変をきたしても自己感は変容する可能性がある。脳損傷後の左片麻痺患者に出現する半側身体失認や病態失認がそれを物語っている。あるいは、脊髄損傷によって下肢の運動麻痺と感覚麻痺が生じると、目を閉じている時には下

肢は存在しない。

つまり、自己感とは「身体即自己」「自己即身体」の状態なのだが、さまざまな病的状態によっては変容するという特性がある。

そして、この自己感は「主体」とも呼ばれる。だとすれば、自己感を有していることが主体として存在することの条件なのであろうか。前田[75]は、「自己は身体に対して真の主体とはいえず、主体なる"自己感"というものは、ある種の錯覚ともいえる」と指摘している。なぜなら、主体というものが独立して存在しているなら、それは身体がなくても存在するであろうし、病的状態で変容するはずがないからである。解剖学的な身体の拘束を受けていること自体が、すでに主体もまた変容することを示していると解釈すべきだろう。

また、前田[75]は精神疾患や神経疾患に認められる「体感幻覚」を例に、自己と一体であったはずの身体が異質なものとなり、非自己化されて体験される点を指摘している。体感幻覚とは身体感覚に現れる幻覚の総称であり、その異常は体性感覚（皮膚感覚、深部感覚、自己固有受容器）レベルの変容のみならず、身体意識、身体図式、身体感情など、より高次レベルの感覚の変容を含んでいる。

こうした体感幻覚の存在は、主体である"私"にとって身体は何なのかという疑問を投げかける。また、それは身体図式や身体イメージの本質とは何かという問題を投げかける。この点について前田は次のように述べている[75]。

> 身体というものは、物理的に見れば、自己に帰属するものであると同時に、物質的な非自己でもあるという、両義的な極めて特異な領野である。体験上は、自己と身体は一体ではあるが、常に非自己なるものが潜在しているということである。身体における、自己と非自己、主体と客体とのせめぎ合い、不断のゆらぎの中で、自己を保っていることこそが、まさに生きていることなのかもしれない。

哲学者のメルロ＝ポンティ[64]は、「この世界を生きる"私の身体"は主体であると同時に客体でもある」ことを強調している。そして、この「身体の両義性」によって「私の身体」は主観的な存在であると同時に客観的な存在でもあるという「心身合一的な存在」となる。

しかし、それは健常者の場合はそうであって何も問題なくても、身体図式や身体イメージに変容が生じると、自己と一体であった身体は非自己化し、身体は「自己感」から離れ、単なる外部の物体となってしまうのかもしれない。

そして、それは主体としての"私"に「亀裂」を生じさせる。身体と世界の関係をつなぎ止めることができなくなってしまう。

"永続的に存在する自己"と"一時的に存在する自己（最小自己）"

ギャラガー[76]は「自己（self）」を、「永続的に存在する自己（narrative self）」と「一時的なその場限りの自己（minimal self）」に区別している。

「永続的に存在する自己（narrative self）」は「来歴をもつ物語的な自己」で、自分の過去の記憶、未来の自己の展望、言語で表現する自分の性格や属性などをすべて含めた自己のイメージである。

一方、「一時的なその場限りの自己（minimal self）」は「最小自己」で、ある瞬間の身体や行為のアウェアネスに対応する。

つまり、「永続的に存在する自己」を取り除いても原初的なものとして残るのが「最小自己」である。たとえば、重度な認知症（アルツハイマー病）では自己の来歴や物語を忘却するが、身体が動かなくなるわけではない。それは「最小自己」が残存しているからだろう。

自己の"所有感覚"と自己の"主体感覚"

さらに、ギャラガー[76]は「永続的な自己」を「自己所有感覚（sense of self-ownership）」に、「一次的な自己」を「自己主体感覚（sense of self-agency）」に対応させている（図13）[74-76]。

「自己所有感覚（sense of self-ownership）」は「自己の身体が正に自己のものであるという感覚」

であり、これによって「ある行為が自分の身体で行われている」ことが自覚できる。

一方、「自己主体感覚（sense of self-agency）」は「身体を自分自身で動かしているという感覚」であり、これによって「ある行為を自分自身で行っている」ことが自覚できる。

ギャラガーの強調する「最小自己」は「運動」に由来している。運動に由来するからこそ、「この手は自分の手だ」と感じ、「この手を動かしているのは自分だ」と感じるのである。

ただし、自分の手を自分で動かす場合は所有感覚と主体感覚を伴うが、自分の手を他者に他動的に動かされる場合は所有感覚はあるが主体感覚はない。つまり、運動の主体感覚は他者に四肢を動かされた場合は生じないとされている。

しかし、主体感覚は能動的な行為の意図と深く関係しており、単に筋収縮の有無だけで判断できるものではない。実際に筋収縮が生じていなくても、意図的な運動イメージを想起することはできる。おそらく、ある行為ができるという「キネステーゼ（運動感覚）」が想起できなければ完全な主体感覚は生じない。

運動麻痺などがある場合は、所有感覚と主体感覚が変容すると解釈すべきである。

また、こうした自己感をめぐる変容は精神疾患（統合失調症、離人症）や高次脳機能障害（半側身体失認、病態失認）で強く出現する。

最高次なメタ認知としての自己意識

そして、人間の最高次の意識は「自己意識（self-consciousness）」である。自己意識には「自己参照性」と「自己完結性」という特徴がある。

自己参照性とは、「自己が世界内存在であり、その世界の中に自分が存在していることを認識する」ことである。そのためには自己と外部世界とを区切る空間的な境界線を認識すると同時に、自己と外部世界の時間的な経過を過去、現在、未来として認識する必要がある。また、自己完結性とは、「自分が認識しているものが世界のすべてで

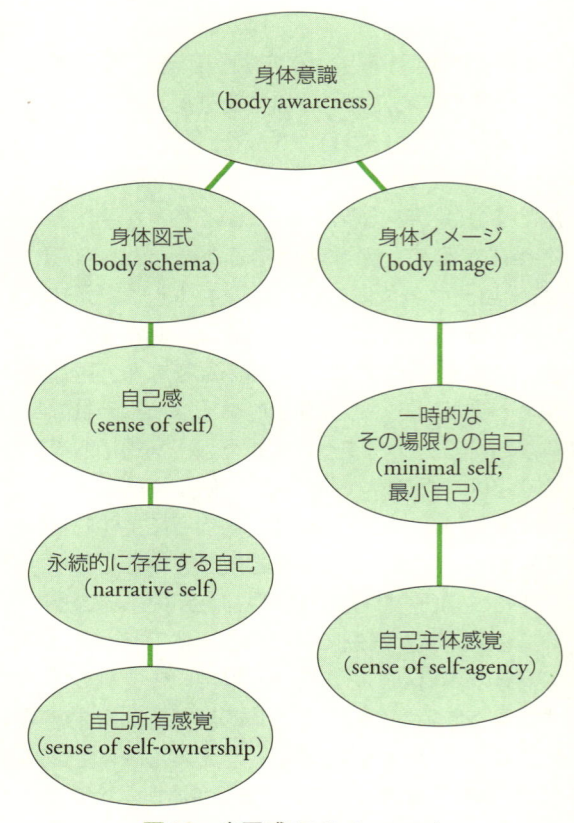

図13 自己感 (Gallagher, 2005)

あり、その世界によってのみ自分が成立していること」である。そのためには世界が神や他の誰かの意識として存在しているのではなく、自己の意識のみで存在していると認識する必要がある。

したがって、こうした自己意識は"心"だけで生成されているのではない。心は環境なくして生まれない。自己意識は常に「外部世界と自分との関係」として生成される。つまり、物理的な外部世界と自己との関係を心的な外部世界と自己との関係に「変換」することで自己意識は生成される。

そして、この変換は脳が「情報世界」を構築するということである。たとえば、ベイトソン[77]は「あなたの目の前に私がいれば、あなたは私が見えていると思うが、実は私を見ているのではなく"視覚的な情報としての私"を見ているのに過ぎない」といっている。また、「事実は、あなたの脳が視覚的な情報の断片を組織化して"私のモデル"を自分でつくり、"今、目の前の私を見ている"と自己意識させているということ」だともいっている。

つまり、自己意識とは、脳が物理世界を情報世界に変換する時、それを変換しているのは自分なのだとメタ認知することである。メタ認知とは「自己の認知過程を認知すること」である。何かを見ているのは自分であるという意識、何かを聴いているのは自分であるという意識、身体を動かしているのは自分であるという意識はすべて、「自分が自分であるという意識」に根ざしている。

　そうした自己意識は「自己参照性」と「自己完結性」という特性をもち、物理的な外部世界と自己との相互作用に対応して、脳のなかに情報世界としての「世界と自己との関係」をつくることによって生成される。その世界と自己との関係のあり方が「行為」であり、その関係の多様性が「行為の多様性」なのである。

　したがって、「自分が自分である」という自己意識（メタ認知）は「"私"というイメージ」の総体であり、究極的には「物理世界の自己が情報世界の自己へと変換すること」によって誕生すると考えるべきであろう。自己意識も、自己意識によって生み出される行為も、すべて脳がどのように情報をイメージに変換するかによって決まる。サックス（Sacks）[78]は、「人は目だけではなく、脳で見ている」「イメージすることは、脳で見ることである」と述べている。世界の客観には、私の主観が先行する。その意味で、「自己意識」もイメージなのである。

人間は過去、現在、未来の空間を生きている

　そして、自己意識は"身体経験"として記憶されている。また、未来の自己意識は現在の"身体経験"がどのように記憶されるかによって変化する可能性がある。

　身体経験は個人の行為の来歴として記憶されている。過去の自己意識が記憶されていなければ、現在の自己意識はないし、未来の自己意識も生まれないだろう。

　近年の脳科学は、過去の行為を思い出す時と、未来の行為をイメージする時には、同じ脳領域（頭頂葉・側頭葉－前頭葉連合野経路）が活性化することを明らかにしつつある。

　人間は過去、現在、未来の空間を生きている。だから、"私"は、過去の空間にも、現在の空間にも、未来の空間にも存在している。それが「空間を生きる」ということである。

文　献

1) 空間認知の発達研究会（編）：空間に生きる；空間認知の発達的研究．北大路書房，1995．
2) Piaget J：The construction of reality in the child. Basic Books, 1954.
3) 波多野完治（編）：ピアジェの認識心理学．国土社，1973．
4) Bruner J：Studies in cognitive growth. John Wiley & Sons, 1966.（岡本夏木・訳：認識能力の成長．明治図書，1968）
5) Mach E（廣松渉・訳）：感覚の分析．法政大学出版，1971．
6) Arbib M：The metaphorical brain；Neural networks and beyond. John Wiley & Sons Inc, 1989.（金子隆芳・訳：ニューラルネットと脳理論．サイエンス社，1992）
7) Perfetti C，宮本省三，沖田一彦（小池美納・訳）：認知運動療法：運動機能再教育の新しいパラダイム．協同医書出版社，1998．
8) Ungerleider L, Mishkin M：Two cortical visual systems. In：analysis of visual behavior. Cambridge, MIT press, 1982.
9) Kosslyn S：Two types of image generation；evidence for left and right hemisphere processes. Neuropsychologia 33：1485-1510, 1995.
10) Paillard P：Brain and Space. Oxford UP, 1991.
11) Murray M, Wallace M：The neural bases of multisensory processes. CRC Press, 2011.
12) Berlucchi G：The body in the brain；Neural bases of corporeal awareness. Trends in Neurosciences 20：560-564, 1997.
13) 宮本省三：脳のなかの身体．講談社現代新書，2008．
14) Kenshalo D：The skin senses. Charles Thomas Publisher, 1968.
15) Schwoebel J, Coslett B：Evidence for multiple, distinct representation of the human body. Journal of Cognitive Neuroscience 17：543-553, 2005.

16) Polanyi M：The tacit dimension. Routledge & Kegan Paul Ltd, 1966.（佐藤敬三・訳：暗黙知の次元；言語から非言語へ．紀伊国屋書店，1980）
17) Coslett H, Saffran E, Schwoebel J：Knowledge of human body；A distinct semantic domain. Neurology 59：357-363, 2002.
18) Bottini G：Rappresentation dello schema corporeo (in Lucignani G, Pinotti A：Immagini della mente；Neuroscienze, arte, filosofia, pp189-205). Raffaell Cortina Editore, 2007.
19) Buxbaum L, Coslett H：Specialized structural descriptions for human body part. Cognitive Neuropsychologia, 18：289-306, 2001.
20) Sirigu A, Grafman J, Bressler K：Multiple representations contribute to body knowledge processing；Evidence from a case of autotopagnosia. Brain 114：629-642, 1991.
21) Pick A：Storung der orientierung am eigenen korper. Psychol Forsch 46：303-318, 1922.
22) Lucignani G, Pinotti A：Immagini della mente；Neuroscienze, arte, filosofia. Raffaell Cortina Editore, 2007.
23) Previc F：The neuropsycology of 3-D space. Psychological Bulletin 124：123-164, 1998.
24) 榎本玲子，山上精次：空間認知の身体化現象とその機序をめぐって．専修人間科学論集（心理学篇）1：61-69, 2011.
25) Perfetti C, 宮本省三, 沖田一彦（小池美納・訳）：認知運動療法；運動機能再教育の新しいパラダイム．協同医書出版社，1998．
26) Cassirer E：Die philosophie der symbolischen formen. Die Sprache, 1923.（生松敬三，本田元・訳：シンボル形式の哲学．岩波文庫．1989）
27) Schilder P：DAS KORPERSCHEMA. Verlag von Julius Springer, 1923.（北条敬・訳：身体図式；自己身体意識の学説への寄与．金剛出版，1983）
28) Head H, Holmes G：Sensory disturbances from cerebral lesions. Brain 34：102-254, 1911.
29) 河野哲也：主観の空間性と心身問題；幻影肢と身体図式に関する哲学的考察．哲学 95：15-37, 三田哲学舎，1993.
30) Schilder P：The image and appearance of the human body. International University Press, 1935.（秋本辰夫，秋山俊夫・訳：身体の心理学；身体のイメージとその現象．星和書店，1987）
31) 北条敬：身体認知障害．青労医誌 6：1-10, 1996.
32) 宮本省三：片麻痺；バビンスキーからペルフェッティへ．協同医書出版社，2014.
33) 衛藤裕司：ボディ・イメージとその類縁概念．大分大学教育福祉科学部研究紀要 21：325-333, 1999.
34) Gorman W：Body image and the image of the brain. Warren H. Green Inc, 1969.（村山久美子・訳：ボディ・イメージ；心の眼でみるからだと脳．誠信書房，1981）
35) Kandel E, Jessell T：Principles of neural science. McGraw-Hill Inc, 2013.（金澤一郎，宮下保司，監訳：カンデル神経科学．メディカル・サイエンス・インターナショナル，2014）
36) Gallace A, Spence C：Touch and the body；The role of the somatosensory cortex in tactile awareness. Psyche 16：30-67, 2010.
37) Dijkerman H：Somatosensory processes subserving perception and action. Behavioral and Brain Sciences 30：189-239, 2007.
38) Hecaen H, Albert M：Human Neuropsychology. John Wiley & Sons Inc, 1978.（安田一郎・訳：神経心理学．青土社，1990）
39) Sakata H：Somatosensory properties of neurons in the superior parietal cortex (area5) of the rhesus monkey. Brain Res 64：85-102, 1973.
40) 酒田英夫：触覚とその周辺；身体図式のメカニズム．日本ロボット学会誌 2：92-93, 1984.
41) Anokhin PK：Biology and neurophysiology of the conditioned reflex and its role in adaptive behavior. Pergamon Press, 1974.
42) Kelso G：Human motor behavior. Lawrence Erlbaum Associaters, 1982.
43) Roland P：Supplementary motor area and other cortical areas in organization of voluntary movement in man. J Neurophysiol 43：118-136, 1980.
44) 大塚哲也：上肢切断者の幻肢．災害医学 16：541-548, 1973.
45) Ramachandran V, Blakeslee S：Phantoms in the brain；Probing the mysteries of the human mind.（山下篤子・訳：脳のなかの幽霊．角川書店．1999）
46) Botvinick M, Cohen J：Rubber hand "feel" touch that eyes see. Nature 391：756, 1998.
47) Goodwin G, McCloskey D：Proprioceptive illusions induced by muscle vibration；Contribution by muscle spindles to perception. Science 175：1382-1384, 1972.
48) Lackner J：Some proprioceptive influence on the perceptual representation of body shape and orientation. Brain 111：281-297, 1988.
49) 内藤栄一：体性感覚のイメージング．神経進歩 48：249-260, 2004.
50) Ramachandran V, Hirstein W：The Perception of phantom limbs；The D O.Hebb lecture. Brain 121：1603-1630, 1998.
51) Rizzolatti G：Mirrors in the brain；How our minds share actions, emotions, and experience. Oxford University Press, 2009.（柴田裕之・訳：ミラーニューロン．紀伊國屋書店，2009）
52) Holmes N, Spence C：The body schema and the multisensory representations of peripersonal space. Europe PMC Funders Group, Cogn Process 5：

53) Lederman S, Klatzky R : Extracting object properties through haptic exploration. Acta Psychologica 84 : 29-40, 1993.
54) Jones L, Lederman S : Human hand function. Oxford University Press, 2006.
55) Katz D : Der aufbau tastwelt. Zeitschrift fur Psychologie, 1925.（東山篤規・訳：触覚の世界．新曜社，2003）
56) 岩村吉晃：手の運動の触覚的制御．神経進歩 41：78-85, 1998.
57) Berthoz A : The Brain's sense of movement. Harvard University Press, 2002.
58) Rizzolatti G, Fadiga L, Gallese V : Premotor cortex and the recognition of motor action. Cogn Brain Res 3：131-141, 1996.
59) 田岡三希，戸田孝史：大脳皮質体性感覚野の情報処理機構と触知覚．神経進歩 48：239-247, 2004.
60) Manzoni T, Barbaresi P, Conti F : The callosal connection of the primary somatosensory cortex and the basis of middle fusion. Exp Brain Res 76：251-266, 1989.
61) Jeannerod M : The representing brain ; Neural correlates of motor intention and imagery. Brain Behav Sci 17：187-245, 1994.
62) Desmurget M, Sirigu A : A parietal-premotor network for movement intention and motor awareness. Trends in Cognitive Sciences 13：411-419, 2009.
63) Desmurget M, Sirigu A et al. : Movement intention after parietal cortex stimulation in humans. Science, 342：324-330, 2009.
64) Merleau-Ponty M : Phenomenologie de la perception. Gallimard, 1945.（竹内芳郎，小木貞孝・訳：知覚の現象学．みすず書房，1967）
65) 入来篤史：サルの道具使用と身体像．神経進歩 42：98-105, 医学書院，1998.
66) Maravita A, Iriki A : Tool for the body schema. Trends in Cognitive Sciences 8：79-86, 2004.
67) Rizzolatti G, Fogassi L, Gallese V : Neurophysiological mechanisms understanding and imitation of action. Nat Rev Neurosci 2：661-670, 2001.
68) Gallese V : The birth of intersubjectivity. Norton & Company, 2014.
69) 村田哲：ミラーニューロンの明らかにしたもの；運動制御から認知機能へ．日本神経回路学会誌 2：52-60, 2005.
70) Gallese V, Goldman A : Mirror neuron and the simulation theory of mind reading. Trends in Cognitive Sciences 12：493-501, 1998.
71) Gibson J : The Perception of Visual World, 1950.（東山篤規・訳：視覚ワールドの知覚．新曜社，2011）
72) Lee D : A theory of visual control of braking based on information about time-to-collision. Perception 5：437-459, 1976.
73) Sirigu A, Grafman J, Bressler K : Multiple representations contribute to body knowledge processing ; Evidence from a case of autotopagnosia. Brain 114：629-642, 1991.
74) Gallagher S, Cole J : Body Schema and Body Image in a Deafferented Subject. Journal of Mind and Behavior 16：369-390, 1995.
75) 前田貴記，三村将：体感幻覚；身体の非自己化の体験．BRAIN and NERVE 66：363-366, 2014.
76) Gallagher S, Zahavi D : The phenomenological mind. Routledge, 2008.（石原考二・監訳：現象学的な心．勁草書房，2011）
77) Bateson G : Mind and narure. Institute for Interciltural Studies, 1979.（佐藤良明・訳：精神と自然；生きた世界の認識論．新思索社，2001）
78) Sacks O : The mind's eye. Knopf, 2010.（大田直子・訳：心の視力．早川書房，2011）

第21章

コミュニケーション行為

[1] 世界と対話するための行為

人間の"心の進化"を加速させた要因

　行為（action）とは「世界との対話」による「コミュニケーション（communication）」である。そして、あらゆる動物の行為は環境への適応である。したがって、人間の行為も環境への適応である。しかし、それは勝者の論理ではなく敗者の論理であった。ここにサルから人間への「心の進化」の分岐点がある。

　まだ人間がサルの仲間であった頃、後に人間（ホモ・サピエンス）となる類人猿は他のサルに樹上生活への適応という点で競争に敗れ、サバンナでの地上生活へと移行した。

　その敗因は足で木の枝をつかんで移動する能力に必要な「母指と足指の対立機能」の進化が遅れたためであろう。サルの足は母指と足指で枝をつかむことができたが、人間の足の母指は他の足指と平行しており枝をつかむことができなかった。

　この小さな差異は樹上生活での移動能力に大きな影響を及ぼし、生存競争を不利にした。そのため人間はサバンナという厳しい環境に直立二足歩行で適応する道を選択した。その方が生存に有利だと考えたのではなく、生き延びるためにはそうするしかなかったのだろう。

　それは約450万年前のアフリカ大陸でのことだが、その後すぐに現在の人間のような行為を獲得したわけではない。そこには「心の進化」を加速させるさまざまな要因が関与しており、簡単にまとめると次のようなプロセスを経ている。

人間の心の進化を加速させた要因
① 樹上生活
② 直立二足歩行
③ 上肢の自由化
④ 手の対立機能の発達
⑤ 指差し
⑥ 身振り
⑦ 道具使用
⑧ シンボル操作
⑨ 言語の獲得
⑩ 社会、文化の形成

　すべては「①樹上生活」に始まった。姿勢調節、手の把持機能、空間認知能力などが発達した。サバンナに進出して「②直立二足歩行」という運動革命が起こった。その結果、「③上肢の自由化」が生じた。

　しかし、足は必ずしも退化したわけではない。人間の足の解剖学的な特徴として、確かに足の母指は他の足指と平行になり、母指と足指の対立で枝や物体をつかむ能力を失っている。だが、それに代わって直立二足歩行に必要なバネ状の足のアーチが体重のショック吸収のために形成され、地面を足で知覚する能力が発達して立位姿勢制御や歩行制御に利用できるようになった。足の母指の対立機能の進化の遅れはサバンナでの地上生活への適応をもたらした。

　また、上肢の自由化は「④手の対立機能の発達」「⑤指差し」「⑥身振り」「⑦道具使用」をもたらした。もちろん、それ以前に樹上生活で枝をつかむために上肢や手を使う運動能力はすでに獲得していた。しかし、樹上生活では姿勢制御、移動、食

物摂取に限定されていた。これに対して直立二足歩行後の上肢や手を使う運動能力は、手の対立機能の発達を促した。手で物体を運搬したり、果実や魚などの食物摂取や動物の死体を手で処理して食べる方法など、手の巧緻的な運動技能（skill）を多様化させた。

特に、上肢を使う運動能力の発達は、他者とのコミュニケーション（情報伝達）としての指差しや身振りを生み出したと考えられる。おそらく、最初は何かの対象を手で指差すという単純なものであったが、徐々に複雑な身振りを使用するようになってゆく。

それは高次な意識を生み出す"知性の飛躍"であったと考えられる。指差しや身振りは単純な運動能力を超越するものであり、それは身体の動きが別の何かを直示的に表現することである。いわゆる記号（サイン）の誕生である。指差しや身振りの理解には記号が意味であることを理解しなければならないという人間に固有の他者とのコミュニケーションの秘密が潜んでいる。

さらに、上肢の自由化は石器などの物体の道具使用をもたらした。道具使用の発達には母指の対立機能に根ざした物体の把持とつまみが欠かせない。それによってサルの一種である人間が自然界の頂点に君臨するようになるとは神様（サムシング・グレート）も想像していなかっただろう。

当初の石器や矢じりなどの道具使用は物体の属性（硬さ、鋭利さ、重さなど）を利用するものであった。主に食物の調理には石器が、狩りには矢じりが使われたと思われる。それによって栄養補給が効率的となり、身体のみならず脳の発達を促す要因となった。これには"火の使用"も関わってくる。

また、手の道具使用には物体を"武器"として活用するという大革命があったことも指摘しておかなければならない。映画『2001年宇宙の旅』で、動物の死体を食べていた一匹のサルが、死体の長い大腿骨を手でつかみ、近づいてきた他のサルを殴り殺して叫び声を上げるシーンがそれを象徴している。

これこそが真の意味で人間が自然界の頂点に達する脳の発達を促進したといえるかもしれない。それは暴力の獲得であり、弱肉強食の動物界を生き残る術であったのだ。石器に棒をつけて斧として活用することで、他の動物を殺生する能力は格段に増したはずである。さらに、それは槍投げへと代わり、離れた場所から他の動物を殺生する飛び道具へと変化していったのであろう。

これは物体の属性を利用すると同時に、物体に新しい機能を加えることに他ならない。また、それは自己の身体の延長として物体を使うことであり、さらにそれは人間が"道具を製作する"という知性に到達したことを意味する。

そうして殺生能力の高い道具を製作できるようになった人間は"狩猟（ハンティング）"を始める。ハンティングとは野生動物、特に鳥類や哺乳類を意図的に捕獲することである。また、狩猟は一人で行うよりも集団の方が効率がよい。狩猟によって人間の集団的な生活が始まり、その生活に必要な必需品を野生動物から獲得できるようになった。動物の皮を衣服として身に着けて寒さを防ぐことを覚えたのもこの頃だろう。

ハンティングは危険を伴うが、得るものも大きい。道具を武器として使用することを覚えた人間はハイリスク・ハイリターンの道を選択し、その命がけの戦いの勝利のために仲間と集団で生きることを選択したのであろう。また、狩猟集団が大きいほど新しい武器や戦術を誰かが思いつく可能性も高まる。勝利のためには新しい戦術を思いつく必要があった。問題解決のためのストラテジーの多様化が思考を発達させる。狩猟のための武器の開発だけでなく、気候変動に適応するための衣服や住居も工夫して生存効率が高まったはずである。

それによってアフリカを旅立った人類は、何百万年という悠久の時間を経て地球規模で生活圏を移動し、ヨーロッパ、アジアへと拡散していった。そうして人類は一万数千年前にまだ当時は地続きだったベーリング海峡を越えてアメリカ大陸の南端にまで拡散し、地球の全大陸で生活してゆくことになる。

そして、この集団での狩猟生活は「⑧シンボル操作」という驚異的な脳の発達をもたらした。

他者と一緒に狩りをする時、その対象（動物の種）のみならず空間的な位置や時間を互いに共有する必要がある。その方法論、戦術、結果、結果

後の対処、喜怒哀楽などの情動も共有する必要がある。また、集団行動にはさまざまなルールが存在しており、規律を共有する必要がある。

これらを互いに確認し合うためには、それを象徴化（シンボル）する架空の何かを定め、その意味を自己と他者が互いに理解し合うことが求められる。そのためには高次な思考力や想像力（イメージ）が不可欠となる。また、それらを統括する有能なリーダーも必要であろう。

おそらく、この集団での狩猟生活におけるシンボル操作は、リーダーによる指差しや身振りと顔の感情表現から始まったと考えられる。

特に、"手指の指差しや身振りによる意味的な表現"と"顔の感情表現による意味的な表現"はシンボル操作の複雑化の現れであろうし、それには他者の視線への注意が必要だったはずである。この頃、アイコンタクトも始まったと思われる。

また、指差しや身振りは本人にとって体性感覚的な運動であるが、他者はそれを視覚的に認知し、その後に意図を理解したことを体性感覚的な運動で返答するという"非言語的な意思疎通（ノンバーバル・コミュニケーション）"を生み出したはずである。

やがて、身体によるシンボル表現は"発声"を伴う意思疎通へと変化してゆく。もちろん、必ずしもシンボル操作の獲得において身振りが発声に先行するとは限らず、発声が身振りに先行することもあるだろうが、それらが意味的に一致することがシンボルを共有することである。

それによって人間は「⑨言語の獲得」という地球上で唯一無二の絶対的な存在へと進化を遂げる。それは前頭葉の発達の賜物であった。

その後、各地の生活圏で"農耕"が始まり、人々は住居をつくって地域に定着するようになる。海洋に船で進出し、"漁師"も出現する。人々は交流し、部族を形成し、人間同士の闘いを繰り広げ、さまざまな知恵や知性が無数に誕生し、最終的には身振りがなくとも絵画、文字、音声で意味を伝達し合う「⑩社会、文化の形成」へと到達する。

それは人類が450万年前に樹上生活からサバンナに進出した時から449万年かけて"心の進化"を遂げてきた証である。

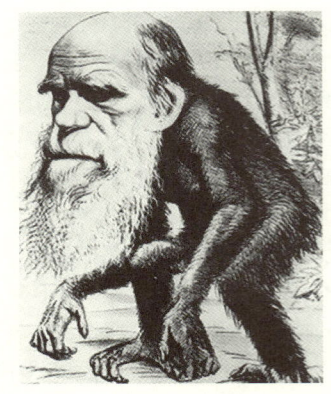

図1 ダーウィンの進化論 (Hornet, 1871)

そして、その後、さらに1万年という時間が流れ、1859年にダーウィン（Darwin）[1]が『種の起源』で「人間はサルから進化した」と発表した（図1）。

人間は"象徴を操る動物（シンボリック・アニマル）"である

こうした"心の進化"を加速させたさまざまな要因の中で特に注目しておきたいのは、指差し、身振り、道具使用という身体運動に由来してシンボル操作や言語が獲得されている点である。

カッシーラー[2]によれば、人間は「シンボリック・アニマル（象徴を操る動物）」である。人間は記号や象徴を理解し、その情報を他者と共有してコミュニケーションする。動物が本能や直接的な知覚によって行為するのに対して、人間はシンボルという情報を介して「コミュニケーション行為」する。したがって、その意味で人間は「象徴を操る動物」だともいえる。

コミュニケーション（communication）とは自己と他者との意図の情報伝達であり、対話であり、行為である。それは社会生活を営む人間の間で営まれる感情、知覚、思考の情報伝達のことである。その情報伝達にはまなざし（視覚）、身振り（体性感覚）、音声（聴覚）、匂い（嗅覚）などがシンボルとして使われる。

シンボルは"リアリティ（実在性）"の知覚を構造づけ、それに概念や意味を与えて世界と関わ

る。また、それゆえに現実世界には実存しないユートピアのような空想世界を想像することもできる。行為の世界、言葉の世界、本の世界、芸術の世界、そして科学の世界もすべて、シンボルを介した思考によって構築された世界であり、それは共有されて人間独自の社会や文化をつくりだした。

カッシーラー[3]は人間の世界は"思考のシンボル形式"によって構築されていると解釈しているが、それはカント（Kant）の「人間は現実の世界（actual world）を完全に認識することはできないが、人間が世界や現実を認識するその仕方（形式）を変えることはできる」という考え方に由来しているという。

人間の脳がシンボル操作や情報伝達を獲得し、記号や言語に満ちた社会文化を形成するに至るまでには悠久の歴史があった。それは直立二足歩行から始まった独自の行為の進化の賜物である。また、こうした人間の系統発生的な行為の獲得プロセスは、一人の子どもの誕生に始まる個体発生的な行為の成長プロセスにおいても認められる。

"知性の飛躍"によるコミュニケーション行為の発達

重要なのは、人間が"心の進化"の過程で獲得した「コミュニケーション行為」の本質とは何かという点である。

確かに、人間の行為は環境への適応の産物だが、それは単なる自然界への環境適応のみでなく、指差し、身振り、道具使用、言語などによって「間主観性」を共有し、他者と共に生きる社会文化が形成された世界で遂行される「シンボルや情報を媒介した行為」だといえるだろう。つまり、人間の行為は人間の生活世界の文脈でのみ意味をもつということだ。

人間の行為が意味をもつのは、サルと遺伝子的にはほとんど変わらない人間が「身体を使って世界に複数の意味を与える」（Perfetti）ことができるまでに進化したからである[4]。それは人間の"物理的な身体"が自己や他者のシンボル操作や情報操作に影響を与える"精神的な身体"でもあると解釈できるようになったことを物語っている。

どうしてそれが可能であったのだろうか。その謎を解くヒントは"知性の飛躍"による「コミュニケーション行為」の発達にある。人間の行為は環境への適応だが、世界との対話（物体や他者とのコミュニケーション）に意味を与える認知過程（知覚、注意、記憶、判断、イメージ、問題解決）の発達が"心の進化"の原動力である。そして、それによって人間の脳は自己の意識体験（出来事・エピソード、感情、意味・物語）を記憶する"高次な意識"を獲得したと考えられる。

言語も行為である

そして、身体的なコミュニケーション行為に由来する高次な意識は言語による対話へと進化する。言語の使用によって社会文化が生まれ、文明が誕生する。人間同士のコミュニケーションは爆発的に拡大、複雑化したことだろう。それによって、左脳の大脳皮質には「ブローカ野（運動性言語中枢）」や「ウェルニッケ野（感覚性言語中枢）」が出現し、前頭葉の精神（思考、問題解決、想像力）の発達を驚異的に促進した。

それゆえ、現代でも言語は精神的なコミュニケーションの鍵と捉えられ、身体的なコミュニケーションとは区別されている。しかしながら、言語の他者との対話機能を重視し、言語を「行為」だと主張する言語学者たちもいる。

特に、オースチン[5]はパース（Peirce）の言語記号論（統辞論、意味論、実用論）に対応させ、"パフォーマティブな言語"の情報伝達を重視する「言語行為論」を展開している。

オースチンの言語行為論では、言語は「発語行為」「発語内行為」「発語媒介行為」に区分される。ここでは子どもと母親のコミュニケーションに着目してみよう。たとえば、子どもが学校から帰ってきて、母親に「何か食べたい」と言ったとしよう（発語行為）。これを母親は「お腹がすいている」と意味的に解読する（発語内行為）。そして、母親は「料理をつくる」という行為を遂行する（発語媒介行為）。

これは子どもの「何か食べたい」という言葉

が、母親に働きかける「行為」であったことを物語っている。母親が料理をつくることによって、子どもは自分の言葉の意図の実現を確認する。オースチンの言語行為論では、行為は意図の実現であり、その意味で言語も行為なのである。

また、オースチンの「言語行為論」を身体と物体の相互作用に対応させると、「発語行為⇒関節運動や筋収縮」、「発語内行為⇒物体の知覚探索」、「発語媒介行為⇒行為の遂行（意図の実現）」に対応していることが理解できるだろう。

"知性の飛躍"は、人間に特有の行為を生み出した。コミュニケーション行為を身体的な行為（身体と物体との対話）に限定すべきではない。それは言語による対話（自己と他者とのコミュニケーション）という行為も生み出したのである。

オースチンの言語行為論

- 統辞論（syntactics）＝発語行為
  子どもが「何か食べたい」と言う。
- 意味論（semantics）＝発語内行為
  母親はお腹がすいていると意味的に解読する。
- 実用論（pragmatics）＝発語媒介行為
  母親が「料理をつくる」という行為を遂行する。

人間は"模倣するサル"である

"心の進化"の加速にはシンボルや情報を媒介とした"知性の飛躍"が必要であった。それによって世界と対話するための「コミュニケーション行為（指差し、身振り、道具使用、言語）」が生まれた。これがすべての動物のうちで人間だけが特別な存在になった唯一の理由である。

その奇跡を可能にしたものが何かを考えてゆく出発点に、アリストテレスの言葉を記しておこう。

> 人間はすべての動物のなかで最もよく「模倣する動物」である。人間が最初に認識を獲得するのは、まねることによってである。

指差し、身振り、道具使用、言語は"模倣"によって獲得される。それは脳が他者の身体の動きを自己の身体の動きに取り込むことである。子どもは両親の行為を真似るという模倣によって発達する。それは他者の行為を自己の行為に取り込むことである。

ただし、模倣には"身体の動きの模倣（形態模倣）"と"身体の動きの意味の模倣（意図模倣）"があることに注意すべきである。たとえば、前者は他者の身体の動きを見て、それと同じ身体の動きを行う模倣である。後者は他者の指差しを見て、それと同じ指差しを行う模倣である。前者は子どもが日常生活の行為を学習するのに必要な模倣である。それは他の動物でも行う。一方、後者の指差しの模倣は人間に特有な模倣である。そこには身体の動きが別の何かを表示するという意味の理解がある。不思議なことに、この意味を理解するのは人間の脳だけである。

そして、この不思議な脳の営みによって、「模倣するサル」は信じられないほどに豊かで多様な「人間の行為」を育むようになる。

[2] "指差し"という行為

乳児は1歳を過ぎると、指差しをする

ここでは人間の「コミュニケーション行為」を理解する出発点として母親と乳児の"指差し（pointing）"に着目する。

ヴィゴツキー[6]は子どもの発達における指差しの理解から思考や言語が生まれる可能性を指摘したことで有名である。人間の脳は指差しを見ることで他者の身体の動きが「別の何かを象徴」していることを理解する。

たとえば、中国の諺に「指が月をさすとき、愚者は指を見る」というものがある。これは道理を教えても文字や言葉のはしばしにこだわって本質を理解しようとしないことの喩えである。

一体、指差しは何を象徴しているだろうか。指差しは、その先の「何か」を表現しているのであり、それが「物を象徴している」ということを知らなければ、指差しの記号的な意味を理解できない。

つまり、指差しとは「あるものを、その物とは別のものによって、その物の代わりに間接的に表現し、他者に知らせる」という「行為」である。

乳児は9か月を過ぎると、母親の指差しを理解するようになる。母親が乳児の手の届かないところにある"玩具（オモチャ）"を指差すと、その玩具を見て注意を向けるようになる。この母親が指差しによって乳児に物体としての玩具（たとえば犬のぬいぐるみ）を指し示すことを「直示的教示」というが、この身振りこそが「言語的教示（物体を名称で呼ぶ直示的教示）」に先行する母親と乳児とのコミュニケーションの出発点である。

そして、乳児は1歳を過ぎると、自分から指差しをするようになる。

共同注意

この指差しという直示的教示は「共同注意（joint attention）」の始まりでもある。共同注意は母親が指差した物体を乳児が注視する9か月頃から始まる。これをトマセロ[7]は「9か月革命」と呼んでいる。その後、乳児はまだ言葉を話せないが、自分からさまざまな物体を指差すようになる。それによって自分の欲求や興味を母親に伝えようとする。したがって、母親の指差しが物体を表していることの理解が、乳児が物体を指差すことに先行する。乳児が指差した物体を母親が注視することは、乳児にとっては自分が母親の指差しに対して物体に注意を向けたことの反映である。つまり、自己の経験を母親が模倣するかのように行っている。

"まなざし"の共有

この共同注意を求める指差しの目的は、母親の子どもに対する"まなざし"の共有である。

シャンジュー（Changeux）[8]は、これをティツィアーノの『ウサギの聖母』の絵画で説明している。この絵画では指差しは描かれていないが、指差しと同じ意味をもつ絵画である。なぜなら、聖母は子どもの"まなざし"が、自分が手にするウサギに向けられていることを確認しようとしているからである。また、この瞬間に聖母は「ウサギ」

第V部 身体化された心

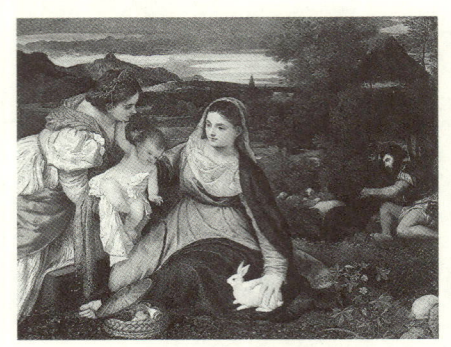

図2 ティツィアーノ『ウサギの聖母』(1530)

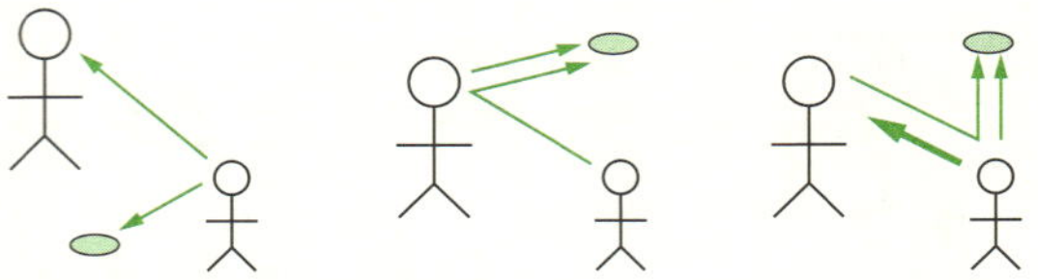

図3 まなざしの共有
左：母親が注意している物体を確認する。
中：母親が注意を向けている視線を追う。
右：母親が注意を向けている物体を自分も見た後、自分の視線を母親に差し向ける（まなざしの共有）。
(Changeux, 2002)

という言葉を発するかもしれない（**図2**）。

このようにして子どもは9か月から12か月で母親が注意している物体を確認する。11か月から14か月頃には母親が注意を向けている視線を追う。そして、13か月から15か月になると母親が注意を向けている物体を自分も見た後、自分の視線を母親に差し向ける（まなざしの共有）（**図3**）。

指差しの理解には共同注意と"まなざし"の共有が必要である。それは物体の共有ではなく、意識の共有のことである。ここには一人の世界から二人の世界への移行がある。だからだろうか、乳児が指差した玩具を母親が取って手渡すと、乳児はそれを喜び、玩具で遊ぶ。これは情動（emotion）の共有でもある。

模倣

だが、母親の指差したものを見て乳児がその玩具で遊んだだけでは指差しを理解したことにはならない。乳児が母親に向けて指差しをすることが指差しの意味を理解することである。そして、これには「模倣（imitation）」が必要である。行為の学習において乳児はまず形態模倣し、その後に意図模倣ができるようになる。

模倣は指差しの学習だけでなくすべての行為の発達の基礎であるが、模倣するためには知識がなければならない。模倣する時、乳児はどのようにすれば運動が特定の目的を達成するかを知っていなければならない。その知識なしで心的なシミュレーションが作動することはない。単に模倣が模倣で終わるのなら、指差しが何かを象徴しているという知識には至らない。つまり、その意味することがわからない。

模倣するということは身体の動きを模倣することに留まらない。その身体の動きを注意深く観察し、その行為によってどのような情報を得ようとしているかに気づく必要がある。

特に、人間の認知システムは他者の行為を観察することによって、その行為の結果についての知識を得ることができるようにつくられているのかもしれない。他の動物ではそうした行為の結果から他者の意図を推察するような知識はほとんどない。あったとしても、それは生命維持に関わる限定したものにすぎない。一方、人間は他者の行為を観察して、それらを模倣することによって利益を得る。

模倣とは「観察された行為の意図を理解して、それを再現する能力」である[9]。模倣は、乳児の発達過程で非常に多く出現する。また、この意味での模倣は主に人間の乳児に限定される。トマセロ[7]は、この模倣が乳児の発達に非常に有益な結果をもたらすことを「文化学習」と呼んでいる。つまり、模倣は人間の文化の産物なのである。

乳児の模倣する能力は、これまで数十年の間、発達心理学者にとって興味深いテーマであった。まず最初に心理学者は模倣がかなり遅れて発達する認知能力であると考えていた。たとえば、ピアジェ[10]は乳児の模倣は生後約8〜12か月まで現れないと主張していた。それよりも若い乳児は観察した他者の行為を自己の脳の内部に発生する運動イメージと適合させる能力が欠如していると考えられたのである。

このピアジェの定説に挑戦したのがメルツォフとムーア[11]である。彼らの1977年の画期的な研究によって、模倣が新生児でさえ起こることが証明された。新生児に大人の唇の突出や口を開くと

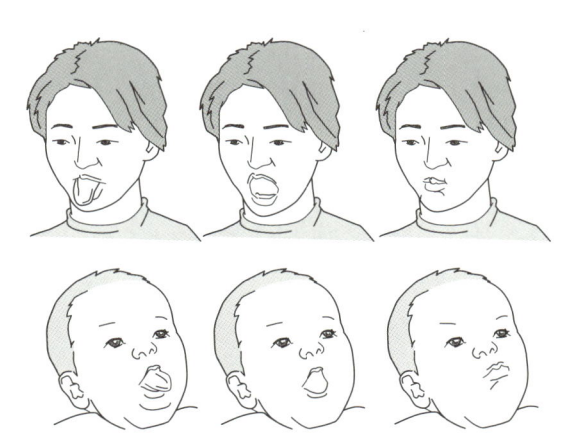

図4　新生児は表情を模倣することができる
（Meltzoff, 1977）

いった単純な運動を眼前で示すと、これらの表情を再生することが可能であることがわかった（図4）。この「新生児は表情を模倣することができる」という発見は驚きであった。新生児の模倣能力は大人が想像している以上であったからだ。その後、かなりの追試的な研究が行われ、それが必ず常に出現するものでないことも判明したが、ほとんど視覚的な知覚が成立していないと考えられていた新生児が模倣するというのは一定の事実であるようだ。

こうした新生児に出現する表情の模倣は乳児の反射とは異なる。まず最初に乳児は舌を突出させるような身体の動きに導かれる行為を模倣するが、生後6か月頃には乳児は「ガラガラを振る」といった手の行為を模倣することもできる。

さらに、1993年にメルツォフ[12]は、1歳以内の模倣には顔の感情表現が含まれていることを発見した。それは「感情的な表情の乳児の模倣が母親の感覚状態にマッチする」ことを示しており、「乳児が感覚状態から感情をつくっている」と主張した。

これは乳児が自己の情動と他者の情動を接続させており、乳児が物体の動きでなく他者の情動を模倣することを示している。つまり、初期の模倣から他者との「情動調律（affect attunement）」がなされている可能性がある。情動調律とは、他者の感情を推察し、その感情に合わして反応することであり、子どもが社会性を身につけるうえで非常に重要な心的制御能力である。

一方、生後9か月を過ぎると、母親と乳児は指差しという行為を介してコミュニケーションするようになる。母親の指差しを理解することは、母親のまなざしと指差しを一致させることに始まる。最初、このまなざしは頭部の運動方向として認識される。それが指差しとまなざしとの一致である。

また、この母親の指差しに対して、初期段階では物体を手で取ること自体を母親がやって見せなければならない。それが繰り返されることによって、乳児の中で物体を取るという現象が指差しと結びついて連合してゆく。それによって母親の指差しの後に物体を取るという行為を乳児が模倣するようになる。

そして、乳児は1歳頃から乳児が物体を指差すようになる。これは母親の乳児の行為の模倣から始まる。なぜなら、乳児が指差した物体を母親が手で取ることは、母親の指差した物体を乳児が手で取ったことの模倣だからである。

このように母親と1歳ぐらいの乳児は指差しという行為を相互の模倣を介してコミュニケーション的に行うようになる。この何気ない日常の子育ての風景の中に、子どもの意識の発達が潜んでいる。あるいは、それは「意図（intention）」の発達である。

意図の発達

指差しによって自分の意図が他者である母親に伝わり、母親が欲求や興味に応えることは、意図の想起に対して結果の知識を与えることに他ならない。意図が正確に伝われば、玩具という報酬が与えられ、別の物が与えられれば、乳児は違うと感じて泣き出すだろう。そこには意図が仮説であり、その仮説が結果によって検証（比較照合）されるという現象が潜んでいる。

ピアジェ[10]によれば、乳児は生後約8～12か月に、自己の心的表象に自分の行為と他人の行為を活発に利用する。それは自分や他者の行為には意図があり、その意図はある結果を求めていることを知っているということであろう。そうした意図の発達という点でも、指差しという行為の分析は重要である。

精神の誕生と心理的道具

こうした指差しによる意図の交流によって、母親と乳児は二人の直接的な相互作用（二項間の関係性）から、母親と乳児との間に「物体という象徴」を介在させた間接的な相互作用（三項間の関係性）へと発展してゆく。

また、これが乳児の「精神の誕生」を意味すると考えられる。そして、この「乳児の高次な心理機能」としての精神の誕生をモデル化して説明するのが「ヴィゴツキーの三角形」である（図5）。

ヴィゴツキー[13]によれば、人間の乳児の高次な心理機能は、単なる主体（自己）と客体（環境）との相互作用からは生まれない。主体と客体との相互作用のみでは動物レベルの意識（自然的記憶）に留まる。人間の乳児の高次な心理機能には母親（他者）が介入するとともに、「心理的道具（instrumentum）」と呼ばれる社会文化的な記号（媒介的記憶＝象徴）が介入する。

心理的道具には標識、言語、文字、数、数式、図表、地図、設計図といったあらゆる「記号としての心理的道具」と、身体による具体的な操作を必要とする「物体としての心理的道具」とがある。そして、一般的には前者は認知発達を促し、後者は運動発達を促すとされている。

また、心理的道具の活用は道具そのものを変化させるのではなく、自己に働きかける手段となる。つまり、心理に対して働きかける手段なのであって、道具に直接働きかけることをさしているのではない。これによって自己と環境との相互作用に意味が媒介され、客体ではなく、自己という主体に対する認知が発生する。

たとえば、自然的記憶のみでは、主体（A＝subject）と客体（B＝object）の間に単純な連合やパブロフの条件反射が確立されるにすぎない。一方、人間の場合はその連合や条件反射とは別に、何らかの記号を用いる媒介的記憶が介入する。

すなわち、この心理的道具である記号をXとすると、主体Aと客体Bの結合の代わりに結合A－XとB－Xが確立され、それらは同じ結果や意味をもたらすという意識が発生する。その意識は同じ結果をもたらすが、異なる道を通る思考を導く。つまり、AはBであり、BはAであるが、同時にA－XもBであり、B－XもAであるという意識の延長としての精神の誕生である。

これを指差しに置き換えると、指差しはXとしての心理的道具となる。母親（A）が指差し（X）することが物体（B）を表示し、乳児（A）が指差し（X）することは物体（B）を表示するということである。

したがって、指差しは互いの模倣であるが、同時に指差しは「その先の物体を表す」という「方向」の意味を含んだ記号性を有しているのである。

これによって記号が母親と乳児の精神間で「共有」されることになる。

精神間機能から精神内機能への移行

さらに、ヴィゴツキー[6]は指差しが「間主観性」に根ざしているとしたうえで、その核心は「精神間機能（言葉を話せない子どもと母親との相互作用）」から「精神内機能（言葉を話せる子どもと母親との相互作用）」への移行であり、次のような順序で生じるとしている。

精神間機能
（言葉を話せない子どもと母親との相互作用）
❶ 母親の言語教示や指差し
❷ 子どもの注意を変えて全体から命名対象を抽出
❸ 母親と子どもの協同行為
❹ 外言語による子どもの行為

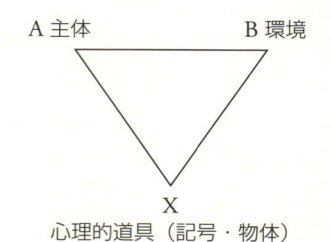

```
      A 主体 ─────── B 環境
           \        /
            \      /
             \    /
              \  /
               X
        心理的道具（記号・物体）
```

図5 ヴィゴツキーの三角形（心理的道具）

精神内機能
（言葉を話せる子どもと母親との相互作用）

❶ 母親の言葉の模倣
❷ 自分自身への外言語による命令
❸ 自分自身への内言語による命令
❹ 内言語による子どもの行為

こうして精神的な言語（記号）に媒介された人間の思考や行為が発生する。ヴィゴツキーは言語や行為の発達は指差しという人間に特有な社会文化的な活動の結果であると解釈している（図6）。

もちろん、指差しの理解もまた「発達の最近接領域（zone of proximal development：ZPD＝子どもが一人で問題解決が可能な現在の発達レベルと、大人の援助を得ることによって達成可能な発達レベルの間（＝差）の領域）」で生じる。

映像的表象、動作的表象、言語的表象の変換

この指差しの意味の理解は乳児の脳内イメージの産物であるが、乳児の指差し時に脳では何が「表象（representation）」されているのだろうか。ブルーナー[14]によれば、脳の表象には「映像的表象」「動作的表象」「言語的表象」の3つがある。

乳児が玩具を指差す前に、まず乳児は玩具を見るだろう。玩具は乳児の脳で視覚表象されているはずだ。この視覚表象を「映像的表象」という。だが、同時に乳児は指差しという運動を行う。乳児の脳では指差しが運動表象されているはずだ。これを「動作的表象」という。この動作的表象は、母親の指差しを見た後に玩具を映像的表象するという経験に基づいて、それを模倣することによって自らの指差しを動作的表象できるようになったものだ。その後、母親が玩具の名前を声に出せば、映像的表象と動作的表象に「言語的表象」が加わる。

重要なのは、乳児が自らの指差しという動作的表象が玩具という映像的表象を象徴していることを知っているということだ。

だが、一体、何を知っているのだろうか？　この時点で乳児は「指差しという動作的表象」が「玩具という視覚的表象」を間接的に象徴していることを知っている。しかし、本来、指差しと玩具とは別のものである。それにもかかわらず指差しが空間内のある場所への方向性を示しており、その場所に玩具が存在しており、指差しは玩具をさし示しているという関係性を理解している。

これは乳児の脳で動作的表象と映像的表象という異なったものが同一のものに実際に見えるから関係づけられているのではない。乳児は指差しが何か別のものを象徴しているという意味的な関係づけを理解している。

つまり、この「意味的な関係づけ」は乳児や母親の目で実際に見える指差しや玩具のことではない。確かに、指差しや玩具は見えるが、その意味的な関係づけは見えない。指差しの先にある玩具を取ってほしいという欲求や意図は視覚的には見えない。実際には、視覚的に指差す手と遠くの玩具の2つが見えているにすぎない。単に指差しを動作的表象しても、玩具を映像的表象しても、意味的な関係づけはけっして見えない。だから、身体の動きの意味の模倣は困難なはずである。事実、他の動物ではできない。

精神間機能（言葉を話せない子ども） → **精神内機能**（言葉を話せる子ども）

母親の言語教示や指差し
↓
子どもの注意をつくりかえる全体から命名対象を抽出
↓
母親と子どもの協同行為
↓
外言語による子どもの行為

母親の言葉の模倣
↓
自分自身への外言語による命令
↓
自分自身への内言語による命令
↓
内言語による子どもの行為

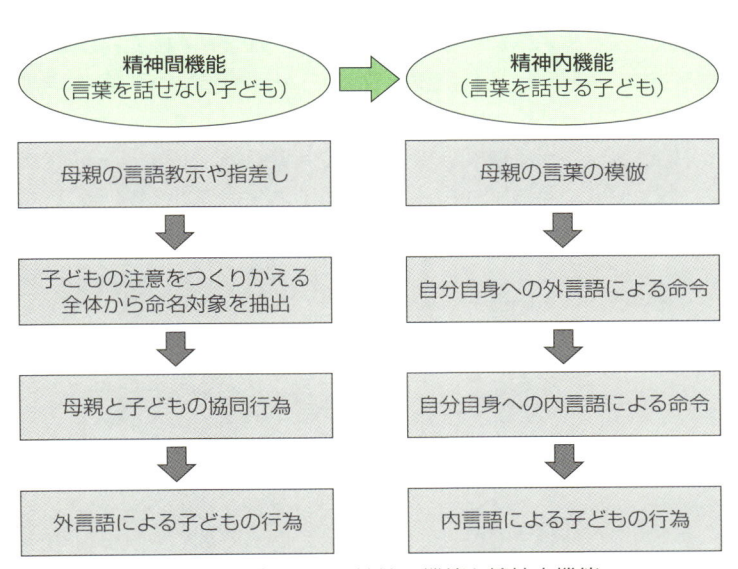

図6　ヴィゴツキーの精神間機能と精神内機能

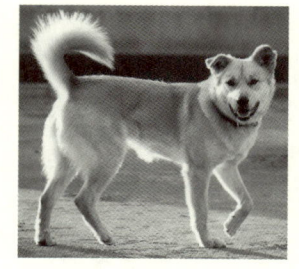

シニフィアンと
シニフィエ

　しかし、乳児は視覚的には見えないにもかかわらず、自己の指差しという身振りが何かを「示すもの」で、その先の玩具が「示されるもの」であるということを知っている。すなわち、ソシュールの言語学における「シニフィアン（signifiant）＝意味しているもの、表しているもの」と「シニフィエ（signifié）＝意味されるもの、表されているもの」の関係性を理解していることになる[15]。

　シニフィアンは「記号表現」のことで日本語では「能記」という。たとえば、「犬」という文字や「いぬ」という音声はシニフィアンである。一方、シニフィエは「記号内容」のことで日本語では「所記」という。犬のイメージ、概念、意味内容などがシニフィエである（図7）。

シニフィアン（signifiant）
　……「犬」「いぬ」「イヌ」「dog」

シニフィエ（signifié）
　……「視覚イメージ」
　……「四足・ワンワン吠える……」
　……「走り回り、顔が突き出ていて、毛に覆われていて、尾があって……」

　また、シニフィアンとシニフィエが表裏一体の対になることを「記号（signe：シーニュ）」という。シニフィアンとシニフィエの関係性は「意味するものと意味されるもの」との関係だが、その関係に必然性はない。犬を「犬」と書き、「いぬ」と発音する必然性はどこにもない。英語では「dog」と書き、「ドッグ」と発音する。その記号はそれぞれの言語によってまったく違う。これを記号の恣意性という。

　しかし、そうした必然性がないにもかかわらず、いったん「犬」や「dog」と記号化されると、その意味は了解され必然化される。「犬」や「dog」という文字を見たり、「いぬ」や「ドッグ」という発音を聞くと、それから想起されるイメージ（たとえば静止していたり、歩いていたり、座っている姿勢の視覚イメージ）や、概念（たとえば動物で、四足で、ワンワンと吠える……など）や、意味内容（走り回り、顔が突き出ていて、毛に覆われていて、尾があって、人間に飼育されていて、その肉は食べない……など）は基本的に同じである。

　したがって、乳児の指差しは「示すもの＝意味しているもの、表しているもの」であり、それはシニフィアンである。一方、その先の玩具は「示されるもの＝意味されるもの、表されているもの」であり、それはシニフィエである。

　また、興味深いのは、乳児が指差した玩具を母親が見て、その名前を発声すれば、シニフィエである玩具にシニフィアンが付与される点である。このシニフィアンとシニフィエの互換性によって、乳児は身のまわりの空間に存在するさまざまな物体や他者が、何かを意味していると同時に意味されている存在であることを理解し、身体の動きの意味を模倣してゆくのであろう。

意味ある行為の誕生

　こうしたシニフィアンとシニフィエの意味的な関係づけによって、乳児の身体の動きは行為となってゆく。単に物体を手足の運動によって知覚する段階から、手足の運動が社会文化的な目的をもつようになってゆく。人間の行為はシニフィアンとシニフィエの意味的な関係づけという認知世界の範疇で発達してゆく。

　たとえば、乳児がコップで水を飲むという行為を考えてみよう。喉が渇いたという生理的欲求を満たすことが水を飲むという行為の目的である。しかし、人間の場合、動物が水辺に顔を持っていって飲むようなことはしない。水の入ったコップを手で持ち、口に持っていって飲む。乳児は母親からそのようにしつけられる。この時、乳児は水

図7　シニフィアンとシニフィエ

を飲む行為をエラーするかもしれない。それは手の行為の発達段階を示している。

しかしながら、ここで重要なのは、乳児が水を飲む行為を試みる段階にすでに認知発達しているという点である。その乳児の手の行為は、母親がコップと呼んでいるシニフィアンが、水を入れる容器としてのシニフィエであることをすでに理解しているからこそ「目的ある行為」として成立している。

乳児の手の動きが人間の行為として意味をなすのは、シニフィアン（一つのコップと呼ばれる物体）に対して、その複数のシニフィエ（物体の複数の意味内容）のなかから、状況に応じて一つのシニフィエ（この場合は水を入れる容器としての物体の機能）を選択しているからに他ならない。

もし、乳児が選択をエラーし、手でコップを意図的に傾けて水をテーブルの上に流せば、その行為は状況に応じて正しく選択されたシニフィエではなくなってしまい、コップで水を飲むという目的ある行為ではなくなってしまう。それを母親は人間の行為だとは認めないから叱るのである。

つまり、ここには行為が人間の行為であるための条件が潜んでいる。要するに、人間の行為は、単に手を器用に使うことだけでなく、適切な「シニフィエの選択（目的に応じた物体の使用方法）」が条件となる。乳児が適切にシニフィエを選択した瞬間に、「意味ある行為」が誕生するのである。

意味ある思考の誕生

意味ある行為の理解は意味ある思考と表裏一体につながっている。ここではヴィゴツキーが『思考と言語』で指摘している「意味的な関係づけ」や「意味ある行為」における「語の語義（意義）」と「語の意味」の差異について説明しておこう。

佐藤[16]によれば、「ヴィゴツキーの言語思想の中核を成しているのは、言葉（word）を自分なりに意味づけ、自分の思想を加えたことば（speech）として使っていく主体の言語的活動であった。その時使われる言葉は、話し手が独自に意味を加えたもの、つまり語の"意味（sense）"的側面である。これは社会的に分け持たれ、他者と共有可能な形の語の"語義（meaning）"とは区別されるものである」という。

さらに、ヴィゴツキー[6]によれば、「言葉の意味（word sense）というのは、その言葉によってわれわれの意識の中に発生する心理学的事実の全体である。意味（sense）は常に動的・流動的で、不動性がある中でもさまざまな領域を持っている複雑な構成体である。言葉の意味（word sense）はそれが使われる文脈の中で変わってくるのに対して、語義（meaning）の方は固定的である」と述べている。また、「実際の言葉の語義（meaning of the word）も不変ということはない。ある操作の中では、その言葉（word）はある語義（meaning）を持ったものとして表れてくるし、別の操作のもとでは別の語義（meaning）というものを獲得してくる」とも述べている。

たとえば、「手を挙げる」の意味と語義は状況や文脈によって異なる。これを佐藤[16]は「言葉が持っている多義的な意味は、言葉がどのような意味で使われているか、あるいはそれが意味として示していることを理解することが可能になっている会話の中でしか解消されない」と説明している。

また、ペルフェッティ[17]は、ヴィゴツキーが最も重要視する内言語の発達による言葉の意味の理解こそが、「イメージの源泉」だとしている。他の動物よりも人間が圧倒的に優れているのはイメージの想起能力である。それには運動イメージの想起も含まれる。自己や他者の身体について、あるいはその経験について、言葉を与えることができなければ、イメージを想起できなくなるということである。これは人間の想像力が行為や思考の発達と不可分であることを物語っている。

人間は言語の語義と意味を介して他者と行為を共有することで思考を発達させるのであろう。その共有に問題が発生しているのが自閉症などの発達障害児に出現する症状であるように思われる。

間主観性

そして、乳児が意味ある行為や意味ある思考を発達させてゆくためには母親が必要である。乳児は一人で意味ある行為を学習できない。なぜなら、意味（シニフィアンとシニフィエとの関係性）は乳児の知らない人間社会の側に存在するからで

ある。したがって、それは乳児と母親が行為の意味を「共有（share）」することによって獲得される。また、それを模倣に根ざした「行為の共有（shared action）」と呼ぶ。

そして、こうした意味ある行為や意味ある思考を乳児と母親が互いに理解し、それを共有しあうことを「間主観性」の成立という。意味的な関係づけは、一人の脳表象で生じるのではなく、常に二人の脳表象の間で生じる。

この間主観性の成立条件として必要なのが、相手の「意図（intention）」を理解する能力である。あるいは、意図という仮説が結果として達成されたかどうかの検証（比較照合）を判断する能力である。他者の意図を理解することが意味的な関係づけが見えるようになるために不可欠だといえる。

そして、これは乳児の指差しの理解においても重要となる。指差しという動作的表象と玩具という映像的表象を乳児が意味的に関係づける時、そこに目に見えない乳児の意図が介在している。また、母親が理解しているのはその意図である。指差しには乳児と母親の意図が介在しているがゆえに、二人は互いに結果の検証ができるのである。

心の理論

同時に、それは他者の心を推理することである。他者がこういう意図をもっているのだろうと推察することである。この他者の意図を推理することを「心の理論（theory of mind）」という。

心の理論は1978年にプレマック（Premack）[18]が提唱したものであるが、ここでは日本人向けに子安[19]が4コママンガにしたものを引用して説明する（図8）。

1コマ：いずみさんがお人形であそんだ後、それをかごの中にしまってへやを出ました。

2コマ：いずみさんがいない間に、なつこさんがやってきて、かごからお人形を出してあそびました。

3コマ：なつこさんはお人形であそんだ後、それを箱にしまって出ていきました。

4コマ：いずみさんが、もう一度お人形であそぼうと思ってやって来ました。

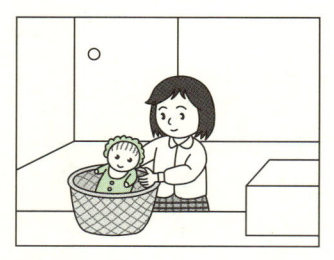

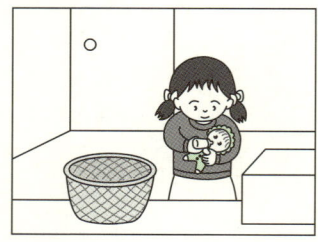

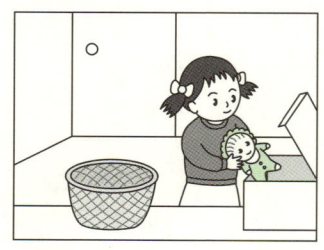

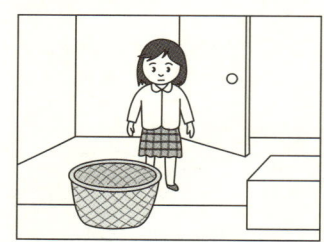

図8　心の理論（子安, 2000）

そして、この4コママンガを子どもに見せた後、次のような質問をする。

「いずみさんは、お人形がどこにあると思っていますか？」

もちろん、正解は「かごの中」だが、心の理論が発達していない子どもは「箱の中」と答える。

この解答は、いずみさんの心を推察できなければ正解しないということである。つまり、心の理論とは、相手の状況、顔の表情、視線、言葉、行動や仕草などから、相手がどのような意図をもっているかを察することである。

つまり、指差しを理解することは、「指差しが何かを象徴していること」を理解することでは終

わらないということである。

　なぜなら、指差しという行為を理解するには心の理論が必要だからである。指差しは言語行為と同様に他者に働きかけて応答を期待する行為であり、その行為には意図を伝達するという目的がある。したがって、乳児が指差しという動作的表象と玩具という映像的表象を意味的に関係づけているのは「目的ある行為」なのである。したがって、コミュニケーション行為はすべて「目的ある行為」である。この指差しという行為は他者に意図を共有せよという直示的教示でもあるのだ。

　通常、乳児に遠くの玩具で遊びたい、玩具がほしいという欲求が発生する。それが動機づけとなって、その目的を達成するための意図が発生する。そして、この意図は指差しという動作的表象の活性化によって実際に手を動かして指差しをすれば、それが遠くに見えている映像的表象のことだと母親が理解し、それを取って手渡してくれるだろうというのは一つの「仮説」である。その仮説は実際に手で指差しという運動を行い、その後の結果によって検証される。

　この指差しの動作的表象と玩具の映像的表象が照合（マッチング）されることで、本来、別々であったものが意味的に関係づけられる。

　そして、これを「異種情報変換（トランスフォーメーション）」という。この異種情報変換を介して乳児が他者の意図を理解できるようになる時、乳児の脳は「心の理論」を獲得し、意図のキャッチボールとしての「言葉による対話」ができるようになってゆく。また、自己や他者の思考と行為とが結びついた「一定の文脈をもった言葉」を話すようになる。それは指差しに始まる行為の文脈と心の理論の発達が「言語の起源」であることを示唆している。

世界の象徴としての言語

　言語は世界の事物や現象の「比喩」のようなものである。まだ生きている世界が象徴に満ち溢れていることを知らない乳児は、さまざまな方向を指差しながら、声を上げたり、母親の顔を覗き込んだり、それを手に取るために玩具に近づこうとするだろう。母親は、「これがほしいの？」と言って一つの玩具を指差したり、手渡したりするだろう。あるいは、「ああ哺乳瓶がほしかったの」とか「積木のことなのね」とか、「かわいいワンちゃんなのね」とか「ガラガラだったのね」などと言って乳児に語りかけるだろう。乳児は、自分の意図どおりであれば喜び、「つみき」とか「ワンちゃん」と発声するかもしれない。

　これは乳児の指差しの動作的表象や映像的表象に母親が「言語的表象」を加えることである。ここでも模倣がなされ、最初は母親の発音を真似ているが、やがて自分で発語するようになる。そうして、母親が「ワンちゃんを取って」と言ったら乳児がその玩具を取るようになり、逆に「ワンちゃん」と言って母親に行為を促すようになる。そして、言語が何か別の物を象徴していることを理解し始める。人間特有の言語による「象徴的表象」の意味的な関係づけができるように成長してゆく。

　こうした乳児と母親との間主観的な経験の共有によって、動作的表象、映像的表象、言語的表象に意味を与え、乳児の脳は生きている世界が何かの「象徴」であることを理解してゆくのである。

　それは指差しで始まり、生後3歳ぐらいに確立される。自己が意図をもち、行為し、世界を象徴する言語を使い始める。子どもの精神は、生きている世界を表象する段階から、世界が意味ある記号の集合体であることを知り、言語を介した他者との対話へと発達してゆく。

アニミズムからの脱却

　しかしながら、精神の発達は言語の獲得で終わるわけではない。指差しは物体の運動であるが、そこには「アニミズム（animism）」という問題がある。アニミズムとは文化人類学の用語で、宗教や神秘的な存在についての認識であり、子どもの発達においては外部世界の自然や物体に意識があると信じる心の状態をいう。

　たとえば、「物体を手で叩いた時、物体は痛みを感じる」と思うのはアニミズムである。子ども

が人形に話しかけるのもまたアニミズムであるといえるだろう。そして、それは物体が意識を有する存在だと認識していることに他ならない。

ピアジェ[20]は、子どもが物体を生きている存在と見なし、それに意味を与えたり、語りかけたりする傾向があることを指摘し、その発達をアニミズムの概念から分析している。そして、その思考の発達は4つの段階に区別できるとしている。

アニミズムと思考の発達段階

❶ 物体が意識をもつことがあると考える段階
（たとえば、石ころは普通は何も感じないが、動かされると動いたと感じると考える）

❷ 動くことのできるものには意識があると考える段階
（たとえば、単に動かされた物体には意識はないが、太陽や月や火のように自然に動くものには意識があると考える）

❸ 自発的に動くことができるものだけが意識をもつと考える段階
（動くものでも自力で動いていると見なさない限り意識は付与されないが、機械仕掛けで動く玩具のような自発的に動くものは意識があると考える段階）

❹ 動物だけに意識があると考える段階
（成人とほぼ同じように意識の存在を考える段階）

また、ピアジェ[20]によれば、子どもは11〜12歳にならないと、動物だけに意識があると考える段階にならないという。

そして、ここで指摘しておきたいのは、指差しがアニミズムからの脱却を図るうえで特別な役割を果たしている可能性についてである。すなわち、母親や自己の手は物体であるが、その物体が意識を有する生きる存在であることを子どもは早期（1歳頃）から学習している。これは他者や自己が意図を有するという心の理論の発達のみならず、自己意識とも深く関わっているように思われる。なぜなら、アニミズムからの脱却は「身体は物体であるが意識をもっている」という「身体の両義性」（メルロ＝ポンティ）についての認識を確立させるからである。

また、このアニミズムからの脱却こそが、「自己が心身合一的な存在」であると認識する人間の意識を誕生させ、その意識によって行為が制御されるようになる。

指差しが自己を指し示す時

母親の指差しは子どもの発達に欠かせない。指差しは何かの対象に向けられている。しかし、その無数の対象や物体は指差しが直示的教示する「シニフィエ（signifié）＝意味されるもの」であり、指差しの「シニフィアン（signifiant）＝意味しているもの」ではない。つまり、指差しの意味しているものは「方向」であり、その方向の先の意味される対象や物体ではない。このことは他の動物では理解できない。

そして、この指差しの意味している「方向」が、母親によって子ども自身に向けられた時、子どもはその先の意味される対象や物体を何だと認識するだろうか。

そこには子ども自身がいる。この指差しが自己を指し示す時、もし、子どもがアニミズムから脱却しようとする「自発的に動くことができるものだけが意識をもつと考える段階」に達していたら、子どもは自分が意識をもつ存在だと気づくだろう。

自己意識は自己が母親から指差しをされることによって芽生えるのかもしれない。

サルは指差しの意味を理解できない

人間の乳児の場合、9か月頃には他者の視線を読んだり、他者の指差しを理解する。そして、1歳頃には言語習得に先行して自分自身で指差しを始める。一方、野生のサルは指差しをしない。たとえば、「あそこにバナナがある」と仲間に指差しすることは絶対にない。

トマセロ[21]の実験によれば、3つのバケツの中の一つに食物を隠し、それを人間が指差しで教えても、その意味は理解しない。ただし、指差しがバケツに向けられていることはわかる。つまり、

指が何に向けられているかは知っている。しかし、指差しと見えない食物との関係性（指差しの意味）は理解できない。

大澤[22]によれば、その理由は「サルは他者が何の理由もなく、自分に対して利他的に振る舞ってくれるとは想定してない。他者の無条件の"善意"をサルはまったくあてにしていない」からだという。だとすれば、母親の指差しは長い育児期間における無条件の利他的な"善意"なのであり、乳児はそれを通して母親が情報を与えてくれることを知り、やがて自分が指差して他者に情報を与えるようになる。ここにサルから人間への飛躍があり、それが"社会脳（social brain）"の出発点となる。

[3] 身振りとしての行為

ジェスチャー

「ジェスチャー（gesture）」とは他者に何かを伝えるためにする身振りのことである。それは感情や意志を他者に"記号（サイン）"によって伝える行為である。人間同士の情報の伝達方法として言葉とともに頻繁に使用される。また、ジェスチャーは"手振り"でもあり、"手話"は言語をジェスチャーとして規則的に記号化したものである。

まず、ジェスチャーには「意味のないもの（無意味な仕草）」と「意味のあるもの（有意味な仕草）」とがある。ゴールデンバーグ（Goldenberg）[23,24]によれば、「意味のない手のジェスチャー」の模倣は上肢と手指で検査する（図9）。

一方、「意味のある手のジェスチャー」は社会文化的な言語記号の一種である（図10）。たとえば、片手動作による「OK」「サヨナラ」「敬礼」「こちらに来て」「静かに」「止まれ」「ジャンケンにおけるグー、チョキ、パー」「頭を使えよ」「狂っている」とか、両手動作による「バンザイ」「お腹がいっぱい」「ゲームの終了（タイムアウト）」など、数多くある。

こうした意味のあるジェスチャーは、それを「口頭指示」による模倣を要求しても、「視覚的」な模倣を要求しても可能である。つまり、ジェスチャーには、言語表象を運動表象に変換したり、視覚表象を運動表象に変換する脳の機能が必要である。あるいは、逆に運動表象を言語表象に変換したり、運動表象を視覚表象に変換する脳の機能が必要である。それによって言語表象を視覚表象に変換したり、視覚表象を言語表象に変換できるようになり、文字を読んだり、書いたりすることができるようになる。

子どもの発達性協調運動障害や成人の脳卒中後の失行症と呼ばれる病態

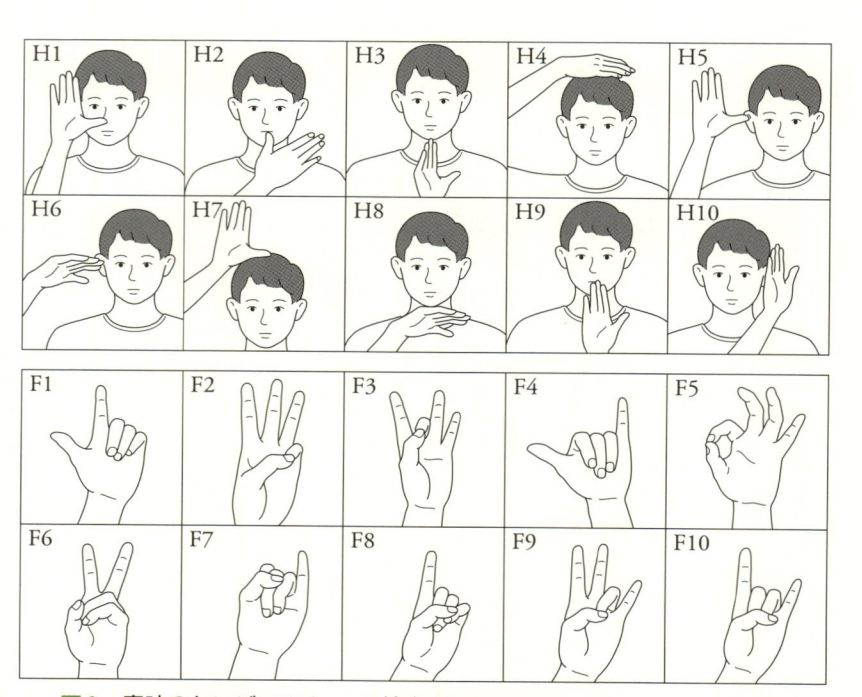

図9 意味のないジェスチャーの検査（上肢と手指）（Goldenberg, 1996, 2001）

図10　意味のあるジェスチャーの検査

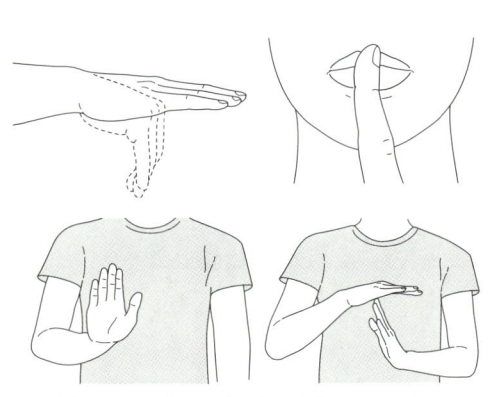

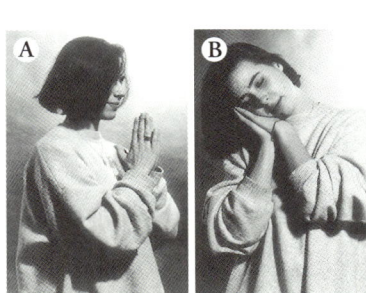

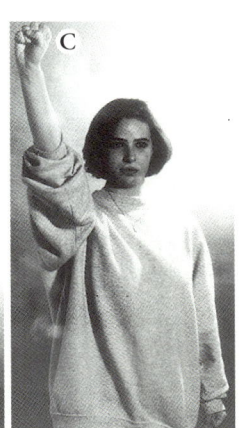

図11　ジェスチャーの意味を選択させる（Smania, 2000）

では、ジェスチャーの模倣障害が出現することが知られている。彼らは他者のジェスチャーを模倣できず、その意味の理解が困難である。そして、自らの行為について途方もない誤ったコメントをする傾向があり、これを「言葉のオーバーフロー」という。また、「お別れの手を振る」よう求められると、「サヨナラ、サヨナラ、サヨナラ」と言葉を連続的に発しながら手の身振りをしようとする。このことからジェスチャーは言語能力と深く関わっていることが理解できる。言語は脳の左大脳半球に機能局在（ブローカ野やウェルニッケ野）が存在することから、左大脳半球損傷においてジェスチャーの障害が出現しやすい。言語表象を運動表象に変換するのが困難なのである。

一方、視覚表象を運動表象に変換することができない模倣の障害は、検者（他者）が四肢の関節運動を実際に本人の目の前で行って見せ、その後に同じ関節運動を行うよう要求した時に出現する。これが最も一般的な模倣の検査であり、たとえば、検者がグー、チョキ、パーといったジャンケンの手指の形をつくったり、敬礼やバイバイするといった手の動きを見せ、それが正確に模倣できるかどうかを調べるとよい。

また、模倣ができなかった場合、その意味を本人が理解しているかどうかを確認しておくべきである。たとえば、スマニア（Smania）[25]によれば「神に祈る」「寝ます」「頑張ろう」など片手動作と両手動作のジェスチャーの写真の中から、適切なものを選択できるかどうかを確認する（図11）。子どもの発達性協調運動障害（dyspraxia）や脳卒中後の失行症（apraxia）では、こうした視覚的な写真のジェスチャーの意味が理解できないことも多い。

パントマイム

ジェスチャーには「パントマイム（pantomime）」と呼ばれるものもある。パントマイムは身体の動きで行為や現象や感情を伝える意味的なものであり、狭義には舞台での無言劇をはじめとするパフォーマンス芸術をさす。しかし、日常的なパントマイムは何かを表現するための「ジェスチャーの連続」で構成されており、行為の文脈的な表現を他者に伝える。

パントマイムにはさまざまなものがあるが、ここでは道具使用のパントマイムについて説明する。

道具使用のパントマイムには、「道具を見ながらのパントマイム検査」と「道具を見ないパントマイム検査」とがある。道具を見ないパントマイム検査の方が視覚イメージや運動イメージを想起する必要があるために難しい。また、基本的には単一物品（道具）のパントマイムである。

道具を見ながらのパントマイム検査は視覚的に物品が見えている点が特徴である。たとえば目の前の机の上にコップを置き、それを実際には手で持たずに、コップの中の水を飲む動作の真似を行う。スプーン、ナイフ、フォーク、箸などを見せるが手に持たず食べる真似をしたり、歯ブラシを使ったり、ボールペンで文字を書く手の動作の真似を行う。片手動作と両手動作、手と上肢の動作

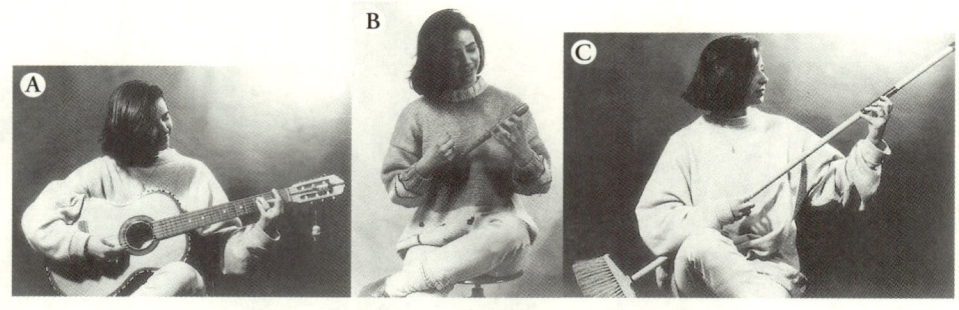

図12　道具使用の正解を選択させる (Smania, 2000)

を含めたパントマイムなどもある。

　発達性協調運動障害や失行症の病態では、正しい真似とは異なるパントマイムをするが、一応は合目的な行為をしているように見える。つまり、使用する関節の間違った動きをする。この行為のエラーを「錯行為」という。

　この道具を見ながらのパントマイムが正確にできない場合は、その道具をどのように使うかを質問して意味が理解できているのかどうかを確認する必要がある。たとえば、スマニア[25]によれば、似たような姿勢と上肢の使い方だが道具が完全に異なる3枚の写真（ギター、笛、ホウキ）を見せ、どの写真が適切な道具使用であるかの選択ができるかどうかを調べる（図12）。正解はもちろん「ギターの使用方法」なのだが、こうした視覚的な道具使用の意味性が理解できないことがある。

　一方、道具を見ないパントマイムが通常のパントマイムである。目の前の机の上に何も道具や物品を置かずに、道具使用のパントマイムを行う。

　こうしたパントマイムの困難性も子どもの発達性協調運動障害や成人の脳卒中後の失行症で出現する。コップ、ナイフ、フォーク、ボールペンなどの使用方法をパントマイムできない。さらに、各種の日常生活動作、ドアのノブの回し方、歌う時のマイクの持ち方、バイクや自動車のハンドルの操作、野球のボールの握り方、ヴァイオリン演奏、携帯電話を操作する時の手など、さまざまなパントマイムが困難である。

行為の指導や教育では、模倣能力を観察すべきである

　身振り（ジェスチャーとパントマイム）の障害については、子どもの発達性協調運動障害や成人の脳卒中後の失行症の症状として説明した。しかし、実際には人間があらゆる運動技能や運動課題を学習する時に模倣の困難性が出現する。

　各種の日常生活動作、物品使用、スポーツ動作、楽器演奏、自転車や自動車の運転、道具の製作、芸術表現などにおいて、運動技能や運動課題の遂行がうまくいかないことは多い。それは「運動の巧緻性（skill movement）や協調性（coordination）」の不十分さに起因する"運動の拙劣さ"であり、一般的にはそれを"不器用"と呼んだりする。

　こうした運動の巧緻性や協調性の問題が存在する場合には、それは病的ではないにせよ脳の模倣能力の水準が低いと捉える。したがって、この模倣能力の水準の低下はすべての行為の発達や学習過程で認められる現象である。

　あらゆる行為の指導や教育においては「どのようにして模倣能力を高めるか」が問われる。そのためには模倣能力を観察し評価する必要がある。

手の模倣能力の観察

　ジェスチャーやパントマイムの能力は模倣能力であり、通常は発達過程で自然に身につくものであるが、ここでは簡単な模倣能力を観察する評価表を2つ紹介しておく。

表1 手の模倣能力の評価表と失行症の症状 (Haaland, 1984)

A) 意味のないジェスチャー	1)	下顎の下に手	顔面の前に手
	2)	鼻の上に手	右目の上に手
	3)	耳に示指	小指を耳に
	4)	頭の後方に手	OK
	5)	額に母指	額の前で手を握りしめる
B) 意味のあるジェスチャー	1)	敬礼	手は正しい形だが頭部から離れて方向づけた（手首が側頭部）
	2)	バイバイ	OK
	3)	掻き手	掻く手だが、検査者のものより手指の屈曲が少ない
	4)	投げキス	投げキスはするが、手首の伸展ではなく、肘を伸展する
	5)	指鳴らし	指鳴らしするが、身体に対する手の位置が検査者と同一でない
C) 道具使用のパントマイム	1)	歯ブラシ	手指を歯ブラシにする（身体部分物体化＝BPO）
	2)	ヒゲ剃り	コップを持つような手指の形で頬部を剃る（BPO）
	3)	髪をとく	手をカップを持つ形にし、櫛を保持する身振りをしない（BPO）
	4)	書字	手指と母指を接触した対立位で書く行為をする（BPO）
	5)	硬貨をはじく	指を鳴らし、人差し指で円を描いて、"コイン"と言う

一つは1984年にハーランド (Haaland)[26] らが発表した「模倣の評価表 (assessment of gesture imitation)」が便利である（表1）。この評価表は手の模倣能力の観察に有用であり、A) 意味のないジェスチャー、B) 意味のあるジェスチャー、C) 道具使用のパントマイムの3つに区分したうえで、それぞれを5項目の合計15項目に限定しており簡単に短時間で検査することができる。

A) 意味のないジェスチャーは「顎の下に手、鼻の上に手、耳に示指、頭の後方に手、額に母指をもって行く」の5項目である。
B) 意味のあるジェスチャーは「敬礼、バイバイ、掻き手、投げキス、指鳴らし」の5項目である。
C) 道具使用のパントマイムは「歯ブラシ、ヒゲ剃り、髪をとく、書字、硬貨をはじく」の5項目である。

そして、重要なことは単にこれらの模倣ができるかどうかではなく、その「錯行為（誤反応）」の特徴を記載するようになっている点である。失行症の検査としては標準化されたものがあるが、忙しい臨床で失行症を発見するにはこの評価表が最

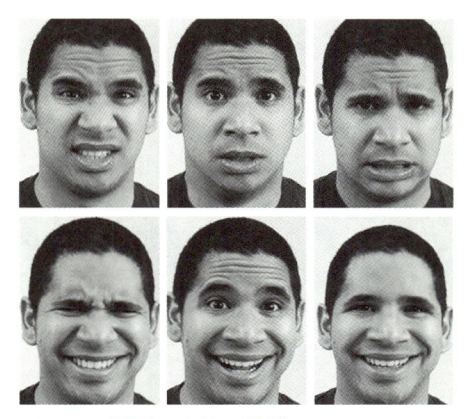

図13 顔面の表情の模倣 (Martinez, 2014)

も有用である。その具体的な誤反応を記載したものを示しておく。

顔面の模倣能力の観察

もう一つは顔面の表情の模倣能力についての評価表である。マーチン (Martinez)[27] によれば、顔面の表情における模倣能力の観察については、まず喜怒哀楽の模倣を検査する（図13）。そのうえ

表2　顔面の運動巧緻性の検査（Bizzozero, 2000）

A）顔面下部	容易	口を開ける
		歯を見せる
		息を吐く
	中程度	舌でパカパカと音をつくる
		舌で左の頬の内側を押す
		下顎を左右に3回動かす
	難しい	右頬を膨らませる
		下顎を突き出す
		舌を下唇の内側に押し付ける
B）顔面上部		額にしわをつくる
		鼻にしわをつくる
		右眼でまばたきをする

でヴィゾゼーロ（Bizzozero）[28]が検査法を発表しているような顔面各部の運動の巧緻性を検査する（**表2**）。これらは「顔面麻痺」をきたした患者に対する検査としても有用である。

顔面の表情は他者に情動（エモーション）を伝達するコミュニケーションとして最も重要なものである。人間の進化は道具を使用する手の巧緻性と直立二足歩行に着目して論じられる場合が多い。しかし、人間の進化として忘れてならないのはこの「表情の進化」である。特に、運動野や感覚野のホムンクルスにおいては、手と足と顔面のニューロンが広い領域を占めている。それは手と足と顔面の動きが精密で細分化しているからに他ならない。人間の運動の特殊性は、この3つの部位の巧緻性にあるといっても過言ではないだろう。

人間らしさへの発達
- ❶ 手の巧緻性の発達………道具使用
- ❷ 足の巧緻性の発達………直立二足歩行
- ❸ 顔面の巧緻性の発達……表情によるコミュニケーション

人間を人間たらしめているのは、この3つの部位の顕著な発達なのであり、その動きが人間らしさを生み出している。特に、顔面は喜怒哀楽以外にもさまざまな表情をつくりだし、他者とのコミュニケーションを豊かにしている。

したがって、人間の運動とは何かを考える時、あるいは人間の運動の発達、学習、回復をどのように図るかを考える時、この顔面の表情をつくる能力を無視してはならない。たとえば、発達性協調運動障害では、運動麻痺や感覚麻痺がないにもかかわらず、顔面の表情をつくることが不器用な子どもたちが大勢いる。大人は子どもの手の道具使用や二足立位での全身動作の不器用さにのみ目を奪われていてはならないということである。

顔面の表象が異なれば、自分自身のイメージが別の意味を帯びてしまう。つまり、顔面の表情はある心の状態を表現する人間の運動なのである。

行為のエラーとしての解読障害（解離）と産出障害（錯行為）

「身振り」としてのジェスチャーとパントマイムについて説明したが、忘れてならないのは「行為のエラー（誤り）」が生じる者には、行為の「解読障害（解離）」と「産出障害（錯行為）」を伴う点である。それらは失行症における「行為のエラー」の特徴であるが、発達性協調運動障害でも出現するし、一般的な運動が不器用な者でも出現する。

行為のエラー
- ● 解読障害（解離）
- ● 産出障害（錯行為）

行為のエラーにおける「解読障害（解離）」とは、「自動運動ではできるが他者からの口頭指示や視覚指示では再現できない」という症状である。また、それには視覚表象、運動表象、言語表象間における情報の変換障害を伴う。つまり、これは行為の「理解（解読）」の問題である。

たとえば、ペルフェッティとパンテ（Pante）[29]によれば、失行症患者では上肢の異なる関節運動の写真を見せても、自分の身体の関節運動によって模倣すること（視覚⇒体性感覚への情報変換）ができないし、目を閉じた状態で他者が他動的に上

肢の関節を動かし、後で開眼させてどの写真であったかを質問しても（体性感覚⇒視覚への情報変換）どれかがわからない（図14）。

一方、「産出障害（錯行為）」は行為時の「動作系列のエラー」や「道具使用の誤反応」のことである。

行為のエラーにおける産出障害（錯行為）では、四肢の複数の関節運動や全身的な姿勢の変換や移動（歩行など）時の「拙劣さ」「不器用さ」「ぎこちなさ」「滑らかさのなさ」「全体的な硬さ」「間欠性」「躊躇」「関節運動の空間的、時間的、強度的な使用上の不適切さ」などが出現する。

たとえば、発達性協調運動障害の場合は「靴紐が結べない」とか「靴紐の結び方がおかしい」といったような現象として出現する（図15）。

動作系列のエラーは寝返りや起き上がりといった各種の起居移動動作や各種のスポーツにおける全身動作時に、四肢の空間的な位置を間違えたまま動作したり、関節を動かす方向を誤ったり、動作時の各関節運動の順番を間違えたり、動作の連続性が全体的に硬くなったりするといった特徴が認められる。また、歩行や走行においても体重や重心移動がスムーズではなく、間欠的に関節を動かしたり、過度に関節を動かしたりする。

これらは手の運動の不器用さや身振りのエラーほど明確ではないが、身体全体をうまく使えていない印象を受ける。特に、間違った動作を修正しようとしなかったり、関節の運動方向を調節せずに行為しているように見える。

歩行においては各関節間の空間的な関係性にほとんど注意を向けていない。歩行時の下肢に対して体幹を垂直位に維持するグライダー機能、膝関節の重心を上下移動する機能、足関節の床の水平性を知覚する機能などが障害され、下肢の関節間のアライメント（空間的配列）が乱れて、前屈歩行、棒足歩行、反張膝歩行、つま先歩行といった異常歩行をする傾向にある。そうした異常歩行は、骨盤と下肢の中間に位置する股関節が不安定であったり、歩行中に膝の屈伸で床反力を吸収する二重膝作用が使われていなかったり、足部が床の水平面を捉えていないことが原因である。

つまり、産出障害（錯行為）をきたしている者には、各種の日常生活動作における歩行を含めた全身の動作系列のエラーが認められる。

また、もう一つの特徴である「道具使用の誤反応」の場合は、さまざまな物品使用のエラーが発生する。また、「道具使用の誤反応」は「運動性の錯行為」と「意味性の錯行為」に区別される。この違いは次の「失行症の神経基盤と肢節運動失行、観念運動失行、観念失行」で説明する。

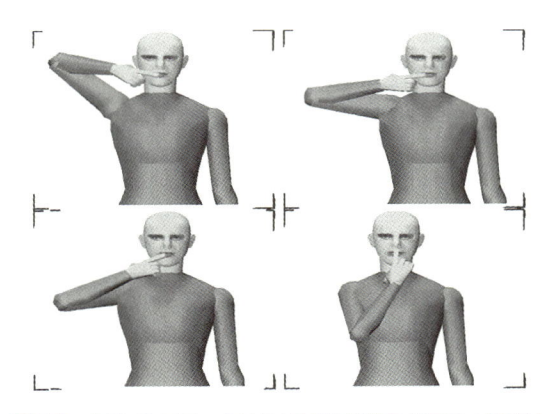

図14　行為のエラーにおける解読障害（解離）：視覚と体性感覚の情報変換障害が出現する（Perfetti, 1997）

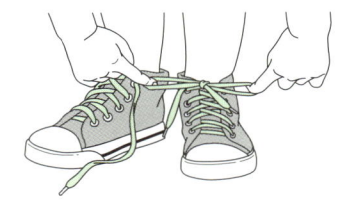

図15　行為のエラーにおける産出障害（錯行為）：動作系列のエラーであり、エラーは詳細に分析しないとわからない

失行症の神経基盤と肢節運動失行、観念運動失行、観念失行

こうした身振りの神経メカニズムの障害は、医学的に「失行症（成人）」や「運動統合障害（小児）」と呼ばれる。「失行症（apraxia）」や「運動統合障害（dyspraxia）」では、運動麻痺がないにもかかわらず行為の不器用さや行為のエラーが発生する。

その神経基盤として、近年の脳科学研究は身振

りとしてのジェスチャーやパントマイム時には「頭頂葉連合野（角回）」が活性化することを明らかにしている。また、この頭頂葉連合野で体性感覚情報、視覚情報、聴覚情報の統合が行われるとされている。そして、その障害が行為のエラーにおける「解読障害（解離）」である。

その神経メカニズムとしてはリゾラッティら[30]が発見した「ミラーニューロン」が注目されている。このミラーニューロンは「共感（empathy）」の反映であると同時に身体周辺空間での異種感覚情報変換の役割を果たしている。ミラーニューロンはサルの前頭葉のブローカ野周辺（F5）で発見されていることから、模倣の神経基盤であることは間違いない。そして、ミラーニューロンは頭頂葉連合野でも発見されており、身振り（ジェスチャーやパントマイム）の障害は頭頂葉連合野と前頭葉連合野間の神経ネットワークの損傷に起因していることを示唆している。

そして、特に頭頂葉連合野の角回（area 39）が体性感覚情報、視覚情報、聴覚情報を「言語（意味）レベル」で統合しており、その統合不全が「解離」や「錯行為」の原因と考えられている。頭頂葉連合野は人間に固有の最も発達した高次な領域の一つであり、その異種感覚を統合した意味的な情報が前頭前野に送られて行為のプログラムが作成されているのであろう。

しかしながら、失行症は左半球損傷で出現する頻度が圧倒的に高く、身振りや模倣の障害が顕著である。なぜ失行症の出現が圧倒的に左半球損傷優位であるかというラテラリティの謎はまだ解明されていない。おそらく左半球に言語中枢が存在するためであろうが、身体図式や身体イメージの右半球優位説と同様に仮説に留まっている。

また、ここでは失行症における行為のエラーにおける「産出障害（錯行為）」について説明を加えておく。錯行為は全身動作の動作系列の「産出」のエラーや「道具使用」のエラーを意味し、「運動性の錯行為」と「意味性の錯行為」とがある（図16）[31]。

まず、「運動性の錯行為」の観察として、ある四肢の運動の産出が正しいか誤っているかについての判定は非常に難しい。言語の産出の場合は「ネズミがチーズを食べる（正しい）」と「ネズミが

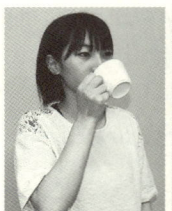

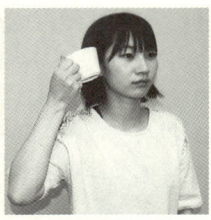

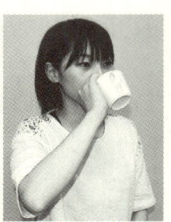

正常　　意味性の錯行為　　運動性の錯行為

図16　失行症における錯行為（行為のエラー）
コーヒーカップでコーヒーを飲む時（左）、手の持ち方を誤っているのは「運動性の錯行為」であり（右）、コーヒーカップで髪をとこうとするのは「意味性の錯行為」である（中央）。

チーズが食べる（誤り）」を比較すれば簡単にわかる。しかしながら、四肢の運動が正しく産出されたかどうかは判断が曖昧となる。ある行為は複数の関節運動の組み合わせによって可能だからである。行為の目的を達成するための運動の自由度が多いからである。

たとえば、コーヒーカップでコーヒーを飲む時、手の持ち方を誤っているのは「運動性の錯行為」である。机の上のコーヒーカップを手で取って口に運ぶ行為にはさまざまな把持や関節運動の使い方がある。したがって、行為の目的が最終的に達成されれば、どの関節運動の使い方が誤っていると判定するのは簡単ではない。これは通常の正常な場合との比較によってのみ判定できる。そのため運動性の錯行為は間違いや不正確さを発見するのが困難なことがある。正常な運動とは異なってはいるが類似しているからである。したがって、運動性の錯行為を発見するためには、日常生活動作における「動作系列のエラー」や運動課題の遂行状況を正常と詳細に比較しながら観察する必要がある。

一方、道具使用では「意味性の錯行為」が認められることがある。ある道具を別の道具のように取り扱うエラーのことである。たとえば、コーヒーカップはコーヒーを「飲む」ために使用するものであり、髪を「梳く」ために使用するものではない。そうしたコーヒーカップの使用目的を誤る「道具の使用障害」が意味性の錯行為である。したがって、意味性の錯行為は道具や物品を使用する人間に特有な行為障害であるといえる。

また、興味深いのは、道具使用における「BPO（body part of object：身体部位の物品化）」の出現

である。これは自分の手を道具として用いるパントマイムができないという現象である。たとえば、ハサミの使用をパントマイムするように要求すると、自分の手指をハサミの形にして動かす。ハサミを手に持っている状態を仮定した手指の動きをすることができない。

そして、こうした運動性の錯行為、意味性の錯行為、BPOの出現に対応させて、失行症や発達性協調運動障害を「観念運動失行」と「観念失行」に区分する医学診断がなされる。そして、こうした錯行為が認められない運動の不器用さは「肢節運動失行」とされる。

つまり、リープマン[32]によって、失行症は「運動が可能であるにもかかわらず合目的な運動ができない状態」と定義され、「肢節運動失行」、「観念運動失行」、「観念失行」の3つのタイプに区分される。

失行症や発達性協調運動障害のタイプ

- 運動の不器用さ……………………肢節運動失行
- 運動性の錯行為……………………観念運動失行
- 意味性の錯行為（BPO含む）………観念失行

肢節運動失行

「肢節運動失行（limb kinetic apraxia）」は「運動失行」とも呼ばれ、手の巧緻運動の拙劣化（不器用さ）が特徴的である。第一次運動野（area4）や第一次感覚野（area3・2・1）の病巣で生じるが、軽微な錐体路障害との鑑別が困難である。運動前野の損傷を含める場合もある。

観念運動失行

「観念運動失行（ideokinetic apraxia）」はジャンケンのチョキの手つき、影絵でキツネをつくる手つき、さよならと手を振る手つき、敬礼をする、櫛で髪をとかすふりをするといった物品を使用しない身振り（ジェスチャー）による意図的な象徴表現（模倣やパントマイム）の障害である。自動運動と随意運動の「解離」や日常生活動作における動作系列のエラーとしての「錯行為」も認められる。病巣部位は特定されていないが左半球の頭頂葉連合野の病巣で発生し、脳卒中での出現率が28～55%と圧倒的に高い。

観念失行

「観念失行（ideational apraxia）」は日常生活動作における道具や物品の使用障害であり、道具使用時の動作系列のエラーとしての「錯行為」が出現する。道具や物品についての意味の理解や使用に関する行為の概念形成の障害と考えられている。この病態については論議が多く、連続した動作を順序だてて行う動作系列（単一の物体使用）の障害という解釈と単数か複数かを問わず物品の使用障害と解釈する立場がある。病巣部位は左半球の頭頂葉連合野や運動前野など広範囲であり、脳卒中での出現率は4%と低いがアルツハイマー病での合併率は高く、行為の解体によって日常生活動作の障害が顕著となる。

失行症は失語症との合併率が高い

コミュニケーション行為の障害は高次脳機能障害である。高次脳機能障害には失行症、失認症、失語症などがある。失行症（apraxia）は「感覚運動システムの統合障害」によって生じる行為の認知的運動制御の障害である。運動麻痺や感覚障害、半側空間無視や半側身体失認などの失認症（agnosia）、前頭葉損傷による行為の遂行障害とは区別される。また、失行症は主に脳卒中の左半球損傷で出現し、失語症（aphasia）との合併率が約50%と高い。

失行症の本質

失行症の本質はヴィゴツキー[13]のいう「心理的道具（記号・物体・内言語・イメージ）」の使用障害と考えられる。行為表象、視覚表象、言語表象の解離（情報変換障害）によって、適切な行為の解読と産出が困難となり、「行為の解体（錯行為）」が出現する。

[4] 道具使用という行為

道具使用によって"身体知"のブレークスルーが起こった

　手による道具使用によって運動イメージ能力が一挙に拡張し、それによって人間の「知性」にブレークスルーが起こったと考えられる。なぜなら、すべての動物は自己の身体そのものを道具として使用するが、さらに身体を介して道具を使用して世界に意味を与えるのは人間だけだからである。その重要性は現代社会が道具に溢れていることを考えれば自明である。それは単に生活が便利になったことに留まらず、「心の進化」を加速させた点で一つの奇跡だといえるだろう。

　人間の手の道具使用は人間の行為の進化と深く結びついている。だが、その難易度は高く簡単に獲得できる知的―身体的な能力ではない。それは自己の身体の運動制御機構に道具の機能の運動制御機構を取り込む必要があるからである。道具使用によって「身体知のブレークスルー」が起こり、脳は飛躍的に発達した。

道具使用による身体空間の延長

　メルロ＝ポンティ[33]は、人間が精神と身体の合一であり、「受肉した私（自己）」として世界と対峙する点を強調している。特に、生きる身体は主体でありかつ客体であるという両義的な存在であり、それを「現象的身体」と呼んでいる。そして、身体運動は運動的であると同時に知覚的なものであり、その運動知覚経験に根ざした身体運動の学習によって自己の身体空間が形成され、さらに身体空間は道具の使用によって「延長する」と述べている。

　この「身体空間の延長」という現象は難解な哲学的論議ではなく、日常的な生活の中に溢れている現象である。たとえば、箸、フォーク、ナイフなどを使うこと、靴を履いて歩くこと、外科医がメスで手術すること、楽器を演奏すること、野球やゴルフをすること、自動車の運転をすることなど、さまざまな道具を使用することのすべてに関わっている。

　人間は箸、フォーク、ナイフなどを使って食物の大きさや硬さを知覚することができる。靴を履いていても地面のぬかるみや滑りやすさを知覚できる。外科医はメスの先端で臓器を微妙に知覚する。音楽の演奏家やスポーツ選手は楽器や用具を使いつつ驚異的な知覚レベルに到達している。バスの運転手はまるで車体を身体の一部であるかのように知覚して狭いカーブを抜けて行く。

　その最大の特徴は、身体運動に「道具（tool）」の使用を伴っている点である。しかしそれらの道具には感覚器（センサー）が付いていない。身体を道具として使用するのみならず、各種の道具を介して外部世界と接触する時、その道具によって外部空間を捉えるのだが、それを実際に知覚しているのは手足である。ところが、その知覚は手足ではなく外部空間に投射されて知覚されている。この知覚の外部空間への投射が「知覚の延長」で

[4] 道具使用という行為

あり、それこそが「身体空間の延長」を意味する。

こうした自己の身体空間の延長について、メルロ＝ポンティは「杖による地面の知覚」を例として次のように説明している[33]。

> 杖による対象の探索は知覚習慣の一例である。杖が身近な道具になってしまうと、その人にとって触覚的対象の世界は遠くから始まるようになる。つまり、手の表皮まできてはじめて始まるのでなく、杖の先端までくればすでに始まる。こうなると、手に対する杖の圧力によって生まれた感覚をつうじて、盲人は杖とそのさまざまな位置とを構成する。つづいて、今度はそのさまざまな位置が外的対象という第二次の対象を媒介する。知覚とは、いつも同一の感性的所与の読み取りということになり、それは回を重ねるにしたがって、ますます迅速におこなわれるようになり、ますます微細な標識についておこなわれるようになる。
>
> 手への圧力と杖はもはや与えられたものではない。杖はもはや盲人の知覚する対象ではなくて、盲人がそれでもって知覚する道具である。それは身体の付属物であり、身体的総合の延長なのである。それと相関して、外的対象の方もまた、一連の展望の実測図または不変量といったものではなく、杖が我々を導いてゆく目標となる物体、知覚的明証にしたがって展望を自己の指標でなく様相としているような物体なのである。
>
> それは主体と世界との有機的な関係、意識の能動的超越、意識がその器官と道具を用いて物体および世界のなかに身を投ずる運動である。したがって、実存の拡張としての運動習慣の分析は、世界の獲得としての知覚習慣の分析にまで延長される。逆に、一切の知覚習慣はそれ自身また運動習慣でもあり、ここでもまた、意味の把握は身体によっておこなわれるわけである。

ここでメルロ＝ポンティが指摘しているのは、杖は身体を支える道具であると同時に、身体空間を延長する道具でもあるということである。つまり、身体の知覚機能が延長されている。これが自己の身体空間の延長であり、「自己の身体の新しい使用法を獲得する」ということであり、同時に「脳の身体図式を豊かに再組織化する」ということである。

さらに、メルロ＝ポンティは、運動知覚システムとしての人間の身体は「生きられた意味の総体」であり、「時として、いくつかの意味の新たな結び目が形成されることがある」と述べている。また、「以前の運動が一つの新しい運動実体へと結合され、最初の感覚的所与が一つの新しい感覚実体へと統合され、突然、一つのより豊かな意味と合体する」とも述べている。

この意味の到来によってはじめて、脳の身体図式が再組織化され、自己の身体空間が延長し、「行為空間」へと拡張される。

そして、近年の脳科学はこうした「身体空間の延長」が頭頂葉連合野の機能であることを確認している。大脳皮質の第一次運動野や第一次感覚野の「ホムンクルス（脳の中の身体）」は自己の身体の「身体部位再現」であり、そこには道具の再現はなされていないはずである。しかし、人間はさまざまな道具をまるで自己の身体と一体になっているかのように操作することができる。それは体性感覚と視覚の「バイモーダルニューロン」が数多く発見されている頭頂間溝付近の身体像（身体図式）の再組織化であるようだ。

入來[34]は、サルに熊手でエサを取るという道具使用を教え、それによって身体が延長（身体空間の拡張）するという身体像（身体図式）の変化を脳のニューロンレベルで研究しているが、この道具使用がシンボル操作につながってゆく進化を次のように表現している。

> 『ヒトは、進化の過程で二足で直立したことによって、歩行から開放された両手で道具を使うようになり、さらに道具を巧みに合理的に使うために脳神経系を発達させた結果、シンボル操作能力の獲得からさらには音声言語の獲得に発展し、ひいては社会・文化を持つに至った』とする考え方がある。

これは、"道具使用"にヒトの高い知性の原点を求める説だが、この道具使用能力の萌芽は、類人猿だけではなく、より下等なニホンザルでも認められている。ヒトの知性を特徴づける『言語』の起源に関する多くの説に従えば、

ヒトの祖先はその環境のなかにあるさまざまな物を指し示すために個別の身振りや音声を割り当て（象徴的意味表現）、それを他の個体に伝達するために共通理解可能な法則（統語・文法構造）を創り出し、さらにそれらを自由に関係化・再構造化すること（象徴操作）を発明・進化させて言語機能の獲得に至ったと考えられる。

したがって、言語機能の本質的部分を担うのは、『事象をシンボル（象徴）化して操作する』能力であって、その萌芽は、身振り手振りなどの行為を制御・認知する霊長類の脳神経機構に存在することが期待される。

そして、サルにおけるその最も高度な行為の一つが「道具使用」行為である。道具を手に持つと、それは物理的・機能的に手の延長となって、自己の体に同化し、自己意識や身体像が意図によって変化する。ここには「自己と周囲の空間を認識し、これを機能に基づいて意識的に構造化して、さらにそれを操作する」という柔軟な空間構成能力、あるいは洞察的なゲシュタルト転換能力が要求される。すなわち、道具使用行為の根底にもまた、自己および環境の空間構造を認識し、さらに物理的拘束条件から離れてそれを操作・再構造化する『シンボル操作』の機能が想定される。

手の道具使用はシンボル操作能力を拡張するだけでなく、「脳の中の身体」である身体像（身体図式）を再組織化し、身体と環境との関係性を変化させるのである。つまり、「心の進化」の加速をもたらしたのは言語と道具使用なのである。以下、行為としての道具使用について考えてゆこう。

道具使用における意識の志向性

道具使用において意識の志向性は「身体と物体の相互作用」に向けられる。それは「能動的な注意」の方向づけであり、道具使用のためには視覚と体性感覚に起因する知覚情報に注意を向ける必要がある。視覚にも体性感覚にも「どこの空間」と「何の空間」とがあるが、身体と物体との相互作用においては体性感覚による相互作用と、それによって生じる物体の空間認知と接触認知がきわめて重要となる。

体性感覚を介した身体と物体の相互作用には次のようなものがある。

体性感覚を介した身体と物体の相互作用
1. 触覚による身体と物体の相互作用
2. 圧覚による身体と物体の相互作用
3. 運動覚による身体と物体の相互作用
4. 重量覚による身体と物体の相互作用

また、それらを介した知覚情報には次のようなものがある。

空間の知覚情報と接触の知覚情報
1. 空間の知覚情報……物体の方向、距離、形
2. 接触の知覚情報……物体の表面、硬さ、重さ

道具使用においては、これら体性感覚を介した身体と物体の相互作用と知覚情報に意識の志向性（能動的な注意）を向けて、道具使用の意図を想起することが重要である。それは道具使用における運動イメージの想起に相当するが、この運動イメージは脳における運動によって得られるであろう知覚情報の予期のことである。身体を使って道具に働きかけ、その運動によって生じる予測的な知覚仮説と運動後の実際の知覚が一致することで道具使用が可能となってゆく。

しかしながら、各種の道具使用における知覚情報はさまざまであり、道具使用が可能となるには数多くの運動による「知覚探索」が必要である。

道具使用には手の知覚探索が不可欠である

そして特に、手による物体の知覚探索を「ハプティクタッチ（haptic touch）」、あるいは「パッシブタッチ（passive touch＝受動的触覚）」や「アクティブタッチ（active touch＝能動的触覚）」という。「ハプティクタッチ」とは「手で物体に触れて

感じること」であり、その「手触り（haptic impression）」「触知覚（haptic perception）」「触覚的な探索（haptic exploration）」のことである。1925年にハプティクタッチの科学的研究を始めたカッツ（Katz）[35]は『触覚の世界』という本で、手が「触覚的な眼（haptic glance）」であると述べた。以来、特に示指の指腹は「第二の眼」と呼ばれている。

また、カッツは「意図のある触れ方（purposive touch）」という言葉を使い、「人間が物体を手で軽くサッと触れるだけで、瞬時に何かを理解できる認識能力」を強調した。それは「皮膚が能動的に物体に触れた瞬間から働き始める認識力」である。

一方、「パッシブタッチ（受動的触覚）」や「アクティブタッチ（能動的触覚）」は、単に感じるだけではなく知覚情報を捉えるという意味合いが強い言葉である[36]。パッシブタッチとは触覚を生起する手指の皮膚を物体に固定して、その特性が何であるかを認識することである（受動的触知）。その場合、手指は動かさずに物体を動かして触知する。アクティブタッチとは手指を物体に触れてその特性を知るために手指を随意的に動かすという触運動を伴う探索行為である（能動的触知）。その場合、手指を動かして物体を触知する。

人間の手の道具使用におけるアクティブタッチの重要性は認知心理学や脳科学の数多くの研究によって実証されている[37]。その重要性は視覚障害者の「点字」、ギターなどの楽器演奏、さまざまな技術職人の匠の技、あるいはポケットの中に手を入れて鍵や携帯電話や財布を取り出す時の手指の触知機能を思い出せば十分だろう。ギブソン[38]は、これを「運動するためには知覚しなければならないが、知覚するためには運動しなければならない」と明確かつ簡素に表現している。

この手の機能特性は触覚、温覚、圧覚、運動覚、重量覚などすべての体性感覚を含んだ精密な知覚探索能力であり、人間の道具使用に至る進化の産物である。

特に触覚的な物体の認識能力は、体性感覚を総動員して外部世界の物体を知るための認知過程の組織化能力である。つまり、触覚を介した物体の識別には常に身体の動きが伴っている。アクティブタッチは手の皮膚や関節の動きによって物体の素材の肌理（テクスチャー）、弯曲、エッジ、形、硬度、大きさ、温度などを識別する機械受容器（メカノレセプター）と、運動の方向、角度変化、重さ、摩擦などをキャッチする筋感覚と呼ばれる自己固有受容器（プロプリオセプター）との複合的な認識能力と解釈しなければならない。

そして、この手の認識能力の発達は、たとえば杖で床の状態を捉えたり、外科医がメスで手術したり、野球選手がバットでボールを捉えたり、ハンドル操作によって車を運転する能力につながっている。さらに、その能力は足で地面を触知するというように身体表面全体に広がっている。

ギブソン[38]は、触覚システムを「身体の使用による身体に隣接した世界への個人の感受性」と定義しているが、手の触覚システムは触覚認識と身体運動の密接な循環性と捉えるべきであり、手で道具を使用する能力は道具の特性を知覚探索する能力と相関していると考えてよいだろう。

たとえば、レダーマンら[39,40]は、物体に対する手と手指の受動的、能動的な動作を「接する」「なぞる」「引っかく」「叩く」「押す」「引く」「握る」「つまむ」「捻る」「曲げる」「のせる」「動かす」の12に分類したうえで、物体の知覚探索（exploratory procedures）においては次の8つが基本的に重要だとしている（図17）。

手による物体の知覚探索

❶ 面擦り（lateral motion）
物体の面を手指で擦り「肌理」を知覚する。

❷ 指押し（pressure）
物体を押して「硬さ」を知覚する。

❸ 静的接触（static contact）
物体の上に手をのせて「温度」を知覚する。

❹ 非支持的保持（unsupported holding）
物体を手掌にのせて上下に動かし「重さ」を知覚する。

❺ 包み込み（enclosure）
物体を両手で包み込んで立体的な「大きさ」を知覚する。

❻ 輪郭たどり（contour following）
物体の輪郭を手指でたどり「形」を知覚する。

❼ 機能テスト（function test）
道具に「特異的な機能」を手で検査する。

❽ 運動性テスト（motion test）
道具の動き具合を検査する。

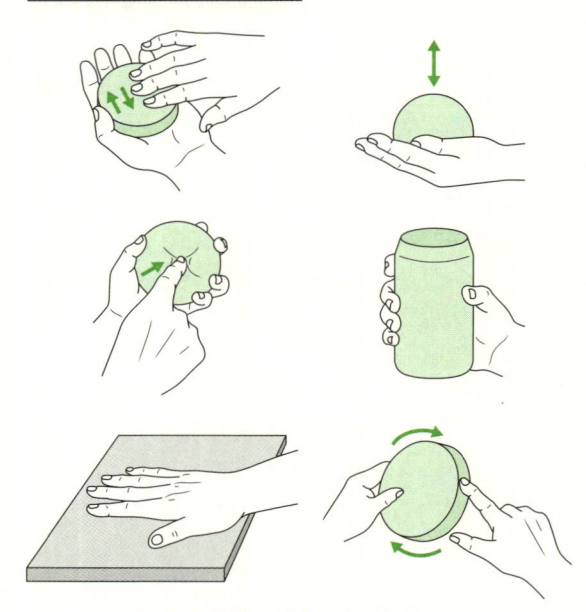

図17　手による物体の性状の知覚 (Lederman, 1993)

特に、道具使用の実際において重要となるのは「機能テスト」と「運動性テスト」であろう。ある道具に特異的な機能が何かを知り、その機能を実現するように道具の部品が動いているかどうかを手を使って確かめる必要がある。たとえば、ハサミの刃の切れ具合を確認するのは機能テストであり、ハサミの交叉した本体が滑りやすく（抵抗なく）動くかどうかの確認は運動性テストである。この道具の機能性と運動性の確認もアクティブタッチによる手の知覚探索なのである。

また、手の道具使用における運動の拙劣さや不器用さは、単なる手の運動の協調性や感覚不全に由来するものではなく、もっと複雑なハプティクタッチの発達不全と捉えるべきであろう。

道具使用能力の観察と行為のエラー

手の道具使用能力の検査には日常生活における物品や道具を用いる。身体と物体との相互作用が不適切であれば、その使用方法において行為のエラー（誤反応）を犯すと同時に、道具そのものをうまく使用することができない。

たとえば、食事動作におけるコップ、皿、箸、ナイフ、フォーク、スプーンなどの使用、整容動作における歯ブラシ、櫛、ヒゲ剃り、爪切り、タオルなどの使用、更衣動作におけるシャツ、ズボン、ボタン、靴下、下着、腕時計、メガネなどの使用、家事動作における水道のノブ、包丁、缶切り、皮むき、コンロ、ポット、コンセント、掃除機などの使用、さらに一般的な道具の使用（ライターで火をつける、財布から紙幣を取り出す、便箋を折りたたむ、本のページを開く、ホッチキスで紙を綴じる、印鑑を押す、スイッチを押す、ハサミで紙を切る、ノコギリで木を切る、リモコンや携帯電話の操作など）や起居移動動作（ベッドからの起き上がり、寝返り、ベッドから車椅子への移動、杖の使用など）における、さまざまな道具使用の観察である。

動作系列のエラーは、行為が複雑な運動シークエンスを必要とする場合に顕著であり、物品の不適切な使用や行為の目的が達成できないという結果によって判別する。

具体的には「単一物品の使用」と「複数物品の使用」に区分して検査する。たとえば、単一物品の使用は「櫛で髪をとく」「歯磨きをする」「グラスで飲む」「ドアを開ける」「鍵をかける」など、単純な動作で検査する。一方、複数物品の使用は「歯ブラシに歯磨き粉をつけて歯を磨いた後に、水道の蛇口を捻ってグラスに水を入れてうがいする」とか、「机の上にお茶の葉、ポット、急須、湯のみ茶碗などを置き、実際にどのような順番で行為するかを実際に遂行させてみる」とよい。

そして、これら道具使用時おける行為のエラーを次の側面から評価する。

行為のエラーの評価
●拙劣………………不器用さ
●保続………………繰り返し
●錯行為……………運動性のエラーと意味性のエラー
●部分的反応………全体の中のある部分のエラー
●遅延………………使用速度の問題
●無定型反応………使用の失敗の多様性
●無反応……………どのように使用すべきかわからない

こうした道具使用の障害は、各種の日常生活動作（食事動作、整容動作、衣服の着脱、トイレ動作など）やさまざまな行為において広範囲に出現する

のが特徴である。

その際に注意しておくべきことは、物品や道具を手で握ったり、持ったり、取ったり、離したりする動作がスムーズにできるかどうかである。その道具の握り方、持ち方、取り方、離し方などは道具を適切に使用するためのものかどうかを注意深く観察する必要がある。

行為のエラーは身体と物体との関係性をつくる時の、運動の空間的、時間的、強度的なエラーとして発現する。それは日常生活において露出する。たとえば、朝食でバターにパンが塗れない、衣服の着替えでズボンを何とか履いてもベルトやチャックを閉めることができない、タオルで顔が拭けない、歯ブラシをうまく使えない、切れた電球を取り換えることができない、携帯電話を素早く使えない、ハサミを使って紙の図を切れない、ティッシュの取り方が不自然、箸やナイフやフォークの持ち方と使用が不器用などである。

それはその行為を自然にできている者から見れば不思議だが、その背後には異様な行為のエラーに本人が気づかないという不思議さが潜んでいる。

道具使用のカテゴリー

[自動詞的な行為と他動詞的な行為]

道具使用としての行為は複数の観点から区分（カテゴリー）することができる。まず、行為は「自動詞的な行為（自己の身体のみの行為）」と「他動詞的な行為（身体を使って道具や外界に働きかける行為）」とに区分される。つまり、身振り（ジェスチャーやパントマイム）は自動詞的な行為であり、道具使用は他動詞的な行為である。

注意すべきは、道具使用は他動詞的な行為なのだが、それは道具との接触的な動きだけに限定されるわけではない点である。

たとえば、コーヒーカップという道具を使用する時、肩と肘でリーチングし、前腕を回外して、コーヒーカップに手を持ってゆくのは「自動詞的な行為（自己の身体のみの行為）」に見える。しかし、それは「他動詞的な行為（身体を使って道具や外界に働きかける行為）」であり、手を使ってコーヒーカップに働きかける行為の範疇である。

また、自動詞的な行為も他動詞的な行為も、最初は模倣から始まる。

[物体の性状を直接的に利用する行為と物体の機能を間接的に利用する行為]

手の道具使用という点では、「物体の性状を直接的に利用する行為」と「物体の機能を間接的に利用する行為」に区別することもできる。

たとえば、人類は初期に物体の「硬さ」という性状を利用して、石で食物を砕くという行為をした。それは物体の性状を直接的に利用する行為である。一方、木をくり抜いて器をつくり、それに水を入れて飲むことは、物体の機能を間接的に利用する行為である。

日常の道具は数多くあるが、こうした基本的な区分によって手の道具使用は規定されている。

[道具の計測的使用と道具の機能的使用]

近年、エルク（Elk）[41]らは「行為の意味的な知識（action semantic knowledge）」を2つに区分している。この区分は失行症の研究に新しい視点をもたらす可能性があるように思われる。それは道具使用時の行為目標に基づく次のような意味的な知識の区分である。

行為の意味的な知識の区分
A）物体使用における最初の行為目標 　　（物体をどのように握るか） 　　⇒道具の「機能」についての知識 B）物体使用における最終の行為目標 　　（物体によって何を行うか） 　　⇒道具の「操作」についての知識

たとえば、自動車のハンドルの場合、物体使用における最初の行為目標（物体をどのように握るか）の手指の把持を決定しなければならない（図18）。しかし、物体使用における最終の行為目標（物体によって何を行うか）は手指の把持ではなく、ハンドルを回転させる上肢（肩、肘、手関節）の動きが必要である（図19）。

そのうえで、彼らは「道具の計測的使用」と「道具の機能的使用」を区分して観察することを

提案している。

道具の「計測的使用（volumetric use）」とは、たとえば「ポケットの中の携帯電話を取る」ような行為をさすが、そこでは次のような意味的な知識が必要となる（図20）。

- 物体の知覚探索（大きさ、形、重さなど）
- 物体の機能的特性（何をする道具なのか）
- 物体のアフォーダンス（＝行為の可能性）

道具の「機能的使用（functional use）」とは、たとえば「携帯電話の機能を操作する」ような行為をさすが、そこでは次のような意味的な知識が必要となる（図21）。

- 物体の目的に対応した複数の操作方法
  （どこで、何をするのか、どの手指を使うのか、どうするのか……）

物体使用における最初の行為目標においては「物体に何をするかを知る」ことが重要であり、それは「物体をどのように握るか」を観察する必要がある。具体的には、たとえば「歯ブラシに対してブラシか長い柄のどちらを握ればよいのだろうか？」と質問する。もちろん歯ブラシの意味的な使用としては長い柄の方を握るのが正しい。これが行為の最初の意味のフォーカスであり、物体の大きさや形がトリガーとなる。また、物体のアフォーダンス（行為の可能性）の予測（予期）を反映している。

次に、物体使用における最終の行為目標においては「どのように物体を使うのか」を知ることが重要であり、それは歯ブラシの操作、すなわち手を動かすのか、肩を動かすのかといった歯ブラシは自分の口に対して動かすものであるという意味的な知識である。もちろん、関節をどの方向に動かすかという知識も含まれる。

失行症の場合、それらのエラーを含んだいくつかの写真を見せても、どれが正しいかわからないことが多い（図22）。

[道具の機能についての知識と道具を操作する知識]

また、エルクら[41]の区分に従えば道具使用には2つの「行為の意味的な知識」が不可欠となる。それは「道具の"機能"についての知識」と「道具を"操作"する知識」である。

これは失行症における観念運動失行と観念失行

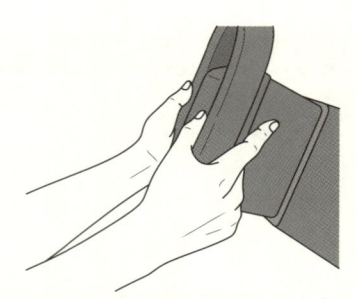

図18　物体使用における最初の行為目標（物体をどのように握るか⇒手指）

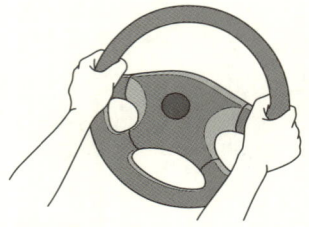

図19　物体使用における最終の行為目標（物体によって何を行うか⇒上肢）

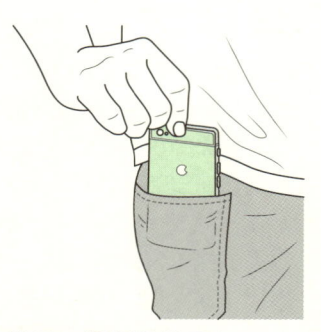

図20　道具の「計測的使用（volumetric use）」

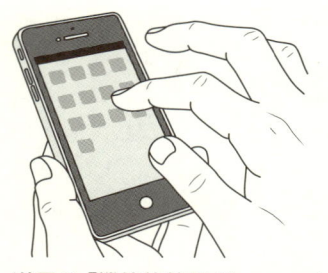

図21　道具の「機能的使用（functional use）」

[4] 道具使用という行為　721

る（運動性の錯行為）。一方、観念失行では、物体（櫛）を正しく握ることが可能であっても、根本的に間違った操作方法で使用する。たとえば「櫛の背部を使って髪をとく」といった行為をする。あるいは、別の目的に使用する（意味性の錯行為）。

つまり、観念運動失行では道具の"機能"についての知識はあるが、どのような運動によって道具を"操作"すべきかがわからない。一方、観念失行では道具の"操作"についての知識はあるが、その道具が何をするための"機能"をもっているかがわからないのである。

[身体に関係づける道具と世界に関係づける道具]

さらに、エルクら[41]は一連の研究から道具を「body-related object（身体に関係づける物品や道具）」と「world-related object（外部世界に関係づける物品や道具）」とに区分している。

「Body-related object（身体に関係づける物品）」とは「ヒゲ剃り、ペットボトル、ブラシ、櫛、カメラ、電話、カップ、フルート、ハーモニカ、ヘルメット、鏡、マイクロホン、スプーン、フォーク、歯ブラシ……」などである（図24）。

一方、「world-related object（外部世界に関係づける物品）」とは「エンピツ、ハサミ、ナイフ、かなづち、ノコギリ、ドライバー、スパナー、ピザナイフ、チーズスライサー、ニンニク搾り器、漂

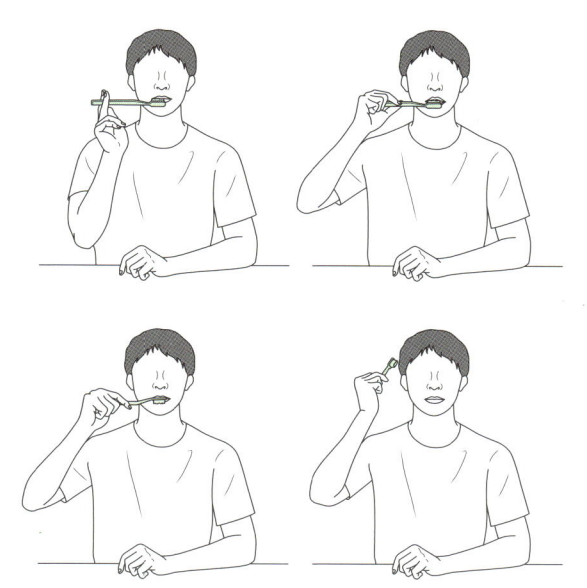

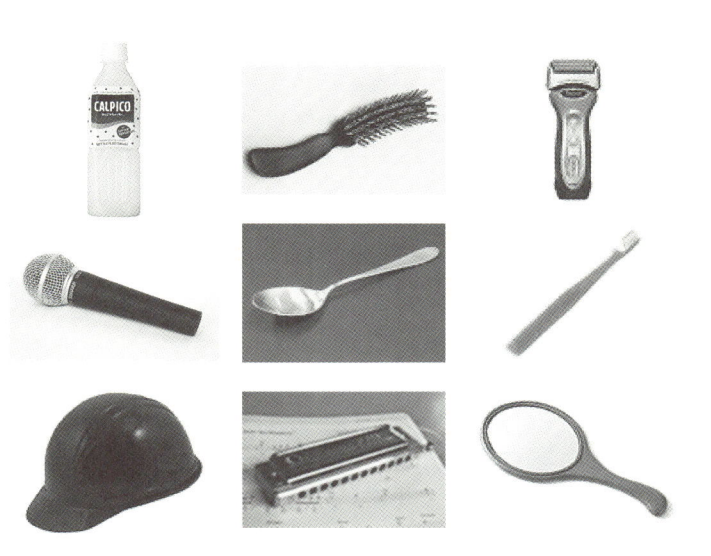

図22　物体をどのように握るか、どのように物体を使うのか（歯ブラシの場合）

の病態に対比すると理解しやすい。すなわち、どちらも道具使用が不器用でうまくできない。しかし、観念運動失行は「何をすればよいかは理解しているが、どのようにすればよいかがわからない状態」であり、観念失行は「どのようにすればよいかは理解しているが、何をすればよいかがわからない状態」である。この本質的な違いは道具の機能についての知識と道具を操作する知識の欠如に起因していると考えることができる。

ここでは失行症（観念運動失行と観念失行）の場合を説明する（図23）。たとえば、観念運動失行では、道具（櫛）の機能は正しく判断することが可能だが、櫛をどのように手で把持すればよいかわからず間違った櫛の持ち方をす

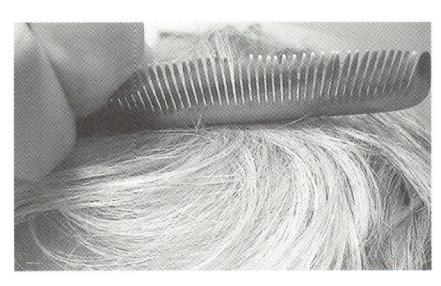

図23　行為のエラー（これは観念運動失行だろうか、観念失行だろうか？）

図24　「Body-related object（身体に関係づける物品）」

白剤のボトル、コンピュータゲーム、ドラムスティック、サラダボウル、ホワイトボード……」などである（図25）。

また、1つの道具には「world-related object（外部世界に関係づける物品や道具）」と「body-related object（身体に関係づける物品）」の特性が組み合わさっている場合もある。たとえば、食事に使用する「スプーン」「フォーク」「ナイフ」について考えてみよう。「スプーン」と「フォーク」は、外部世界の食材に関係づけた後、身体（口）に関係づけられる点で両方の特性をもっている。しかし、「ナイフ」は外部世界の食材に関係づけるだけで、身体（口）には関係づけない。

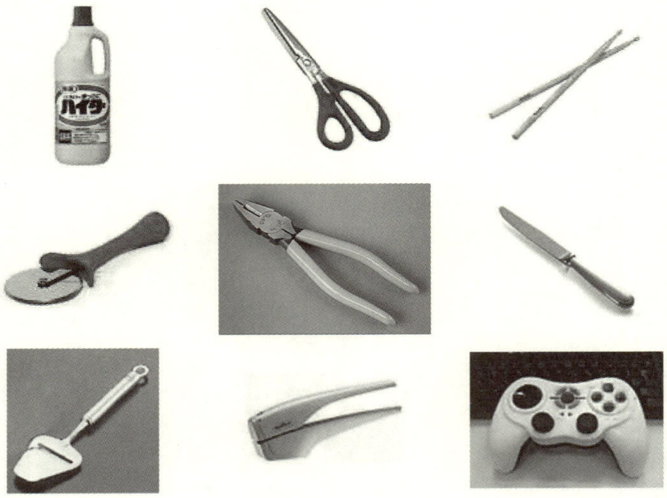

この道具の区分に準拠した運動制御機構や日常生活動作障害との関連性を探求すれば、興味深い知見が得られるであろう。

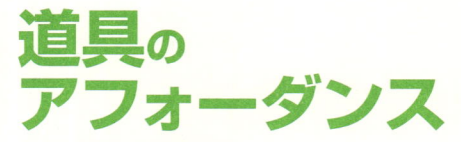

図25 「World-related object（外部世界に関係づける物品）」

道具のアフォーダンス

[道具の知覚情報]

人間は道具を製作して使用する動物である（ホモ・ファーベル）。道具には固有の機能があり、その機能の「情報（information）」に基づいて道具を操作することが道具使用である。

ギブソン[42]は、空間に存在する事物の価値や意味としての情報が直接的に知覚されるとする「アフォーダンス理論（生態学的視覚論、エコロジカルアプローチ）」を展開した。

アフォーダンスとは、語源的には「〜を与える（afford）」という意味であり、「行為者に対して環境が提供する行為の可能性についての知覚情報」と定義される。従来の知覚理論では、人間は外界にある物体そのものを刺激として知覚し、情報処理過程の中で知覚刺激に意味づけをすると考えられていた。これに対して生態学的視覚論では、人間が知覚するのは物体そのものではなく、ある人にとってその物体がどのような意味をもつのかと

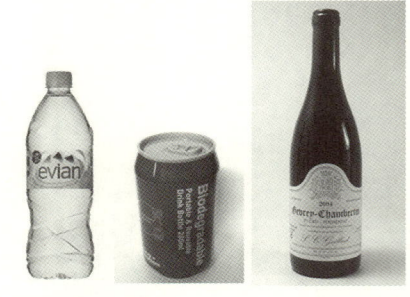

図26 ペットボトル、ジュース缶、ワインボトルの「栓のアフォーダンス」

いう情報を直接知覚すると考えるのである。

たとえば、大地が行為者に対して十分な広がりをもち、なおかつ十分な強度があれば、身体の支持や移動をアフォードする。獲物は捕食をアフォードする。そして、道具はそれに固有の身体の動きをアフォードする。したがって、道具使用においては「道具のアフォーダンス」を理解しておく必要がある。

ここでは「ペットボトル」「ジュース缶」「ワインボトル」の知覚情報を考えてみよう。これらはすべて容器としての道具であり、「持つこと」や「飲むこと」をアフォードするが、容器の"栓"は何をアフォードしているだろうか（図26）。

まず、「ペットボトル」と「ジュース缶」の栓は手で開けることができる。この時、手指をどのように動かせばよいだろうか。「ペットボトル」と「ジュース缶」では手指の動きは違う。その動き

は栓の機能の情報によって決まる。手指で「つまむ」のか、「引っかける」のか、あるいは栓を「回す」のか、「持ち上げる」のか、その知覚情報が「栓のアフォーダンス」である。それが理解（解読）できなければ、栓を開けるという行為はできないし、水やジュースを飲むという欲求や目的を達成することができない。

一方、「ワインボトル」のコルク栓を開けるには専用のソムリエナイフやワインオープナーが必要である。あなたはソムリエナイフやワインオープナーのアフォーダンスを理解（解読）できるだろうか。その使用を手指の動きとしてパントマイムできるだろうか。

このように道具使用には道具の機能についての情報の抽出が必要である。それが「使用者に対して道具が提供する行為の可能性についての知覚情報（アフォーダンス）」なのである。

[安定アフォーダンスと応用アフォーダンス]

次に、ペリカーノ（Pellicano）やビンコフスキー（Binkofski）[43]の研究を参考に、道具のアフォーダンスと知覚運動制御について考えてみよう。たとえば、カップに入ったコーヒーを「かきまぜる」という「行為の目標」を達成するためには、「スプーン」や「マドラー」を使用するのが一般的である。スプーンやマドラーは「水をかきまぜる」ことをアフォードする。そして、これを「安定アフォーダンス」という。一方、「バターナイフ」「ナイフ」「ハンマー」はカップに入ったコーヒーをかきまぜる道具ではないが、「コーヒーをかきまぜる」ことはできる。そして、これを「応用アフォーダンス」という（図27）。

本来、「スプーン」には「すくう、かきまぜる」、「マドラー」には「かきまぜる」、「バターナイフ」には「塗る」、「ナイフ」には「切る」、「ハンマー」には「叩く」という「安定アフォーダンス」があり、それによって身体の知覚運動制御が決定される（図28）。

しかしながら、スプーンやマドラーがない場合は、「バターナイフ」を選択してコーヒーを「かきまわす」という「行為の目標」を達成することができる。これは「バターナイフ」が「塗る」という「安定アフォーダンス」とは別の、「かきまわす」という「応用アフォーダンス」を有していることを示している。そして、それによってスプーン使用と似たような身体の知覚運動制御が決定さ

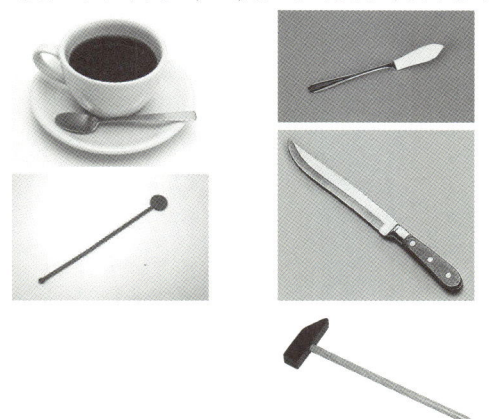

図27 コーヒーを「かきまぜる」ことができる道具

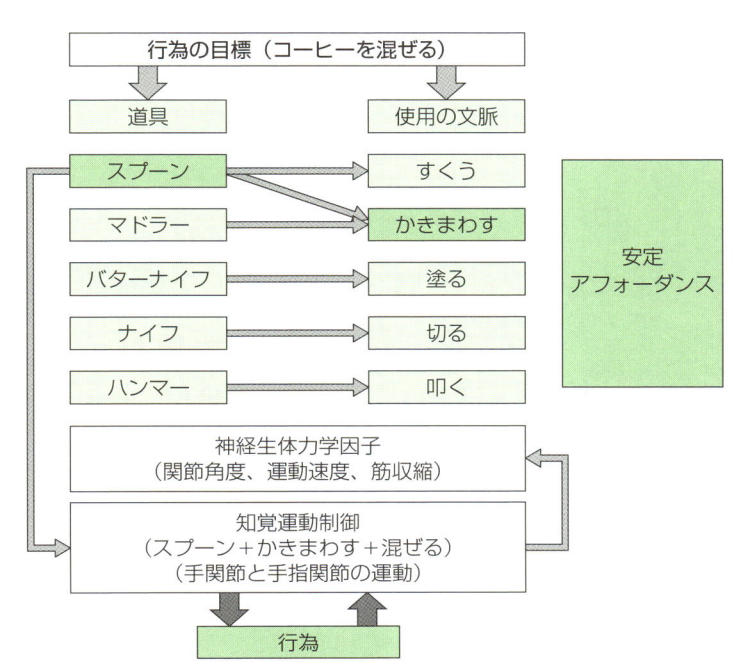

図28 道具の「安定アフォーダンス」と知覚運動制御
（Pellicano, 2011）

れることになる（図29）。

こうした道具の安定アフォーダンスと応用アフォーダンスの適切な選択が身体の知覚運動制御では不可欠である。エコロジカルアプローチでは、知覚情報と身体の動きは本質的に分けることのできない一体化したものだと考えられている。

世界を知るための道具
[行為の創発のための道具]

さらに、これまでの説明が「道具を使用する」という目的のためであったのに対して、「世界を知るための道具」という考え方を提案している研究者もいる。

ペルフェッティ[44]は、運動麻痺や感覚麻痺のリハビリテーション治療の方法論として、セラピストが患者に「道具と身体の接触状況」を閉眼して知覚探索させることを提案している。患者は手足を使って物体の空間性（方向、距離、形）や接触性（表面素材、硬さ、重さ、摩擦）などを識別することを求められる（図30）。

このリハビリテーション治療に利用される道具には、「ナイフ」や「ハサミ」が「切る」という機能をもっているというような意味での機能はない。治療のための道具（物体）は身体を使って知覚世界の特性や属性を「自己が知る（＝認知する）」という目的で利用される。これらの道具は「世界を単純化した心理的道具」として活用されている。

そして、そうした空間世界や接触世界を体性感覚を介して知ることによって「行為の知覚運動制御」が向上してゆく。なぜなら、体性感覚情報を処理する頭頂葉（感覚野、感覚連合野）が世界を認知することによって、前頭葉の「運動プログラム（補足運動野、運動前野）」と「運動指令（運動野）」が改変され、新しい運動（筋収縮）が生まれる可能性が高まるからである。その意味で「世界を知るための道具」は「行為の創発」のために利用されているといえるだろう。

目と手と口による物体の探索行為

道具を使用するためには物体の探索が必要である。そして、それは手による物体の探索だけでは不十分である。たとえば、スプーンやコーヒーカ

図29 道具の「応用アフォーダンス」と知覚運動制御
（Pellicano, 2011）

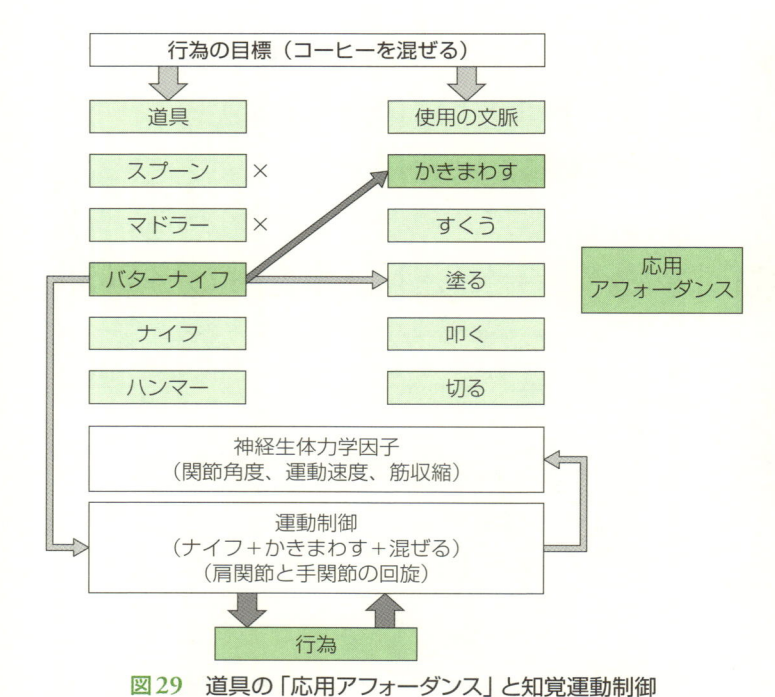

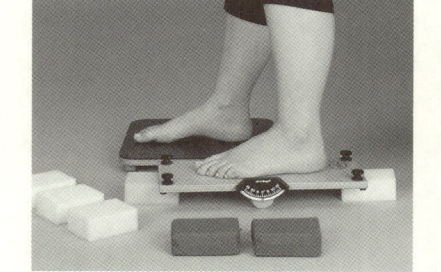

図30 世界を知るための道具
（Perfetti, 1998）

ップは手で操作するが、最終的には口に接触させて食べたり飲み込んだりしなければならない。唇や口腔を使う物体の探索もきわめて重要である。

この観点から、カウル（Kaur）[45]らは乳児の「物体の探索行為（object exploration）」を次の3つに区分している。

> **目と手と口による物体の探索行為**
> ❶ 目を使った物体の探索行為
>   looking（眺める）
> ❷ 手を使った物体の探索行為
>   grasping（握る）、fingering（指で引っかく）
>   shaking（振る）、banging（打ちつける）
>   rotating（回す）、dropping（落とす）
> ❸ 口を使った物体の探索行為
>   Mouthing（舐める、噛む）

これらは生後6か月から1歳ぐらいまでの乳児（7か月頃には視覚が大人とほぼ同じレベルで立体視が可能となり、左右の利き手も出現し始めている）が、具体的な道具を使用する以前に、頻繁に試みる物体の探索行為である。

乳児は、こうした「目の探索（visual exploration）」と「手の探索（manual exploration）」と「口の探索（oral exploration）」による物体の探索行為によって、物体の「アフォーダンス（affordance）」を発見し、それを「多感覚統合（multisensory integration）」によって認知し、他の「道具（tools）」の使用に応用し、目的ある行為を発達させてゆくが、自閉症では探索頻度や時期が変動する。

知覚のなかの行為

人間の日常生活には無数の道具が溢れている。その使用や利用は「知覚の中の行為（action in perception）」だと考えるべきではないだろうか。

「知覚の中の行為」とは何だろうか。ノエ（Noe）[46]によれば「知覚とは行為の仕方」のことである。知覚は脳の感覚野で生じる何かではない。知覚は行為する何かである。

あなたが、目を閉じて床に物体が散乱した部屋を歩くことを想像してみよう。あるいは盲人が杖をついて道を歩くことを想像してみよう。あなたが部屋を歩く時、身体（足）は感覚センサーのような道具となっている。杖もまた感覚センサーのような道具となっている。あなたも盲人も道具を介して、道具が地面や物体に触れることを通じて、その空間を知覚しながら歩くだろう。そして、その道具を介した行為は他者から見れば歩くという運動の連続である。しかし、あなたや盲人にとって、その行為は知覚の連続である。あなたも、盲人も、「道具を媒介した知覚世界の中で行為している」ということである。そして、これはすべての人間の行為に共通する知覚運動制御のメカニズムである。

コミュニケーション行為による自己組織化

デカルトは身体（運動）と精神（認知）を区分したが、バレラは「行為とは認知であり、認知とは行為である」と、そしてペルフェッティは「運動とは知ることである」と主張している。こうした「動くことと知ることの循環」によって、「私（自己）は〜することができる」という「キネステーゼ（運動感覚）」（フッサール）が形成されてゆく。その基盤が自己の身体や道具を使った「世界との対話」であり、「コミュニケーション行為」である。

あらゆる人間の行為を、「世界との対話」を目的とした「コミュニケーション行為」と見なすことが重要である。「世界との対話」は一人ではできない。対話する物体、道具、他者がいる。私（自己）が一方的に働きかけるものではなく、意図を想起し、対話の相手からの返答を期待（予測）し、何らかの結果を得るのが「コミュニケーション行為」である。

それは視覚（表情）、体性感覚（身体運動）、聴覚（言語）を介した「世界との対話」である。人間の行為はすべて物体、道具、他者との「コミュニケーション行為」による自己組織化なのである。世界が変わるのではなく、自己が変わることで行為の発達、学習、回復が生じる。

文　献

1) Darwin C：On the origin of species by means of natural selection or the preservation of favoured races in the struggle for life.（八杉龍一・訳：種の起源．岩波書店，1990）
2) Cassirer E：Anessay on man；An introduction to a philosophy of human culture. New Haven & London, 1944.（宮城音弥・訳：人間；シンボルを操るもの．岩波書店，1997）
3) Cassirer E：Die Philosophie der symbolischen formen. Die Sprache, 1923.（生松敬三・訳：象徴形式の哲学．竹内書店，1972）
4) Perfetti C（小池美納・訳）：身体と精神；ロマンチック・サイエンスとしての認知神経リハビリテーション．協同医書出版社，2012.
5) Austin J：How to do things with words. Oxford press, 1961.（坂本百大・訳：言語と行為．大修館書店，1978）
6) Vygotsky L（柴田義松・訳）：思考と言語．明治図書，1962.
7) Tomasello M：The Cultural Origins of Human Cognition. Harvard University Press, 2001.（大堀壽夫・訳：心とことばの起源を探る：文化と認知．勁草書房，2006）
8) Changeux J：L'Homme de verite. Odile Jacob, 2002.（浜名優美・訳：真理を求める人間．産業図書，2005）
9) 乾敏郎：脳科学からみる子どもの心の育ち．ミネルヴァ書房，2013.
10) Piaget J（大伴茂・訳）：模倣の心理学．黎明書房，1988.
11) Meltzoff A, Moore M：Imitation of facial and manual gestures by human neonates. Science 198：75-78, 1977.
12) Meltzoff A, Moore M：Newborn infants imitate adult facial gestures. Child Development 54：702-709, 1983.
13) Vygotsky L（柴田義松・訳）：心理学の危機．明治図書，1987.
14) Bruner J：Studies in cognitive growth. John Wiley & Sons, 1966.（岡本夏木・訳：認識能力の成長．明治図書，1968）
15) 丸山圭三郎：ソシュールの思想．岩波書店，1981.
16) 佐藤公治：ヴィゴツキーの思想世界．新曜社，2015
17) Perfetti C（小池美納・訳）：脳のリハビリテーション；認知運動療法の提言［2］整形外科的疾患．協同医書出版社，2007.
18) Premack D, Woodruff G：Does the chimpanzee have a theory of mind? Behavioral and Brain Sciences 1：515-526, 1978.
19) 子安増生：心の理論；心を読む心の科学．岩波書店，2000.
20) Piaget J（中垣啓・訳）：ピアジェに学ぶ認知発達の科学．北大路書房，2007.
21) Tomasello J：Comprehension of novel communicative signs by apes and human children. Child Development 68：1067-1081, 1997.
22) 大澤真幸：社会性への不可解な進化．現代思想 44：165-177，2016.
23) Goldenberg G：Defective imitation of gestures in patients with damage in the left or right hemisphere. Journal of Neurology, Neurosurgery and Psychiatry 61：176-180, 1996.
24) Goldenberg G, Hermsdorfer J, Laimgruber K：Imitation of gestures by disconnected hemispheres. Neuropsychologia 39：1431-1442, 2001.
25) Smania N, Girardi F, Domenicali C et al.：The rehabilitation of limb apraxia；a study in left-brain-damaged patients. Arch Phys Med Rehabil 81：379-388, 2000.
26) Haaland Y, Flaherty D：The difference types of limb apraxia errors made by patients with left vs. right hemisphere damage. Brain Cognition 3：370-384, 1984.
27) Martinez A：Feeling disgustedly surprised?；Scientists identify 21 facial expressions, 2014.
28) Bizzozero I, Costato D, Venneri A et al.：Upper and lower face apraxia；Role of the right hemisphere. Brain 123：2213-2230, 2000.
29) Pante F（小池美納・訳）：認知運動療法講義．協同医書出版社，2003.
30) Rizzolatti G：Mirrors in the brain；How our minds share actions, emotions, and experience. Oxford University Press, 2009.（柴田裕之・訳：ミラーニューロン．紀伊國屋書店，2009）
31) 宮本省三：片麻痺；バビンスキーからペルフェッティへ．協同医書出版社，2014.
32) 秋元波留夫：失行症．東京大学出版，1976.
33) Merleau-Ponty M：Phenomenologie de la perception. Gallimard, 1945.（竹内芳郎，小木貞孝・訳：知覚の現象学．みすず書房，1967）
34) 入来篤史：道具を使うサル；Homo faber．医学書院，2004.
35) Katz D：Der aufbau tastwelt. Zeitschrift fur Psychologie, 1925.（東山篤規・訳：触覚の世界．新曜社，2003）
36) 岩村吉晃：タッチ．医学書院，2001.
37) 岩村吉晃：能動的触知覚（アクティヴタッチ）の生理学．バイオメカニズム学会誌 31：171-177, 2007.

38) Gibson J: Observations on active touch. Psychol Rev 69: 477-491, 1962.
39) Lederman S, Klatzky R: Extracting object properties througt haptic exploration. Acta Psychologica 84: 29-40, 1993.
40) Jones L, Lederman S: Human hand function. Oxford University Press, 2006.
41) Elk M, Hein T, Schie V: Action semantic knowledge about objects is supported by functional motor activation. Journal of Experimental Psychology 35: 1118-1128, 2009.
42) Gibson J: The ecological approach to visual perception. Erlbaum, 1979.（古崎敬・訳：生態学的視覚論；ヒトの知覚世界を探る．サイエンス社，1985）
43) Pellicano A, Thill S, Binkofski F: Affordances, adaptive tool use and grounded cognition Fronters in Psychology 53: 1-2, 2011.
44) Perfetti C, 宮本省三, 沖田一彦（小池美納・訳）：認知運動療法：運動機能再教育の新しいパラダイム．協同医書出版社，1998．
45) Kaur M, Srinivasan S, Bhat A: Atypical object exploration in infants at-risk for autism during the first year of life. Frontiers in Psychology 6: 798, 2015.
46) Noe A: Action in perception. MIT Press, 2004.（門脇俊介，石原孝二・訳：知覚のなかの行為．春秋社，2010）

第22章

人間は"意識"を動かして行為する

[1] 意識とは何だろうか？

行為する私の意識

人間の運動を理解するためには「行為する私」の「意識（consciousness）」について探求する必要がある。

しかしながら、主観的な意識は見えないために客観的な科学の世界では無視されることが多い。たとえば、伝統的な運動学（kinesiology）では「キネマティクス（kinematics；運動の空間的な変化の分析）」と「キネティクス（kinetics；運動の力学的な変化の分析）」が主流であり、行為を視覚的または各種の計測機器を使って数値化する。それによって「どのように動いているか」は分析できる（外部観察）。しかし、その時、「どのような意識経験（experience of consciousness）をしているのか」は分析できない（内部観察）。行為する時に主体が何を感覚（視覚、体性感覚、聴覚）したり、何を認知（知覚、注意、記憶、判断、言語、イメージ）したり、どのような情動（快不快、情感、感情）が生じているかについて知ることができない。

行為の外部観察
●どのように動いているか……キネマティクス、キネティクス

行為の内部観察
●どのような意識経験をしているか……感覚的、認知的、情動的な心的現象

つまり、伝統的な運動学には「行為する私」の「意識」への内部観察が欠けている。行為するのが他の誰でもなく、この"私"であることを自明とするなら、もっと意識という心的現象に迫るべきであろう。

確かに「人間は身体を動かして行為する」ように見える。しかし、ここでは「人間は意識を動かして行為する」ことを強調しておきたい。

この「意識」という心的現象を探求しない限り、人間の行為の謎や秘密は解けないだろう。ここでは「心の神経哲学（neurophilosophy of mind）」と呼ばれる学問領域で、「行為する私」の「意識」がどのように論議されているかを紹介したうえで、新しい「人間の運動学」への飛躍のための考察を試みる。

意識は「行為を生み出す心の機能」である

「行為する私」の「意識」について探求する場合、どこから論議を始めればよいのだろうか。本来であればデカルトの心身二元論を出発点に位置づけるべきかもしれないが、ここでは脳の「運動野（area 4）」と行為の関係性をめぐる認識論から始める。

まず、脳科学（神経生理学）の歴史が明らかにしているのは、「大脳皮質の運動野のニューロンの発火が錐体路を介して脊髄の前角細胞を活性化すると筋収縮が生じる」という事実である（図1）。これは運動野の「身体部位再現（ホムンクルス）」によって行為が実行されるという認識を生んだ。

しかしながら、たとえば「行為する私（大人）」

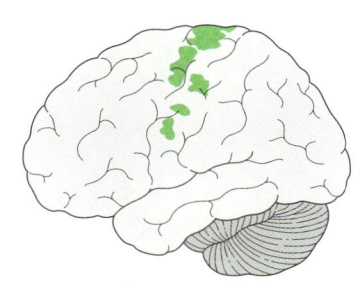

図1 運動野のニューロンの発火

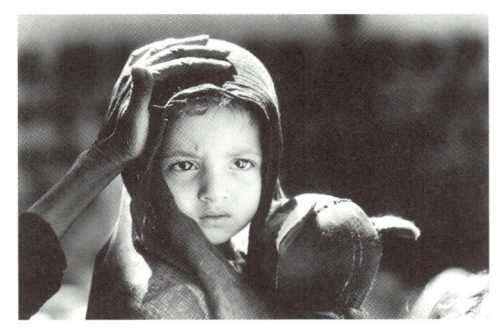

図2 行為する私（大人）が「手で子どもの頭部をやさしく撫でる」という行為（Chiappin, 2007）

が「手で子どもの頭部をやさしく撫でる」という行為を行った時（図2）、その行為の説明として「運動野のニューロンが発火したからだ」と説明すれば十分だろうか。

この説明が不十分であることは明らかだろう。そして、それは「行為する私」の「意識」を考慮していないことに起因している。

「手で子どもの頭部をやさしく撫でる」というのは外部観察（三人称観察）である。一方、「運動野のニューロンが活性化した」というのは内部観察に思えるかもしれないが、これも実は外部観察（三人称観察）である。行為の内部観察（一人称観察）のためには意識を言語で説明してもらう必要がある。通常、大人が「手で子どもの頭部をやさしく撫でる」のは、子どもに「カワイイね」とか「頑張って」とか「いい子だね」といった「意識（＝主体の意図）」の一人称を伝えているからに他ならない。

そして、この主体の意図を含んだ意識は「心（mind）」と呼ばれる。つまり、心を無視して人間の行為を理解することはできない。また、単に覚醒していることが意識ではない。かつてサルの仲間であった人間はホモ・サピエンスになった時点で意識を進化させて心をもつようになった。意識とは「行為を生み出す心の機能」と解釈すべきである。

心の神経哲学

「心の神経哲学（neurophilosophy of mind）」は「意識（＝行為を生み出す心の機能）」の本質に迫ろうとする学問である。

神経哲学の「神経（neuro）」は「脳科学（神経生理学）」の研究対象である「脳のニューロン活動」を意味している。脳のニューロン活動は物理的現象であり、客観的、三人称的なものである。

一方、「哲学（philosophy）」は「現象学」や「認知心理学」の研究対象である「意識経験」を意味している。意識経験は心的現象であり、主観的、一人称的なものである[1]。

心の神経哲学

- 神経⇒脳科学⇒ニューロン活動⇒客観的⇒三人称的
- 哲学⇒現象学⇒意識⇒主観的⇒一人称的

なお、「現象学（phenomenology）」とはフッサール（Husserl）[2]が提唱した哲学の一領域で、人間の主観的な心を意識経験の一人称言語記述の分析によって理解しようとする方法論である。また、バレラ[3]は「心の神経哲学」を「神経現象学（neurophenomenology）」と呼び、外部観察（三人称観察）と内部観察（一人称観察）の相互関係の研究を提言している。

いずれにせよ、人間の行為には脳のニューロン活動が必須であるが、同時に意識経験も伴っている。そして、脳のニューロン活動と意識経験の間には「物理的な世界（客観性）」と「心理的な世界（主観性）」という深い溝がある。それに橋をかけようとするのが「心の神経哲学（神経現象学）」である。

また、「心の神経哲学」では心と意識はほとんど同義の言葉として使用される。しかしながら、厳密にはニュアンスが異なり、心が無意識も含めた世界であるのに対して、意識は"私"が意味を与えることができる世界をさす。すなわち、意識

は心よりも明瞭である。

したがって、「心の神経哲学」で論議されている意識を脳の神経生理学的なレベルに対応させると、それは苧阪によれば脳幹網様体レベルで生じる「覚醒（arousal＝目覚め；受動的な意識）」のことではなく、大脳皮質レベルの「意識的な注意や知覚（awareness＝意識の志向性；能動的な意識）」や大脳皮質連合野レベルの「自己意識（self-consciousness＝メタ認知；私の自覚）」に相当する高次な意識をさすということになる（**表1**）[4]。

次に、「心の神経哲学」の研究は「神秘主義」「還元主義」「機能主義」「幻想主義」「神経現象学」の5つに区分できる[5,6]。

第1は「神秘主義」である。これは意識が「宇宙の神秘」の一つであり研究しても究極的には解明できないという立場である。たとえば、ネーゲル（Nagel）[7]によれば「意識は私秘的（パーソナル）なもの」で客観的な科学では研究できない。

第2は「還元主義」である。これは意識を神経生物学的な現象として解明すべきだとする立場である。たとえば、コッホ[8]によれば「人間はワンパックのニューロンの塊」にすぎない。脳のニューロン活動が意識を生み出しているとする点では正しいが、ニューロンの物理的現象からなぜ意識という心的現象が生まれるかはミクロな科学研究でも説明できない。

第3は「機能主義」である。人間の意識経験をコンピュータでシミュレートできると考える立場である。たとえば、ロボット工学の研究者たちは人間のような機械をつくろうとしている。しかしながら、コンピュータで身体と精神の関係をシミュレートするのは不可能である。

第4は「幻想主義」である。これは意識をバーチャルリアリティ（仮想的現実）と見なす立場である。たとえば、デネット（Dennett）[9]は「心はすべて幻想である」と断定している。しかしながら、意識が一人称的視点における主観的な現象であることを認めたうえで、科学の物理的還元ではなく、意識の多次元的分析という方向性を提示している。

第5は「神経現象学」である。これは人間の意識経験（現象）と脳科学の神経生物学的な知見（ニューロン活動）を関係づけてゆこうとする立場である。たとえば、バレラ[10]は「経験と科学のダンス」という表現で、両者の相互関係の整合的な理解を提言している。特に、意識経験における「一人称言語記述」を重視しており、意識研究の最も可能性のある方法論として注目されている[11]。

意識の神経相関

人間が行為できるのは、脳が「物理的な世界（客観性）」と「心理的な世界（主観性）」を常に結びつけているからである。それを「心の神経哲学」では「意識の神経相関（neural correlates of consciousness）」（Crick & Koch, 1990）[12]と呼ぶ。

意識の神経相関とは「ある特定の物理的なニューロン活動が生じている時には、ある特定の心理的な意識経験が生じる」ということである。また、それは「ある特定の心理的な意識経験が生じている時には、ある特定の物理的なニューロン活動が生じる」ということでもある。

クリックとコッホ[12]は、この意識の神経相関を「ある特定の意識的な知覚を共同して引き起こすのに十分な、最小の神経メカニズム」と定義している。これは感覚、知覚、注意、記憶、判断、言語、イメージ、運動、情動といった意識的に自覚できるもののすべてが、その意識を生み出す最小（ワンセット）のニューロン活動を有しており、それらの脳活動の並列分散的かつ時系列的な同期化によって行為が生み出されていることを示している。

そして、それを実現している「行為する私」は、身体と環境との相互作用に根ざした複数の意

表1 意識の神経生理学的なレベル (苧阪, 2000)

大脳皮質連合野レベル（高次）
セルフ・コンシャスネス　self-consciousness……自己意識（メタ認知・私の自覚）
大脳皮質レベル（中位）
アウェアネス　awareness……意識的な注意や知覚（意識の志向性、能動的な意識）
脳幹網様体レベル（低次）
アラウザル　arousal……覚醒（目覚め、受動的な意識）

識の神経相関を「自己組織化（self organization）」して、自らが生きている世界に複数の意味を与える。それが「物理的な世界（客観性）」と「心理的な世界（主観性）」の関係性を「"私"として生きる」ということである。

　この意識の神経相関の自己組織化を「四肢切断」という特異的な例で考えてみよう。四肢切断によって「幻肢（phantom limb）」や「幻肢痛（phantom pain）」が発生することはよく知られている。大塚[13]は幻肢のタイプを実大型、遊離型、断端密着型、痕跡型、断端嵌入型に分類している。また、メルザック[14]によれば幻肢は一人一人異なり、その形態イメージは分散的であるが、6歳以下の子どもには出現しない（図3）。

　四肢切断者は実際には存在しない手足や手足の痛みを訴える。そして、こうした幻肢や幻肢痛を感じている時には、大脳皮質の運動野や感覚野のニューロン活動が生じていることが脳科学の研究によって判明している。

　この大脳皮質の運動野や感覚野のニューロン活動は「物理的な世界（客観性）」である。一方、幻肢や幻肢痛の存在を感じるのは「心理的な世界（主観性）」である。すでに切断された手足は客観的には物理的に存在していないが、脳のニューロン活動は手足が存在すると主観的に意識経験している。つまり、脳のニューロン活動と意識経験は神経相関しており、患者は「幻肢や幻肢痛をもつ"私"として生きる」のである。主観は客観を凌駕しているといえるだろう。

　このように、人間の意識の最大の特徴は"生きている私"を産出するという点にある。そして、その意識の神経相関は可変的であり、生きる経験によって幻肢や幻肢痛も変化してゆく。

意識のボトムアップとトップダウン

　また、近年の「心の神経哲学」が明らかにした一つのトピックスによれば、意識には「受動的な意識（ボトムアップ的な意識）」と「能動的な意識（トップダウン的な意識）」があるようだ。

　たとえば、身体の痛みを意識するという心的現象は誰でも経験していることである。この場合、末梢の感覚受容器からの入力が脳の第一次感覚野の身体の脳地図（ホムンクルス）に到達し、ある身体部位が痛いと意識する。これはホムンクルスの空間性に対応した説明であり理解できる。

　一方、これを時間性で説明しようとすると齟齬が生じる。なぜなら、実際には末梢の感覚受容器からの入力が脳の第一次感覚野の身体の脳地図（ホムンクルス）に到達するには神経伝導時間が必要なのだが、意識のうえでは末梢刺激と同時に痛みを自覚する。つまり、わずかな差であるにせよ時間が経ってから痛みを意識しているのに、末梢刺激された瞬間に痛みを意識している。だとすると、意識は時間的に錯覚していることになる。そして、これは末梢刺激によって「受動的に意識（ボトムアップ的な意識）」が芽生えるという一般的な考え方である。

　これとは逆に、リベット（Libet）[15]は「能動的な意識（トップダウン的な意識）」の芽生えを研究している。そして、人間が行為を行うことを意識的に「意志決定」した0.5秒前には、大脳皮質の運

図3　四肢切断後の幻肢（大塚, 1973. Melzack, 1990）

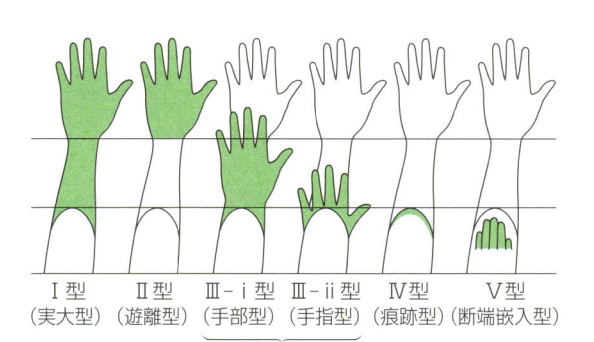

Ⅰ型（実大型）　Ⅱ型（遊離型）　Ⅲ-ⅰ型（手部型）　Ⅲ-ⅱ型（手指型）　Ⅳ型（痕跡型）　Ⅴ型（断端嵌入型）
Ⅲ型（断端密着型）

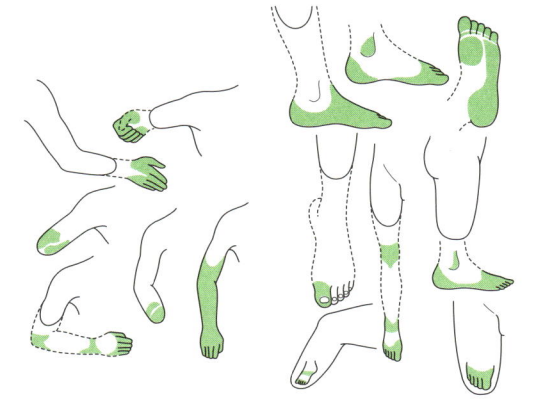

動準備電位が活性化しており、行為はすでに決定事項となっていることを明らかにした。これは意識が「能動的な意識（トップダウン的な意識）」であることのみならず、行為を意志決定するには0.5秒という時間が必要であるにもかかわらず、それ自体は意識していないことを示している。

人間は自分が意識的に「意志決定」して行為を開始していると信じているが、実は錯覚しているのかもしれない。しかしながら、意識に先行した脳活動を発生させて行為を決定しているのが"誰"なのかは謎である。

意識のハードプロブレム

「心の神経哲学」は20世紀末に出現し、多くの論議を巻き起こした。その中で最も有名なのは1995年にチャーマーズ（Chalmers）[16]が提起した「意識のハードプロブレム（hard problem of consciousness）（むずかしい問題）」という言葉であろう。

意識のハードプロブレムとは、「物質（ニューロンと電気的・化学的反応の集合体）から、どのようにして意識が生まれるのか？」という謎のことである。脳科学や哲学が正面から対峙しなければならない問題として提起された。

一方、チャーマーズ[16]は、脳科学が脳の情報処理の物理的過程を扱うことを「意識のイージープロブレム（やさしい問題）」であるとした。そして、脳科学で研究されている認知や行為についての「やさしい問題」を解いても、人間の意識には本質的な謎が残る点を強調した。今後、いくら科学が進歩しても「意識のハードプロブレム」を解くことはできないだろうと述べている。なぜ、物理的な現象（ニューロン活動）が心的現象（意識）を生み出すかは「未知」なのである。

意識のクオリア

さらに、チャーマーズは人間の意識の特徴として「クオリア（qualia；質感）」を伴う点を強調している。クオリアとは心的な「内観」によって意識化される現象的側面のことで、意識経験で想起される対象への「感じ」のことである。

それは「リンゴのあの赤い感じ」「空のあの広く青々とした感じ」「ゴッホの描いたヒマワリのあの強い黄色い感じ」「彼のあの明るい声の感じ」「ジャズのあのスイング感」「毛布に触れる時のあの柔らかい感じ」「砂浜を素足で歩く時のあのザラザラした感じ」「ワインのあの渋い香り」「焼肉のタレのあの甘さ」「恋人と初めてデートする時のあのドキドキする期待感」「大切な人を失った時のあの喪失感」といった、個人が主観的に感じる体験の質感のことである[17]。

この体験の質感は視覚、聴覚、触覚、嗅覚、味覚といった五感に由来する感覚的なクオリアであると同時に、認知的なクオリアでもあり、さらに情動的かつ感情的なクオリアでもある。日々の生活を内観すれば、人間の意識経験には無数のクオリアが満ち溢れていることが実感できるだろう。人間が生きている世界は、単なる物理的な世界ではなく、個人の意識経験がつくりだすクオリアによって構成される「私が主観的に感じる世界」でもあるのだ。

クリック[12]によれば、「私はニューロン人間」、すなわち「ワンパックのニューロンの集合体」に他ならない。しかし、私の意識には「私だけのクオリア」がある。それによって光、音、身体接触といった物理的な世界が、主観的な意味や価値の世界へと位相を変える。人間の意識はクオリアによって三人称的な客観世界から一人称的な主観世界へと導かれる。

なぜ、私は私なのか？（Why am I me？）

クオリアは一人称の意識である。人間の行為は「主観的なクオリアをもつ私」が制御していると仮定してみよう。そして、「主観的なクオリアをもつ私」とは「他の誰でもない」ということである。だが、「なぜ、私は私なのか？（Why am I me？）」、それが問題であり、謎である。

まず、この"私"は客観的な身体と主観的な意識をもつがゆえに「自我体験（ego experience）」する存在である。また、その自我体験そのものを

意識することができる。

　そして、間違いなく、「私」は「今、ここにいる」。私の意識は「私は、今、ここにいる」ということを意識できる。おそらく、他の動物は自分が「今、ここにいる」ということを意識していないだろう。この自己の過去、現在、未来の空間性と時間性をつなぎ止める意識がないために、他の動物は自我体験できない。

　また、人間の場合、「なぜ、私は私なのか？」と問うこともできる。この問いを発したのは私の意識である。この自問が自我体験を発生させる意識である。

　過去にも、現在にも、未来にも、世界には膨大な数の人間が生きていて、それぞれが日々の生活でさまざまな自我体験をしている。しかし、なぜ「私」はそれら他の誰でもなく、「私」として自我体験しながら生きているのだろうか？

　この「なぜ、私は私なのか？」という問いは、主観的な意識が生み出す決定的な問いであるといえるだろう。そして、ロバーツ（Roberts）[18]によれば、この問いは意識のハードプロブレムを超える究極的な「意識の超難問（the harder problem of consciousness）」である。

コウモリであるとはどのようなことか？

　「私」をめぐるチャーマーズの「意識のハードプロブレム」やロバーツの「意識の超難問」の謎を解くことはできない。しかし、それがどうして解けないのかを探求している研究者もいる。

　たとえば、ネーゲル[19]は「コウモリであるとはどのようなことか？（What is it like to be a bat？）」と題した論文で、「人間の意識の主観性は科学的な客観性には還元できない」と主張している。そして、これこそが「私」をめぐる謎の核心であると主張している。

　この突飛な「コウモリであるとはどのようなことか？」という問いは、「コウモリがどのような一人称的な意識経験をもっているか？」という問いである。

　ここで重要なのは、ネーゲルが「コウモリにとって、コウモリであるとはどのようなことか？」と問うている点である。つまり、意識を進化させた脳をもつ人間がコウモリになったと仮定して、コウモリの脳と身体となって生活した場合に、世界をどのように感じるのかを問うているのではない。そうではなく、コウモリと呼ばれる脳と身体をもった動物が、世界をどのように感じているのか、その一人称の「クオリア」とはどのような感じなのかと問うている。

　もし、人間がコウモリになったと仮定するなら、洞窟の天井にぶら下がってばかりいると「世界の上下は逆転しているように見える」とか、天井にぶら下がったまま眠ると「地面に落ちて身体が痛いかもしれない」とか、真っ暗な洞窟の中は意外と「騒々しい」とか、昆虫を探して皆で自由に飛び回るのは「楽しい」とか、その他にもいろいろと想像することはできるだろう。しかし、それはあくまでも人間がコウモリになった想像であり、コウモリ自身の主観的な経験ではない。

　また、コウモリは口から超音波を発し、その反響音から洞窟内の空間を認知して飛び回っているのだが、だからといってコウモリが空間を「見ている」とか、「聞いている」とか、「身体で知覚している」とはいえない。それは人間とはまったく異なる空間認知であろう。つまり、人間は絶対に「コウモリであるとはどのようなことか？」という問いの解答を知ることはできない。

　さらに、その解答はコウモリの脳と身体を科学的に研究し、そのメカニズムを解明すれば得られるのだろうか。あるいは、その解答はコウモリの日々の生活を詳細に分析すれば得られるのだろうか。

　この点についてネーゲルは「コウモリの脳と身体を客観的に研究しても、その解答には辿り着かない」と主張している。

"私である"とはどのようなことか？

　次に、ネーゲルの問いを「"私である"とはどのようなことか？」という問いに変えてみよう。そうすると、私が一人称の私である限り、私である

ことは本人以外に知ることはできず、他者がいくら私の脳と身体を客観的に研究しても、その解答には辿り着かないということになる。

つまり、一人の人間の「私が主観的に感じる世界」を他者が知るためには、本人に「私であるとはどのようなことか？」についての意識経験を言語で表現してもらう以外に方法はないのである。それが真実であるかどうかは別としてだが、それ以外に理解する可能性はないだろう。

ネーゲルは、動物や人間が意識経験をもたないといっているのではない。「意識経験は、我々にはまったく想像もつかないような無数の形態をとって生じている」としたうえで、その本質について次のように述べている。

　　ある生物が意識を伴う心的諸状態をもつのは、その生物にとってそのようにあることであるような"その何か"が存在している場合であり、またその場合だけなのである。

おそらく、ネーゲルが指摘する"その何か"とは、「身体」がそのように存在している場合をさしているように思われる。ある生物が意識を伴う心的諸状態をもつのは、生存のために「身体を動かす」必要があるからではないだろうか。そして、そう仮定すると人間の意識は「行為の必然性」を理由に進化したと考えることができる。

確かに、ネーゲルが主張するように、人間は「コウモリであるとはどのようなことか？」という問いに解答することはできない。また、「私であるとはどのようなことか？」という問いにも明確に解答することはできないだろう。

しかし、一人称の私は意識が自己に内在していることを知っており、その意識は常に一つであることを知っている。

意識には固有の3つの性質がある

一体、私の意識を意識たらしめているものは何だろうか。それは意識に固有の性質とは何かという問いである。たとえば、ウィリアム・ジェームズ[20]は意識を「川の流れ」に喩えている。意識には空間の広がりとともに時間的に「過ぎ去ってゆく」という特徴がある。あるいは、世界に対して「私だけのクオリア」を感じることも特徴の一つだろう。意識に固有の性質を明確にすることは難しいが、ここでは「意識とは身体と環境の関係性を知っていること」と定義しておきたい。「行為する私」の「意識」を探求するうえで、人間の意識は世界を知るために進化したと仮定することが有意義だと考えるからである。

人間の行為には、意識の現象的側面（phenomenal aspect of consciousness）、主観的経験（subjective experience）、質的経験（qualitative experience）、それはどのようなことか（what it is like）、感じ（sense）、実感（sensation）、生の感じ（raw feel）などが伴っており、それらはすべて私と世界との関係性として心的に現れてくる意識の特性である。そして、心の神経哲学では「意識の性質」として次の3つの特徴があるとされている。

意識の性質
● 意識の主観性
● 意識の私秘性
● 意識の統一性

以下、意識の主観性、意識の私秘性、意識の統一性に沿って議論してゆく。

A）意識の主観性：意識は心的現象であり、物理的な法則に従わない

意識は心的現象である。一般的に「意識」という言葉は「覚醒（arousal）」「警戒（vigilance）」「注意（attention）」「意識の状態（states of consciousness）」などを表現する。つまり、目覚めており、何かを知覚したり、対象に注意を向けており、その意識レベルには"ぼんやり"したり"集中する"といった状態の違いがある。また、意識は欲求に基づく「行為（action）」に利用し、時には「情動（emotion）」の変化を生じさせる。そして、この意識は動物の脳でも発生している。

一方、「心の神経哲学」における「意識」という言葉は、「気づき（awareness）」や「感情（emotion）」や「意識の内容（content of consciousness）」

を伴うものであり、認識したり、思考したり、想像したり、行為する時の「意識状態（conscious states）」を含める。

つまり、何らかの情報にアクセスでき、世界の多様な物体や出来事を「認知（cognition）」し、それを「行為（action）」の意図的な制御に利用したり、その結果を「内省（self reflection）」することで"私自身"を意識することができる。そして、この意識は人間の脳で発生している。

これは単純化した区別ではあるが、動物の行為は前者の意味での意識が制御し、人間の行為は後者の意味での意識が制御しているといえるだろう。

さらに、人間の行為は進化の産物だが、人間の意識もまた進化の産物である。これを「心の進化論」という。心の進化論では動物の意識の延長線に人間の意識が発生したとされる。だが、人間の意識は単なる動物の意識の延長ではなく、思考や言語の獲得という突然変異によって位相転移した自己意識に由来する意識なのかもしれない。

また、人間の意識には自己を内省するというメタ認知機能があり、「私という主観的な意識」をもつことができる。つまり、「自己が主観的な意識を有している」ことへの気づきが「心（mind）」の源であり、そこに人間の「心の進化」の最大の特異性がある。

したがって、人間の意識は高次な感情（好き嫌い）、認知（知ること）、個人の来歴（記憶）、思考（知性）、内省などにも根ざした心的現象であり、「私」は物理的な法則には従わない。

B）意識の私秘性：意識は「私」という一人称的な世界を生成する

意識を研究する科学者や哲学者たちの多くは、人間の意識は「自我体験」であり、それは「世界へのある視点をもった心的現象」だと捉えている。

その一人のネーゲル[21]は、人間の意識を「一人称的な世界の眺め（主観的な世界の眺め）」と「どこでもないところからの眺め（客観的な世界の眺め）」に区別している。

「一人称的な世界の眺め」とは、自我体験している主観的な「今、ここ」からの眺めである。一方、「どこでもないところからの眺め」とは、特定の中心をもたない客観的な世界からの眺めである。ネーゲルは次のように述べている[21]。

> ネーゲル（私）も含んだ、すべての人がいる世界を、隅から隅まで、特定の視点に立たずに描ききったとしよう。その時、一方で、何かが描かれていない、何かどうしても不可欠なものがまだ明記されていない、すなわち、そのなかの誰が私なのかということが抜けているように思える。しかし、他方では、そのような特定の中心をもたない世界に、さらなる事実を入れる余地があるようには思えない。つまり、どの視点からでもない世界は完全で、そのような追加を受け入れないと思われるのだ。特定の一人物、特定の一個人、すなわち、特定の中心をもたない客観的な世界のなかの人物のうちの一人にすぎないネーゲル（私）が、いかにして「私」であるということが可能なのか。私が、ネーゲル（私）や他の客観的に特定できる人物に対してもつかもしれないどんな関係も、偶然で恣意的なものに過ぎないと思われる。

> 特定の中心をもたない宇宙が、その限りない全時空のなかで、よりによって「私」を生み出したこと、しかもネーゲルを生み出すことによって「私」を生み出したことを信じるのは奇想天外に思える。長い間、「私」というものはなかった。しかし、ある時、ある場所で、特定の物理的な有機体が形成され、突如、「私」というものが、この有機体が生きながらえる限り、いる。秩序ある宇宙の客観的な流れにあっては、主観的な「私」にとっては驚くべきこの出来事も、ほとんどさざ波すらたてはしない。一つの種の一成員の実在が、こんな注目すべき結果を、どのようにしてもちうるのだろうか。

> 「私である」という唯一無二の意識をもつことへの驚きと、宇宙が膨らむようになったということへの驚きは、かなり原始的な感情なのである。

つまり、ネーゲルは特定の中心をもたない「どこでもないところからの眺め（客観的な世界の眺め）」の中で、「今、ここで」自我体験している

「私」がなぜ「私」なのかという点については必然がなく、それは偶然的だと考えている。

「私」という私秘的（プライベート）な意識の生成は、宇宙の神秘の一つであり、「私が私であること（一人称としての存在であること）」は一つの奇跡なのかもしれない。

C) 意識の統一性：いつも「私」は一つの意識とともに存在している。

意識の統一性とは「意識は常に一つの全体であり、世界の何かに向かう志向性を有している」ことである。つまり、意識の統一性とは意識の単一性のことである。

なぜ、いつも「私」は一つの意識とともに存在しているのだろうか。それは行為と深く結びついているように思える。身体を環境に対して働きかける時、私の意識が複数あって意見が異なれば私は混乱してしまうだろう。意識が一つに統一されていることは、私が一つの行為をするうえでの絶対条件なのである。そして、これは「行為する私」の「意識」を探求するうえで非常に重要な点であるように思われる。

たとえば、心が身体を動かして行為しようとしても、身体を動かす時に痛みを感じれば行為できない。そして、その痛みを感じたのは "私" であり、行為しないと決定するのも "私" である。

そして、この二つの私が "一人の私（同一の私）" であるのは、私の意識が一つだからである。もし、意識が二つあるなら、痛みを感じた "私" と行為しないと決定した "私" は分離してしまう。

つまり、意識が常に一つであることによって、さまざまな世界を感じる無数の "私" と、さまざまな世界で行為する無数の "私" が、すべて "同一の私" となる。それによって過去の "私" も、現在の "私" も、未来の "私" も、すべて "同一の私" となる。

なぜ、私はいつも "一人の私（同一の私）" なのであろうか。それは私が「身体の体性感覚」をもつからである。痛みを感じるのも、行為しないと決定したのも「私の身体で生じる」からこそ、意識は常に一つでいられる。

もし、身体が単なる物質であるなら、そこから意識は生まれない。身体が体性感覚的に「私の身体」であるから一つの意識が生まれる。あるいは、一つの私の身体から一つの意識が生まれる。つまり、意識の単一性は身体の単一性に由来している。私の意識が一つであるのは、身体を介して世界に意味を与えるからである。この身体と意識とがともに一つであることによって、この世界で生きる無数の私が "同一の私" となる。

一つの身体が一つの意識を生成する。要するに、「私の身体」とは無数の "差異" を誕生させている物質であり、その意識は「私の自己存在証明（identity）＝無数の差異の統一性」を生成しているといえるだろう。

メルロ＝ポンティが主張しているように、この世界を生きる「私の身体」は主体であると同時に客体でもある。そして、この「身体の両義性」によって「私の身体」は主観的な存在であると同時に客観的な存在でもあるという「心身合一的な存在」となる。

だから、「私は物質としての身体を動かして行為する」のではなく、「私は "私の身体への意識" を動かして行為する」といえる。私の身体は身体各部を有し、無限の運動の自由度という差異をもっている。しかし、それらを統一しているのが意識なのである。

つまり、人間は「主観的」「私秘的」「統一的」な意識を動かして行為するがゆえに、世界で唯一人の「自己意識（self-consciousness）」をもつ存在なのである。

意識のグローバルワークスペース理論

そして、この自己意識が意識の内に誕生することによって「一つの奇跡」が発生する。なぜなら、世界に対する「視点（perspective＝世界に対する視覚的、体性感覚的、聴覚的な "まなざし"）」をもたらすからである。身体に根ざした私の意識は自己の身体の位置から世界の何かに "まなざし" を向けることができる。あるいは、自己と世界との関係性に "まなざし" を向けることができる。

したがって、「私である」ことは「世界に望遠鏡

を向けて、何かを見たり、触れたり、聞いている誰かのこと」である。その望遠鏡を覗いているのが誰なのかに気づくことが「私の意識の誕生」だといえるだろう。つまり、ペルフェッティ[22]が指摘しているように、「視点には"自己"が投影されている」。

また、エーデルマン（Edelman）[23]はエミリー・ディキンソンの詩から「脳は空よりも広い（The Brain is wider than the Sky）」という言葉を引用して意識の宇宙を比喩しているが、忘れてならないのは意識の自由度であろう。人間は見えるものだけでなく見えないものにも意識を自由に向けることができる。

たとえば、劇場で舞台を見ている時、ステージの全体、スポットライトの当たる場所、音楽、役者の動き、仕草、言葉、物語、意味など、さまざまな物体（対象）や出来事（現象）に意識を向けることができる。脳は意識のあり方に根ざして空間的、時間的、意味的なさまざまな情報を多感覚的に統合している。脳には膨大な情報を統合する能力がある。その時々の状況や興味に応じて意識の優先度（重要度・選択性）が与えられる。観客は意識の望遠鏡を動かすことで自己と舞台との関係性をつくる。

バース（Bars）[24]は、こうした意識の自由度と優先度（重要度・選択性）の組織化を重視した「意識のグローバルワークスペース理論」を提示している。それは視覚的な意識についてのものだが、行為においては体性感覚的な意識もグローバルワークスペースでの自由度と優先度が重要となる。

たとえば、食事という行為における「箸」の使用を考えてみよう。料理がどこにあるかは視覚情報が優先される。しかし、料理に箸を接触させると食材の触圧覚情報や重量情報が優先される。行為においてはすべての情報に意識を向けるわけではない。すべての情報に意識を向けることは不可能である。だから行為や課題によって身体からの情報の価値や意味がそのたびに変化する。意識できる一つの情報は行為の全体（グローバル）の中で優先的に使われる。これが体性感覚的な「意識のグローバルワークスペース理論」である。

また、こうした意識の世界に対する「視点（perspective＝世界に対する視覚的、体性感覚的、聴覚的な"まなざし"）」は主体の「意図（intention）」でもある。身体は「世界内存在」であり、意識が多感覚を介した自己中心的な視点を生み出すことは意図の反映だといえる。

もし、視点に気づかなければ意図は生み出せない。世界を感じることはできても、世界に身体を働きかける（意図する）ことができない。世界に自己を投げかける（投企する）ことができない。行為には意図が必要であり、この世界への投企はすべての動物にとって生存するための必須条件である。私の身体が世界のどこに存在するかが認知できて初めて行為の意図が生まれる。行為の可能性は自己中心的な視点なくして生じない。

世界は「物体（空間）」と「出来事（現象）」からなる。したがって、「私である」ことは世界の物体や出来事に望遠鏡を向けて、グローバルワークスペースの自由度と優先度を自己組織化することである。また、その望遠鏡を覗いているのが誰なのかに気づくことが「私の意識の誕生」だといえるだろう。

そして、この世界に向けられた私の意識の"無数のまなざし"は「意識の志向性」と呼ばれ、それによって世界との「志向的な関係性」が結ばれることになる。

[2] "意識の志向性"と"志向的な関係性"

意識は心的現象である

　人間の意識には主観性、私秘性、統一性という3つの固有の性質があり、それによって私は「意識経験（conscious experience）する存在」となる。そして、この意識経験には「物理的現象」と「精神的現象」の両方が含まれる。

　一般的に自然科学は「物理的現象」に関する学問であり、哲学や心理学は「精神的現象」に関する学問であるとされている。この物理的現象と精神的現象の違いは何なのだろうか。哲学者のブレンターノ（Brentano）[25]は精神的現象を心的現象と呼んだうえで、その心的現象における「意識の志向性」と「志向的な関係性」という捉え方を提案し、次のように述べている[26]。

　　あらゆる心的現象（mental phenomena）は、中世のスコラ学者が対象の志向性（あるいは心的）内在と呼んだものによって特徴づけられる。それを、いくらか曖昧な言い方ではあるが、内容への関係、対象（ここでは事物を意味するものとして理解してはならない）へ向けての方向づけ、あるいは、内在対象性と呼ぶことができるだろう。いかなる心的現象も、すべてが同じ仕方ではないが、何らかのものを対象として自らの内に含む。現前においては何かが現前させられ、判断においては何かが肯定ないし否定され、愛においては愛され、憎しみにおいては憎まれ、欲求においては欲されるなどである。

　この志向的内在はもっぱら心的現象だけを特徴づける。いかなる物的現象も、そのようなものを示さない。したがって、心的現象とは対象を自らのうちに志向的に含む現象だと言うことによって、心的現象を定義することができる。

　そして、ここで重要なのは、心的現象には「対象へ向けての方向づけ」と「何らかのものを対象として自らの内に含む」とが区別されている点である。

意識の志向性とは何か？

　ブレンターノは意識を心的現象と見なし、その意識の普遍的な特性を「志向性」と呼んだ。つまり、「意識の志向性（intentionality of consciousness）」とは「対象へ向けての方向づけという心的現象」（哲学用語でノエシスという）のことである。世界に存在するさまざまな物体や出来事の意味などに意識を向けることが意識の志向性である。

　したがって、意識の志向性とは"まなざし"のようなものである。意識がある対象に向かうことである。つまり、意識の志向性とは世界に存在するさまざまな物体や出来事の意味などに意識を向けることである。これによって、いつも意識は世界と向かい合っていることになる。

　また、行為における意識の志向性の最大の役割

は、行為を制御するための指標（パラメータ）を空間的かつ時間的に選択して焦点化する働きだといえる。言い換えると、意識の志向性は「自動車のハンドル」のようなものである。

意識の志向性とは"注意"である

そして、この世界への意識の焦点化を「注意（attention）」という。ウィリアム・ジェームズ[20]は注意について次のように述べている。

> 注意がどんなものであるかは、誰でも知っている。それは世界に同時に存在しうるいくつかの思考の対象や連鎖のうちの一つに焦点を合わせ、それを明瞭な形で心に捉えることである。意識の焦点化、あるいは意識の集中が注意の本質である。それはある事柄を効果的に取り扱うために、それ以外の事柄を引っ込めてしまうことを意味する。

世界を認知したり、行為する時、脳はすべての感覚入力を等しく処理しているわけではない。その一部だけに注意を向け、その情報を優先的に処理して外界の認知や行為の制御に用いている。

このように感覚入力を意識化し、脳の情報処理を効率化させる神経機構が注意である。注意は脳の情報処理の選択、優先、促進によって認知と行為の制御に関わっている。

また、ルリアによれば、注意には「能動的注意（トップダウン注意）」と「受動的注意（ボトムアップ注意）」がある。

人間が意図的に制御する注意の誘導が「能動的注意（top-down attention）」である。「内発的注意」「目的指向型注意」とも呼ばれる。一方、カメラのフラッシュのような強い感覚刺激に対し強制的に注意が向けられるのは「受動的注意（bottom-up attention）」である。「外発的注意」「刺激駆動性注意」とも呼ばれる

しかし、ここで強調しておきたいのは行為に不可欠な「空間的注意（spatial attention）」についてである。空間的注意には「視覚、聴覚、体性感覚による空間的注意」がある。たとえば、本の大量の文字列の中から数字だけを選び出すことができるし、視野内に不意に現れたボールに反射的に注意が向くこともある（視覚による空間的注意）。オーケストラの特定の楽器の音色にだけ注意を向けることができるし、"カクテルパーティ効果"と呼ばれるように騒がしいパーティ会場の中でも隣の人の声にだけ注意を向けて会話することができる（聴覚による空間的注意）。また、自己の身体各部の位置関係や身体が物体と触れていることに注意を向けることができる（体性感覚による空間的注意）。

このように人間の注意は特定の感覚モダリティ（modality）や属性（attribute）に受動的、能動的に選択的に向けられる。こうした感覚モダリティや属性のうち、特定の位置に向けられるものを「空間注意」と呼ぶ。

また、「空間的注意」は「視覚的な注意（visual attention）」の一つである[27]。

視覚的注意（visual attention）

❶ 空間的注意（spatial attention）
　―空間位置への注意（どこの空間）
❷ 物体の特徴に向ける注意（feature-based attention）
　―物体の特徴への注意（色、方位、運動方向）
❸ 物体に基づく注意（object-based attention）
　―物体の構造への注意（形、大きさ、表面）

---

①空間的注意（spatial attention）

空間的注意とは、「注視」による空間位置の抽出である（どこの空間）。また、空間的注意には「顕在的注意（overt attention）」と「潜在的注意（covert attention）」がある。ここでは劇場の舞台を観客席から見ている場合を想定して説明する。

顕在的注意とは舞台の視野の広さへの注意である。舞台は視覚場面内に含まれている。一方、潜在的注意とは注視位置とは独立して注意を他に向けることである。たとえば、舞台のスポットライトの当たる場所や舞台のどこかにズームレンズを向けるように場所を特定することである。いずれも「どこの空間」に関わっているが、顕在的注意は一度に1箇所に向け、潜在的注意は同時に複数

②物体の特徴に向ける注意（feature-based attention）

物体の特徴に向ける注意とは、物体の特徴（色、方位、運動方向）への注意のことである（何の空間）。たとえば、人混みの中で友人を探したり、本棚からある本を探す時、友人の服や本の"色"が事前にわかっていれば簡単に見つけることができる。この注意は空間位置とは無関係に視覚的な特徴に向ける。

つまり、ある特定の特徴次元（色、方位、運動方向）の中の特徴値（赤色、垂直線分、右への移動）などに対して注意を向けることである。特徴ベースの注意は「何の空間」を規定する。

たとえば、1）目立つ点、特徴、特質、要点（その特色、地理的特徴）、2）目・耳・鼻など顔の造作（顔つき、容貌、目鼻だち、美貌など）、3）催し物などの呼び物（バーゲンなどの目玉商品）、4）映画の主要作品（監督、俳優、代表作、長編）、5）新聞や雑誌の連載記事、特集記事、テレビの特別番組などのように、何かを特徴づけたり、何かの特色になる、その目立つ点の意味の特徴検出としての注意である[27]。

③物体に基づく注意（object-based attention）

物体に基づく注意とは、物体の構造（形、大きさ、表面）への注意である。視覚は入力された視覚情報を一様なものとして扱うのではなく、図と地に分離して知覚する。空間位置の要因と分離し、物体単位で検出するということである[27]。

つまり、視覚場面の背景から物体を切り出して、それに対して認知処理を行っている。ゲシュタルト知覚とも呼ばれる。また、実際には多感覚空間的である。

ここではリュバン・ボージャンが1636年に描いた「チェス盤のある静物（Still life with chessboard）」という絵画を見ながら、意識の志向性と視覚的注意について考えてみよう（図4）。

机の上にはさまざまな物体や道具が置かれ、それぞれがもつ物質感が豊かに表現されている。あなたはこの絵を見ることができるはずだ。そして、何が見えるかと聞かれたら、「ワインの入っ

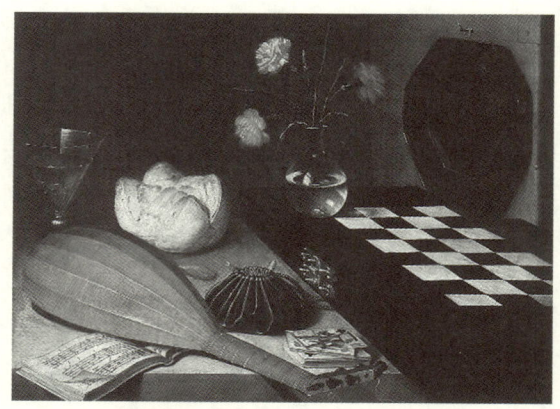

図4 「チェス盤のある静物（Still life with chessboard）―五感の寓意（five senses）」（リュバン・ボージャン, 1636）

たグラス、パン、譜面、リュート、花、トランプカード、花瓶、チェス盤、鏡などが見える」と答えるだろう。それはあなたが意識の志向性をそれらに向けたからである。

あなたは視覚的な「空間的注意」を活性化して視野の内にさまざまな物体を空間的に位置づけたはずである（どこの空間）。同時に、「物体の特徴に向ける注意」を活性化させ、その視覚的な特徴からそれらが何かにも注意を向けたはずである（何の空間）。また、その時点ですでに「物体に基づく注意」を活性化し、物体の構造（形、大きさ、表面）に注意を向け、図と地に分離してそれぞれを一つのゲシュタルトとして知覚しているはずである。

こうした空間に視覚的な注意を向けることを「意識の志向性」という。この絵画に意識をそれぞれ向けることが視覚的な意識の志向性を有しているということである。

意識の志向性を"意味"に向ける

しかし、この視覚的な意識の志向性は目で見えない「意味」に注意を向けることもできる。たとえば、「ワインとパンはキリストの象徴だし、リュートは音楽で、恋や官能の象徴。お金を入れるための巾着もあるし、チェス盤は賭け事、花はこの世のはかなさを表す」と説明されたらどうだろ

う。

そのうえでこの絵画に注意を向けると、各物体を「何かを象徴した物体」として見ようとするはずだ。これはあなたが絵画に新たな意識の志向性を向けるということであり、この絵画を最初に見た時の意識の志向性とは違っている。

さらに、この絵画には「五感の寓意（five senses）」というサブタイトルがついていると説明されたらどうだろうか。鏡は視覚を、リュートや譜面は聴覚を、ワインや花は嗅覚を、パンは味覚を、トランプカードやチェス盤は触覚を暗喩している。

そのうえでこの絵画の物体にそれぞれ意識の志向性を向けると、あなたの脳表象はさまざまな五感を活性化する。あるいは、さまざまな記憶が想起され、その多感覚的（multisensory）な記憶にあなたの意識の志向性を向けることもできるだろう。

最初、この絵画をあなたが見た時には後頭葉の視覚野が活性化していたのだが、後では側頭葉の聴覚野、頭頂葉の体性感覚野、前頭葉の言語中枢や思考中枢も活性化される。つまり、意識の志向性をどこの何に向けるかによって、脳の活動状態は大きく変化する。

このように、意識を世界のどこの何に向けるかによって、世界をどのように知るかが次々と変化してゆく。それは意識の志向性が注意機能を有しているからである。

そして、ここでの意識の志向性については視覚による「空間的注意」を例に説明したが、行為においては体性感覚による「空間的注意」も同様に必要である。身体の体性感覚を介して「空間的注意」「物体の特徴に向ける注意」「物体に基づく注意」を活性化することができるし、その体性感覚的な意識の志向性を「意味」に向けることもできる。体性感覚の世界にも、聴覚の世界にも「どこの空間」や「何の空間」が存在するからである。

志向的な関係性とは何か？

一方、「志向的な関係性（relation of intentionality）」とは「何らかのものを対象として自らの内に含むという心的現象」（哲学用語でノエマという）のことである。世界に存在するさまざまな物体や出来事の意味などを内在対象性として心的表象することが志向的な関係性である。

意識の"まなざし"がある対象に"気づき"、それを知覚したり、記憶を想起したり、イメージしたり、対象が何であるかを判断したり、言語化することを「志向的な関係性」という。意識が対象と志向的な関係を結ぶのは一瞬の場合もあれば一定の時間経過が必要な場合もあるが、これによって「意識の内容」が表象されることになる。

したがって、リュバン・ボージャンの「チェス盤のある静物（Still life with chessboard）」という絵画を見て、そこに「ワインの入ったグラス、パン、譜面、リュート、花、トランプカード、花瓶、チェス盤、鏡などが見える」と知覚すること自体が志向性な関係性である。あるいは、「ワインとパンはキリストの象徴だし、リュートは音楽で、恋や官能の象徴。お金を入れるための巾着もあるし、チェス盤は賭け事、花はこの世のはかなさを表す」と表象することも志向的な関係性を結ぶことである。また、各物体が「何かを象徴した物体」と解釈したり、この絵画を「五感の寓意（five senses）」と解釈して自己の多感覚的な記憶を想起することも志向的な関係性を結ぶことである。

意識が世界の何かに向かうことが「意識の志向性」であったのに対し、意識が世界の内容を表象することが「志向的な関係性」なのである。

志向的な関係性とは"知覚"である

つまり、志向的な関係性とは「知覚」のことである。あるいは「知覚仮説」のことである。意識の志向性は世界の何かに注意を向けることであり、志向的な関係性とは世界が何であるかを「知覚」したり、何であるかと「知覚仮説」を立てて予期（想像）することである。

ここでは、歩行という行為における志向的な関係性について説明する。マイブリッジ[28]による人間の歩行の連続写真を見ると、「どのように運動しているのか」についてはわかるはずだ（図5）。

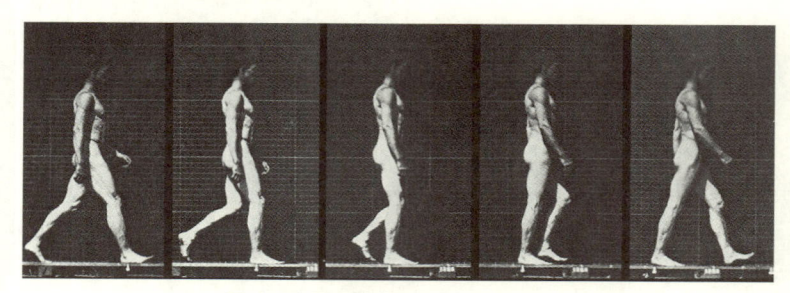

図5　人間の歩行（Muybridge, 1887）

運動学的には「接地期」「足底接地期」「立脚中期」「踏み切り期」「遊脚期」に区分される。次に、それを関節運動の連続的な変化として見るのではなく、この歩行する人間が歩行時に身体を介して外部世界とどのような志向的な関係性をつくっているかを考えてみよう。

　そのためには歩行という行為が運動の連続であると同時に知覚のメロディであると考える必要がある。接地期には「地面の水平性（空間性としての傾き）」や「地面の属性（接触性としての表面素材や硬さ）」が知覚されている。股関節―膝関節―足関節の位置関係（アライメント）や骨盤と体幹の位置関係も知覚されている。立脚中期には足底部のどこを「体重移動」してゆくかも知覚されている。同時に、反対側の下肢の筋出力、体重、安定性や不安定性なども知覚されているだろう。あるいは、前方の目標地点も知覚されているだろう。

　歩行する人間の脳の中では、現時点で生じている知覚が表象され、これから生じるであろうと予測される「知覚仮説」が想起されている。歩行は空間的、時間的、強度的な変化の連続であり、外部世界の知覚や知覚仮説と自己の身体の知覚や知覚仮説の変化の連続である。

　だとすれば、歩行することは知覚―運動サイクルの連続であると同時に、知覚や知覚仮説という志向的な関係性の連続なのであり、正しく歩行できるということは、歩行周期の各瞬間に地面と自己との志向的な関係性が適切に形成されているということである。

　歩行に困難をきたしている人たちへの練習や指導においては、意識の志向性としての注意だけでなく、より適切に志向的な関係性である知覚や知覚仮説を想起させることが必要である。

　また、意識は感覚と一対一対応しているわけではない。物体（地面）と身体が接触する時、その物体だけからの感覚入力を知覚しているわけではない。1つの物体と身体との接触から複数の志向的な関係性を抽出することができるからである。物体の物理的な差異は感覚として存在している。しかし、ペルフェッティによれば意識が対象を知覚して志向的な関係性を結ぶためには、「物理的な差異」を「認知的な差異」へと情報変換する心的作業が必要である。志向的な関係性は情報を構築するための複雑な心的作業である。

　人間は意識の志向性を何かに向け、その何かと志向的な関係を結ぶことによって「意識化しうる世界」を生み出している。したがって、行為においても世界の何に意識の志向性を向けるのか、世界のどのような内容と志向的な関係性をつくるのかという点を区別しておく必要がある。

　そして、行為を制御するための志向的な関係性を選択し、脳の認知過程（知覚、注意、記憶、判断、言語、イメージ）を適切に組織化して世界に意味を与える必要がある。

　意識を介した脳の認知過程の活性化なしに「物理的な世界」を「認知的な世界」に変換することはできない。行為における意識の志向性の役割は情報にアクセスすることであり、その情報を構築したり選択することが志向的な関係性を結ぶということである。

　したがって、「行為の発達、学習、回復は、意識をどこの何に向け（意識の志向性）、対象の知覚や知覚仮説を細分化すること（志向的な関係性）によって生じる」と考えるべきである。

　なぜなら、もし脳が行為のどこの何に意識を向けてよいかが理解できなかったり、行為に必要な知覚や知覚仮説を想起できない未分化な状態であれば、たとえ脳に感覚入力がなされていても適切な行為の制御はできないからである。

　あらゆる行為の練習や指導では、その行為のどこの何に意識の志向性を向け、物体とどのような志向的な関係性を連続的に結ぶかが重要であり、それが行為の発達、学習、回復の鍵となる。

意識の志向性と志向的な関係性を区別する

行為の発達、学習、回復においては「意識の志向性」と「志向的な関係性」を区別することが重要である。これは人間の意識が生きている世界をどのように捉えるのかを理解するうえでの本質的な問題である。

もし、この用語が難解であるなら、意識の志向性とは世界の何かに「注意」を向けることであり、志向的な関係性とは世界の何かを「知覚」することであると解釈すれば理解しやすいだろう。

何かに意識を向けることと、その向けた対象が何であるかとは違うということである。行為において、意識の志向性は世界のさまざまな物体や出来事に注意を向けることができる。外部世界にも内部世界にも向けることのできる注意の選択自由度は無限に近い。しかし、ある行為を遂行するためには、その達成のための適切な複数の連続した「知覚」という志向的な関係性を構築しなければならない。また、ある物体に注意を向けても、その知覚もまたさまざまである。

さらに、志向的な関係性は「知覚」の表象だけではなく、未来を予期する「知覚仮説（運動イメージ）」を介して行為を制御している。なぜなら、行為には意識による知覚情報の構築と予測が不可欠であり、その知覚情報の構築と予測が行為を導くからである。また、知覚を導く予測的な「知覚仮説」の想起が現実の行為の知覚と一致することで、行為の結果が判断される。

こうした行為の前提条件である知覚や知覚仮説の背後には、一連の認知過程を操作する意識の志向性と志向的な関係性が連動している。

だとすれば、意識の志向性において注意の集中や選択を必要とするのは「知覚」のためであり、行為の予測的な「知覚仮説」の想起のためでもあるといえるだろう。意識が行為に関わる時には、何らかの「注意」が喚起され（意識の志向性）、それによって「知覚」や「知覚仮説」が想起される（志向的な関係性）ということである。

意識は私と世界との関係性である

フッサールが「意識とは何ものかについての意識である」と定義しているように、意識は必ず世界の何かと関係している。その意味で意識は「私と世界との関係性」である。その関係性をつくるために不可欠な2つの機能が意識の志向性（注意）と志向的な関係性（知覚）なのである。

したがって、世界と関係しない意識経験は存在しない。たとえば、フロイトによれば"夢"は無意識の世界の出来事だが、夢の中でも何ものかについての意識はあり、夢も一つの世界であるといえる。人間は世界内存在であり、それが現実世界であっても、空想世界であっても、どこかの世界を生きるのであり、必ず意識は世界と関係している。だから、いつも意識は世界と対峙している。また、いつも意識の先には世界の物体や出来事が現出しており、そこでは意味が発生している。

また、心的現象としての意識は志向性という特性を有しており、志向的な関係性を結ぶという点で物質的現象から区別される。したがって、「意識の志向性」も「志向的な関係性」も内在的であり、外部世界に存在するのではなく心的現象として存在する。これによって、意識という内部世界の内に外部世界を有するということになる。

意識は世界に複数の意識の志向性を向け、複数の世界と志向的な関係性を結ぶ。それは「世界に意味を与える（知ること、解釈すること）」という目的をもつ心的作業だといえる。これは同じ対象を見ても個人によって「感覚的、認知的、情動的な意識経験が異なる」ということを意味する。

つまり、この意識に世界の何かが現出してくることは、「認知過程（知覚、注意、記憶、判断、言語、イメージ）」を介した、「私と世界との関係性」としての心的現象なのである。

だとすれば、行為の出発点は世界のどこの何の情報に対して意識を向けているか、すなわち、どこの何の情報に「注意」を集中しようとするかである。その注意は目的（欲求）によって変わる。次に、意識が世界をどのように知覚し、記憶し、判断し、言語化し、イメージするのか、すなわ

ち、どのような情報を構築したり何の情報を優先的に選択するかが重要となる。その知覚は意図によって変わる。

さらに、行為の遂行においては、外部世界の物体だけでなく、内部世界の自己の身体についての情報の構築と選択が必要となる。

行為は意図に始まり、結果の確認で終わる

これまで行為における意識の志向性と志向的な関係性を区別することの必要性を強調したが、次に重要なのは行為と意識の対応関係への理解である。現実にはさまざまな行為があり、さまざまな意識があるため、行為と意識は一対一対応するわけではない。したがって、その理解のためには「行為とは何か？」を再考しておく必要がある。特に、行為と意識の対応関係に介入して働きかけるためには、外部観察的な視点からの行為の定義ではなく、内部観察的な視点から行為を再定義すべきである。

「行為（action）」とは何だろうか？　一般的な行為の定義では「人間が自らの意志に基づいてする動作」と定義されている。だが、「人間が」と規定してもサルが行為をしないわけではなく、動物はすべて行為する。「自らの」と規定することで反射は行為から除外できる。しかし、他人に指示されて行為することもある。「意志に基づいて」と規定することは欲求や意図を含むという意味だが、それは行為には何らかの目的があるということである。「動作」だと規定することで全身運動（多関節運動、四肢の複合運動、姿勢変換、移動）を意味しているが、単関節運動でも行為の場合がある。

また、通常は「人間が自らの意志に基づいてする動作」を随意運動（voluntary movement）と呼ぶ。したがって、一般的な定義では行為と随意運動は同義に扱われている。

さらに、行為を行動と区別する考え方もある。たとえば、人間が「走る」という行動を「逃走」と「追跡」という2つの行為に区別する場合がある。あるいは、選挙の投票箱に投票用紙を入れるのは行為だが、それは候補者や支持政党を選択する行動であるというように表現することもある。しかしながら、行為が「目的ある行為」であるなら、すべてが行為の範疇である。行為の結果が社会的な意味を引き起こす場合に行動と呼ぶことがあるものの、日常生活動作、車の運転、スポーツ活動、芸術活動などのすべては行為である。

このように考えると、行為は「目的ある行為」と規定できる。そして、人間の場合、その目的を達成しようとする意志を自覚している。だから、この目的ある行為の意志は「意図（intention）」と呼ぶ方が適切であろう。また、その意図を自覚したうえで随意運動を遂行し、当初の目的が達成できたかどうかを確認（比較照合）することで行為は終了する。

したがって、意識の果たす役割を考慮したうえで行為を再定義する必要がある。そして、ペルフェッティは、行為を「意図に始まり、結果の確認で終わる」と再定義している。行為は一連の過程（プロセス）であり、定義の中に「行為する私」の「意識過程」を持ち込むわけである。それによって行為と意識とを融合して分析する可能性が生まれる。

目的ある行為は問題―仮説―検証に準拠している

次に、「行為の目的とは身体の動きのことではない」という点を理解しておく必要がある。行為の目的と手段とを混同してはならない。これは行為と随意運動の区別という点でも重要である。随意運動はあくまでも目的を達成するための手段である。この手段には自己の身体を一種の道具として使用することもあれば、さらにさまざまな具体的な道具（物品）を使うこともある。たとえば、手を使ってテレビのスイッチを入れることもあれば、リモコンを使ってテレビのスイッチを入れることもできる。どちらもそれは「テレビを見るという目的のための手段」である。

つまり、行為の始まりには、まず目的がある。この目的はテレビを見たいという欲求あるいは意

図の想起である。これは現時点ではテレビを見ることができないという問題状況から始まっている。したがって、欲求や意図の想起はある「問題」に始まるといえる。

目的、あるいは問題が設定されると、次に環境状況の探索が行われる。どこにテレビがあるのか、手の届く場所なのか、歩いて行かないといけない場所なのか、他の部屋なのか、リモコンはどこにあるのかといった環境探索である。この環境探索によって、テレビのスイッチをどのような身体の動きによって入れるかという「手段（＝随意運動）」が決定される。

つまり、意図の想起は単に目的を達成したいという漠然としたものではなく、具体的な運動プログラムの構築となる。問題状況に対する具体的な運動プログラムの構築には環境状況の探索と自己の身体状況の自覚が不可欠である。その関係性によって手段が異なったものとなる。そして、この環境下で身体をこのように動かすとテレビのスイッチを入れることができるだろうという予測（予期）が生まれる。この予測は運動イメージであり、結果の先取りである。ただし、これはまだ「仮説」にすぎない。いくつかの手段の中から選択された一つの確率の高い仮説である。したがって、意図の想起とは運動プログラムであると同時に、数多くの可能性の中から選択された一つの運動イメージであり、それは仮説である。

そうして選択された運動プログラムによる一つの手段が運動指令される。この運動指令によって発現する手段が運動実行であり身体の動きをつくる筋収縮を引き起こす。その直後、テレビのスイッチを入れることができたかどうかの結果が検証される。手段が成功したか失敗したかについての結果の知識である。成功した場合は仮説は肯定され、失敗した場合は仮説は否定される。仮説が誤った場合は、環境探索、運動プログラム、運動実行、結果の確認のいずれかに失敗したことを意味する。このように考えると、目的ある行為は「問題―仮説―検証」の過程に準拠しているといえるだろう。

行為の複雑性

人間の行為を「意図に始まり、結果の確認に終わる」と再定義し、目的ある行為は「問題―仮説―検証」の過程に準拠している点を強調した。しかし、人間の行為においては、一つ一つの行為が必ずしも明確なわけではない。なぜなら、ある目的を達成するために複数の行為を連続的に組み合わせることがよくあるからである。そして、それは行為の構成要素（機能）の連続的な組み合わせでもある。この点を理解するためには行為の複雑性について認識しておく必要がある。

行為の複雑性とは何だろうか？　その前提となるのは行為の組み合わせである。たとえば、家の玄関を出て、自動車を運転して、買い物に行くまでの行為の数を考えてみよう。まず、自動車が置かれている場所を見て、その方向に歩きながら、ポケットの鍵を手で取り、左右どちらのドアを開けるかを決定し、実際にドアを開け、シートに座り、ドアを閉め、シートベルトを装着し、キーを差し込み、キーを回してエンジンをかけ、ハンドルを握り、片手でギアを入れ、足でアクセルやブレーキを踏み、ハンドルを操作しながら、ゆっくりと前方に発進する。

単に、家の玄関を出て、自動車を発進させて、買い物に行くだけでも、いくつもの行為が必要である。それは買い物に行くという一つの目的をもっているものの、その目的を実現するために複数の行為を組み合わせる必要がある。また、一つ一つの行為の順番を間違えてはいけないし、一つ一つの行為の中にも手順がある。

これら複数の行為は全身の移動の場合もあれば、上肢の動作、両手動作、片手動作、体幹の動作、下肢の動作、片足の動作の場合もある。それら一つ一つが目的を達成するための手段であり、それぞれの手段が空間的、時間的、強度的に連動しており、目的の実現に向かって統合されている。

さらに、まだ買い物をするという目的は達成されていない。これから街の中を運転しなければならない。そこでもさまざまな行為の連続が必要である。

また、街の中で車を運転するという行為を実行するためには、その手段としてキーを差し込んだ

り、キーを回したり、ハンドルを操作するための、手の知覚運動連鎖が必要であるし、足でアクセルやブレーキを踏んだりするためには、足の知覚運動連鎖が必要である。刻々と変化するフロントガラスの向こうの光景を見ながら、信号機を見たり、他の自動車のクラクションを聞く必要もある。

行為における意識の役割を理解する前提として、こうした行為の複雑性を理解していなければならない。目的ある連続した一連の行為が、どのような行為の組み合わせで構成されているのか、その構成要素を区分し、行為を分割する能力が求められる。そして、その行為の分割がどのようなものかによって、行為における意識の志向性と志向的な関係性は変わってくる。

たとえば、一つの行為を複数の行為の組み合わせと観察する場合もあれば、一つの行為を複数の機能の構成要素から観察することもあれば、一つの行為を身体と物体との相互作用として観察することもあれば、一つの行為を上肢、体幹、下肢の運動として観察することもできる。

ただし、それらはすべて行為への"まなざし"であるが、あくまでも外部観察である。ここで強調しておきたいのは、行為の階層性と意識の志向性や志向的な関係性との対応関係である。それらの関係性の観察は認知過程の内部観察であり、それが「行為する私」の意識の"まなざし"に相当する。行為の階層性への"まなざし"は外部観察と内部観察の二重でなければならない。

行為を観察する時、「行為のすべて」を観察することはできないが、こうした行為への二重の"まなざし"によって、「行為する私」が「どのように動いている」かを知ると同時に、「行為する私」の「意識経験としての認知過程（どのように知覚するか、どのように注意するか、どのように記憶するか、どのように判断するか、どのように言語を使うか、どのようにイメージするか、どのように問題解決しようとするか）」を知ることができる。

[3] 意識による行為の制御

意識の細分化

次に、「意識による行為の制御」の具体性について論じる。ここでも意識の志向性と志向的な関係性を区別することが重要である。

意識が行為を制御しようとする時、意識をどこの何に向けるかがわからなければ行為を制御できない。この心的な"まなざし"が認知に先行する「意識の志向性」である。また、行為を制御するには知覚と知覚仮説を「細分化」できるという能力が必要である。知覚は現実であり、知覚仮説は予期である。この意識内容を識別する意識経験が「志向的な関係性」を結ぶということである。

意識が行為を制御する時、なぜ、意識をどこの何に向けたり、知覚と知覚仮説を細分化する必要があるのだろうか。ここではまず、その理由としてオリンピックレベルの体操選手から聞いた一つのエピソードを紹介しておこう。

男子の体操選手が平行棒での競技を開始する時、立位から跳躍して両手を平行棒に接触させ、両上肢で身体を空中で支えて演技が始まる。この時、体操選手の意識の志向性は手掌と平行棒との「摩擦」に向けられているという。なぜなら、もし、手が「滑れば」、すべてが失敗してしまうからである。手と平行棒の接触状態が最も演技に影響するということである。

ところが、この摩擦は平行棒の材質や競技会場の照明の強度によって違うらしい。平行棒の滑り具合は世界各国で異なるし、日本国内でも異なるし、その日の会場の湿度によっても毎回異なるし、会場の照明による表面の乾燥の度合いも異なるという。したがって、事前の練習で必ずそれをチェックし、その状況に応じて手掌につけるパウダー（滑り止め）の量を微調節しているという。

つまり、体操選手は、平行棒の演技を開始する時、手掌と平行棒の面の相互作用に「意識の志向性」を向け、接触した一瞬に「摩擦」の知覚と知覚仮説に関して「志向的な関係性」を結ぶのである。また、これは女子の段違い平行棒の演技でも同じであろう。体操選手の超人的な技能と強靭な筋出力の連続による演技を、手の「摩擦のクオリア（質感）」の持続が支えている。

こうした精密な意識の志向性と志向的な関係性がなければ、平行棒の演技という行為の制御はできないということである。こうした「行為する私」の意識の組織化は「意識の細分化（fragmentation of consciousness）」と呼ぶことができるだろう。

意識を外部観察と内部観察に対応させる

あらゆる行為の発達、学習、回復には意識の細分化が伴っている。ここではその意味を行為の外部観察と内部観察に対応させて説明する。

まず、行為を外部観察するだけで、行為における意識の志向性と志向的な関係性が多様であることがわかる。また、行為を内部観察することで、意識がある行為を制御しようとする時、世界のどこの何に意識の志向性を向け、どのような内容と志向的な関係性を結べばよいかがわかる。その外部観察と内部観察に準拠した区分としては次のような項目を挙げることができるだろう。

第22章 人間は"意識"を動かして行為する

■行為の外部観察に意識を対応させる

[意識の志向性]	[志向的な関係性]
1. 外部世界の物体	物体の空間的位置と物体の属性
2. 行為の意図	物体に何をしようとしているのか
3. 行為の時期	行為のどの時期を制御しようとしているか
4. 身体の部位	全体（姿勢、上肢、体幹、下肢）と部分（肩、肘、手、股、膝、足）
5. 運動の空間性、時間性、強度	形態、関節間の関係性、運動の速度と順序、筋出力や抵抗
6. 感覚の種類	視覚、体性感覚（触覚、圧覚、運動覚、重量覚）、聴覚
7. 結果の知識	意図と結果との比較照合

■行為の内部観察に意識を対応させる

[意識の志向性]	[志向的な関係性]
1. 空間知覚	関節運動の方向、距離、形
2. 接触知覚	物体との接触による表面素材、硬さ、重さ、摩擦
3. 注意	選択的注意、同時的注意、持続的注意
4. 記憶	行為の記憶（過去と現在の比較）
5. イメージ	予測（予期）、知覚仮説、運動イメージ、思考、問題解決
6. 判断	視覚、体性感覚、聴覚の情報変換
7. 言語	行為の言語（三人称言語、一人称言語、メタファー）

外部観察に意識を向ける

　外部観察に意識を向けるということを、本棚に本が並んでいて、それを目を開けたまま上肢をリーチングして手で取るという日常的な行為から考えてみよう（図6）[29]。この場合、次のような点に意識の志向性を向け、その内容と志向的な関係性を結ぶことで行為を制御すると推定できる。

1. 外部世界の物体：本がどこの空間にあるかに意識を向ける。自己中心座標系と物体中心座標系を使って位置を確認する。
2. 行為の意図：本に対して何をしようとしているかに意識を向ける。本をつかもうとしているか、つまもうとしているのか、あるいは本を引っぱり出そうとしているのだろうか。それらは意図であり、運動イメージの想起である。
3. 行為の時期：行為の遂行において上肢の到達、構え、把持、操作のどの時期を制御しようとしているかに意識を向ける。
4. 身体の部位：行為時の全身姿勢、上肢、体幹、下肢の全体、あるいは肩、肘、手、股、膝、足といった部分のどこを制御しようとしているかに意識を向ける。
5. 運動の空間性、時間性、強度：上肢の各関節間の位置関係がつくりだす手の形態、運動軌道、運動速度、運動順序、運動のタイミング、筋出力などに意識を向ける。
6. 感覚の種類：行為の制御は視覚、体性感覚

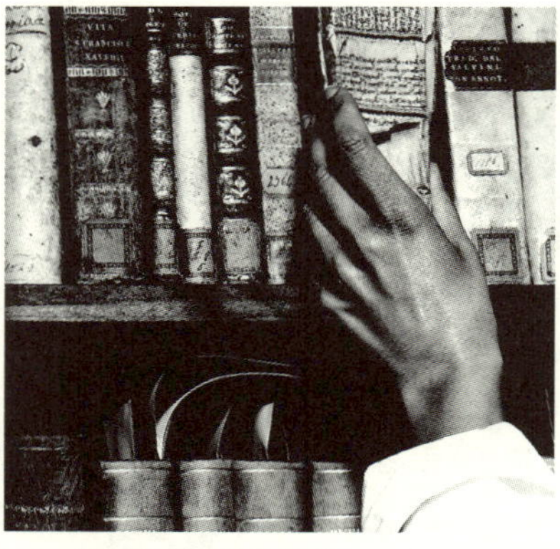

図6　棚の本を手で取る（Giannalelli, 2012）

（触覚、圧覚、運動覚、重量覚）、聴覚のどれを優先し、選択すべきかに意識を向ける。
7. 結果の知識：行為の意図と結果との比較照合に意識を向ける。

内部観察に意識を向ける

内部観察に意識を向けるということを、机の上にある物体が1つ置かれており、あなたは目を閉じて手で机の上の何かの物体に触れようとしていると仮定して考えてみよう（図7）。この場合、次のような点に意識の志向性を向け、その内容と志向的な関係性を結ぶことで行為を制御していると推定できる。

1. 空間知覚：物体に向かう関節運動の方向、距離、形などの知覚情報に意識を向ける。
2. 接触知覚：物体との接触による表面素材、硬さ、重さ、摩擦などの知覚情報に意識を向ける。
3. 注意：物体や身体への選択的注意、同時的注意、持続的注意に意識を向ける。
4. 記憶：過去の行為の記憶を想起し、現在の行為との比較に意識を向ける。
5. イメージ：予測（予期）、知覚仮説、運動イメージ、思考、問題解決などに意識を向ける。
6. 判断：それが何かに意識を向ける。
7. 言語：運動の三人称言語記述、一人称言語記述、メタファーなどに意識を向ける。

内部観察に意識を向けることは、「行為する私」が「私の意識」に意識を向けることである（メタ認知）。また、他者（指導者）が「私の意識」をどこの何に向けるべきかを教示することもできる。

たとえば、物体にリーチングしようとしている上肢の動きや手の構えの空間性は間違っているかもしれない（空間知覚）。物体に手が触れると、その物体は表面がツルツルしているかもしれないし、ザラザラしているかもしれない。ツルツルしているだろうと思って手で触れてみると予想どおりツルツルしていると知覚したら、それは一つの知覚仮説の想起と検証である。あるいは、その物体は柔らかいかもしれないし、硬いかもしれない。そこで柔らかいだろうと予想して手指で押してみると硬いと知覚した。これも一つの知覚仮説の想起と検証だが、予想とは一致しなかった。しかし、この物体は硬いと解釈できた（接触知覚）。

物体はどんな形をしているのだろうか。丸い形、四角、円柱形だろうか。コップのような円柱形だと予想していたが、手指で把持する時の運動覚に注意を向けると、野球のボールくらいの大きさで「丸い球の形」をしていることが知覚できた（空間知覚への注意）。

当初、この物体はどれくらいの重さなのかは知らされていなかったので、おそらく野球のボールと同じくらいの「重さ」であろうと予想して力を入れてみるとほぼ同じ重さだと思った（記憶）。

そして、瞬間的にあることに気づいた。それは「物体は完全な丸い形ではない」ということへの気づきであった。この気づきによって、意識の内にある物体の視覚イメージが浮かんだ。この物体は「リンゴ」ではないかという視覚イメージが浮かんだ。次に、かつて手で握ったことのあるリンゴの「不完全な丸い形」を運動イメージした（イメージ）。

こうして、意識を「完全な丸い形と不完全な丸い形との差異」に向け、もう一度その物体に手を添えて動かし、手にしている物体が「リンゴ」だと判断した（判断）。そして、手に包まれているのは「リンゴ」だと言葉を発した（言語）。

この場合、意識は体性感覚を介して外部世界の物理的な差異を認知的な差異に変換し、手で触れている物体が「リンゴ」だということを知ったことになる。それは体性感覚と視覚とが世界認識において一致したことを示しているが、もし、意識

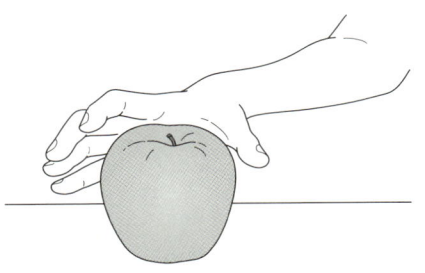

図7 目を閉じて手で机の上の何かの物体に触れようとしている

の志向性や志向的な関係性が細分化されていなければ、不一致に終わっていたはずである。

意識の志向性と志向的な関係性の多様性

　こうした行為を制御するための「意識の志向性」や「志向的な関係性」は多様である。また、手で物体を把持する時だけでなく、あらゆる日常の行為や作業やスポーツなどの遂行に必要不可欠な心的作業である。

　一つの行為の制御には、さまざまな意識が関わっている。そうした多様な意識を組織化することは、脳の認知過程（知覚、注意、記憶、判断、言語、イメージ）を組織化することである。また、それが「意識の細分化」である。

　意識の細分化は、手で道具を使用する時や、全身運動によって姿勢変換したり、歩行する時にも必要である。それらのさまざまな行為の遂行に応じて、人間は意識をどこの何かに向けて動かし、行為の目的を達成するための適切かつ連続的な「知覚」や「知覚仮説」を想起している。

　したがって、この「意識を向ける能力」と「知覚を細分化する能力」と「知覚仮説を細分化して想起する能力」を育むことが行為の前提である。

　つまり、人間が生きている世界はさまざまな物体に満ち溢れているが、この物体と意識との関係性は一対一対応ではない。人間は１つの物体に対して複数の意識の志向性を向けることができ、複数の志向的な関係を結ぶことができるということである。

　そして、それが「身体を介して世界に複数の意味を与える」（Perfetti）ための原理であり、行為の発達、学習、回復のための絶対条件である。

[4] 行為の発達、学習、回復のために

意識による運動学習の制御

　身体を介して世界に複数の意味を与えるために、あるいは行為の発達、学習、回復のために、「行為する私」はどのように「意識」を組織化すればよいのだろうか。そのために最も有用なのがアノーキン[30]の「機能システム」のモデルである。

　アノーキンの「機能システム」は、人間の行為の運動学習過程をモデル化したものである。その神経生理学的メカニズムは4つの段階に区分されている。そして、これらの各段階は主体の心的な脳活動であり、それぞれ「意識の志向性」や「志向的な関係性」が異なっている（**図8**）。

機能システム (Anokhin, 1974)

第1段階：求心性信号の統合（afferent synthesis）
（視覚野、聴覚野、体性感覚野などの外部からの求心性情報が加工される段階だが、内部の欲求、動機、情動、記憶なども含まれる）

第2段階：行為受納器の完成（acceptor of action）
（運動のプランやプログラムとしての意図が運動前野や補足運動野で想起される段階）

第3段階：効果器装置の形成（formation of the effector apparatus）
（運動野からの遠心性出力が試みられて筋収縮が引き起こされる段階）

第4段階：求心性信号の回帰（return afferentation）
（運動に伴う感覚のフィードバック情報が運動のプランやプログラムと比較照合される段階）

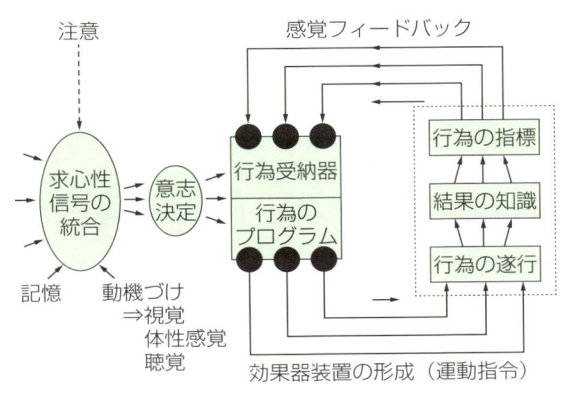

図8 アノーキンの機能システムの各段階に意識を対応させる（Anokhin, 1974）

　まず、第1段階の「求心性信号の統合（afferent synthesis）」では、意識の志向性は外部状況と内部状況の両方に向けられる。行為する外部世界を知覚するために視覚、体性感覚、聴覚などを介した物体に対する意識の志向性が活性化する。また、自己の内的な欲求、動機、情動、記憶、トリガーなどへの意識の志向性が活性化される。この求心性信号の統合の段階で、目的や欲求が形成され、運動によってどの情報を得るかが決定される。それはどのような情報に優先的に意識の志向

そして、求心性信号の統合に引き続いて行為の「意志決定」がなされる。この意志決定は問題解決のためであり、行為の目的、すなわち「意図（intention）の想起」に相当する。

次に、第2段階の「行為受納器の完成（acceptor of action）」では、意図を実現するための具体的な運動プランや運動プログラムが形成される。これは運動の予期（予測）や運動イメージに相当し、外部環境や物体に対して身体をどのように働きかけるのか、その「行為の可能性（アフォーダンス）」が選択される。これは外部環境や物体との志向的な関係性を構築することである。

その後、第3段階の「効果器装置の形成（formation of the effector apparatus）」で運動指令が発動されて、実際の行為が遂行される。行為の遂行においては視覚的、体性感覚的、聴覚的に物体の変化や自己の運動状態の変化を意識化することができる。

第4段階の「求心性信号の回帰（return afferentation）」で行為の結果が確認される。行為の結果の確認においては予測機構（行為受納器）と結果（実際の行為）とが比較照合され、意識の志向性は「結果の知識」に向けられる。

このように、行為の発達や学習過程における意識はアノーキンの「機能システム」の4つの段階に対応して区分することができる。単に何かに意識を向けるのではなく、行為の発達や学習過程のどの段階に意識の志向性を向け、物体とどのような志向的な関係性をつくるかが、行為の意識的な制御を向上させるためのキーポイントである。

意識を情報に向ける

第1段階の求心性信号の統合（afferent synthesis）に意識を向けることは、意識を世界の差異に向けることである。ベイトソン（Bateson）[31]が「精神は情報の差異によって引き金を引かれる」と述べているように、あらゆる意識の志向性は「情報（information）」に向けられる。

ベイトソンは情報を「差異を生み出す差異（information is a difference that makes a difference）」と定義している。そして、行為を生み出すための細分化された複数の求心性信号は、認知過程の「情報（差異）のヒエラルキー」として組織化されていると考えられる。また、ペルフェッティは「物理的な差異を認知的な差異へ変換すること」が脳における情報の構築だと強調している。

したがって、「行為する私」は「身体と環境との相互作用に由来する情報に意識の志向性を向ける」といえるだろう。情報は身体にあるのでも、物体にあるのでもない。情報は身体と物体との「間（接触点）」に存在する。「行為する私」の意識の志向性の単位は情報であり、その情報は身体と環境との相互作用に由来して行為を生み出している。また、「行為する私」である自己も情報によって生み出されているといえる。

一体、私の意識が情報に向かう時の"情報"とは何だろうか？ それは身体と環境との相互作用によって生まれる"差異"である。すなわち、ここでいう"差異"とは感覚ではなく「知覚」や「知覚仮説」の「指標（パラメータ）」のことである。感覚は知覚の材料にすぎず、目的ある行為は知覚の指標に導かれて発現する。

また、ペルフェッティ[32]によれば、身体と環境との相互作用に由来する「知覚」や「知覚仮説」には「空間的な指標」と「接触的な指標」とがある。空間的な指標とは、外部世界の物体や自己の身体を「方向、距離、形」を指標として知覚することである。一方、接触的な指標とは、外部世界の物体や自己の身体を「表面、硬さ、重量、摩擦」を指標として知覚することである。これらの指標は人間が世界を知覚して行為する時の「基準」となるものであり、自然界に存在しているものではなくて、人間が世界を知覚して行為するために共通して使用する「心的な測定器」なのである。

たとえば、地面の上を歩行する時のことを考えてみよう。まず、視覚は目の前に障害物がないかを情報として知覚する。そして、目標に向かって一歩を踏み出す。この時、足をどの方向にどれくらいの距離で踏み出せばよいのだろうか。これらは空間的な知覚である。そして、一歩を踏み出したら、足は地面に着地する。この時、地面が硬いか滑らないかを知る必要がある。また、自分の体重量の変化や重心移動も生じている。これらは接触的な知覚である。さらに、空間的な知覚の変化

も接触的な知覚の変化も予測していなければならない。そのためには意識の志向性をどれかの情報に向けていなければならない。歩く時には意識の志向性をさまざまな情報に連続的に向ける必要があるし、その情報の優先度が選択されていなければならない。それは歩行だけでなく、すべての行為において必要である。情報を知り、情報を予測していない限り、多様な環境世界で行為は遂行できない。

こうした生きる世界を空間情報と接触情報の「指標（パラメータ）」によって心的に測定しているのが脳の認知過程（知覚、注意、記憶、判断、言語、イメージ、問題解決）であり、その認知過程の適切な組織化によって、行為が正確に遂行できるようになる。あるいは、その認知過程の組織化によって「環境に適応して行為する私の身体」が形成されてゆく。

「行為する私」の意識の志向性は「行為を遂行するための知覚情報を構築する」ために精密かつ多様化しているのであり、その環境と身体との相互作用の関係を空間情報（方向、距離、形）や接触情報（表面、硬さ、重量、摩擦）として組織化することが、物体と志向的な関係を結ぶということである。

また、この時、身体の動きとしての「運動」は多様な知覚情報を生み出す手段となっている。つまり、運動は知覚の創造者なのである。だから、ギブソンが強調しているように「知覚するためには運動しなければならないが、運動するためには知覚しなければならない」のである。

意識を身体意識に向ける

さらに、第1段階の求心性信号の統合（afferent synthesis）に意識を向けることは、自己の身体に意識を向けることでもある。

特に、「人間は自己の身体意識をもつ」という点を重要視しておく必要がある。これは身体と環境との相互作用において、意識の志向性を環境（物体）にも身体（自己）にも向けることができるということである。つまり、「行為する私」は、行為において外部世界にも内部世界にも意識の志向性を向けることができる。

しかしながら、この意識の志向性を内部世界としての自己の身体に向けるためには、内部世界に身体意識が存在していなければならない。そして、これは単に身体（体性感覚）についての空間的かつ接触的な知覚情報を構築することとは違う。いわば意識という主観が身体意識という主観を捉えるためには、内部世界に"脳の中の身体"が存在していなければならないということを意味している。

自己の身体意識は「空間的かつ接触的な知覚情報」だが、それらが脳の中に保存（記憶）されていなければ、「行為する私」は行為するたびに最初から自己の身体意識をつくらなければならなくなる。そうでなければ意識を"脳の中の身体"に向けることができない。脳の中にそうした自己の身体についての「地図（map）」のようなものが存在していなければ、私は自己の身体意識に注意を向けることができないし、身体意識そのものを動かすこともできない。したがって、何らかの形で"脳の中の身体"は保存されており、その地図は行為の発達や学習によって書き換えられていると考えるべきであろう。

事実、脳科学は第一次運動野や第一次感覚野の「身体部位再現（ホムンクルス）」が可変的で神経可塑性を有しており、それは経験によって絶えず変化することをニューロンレベルで実証している。カース（Kass）[33]は感覚野の手の身体部位再現が動的に変容することを実験的に証明している。私が意識を自己の身体意識に向けることができるのは、そうした自己の身体についての地図のようなものが視床、大脳皮質、小脳など感覚－運動回路で形成されているからである。

そして、近年の脳科学はそうした身体意識の中枢が頭頂葉の上頭頂小葉（area 5, 7）や角回周辺（area 39）に存在することをすでに突き止めている。身体意識は第一次感覚野の身体部位再現（ホムンクルス）をルーツとする体性感覚情報が、上頭頂小葉や角回周辺で視覚情報や言語情報と組み合わされ、多感覚情報の統合として組織化された身体図式として形成されている。

意識を運動イメージや行為の記憶に向ける

　第2段階の「行為受納器の完成（acceptor of action）」に意識を向けることは予測的な知覚仮説としての運動イメージや行為の記憶に意識を向けることである。人間の行為における意識の最大の特徴は「リアルタイムな身体意識（表象）」ではなく、行為の予測的な知覚仮説としての「運動イメージの想起（想像）」や行為の記憶の参照である。ここでは、「行為する私」が想起する運動イメージの重要性について説明しておこう。

　「運動イメージ（motor imagery）」には、自分があたかも手足の関節を動かしているかのような「筋感覚イメージ（kinesthetic motor imagery：一人称による運動の筋感覚表象）」と、誰かが運動しているのを見ているような「視覚イメージ（visuo-motor imagery：三人称による運動の視空間表象）」とがある[34]。ジャンヌロー[35]は個人の一人称プロセスとしての筋感覚イメージを内的イメージ、三人称プロセスとしての視覚イメージを外的イメージと呼んでいる。

　閉眼して、実際には上肢を動かさないで、机の上に置かれたコーヒーカップに手を伸ばし、つかみ、口に持ってきてみよう。頭の中で動いている自分の上肢を感じることができれば、それが筋感覚イメージである。次に同じ行為を誰か他者が行っている姿を想像してみよう。その運動形態が見えたら、それが視覚イメージである。

　人間は未来を予測するという特殊な脳機能を進化させてきた。パブロフは「脳は行為のための器官である」といっている。また、ペルフェッティは「脳は未来を予測する器官」だといっている。子どもの発達や随意運動の学習過程が、この行為の予測機能を洗練させてゆく認知過程の組織化であることは、アノーキンの「機能システムの概念」としてすでに神経生理学的にも証明されている。

　また、人間の行為の予測機構は精密かつ多様に細分化されている。意識は空間世界を精密かつ多様に細分化することができ、生きてゆくためにはさまざまな出来事を予測しなければならない。そして、その予測は細分化されているほど正確なものとなる。多様な運動イメージの想起が随意運動の発現には必須である。

　たとえば、手仕事、スポーツ、芸術などにおける運動技能の熟練者は精密かつ多様な運動イメージを想起できるし、その身体の動きを細分化して言語で説明することができる。これは一つの行為を精密かつ多様な運動イメージを伴って想起することであると同時に、自らの身体を意識の内で細分化することに他ならない。

　これは身体各部を空間的、接触的に分割し、身体と環境との相互作用の自由度（可能性）を増加させる能力である。この自由度は運動イメージの細分化に準拠しており、関節や筋の組み合わせによる「運動の自由度（ベルンシュタイン）」という概念ではない。運動の自由度を「知覚（仮説）の自由度」と再解釈する斬新な概念である。人間は身体を介して1つの物体に複数の感覚的、認知的、情動的な意味を与える能力を発達させることによって、細分化した運動イメージを想起することで無数の行為を生み出している。

　また、運動イメージは一種の記憶であり、行為は記憶されている。したがって、行為の練習、発達、学習、回復においては、行為の記憶を活性化し、現在の行為と比較すること（行為間比較）は、新しい「運動技能（skill）」の獲得につながる。

意識を再生スキーマと再認スキーマに向ける

　また、新しい運動技能を獲得するためには「汎用性のある運動プログラム（知覚運動スキーマ）」を改変する必要がある。

　こうした行為の運動学習における運動プログラムの再形成においては、シュミット[36]の「スキーマ理論（schema theory）」における「再生スキーマ」と「再認スキーマ」と呼ばれる「関数（2つの関係性）」に意識を向けることが有効かもしれない。

　再生スキーマは「運動の予測イメージと運動感

覚との比較照合（予期と現実の一致）」であり、再認スキーマは「運動感覚と結果の知識との比較照合（現実と結果の一致）」である。この2つの関数の精度の向上によって意図に相当する運動プログラムは改変されてゆく。

意識を行為の脳内シミュレーションに向ける

そして、最後に強調しておきたいのが、意識による行為の脳内シミュレーションである[37]。人間は自己の"脳の中の身体"に意識を向けることができる。"脳の中の身体"を動かすことができる。さらに、それによって「脳の中で行為をシミュレーションする」ことができる。実際に行為を遂行する前に、脳の中で事前にリハーサルし、行為の結果を予測することで、行為の成功率を驚異的に高めるのである。

おそらく、この「行為の脳内シミュレーション」の獲得こそが、他の動物との生存競争に勝利した最大の要因だと思われる。また、これは自己の身体意識を意識の志向性がモニターするという点で、自己を自己が監視（モニター）することに他ならない。すなわち、これが「メタ認知」であり、ダイナミックな「私自身」を生み出すメカニズムであろう。

ペルフェッティ[38]によれば、行為の脳内シミュレーションには「他者の行為の観察」「模倣」「運動イメージ」「言語」などが関与する。また、それは行為の視覚、体性感覚、聴覚（言語）の情報変換能力の発達や学習である。

人間は進化に伴って脳を発達させてきたが、サルと最も異なる脳部位は角回周辺の頭頂葉連合野

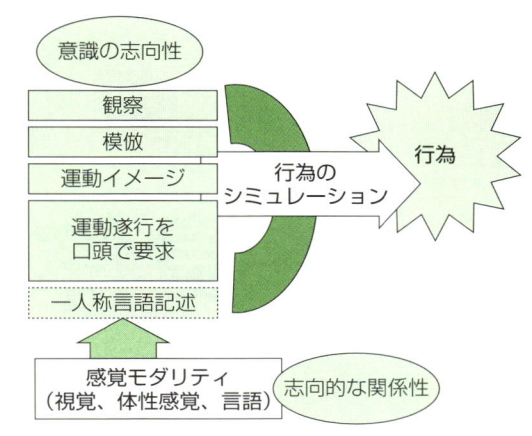

図9　行為の脳内シミュレーション（Perfetti, 2005）

と前頭葉連合野である。そうした神経解剖学的な進化から推察すると、自己の身体意識、運動イメージ、他者の身体運動の観察、模倣などの中枢は頭頂葉連合野に存在し、それらに注意を向けてモニターする中枢は前頭葉連合野に存在すると解釈できる。

したがって、頭頂葉の意識は身体を動かすための地図のようなものであり、その"脳の中の身体"の地図を「目的ある行為」のために使用しているのが前頭葉連合野の意識だといえる。

つまり、頭頂葉連合野は「私の身体」の「所有感覚（＝私は身体を有しているという感覚）」であり、前頭葉連合野の意識は「私の行為のプランやプログラム」としての「意図（intention）」であり、「主体感覚（＝私が身体を動かしているという感覚）」なのである[39]。

そして、この「身体意識（所有感覚）」と「意図（主体感覚）」は絶えず意識の世界で相互作用し、対話し、改変し、「目的ある行為」を実現するためのストラテジー（方略）を豊かにすることで、随意運動の自由度を獲得してゆくのであろう[40]。

[5] 身体を生きる

行為の"暗黙知"とは何か？

　「行為する私」の「意識」をさらに探求してゆくためには、もっと「私の"身体意識"とは何なのか？」、あるいは「行為を生み出す"意図"とは何なのか？」と問い、それが何かを探求してゆく必要があるように思われる。

　たとえば、行為の発達、学習、回復においては、行為を生み出す「私の身体意識」と「私の運動感覚」の一致や不一致という問題が潜んでいる。つまり、一人の人間が「行為する私」であるためには、唯一無二の「自己意識」をもっている必要がある。「私の身体意識」と「私の運動感覚」とはけっして分離してはならない。

　しかしながら、統合失調症、病態失認、他人の手徴候、四肢切断、運動麻痺、感覚麻痺などによって、この身体意識と運動感覚が分離してしまうことがある。また、正常者がさまざまな運動技能を習得する過程でもこの分離は生じている。

　ハイデッガー[41]は「人間は自己の存在に関心を向け、自己が自分自身としてありうるという可能性をすべての関心の中心に置いている」と述べている。自己が自分自身であるためには、常に身体意識と運動感覚とが一致していなければならない。

　一方、一人の人間が「行為する私」であることは「行為を生み出す意図」をもっているということである。そして、この意図は身体図式や身体イメージと深く結びついた「暗黙知（tacit knowing）」（ポランニー）[42]である。暗黙知とは「知識というものがあるとすると、その背後には必ず暗黙の次元の"知る"という動作がある」ということを示した概念である。

　つまり、行為の暗黙知とは「言葉で表現したり、説明できない身体の作動」をさす。そして、フッサールは「私という存在の起源は"キネステーゼ"である」と述べている。それは「……することができる」という一人称の運動感覚である。暗黙知とは、このキネステーゼのことであり、その多様性が意図の正体なのかもしれない。

　さらに、「意図はコンテクスト（文脈）に根ざしている」ことを忘れてはならない。一つの運動は文脈が変われば意味が変わる。あらゆる行為は自己と他者との間の文脈（二人称）の中に埋め込まれている。したがって、ヴィゴツキーも強調しているように、あらゆる行為は社会的なコンテクストなしでは意味をなさない。それは、人間の行為のすべてが社会生活の中での生きる営みだからである。

　つまり、すべての人間は社会的存在として「身体を生きる」ということである。社会は意味の源泉であり、メルロ＝ポンティ[43]はそれを次のように表現している。

　　私の身体は、あらゆる意味生成の根源である。

　また、マルク・リシール[44]は「身体の実存」について次のように語っている。

　　わたしたちの実存を構成しているさまざまな明白な事実のなかでも、最も基礎的なものの一つは、身体が「わたしたちの」身体であり、わたしたちは、身体とともに、そして身体のなか

に、生まれ、生き、やがて死ぬことになる、ということであるように思われる。

そして、バレラ[1]は「意識経験」の本質について次のような言葉を残している。

> 人生の瞬間ごとに何かが進行している。何らかの経験がある。見る、聞く、嗅ぐ、味わう、触れる、考える、喜び、怒り、恐れ、疲れ、惑い、面白がり、自意識過剰に苦しんだり、研究に没頭したり、「私」自身の感情によって「私」が押し潰されそうなこと、他者にほめられると鼻高々に思うこと、損すると落ち込むこと、を私は感じとることができる。馴染みであるがつかまえどころのない、しっかりしているようで危うい、この現れては消える自己というこの自我中心は何なのだろう。

「行為する私」はいつもどんな時も「身体を生きる」のであり、その意識経験の中心に"私"がいる。意識には何かに向かう能動的な志向性があるが、意識経験自体は受動的で志向性がない。しかしながら、人間はその自己の意識経験に能動的に意識の志向性を向けることができる。それが「行為する私」の「意識」なのだろう。

キネステーゼ

フッサールは生きる身体の運動を自己意識の起源であるとし、身体の動きから発生する感覚を「キネステーゼ（運動感覚，kinesthese）」と呼んだ。この言葉は「運動」を意味するキネーシス（kinesis）と感覚を意味するアイステーシス（aesthesis）という2つの言葉の合成語である。キネステーゼは私の身体意識の源であり、「私は行う」という形で生起し、「私はできる」という直感となる。つまり、キネステーゼには「私は私を動かす（＝私は動く）」という運動を媒介とした自己意識が含まれている[45]。

"運動志向性"の謎

それゆえ、人間は意識を動かして行為することができる。だが、なぜ「動く」のだろうか。その動くこと自体を心の神経哲学の領域では「運動志向性（motor intentionality）」と呼んでいる[46]。

運動志向性とは、すべての動物に存在する「生きるための心的エネルギー（生命力）」に他ならない。あるいはベルクソン[47]のいう「持続（意識の流れ）」であり「生の躍動（elan vitall＝エラン・ヴィタール）」のことである。ビシャー（Bichat）は「生とは、死に抵抗する総和である」といっているが、生命体の運動志向性が何かは未知のままである。

レオナルド・ダ・ヴィンチは「運動はあらゆるものの源である」と、フッサールは「運動は認知の母である」と、ルリアは「運動は認知過程の最後の鎖」だと、ペルフェッティは「運動とは知ることである」と述べている。また、メルロ＝ポンティは、意識を現実世界での実践的能力と関連づけて、「意識とは原初的に"われ思う"ではなく"われ能う"である」と述べている。これらの言葉はすべて「運動によってある特定の対象に関与しうる可能性」を表現している。

すべての動物も、人間も、「動く」ことで、自己の生存の可能性を高めている。「動く」ことは「"私自身（bodily self＝身体化された自己）"を生きる」ことなのである。

身体意識の病理の謎

そして、こうした行為の暗黙知、キネステーゼ、運動志向性の異常は、「身体意識の病理」として出現する。ここではヴィネモント（Vignemont）[48]による「身体図式と身体イメージの病理と定義」と「身体意識の変容についての片麻痺患者の一人称言語記述」[49]の一覧を示しておく。身体意識が変容・変質すると「自我」が変容・変質し、身体を生きることが危うくなってしまう。身体の所有感覚や主体感覚が消失する。ある片麻痺患者は「腕は"死んだ肉"のように思えた」と言っている。こうした病理は身体に根ざして精神が形成されていることを反映している。

[身体図式と身体イメージの病理と定義]

1) Alice in Wonderland Syndrome：不思議の国のアリス症候群
   - 身体の形、容量、大きさ、空間位置の歪み（マクロあるいはミクロな体性感覚失認）
2) Allochiria（or dyschiria）：アロキリア、感覚対側逆転
   - 身体あるいは空間内の感覚刺激（触覚、視覚、聴覚）の反対側への誤局在（左半身への刺激を右半身への刺激と定位する）
3) Allodynia：アロデニア
   - 正常な痛みを生じない刺激で生じる痛み
4) Anarchic hand sign：アナーキーな手徴候
   - 上肢の自動運動と目的をもった運動との内的制御の闘争（故意にではない）
5) Anorexia nervosa：神経性拒食症、神経性無食欲症
   - 自己飢餓によって特徴づけられる摂食障害（自分は太っているという身体イメージに由来することがある）
6) Anosognosia：病態失認
   - 片麻痺のような、ある病態への意識の欠如
7) Autoscopy：自己像幻視
   - 外部空間において自己の身体幻影を見る経験
8) Autoprosopagnosia：自己相貌失認
   - 自分自身の顔を認識できないこと
9) Autotopagnosia：身体部位失認
   - 身体感覚と身体部位の誤局在
10) Body form agnosia：身体形態失認
    - 身体部位の形態認識の欠損
11) Body Integrity Identity Disorder（BIID）：自己身体統合障害
    - 自己の完全に健康な手足の切断を望む衝動
12) Body-specific aphasia：身体特異性失語
    - 身体の部分に関する語彙知識の欠損
13) Bulimia nervosa：神経性過食症
    - 代償行為による過度に食べることの反復を特徴とする摂食障害
14) Conversion disorder（hysteria）：転換性障害（ヒステリー）
    - 器質的原因のない機能的な疾患症状
15) Cotard syndrome：コタール症候群
    - 死んでいるとか、存在していないとか、腐敗しているとか、内臓や血液を失ったというような妄想的信念
16) Deafferentation：求心路遮断
    - 触覚と自己固有感覚情報の消失
17) Depersonalization：離人症
    - 自己の主観的経験の変容、疎遠、解離
18) Dysmorphophobia：醜形恐怖症
    - 自己の外観の知覚的な歪み
19) Fading limb：四肢消退
    - 目で見ていなければ、手足の位置や存在意識が欠如する
20) Finger agnosia：手指失認
    - 手指を個別的に認識できない
21) Gerstmann's syndrome：ゲルストマン症候群
    - 手指失認、失書、失算、左右の混乱
22) Heautoscopy：自己像幻視
    - 自分自身の姿を自分で見る幻覚（ドッペルゲンガー）
23) Heterotopagnosia：他者身体部位失認
    - ある自分の身体部位を指差すように要求された時に、他人の身体部位を指差す
24) Hyperalgesia：痛覚過敏症
    - 通常の痛み刺激に対する過剰反応
25) Hypochondrias：ヒポコンドリー
    - 過度な身体感覚への関心
26) Ideomotor apraxia：観念失行
    - 巧緻運動とジェスチャーを遂行することができない
27) Interoceptive agnosia：痛覚失認
    - 痛覚の消失
28) Macro/microsomatognosia：マクロ・ミクロ体性感覚失認
    - 身体あるいは身体部位の大きさの意識的な歪（大小）
29) Mirror sign：鏡徴候
    - 鏡で自分自身のイメージを認知できない
30) Misoplegia：ミソプレジア
    - 自分の身体部位に向けられる憎悪
31) Motion sickness（or kinetosis）：乗り物酔い（よろめき）
    - 前庭系の平衡障害

32) Motor neglect：運動無視
- 身体半側の不使用

33) Numbsense：触覚消失
- 運動を触覚的に導いて保存する際の触覚の欠損

34) Personal neglect：身体無視
- 身体に対して注意を向けることの欠損

35) Phantom limb：幻肢
- 切断された四肢の認識

36) Pusher syndrome：押す人症候群
- 身体の対側に向かう姿勢偏位

37) Prosopagnosia：相貌失認
- 顔認識の困難

38) Somatoparaphrenia（or asomatognosia or Alien Hand）：身体パラフレニア（身体失認あるいはエイリアン・ハンド）
- 身体部分の所有の否定

39) Supernumerary limb：第三肢
- 実存しない手足の認識

40) Tactile extinction：触覚消去
- 身体の対称的な両側刺激中に一側の触覚刺激が認識できない

［身体意識の変容についての片麻痺患者の一人称言語記述］

「肩は錆びた手動のコーヒーの豆挽きのようだ」
「肩を動かされると短剣で刺されたように痛い」
「腕は、死んだ肉のように思えた」
「腕が重い、まるで腕の上に重い板を載せているようだ」
「手は固まってしまったようだ」
「手は包帯で縛られたようだ」
「手はピアノの調律が合っていないように動く」
「脚は鎖につながれたように重い」
「股関節は鋏のようには開かない」
「足関節はコンニャクのようだ」
「足底は一枚の固い板のようだ」

[6] 身体化された心

オートポイエーシス

　人間の身体が動くのは心が動くからである。また、心が動くのは身体が動くからである。マトゥラーナとバレラ[50,51]や河本[52]らは「オートポイエーシス（autopoiesis、ギリシャ語でautoは自己、poiesisは創作を意味する造語）」と呼ばれる生命システムの「自己創出（自己言及）メカニズム」を探求しているが、その根底には「精神は肉体と分離されたものではなく、そもそも精神としての思考や理性や概念自体が"身体化（embodiment＝具体化、具現化）"されている」とする思想がある。人間の概念化された世界（外部世界の認知、行為する世界、想像世界、言語世界、知的世界、社会・文化など）は、すべて身体経験に由来して具体化されたものであると考えることができる[53-55]。たとえば、手で物体をつかむ経験によって、"人生の幸福をつかむ"とか"人の心をつかむ"とか"雲をつかむような話だ"といった言葉の意味が理解できる。つまり、身体を動かしている感覚運動システムに由来して精神が生まれる。人間の解剖－運動学的な構造と機能に根ざして無数の意味が具体化されて、人間の心がつくられるということである。人間がこのような心をもつのは、このような身体をもつからなのである。

　そして、この「身体化された心（embodied mind）」は、「自己（私）」を自覚する。自己（私）には、「生物学的な自己」「個人的な自己」「社会的な自己」がある（図10）[1]。したがって、人間の運動はバイオロジカルで、パーソナルで、ソーシャルなものである。また、「身体化された心」は意識経験する存在であり、その意識経験には「感覚的経験」「認知的経験」「現象的経験」がある。

> **身体化された自己の意識経験**
> - 生物学的な自己（感覚的経験）
> - 個人的な自己（認知的経験）
> - 社会的な自己（現象的経験）

　さらに、自己の意識経験は「意識の神経生理学的な階層性（意識レベル）」「脳の神経ネットワークの可塑性（意識の内容）」「脳の情報処理過程（意識の統合）」などによって段階的かつ多層的に重なり合って組織化され、その身体の動きの形態と意味と価値が「人間のパフォーマンス（human performance＝運動パターン・行為・行動）」として生み出される（図11）。

未来へ

　人間の運動とは、「未来に自分を投げかける」ことである[56-58]。世界の中心に一人一人の「身体化された心」があり、無数の「人間のパフォーマンス」が生まれては消え、消えては生まれ続けている。

　『人間の運動学　ヒューマン・キネシオロジー』は「身体化された心」というキーワードで終わるが、この言葉こそが新しい運動学の始まりを意味する。それは「人間のパフォーマンス（生きる人間の喜びや苦悩に満ちた営み）」を視野の中心に置くことに他ならない。そうすることで、新しい運動学は「森羅万象の世界を生きて死ぬ一人一人の身体、物語、人生を包み込む学問」へと進化することができるだろう。

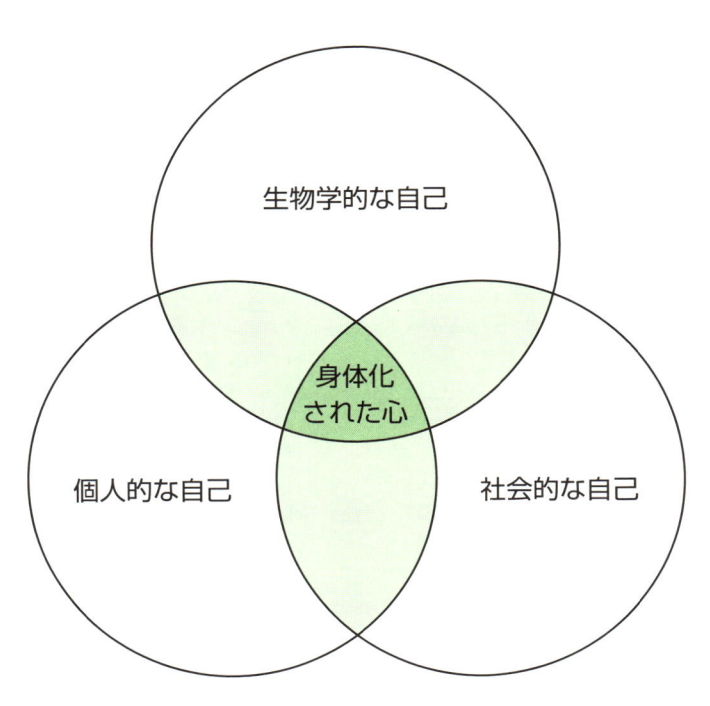

図10　身体化された心

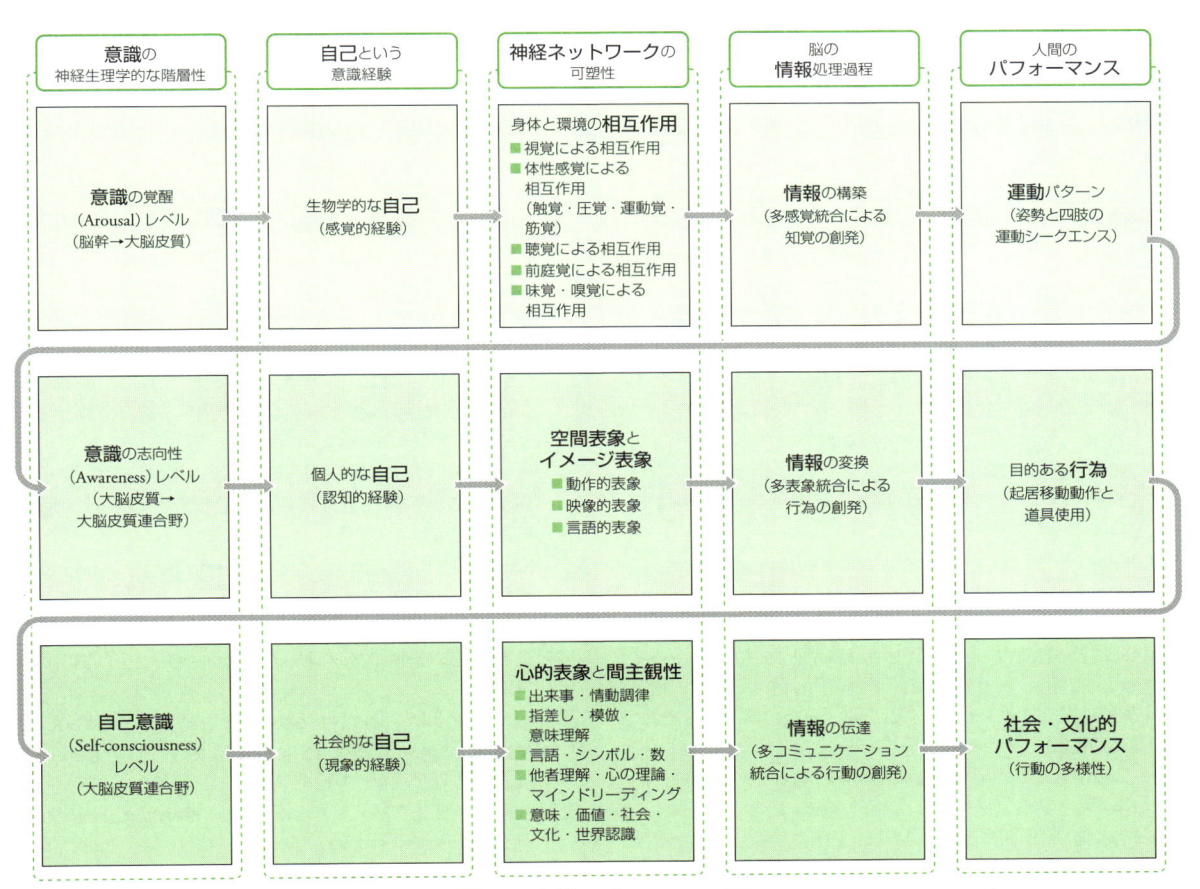

図11　人間のパフォーマンス

文 献

1) Varela F, Thompson E, Rosch E：The Embodied Mind；Cognitive Science and Human Experience. Massachusetts Institute of Technology, 1991.（田中靖夫・訳：身体化された心．工作舎，2000）
2) Husserl E：Zur phanomeologie der intersubjectivitat. Texte aus dem Nachlass, Erster Teil, 1905-1920.（浜渦辰二，山口一郎・監訳：間主観性の現象学．ちくま学芸文庫，2012）
3) Varela FJ：Neurophenomenology；A Methodological Remedy for the Hard Problem. Journal of Consciousness Studies 3：330-349, 1996.（河村次郎・訳：神経現象学；意識のハード・プロブレムに対する方法論的救済策．現代思想 29：118-139, 2001）
4) 苧坂直行：意識の科学は可能か．新曜社，2002.
5) Perfetti C（小池美納・訳）：身体と精神；ロマンチック・サイエンスとしての認知神経リハビリテーション．協同医書出版社，2012.
6) 宮本省三：リハビリテーション・ルネサンス．春秋社，2006.
7) Nagel T：The view from nowhere. Oxford University Press, 1986.
8) Koch C：The Quest for Consciousness：A Neurobiological Approach. Roberts and Co, 2004.（土谷尚嗣・訳：意識の探求．岩波書店，2006）
9) Dennett D：Consciousness explained. Penguin Adult, 1993.（山口泰司・訳：解明される意識．青土社，1997）
10) Varela F, Shear J：Fiest-person methodologies；What, Why, How? Journal of Consciousness Studies 6：1-14, 1999.
11) Pieroni A（沖田一彦・編，小池美納・訳），宮本省三：「認知を生きる」ことの意味；経験と科学のダンス．協同医書出版社，2003.
12) Crick F, Koch C：Consciousness and neuroscience. Cerebral Cortex 8：97-107, 1998.
13) 大塚哲也：上肢切断者の幻肢．災害医学 16：541-548, 1973.
14) Melzack R：Phantom limbs and the concept of neuromatrix. Trends in Neuroscience 13：88-92, 1990.
15) Libet B：Mind time；The temporal factor in consciousness. Harvard University Press, 2005.（下條信輔・訳：マインド・タイム；脳と意識の時間．岩波書店，2006）
16) Chalmers D：The conscious mind. Oxford University Press, 1996.（林一・訳：意識する心．白揚社，2001）
17) 茂木健一郎：脳とクオリア．日経サイエンス社，1997.
18) Roberts T：The even harder problem of consciousness. Neuro Quantology 5：214-221, 2007.
19) Nagel T："What Is It Like to Be a Bat?" The philosophical Review 84：435-450, 1974.（永井均・訳：コウモリであるとはどのようなことか．勁草書房，1989）
20) James W（今田寛・訳）：心理学．岩波文庫，1993.
21) Nagel T：The view from nowhere. Oxford University Press, 1986.（中村昇・訳：どこでもないところからの眺め．春秋社，2009）
22) Perfetti C（小池美納・訳）：身体化された自己．Materiale di studio ETC 11：1-12, 2011.
23) Edelman G：Wider than the Sky；The Phenomenal Gift of Consciousness. Yale Univ Press, 2004.（冬樹純子・訳：脳は空より広いか；私という現象を考える．草思社，2006）
24) Baars B：In the theater of consciousness. Oxford University Press, 1997.（苧坂直行・訳：脳と意識のワークスペース．協同出版，2004）
25) Brentano F：Von der Klassifikation der psychischen Phänomene. Duncker adn Humb lot, 1867.
26) 森村修：志向性という問題；ブレンターノとフッサール．Hosei University Repository 8：151-190, 2007.
27) 小川洋和：視覚的注意とその制御メカニズム．Brain and Nerve 66：358-392, 2014.
28) Adam H：Eadweard Muybridge；The human and animal locomotion photographs. TASCHEN, 2010.
29) Giannarelli G, Perfetti C：Mano…mano morta? La mano, l'uomo, la storia, Giovanni Giannarelli, 2012.
30) Anokhin P：Biology and neurophysiology of the conditioned reflex and its role in adaptive behavior. Pergamon Press, 1974.
31) Bateson G：Mind and narure. Institute for Interciltural Studies, 1979.（佐藤良明・訳：精神と自然；生きた世界の認識論．新思索社，2001）
32) Perfetti C，宮本省三，沖田一彦（小池美納・訳）：認知運動療法；運動機能再教育の新しいパラダイム．協同医書出版社，1998.
33) Kaas JH：Plasticity of sensory and motor maps in adult mammals. Ann Rev Neurosci 14：137-149, 1991.
34) 宮本省三：運動イメージ．PTジャーナル 36：780, 2002.
35) Jeannerod M：The representing brain；Neural correlates of motor intention and imagery. Brain Behav Sci 17：187-245, 1994.
36) Schmidt R A：Motor control and learning. Human Kinetics Publishers Inc, Illinois, 1982.
37) Gallese V：The inner sense of action；Agency and motor representation. Journal of Consciousness

Studies 7:23-40, 2000.
38) Perfetti C（小池美納・訳）：脳のリハビリテーション；認知運動療法の提言［1］中枢神経疾患．協同医書出版社，2005．
39) Seth A：Interoceptive inference, emotion, and the embodied self. Trend in Cognitive Sciences 17：565-573, 2013.
40) Gallagher S, Zahavi D：The phenomenological mind. Routledge, 2008.（石原考二・監訳：現象学的な心．勁草書房，2011）
41) Heidegger M：Sein und Zeit. 1927.（原祐，渡邊二郎・訳：存在と時間．中央公論新社，2003）
42) Polanyi M：The tacit dimension. Routledge & Kegan Paul Ltd, 1966.（佐藤敬三・訳：暗黙知の次元；言語から非言語へ．紀伊国屋書店，1980）
43) 宮本省三：リハビリテーション身体論．青土社，2010．
44) Richir M：Le corps. Optiquale Philosophie, 1993.（和田渡，加國尚志・訳：身体．ナカニシヤ出版，2001）
45) 新田義弘，河本英夫：自己意識の現象学．世界思想社，2005．
46) 小熊正久：メルロ＝ポンティとバレーラ；運動的志向性と身体の概念を中心に．山形大学紀要 16：1-28, 2009.
47) Bergson H：Matiere et memoire. Presses Universitaires de France, 1896.（合田正人，松本力・訳：物質と記憶．ちくま学芸文庫，2007）
48) Vignemont F：Body schema and body image；Pros and cons. Neuropsychologia 48：669-680, 2009.
49) 宮本省三：片麻痺；バビンスキーからペルフェッティへ．協同医書出版社，2014．
50) Maturana H, Varela F：El arbol del conocimiento. 1984.（管啓次郎・訳：知恵の樹；生きている世界はどのようにして生まれるのか．朝日出版，1987）
51) Maturana H, Varela F：Autopoiesis and cognition；The realization of the living. D.Reidel Publishing, 1980.（河本英夫・訳：オートポイエーシス；生命システムとはなにか．国文社，1991）
52) 河本英夫：臨床するオートポイエーシス；体験的世界の変容と再生．青土社，2010．
53) Lakoff G, Johnson M：Metaphors We Live By. University of Chicago Press, 1980.（渡部昇一，楠瀬順三，下谷和幸・訳：レトリックと人生．大修館書房，1986）
54) Lakoff G：Women, Fire, and Dangerous Things；What categories reveal about the mind. University of Chicago Press, 1990.（池上嘉彦・訳：認知意味論；言語から見た人間の心．紀伊國屋書店，2016）
55) Lakoff G, Johnson M：Philosophy in the flesh；The embodied mind and its challenge to western thought. Basic Books, 1999.（計見一雄・訳：肉中の哲学．哲学書房，2004）
56) Sartre J：L'Imaginaire；psychologie phénoménologique de l'imagination. Gallimard, 1940.（平井啓之・訳：想像力の問題；想像力の現象学的心理学，人文書院，1969）
57) Sartre J：L'Etre et le neant-Essai d'ontologie phenomenologique. Gallimard, 1943.（松浪信三郎・訳：存在と無；現象学的存在論の試み．筑摩書房，2007）
58) Perfetti C：Uomini e macchine；Riflessioni sur sapere riabilitativo. Editrice Speciale Riabilitazione, 1987.

終章

ヒューマン・パフォーマンス

人間の行為（パフォーマンス）は、
身体に深く根ざした姿をしている。
人間らしい行為があるのは、
人間の身体がそれだけ独特だからである。

描く

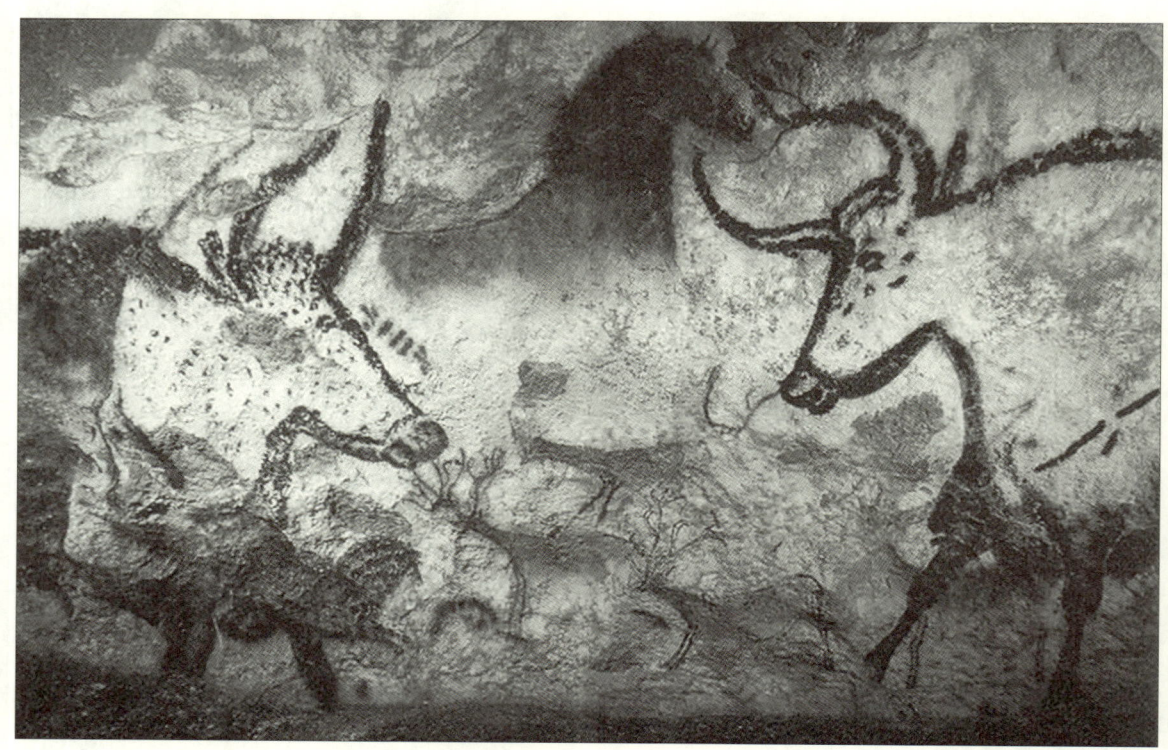

(ラスコー洞窟の壁画、およそ15000年前)

暗闇に近いところでありありと目に浮かぶ躍動の世界。
描かれた世界が明白なのは、
人間の想像力が放つ明るさがあるから。

つくる

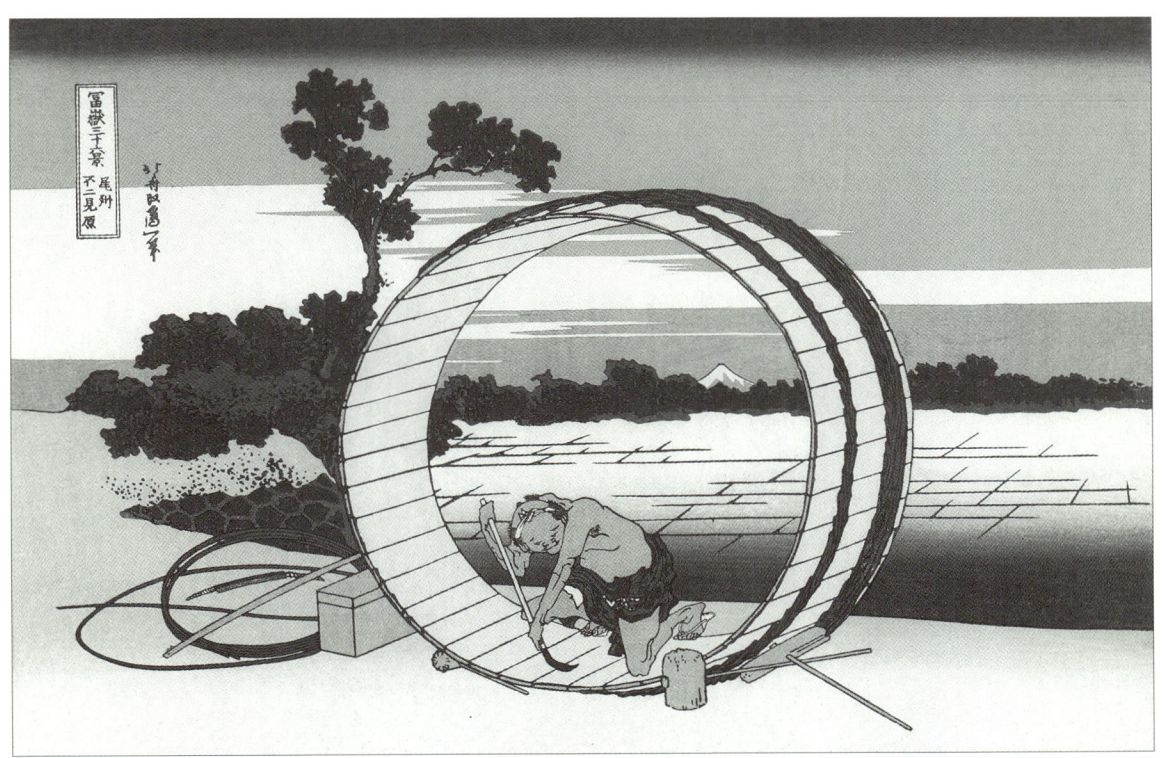

(葛飾北斎「富嶽三十六景〜尾州不二見原」、1830年頃)

素材と道具と寸法、
人間の製作物は、すべてこの3つの要素の、
手順に従った統合である。
思った、そのとおりのものができあがるという人間の力。

さまよう

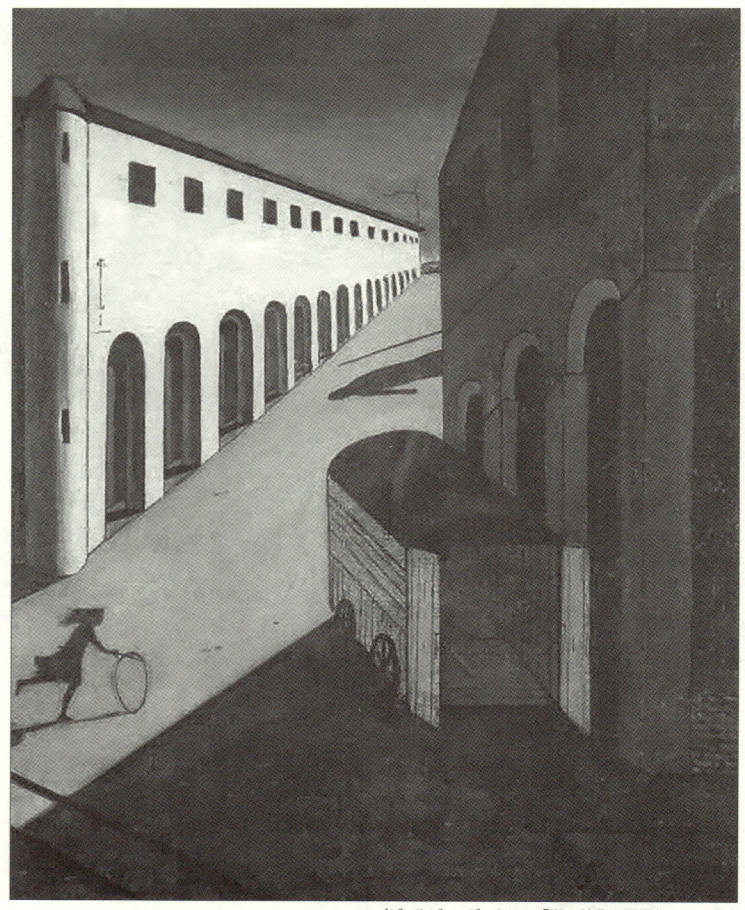

(ジョルジョ・デ・キリコ「街の神秘と憂鬱」、1914年)

どこから来たのか、そして、どこへ行くのか。
人がもっとも不安にかられるのは、
ここがどこなのかがわからなくなった時。
影の実体であるはずの身体の行方を見失った時。

行進する

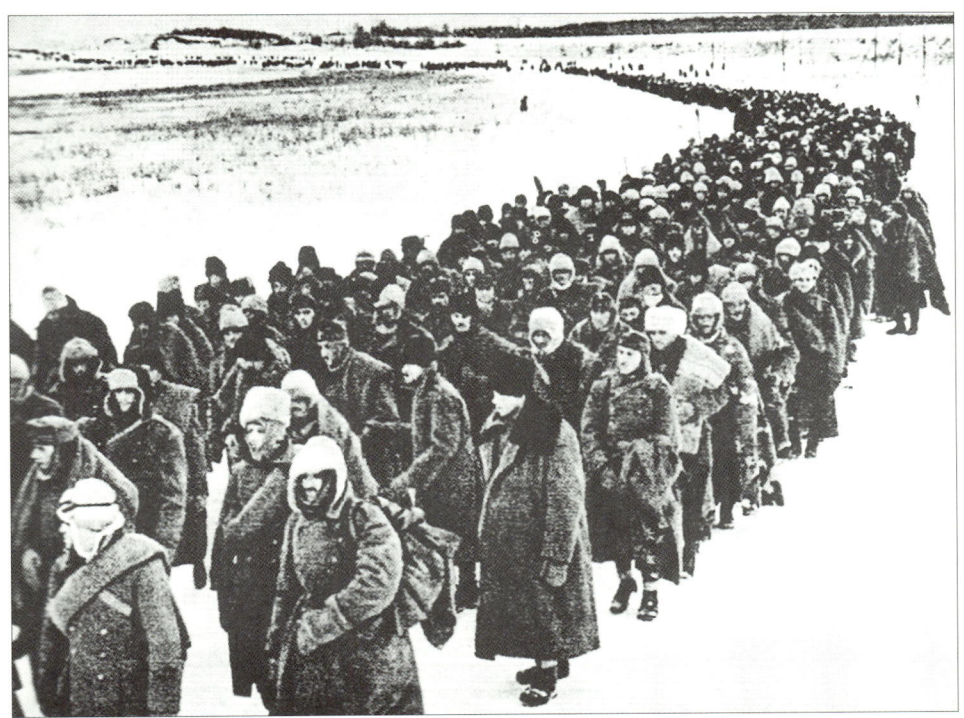

(スターリングラード攻防戦によるドイツ兵捕虜、撮影者不詳、1943年)

一つの意志に結ばれて、
あるいは、意志に反して一つの行列に繋がれて…
人間は、精神で身体を拘束する唯一の生き物かもしれない。

祈る

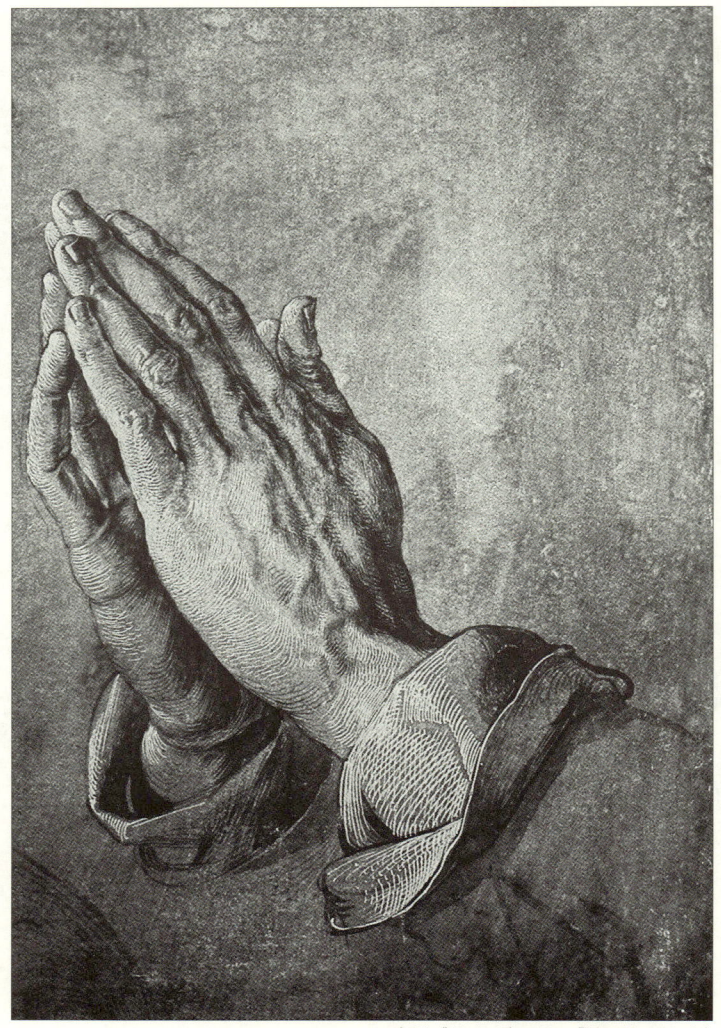

(アルブレヒト・デューラー「祈る手」、1508年)

気持ちがもっともそのままの形で現れるのは手。
なぜなら私たちは、すでに手の形の意味することを知っているから。

戦う

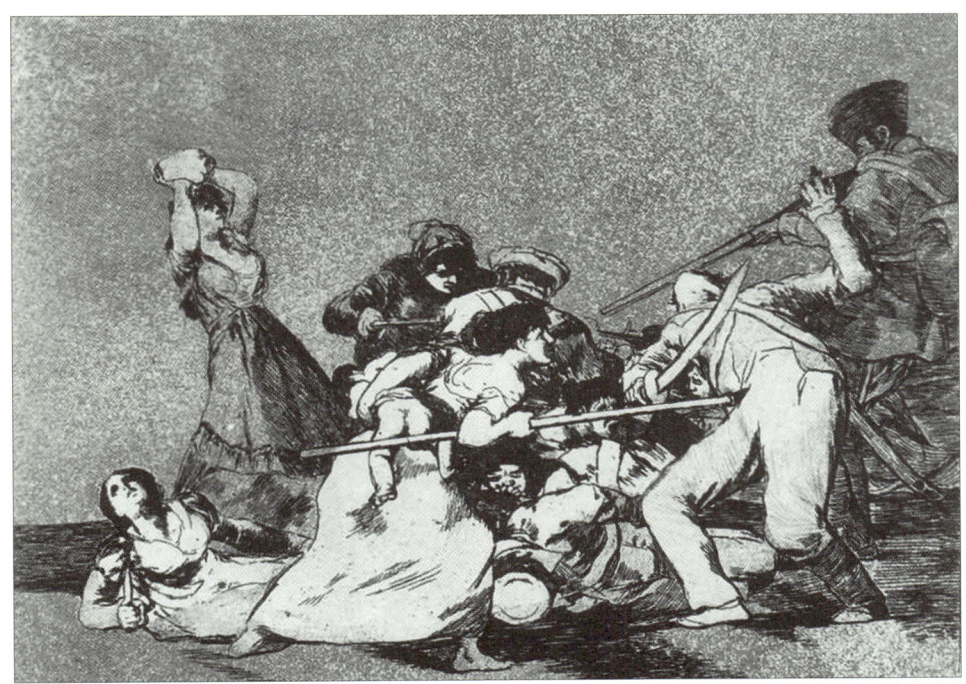

（フランシスコ・デ・ゴヤ「戦争の惨禍」より、1800年代初頭）

守りたいということと、殺し、殺されるということとが、
時に同じ行為になることがあるという悲劇。

演じる

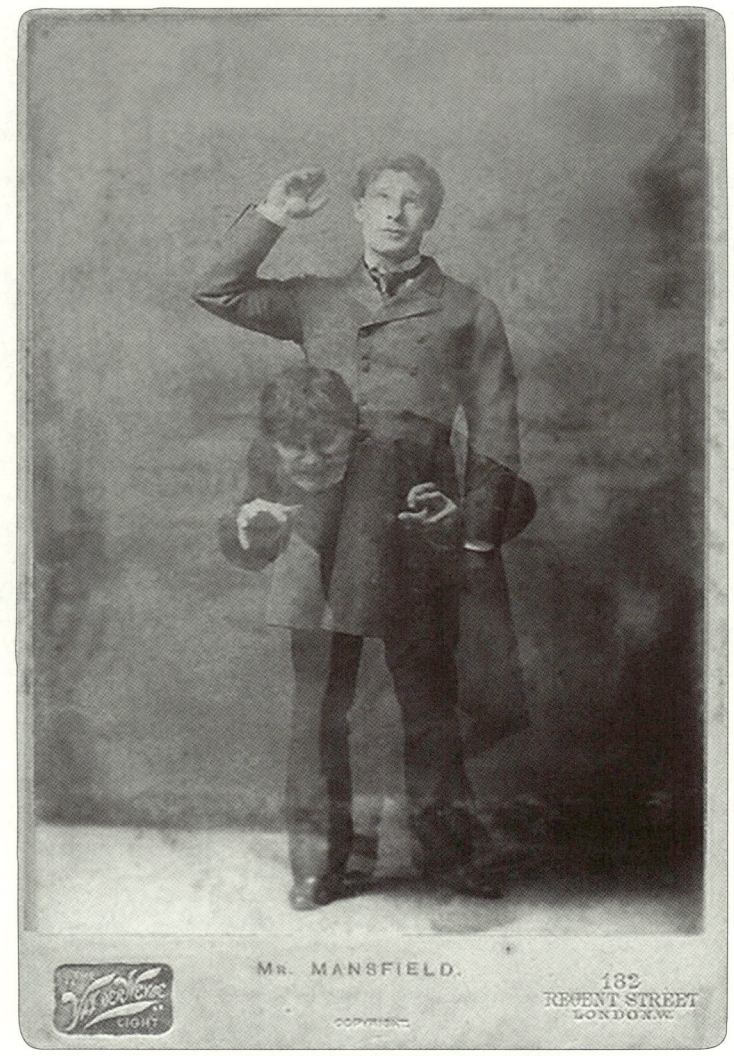

(善人ジキル博士から悪人ハイド氏への変身を多重露光撮影を使って演じる役者)

自分ではないものになるために、
自分ではないものの身体を表現する。

踊る

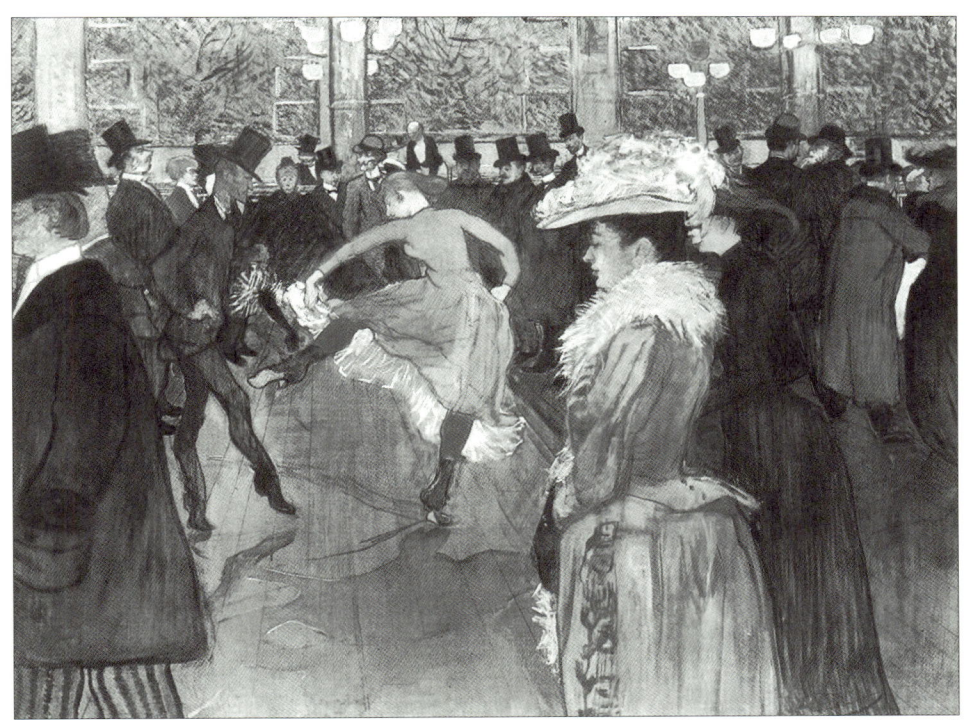

(アンリ・ド・トゥールーズ＝ロートレック「ムーラン・ルージュの舞踏会」、1890年)

踊ることによって、人間は世界の中心になることができる。
人、音楽、光…この世の森羅万象が、
私の中に入ってくる。
私は、世界になる。

暮らす

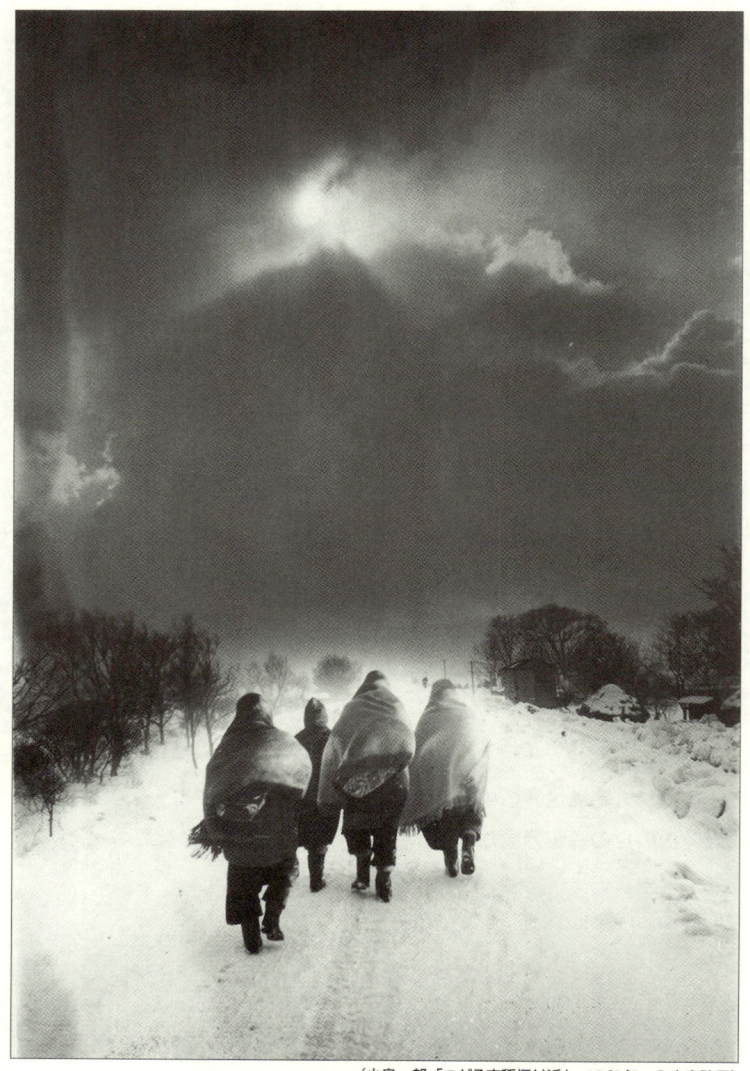

(小島一郎「つがる市稲垣付近」、1960年、©小島弘子)

生きていくということに向き合おうとする時、
人はまっすぐに自分の背筋を伸ばそうとする。
この世界に自分で立っている拠り所を求めるかのように。

教える

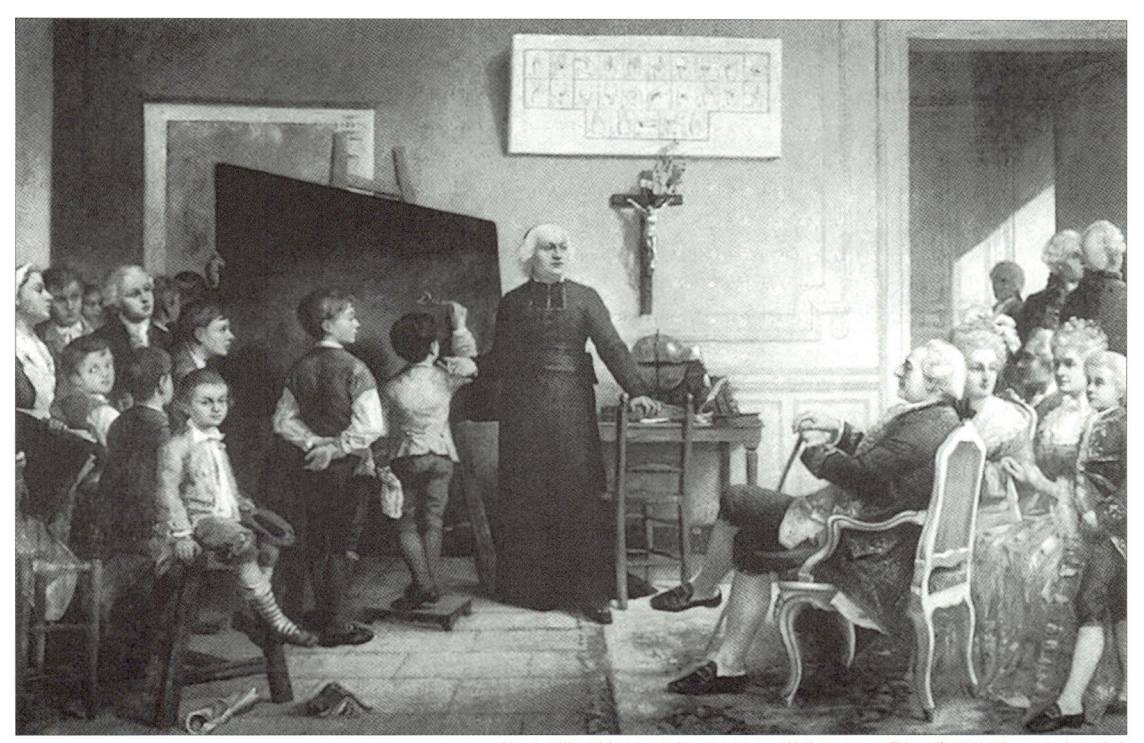

(ルイ16世の列席のもとに行われたド・レペ神父のフランス最初の聾唖児授業、1760年のパリ)

手と身体の運動をことばの文法に結びつけた「手話」。
同じ現実を共有して生きるためにつくられた「世界の設計図」。

装う

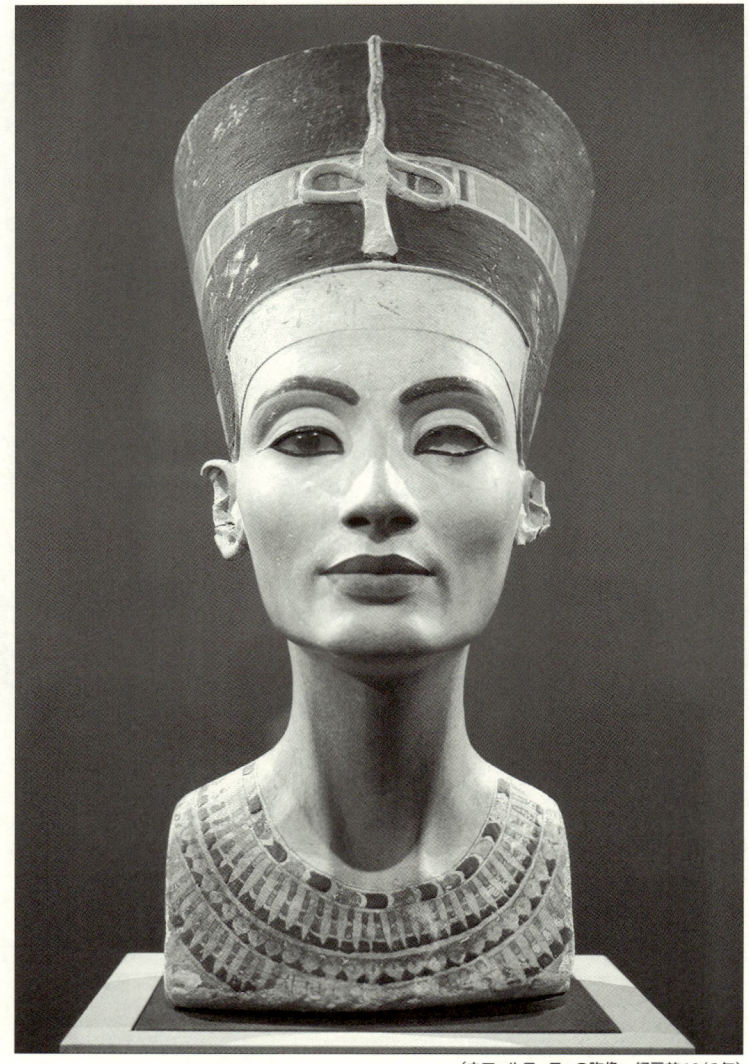

(ネフェルティティの胸像、紀元前1345年)

化粧と装いは、自分のありたい姿に近づく手段。
顔の感触と目に映る自分の姿との間で、
飽きることなく手が動くひととき。

味わう

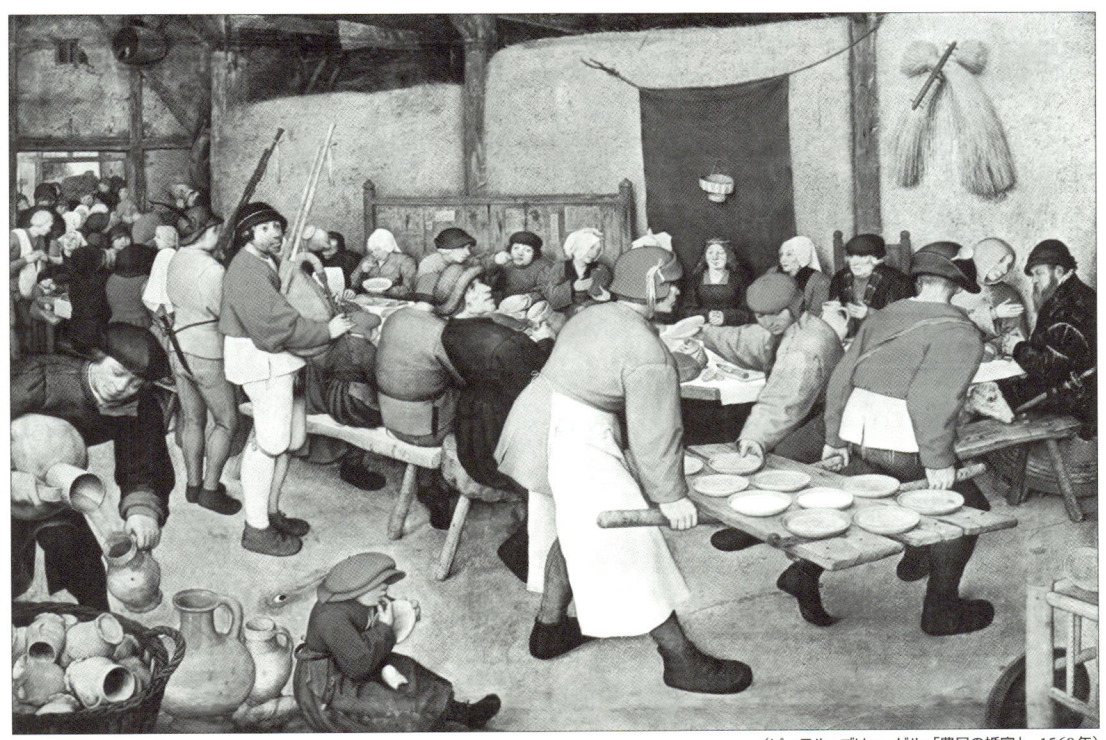

(ピーテル・ブリューゲル「農民の婚宴」、1568年)

料理や飲み物のひと味は、
人間のごく一部を満たしてくれるにすぎない。
音楽や声、そしてその喧噪の中にさえ、
人を満たしてくれる味があふれている。

弔う

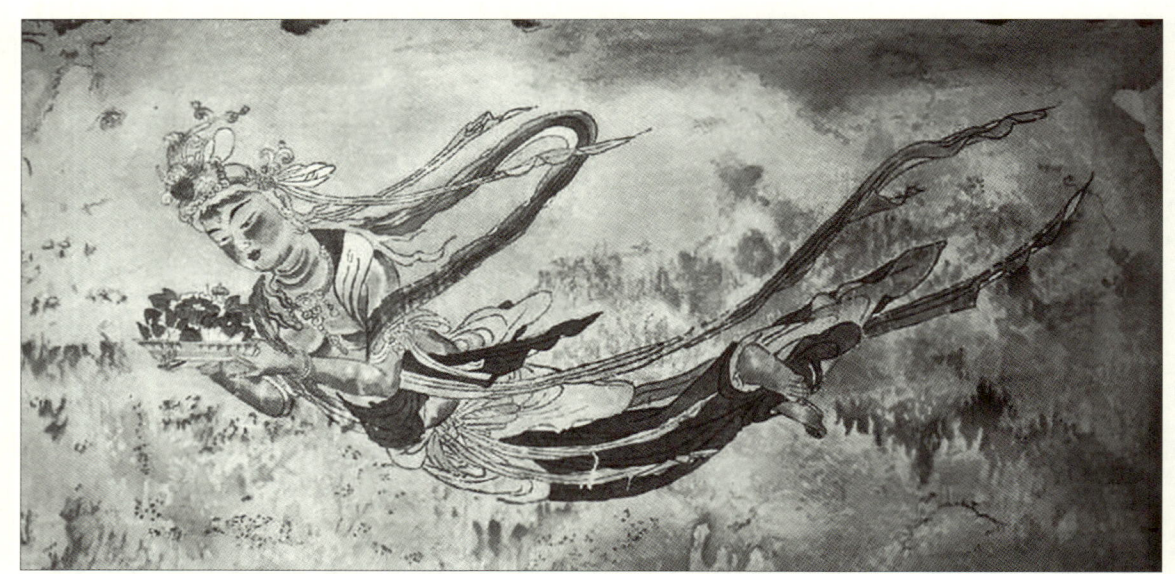

(飛天図、製作年代不詳、法界寺所蔵)

愛する者を死後におくりだす人には、
容易にパラレル・ワールドが想像できる。
現世よりも華やかで、
このからだの重さから解き放たれた世界であれと願いながら。

育てる

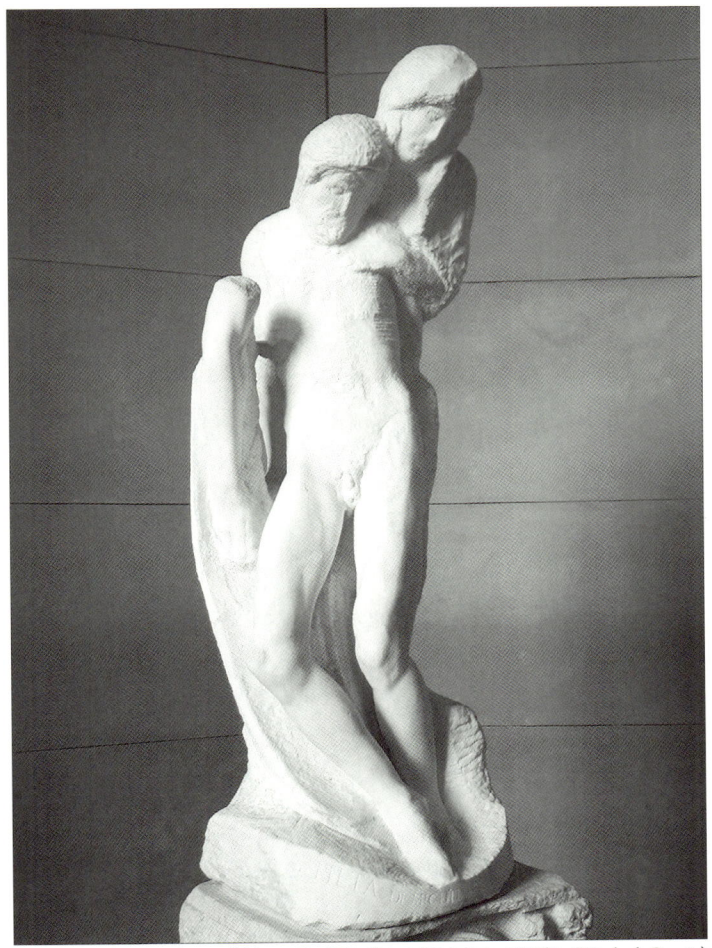

(ミケランジェロ・ブオナローティ「ロンダニーニのピエタ」、1559年、©Paolo da Reggio)

子どもは長い幼年期をかけて大人に似る。
似ているのはその身体の形ではなく、身体があることの目的である。

索 引

【ア】

アイコンタクト　380
I帯　171
IP関節　55, 264, 267, 324, 327, 330
アウェアネス　732
アウストラロピテクス　4
アキレス腱　65, 329
アクチン　171
アクティブタッチ　145, 146, 596, 670, 716
あぐら　105
握力把持　30, 278, 414
足関節　324
　　——内返しの代償運動　335
　　——底屈筋　329
　　——底屈の代償運動　334
　　——の内返し　325
　　——の外返し　325
　　——背屈テスト　87
　　——背屈の代償運動　334
足のアーチ　327
　　——外側縦アーチ　327
　　——内側縦アーチ　327, 331
　　——横アーチ　327, 496
足の吸引　380
足の把握反射　372
アテトーゼ　142, 154
アナーキーな手徴候　760
アニミズム問題　703
アノーキンの機能系　556
　　——の再編成概念　557
　　——システム　636-639
アノーキンの行為システム　556
アヒル歩行　504
アフォーダンス　162, 396, 560, 645, 669
　　——空間　399
　　——理論　722
アマクリン細胞　176
アライメント　99
アラウザル　732
α運動ニューロン　60, 158, 547
α−γ連関　158, 547
アロキリア　760
アロデニア　190, 760
アンクルロッカー　458, 471, 494, 497
安定筋　90
安定分力　95
暗黙知　119, 651, 758
イオンチャネル　519
意志　8
意識　162
　　——のクオリア　734
　　——のグローバルワークスペース理論　738
　　——の細分化　749
　　——の志向性　732, 740, 743, 745, 749

　　——の私秘性　736
　　——の主観性　736
　　——の神経生理学的レベル　732
　　——の神経相関　644, 732
　　——の超難問　735
　　——の統一性　736
　　——のハードプロブレム　734
異種感覚情報変換　149, 388, 654
異種感覚分別再現仮説　145
異常歩行　334
椅子からの立ち上がり　105
痛みの情報処理　190
痛みの分類　190
Ia抑制　548
位置感覚　174, 628
一関節筋　88
一次運動野　554
1軸性関節　78, 326
Ib抑制　549
1秒率　195
1秒量　195
1回拍出量　201
一般運動プログラム　573
一般臓性感覚　523
一般体性感覚　523
意図　8, 739
　　——の発達　697
意味空間　655
イリタント受容器　197
陰性支持反応　373
咽頭　193, 359
　　——蓋　193
　　——蓋軟骨　360
　　——挙筋　360, 361
　　——収縮筋　361
インパルス　172
陰部大腿神経　525
ヴァイツゼッカーのコヘレンツ（即応）　596
ヴァイトブレヒト孔　219
ヴァイトブレヒトの靱帯　245
ヴィゴツキーの三角形　698
ヴィゴツキーの発達理論　394
ウィンドラス機構　476, 479, 485, 487, 492, 493, 495
ウェルニッケ・マン肢位　141, 431
ウェルニッケ野　122, 693
烏口肩峰アーチ　215, 221
烏口肩峰靱帯　215
烏口鎖骨間メカニズム　223
烏口鎖骨靱帯　215
　　——による鎖骨後方回旋　223
烏口上腕靱帯　215, 219
烏口突起　51
烏口腕筋　63, 222
右心室　200

右心房　200
内返し　78
腕渡り　247
運動　69, 568
　　——イメージ　132, 135, 136, 137, 578, 597, 638, 669, 674, 756
運動エングラム　117
運動開始筋　227
運動覚　144, 628
運動学（定義）　68
運動学習　154, 572
　　——シュミットのスキーマ理論　573
　　——アダムズの閉回路理論　572
　　——の段階　575
　　＊自動化段階　575
　　＊認知段階　575
　　＊連合段階　575
運動革命　9
運動過剰低緊張症状　154
運動感覚　185, 628
運動記憶　651
運動技能（スキル）　569
運動技能（テクニック）　571, 756
　　小筋——　569
　　大筋——　569
運動空間　397, 657
運動形態　61
運動系列　103
運動減少高緊張症状　154
運動行動　568
運動痕跡（運動エングラム）　634
運動再現説　126, 129
運動錯覚　665
運動視　397
運動シークエンス　103
運動志向性　759
運動終板　520, 552
運動主体感　558
運動指令　126
運動神経　172, 517
　　——終板　172
運動遂行　120
運動スキーマ　119, 131, 634
運動ストラテジー　117
　　——再現説　130
運動制御　368
運動性線維　526
運動前野　120, 122, 134, 388, 545, 555
　　——の機能特性　134
　　——の障害　135, 136
　　背側——　556
運動体力　568
運動単位　96, 158, 172
　　——の神経支配比　158
運動段階　575

運動等価性　574
運動ニューロン　172
　　──の神経支配比　172
運動の意図　675
運動能力　568
　　──協応性の領域　569
　　──筋力の領域　569
　　──持久性の領域　569
　　──柔軟性とスピードの領域　569
　　──平衡性の領域　569
運動の協調性　154
運動の鍵盤支配型モデル　624
運動の巧緻性　388
運動の自由度　74, 118, 633, 756
運動の等価性　119
運動発達　161
運動パフォーマンス　570
運動表現　61
運動プログラム　120
運動分析　69
運動方程式　88
運動無視　761
運動野　120, 122
　　──の運動再現説　623
　　──のピアノ　643
　　──のホムンクルス　126
運動連鎖　101
　　開放──　101
　　半閉鎖──　101
　　閉鎖──　101
運搬角　83, 239
映像的表象　395, 699
ATNR　373
エイリアン・ハンド　761
ACL　306, 309
　　──損傷　315
A帯　171
腋窩神経　525, 528
液性循環系調節機構　203
エクステンション・ラグ　316
STNR　373
X脚　84, 304
エディンガーウェストファル核　178
エピソード記憶　139
MCL　306, 309
MP　387
　　──関節　26, 29, 55, 258, 264, 267, 324,
　　　　330, 331, 336
エモーショナルブレイン　139
LCL　306, 309
遠位脛腓関節　324, 325
遠位指節間関節　55, 258, 264, 267
遠位手根骨列　253
遠位橈尺関節　238, 240
円回内筋　63, 241, 242
遠隔受容器　175
円滑追跡運動　179
鉛管現象　143, 154
嚥下運動　359
　　──咽頭相　360

　　──口腔相　360
　　──食道相　361
嚥下反射　369
縁上回　149, 544
遠心情報　558
遠心性効果器の形成　118
遠心性コピー　558, 662
遠心性収縮　91
遠心性線維　536
延髄　155, 517, 533, 552
円錐靭帯　215
円背　354
横隔膜　193, 194, 200, 348, 349
横橋線維　533
横行小管　170
横手根靭帯　253
黄色靭帯　341, 351
凹足　330
横足根関節　55, 324, 326
　　──の過伸展　336
横突間靭帯　341, 351
横突起　340
横紋筋　58
応用アフォーダンス　723
O脚　84, 304
オースチンの言語行為論　598, 693
オートポイエーシス　514, 762
オープンスキル　570
オーベル・テスト　87
Old M1　553, 554
起き上がり　105, 420
　　──第1相：頭頸部の運動とリーチング
　　　　420
　　──第2相：上部体幹の回旋　421
　　──第3相：on elbow　421
　　──第4相：on hand～端座位　421
オスグッドの学習転移曲線　589
押す人症候群　761
オトガイ筋　357
オプティカルフロー　679
　　どこの空間の──　680
　　何の空間の──　680
おや何だ反射　557, 638
オリーブ橋小脳萎縮症　155
オリゴデンドロサイト　519
折りたたみナイフ現象　141
温度感受性TRP　184
温度受容器　174, 183, 184

【カ】

顆（果）　49
窩　49
外果　51, 329
回外　76
　　──筋　86, 241, 242
外眼筋　178
　　──群　357
外呼吸　192
外骨格　47

介在ニューロン　141, 159, 544
概日リズム　536
外受容器　174
外舌筋　360
回旋　75, 76
　　下方──　76
　　上方──　76
外旋　75
　　──筋　59, 86
回旋滑動　223
開扇現象　372
外側塊　343
外側下腿皮神経　526
外側環軸関節　344
外側楔状骨　324
外側溝　535
外側広筋　63, 65, 311
外側コンパートメント　253
外側膝状体　176, 534
外側上顆　51, 53
外側前腕皮神経　526
外側側副靭帯　57, 240, 306, 325, 333
外側大腿皮神経　525, 526
外側頭直筋　347
外側皮質脊髄路　549, 552
外側翼突筋　358
外側肋横突靭帯　345
外転　75, 76
　　──筋　59, 86
　　掌側──　77
　　水平──　76
　　橈側──　77
外転神経　160, 182, 523
　　──核　182, 522
回転分力　95
回転モーメント　95
回内　76
　　──筋　86
海馬　139, 155
　　──交連　546
　　──体　542
　　──傍回　542
開排制限　86
灰白質　518
外反　78
　　──股　84, 288
　　──膝　84, 304
　　──足　85, 330
　　──肘　83, 239
　　──母指　85, 330
　　生理的──　83
外部観察　600
外腹斜筋　63, 65, 348, 349, 352, 433
外部世界に関係づける物品　721
外部ペース課題　570
外閉鎖筋　291
解剖学　42
　　──的かぎたばこ入れ　271
　　──的立位　73
海綿質　47

外来筋　269
　　　──プラス肢位　274
外肋間筋　194, 348, 349
下咽頭収縮筋　360
下オリーブ核　522, 534
下外側上腕皮神経　526
化学呼吸調節　196
下顎骨　48, 51, 53
下顎枝　51
下顎神経　526
化学受容器　174
踵歩行　503
鏡運動　373
鏡徴候　760
顆間角　299
鉤爪指　90, 281, 282
鉤握り　31, 278, 414
蝸牛神経核　522
角回　544
顎関節　358
核鎖線維　547
学習曲線　576
学習準備段階　390, 396
学習の転移　589, 614
　　　──異質性転移　589
　　　──正の転移　589
　　　──負の転移　589
　　　──類似性転移　589
核袋線維　547
角膜　176
下後鋸筋　194
上後鋸筋　349
上後腸骨棘　53
下唇下制筋　357
下肢伸展挙上　87
下肢帯　48
荷重応答期　448, 468
　　　──の筋活動　470
下縦束　546
顆状関節　78, 344
顆上関節　304
下食道括約筋　361
下唾液核　522
下垂手　84
下垂足　85, 334, 503
下垂体　535, 537
ガス交換　192
下制　76
　　　──筋　86
仮性（偽）球麻痺　533
下前腸骨棘　53
下双子筋　291, 293
鷲足　306
加速期　103, 448
加速歩行　502
可塑性　150
　運動野の──　152
　感覚野の──　151
　大脳皮質の──　150
　脳損傷後の──　152

下腿骨間膜　325
下腿三頭筋　453
下大静脈　200
肩関節　214
　　　──外転の代償運動　232
　　　──屈曲の代償運動　231
　　　解剖学的──　214
　　　機能的──　214
片膝立ち位　407
肩複合体　214
下椎切痕　340
滑液　54
滑車神経　160, 523
　　　──核　522
滑車切痕　248
活動（定義）　69
活動電位　172
カップリング・モーション　344
滑膜　54
括約筋　86
カテコラミン　203
下頭斜筋　347
下橈尺関節　55
下頭頂小葉　122, 177, 544
構え　406
硝子体　176
仮肋　345
眼窩回　535
感覚運動期　391
感覚運動統合（定義）　388
感覚運動変換　133, 134
感覚神経　517
感覚性線維　526
感覚対側逆転　760
感覚発達　370
感覚フィードバック　119, 558, 585
感覚野機能面　145, 146
感覚野の身体部位再現　145
感覚野のホムンクルス　144
眼窩前頭皮質　190
換気障害　195
閉塞性換気障害　195
拘束性換気障害　195
眼球　175
　　　──軸　176
眼球運動　178
　　　──制御　156
　　　共同──　179
　　　前庭性──　179
環境中心座標空間　391, 654
　　　──物体中心座標系　134, 391, 654
環境優位説　390
寛骨　346
　　　──臼　288
眼骨　51
環軸関節　55, 345
間主観性　701
間主観的共有複合体　676
冠状靱帯　307
眼神経　526

関節圧迫力　95
関節運動　59
関節円板　54, 214
関節窩　54
関節回転力　59
関節可動域（定義）　78
　　　──測定法基準　79-81
関節腔　54
関節拘縮　82
関節強直　82
関節弛緩　78
関節受容器　185
関節上腕靱帯　215, 219
関節唇　218, 288
関節性拘縮　83
関節頭　54
関節トルク　95
関節軟骨　47, 54
関節の遊び　56
関節半月　54
関節包　54
　　　──の後面構造　306
関節面　54
関節モーメント　408, 432, 456
間接路　540
杆体　176
環椎　53, 343
　　　──後頭関節　344
観念運動失行　713
観念失行　713, 760
間脳　517, 535
γ運動ニューロン　60, 158, 547
顔面神経　160, 523
　　　──核　522
眼輪筋　63, 65, 356, 357
記憶（定義）　582
　　　──痕跡　572
　　　──の多重貯蔵モデル　583
　　　長期──　582
機械受容器　159, 174, 183, 389, 432
　　　速順応型──　183
　　　遅順応型──　183
疑核　202, 522
気管　193
　　　──支　193
器官（定義）　42
記号　700
椅座位　105
起始　59
基節骨　264, 324
拮抗運動反復不能　155
拮抗筋　90
楔状骨　326
楔状束　186
　　　──小脳路　186
楔状軟骨　360
基底核内神経経路　541
企図振戦　155
キネステーゼ　578, 759
キネティクス　72

索引

キネティック情報　133
キネティックチェーン　101
機能システム　753
機能単位　226
機能的関節　215
機能的残気量　195
機能的肢位　78
機能的膝関節伸展機構　317
機能的膝伸展　91
機能的リーチ　424
機能面　146, 187, 670
　——の階層性　146
ギブソンのエコロジカル理論　396
基本肢位　73
基本姿勢　105
脚間窩　535
逆モデル　559
逆U字原理　571
キャノニカルニューロン　560
ギャラン反射　372
Q角　310
球関節　78, 218, 239, 288
球形嚢　180
弓弦力　314
弓状膝窩靭帯　308
弓状線維　546
弓状束　25, 546
嗅神経　160, 523
求心信号の統合　118, 557, 558, 638, 753
求心性情報の回帰　118, 557, 638, 753
求心性線維　526
求心路遮断　760
求心性収縮　91
急性痛　185
吸息　193
急速眼球運動　157
休息肢位　105
吸息性ニューロン　196
吸啜反射　369, 371
嗅内野　542
球握り　31, 414
旧皮質　542
橋　155, 517, 552
　——核　533
　——小脳　538
仰臥位　407
胸郭　47, 345
驚愕反応　374
共感　563
胸棘筋　348
頬筋　357
胸腔　345
橋呼吸ニューロン群　196
頬骨　51, 53
胸骨　48, 51, 200, 214
　——頭　347
　——の鎖骨切痕　214
胸最長筋　348
胸鎖関節　55, 214
胸鎖靭帯　214

胸鎖乳突筋　63, 65, 194, 347, 349, 352, 357
共時的観察　104
胸神経　523
強制把握現象　133
鏡像自己認知　563
胸腸肋筋　348, 349
胸椎　51, 53, 340, 343, 345
共同運動不能　155
共同筋　90, 91
共同注意　563, 695
胸背神経　525
胸半棘筋　348
強膜　176
胸横筋　194
挙筋　86
棘下筋　65, 219, 222
　——と肩甲下筋による肩甲上腕関節の安定作用　227
　——と三角筋による共同作用　227
　——による肩甲上腕関節の安定作用　226
棘上靭帯　341, 351
局所性循環系調節機構　204
距骨　48, 51, 53, 324
　——下関節　55, 324, 326, 332
　——下関節軸　329
　——下関節の機能　495
　——関節　337
距舟関節　326
挙上　76
　外方——　76
　後方——　76
　前方——　76
鋸状縁　176
距踵舟関節運動軸　324
距腿関節　324-326, 332
　——軸　329
棘間靭帯　341, 351
起立　105
　片脚——　105
近位空間　666
近位指節間関節　55, 258, 264, 267
筋萎縮　59
近位手根骨列　253
近位橈尺関節　238, 239
筋型動脈　200
筋感覚　628
　——イメージ　136
筋緊張　59
筋原線維　170
　——の内部構造　172
筋再現説　126, 128
筋細胞　170
筋作用　59, 86
筋弛緩　60, 61, 91, 133
筋収縮　59, 61, 170
　——のシークエンス　103
　——のメカニズム　173
筋周膜　170
筋小胞体　170

筋上膜　170
筋伸張　61
筋性拘縮　82
筋節　525
筋線維　59, 61, 170
　——束　59
　——のタイプ　172
　速——　171
　遅——　171
筋束　170
筋短縮　86
緊張性運動ニューロン　127
緊張性頸反射　157
緊張性迷路反射　156, 161, 373
筋張力　91
筋内膜　170
筋の収縮過程　173
筋の正作用　218
筋の反作用　91, 218
筋皮神経　525, 526
筋皮線維　528
筋肥大　59
筋フィラメント　170, 172
筋腹　59
筋紡錘　60, 61, 159, 389, 547, 628, 665
筋膜　59
筋力　59, 96
　——トレーニング　206
空間定位　650, 657
空間認知　648, 653
　——形成の3原則　648
空間の創発　649
空間配列　99
空間表象　653
具体的操作期　392
屈曲　74
　——外反—外旋ストレス　310
　——反射　158, 549
屈筋　59, 86
　——支帯　253
　——収引　161
　——収引反射　371
屈伸運動軸　267
頸の立ち直り　374
クプラ　180
鞍関節　78, 214, 266
グリア細胞　546
クリアランス　482
　トゥ——　482, 484
　フット——　482, 484
クルピエ・リーチング　380
グループIa線維　60, 61
グループIb線維　60, 61
クローズドスキル　570
クローヌス　141
クロノフォトグラフィ　70
頸棘筋　347, 352
頸棘間筋　347
脛骨　48, 51, 53, 304, 324
　——神経　529

頸最長筋　347
形式的操作期　392
傾斜反応　376
脛舟靱帯　325, 326
痙縮　141, 143
茎状突起　252
頸神経　523
　　――叢　344
頸体角　24, 288
頸長筋　347
頸腸肋筋　347, 349
頸椎　51, 340, 343
　　下部――　344
系統発生　8, 516
茎突舌骨筋　360
頸半棘筋　347
頸板状筋　347
脛腓関節　55
頸部屈曲の代償運動　354
鶏歩　334, 503
系列位置効果　583
ゲゼルの運動発達研究　390
血圧　201
　　――異常（高血圧）　201
結果の知識　586
血管循環　199
血管内皮細胞による循環系調節機構　204
結合織性拘縮　82
月状骨　252, 253, 264
結節　49
ゲルストマン症候群　149, 652, 760
腱　59
　　――画　347
血管壁　201
肩甲下筋　219, 222
肩甲下神経　525
肩甲胸郭関節　215
　　――の運動　216
　　――の可動域　216
肩甲挙筋　194, 217
肩甲棘　53
肩甲骨　48, 51, 53
　　――の傾斜角　350
肩甲上神経　525
肩甲上腕関節　55, 215, 218
　　――の運動　220
肩甲上腕リズム　224
肩甲背神経　525
肩甲平面　228
言語獲得　401
言語空間　655
腱固定作用　258, 270
言語的教示　695
肩鎖関節　55, 215
腱索　200
肩鎖靱帯　215
腱作用　107
幻肢　151, 664, 682, 733, 761
　　――痛　664, 733
　　――のタイプ　733

原始握り　386
原始反射　161, 378
現象的身体　714
原小脳　538
腱性臼蓋　219
減速期　103, 448
腱板　219, 233
　　――の機能　226
　　――の機能・安定作用　226
　　――の機能・回旋作用　228
　　――の機能・外転作用　227
　　――の機能・下降作用　227
腱反射　158
　　――亢進　141
肩峰　51
　　――下インピンジメント症候群　227
　　――下滑液包　227
腱紡錘　60
行為　6, 35, 61, 69, 568, 746
　　――間比較　756
　　――空間　399, 677
　　――システム　594, 601, 604
　　　下肢の行為システム＊緩衝機能　609
　　　下肢の行為システム＊支持機能　609
　　　下肢の行為システム＊推進機能　609
　　　下肢の行為システム＊到達機能　609
　　　上肢の行為システム＊接近機能（アプローチ）　605
　　　上肢の行為システム＊到達機能（リーチング）　605
　　　上肢の行為システム＊操作機能（オペレーション）　605
　　　上肢の行為システム＊把持機能（グラスプ、ピンチ）　605
　　　体幹の行為システム＊対称機能　607
　　　体幹の行為システム＊垂直機能　607
　　　体幹の行為システム＊支持機能　607
　　　体幹の行為システム＊到達機能（リーチング）　607
　　――システムの階層性　602
　　　＊機能（ファンクション）　603
　　　＊機能単位（ユニット）　603
　　　＊行為（アクション）　603
　　　＊サブ機能（サブファンクション）　603
　　――システムの学習メカニズム　614
　　――受納器　663
　　――受納器の完成　118, 638, 753
　　――の運動制御モデル　594, 613
　　――のエラーの評価　718
　　――の解体　713
　　――の解読障害　710
　　――の観察　600
　　　＊共時的分析　600
　　　＊通時的分析　601
　　――の産出障害　711
　　――の自己調節システム　634
　　――のスキーマ　558
　　――の創発　601, 614
　　――の内部観察　730, 750
　　――の外部観察　730, 750

　　――の認知的運動制御モデル　594, 613
　　――の脳内シミュレーション　757
　　――の複雑性　747
　　　自動詞的な――　719
　　　他動詞的な――　719
　　　認知する――　599, 611
　　　目的ある――　746
高閾値機械受容器　185
口蓋　359
　　――咽頭筋　361
　　――筋　360, 361
後外路　221
効果器装置の形成　557, 638, 753
岬角　346
口角下制筋　357
口角挙筋　357
口角反射　369, 371
交感神経系　517, 527
　　副――　517
後環椎後頭膜　344
後弓　343
　　――反張　157
後距腓靱帯　325, 326
咬筋　63, 357, 358, 433
口腔　359
後屈　76
後傾　77
広頸筋　63, 357
後脛骨筋　65, 328, 329, 433
後脛腓靱帯　325
後交連　535
後索―内側毛帯路　186
交叉性伸展反射　159, 161, 371, 549
高次運動関連領野　131
高次運動野　554
後斜角筋　347, 349
後十字靱帯　56, 306
後縦靱帯　341, 342, 351
抗重力筋　100, 433
鉤状束　546
鉤状突起　238, 344
甲状軟骨　360
口唇反射　371
口舌ジスキネジア　154
後仙腸靱帯　346
後前腕皮神経　526
後大腿皮神経　526
喉頭　193, 359
後頭回　535
後頭筋　65, 357
行動空間　655
後頭骨　53
行動性呼吸調節　196
後頭前頭筋　356
後頭頂葉　177
後頭葉　121
　　――の働き　122
　　――連合野　122
鉤突窩　238
後内側斜走靱帯　266

索　引 ● **787**

広背筋　63, 65, 217, 222, 349, 352
興奮収縮連関　173
興奮性シナプス後電位　520
後方牽引　76
後方引き出しテスト　315
口輪筋　63, 357
交連線維　546
五感　174
股関節　288
　　——外転筋群　295
　　——外転の代償運動　297
　　——屈曲の代償運動　297
　　——内転筋群　296
　　——内転の代償運動　298
　　——の運動　289
　　——の支持機構　289
小刻み歩行　502
呼吸運動　194
呼吸機能　192
呼吸筋　194, 348
呼吸中枢ニューロン群　196
黒質　153, 539
心　6
　　——の進化論　737
　　——の神経哲学　731
　　——の理論　401, 563, 702
胡坐　105
5指つまみ　414
固縮　142
古小脳　538
個人的な自己　763
呼息　193
孤束核　202, 522
呼息性ニューロン　196
コタール症候群　760
個体発生　8, 517
骨格筋　58, 170
　　——の構造　171
骨幹　47
骨間筋　272, 275
骨・関節変形　83
骨質　47
骨端　47
コッドマンの逆説　225
骨盤　48, 346, 451
　　——角　346
　　——挙上作用　355
　　——挙上の代償運動　355
　　——傾斜角　300
　　——上縁　51, 53
　　——の機能　451
骨膜　47
骨梁　47
固定筋　259
古皮質　542
コミュニケーション　690
　　——行為　693, 702, 725
ゴムの手の錯覚　664
固有感覚　185
固有受容器　159, 175, 197

固有心筋　200
固有脊髄線維　533
コリン作動性ニューロン　534
ゴルジ腱器官　61, 159, 185, 547
転がり運動　304
昏睡　157

【サ】

座位　407, 423
　　——反応　376
　　　胸椎直立——　424
　　　弛緩——　424
　　　静的——　423
　　　腰椎—骨盤直立　424
サイズ原理　160
再生スキーマ　120
最大吸気量　195
最内肋間筋　349
サイナス・リズム　200
再認スキーマ　120
サイバネティクス　119, 572
差異を生み出す差異　754
作業記憶　122
作業心筋　200
錯行為　708, 711, 713
　　意味性の——　712
　　運動性の——　712
鎖骨　48, 51, 53, 214
　　——間靭帯　214
坐骨　48, 51, 53, 346
　　——支持　425
　　——神経　525, 529
　　——大腿靭帯　289, 294
左心室　200
左心房　200
サッケード運動　179
サルコペニア　207
猿手　84
サルの進化の袋小路　17
猿の体位反応　377
三角筋　63, 65, 222
　　——後部線維　433
三角骨　253, 264
三角靭帯　325, 333
三角線維軟骨複合体　245
三叉神経　160, 523
　　——運動核　522
　　——主知覚核　522
　　——脊髄路核　522
　　——中脳路核　522
3指つまみ　414
三尖弁　200
散大筋　86
三点握り（三点把持）　387
CM関節　55, 264, 265
CM細胞　553
C-Cメカニズム　223
シーソー反応　377
視運動性眼振　179

ジェスチャー　706
シェリントンの神経系統合説　627
視覚（定義）　175
　　——イメージ　136
　　——空間　397, 654
　　——情報処理経路　178
　　——性立ち直り反応　375
　　——的断崖装置　400
　　——野　122
自我体験　734
持久性トレーニング　206
軸索　172
軸椎　53, 343, 344
刺激選択性　121
刺激伝導系　200
自己（Self）　682
　　——意識　164, 684, 732, 738
　　——移動感　679
視交叉　176, 535
志向性　740
志向的な関係性　740, 743, 745, 749
永続的に存在する自己　683
自己感　682, 684
　　——の発達　402
　　最小——　683
　　新生——　402
　　中核——　402
　　主観的——　402
　　言語的——　402
自己完結性　684
自己固有感覚　388, 628
自己参照性　684
自己主体感覚　683
自己所有感覚　683
自己身体知覚　388
自己身体統合障害　760
自己身体部位失認　652
自己像幻視　760
自己相貌失認　760
自己中心座標空間　148, 280, 388, 391, 654
　　——四肢中心座標系　654
　　——体幹中心座標系　654
　　——頭部中心座標系　654
　　——網膜中心座標系　654
指骨　51, 53, 324
自己ペース課題　570
シザース歩行　502
視細胞　176
支持基底面　99, 408, 423, 426, 434
視軸　176
四肢失調　155
四肢消退　760
示指伸筋　270
支持束　25
視床　153, 535, 552
　　——下核　153, 539
　　——核　536
歯状核　538
視床下部　535
視床間橋　535

指床間距離　353
矢状軸　74
視床上部　535
視床前核　542
視床帯状束路　542
視床大脳皮質投射　535, 540
視床放線　535
矢状面　74
指伸筋　63, 65, 270
視神経　160, 176, 523
視神経乳頭　176
支靱帯　275
システム　594
システム論（定義）　514
　　──オートポイエティックシステム　514
　　──自己組織化システム　514
　　──動的平衡システム　514
ジストニア　142
姿勢（定義）　45, 406
　　──移動　105
　　──筋　100
　　──変換　407
　　──制御　410
　　──制御システム　410
　　──戦略　434
　　　＊股関節戦略　435
　　　＊混合戦略　436
　　　＊足関節戦略　434
　　　＊踏み出し戦略　435
　　──定位　410
　　──反射　378, 410
　　──反射的調節　156
　　──平衡　410
　　静的──　407
　　動的──　407
耳石器　156, 180
肢節運動失行　145, 713
指節間関節　55, 324, 327
指節骨　264, 324
自然選択説　9
指尖つまみ　31, 414
自然淘汰説　9
自然立位　73
舌　359
膝蓋腱　63
　　──反射　548
膝蓋骨　48, 51, 53, 63, 313, 314
膝蓋大腿関節　304, 313
膝窩筋　65, 311, 312
失行症　711, 721
失調症状　155
失調性歩行　502
質量中心　408
自動運動（定義）　89
自動介助運動（定義）　89
自動歩行　372
歯突起　343
歯突起靱帯　344
シナジー　117, 435, 634
シナプス　519, 520

──間隙　172, 519
──後細胞　519
──小胞　519
──前終末　519
──前抑制　199
──伝達　521
指背腱膜　275
自発運動　161, 369
指腹－側面つまみ　414
指腹つまみ　31, 414
視放線　176
シミウクルス　643
シャーピー線維　47
社会的な自己　763
社会脳　164, 563, 564, 676
斜角筋群　194
尺側傾斜　252
尺側手根屈筋　63, 65, 255
尺側手根伸筋　65, 255
尺側側副靱帯　253
尺側偏位　77
ジャクソンの中枢神経系階層説　627
斜索　240
車軸関節　78, 240, 344
斜走膝窩靱帯　308
尺骨　48, 51, 53, 252
　　──茎状突起　240
　　──神経　525, 526, 528
　　──肘頭　240
縦隔　193
終期両脚支持期　447
醜形恐怖症　760
十字反射　371
舟状骨　252, 253, 264, 324
　　──結節　264
重心　98, 408, 460, 493
　　──移動　455
　　──線　99, 408, 456
　　──動揺　99
縦走筋　361
踵足　85
中足骨　51
終脳　517
終板電位　520
終末強制回旋運動　312, 468, 472, 475, 486
終末ボタン　520
重量覚　144, 628
重力作用　108
手根管　253
　　──症候群　253
手根骨　48, 51, 53, 252, 264
手根中央関節　252, 253, 255
手根中手関節　55, 264, 265, 387
手指　264
　　──屈曲メカニズム　276
手指骨　48
種子骨　308, 313, 327
手指伸展機構　270, 271, 275
手指の代償運動　280
樹状突起　519

手掌握り　386
手掌口反射　371
出発肢位　105
受動的触覚　145, 146, 670, 716
シュワン細胞　519
循環系　199
順モデル　559
床（地面）反力　408
上咽頭収縮筋　360
小円筋　65, 219, 222
上顎骨　48, 51, 53
上顎神経　526
小角軟骨　360
松果体　535
小鉗子　546
小胸筋　194, 349
小頬骨筋　357
笑筋　357
掌屈　77
　　──筋　86
踵腓靱帯　325, 326
条件反射　161, 557
上後鋸筋　194, 349
上行性賦活系　534
上後腸骨棘　53
小後頭直筋　347
踵骨　48, 51, 53, 65, 324
小指外転筋　65, 273, 433
小指球筋　272
小指伸筋　65, 270
上肢帯　48
小指対立筋　273
上食道括約筋　361
上唇挙筋　357
上伸筋支帯　65
上唇鼻翼挙筋　357
上唾液核　522
踵接地　447
　　──期　103
上前腸骨棘　51, 53, 63
上双子筋　291, 293
踵足　330
掌側傾斜　252
掌側骨間筋　273
掌側尺骨手根靱帯　253
掌側手根間靱帯　253
掌側橈骨手根靱帯　253
掌側板　267
踵足変形　85
上大静脈　200
象徴的表象　395, 699
上椎切痕　340
小殿筋　291, 292
小転子　51
上頭斜筋　347
上橈尺関節　55
上頭頂小葉　122, 147, 177, 544
　　──の機能特性　147
　　──の障害　147

索引

情動調律　697
小脳　154, 517, 537, 551
　──回　537
　──核　154
　──顆粒細胞層　538
　──脚　534, 537
　──溝　537
　──後葉　537
　──髄質　154
　──性歩行　502
　──前葉　537
　──虫部　537
　──テント　537
　──の機能特性　154
　──の障害　155
　──半球　537
　──皮質　154, 538
　──プルキンエ細胞層　538
　──分子層　538
　──片葉小節葉　537
床反力　456
　──作用点　409, 426, 432
　──の垂直成分　456
　──の前後成分　457
　──の側方成分　457
　──ベクトル　409
踵腓靱帯　326, 333
情報　595, 615
小腰筋　348
踵離床　448
小菱形筋　218
小菱形骨　264
上肋横突靱帯　345
上腕筋　63, 65, 241, 242, 243
上腕骨　48, 51, 53
上腕三頭筋　63, 65, 242
上腕二頭筋　63, 241, 242, 243
　──長頭腱　219
初期接地　447, 465
　──の筋活動　467
初期両脚支持期　447
条件反射の生理学的構築理論　118
処女歩行　383
触覚消去　761
除脳硬直　157
ショパール関節　55, 324, 326
尻上がり現象　87
自律神経　517, 526
自律歩行　372
歯列　359
心因性疼痛　185
侵害受容器　174, 185
侵害受容性疼痛　185
伸筋　59, 86
心筋　170
伸筋突張　161
　──反射　371
シンクロナイゼーション　97, 160
神経因性疼痛　185
神経学　109

神経幹　525
神経筋接合部　172, 173, 521
神経現象学　731
神経根　525
神経性過食症　760
神経性拒食症　760
神経性拘縮　83
神経性呼吸調節　197
神経性循環系調節機構　203
神経性無食欲症　760
神経節細胞　177
神経束　525
神経伝達物質　521
神経閉塞　199
深指屈筋　65, 253, 269
新小脳　538
心身二元論　622
振戦　142
心臓　200
深層外旋六筋　291
心臓血管系　199
心臓血管中枢　202
心臓交感神経　202
心臓神経叢　527
心臓内腔　200
心臓弁　200
心臓迷走神経　202
靱帯　56
身体（定義）　45
身体意識　650, 655
　──の病理　759
　──の変容の記述　761
身体イメージ　558, 652, 660, 680, 681
　──の病理　760
身体外空間　653
身体化された心　763
身体感覚空間　657
関節包外靱帯　56
関節包内靱帯　56
身体近傍空間　666
身体空間　653, 657, 672
　──の延長　714
身体区分　46
身体経験　685
身体形態失認　760
身体構造記述　652
身体質量中心　426
身体周辺空間　653, 666
掌側靱帯　56
身体スキーマ　558
身体図式　652, 658, 668, 672
　──深部感覚スキーマ　659
　──表在感覚スキーマ　659
　──の病理　760
身体性シミュレーション仮説　677
身体正中線　148, 673
身体知　119, 396
身体と環境の相互作用（定義）　595
身体特異性失認　760
身体に関係づける物品　721

身体に対する身体の立ち直り反応　374
身体ニューロマトリックス　191
身体の意味的表象システム　680
身体の運動軸　74
身体の運動表象システム　680
身体のオンライン表象　680
身体の基本面　74
身体の視空間的表象システム　680
身体の方向性　73
身体パラフレニア　761
身体表現　69
身体表象　650
　──の拡張　675
　オンライン──　651
　セマンティック──　651
身体部位再現　126, 650, 661, 730
身体部位の物品化　712
身体保持感　558
身体無視　761
伸張反射　158, 410, 548
　逆筋　549
　緊張性──　548
　相動性──　548
心的操作　35, 392
伸展　74
心拍出量　201
心拍数　201
深腓骨神経　526
新皮質　544
深部感覚　144, 175, 388
深部腱反射　548
深部受容器　185
心房性ナトリウム利尿ペプチド　204
シンボリック・アニマル　692
シンボル　6
　──空間　655
心理的道具　698
真肋　345
随意運動　8, 61, 106, 525, 625
　──の複雑性　117
　──のメカニズム　114
　──における神経情報の流れ　120
　──の開ループ系　119
　──の言語調節　106
　──の視覚調節　106
　──の情動調節　106
　──の前庭迷路調節　106
　──の体性感覚調節　106
　──の認知スキーマ　119
　──随意運動の閉ループ系　119
随意筋　170
　不──　170
錘外筋線維　60, 547
髄核　342, 351
　脱出──　351
髄腔　47
髄鞘化　519
水晶体　176
髄節間線維　533
髄節レベル　531

錐体　176, 533, 552
　　──外路　142
　　──外路障害　142
　　──外路の特性　142
　　──筋　63
　　──交叉　552
　　──細胞　544, 552
ベッツ巨大錐体細胞　544
錐体路　140, 159, 552, 554
　　──細胞　127
　　──障害　141
　　──徴候　378
　　──ニューロン　552
　　──の機能特性　140
　　速──　127
　　遅──　127
垂直軸　74
垂直身体軸　418
錘内筋線維　60, 547
髄板内核群　535
随伴発射　662
水平細胞　176
水平軸　74
水平性動眼神経反射　182
水平面　74
髄膜　532
睡眠─覚醒サイクル　535
皺眉筋　356
スカルパ三角　288
スキーマ　573
　　──関数　574
　　──理論　119, 756
　　運動反応──　574
　　再生──　574
　　再認──　574
すくみ足　154, 502
スタインドラー効果　245
スタンプ歩行　503
ステッピング反応　377
ステップターン　463
ステップ長　446
ストライド歩行　19
ストレッチ・エクササイズ　87
スナッピング現象　500
スパイロメトリー　194
スピンターン　463
滑り運動　304
スワンネック変形　84, 282
生活関連動作（定義）　106
生活の質　209
整形外科　109
成熟優位説　390
精神間機能　394, 698
精神内機能　394, 698
生体力学　68
正中環軸関節　344
正中神経　253, 525, 526, 528
正中線　418
正中線融合仮説　148
生物学的な自己　763

精密握り　30, 278, 283, 414
生理学的老化　207
生理的外反　83
脊髄　158, 340, 351, 517
　　──円錐　532
　　──楔状束　532
　　──後角　532
　　──後根　532
　　──後索　532
　　──視床路　158
　　──小脳　538
　　──小脳路　186, 187
　　──神経　517, 523, 532
　　──前角　158, 532
　　──前角細胞の障害　160
　　──前根　532
　　──前索　532
　　──側角　532
　　──中間外側核　202
　　──伝導路　186
　　──の神経回路　158
　　──薄束　532
　　──反射　550
　　──半側障害症候群　187
　　──レベルの原始反射　370
　　──瘻性歩行　502
脊柱　47, 340
　　──管　340
　　──起立筋　194, 295, 352, 433, 454
　　──骨　48
　　──前弯　354
　　──側弯　83
　　──の一次弯曲　362
　　──の可動性　342
　　──の生理的弯曲　340
　　──の二次弯曲　362
　　──後弯　354
舌咽神経　160, 360, 523
絶縁性伝導　519
赤核脊髄路　140, 549
舌下神経　160, 360, 523
　　──核　522
接近の法則　59
節後線維　527
舌骨　360
　　──下筋　347
　　──上筋群　358
　　──舌筋　360
接触性受容器　175
節前線維　527
舌内筋　360
セミブラキエーション　15
セルフコンシャスネス　732
セロトニン作動性ニューロン　534
ゼロポジション　228
線維性指腱鞘　270
線維輪　342, 351
前外側靱帯　266
前額面　74
全か無かの法則　519

前環椎後頭膜　344
前眼房　176
前弓　343
前胸鎖靱帯　214
前鋸筋　63, 217
仙棘靱帯　346
前距腓靱帯　326
前屈　76
　　──症　354
前傾　77
前脛骨筋　63, 328, 329, 453
前脛腓靱帯　325
仙結節靱帯　346
前交連　535, 542, 546
仙骨　48, 51, 53, 346
　　──角　346
　　──支持　425
　　──神経　523
全指回内握り　387
浅指屈筋　63, 65, 253, 269
前斜角筋　347, 349
前十字靱帯　56, 306
前縦靱帯　341, 342, 351
線条体　153, 539
全身動作の協調性　388
前脊髄視床路　186
前仙腸靱帯　346
前操作期　391
尖足　85, 330
　　──変形　85
　　内反──　85
仙腸関節　55, 346
仙椎　340
前庭感覚　179
前庭器官　180
前庭頸反射　182
前庭小脳　181, 538
前庭神経核　181, 522
前庭脊髄反射　181
前庭脊髄路　140, 550
前庭動眼反射　182
前庭迷路反射　156
前頭回　535
前頭筋　63, 65, 357
前頭骨　51, 53
前頭前野　190
前頭直筋　347
前頭─頭頂ネットワーク　559
前頭葉　121
　　──の働き　124
　　──連合野　122, 164, 545
前内側斜走靱帯　266
前捻角　288
浅腓骨神経　526
前皮質脊髄路　550, 552
前方突出　76, 502
前方引き出しテスト　315
前方路　221
前遊脚期　448, 478
　　──の筋活動　481

前輪状靱帯　63
前腕回外の代償運動　246
前腕回内の代償運動　246
前腕骨間膜　240, 244
双極細胞　177
走行　105, 444
臓性運動線維　526
臓性感覚線維　526
相同性運動ニューロン　127
創発特性　514
相反神経支配　159, 370, 548, 665
相反神経抑制　159, 548
総腓骨神経　529
僧帽筋　63, 65, 194, 347, 357
　——下部線維　217, 433
　——上部線維　217, 352
　——中部線維　217, 352, 433
相貌失認　761
僧帽弁　200
足圧中心　336, 409, 460
足圧分布　336, 459
側臥位　105, 407
側坐核　535
側索　275
側枝　519
足指骨　48
足指離床　448
促通（定義）　370
足底感覚　432
足底筋　65, 311, 328
足底腱膜　327, 331
測定障害　155
足底接地　448
　——期　103
側頭回　535
側頭下顎関節　55
側頭筋　358, 433
側頭骨　51
側頭頭頂筋　357
側頭葉　121
　——の働き　123
　——連合野　123, 545
足部のトラス構造　473
側面つまみ　31
側弯症　353
　特発性——　354
側弯反射　372
鼡径靱帯　63
咀嚼運動　358
咀嚼筋　358
粗大運動発達　378
足角　446
側屈　76
足根骨　324
足根中足関節　55, 324, 326
外返し　78
粗面　49

【タ】

体　49, 264
体位　406
第一次運動野　126
第一次感覚野　144
第一次視覚野　177
第一次循環反応　393
第一次体性感覚野　187
第1中手骨　253
第1肋軟骨　214
第1肋間筋　63
第1肋骨　51, 53
大円筋　65, 222
体幹　45, 340
　——回旋の代償運動　354
　——滑走　499
　——の直立性　12
大鉗子　546
大胸筋　63, 194, 222
大頬筋　63, 357
大結節　221
大後頭直筋　347
対光反射　178
大腿骨外側顆　319
第5肋骨　51, 53
第三肢　761
第三次循環反応　393
第3脳室脈絡叢　535
第3腓骨筋　328, 329
体重　100
第10肋骨　51, 53
代償運動（定義）　106
帯状回　155, 535, 542, 544
　——皮質　138
　前——　190
対称性緊張性頸反射　161, 373
苔状線維　539
帯状束　542, 546
代償動作（定義）　108
帯状皮質運動野　545, 556
体性運動線維　526
体性感覚　174, 182, 186, 525, 628
　——空間　397, 654, 657
　——情報　187
　——線維　526
　——ニューロン受容野　189
　——野　122
　——野以降の情報処理　189
体性神経　517, 526
大腿筋膜張筋　63, 65, 290, 291, 293, 311
大腿脛骨角　304
大腿脛骨関節　55, 304
大腿骨　48, 51, 53, 304
　——頸部　288
　——大転子　288
　——頭　289
　——頭窩　288
　——頭靱帯　289
　——頭靱帯テント　290

　——内側顆　319
大腿膝蓋関節　55
大腿神経　525, 529
大腿直筋　63, 290, 311
大腿二頭筋　65, 292, 311
　——短頭　433
　——長頭　290, 291, 433
大腿方形筋　291, 293
大腿四頭筋　311, 454
　——歩行　503
ダイテルス上行路　182
大殿筋　65, 291, 292, 300, 348, 352, 433
　——歩行　503
大転子　53, 289
胎動　369
大動脈　200
　——弁　200
大内転筋　63, 65, 290-292
第7頸椎　53
第2肩関節　221
第二次運動野　131
第二次循環反応　393
第二次体性感覚野　188
第2肋骨　200
大脳　121, 517
　——基底核　120, 153, 517, 539, 550
　——基底核運動系ループ　541
　——基底核眼球運動系ループ　541
　——基底核前頭前野系ループ　541
　——基底核の機能特性　153
　——基底核の障害　154
　——基底核辺縁系ループ　542
　——脚　533, 552
　——縦裂　543
　——髄質　543, 546
　——半球　121, 543
　——皮質　121, 517, 543
　——皮質-基底核ループ　540
　——皮質経由反射　128, 133
　——皮質の機能局在論　121
　——皮質の機能全体論　121
　——皮質レベルの平衡反応　370
　——皮質連合野　544
　——辺縁系　155, 542
台乗せ反射　372
体部位局在性　126
大腰筋　63, 290, 292, 348
対立運動　77
大菱形筋　253
大菱形骨　253, 264, 279
　——結節　264
大菱形中手靱帯　266
大菱中手関節　278
唾液腺　359
楕円関節　252
高這い位　407
多感覚空間　649, 654, 667
多感覚統合　389, 668
多関節筋　88
多軸性関節　78

他者視点の獲得　563
他者身体部位失認　760
多重身体部位再現説　129
立ち上がり　384, 426
　　──運動方略　429
　　＊安定戦略　429
　　＊運動量（移行）戦略　429
　　──第1相：体重移動　427
　　──第2相：移行　428
　　──第3相：上昇　429
立ち直り反応　157, 161, 410
脱臼　83
　　亜──　83
脱中心化　391
手綱　535
　　──交連　535
脱抑制　540
縦身体軸　418
他動運動（定義）　89
ダニエル徒手筋力検査法　96
他人の手徴候　133
多腹筋　58
ダブルニーアクション　452, 490, 497
単一身体部位再現説　128
単脚支持期　447
短骨　47
探索反射　371, 379
短指屈筋　329
短指伸筋　329
短掌筋　63, 273
短小指屈筋　273
弾性型動脈　200
淡蒼球　153, 535, 539
断綴性言語　155
大殿筋　454
大転子　51
弾道運動　119
短橈側手根伸筋　63, 65, 255
短内転筋　290, 291, 292
弾発膝　308
短腓骨筋　65, 329
短母指外転筋　272
短母指屈筋　272, 329
短母指伸筋　63, 65, 271
短母指内転筋　63
知覚仮説　598, 614, 669, 743, 745
知覚空間　655
知覚痕跡　572
知覚情報　602, 604
知覚探索　596, 717
知覚の中の行為　725
恥骨　48, 51, 53, 346
　　──筋　63, 290, 291
　　──大腿靭帯　289, 294
チック　142
知能（定義）　162
緻密質　47
着衣失行　147
注意　579, 741
　　──の意識的制御　581

　　──の外的焦点　580
　　──の自動的処理　581
　　──の内的焦点　580
　　──容量モデル　581
外発的──　741
空間的──　741
顕在的──　741
視覚的──　741
刺激駆動性──　741
持続的──　579
受動的──　741
潜在的──　741
選択的──　579, 580
転換的──　579
トップダウン──　580
内発的──　741
能動的──　741
分割的──　579
ボトムアップ──　580
中位核　537
中央索　275
肘角　239
中隔野　542
中間位　76
中間楔状骨　324
中間広筋　311
肘筋　65, 242
中斜角筋　347, 349
中手骨　48, 51, 264, 266
中指骨　53
中手骨間靭帯　266
中手指節関節　55, 258, 264, 267
　　──内転・外転メカニズム　277
中心窩　176
中心溝　187, 535, 543
中心後回　187, 535, 544
中心後溝　187
中心小窩　177
中心前回　535, 543, 552
中枢化学受容器　197
中枢神経系　368, 518
　　──の運動統合レベル　116
　　──の階層性　116, 368
中枢パターン発生器　507
中枢部→末梢部の法則　368
中節骨　264, 324
中足骨　48, 51, 324, 326
中足指節関節　26, 55, 324, 327
中殿筋　63, 65, 290, 291, 292, 433, 454
肘頭　53
　　──窩　238
　　──突起　238
肘内障　240
中脳　155, 517
　　──蓋　534, 535
　　──水道　535
　　──レベルの立ち直り反応　370
虫様筋　272, 275, 329
中和筋　90
聴覚空間　397, 654

長期記憶　582
　　──意味記憶　582
　　──エピソード記憶　582
　　──技能　582
　　──古典的条件づけ　582
　　──陳述的記憶　582
　　──手続き的記憶　582
　　──プライミング　582
長胸神経　525
鳥距溝　535, 544
長骨　47
腸骨　48, 51, 53, 346
　　──下腹神経　525
　　──筋　63, 290, 292
　　──鼠径神経　525, 526
　　──粗面　51, 53
　　──大腿靭帯　289, 294
　　──稜　51, 65
長座位　105, 407
長指屈筋　328, 433
長指伸筋　63, 328, 329
長掌筋　63, 65, 255
長橈側手根伸筋　63, 65, 255
長内転筋　63, 290-292
蝶番関節　78, 238, 304
長腓骨筋　63, 65, 328, 329
重複歩　446
　　──長　446
長母指外転筋　63, 65, 271
長母指屈筋　63, 253, 269, 328, 433
長母指伸筋　63, 65, 271, 329
跳躍伝導　519
腸腰筋　290, 295, 298, 317, 454
腸腰靭帯　346
張力情報　61
直示的教示　695
直接路　540
　　ハイパー──　540
直線リーチング　381
直立二足歩行　506
直感的思考　392
椎間関節　341, 351
椎間孔　340, 351
椎間板　340, 342
　　──内圧　351
　　──ヘルニア　351
椎弓　340
　　──根　340
椎骨　340
追視　379
椎体　340
　　──終板　342
対麻痺　141
痛覚過敏症　760
痛覚失認　760
通時的観察　104
通常吸気　349
通常呼気　349
継ぎ足歩行　155
つたい歩き　383

索　引　●　**793**

土踏まず　327
槌指　84
筒握り　31, 387
つまみ　382, 387
DIP関節　55, 258, 264, 267, 327, 330, 387
定位反応　557
底屈　77
定頸　379
抵抗運動　89
抵抗感覚　628
停止　59
手関節　252
　　──伸展の代償運動　259
　　──の運動　257
テコの原理　92
手全体把握　386
手のアーチ　268
　　──遠位横アーチ　268
　　──近位横アーチ　268
　　──縦アーチ　268
　　──斜方向のアーチ　268
手の機能肢位　268
手の吸引　380
手の休息肢位　268
手の体重支持機能　381
手の注視　380
テノデーシス　107, 258, 282
手の把握反射　372, 380
手の把持能力　386
デュシェンヌ歩行　110, 504
デルマトーム　525
電解質による循環系調節機構　204
転換性障害　760
島　543
　　──皮質　139, 190
トゥクリアランス　333, 494, 495, 497
同化　393
頭蓋　47
　　──骨　48
動眼神経　160, 182, 523
　　──主核　522
　　──副核　522
同期化　97
動機づけ　138, 587
頭棘筋　352
動筋　90
道具使用のカテゴリー　719
道具のアフォーダンス　722
道具の機能的使用　720
道具の計測的使用　720
橈骨　48, 51, 53, 252
　　──手根関節　55, 252, 255
　　──神経　525, 526
動作　69, 568
頭最長筋　347, 352
動作的表象　395, 699
同時収縮　91
投射　146
等尺性収縮　92
投射線維　546

同種感覚情報変換　149, 388, 654
豆状骨　253, 264
登上線維　539
橈側手根屈筋　63, 241, 253, 255
橈側側副靱帯　253
橈側偏位　77
到達運動加速期　412
到達運動減速期　413
到達運動準備期　412
到達把持運動　412
頭頂回　535
頭頂間溝　177, 544
頭長筋　347
頭頂後頭溝　535
頭頂骨　51, 53
等張性収縮　91
頭頂葉　121
　　──の働き　122
　　──連合野　147, 149, 388, 545
　　──の障害　149
洞調律　200
頭半棘筋　347, 433
頭板状筋　65, 347, 433
登攀性起立　110, 503
逃避性歩行　500
逃避反射　371
頭部に対する迷路性立ち直り反応　375
頭部の引き起こし反応　379
頭部→尾部の法則　368
洞房結節　200
動脈圧受容器反射　203
透明中隔　535
動揺歩行　504
トゥロッカー　458, 479, 494, 495, 496
ドーパミン作動性ニューロン　535
トーマス・テスト　86
特殊感覚　174, 525
特殊臓性感覚　523
特殊体性感覚　523
特徴抽出ニューロン　144
どこの空間　122, 123, 148, 389, 649, 664, 666, 671, 716, 742
突起　49
どのような空間　149
トランクグライド　499
トリモーダルニューロン　556
努力感覚　144
努力呼気曲線　194
努力性吸気　349
努力性呼気　349
努力肺活量　195
トレイリング肢位　475, 493, 498
トレンデレンブルグ徴候　95, 110, 296
トレンデレンブルグ歩行　501, 503

【ナ】

内果　329
内呼吸　192
内骨格　47

ナイサーの知覚循環モデル　577
内在筋　269
　　──プラス肢位　274
内耳神経　160, 523
内受容器　174
内旋　75
　　──筋　59, 86
内臓感覚　174, 525
内臓筋　58
内臓受容器　175
内側ウィップ　501
内側楔状骨　324
内側広筋　63, 65, 311
内側コンパートメント　253
内側膝状体　534
内側上顆　53
内側上腕皮神経　526
内側髄板　535
内側前腕皮神経　526
内側側副靱帯　57, 240, 306, 325
内側大腿皮神経　526
内側翼突筋　358
内転　75, 76
　　──筋　59, 86
　　水平──　76
　　相対的──　76
内反　78
　　──股　84, 288
　　──膝　84, 304
　　──尖足　330, 501
　　──足　85
　　──肘　83, 239
内部観察　600
内腹斜筋　348, 349, 352, 433
内閉鎖筋　291
内包　535, 552
内肋間筋　348, 349
　　──後部　194
　　──前部　194
ナックル歩行　20
何の空間　122, 123, 148, 389, 649, 664, 671, 716, 742
涙のしたたり　238
喃語　380
二関節筋　88, 310, 317, 418
握り込み　386
II群線維　60
2軸性関節　78
2指つまみ　414
2重神経支配筋　530
二重膝作用　25, 312, 320, 452, 490, 497
日常生活動作　105
2点識別閾　184
2点識別覚　650
二頭筋　58
New M1　553, 554
乳頭筋　200
乳頭体　155, 542
　　──視床路　542
ニュートンの法則　88

乳様突起　51
ニューロマトリックス理論　190, 191
　──意欲−情動的側面　191
　──感覚−識別的側面　190
　──認知−評価的側面　191
ニューロン　518
人間の運動の巧緻性　33
人間のパフォーマンス　762
人間の普遍的特性　33
認知過程　162
認知スキーマ　392
認知的な運動制御能力　389
認知発達　162
寝返り　105, 380
　──屈曲−回旋パターン　417
　──伸展−回旋パターン　417
　──第1相：背臥位　418
　──第2相：頭頸部の運動とリーチング　418
　──第3相：上部体幹の回旋　419
　──第4相：下部体幹の回旋と側臥位　419
捻挫の靱帯　333
脳回　543
脳幹　155, 517, 533
　──の機能特性　155
　──の障害　157
　──網様体　155
　──レベルの姿勢反射　370
脳弓　155, 535
　──交連　542
脳溝　543
脳神経　517
　──核　522
脳地図　121, 151
能動的触覚　145, 146, 596, 670, 716
脳内シミュレーション　136, 137, 652, 674
脳の運動学習過程　118
脳の運動制御モデル　120
脳の機能局在論　622
脳の機能システム　118
脳の機能単位　115
脳の系統発生レベル　114
脳の進化　516
脳の統合系　115
脳表象　648, 650
　──映像的表象　648
　──行為的表象　648
　──象徴的表象　648
脳梁　121, 535, 542, 546
　──幹　546
　──膝　546
　──膨大　546
乗り物酔い　760
ノルアドレナリン作動性ニューロン　534

【ハ】

パーキンソン病屈曲姿勢　431
把握　381
　──運動　278

　──反射　161
パーフェクト・オー試験　281
バイオロジカル・モーション　149
背臥位　105, 407
　──と腹臥位の傾斜反応　376
肺気量分画　194
肺区域　193
背屈　77
　──筋　86
　──反応　377
肺静脈　200
肺神経叢　527
肺伸展受容器　197
背側経路　177
背側結節　252
背側呼吸ニューロン群　196
背側骨間筋　273
バイタルサイン　209
肺動脈　200
這い這い　105
背背側経路　177
背反射　372
肺胞　193
肺無髄C線維終末　197
バイモーダルニューロン　147, 556, 662, 667, 672, 675, 715
廃用症候群　207
廃用性筋萎縮　208
薄筋　291, 293, 311
白質　519
白線　63
歯車現象　143, 154
はさみ足歩行　502
ハサミ状肢位　141
ハサミ握り　278
把持運動　414
把持様式　278
長谷川式簡易知能評価スケール(HDS-R)　163
バゾプレッシン　203
パターン発生機構　155
パチニ小体　145, 183
薄筋　63, 65
発語行為　598, 694
発語内行為　598, 694
発語媒介行為　598, 694
パッシブタッチ　670, 716
パッセンジャー　450, 498
発達の足場づくり　395
発達の最近接領域　395, 590, 699
HAT　450, 498
馬尾　524
パピー肢位　380, 407
バビンスキー反射　141, 372
パフォーマンス　69
　──曲線　576
　──の知識　586
　──変数　570
バブキン反射　371
ハプティックタッチ　669, 716
パブロフの条件反射説　628

パペッツ回路　155, 542
ハムストリングス　290, 454
パラシュート反応　161, 374
バリズム　142, 154
反回性抑制　548
半規管　180
　──膨大部　181
　　後──　180
　　水平──　180
　　前──　180
半月板　260, 306, 320
　外側──　307
　内側──　307
半腱様筋　65, 290, 292, 311
　──腱　63
反射　117, 368
　──弓　626
　──の研究史　625
　　病的──　626
発射頻度　97
板状筋　58
半側空間失認　147
半側空間無視　148
半側身体失認　147, 149
反張膝　85, 308, 314, 501
パントマイム　707
ハンドリガード　380
反応（定義）　368
反発現象　107
半膜様筋　65, 290, 292, 311
ピアジェの発達理論　391
PIP関節　55, 258, 264, 267, 327, 330, 387
PCL　306, 309
　──損傷　315
ヒールトランジット　457
ヒールロッカー　458, 465, 469, 494
被蓋脊髄路　140
被殻　153, 535, 539
光受容器　174
引き出し徴候　315
鼻筋　63, 356, 357
眉結節　51
非現実空間　655
鼻腔　193
腓骨　48, 51, 53, 324
鼻骨　51
尾骨　53, 346
　──神経　523
腓骨頭　63, 65
鼻根筋　356
膝折れ　316
膝関節　304
　──屈曲の代償運動　317
　──伸展の代償運動　317
　──伸展不全　316
　──の安定性　309
　──の運動　304
　──の生理的外反　304
膝くずれ　316
膝立ち位　105, 407

片— 105
膝立ち反応 376
肘関節 238
　　—屈曲の代償運動 245
　　—伸展の代償運動 245
皮質延髄（核）路 533, 554
皮質核路 554
皮質橋路 552
皮質視床投射 535
皮質脊髄路 127, 140, 552
皮質線条体投射 540
皮質中脳路 552
尾状核 153, 539, 552
　　—頭 535
　　—尾 535
ヒステリー 760
尾側延髄腹外側部 202
非対称性緊張性頸反射 373
非対称性頸反射 161
左心不全 205
尾椎 340
ヒト科 4
ヒトから人間への進化 5
ピノキオ錯覚 665
皮膚感覚 175
腓腹筋 63, 65, 311, 317, 328
　　—外側頭 433
　　—内側頭 433
腓腹神経 526
皮膚性拘縮 82
皮膚知覚帯 145
皮膚分節 525
ヒポコンドリー 760
ヒューター三角 239
ヒューター線 239
ヒューマン・ユニヴァーサルズ 33
表在感覚 144
標準ニューロン 560
表象（定義） 6
病態運動学 110
病態失認 147, 149, 760
病的老化 207
ヒラメ筋 63, 65, 159, 328, 433
披裂軟骨 360
ファベラ 308
　　—膝窩靱帯 308
フィードバック 587
　　—産出依存性 586
　　漸減的— 587
　　帯域幅— 587
　　平均— 587
　　要約— 587
フォアフットロッカー 458, 475, 493, 494, 495, 496, 498
フォースカップル 229
Volkmann拘縮 82
付加回旋 226
不規則形骨 47
復位運動 77
腹横筋 194, 348, 349, 352, 433

腹臥位 105, 407
副交感神経系 527
伏在神経 526
副次停止 107
副神経 160, 523
　　—核 522
輻輳・開散運動 179
輻輳説 390
腹側経路 177
腹側呼吸ニューロン群 196
腹直筋 63, 348, 349
腹背側経路 177
不減衰伝導 519
不幸の3徴候 310
不思議の国のアリス症候群 760
腹筋群 194
プッシュアップ動作 354
プッシュオフ 478, 493
物体空間 667
フットクリアランス 494, 497
フットスラップ 334
舞踏様運動 142
踏み返し 313
踏み切り 449
　　—期 103
踏み直り反応 372
ブラウン・セカール症候群 187
ブラキエーション 247
フランク・スターリング機構 204
フリードリッヒ失調症 155
プリシェーピング 382, 413
ブルーナーの発達理論 395, 699
プルキンエ細胞 154
プルキンエ線維 200
ブローカ野 122, 693
ブロードマンエリア 122, 545
フローマン徴候 281
浮肋 345
プロプリオセプター 159
文化学習 696
吻側延髄腹外側部 202
分廻し運動 75, 230, 252
分廻し歩行 501
文脈干渉効果 590
平滑筋 58, 170
平均血圧 201
平衡感覚 179
平行線維 538
平衡反応 161, 410
閉鎖神経 525, 526, 529
ベイトソンの情報の定義 615
平面関節 78, 215
ペインマトリックス 190
ヘッケルの法則 8
ベッツ細胞 127, 141, 552
ヘリング・ブロイエル反射 197
ベル・マジャンディの法則 532, 626
ベルンシュタイン問題 118, 632
弁蓋 543
片脚立位 407

偏向性 379
変則神経支配 108
扁桃体 139, 155, 190, 542
扁平骨 47
扁平足 85, 330
ヘンレの靱帯 253
方形回内筋 241, 242
方形靱帯 240
縫工筋 63, 65, 290, 291, 293, 295, 311
　　—腱 63
房室結節 200
房室束 200
放射状肋骨頭靱帯 345
報酬系 138
紡錘状筋 58
膨大部稜 180
放物線リーチング 381
Whereの経路 177
歩隔 446
歩行 105, 444
　　—時の関節角度変化 452
　　—時の筋活動 453
　　—周期 103, 446, 447
　　—速度 446
　　—の運動発達 384
　　—の開始 462
　　—の逆振子モデル 491
　　—の決定要因 489
　　＊足関節と膝関節の協調運動メカニズム 490
　　＊骨盤の回旋 489
　　＊骨盤の側方傾斜 489
　　＊骨盤の側方偏位 490
　　＊立脚相の膝関節屈曲 490
　　—の停止 463
　　—の方向転換 463
　　—分析 45, 465
　　—分析チャート 505
　　—率 446
　　異常— 500
　　自然— 446
　　至適速度— 447
　　通常速度— 447
保護伸展反射 374
母指外転筋 63, 433
母指球筋 272
母指指節間関節 264, 267
母指手根中手関節 264
母指対立機能 283
母指対立筋 272
母指内転筋 272
母指の吸引 380
母指の対立運動 28
母指の分廻し運動 416
補足運動前野 122
補足運動野 120, 131, 388, 545, 555
　　—の機能 132
保存の概念 392
ボタン穴変形 84, 282
歩調 446

ホッピング反応　377
ホッファの分類　82
ボディ・スキーマ　658
歩幅　446
微笑み徴候　379, 380
ホムンクルス　126, 129, 623
ホメオスタシス　514
ホモ・エレクトゥス　4, 234
ホモ・サピエンス　5
　——の6大特徴　6
ホモ・ソシアリス　5
ホモ・ハビリス　4
ホモ・ファーベル　5
ホモ・ロクエンス　5
歩容　445
ポリモーダル受容器　185
Whatの経路　177
本能行動　155

【マ】

マイスナー小体　145, 183
毎分換気量　198
　——Phase I　198
　——Phase II, III　199
巻き上げ機効果　332
マクリーン三位一体脳説　517
マクロ・ミクロ体性感覚失認　760
末梢化学受容器　197
末梢神経　160
　——系　518, 522
末節骨　264, 324
まなざしの共有　696
マリー失調症　155
マルチモーダルニューロン　138
慢性痛　185
ミオクローヌス　142
ミオシン　171
ミオトーム　525
右心不全　205
ミクリッツ線　304
ミソプレジア　760
ミッドターサル・ブレイク　336
身のまわり動作（定義）　105
脈絡膜　176
ミラーニューロン　138, 162, 560, 676
　——空間　677
　——システム　560, 677
　——ネットワーク　561
矛盾運動　154
迷走神経　160, 523
　——背側核　522
酩酊歩行　155, 502
メカノレセプター　159, 432, 459
メタ認知　162, 400, 732
メタファー　402, 588
目と手の協調性　381
メルケル触盤　145, 183
メルロ＝ポンティの人間機械論批判　630
メンタライジング　563

メンタルプラクティス　578
メンタルローテーション　652
羽状筋　58
　半——　58
盲点　176
盲斑　176
毛包受容器　183
網膜　176
　——位相信号　671
網様体　157
　——脊髄路　140, 550
毛様体　176
　——筋　176
モーション・ピクチャー　71
模倣　388, 676, 694, 696
　——の観察　709
　——の評価表　709
モルフォロギー　578
モロー反射　161, 369, 374
モンキー歩行　20

【ヤ】

ヤコビー線　288
遊脚終期　448, 486
　——の筋活動　487
遊脚初期　448, 482
　——の筋活動　483
遊脚相　103, 447
遊脚中期　103, 448, 484
　——の筋活動　485
有鉤骨　253, 264
　——鉤　264
幽体離脱　149
有頭骨　253, 264
ユクスキュルの機能環（機能円環）　595
指差し　695
指伸筋　275
腰神経　523
陽性支持反応　161, 373
腰仙角　346, 362
　——神経叢　525
腰腸肋筋　348
腰椎　51, 53, 289, 340, 343, 425
　——骨盤リズム　295, 353, 425, 608
腰方形筋　348
翼状肩甲　83, 229
翼状靱帯　344
抑制　370
　——性シナプス後電位　520
横座り座位　105
横つまみ　414
予測誤差　559
予測的姿勢調節　157, 437
四つ這い　105, 382, 407
　——反応　376
よろめき歩行　502
4指つまみ　414

【ラ】

ラエトリの足跡　21
らせん関節　325
ランヴィエの絞輪　519
卵形嚢　180
ランチョ・ロス・アミーゴ方式　449
ランドー反射　374
ランバードのパラドックス　430
力学的有利性　92
リクルートメント　97, 160
梨状筋　291, 293
離人症　760
リスフラン関節　55, 324, 326
離断症候群　121
立位　105, 407, 431
　——バランス　384
立脚終期　448, 475
　——の筋活動　478
立脚相　103, 447
立脚中期　103, 448, 471
　——の筋活動　474
立方骨　324, 326
リバースアクション　91, 102, 419, 421
リハビリテーションの障害モデル　612
隆椎　343, 344
菱形窩　534
菱形筋　65, 217, 433
　小——　217
　大——　217
菱形靱帯　215
良肢位（定義）　78
両棲動物反応　376
両側性伝導　519
両側性ニューロン　673
両麻痺　141
輪状靱帯　240
輪状軟骨　360
輪走筋　361
ルイ核　153
類人猿　3
ルーシー　4
ルーシー・レビー症候群　155
ルービエ孔　219
ルシュカ関節　344
ルフィニ終末　145, 183
ルリアの運動の自己組織化論　641
霊長類　7
　——の樹上移動　11
　＊垂直しがみつきと跳躍　11
　＊二足歩行　16
　＊ブラキエーション（腕渡り）　15
　＊四足移動　12
　——の直立二足歩行　19
　——の直立立位姿勢　22
　——の手の対立運動　28
　——の目と手の協調性　32
　——の立体視　7
レイト・コーディング　97, 160

レニン-アンジオテンシン-アルドステロン
　　203
連合回旋　226
連合線維　546
連合反応　373
レンショウ細胞　548
レンショウ抑制　159
レンズ核　539, 552
籠細胞　538
漏斗　535
ローザー・ネラトン線　288
ロールオフ　475, 493
肋横突関節　341, 345
肋鎖靱帯　214

肋椎関節　55, 341
肋軟骨線　51, 53
ロコモーター　450, 468, 498
ロッカー機能　458, 492, 494
肋下筋　194
ロッキング・メカニズム　312
肋骨　48, 345
　　——挙筋　194, 349
　　——の動き　346
　　——隆起　354
ロンベルグ徴候　155

【ワ】

ワーキングブレイン　115
ワーキングメモリ（作業記憶）　122, 136,
　　545, 583, 590
　　——モデル　584
Y靱帯　289, 294
鷲手　84
　　——変形　281
「私である」こと　735
腕尺関節　55, 238, 241
腕神経叢　344, 525
腕橈関節　55, 238, 239, 241
腕橈骨筋　63, 241-243

[著者プロフィール]

宮本省三（みやもと しょうぞう）
高知医療学院　学院長

八坂一彦（やさか かずひこ）
高知医療学院　教務副部長

平谷尚大（ひらたに しょうた）
脳損傷友の会高知青い空　統括補佐

田渕充勇（たぶち みつを）
高知医療学院　学生副部長

園田義顕（そのだ よしあき）
高知医療学院　学生副部長

人間の運動学　　ヒューマン・キネシオロジー

2016年9月7日　初版第1刷発行©
2024年3月27日　初版第3刷発行
　　　　　　　定価はカバーに表示

著　者　宮本省三／八坂一彦／平谷尚大／田渕充勇／園田義顕

発行者　関川　宏
発行所　株式会社 協同医書出版社
　　　　〒113-0033　東京都文京区本郷 3-21-10
　　　　電話 03-3818-2361　ファックス 03-3818-2368
　　　　郵便振替 00160-1-148631
　　　　http://www.kyodo-isho.co.jp/　E-mail：kyodo-ed@fd5.so-net.ne.jp

ＤＴＰ　　Kyodoisho DTP Station
印　刷
製　本　永和印刷株式会社

ISBN978-4-7639-0039-5

[JCOPY]〈(社)出版者著作権管理機構 委託出版物〉

本書の無断複写は著作権法上での例外を除き禁じられています．複写される場合は，そのつど事前に，(社)出版者著作権管理機構(電話 03-5244-5088，FAX 03-5244-5089，e-mail：info@jcopy.or.jp)の許諾を得てください．

本書を無断で複製する行為（コピー，スキャン，デジタルデータ化など）は，「私的使用のための複製」など著作権法上の限られた例外を除き禁じられています．大学，病院，企業などにおいて，業務上使用する目的（診療，研究活動を含む）で上記の行為を行うことは，その使用範囲が内部的であっても，私的使用には該当せず，違法です．また私的使用に該当する場合であっても，代行業者等の第三者に依頼して上記の行為を行うことは違法となります．